ENDOCRINOLOGIA PEDIÁTRICA

ENDOCRINOLOGIA PEDIÁTRICA
Diagnóstico e conduta apresentados na forma de casos clínicos

Editores
Carlos A. Longui
Cristiane Kochi
Osmar Monte
Luis Eduardo P. Calliari
Mauro Borghi
Alexsandra C. Malaquias

manole
editora

Produção: Sônia Midori Fujiyoshi
Projeto gráfico: Departamento Editorial da Editora Manole
Capa: Ricardo Yoshiaki Nitta Rodrigues
Imagem da capa: iStock
Editoração eletrônica e ilustrações: R G Passos
Fotos do miolo: cedidas pelos colaboradores

CIP-BRASIL. CATALOGAÇÃO NA PUBLICAÇÃO
SINDICATO NACIONAL DOS EDITORES DE LIVROS, RJ

E46

Endocrinologia pediátrica : diagnóstico e conduta apresentados na forma de casos clínicos/editores Carlos A. Longui ... [et al.]. – 1. ed. – Barueri [SP]: Manole, 2024.

Apêndice
Inclui índice
ISBN 9786555768978

1. Endocrinologia pediátrica. I. Longui, Carlos A.

24-93244 CDD: 618.924
CDD: 616.4-053.2

Meri Gleice Rodrigues de Souza – Bibliotecária – CRB-7/6439

Edição – 2024

Editora Manole Ltda.
Alameda Rio Negro, 967 – cj. 717
Alphaville – Barueri – SP – Brasil
CEP: 06454-000
Fone: (11) 4196-6000
www.manole.com.br | https://atendimento.manole.com.br/

Impresso no Brasil
Printed in Brazil

Sobre os editores

Carlos Alberto Longui
Chefe de Clínica Adjunto, Unidade Endocrinologia Pediátrica, Departamento Pediatria, Irmandade da Santa Casa de Misericórdia de São Paulo. Professor Titular, Disciplina Medicina Molecular, Faculdade de Ciências Médicas da Santa Casa de São Paulo.

Cristiane Kochi
Professora Titular da Faculdade de Ciências Médica da Santa Casa de São Paulo. Médica Assistente da Unidade Endocrinologia Pediátrica, Departamento Pediatria, Irmandade da Santa Casa de Misericórdia de São Paulo.

Osmar Monte
Professor Titular da Faculdade de Ciências Médicas da Santa Casa de São Paulo.

Luis Eduardo P. Calliari
Médico Assistente, Unidade Endocrinologia Pediátrica, Departamento Pediatria, Irmandade da Santa Casa de Misericórdia de São Paulo. Professor Assistente da Faculdade de Ciências Médicas da Santa Casa de São Paulo.

Mauro Borghi
Médico Assistente, Unidade Endocrinologia Pediátrica, Departamento Pediatria, Irmandade da Santa Casa de Misericórdia de São Paulo. Mestre em Pediatria, Faculdade de Ciências Médicas da Santa Casa de São Paulo. Doutor em Ciências da Saúde, Faculdade de Ciências Médicas da Santa Casa de São Paulo.

Alexsandra C. Malaquias
Médica Assistente da Unidade Endocrinologia Pediátrica, Departamento Pediatria, Irmandade da Santa Casa de Misericórdia de São Paulo. Pós-doutorado em Endocrinologia pela Universidade de São Paulo.

Sobre os autores

Adriana Aparecida Siviero-Miachon
Professora Adjunta e Médica do Setor de Endocrinologia, Disciplina de Especialidades Pediátricas, Departamento de Pediatria da Universidade Federal de São Paulo – Unifesp/EPM. Endocrinologista do Instituto de Oncologia Pediátrica/Grupo de Apoio ao Adolescente e à Criança com Câncer – IOP/GRAACC e da Associação para Crianças e Adolescentes com Câncer – TUCCA/Hospital Santa Marcelina.

Adriano Namo Cury
Professor Adjunto da Faculdade de Ciências Médicas da Santa Casa de São Paulo. Disciplina de Endocrinologia e Metabologia. Diretor do Curso Medicina da Faculdade de Ciências Médicas da Santa Casa de São Paulo.

Alexsandra C. Malaquias
Médica Assistente da Unidade Endocrinologia Pediátrica, Departamento Pediatria, Irmandade da Santa Casa de Misericórdia de São Paulo. Pós-doutorado em Endocrinologia pela Universidade de São Paulo.

Aline Dantas Costa Riquetto
Pediatria e Endocrinologia Pediátrica pela Irmandade da Santa Casa de Misericórdia de São Paulo. Mestre em Ciências, Programa de Endocrinologia, Faculdade de Medicina, Universidade de São Paulo.

Ana Pinheiro Machado Canton
Médica Endocrinologista pesquisadora associada na Unidade de Endocrinologia do Desenvolvimento da Disciplina de Endocrinologia e Metabologia da Faculdade de Medicina da Universidade de São Paulo (FMUSP). Doutorado em Endocrinologia pela FMUSP. Pós-doutorado na área de Endocrinologia Pediátrica pelo INSERM, Université Pierre et Marie Curie, Paris 6, Sorbonne

Universités. Título de Especialista em Endocrinologia pela SBEM. Certificado área de atuação em Endocrinologia Pediátrica pela SBP/SBEM.

André Fernandes Reis
Professor de Pós-Graduação e Médico da Disciplina de Endocrinologia da Universidade Federal de São Paulo/Escola Paulista de Medicina (Unifesp/EPM).

Andréa Trevas Maciel-Guerra
Professora Titular, Departamento de Genética Médica e Medicina Genômica da Faculdade de Ciências Médicas da Universidade Estadual de Campinas (Unicamp).

Arthur Lyra
Residente da Unidade Endocrinologia Pediátrica, Departamento Pediatria, Irmandade da Santa Casa de Misericórdia de São Paulo. Doutor em Ciências da Saúde, Programa Ciências da Saúde, Faculdade de Ciências Médicas da Santa Casa de São Paulo.

Barbara Faria de Arruda
Especialização em Endocrinologia Pediátrica pela Irmandade da Santa Casa de Misericórdia de São Paulo.

Bárbara Karolyne Pereira Sousa
Especialização em Endocrinologia pela Irmandade da Santa Casa de Misericórdia de São Paulo.

Carlos Alberto Longui
Chefe de Clínica Adjunto, Unidade Endocrinologia Pediátrica, Departamento Pediatria, Irmandade da Santa Casa de Misericórdia de São Paulo. Professor Titular, Disciplina Medicina Molecular, Faculdade de Ciências Médicas da Santa Casa de São Paulo.

Carolina Ferraz
Endocrinologista pela Irmandade da Santa Casa de Misericórdia de São Paulo. Doutora em Endocrinologia pela Universidade de Dresden – Alemanha. Médica Assistente do Ambulatório de Endocrinologia (Doenças da Tireoide) da Irmandade da Santa Casa de Misericórdia de São Paulo. Professora Instrutora da Disciplina de Endocrinologia da Faculdade de Ciências Médicas da Santa Casa de São Paulo.

Caroline Rosa Pellicciari
Residência de Endocrinologia Pediátrica pela Irmandade da Santa Casa de Misericórdia de São Paulo, 2018-2020. Mestre e doutoranda pelo Programa Ciências da Saúde, Faculdade de Ciências Médicas da Santa Casa de São Paulo.

Cristiane Kochi
Professora Titular da Faculdade de Ciências Médicas da Santa Casa de São Paulo. Médica Assistente da Unidade Endocrinologia Pediátrica, Departamento Pediatria, Irmandade da Santa Casa de Misericórdia de São Paulo.

Cristina Bellotti Formiga Bueno
Assistente do Serviço de Endocrinologia da Irmandade da Santa Casa de Misericórdia de São Paulo. Doutorado em Ciências pela Faculdade de Medicina da Universidade de São Paulo (FMUSP). Título de especialista pela Sociedade Brasileira de Endocrinologia e Metabologia (SBEM). Residência em Clínica Médica e Endocrinologia pelo Hospital das Clínicas da Faculdade de Medicina da Universidade de São Paulo (HCFMUSP). Graduação em Medicina pela Faculdade de Ciências Médicas da Santa Casa de São Paulo.

Cynthia M. Valerio
Endocrinologista do Instituto Estadual de Diabetes e Endocrinologia (IEDE-RJ). Presidente do Departamento de Dislipidemia e Aterosclerose da Sociedade Brasileira de Endocrinologia e Metabologia (SBEM). Presidente da Associação de Ensino e Pesquisa do Instituto Estadual de Diabetes e Endocrinologia.

Diego Figueira Falcochio
Professor Instrutor da Faculdade de Ciências Médicas da Santa Casa de São Paulo. Assistente do Grupo de Cirurgia da Mão e Microcirurgia da Irmandade da Santa Casa de Misericórdia de São Paulo. Mestre em Ciências da Saúde pela Faculdade de Ciências Médicas da Santa Casa de São Paulo.

Durval Damiani
Professor Livre-Docente, Chefe da Unidade de Endocrinologia Pediátrica do Instituto da Criança do Hospital das Clínicas da Faculdade de Medicina da Universidade de São Paulo (ICr-HCFMUSP).

Elaine Maria Frade Costa
Professora Livre-Docente da Disciplina de Endocrinologia da Faculdade de Medicina da Universidade de São Paulo (FMUSP). Supervisora da Divisão de Endocrinologia do Hospital das Clínicas da Faculdade de Medicina da Universidade

de São Paulo (HCFMUSP). Chefe da Unidade de Endocrinologia do Desenvolvimento. Coordenadora do ambulatório de hipogonadismo do HCFMUSP.

Fábio Furtado
Médico. Pós-graduação em Endocrinologia e Metabologia, Pontifícia Universidade Católica do Rio de Janeiro (PUC-Rio)/Instituto Estadual de Diabetes e Endocrinologia (IEDE-RJ).

Flavia Balbo Piazzon
Residência de Pediatra e de Genética pela Universidade Federal de São Paulo/ Escola Paulista de Medicina (Unifesp/EPM). Doutorado em Patologia e Genética pela Faculdade de Medicina da Universidade de São Paulo (FMUSP).

Genoir Simoni
Especialidade em Pediatria Geral no Hospital Infantil Joana de Gusmão. Especialidade de Endocrinologia Pediátrica no Hospital de Clínicas na Universidade Federal do Paraná. Médico Endocrinologista Pediátrico do Hospital Universitário (HU) da Universidade Federal de Santa Catarina (UFSC), onde implantou o serviço de Endocrinologia Pediátrica. Médico Endocrinologista Pediátrico do Hospital Infantil Joana de Gusmão e Responsável pelo Centro de Referência de Osteogênese Imperfeita de Santa Catarina (CROI) desde maio de 2005. Preceptor do serviço de Residência Médica em Pediatria e do serviço de Residência em Endocrinologia Pediátrica do Hospital Infantil Joana de Gusmão, Florianópolis/SC.

Gil Guerra-Júnior
Professor Titular, Departamento de Pediatria da Faculdade de Ciências Médicas da Universidade Estadual de Campinas (Unicamp).

Gustavo Piech Ricardo
Residência de Endocrinologia pela Irmandade da Santa Casa de Misericórdia de São Paulo

Jacqueline Araujo
Chefe do Serviço de Endocrinologia Pediátrica do Hospital das Clínicas da Universidade Federal de Pernambuco (UFPE). Doutorado e Mestrado pela UFPE.

José Viana Lima Junior
Médico Endocrinologista dos Ambulatórios de Adrenal, Tumores Neuroendócrinos e Neoplasia Endócrina Múltipla da Disciplina de Endocrinologia do

Departamento de Medicina da Santa Casa de São Paulo. Consultor Médico da Endocrinologia do Laboratório Fleury Medicina e Saúde. Doutorando do Ambulatório de Hipertensão e Adrenal da Disciplina de Endocrinologia do Departamento de Medicina da Universidade Federal de São Paulo/Escola Paulista de Medicina (Unifesp/EPM).

Julienne A. R. de Carvalho
Doutora em Saúde da Criança e do Adolescente pela Universidade Federal do Paraná (UFPR). Professora Adjunta do Departamento de Pediatria da UFPR. Coordenadora do Programa de Especialização em Endocrinologia Pediátrica da UFPR.

Larissa Garcia Gomes
Doutora pela Faculdade de Medicina da Universidade de São Paulo (FMUSP). Médica Assistente da Disciplina de Endocrinologia da FMUSP.

Latife Salomão Tyszler
Professora colaboradora da Pontifícia Universidade Católica do Rio de Janeiro (PUC-Rio). Médica Endocrinologista Pediátrica do IEDE. Coordenadora do ambulatório de Prader-Willi em menores de 15 anos – IEDE. Membro do Comitê de Endocrinologia Pediátrica da SOPERJ.

Laura de Freitas Pires Cudízio
Pediatria e Endocrinologia Pediátrica pela Irmandade da Santa Casa de Misericórdia de São Paulo. Médica Voluntária do Ambulatório de Diabetes Pediátrico, Departamento de Pediatria, Irmandade da Santa Casa de Misericórdia de São Paulo.

Leandra Steinmetz
Médica Assistente da Unidade de Endocrinologia Pediátrica do Instituto da Criança do Hospital das Cínicas da Faculdade de Medicina da Universidade de São Paulo (ICr-HCFMUSP). Mestre em Ciências pela FMUSP.

Lívia Mermejo
Médica Assistente da Divisão de Endocrinologia e Metabologia do Hospital das Cínicas da Faculdade de Medicina de Ribeirão Preto da Universidade de São Paulo (ICr-HCFMUSP).

Louise Cominato
Médica Assistente da Unidade de Endocrinologia do Instituto da Criança do Hospital das Clínicas da Faculdade de Medicina da Universidade de São Pau-

lo (ICr-HCFMUSP). Coordenadora do Ambulatório de Obesidade Infantil do ICr-HCFMUSP.

Lucas Ribeiro Mota
Residência de Endocrinologia Pediátrica pela Irmandade da Santa Casa de Misericórdia de São Paulo

Luis Eduardo P. Calliari
Médico Assistente, Unidade Endocrinologia Pediátrica, Departamento Pediatria, Irmandade da Santa Casa de Misericórdia de São Paulo. Professor Assistente da Faculdade de Ciências Médicas da Santa Casa de São Paulo.

Luiz Claudio Castro
Professor Adjunto do Departamento de Pediatria da Faculdade de Medicina da Universidade de Brasília (UnB). Doutorado em Ciências da Saúde pela UnB.

Marcia Giacom Giusti
Pediatra e endocrinologista pediatra. Mestre em Pediatria pela Faculdade de Ciências Médicas da Santa Casa de São Paulo (FCMSCSP). Endocrinologista pediatra do Instituto Jô Clemente (antiga APAE de São Paulo).

Marcio C. Mancini
Chefe do Grupo de Obesidade da Disciplina de Endocrinologia e Metabologia do Hospital das Clínicas da Faculdade de Medicina da Universidade de São Paulo (HCFMUSP). Doutor em Ciências na Área de Endocrinologia e Metabologia pela FMUSP.

Margaret de Castro
Professora Titular do Departamento de Clínica Médica da Faculdade de Medicina de Ribeirão Preto da Universidade de São Paulo (FMRP-USP).

Maria Edna de Melo
Especialista em Endocrinologia pela Sociedade Brasileira de Endocrinologia e Metabologia (SBEM). Doutora em Ciências, na área de Endocrinologia pela Universidade de São Paulo (USP). Chefe da Liga de Obesidade Infantil do Hospital das Clínicas da Faculdade de Medicina da Universidade de São Paulo (HCFMUSP).

Maria Izabel Chiamolera
Médica Pesquisadora do Ambulatório de Tiroide, Tiroide e Gestação e do Laboratório de Endocrinologia Molecular e Translacional, Disciplina de En-

docrinologia, Universidade Federal de São Paulo/Escola Paulista de Medicina (Unifesp/EPM). Médica Consultora de Endocrinologia do Laboratório Fleury.

Mariana Mazeu B. de Oliveira
Médica pela Faculdade de Medicina de Jundiaí. Endocrinologista pela Irmandade da Santa Casa de Misericórdia de São Paulo. Estágio na Universidade de Porto, Hospital São Antônio.

Mariana Zorron
Médica Assistente de Endocrinologia Pediátrica do Departamento de Pediatria HC-Unicamp.

Marilza Leal Nascimento
Professora Adjunta IV do Departamento de Pediatria da Universidade Federal de Santa Catarina (UFSC). Preceptora da Residência médica em Endocrinologia Pediátrica do Hospital Infantil Joana de Gusmão – Florianópolis/SC – Secretaria de Estado da Saúde de Santa Catarina. Mestre em Ciências Médicas com área de concentração em Pediatria, pela UFSC.

Mauro Borghi
Médico Assistente, Unidade Endocrinologia Pediátrica, Departamento Pediatria, Irmandade da Santa Casa de Misericórdia de São Paulo. Mestre em Pediatria, Faculdade de Ciências Médicas da Santa Casa de São Paulo. Doutor em Ciências da Saúde, Faculdade de Ciências Médicas da Santa Casa de São Paulo.

Natalia Amaral Cançado
Médica Especializanda da Disciplina de Endocrinologia do Departamento de Medicina da Santa Casa de São Paulo.

Nilza Scalissi
Chefe do Serviço de Endocrinologia da Irmandade da Santa Casa de Misericórdia de São Paulo.

Osmar Monte
Professor Titular da Faculdade de Ciências Médicas da Santa Casa de São Paulo.

Paulo Ferrez Collett-Solberg
Professor Adjunto de Endocrinologia Pediátrica da Disciplina de Endocrinologia do Departamento de Medicina Interna da Faculdade de Ciências Médicas da Universidade do Estado do Rio de Janeiro.

Raphael del Roio Liberatore Junior
Livre-Docente em Pediatria. Professor Associado do Departamento de Puericultura e Pediatria da Faculdade de Medicina de Ribeirão Preto da Universidade de São Paulo.

Renata Maria de Noronha
Médica Assistente do Ambulatório de Diabetes Pediátrico, Departamento de Pediatria, Irmandade da Santa Casa de Misericórdia de São Paulo. Mestrado em Ciências da Saúde, Faculdade de Ciências Médicas da Santa Casa de São Paulo.

Renata Scalco
Médica Assistente nos ambulatórios de Endocrinologia Genética e de Desenvolvimento da disciplina de Endocrinologia do Hospital das Clínicas da Faculdade de Medicina da Universidade de São Paulo (HCFMUSP).

Rosália do Prado Padovani
Endocrinologista pela Irmandade da Santa Casa de Misericórdia de São Paulo. Doutora em Endocrinologia Clínica pela Universidade Federal de São Paulo/Escola Paulista de Medicina (Unifesp/EPM). *Fellow* no Memorial Sloan-Kettering Cancer Center (MSKCC)/NY. Médica Assistente do Ambulatório de Endocrinologia (Doenças da Tireoide) e do Serviço de Medicina Nuclear, Irmandade da Santa Casa de Misericórdia de São Paulo. Professora Instrutora da Disciplina de Endocrinologia da Faculdade de Ciências Médicas da Santa Casa de São Paulo.

Rosana Marques Pereira
Professora Adjunta, Departamento de Pediatria da Universidade Federal do Paraná (UFPR), Unidade de Endocrinologia Pediátrica.

Ruth Rocha Franco
Assistente da Unidade de Endocrinologia do Instituto da Criança da Faculdade de Medicina da Universidade de São Paulo (ICr-FMUSP). Endocrinologista dos Ambulatórios de Cirurgia Bariátrica, de Obesidade Infantil e de Prader-Willi do ICr-FMUSP. Mestre em Ciências pelo Hospital das Clínicas da FMUSP.

Sergio Setsuo Maeda
Médico Assistente da Disciplina de Endocrinologia da Universidade Federal de São Paulo/Escola Paulista de Medicina (Unifesp/EPM). Mestre e Doutor em Endocrinologia pela Unifesp/EPM.

Sofia Helena Valente Lemos-Marini
Professora Associada de Endocrinologia Pediátrica do Departamento de Pediatria Faculdade de Ciências Médicas (FCM) – Unicamp.

Tatiane S. Silva
Professora Voluntária da Faculdade de Ciências Médicas da Santa Casa de São Paulo. Mestre e Doutora pela Faculdade de Ciências Médicas da Santa Casa de São Paulo. Pós-Doutora pelo National Institutes of Health (NIH, NICHD).

Thaís Kataoka Homma
Endocrinologista Pediátrica pela Irmandade da Santa Casa de Misericórdia de São Paulo. Doutora em Endocrinologia pela Universidade de São Paulo. Professora da Faculdade de Ciências da Saúde de Barretos Dr. Paulo Prata.

Vinicius Nahime Brito
Professor Livre-Docente da Divisão de Endocrinologia e Metabologia da Faculdade de Medicina da Universidade de São Paulo (FMUSP). Assistente Doutor e Médico Pesquisador do Laboratório de Hormônios e Genética Molecular LIM42 do Hospital das Clínicas da FMUSP.

Vitória Pelegrino do Val
Médica geneticista da Irmandade da Santa Casa de Misericórdia de São Paulo. Professora Instrutora da Disciplina de Medicina Molecular da Faculdade de Ciências Médicas da Santa Casa de São Paulo.

Sumário

A História da Endocrinologia Pediátrica da Santa Casa de São Paulo

O atendimento em endocrinologia na Santa Casa de Misericórdia de São Paulo já era citado nos relatórios de atividade anual da Instituição desde o início do século XX (fonte: Museu da Santa Casa de São Paulo).

No final do ano de 1972, a pediatra Dra. Maria José Nosaki, aluna da primeira turma da FCMSCSP, e o Dr. Jorge Nakagami, aluno da terceira turma e também ex-aluno do Prof. José de Paula e Silva que chefiava o Ambulatório de Endocrinologia da Santa Casa, iniciaram o atendimento da endocrinologia pediátrica junto ao Departamento de Pediatria, pois até aquela data, as crianças eram atendidas no ambulatório de endocrinologia geral. Convidado por eles comecei a frequentar esse serviço no início de 1973. Minha ligação com o Dr. Jorge Nakagami se deve ao fato de que eu também estagiava no Ambulatório do Prof. José de Paula e Silva durante todo o período da faculdade.

No início de 1975, com o falecimento precoce do Dr. Jorge Nakagami, o Prof. Dr. Renato Jacob Woiski, então Diretor do Departamento de Pediatria, deu-me a incumbência de chefiar o Ambulatório de Endocrinologia Pediátrica, pois já tinha o título de especialista da SBEM obtido em 1974, onde permaneço até hoje.

Em 1976 a Dra. Maria José Nosaki solicitou afastamento de suas atividades junto ao Ambulatório.

De agosto de 1984 a março de 1985 a Dra. Gilda D'Agostinho trabalhou junto ao Ambulatório de Endocrinologia Pediátrica.

Em 1985, em concurso realizado pelo Departamento de Pediatria, foi contratado o Dr. Carlos Alberto Longui para Endocrinologia Pediátrica.

Em 1986 organizamos a residência em Endocrinologia Pediátrica dando início à formação de numerosos especialistas.

Com o crescimento do Ambulatório logo ficou clara a necessidade de novos assistentes. Procuramos prestigiar ex-residentes que pelas suas atuações e pela dedicação durante a residência mostraram ser capazes de contribuir e ajudar no crescimento do Serviço.

Assim, foram contratados como assistentes os ex-residentes: Dr. Luis Eduardo Procópio Calliari em 1990, Dr. Mauro Borghi em 1994, Dra. Cristiane Kochi em 2001, Dra. Cláudia D. C. Faria em 2002, Dra. Renata Maria de Noronha em 2007.

Em 2013 a Dra. Alexsandra Malaquias de Moura Ribeiro, ex-residente do serviço de endocrinologia pediátrica da USP de Ribeirão Preto foi contratada como Assistente do Serviço.

Com o evoluir da especialidade e para melhor atendimento aos doentes e melhor aprendizado dos residentes, além do ambulatório geral, o serviço criou três subáreas específicas: Diabetes *mellitus* coordenada pelo Prof. Dr. Luis Eduardo Procópio Calliari, Metabolismo ósseo coordenada pelo Prof. Dr. Mauro Borghi e Displasia óssea coordenada pela Prof. Dra. Alexsandra Malaquias de Moura Ribeiro.

Atualmente a Disciplina de Endocrinologia Pediátrica conta com o seguinte corpo clínico: Prof. Dr. Carlos Alberto Longui – chefe do serviço, Prof. Dra. Cristiane Kochi, Prof. Dra. Alexsandra Malaquias, Prof. Dr. Luis Eduardo Procópio Calliari, Prof. Dr. Mauro Borghi, Prof. Dra. Renata Maria de Noronha e Prof. Dr. Osmar Monte.

Desde 1986 o Serviço de Endocrinologia Pediátrica da Santa Casa de São Paulo formou cerca de 210 especialistas que exercem suas atividades em todo o território nacional.

Seguem os nomes de todos nossos ex-residentes e seus anos de formação.

ANO	NOME
1987	Roberto L. Sartório
1989	Hamdi Mustafá El Hage; Luis Eduardo P. Calliari
1990	Dione Friggi Lazarini; José Rodrigues Coelho Neto; Lye Tasaki
1991	Claudia Regina Hulman Spinosa; Marcelo Lemos Gomes; Marcelo Pinho Bittar; Suselainy do Socorro V. Almeida; Tania C. B. Biatti
1992	Albertina G. Rodrigues; Ana Margarida B. Moreira; Beatriz F. Cesar; Claudia Patrícia N. S. Espínola; Eliane de O. Rosa; Marco Aurélio M. Aguiar; Regina Alice G. dos Santos; Thereza Selma Soares
1993	Adriana R. M. Saab; Arlene M. D. Tardelli; Claudia Refinetti; Cristiane Kochi; Edson Cechinel; Ivana C. S. Augusto; Ivânia M. Barbosa; Jacqueline R. Araújo; Mauro Borghi; Vilmara R. F. Kaneko
1994	Anabel Chiarato; Carlos Clayton L. Ribeiro; Graziele Lahud C. C. Silva; Sandra Regina C. Tobji; Sergio Machado Pasini

(*continua*)

ANO	NOME
1995	Claudia Elizabete Minchette; Daniela P. B. O. Henriques; Éder Pantiga Recio; Irma Claudia Pierola; Luis Alberto E. Bezerra; Marcelo Brittes; Marcia Vianna; Maria Francisca B. da Silva
1996	Claudia Dutra Costantin; Cyntia Watanabe; Débora Cristiane Gomes; Luiz S. de Gouvêa Horta; Marcela F. Bortolozzi; Marcia M. C. Giacon Giusti; Maria da Gloria A. Resende
1997	Lana do Monte Paula Brasil
1998	Cinthia C. Sereza; Claudia Fabíola B. Espínola; Elisabeth C. M. Marum; Luciana G. P. Barcaro; Silvia G. B. Slivinskis; Vanize Oliveira de Souza
1999	Juliana D.Nogueira; Mahely N. Rodrigues; Mônica S. F. Moura; Tunequi Katiki
2000	Ana Tereza A. Oliveira; Liana C. A. Peres; Luciana H. G. V. Barbosa; Susana V. C. Gomes; Taisa B. M. A. Macedo
2001	Cynthia M. Sartini; Daniela M. M.Garcia; Denise Michelin; Juliana Hawilla; Renata M. N. Romano; Sandra Regina Geroldo
2002	Anenísia C. de Andrade; Carolina C. Figueiredo; Celia Patricia N. G. Lemos; Flavia Mota Leite; Ricardo A. M. Garcia; Veronica T. Meira
2003	Ana Maria M. Farsoni; Emanuele L. Vieira; Isabela M. de Paula; Lilian B. M. Marco; Magda Lopes Medina; Tatiane Sousa e Silva
2004	Ana Cristina de A. Bezerra; Gabrielle A. L. Reis, Nadia Kleine; Patricia B. Amorim; Rafael B. de Souza; Soraya Cristina Sat'Ana
2005	Aline Boschini; Ana Carolina Jerônimo; Gustavo P. Lahan; Maria B. Modkovski; Marisa Soares Dalpiaz; Roberta Borges de Castro
2006	Alex M. Saramago; Carla V. S. Federico; Julio C. de Oliveira; Luis Felipe A. Ribeiro; Nara M. A.Evangelista; Renata Molinero
2007	Adriana F. Braz; Ana Paula T. Balbinoti; Cindy G. B. Scuderi; Felipe M. Lora; Hercilia D. Cruvinel; Marina S. Belhaus;
2008	Aline G Fevereiro; Erica F Alves; Fernanda Vilas Boas; Hannah P. Schechtman; Juliana Gaiote; Marcelo M. Arruda
2009	Bianca L. Forthaus; Claudia A. Coutinho; Marcela F.C. Azevedo; Maria Beatriz Souza
2010	Aparecida M. G.Souza; Fernanda M. Rossin; Simone N. Ribeiro; Tatiana Camponez Pereira
2011	Eliza M. Matsuo; Laura de Freitas P. Cudizio; Leticia R. Oliveira; Luciana C. Izar
2012	Aleksandro Ferreira; Bruna Lopes; Debora Lago; Juliana N. Masson; Lara Barros; Thais Kataoka
2013	Aline D C Riquetto; Daniela S Barbieri; Larissa Kuentzer; Nicole C Godoy; Ricardo S Schinzari; Xenia Cristina C S Couto;
2014	Cristiane A S Ferraz; Daniela M Takamune; Ludmila F. Pedrosa; Marcela L Amaro; Natalia C. Prandi; Tayana O M Ferreira
2015	Ana Paula T Melo; Daniele Fabbri; Fernanda Ferrante; Miguel L Fiorete; Nicole C Matos; Thaiana T.O. Souza
2016	Debora E. L. Oliveira; Fabricia V.Rodrigues; Giovana C. Oliveira; Paula B. Cunha; Renata S Nogueira; Vanessa S. Carvalho

(*continua*)

ANO	NOME
2017	Debora M. F. Pessoa; Mariana M. Gurjão; Mariana R. Queiroga; Matheus A. Alvares; Maylla Moura; Thiago O.Artioli
2018	Caroline R.Pellicciari; Eunyce M. S. Silva; Jessica C. Arantes; Jordana R. Pádua; Tainá K. Morais; Thalita V Gomes
2019	Amanda S. F. Mourão; Arthur Lyra; Barbara F. Arruda; Lucas M. R. Mota; Nara L.R.Soares; Nathalie S. Cunha; Nathany A.G. Cazerta
2020	Aline G. Sampaio; Ana Cristina C. Camargo; Andressa E. M. Lopes; Fernanda R.Ferreira; Raphael I. S. Kinoshita; Renata P. Amorim
2021	Alexandre Demarchi Jr; Isadora Romanini Brambilla; Kayleigh Gonçalves Guimarães; Mariana Padua do Amaral; Raquel Gomes Lot; Rodrigo David Pereira
2022	Daniela Diniz Mendes da Silva; Gabriella Stravini de Oliveira; Giuliane Galeote Ramires F. Costa; Larissa Martins Salomão; Raquel Rebouças de Biasi Dias; Renata Sartorio Silva Rangel

Um povo sem memória é um povo sem história. E um povo sem história está fadado a cometer, no presente e no futuro, os mesmos erros do passado (Emília Viotti da Costa).

Enquanto não me faltar a memória eu escreverei a nossa história.

Prof. Dr. Osmar Monte

Prefácio

Endocrinologia Pediátrica – Diagnóstico e Tratamento Apresentados sob a Forma de Casos Clínicos foi editado com o objetivo de auxiliar a atuação médica na área endocrinopediátrica.

Comentando de forma prática os 123 casos representativos incluídos nesta edição, nos quais são discutidos os aspectos de diagnóstico, tratamento e prognóstico das endocrinopatias da infância e da adolescência, este livro propicia ao leitor a simulação de inúmeras situações cotidianas vivenciadas na especialidade.

Contamos com a colaboração de 55 importantes especialistas de diferentes serviços, o que permitiu apresentar diferentes perspectivas de abordagem dos casos.

Ao ler cada caso, o leitor é convidado a formular suas próprias hipóteses e interpretar os exames diagnósticos propostos. Cada caso clínico tem um comentário final, em que a experiência prática do autor é adicionada, o que permite enriquecer e ampliar a visão do leitor no tema abordado.

Para estimular a reflexão do leitor, o diagnóstico da condição clínica não é apresentado no título de cada caso ou no sumário inicial, mas apenas em um índice ao final do livro, caso o leitor queira se dirigir ao caso com diagnóstico específico.

Além dos casos clínicos, também incluímos um Apêndice completo contendo gráficos populacionais, tabelas de normalidade, valores hormonais de referência, testes hormonais e as principais medicações utilizadas.

Carlos A. Longui

Seção 1

Crescimento deficiente

Coordenação:

Carlos A. Longui

Caso 1.1

Carlos A. Longui

HISTÓRIA

Menino, 3,5 anos, natural de São Paulo. Encaminhado por baixa estatura.

HPMA

Paciente avaliado inicialmente aos 2w anos de idade por ser pequeno em relação às crianças da mesma idade. Na época não foi identificada qualquer doença. Encaminhado neste momento por manter estatura menor. Não apresentou internações ou uso crônico de medicamentos orais ou tópicos.

Antecedentes

Gestação sem intercorrências, nascido de 34 semanas de IG, parto vaginal, Apgar 5 e 8; peso de nascimento: 1.400 g (< p3), comprimento: 39 cm (p3), perímetro cefálico: 31 cm (p50), mostrados na **Figura 1**. Apresentou icterícia neonatal, recebendo 5 dias de fototerapia. Teve também hipoglicemias nas primeiras 48 horas de vida, recebendo infusão IV. Alta hospitalar com 20 dias de vida, com peso 1.800 g, aleitamento misto (materno combinado a fórmula para prematuro).

Apresenta desenvolvimento neuropsicomotor dentro do espectro normal. Alimentação e vacinação adequadas.

Pais eutróficos; mãe: 162 cm (p50) e menarca aos 12 anos; pai: 177 cm (p50). Nega consanguinidade na família.

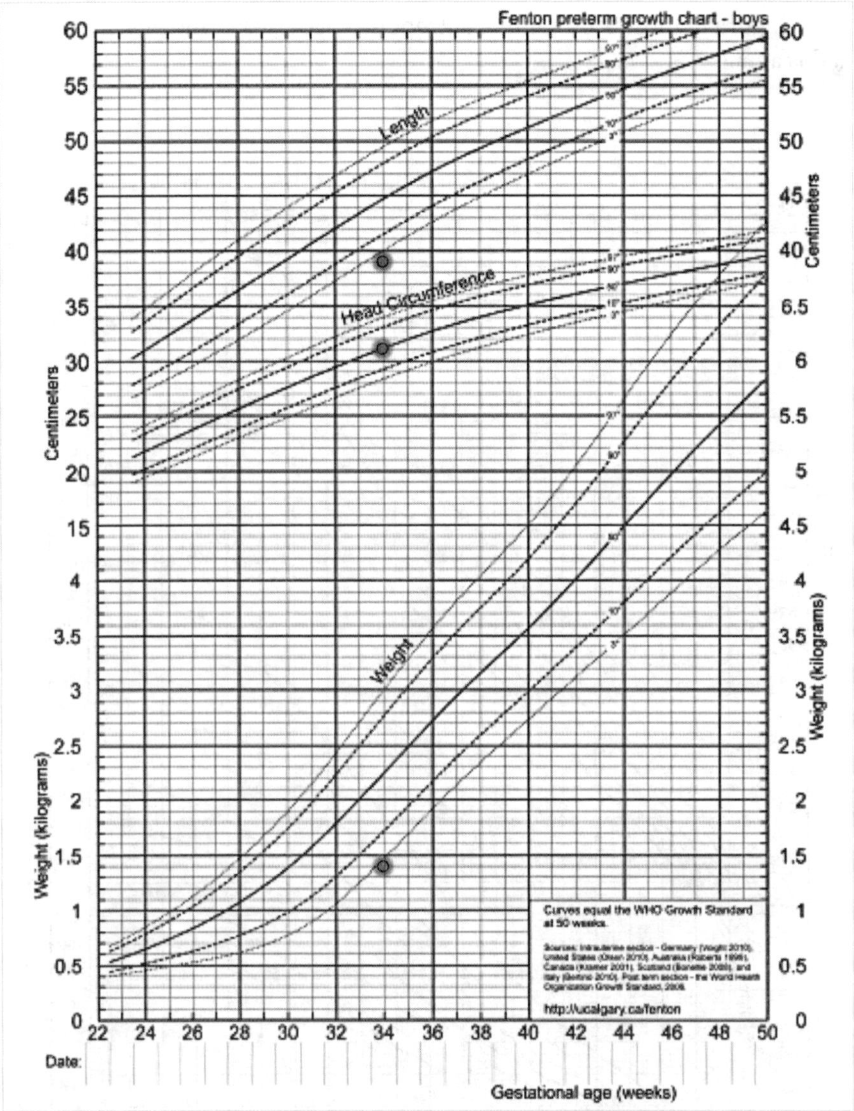

FIGURA 1
Fenton TR, Kim JH. BMC Pediatr. 2013;13:59.

EXAME FÍSICO

- Exame geral sem alterações, face atípica.
- Peso: 12 kg; estatura: 89,5 cm (Z: –2,3), IMC: 14,9 (Z: –0,8).
- P1G1; testículos tópicos, volume 1 mL bilateralmente.

A **Figura** 2 mostra os valores antropométricos aos 2 anos de idade e os dados atuais.

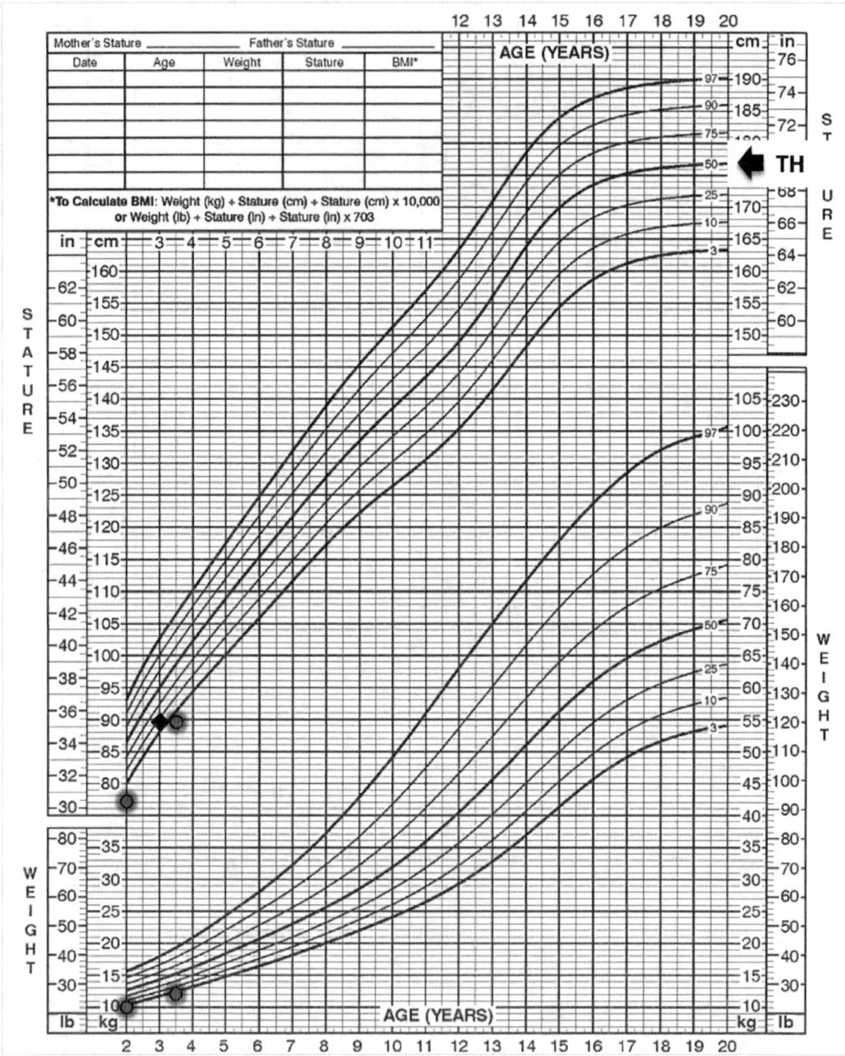

FIGURA 2

Fonte: National Center for Health Statistics and National Center for Chronic Disease Prevention and Health Promotion, 2000.

http://www.cdc.gov/growthcharts

DIAGNÓSTICO INICIAL

- Pré-termo.
- Pequeno para a idade gestacional (PIG).
- Recuperação parcial do crescimento pós-natal (falha do *catch-up growth*).

EXAMES SUBSIDIÁRIOS

- Bioquímicos: hemograma, creatinina, TGO; TGP; gama-GT, glicemia e hemoglobina glicada, todos normais.
- Hormonais basais: IGF1: 110 ng/mL, T4 livre: 1,4 ng/dL e TSH: 1,2 mUI/L.
- Hormonais testes: NA.
- Imagem: idade óssea: 3 anos (IC: 3,5 anos).
- Molecular: NA.
- Outros: cariótipo: 46,XY (30 metáfases).

CONDUTA/TRATAMENTO

- Indicado uso de GH na dose 0,05 mg/kg/dia (0,15 UI/kg/dia) por via SC.
- Reavaliação em 3 meses com exames hormonais de controle.
- Observação da velocidade de crescimento e realização de nova idade óssea em 6 meses.

EVOLUÇÃO RESUMIDA

- A evolução clínica ocorreu sem intercorrências. O paciente retornou com 4 anos de idade, referindo aceleração do crescimento e com idade óssea compatível com a idade cronológica.
- Evoluiu com melhora progressiva da estatura, ganho de peso adequado.
- Aos 9 anos de idade referido início de odor axilar e pelos pubianos, sendo que nesta época também foi percebido discreto aumento do volume testicular. Exame físico: P3G2 testículos 5 mL bilateralmente.
- Exames hormonais realizados aos 9 anos mostraram: IGF1: 230 ng/mL; IGFBP3: 4.100 ng/mL; razão molar IGF1/IGFBP3: 34,3/148,6 = 0,23; calculada pela fórmula RM = [IGF1(ng/mL)/6,7]/[IGFBP3(ng/mL)/27,6].
- Insulina, glicemia, colesterol total e frações, triglicerídeos normais.
- LH: 1,9 mUI/mL; FSH: 2,3 mUI/mL; testosterona total: 82 ng/dL.

- Idade óssea: 11 anos.
- Nessa consulta foi mantido o tratamento com GH e associado uso de leuprorrelina (11,25 mg IM a cada 12 semanas).
- Paciente evoluiu sem queixas adicionais, não havendo progressão dos caracteres sexuais.
- Aos 13 anos de idade e idade óssea de 13,5 anos, optou-se por suspender o bloqueio puberal e associar o uso de letrozol (LTZ 2,5 mg) diariamente no mesmo horário do GH. Clinicamente manteve bom ritmo de crescimento, aceleração do ganho de peso e de massa muscular. Os valores de IGF1 e IGFBP3 permaneceram próximos ao limite superior da normalidade, e os valores de testosterona variaram durante o tratamento entre 900-1.100 ng/dL.
- Aos 16,5 anos de idade, apresentava estatura compatível com o alvo genético e idade óssea de 15 anos, suspenso o uso de GH e de LTZ.
- O crescimento durante o tratamento pode ser observado na **Figura 3**.

DIAGNÓSTICOS DEFINITIVOS

- Baixa estatura associada ao nascimento pré-termo/PIG.
- Precocidade puberal limítrofe.

COMENTÁRIOS

Paciente encaminhado aos 3,5 anos de idade por apresentar baixa estatura, de nascimento prematuro (34 semanas) e PIG, com peso e comprimento de nascimento abaixo do percentil 3 (segundo Fenton et al.). O perímetro cefálico foi normal ao nascimento, desproporção esta que sugere desaceleração intrauterina em fase mais tardia da gestação.

Aos 2 anos de idade havia feito recuperação parcial do crescimento, mas ainda encontrava-se abaixo do percentil 3 de estatura. Na avaliação inicial aos 3,5 anos já demonstrava uma estabilização do percentil de estatura, sugerindo que o período de *catch-up* já estava se encerrando. A estatura nessa idade ainda era significantemente menor que a estatura dos pais (TH: no percentil 50). Apesar do fato de que prematuros podem demorar mais tempo para a recuperação pós-natal da estatura, a parada de recuperação e a idade próxima dos 4 anos sugerem que este paciente não deva atingir espontaneamente o percentil esperado pelo alvo genético. O paciente apresentava idade óssea 6 meses abaixo da idade cronológica, o que não deve ser interpretado como um aspecto positivo. Em crianças nascidas PIG, o início puberal não se relaciona

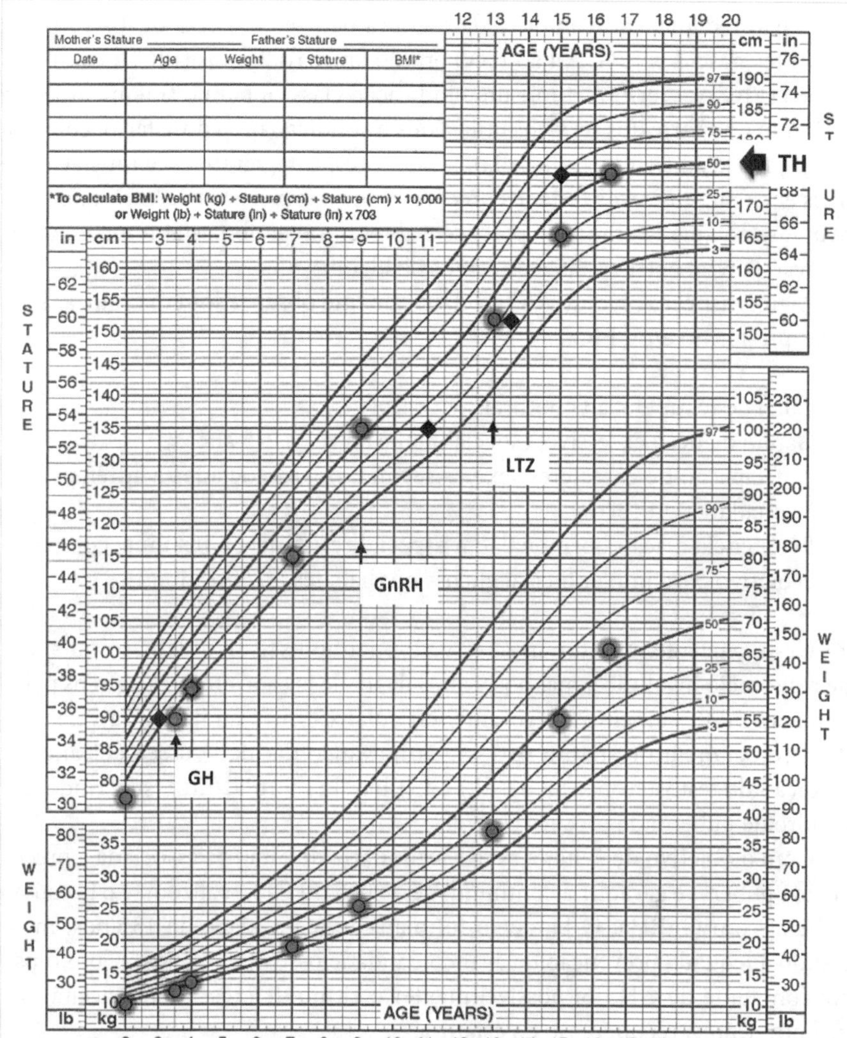

FIGURA 3

Fonte: National Center for Health Statistics and National Center for Chronic Disease Prevention and Health Promotion, 2000.
http://www.cdc.gov/growthcharts

adequadamente à idade óssea, e a amplitude do crescimento puberal é menor que a observada em adolescentes da população geral. Portanto, previsões de estatura final em crianças nascidas PIG baseadas na idade óssea são falhas e superestimam a real estatura final a ser obtida.

A não recuperação completa da estatura ocorre em cerca de 10-15% dos pacientes nascidos PIG. A não recuperação entre os 2 anos (PIG-termo) e os 4 anos (PIG-pré-termo) é hoje uma indicação clássica para o tratamento com GH. A maior parte dos serviços utiliza nessa condição uma dose farmacológica de 50 mcg/kg/dia (0,15 UI/kg/dia), sendo a resposta geralmente satisfatória e mais eficiente nos casos tratados precocemente como neste paciente, que recebeu dose adequada em idade precoce e apresentou ganho estatural com recuperação parcial entre os 3,5 e os 7 anos de idade.

Alguns aspectos evolutivos são classicamente observados em crianças nascidas pré-termo e/ou PIG:

1. Falha de recuperação estatural.
2. Ganho de peso excessivo, especialmente entre os 2-5 anos.
3. Antecipação de caracteres sexuais secundários, associados à adrenarca ou à gonadarca precoces.
4. Resistência à ação hormonal, em especial resistência à insulina, com risco evolutivo para intolerância à glicose ou diabetes *mellitus* tipo II.

Neste paciente, não foram observados ganho excessivo de peso ou sinais de resistência insulínica, mas aos 9 anos de idade já estavam presentes os pelos pubianos (P3), aumento do volume testicular (5 mL), aumento da velocidade de crescimento (estatura p10 → p50), avanço da idade óssea (11 anos) e elevação da testosterona (82 ng/dL) e LH basal (1,9 mUI/mL), sugerindo um quadro de puberdade precoce central.

Com o objetivo de evitar a perda secundária de estatura associada à precocidade puberal e garantir a continuidade de uso do GH, realizou-se o bloqueio puberal com GnRHa. O bloqueio foi mantido até a idade de 13 anos, mostrando adequada prevenção de avanço da idade óssea (13,5 anos). Com o uso concomitante de GH, foi possível manter o ritmo de crescimento aceitável e promover nova recuperação da estatura.

Nessa idade óssea, a persistência de bloqueio puberal geralmente determina redução da velocidade de crescimento e potencial perda de previsão de estatura final. O bloqueio puberal foi suspenso, e, com o objetivo de impedir uma nova aceleração da idade óssea, iniciou-se o uso combinado de GH e letrozol (LTZ).

O letrozol é um potente bloqueador da atividade da enzima aromatase, capaz de reduzir a conversão da testosterona a estradiol e com isso impedir o avanço desproporcional da idade óssea e a fusão prematura da placa epifisária. Neste paciente, durante o uso de LTZ houve aumento da idade óssea em 1,5 ano em 3,5 anos de idade cronológica. Essa proporção 1:2 (IO:IC) é comumente observada durante o uso dos inibidores de aromatase, o que permite acelerar a velocidade de crescimento por mais tempo com o uso concomitante de GH.

Eventos adversos como hipertrofia muscular, acne e estrias são associados ao grau de elevação da testosterona, sendo mais frequentes com o uso do letrozol do que com o anastrozol. O ganho excessivo de peso é decorrente da hipertrofia muscular observada nesses pacientes. Valores persistentes de testosterona acima de 1.200 ng/dL devem ser evitados, podendo ocorrer quando os pacientes apresentam polimorfismos das CYP relacionadas ao metabolismo dos inibidores de aromatase, ou o uso concomitante de fármacos ou substâncias que competem no sítio de metabolização (**Tabela 1**).

TABELA 1 Metabolização e interações medicamentosas dos inibidores de aromatase

Fármacos	Metabolização		CYP	
	Fase I	Fase II	Indutores	Inibidores
Anastrazol	CYP3A4	UGT1A4	CYP3A4: carbamazepina, fenobarbital, fenitoína, dexametasona, rifampicina, erva-de-são-joão	CYP3A4: fluoxetina, sertralina, paroxetina, venlafaxina, cetoconazol, itraconazol, fluconazol, voriconazol, claritromicina, eritromicina, cloranfenicol, isoniazida, diltiazem, verapamil, amiodarona, indinavir, saquinavir, cimetidina, nicardipina, *grapefruit*
Letrozol	CYP2A6 CYP3A4	UGT2B7	CYP2A6: carbamazepina, fenobarbital, fenitoína e clonazepam	CYP2A6: ácido valproico, selegelina isoniazida, letrozol e alcaloides do tabaco

Fase I: metabolismo envolvendo as enzimas do citocromo P450 (CYP). Fase II: metabolismo envolvendo enzimas de conjugação. CYP3A4 e CYP2A6: isoformas do citocromo P450. UGT1A4 e UGT2B47: isoformas da uridina glicuronil-transferase (UGT). O metabolismo do letrozol através da CYP2A6 é saturável, já que o fármaco pode inibir essa isoforma.

A escolha de qual inibidor da aromatase utilizar fica na dependência da idade do paciente e da potência de bloqueio que é necessária. Adolescentes mais novos, com aceleração menor da idade óssea, podem receber anastrozol, enquanto adolescentes com mais de 12-13 anos e que tenham idade óssea superior a 13 anos provavelmente se beneficiam mais com o uso do letrozol.

O uso isolado dos inibidores de aromatase geralmente não modifica a velocidade de crescimento, mas pode aumentar o tempo de crescimento até a estatura final. Portanto, pacientes com percentil de estatura abaixo do alvo esperado devem receber conjuntamente o GH.

Neste paciente, o somatório de medidas tomadas para recuperação estatural, como o uso precoce de GH, a identificação e o bloqueio da puberdade e finalmente a proteção para que a idade óssea não apresentasse avanço desproporcional após desbloqueio puberal, permitiu uma recuperação satisfatória da estatura em relação ao alvo genético.

REFERÊNCIAS

1. Collett-Solberg PF, Ambler G, Backeljauw PF, et al. Diagnosis, genetics, and therapy of short stature in children: a growth hormone Research Society International perspective. Horm Res Paediatr. 2019;92(1):1-14.
2. Ibáñez L, de Zegher F. Puberty and prenatal growth. Mol Cell Endocrinol. 2006;254-255:22-5.
3. Linardi A, Damiani D, Longui CA. The use of aromatase inhibitors in boys with short stature: what to know before prescribing? Arch Endocrinol Metab. 2017;61(4):391-7.
4. Rapaport R, Lee P, Ross J, Saenger P, Ostrow V, Piccoli G. Growth hormone therapy in children born small for gestational age: results from the ANSWER program. Endocr Connect. 2018;7(10):1096-104.
5. van der Steen M, Lem AJ, van der Kaay DC, Hokken-Koèelega AC. Puberty and pubertal growth in GH-treated SGA children: effects of 2 years of GnRHa versus no GnRHa. J Clin Endocrinol Metab. 2016;101(5):2005-12.

Caso 1.2

Jacqueline Araujo

HISTÓRIA

Menina, 6 anos e 4 meses, natural de Recife-PE. Encaminhada por aumento de peso e surgimento de odor axilar.

HPMA

Pediatra percebeu aumento progressivo de peso a partir dos 3 anos. Já esteve em consultas com nutricionista e endocrinologista pediatra, porém o peso continuou aumentando de forma acentuada. Aos 6 anos foi observado odor axilar ocasional que vem aumentando, nega surgimento de pelos pubianos. Alimentação rica em carboidratos e pobre em fibras. Vacinação, esportes e sono adequados. Não apresentava queixas adicionais. Por volta dos 4 anos fez exames gerais que estavam normais e idade óssea que se mostrou compatível com a idade cronológica. Trouxe gráfico do acompanhamento pediátrico (**Figura 1** e **Figura 2**).

Antecedentes

Gestação: ameaça de abortamento e de parto prematuro, tendo sido resolvida apenas com repouso. Nasceu com 39 semanas, parto cesáreo, PN: 2.350 g (Z: −2,1; p1,6) CN: 45 cm (Z: −2; p1,95); Apgar 8 e 9. Aleitamento materno misto, até 6 meses de vida. Introdução alimentar com dificuldade em evoluir nas diferentes texturas. Tem rinite leve e nega uso crônico de medicações.

Pai hipertenso leve e sobrepeso, mãe saudável. História familiar de obesidade e hipertensão arterial. Doença coronariana em parentes de segundo grau após os 70 anos de idade. Estatura da mãe: 163 cm (p50) e menarca aos 12 anos;

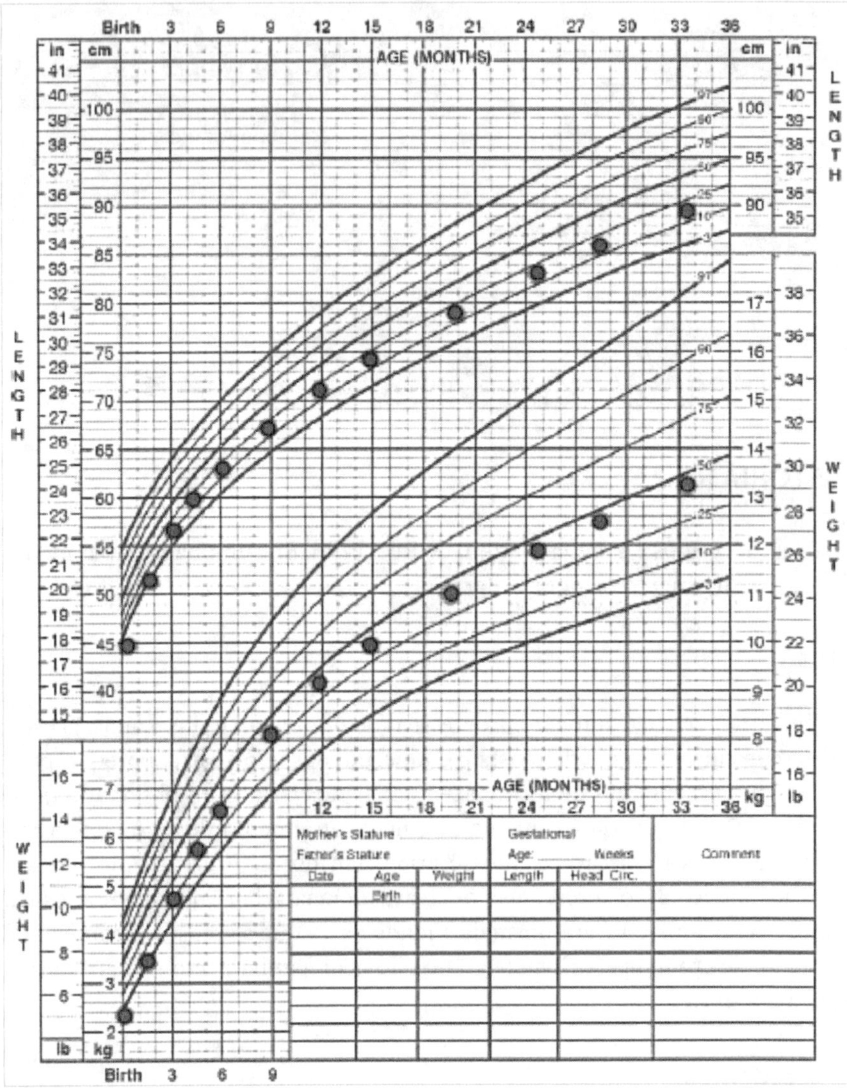

FIGURA 1
Fonte: National Center for Health Statistics and National Center for Chronic Disease Prevention and Health Promotion, 2000.
http://www.cdc.gov/growthcharts

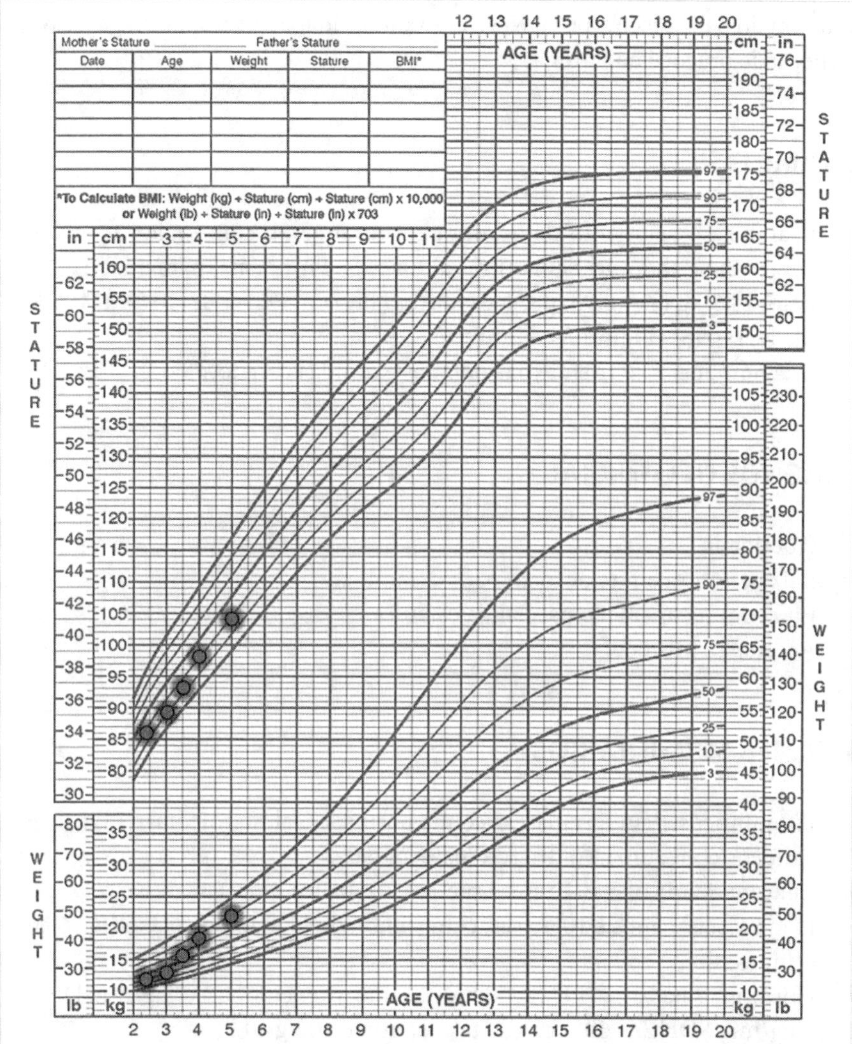

FIGURA 2
Fonte: National Center for Health Statistics and National Center for Chronic Disease Prevention and Health Promotion, 2000.
http://www.cdc.gov/growthcharts

estatura do pai: 180 cm (p67). Nega consanguinidade na família. Nega casos de puberdade precoce na família.

EXAME FÍSICO

- Exame geral, aumento de gordura corporal geral, com maior acentuação em tronco e abdome. Sem outras alterações. PA normal para a idade.
- Peso: 24,5 kg (Z: +0,93; p82); estatura: 111,5 cm (Z: –1,02; p15); IMC: 19,7 (Z: 1,81; p96) (**Figura 3** e **Figura 4**).
- Estágio puberal: P1M1, axilas quentes e úmidas com leve odor.

DIAGNÓSTICO INICIAL

- Obesidade.
- Baixa estatura em relação ao padrão familiar.
- PIG com recuperação parcial da estatura.
- Adrenarca precoce?

EXAMES SUBSIDIÁRIOS

- Bioquímicos: hemograma e glicemia normais. Colesterol total e LDL, triglicerídeos com aumento discreto para a idade.
- Imagem: idade óssea: 4 anos 2 meses (IC: 4 anos 6 meses).
- Idade óssea: 7 anos e 10 meses, com sombra inicial do pisiforme (IC: 6 anos e 4 meses).
- Hormonais basais: 17O HP: 70 ng/dL, androstenediona: 0,7 ng/mL, DHEA: 2 ng/mL, SDHEA: 60 mcg/dL, testosterona: 10 ng/dL.

CONDUTA/TRATAMENTO

Orientação de alimentação adequada e mudança de estilo de vida. Acompanhamento mensal do peso e das mudanças recomendadas.

Conversa com os pais sobre ter nascido PIG, ter feito recuperação parcial do crescimento, presença de adrenarca precoce, aceleração da IO, risco de antecipação puberal, rápida evolução da puberdade e repercussões na altura final.

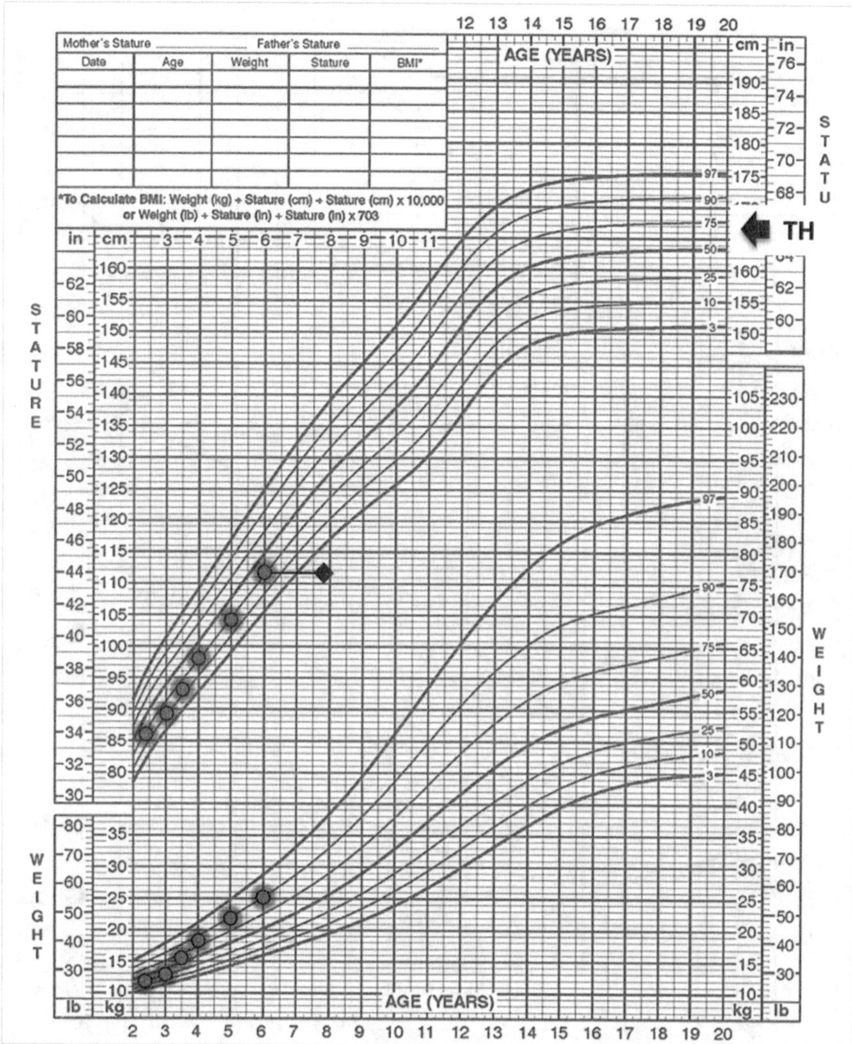

FIGURA 3
Fonte: National Center for Health Statistics and National Center for Chronic Disease Prevention and Health Promotion, 2000.
http://www.cdc.gov/growthcharts

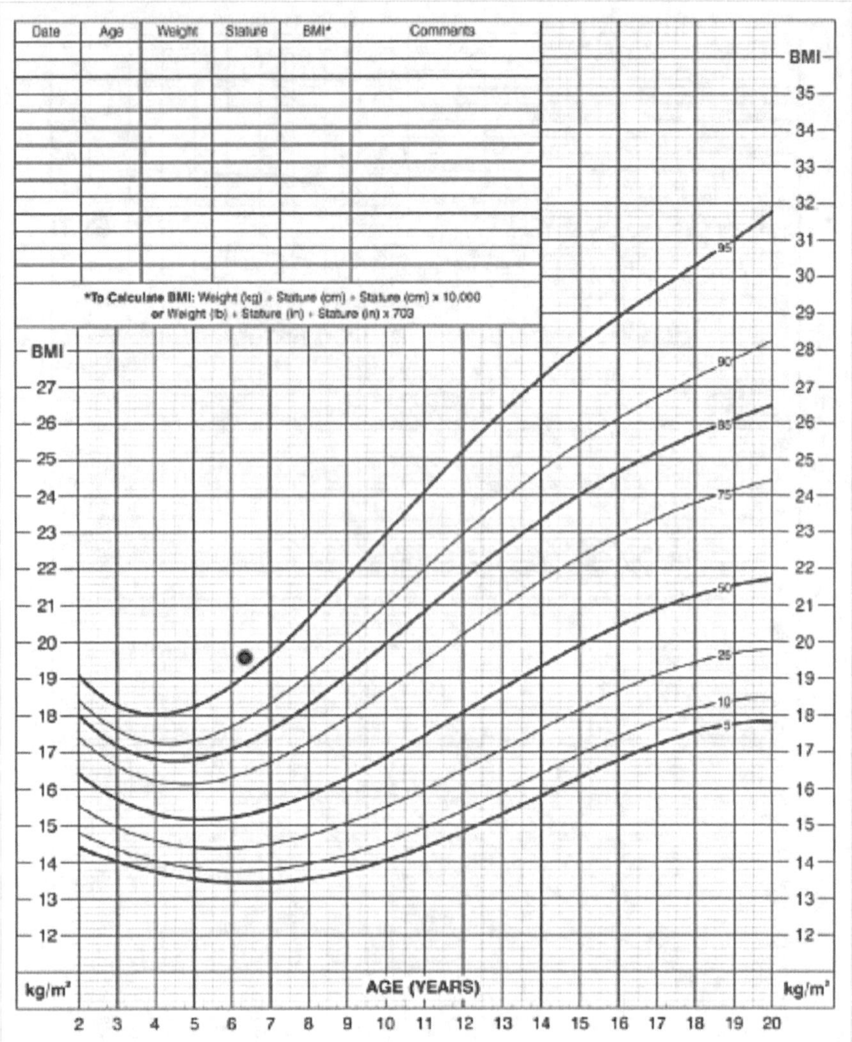

FIGURA 4
Fonte: National Center for Health Statistics and National Center for Chronic Disease Prevention and Health Promotion, 2000.
http://www.cdc.gov/growthcharts

A família compreendeu e desejava apenas acompanhar a evolução e somente intervir se houvesse puberdade precoce ou risco de baixa estatura extrema.

Posteriormente, consultas de reavaliação a cada 4-6 meses para avaliação do peso e do crescimento e para acompanhar o início da puberdade.

EVOLUÇÃO RESUMIDA

Evoluiu com redução do ganho de peso e melhora do IMC. Apresentou pubarca aos 7 anos e 4 meses e telarca aos 8 anos e 6 meses. Idade óssea: 10 anos (IC: 8 anos e 5 meses). Teve menarca aos 10 anos e altura final abaixo da sua altura alvo; 152 cm (p5, Z: –1,67). A evolução do crescimento e do peso está descrita na **Figura** 5.

DIAGNÓSTICOS DEFINITIVOS

- Obesidade (que evoluiu para sobrepeso) (**Figura 6**).
- Baixa estatura em relação ao padrão familiar.
- PIG com recuperação parcial da estatura.
- Adrenarca precoce e antecipação puberal.

COMENTÁRIOS

Paciente encaminhada aos 6 anos de idade por apresentar ganho de peso progressivo e queixa de odor axilar. Nasceu a termo, PIG, apresentou recuperação parcial do crescimento e rápida recuperação do peso. Por volta dos 3 anos começou a ganhar peso de forma acentuada; a estatura subiu gradativamente para o percentil 25. Aos 4 anos de idade foi avaliada para orientação alimentar; tinha idade óssea compatível com a cronológica e exames gerais normais. Aos 6 anos foi observado odor axilar e permanecia com aumento gradativo do peso. Nesta avaliação apresentava IMC compatível com obesidade, exame físico normal, axilas úmidas e com odor, sem telarca ou pelos pubianos. A idade óssea era avançada e exames bioquímicos demonstravam dislipidemia leve. As dosagens hormonais eram compatíveis com adrenarca precoce. Evoluiu com pubarca precoce e antecipação da puberdade que teve rápida evolução e antecipação da menarca. Atingiu altura final abaixo do padrão familiar.

Baseado na dificuldade de obter um ponto de corte mundial, o consenso sobre PIG recomenda o uso do peso e/ou do tamanho no nascimento abaixo de –2 desvios-padrão da média para a idade gestacional. O peso ao nascer abaixo do percentil 10 é usado pelos neonatologistas porque delimita o grupo de maior morbidade e mortalidade no período neonatal. A maioria das crianças nascidas PIG (85-95%) apresenta recuperação do crescimento até os 2 anos e um pequeno percentual até os 4 anos de idade; essa recuperação pode ser completa ou parcial.

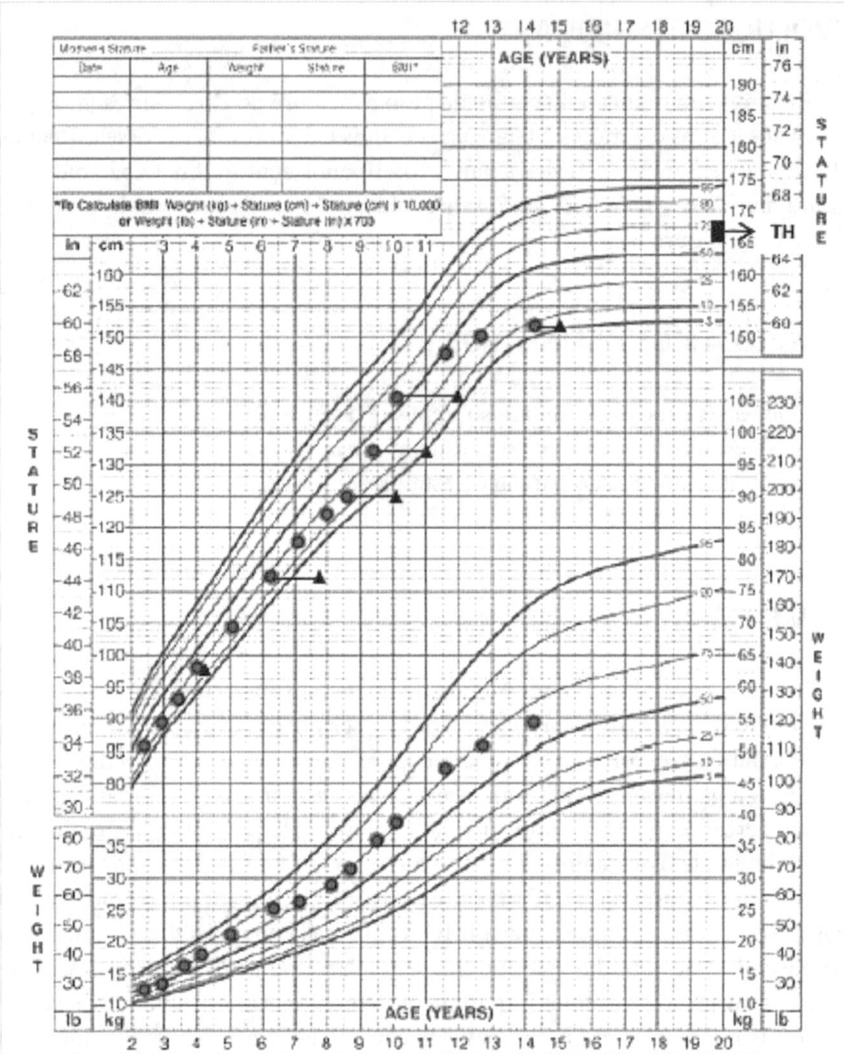

FIGURA 5
Fonte: National Center for Health Statistics and National Center for Chronic Disease Prevention and Health Promotion, 2000.
http://www.cdc.gov/growthcharts

Analisando o peso e o tamanho no nascimento desta paciente e a evolução descritos na **Figura 1**, observa-se que nasceu PIG, sem causa aparente, apresentou recuperação parcial do crescimento, porém acentuada e rápida recuperação do peso. Associação entre peso no nascimento e desenvolvimento de obesidade tem sido relatada em diversas publicações. Elevado peso ao nascer é

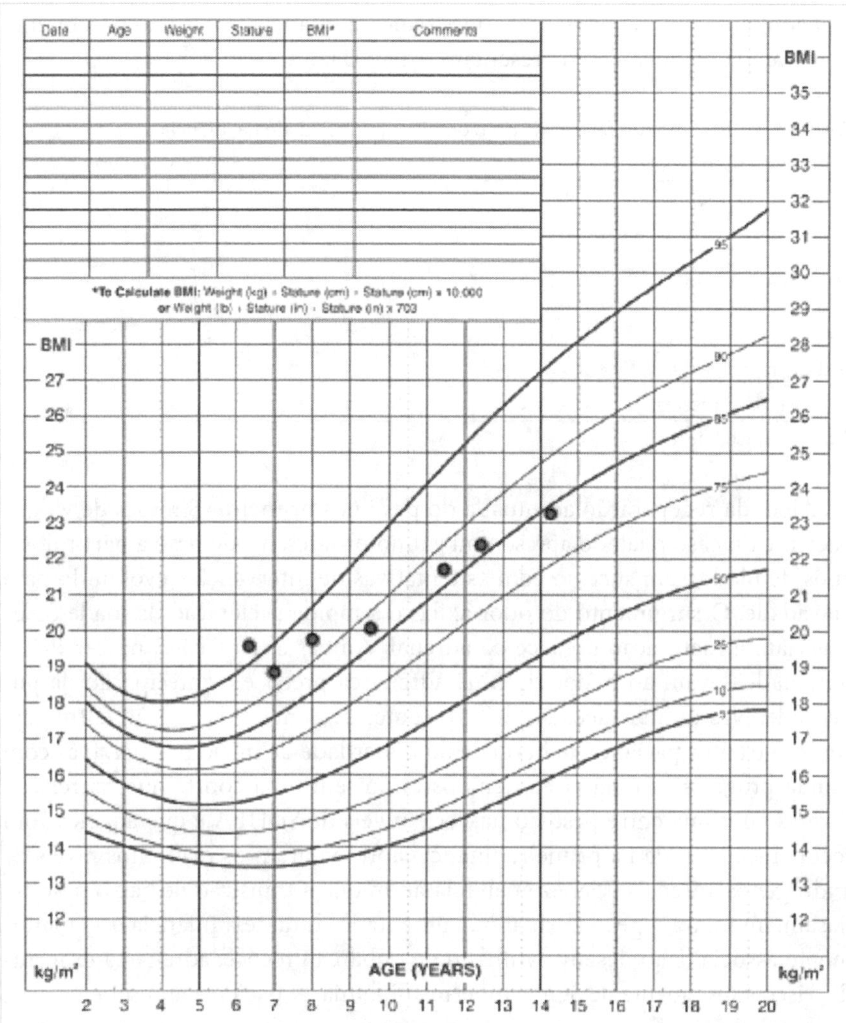

FIGURA 6

Fonte: National Center for Health Statistics and National Center for Chronic Disease Prevention and Health Promotion, 2000.
http://www.cdc.gov/growthcharts

fortemente associado com obesidade em crianças, mas o baixo peso e tamanho no nascimento também estão associados com maior adiposidade e obesidade (particularmente em tronco) na infância e na vida adulta. Estudos anteriores demonstram que a rápida e precoce recuperação do peso e do tamanho levam ao maior risco de obesidade. Na **Tabela 1**, são observados que, entre os fatores relacionados com maior risco de obesidade na infância, o peso no nascimento e sua rápida recuperação representam a maioria.

TABELA 1 Resumo dos fatores de risco gerais para obesidade na infância

Fatores de risco gerais	Risco relativo
Peso de nascimento (por 100 g)	1,1
Mãe fumante (> 20 cigarros/dia)	1,8
Obesidade em 1 dos pais (IMC > 30 g/cm^2)	10,4
Recuperação do crescimento	2,2
Recuperação precoce e rápida de peso (até 8 meses)	3,1
Rebote de adiposidade tardia (> 61 meses)	1,0
Precoce (< 43 meses)	15

Fonte: adaptado de Reilly JJ, et al.

Além da recuperação acentuada do peso nos primeiros 8 meses de vida, a paciente do caso relatado apresentou ganho progressivo de peso a partir dos 3 anos de idade, sem sucesso com as tentativas de intervenção, evoluindo para obesidade. O surgimento do odor axilar e a rápida aceleração da idade óssea sugeriam a maturação precoce da adrenal. Ambas as situações, nascer PIG e obesidade, levam ao maior risco de adrenarca precoce e antecipação da puberdade. Nas últimas décadas, há crescentes evidências da relação entre nascer PIG e antecipação da puberdade ou puberdade de início normal, mas com rápida progressão. Ong et al. demonstraram em uma coorte que há relação inversa contínua entre peso ao nascer e níveis de SDHEA e que aqueles com recuperação rápida na primeira infância apresentaram os mais altos níveis de andrógenos adrenais. Ibáñez et al. relataram que a transição de baixo peso no nascimento para o peso normal ou aumentado durante a infância está comumente associada ao desenvolvimento de pubarca precoce, adrenarca exagerada, risco subsequente de SOP e hiperinsulinemia. A paciente apresentada evoluiu com surgimento precoce dos pelos pubianos e foi mantida em vigilância quanto ao início da puberdade.

Na maioria dos países, quando a puberdade está dentro de uma faixa de normalidade, a menarca ocorre dois anos após a telarca. Meninas com peso no nascimento normal tendem a apresentar menarca na época normal e altura final normal. Embora haja controvérsias, diversos estudos demonstraram antecipação da puberdade e da menarca em crianças nascidas prematuras e/ou PIG. A antecipação da menarca variou de 6 meses a 1 anos e 6 meses. Estudo longitudinal em crianças PIG com antecipação do início da puberdade e da menarca demonstrou que a altura final foi cerca de 5 cm menor quando comparada ao grupo-controle com peso adequado para a idade gestacional. Nossa paciente, além da adrenarca prematura, apresentou antecipação da puberdade, com rápida evolução e intervalo entre a telarca e menarca de 1 ano e 6 meses. A altura final, apesar de normal para o padrão populacional, ficou abaixo do seu padrão genético e da altura estimada antes do início da puberdade. Carrascosa et al., em estudo longitudinal com 1.453 crianças saudáveis, demonstraram que o padrão de crescimento na puberdade difere conforme a idade de início da puberdade e estirão. De acordo com os dados desse estudo (resumidos na **Tabela 2**), esperávamos que a altura final da nossa paciente (caso pertencesse à população saudável), calculada a partir do surgimento da telarca e início do estirão puberal, fosse em média 159,6 cm (± 2,4 cm). Entretanto, pelo fato de ter nascido PIG, apresentado adrenarca precoce com avanço da idade óssea, antecipação puberal e rápida evolução desta, a altura final da nossa paciente foi cerca de 6 cm abaixo da altura final média prevista no início da puberdade pelos dados de Carrascosa et al. Deve-se, portanto, lembrar que padrões de PEF construídos com dados da população saudável não predizem de forma adequada a altura final de crianças PIG.

TABELA 2 Ganho total na altura de acordo com a idade de início da puberdade

Muito cedo	Cedo	Intermediário	Tardio	Muito tardio
		Meninas (idade em anos)		
8-9	9-10	10-11	11-12	12-13
		Ganho total na altura		
36 ± 2,4	29,6 ± 2,5	26,4 ± 2,4	22,1 ± 2,4	18,9 ± 2,1
		Idade da menarca/crescimento pós-menarca		
11,4 ± 0,4 10,2 ± 1,8	12,3 ± 0,3 7,4 + 1,6	12,9 ± 0,3 6,9 ± 1,3	13,6 ± 0,3 5,8 ± 1,5	14,9 ± 0,5 4,3 ± 1,4
		Meninos (idade em anos)		
10-11	11-12	12-13	13-14	14-15
		Ganho total na altura		
36 ± 2,3	31,1 ± 2,5	27,8 ± 2,0	24,1 ± 2,2	21,2 ± 1,3

Fonte: adaptada de Carrascosa A, et al.

Crianças nascidas PIG devem permanecer em acompanhamento por diversas razões. Vigilância e orientação sobre a adequada recuperação do peso e altura, orientação alimentar adequada para evitar ganho desproporcional de peso durante e após a fase de recuperação, época do surgimento de sinais de puberdade e, se necessário, vigilância da idade óssea. Evolução adequada da puberdade e chegada da menarca. Em todos esses momentos, permanecer atento à época adequada de tratamento com hormônio do crescimento, que deve ser iniciado entre 2-4 anos naqueles que não apresentaram recuperação da estatura. Quanto àqueles com recuperação parcial do tamanho, mas que apresentam antecipação da puberdade e perda na previsão de altura final, discutir com a família sobre a associação de hormônio do crescimento e agonista do GnRH. Na adolescência e na vida adulta, permanecer atento aos sinais de hiperandrogenismo e SOP, bem como de obesidade, hipertensão arterial e alteração do perfil lipídico, que juntos compõem o diagnóstico de síndrome metabólica.

REFERÊNCIAS

1. Bhargava SK, Ramji S, Srivastava U, Sachdev HP, Kapani V, Datta V, et al. Growth and sexual maturation of low birth weight children: a 14 year follow up. Indian Pediatrics. 1995;32:963-70.
2. Biosca M, Rodríguez G, Ventura P, Samper MP, Labayen I, Collado MP, et al. Central adiposity in children born small and large for gestational age. Nutr Hosp 2011;26:971-6
3. Carrascosa A, Yeste D, Moreno-Galdó A, Gussinyé M, Ferrández A, Clemente M, et al. Pubertal growth of 1,453 healthy children according to age at pubertal growth spurt onset: the Barcelona longitudinal growth study. An Pediatr (Barc). 2018;89(3):144-52.
4. Clayton PE, Cianfarani S, Czernichow P, Johannsson G, Rapaport R, Rogol A. Management of the child born small for gestational age through to adulthood: a consensus statement of the International Societies of Pediatric Endocrinology and the Growth Hormone Research Society. J Clin Endocrinol Metab. 2007;92:804-10.
5. Gillman MW, Rifas-Shiman S, Berkey CS, Field AE, Colditz GA. Maternal gestational diabetes, birth weight, and adolescent obesity. Pediatrics 2003;111:221-6.
6. Hediger ML, Overpeck MD, Kuczmarski RJ, McGlynn A, Maurer KR, Davis WW. Muscularity and fatness of infants and young children born small- or large-for-gestational age. Pediatrics. 1998;102.
7. Hernandez MI, Mericq V. Metabolic syndrome in children born small-for-gestational age. Arq Bras Endocrinol Metabol. 2011;55:583-9.
8. Ibáñez L, Ferrer A, Marcos MV, Hierro FR, Zegher F. Early puberty: rapid progression and reduced final height in girls with low birth weight. Pediatrics. 2000;106.
9. Ibáñez L, Jaramillo A, Enríquez G, Miró E, Lópz-Bermejo A, Dunger D, et al. Polycystic ovaries after precocious pubarche: relation to prenatal growth. Human Reproduction (Oxford, England). 2007;22:395-400.
10. Ibáñez L, Jiménez R, de Zegher F. Early puberty-menarche after precocious pubarche: relation to prenatal growth. Pediatrics. 2006;117:117-21.
11. Karlberg J, Albertsson-Wikland K. Growth in full-term small-for-gestational-age infants: from birth to final height. Pediatr Res. 1995;38:733-9.
12. Ong KK, Potau N, Petry CJ, Jones R, Ness AR, Avon Longitudinal Study of Parents and Children Study Team, et al. Opposing influences of prenatal and postnatal weight gain on adrenarche in normal boys and girls. J Clin Endocrinol Metab. 2004;89:2647-51.
13. Reilly JJ, Armstrong J, Dorosty AR, Emmett PM, Ness A, Rogers I, et al. Early life risk factors for obesity in childhood: cohort study. BMJ 2005;330:1357.
14. Yu ZB, Han SP, Zhu GZ, Zhu C, Wang XJ, Cao XG, et al. Birth weight and subsequent risk of obesity: a systematic review and meta-analysis. Obes Rev. 2011;12:525-42.

Caso 1.3

Carlos A. Longui

HISTÓRIA

Menina, 5 anos, natural de São Paulo. Encaminhada por ser menor que a irmã gêmea.

HPMA

Paciente desde o nascimento menor que a irmã gêmea, sendo que a diferença foi se acentuando com a idade, com percepção entre as irmãs há cerca de um ano. Paciente foi avaliada por pediatra, nessa época não sendo identificada qualquer doença. Encaminhada para discutir tratamento para minimizar a discordância de estatura com a irmã. Nega internações ou uso crônico de medicamentos.

Antecedentes

Gestação foi fruto de fertilização *in vitro*, com óvulos da mãe obtidos em um segundo ciclo de estímulo hormonal. Espermatozoides obtidos por doação de banco. Utilizados 3 embriões na fertilização, com progressão de 2 fetos. Gestação sem intercorrências, US controle sem anormalidades, mas a partir de 20 semanas notada discordância de tamanho entre os fetos. Com 37 semanas houve início espontâneo do trabalho de parto. Parto cesáreo sem intercorrências. Paciente foi segundo gemelar, Apgar 7 e 9, sexo feminino, com PN: 1.800 g (p3); CN: 40 cm (< p3) e PC: 30 cm (p10). A irmã gêmea primeiro gemelar, feminino, Apgar 9 e 10, PN: 2.100 g (p10); CN: 43 cm (p10), PC: 31 cm (p10-50). Os dados antropométricos da paciente, bem como da irmã gêmea, são mostrados na **Figura 1**. As gêmeas não tiveram intercorrências neonatais relevantes.

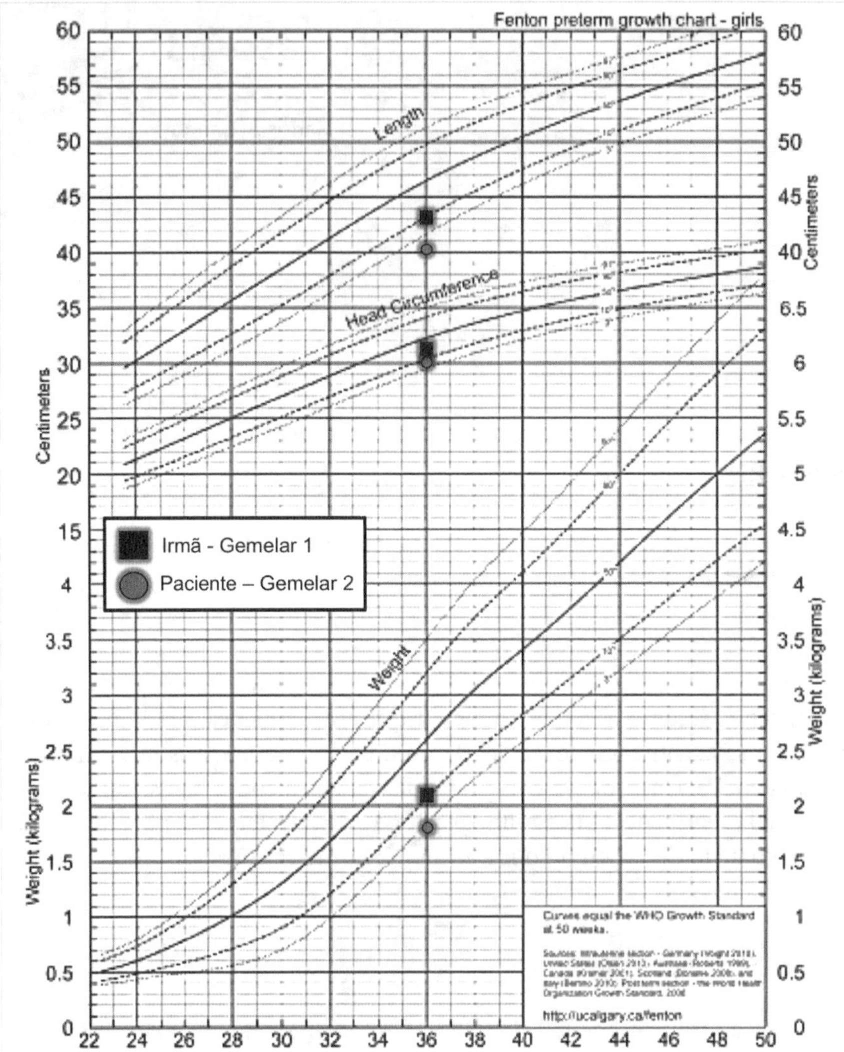

FIGURA 1
Fonte: Fenton TR, Kim JH. BMC Pediatr. 2013;13:59.

A paciente apresenta desenvolvimento motor normal. Discreta dificuldade escolar, referida como dificuldade de concentração. Alimentação e vacinação adequadas.

Mãe: 159 cm (p25) e menarca aos 13 anos; sem outras doenças nos familiares maternos. Não são conhecidos os antecedentes do doador de esperma.

EXAME FÍSICO

- Exame geral sem alterações, face atípica, sem estigmas, proporções normais.
- Peso: 14,5 kg; estatura: 95 cm (Z: –2,8), IMC: 16,1 (Z: 0,6). P1M1.

DIAGNÓSTICO INICIAL

- Fertilização *in vitro*.
- Gemelaridade.
- Pré-termo limítrofe.
- Pequeno para a idade gestacional (PIG).

EXAMES SUBSIDIÁRIOS

- Bioquímicos: hemograma, creatinina, glicemia e hemoglobina glicada, todos normais.
- Hormonais basais: IGF1: 90 ng/mL, T4 livre: 1,0 ng/dL e TSH: 3,2 mUI/L.
- Hormonais testes: NA.
- Imagem: idade óssea: 5anos
- Molecular: NA
- Outros: cariótipo: 46,XX (30 metáfases).

CONDUTA/TRATAMENTO

- Indicado uso de GH na dose 0,05 mg/kg/dia (0,15 UI/kg/dia) por via SC.

EVOLUÇÃO RESUMIDA

- A evolução clínica ocorreu sem intercorrências, sendo a paciente reavaliada a cada 6 meses. Aos 7 anos de idade apresentava peso: 19 kg; estatura: 112 cm (Z: –1,8), IMC: 15,1 (Z: –0,2). P1M1.
- Aos 7,5 anos foi notada aceleração do crescimento, desenvolvimento mamário e avanço da idade óssea (8 anos e 10 meses). Identificada perda de previsão da estatura final. LH: 2,1 mUI/mL. Iniciado uso de GnRHa 11,25 mg a cada 12 semanas.

- Paciente seguiu com uso combinado GH + GnRHa até os 11 anos de idade, apresentando velocidade de crescimento acima da média para a idade e idade óssea (entre 11-12 anos) com avanço inferior à idade cronológica. Nesse período, evoluiu com progressiva melhora da previsão de estatura final, atingindo o padrão materno de estatura (p25). Foi suspenso o bloqueio puberal, permanecendo em uso de GH até a idade de 13 anos.
- O crescimento durante o tratamento é mostrado na **Figura 2**.

DIAGNÓSTICOS DEFINITIVOS

- Fertilização *in vitro*.
- Gemelaridade.
- Pré-termo limítrofe.
- Pequeno para a idade gestacional (PIG).

COMENTÁRIOS

Paciente encaminhada aos 5 anos de idade por apresentar falha na recuperação pós-natal da estatura, após ter nascido PIG. Importante observar a associação com a gemelaridade discordante e eventualmente com a gestação fruto de fertilização *in vitro*. A irmã gêmea apresentou peso e comprimento de nascimento no percentil 10, significantemente maior que a paciente.

Enquanto o nascimento PIG, associado à gemelaridade discordante, tem impacto negativo conhecido no crescimento pós-natal e antecipação puberal, alguns estudos apontam a influência da fertilização *in vitro* em processos de regulação da expressão gênica, secundários à alteração do padrão de metilação de genes envolvidos no crescimento e no desenvolvimento. Por outro lado, estudo avaliando pacientes adultas nascidas de gestações FIV não identificou alteração da época de início puberal ou início menstrual, permanecendo esta uma associação ainda duvidosa.

Nesta paciente, com falha de recuperação estatural, houve a indicação de uso de GH, permitindo recuperação progressiva da estatura. Aos 7,5 anos, notada ativação puberal, e paciente recebeu tratamento combinado com GnRHa. A antecipação puberal parece ser outro aspecto associado à fertilização *in vitro*, além da associação já conhecida com o nascimento PIG.

Com a adequada resposta ao tratamento com GH em dose farmacológica de 50 mcg/kg/dia (0,15 UI/kg/dia) e adequado bloqueio da puberdade, a pa-

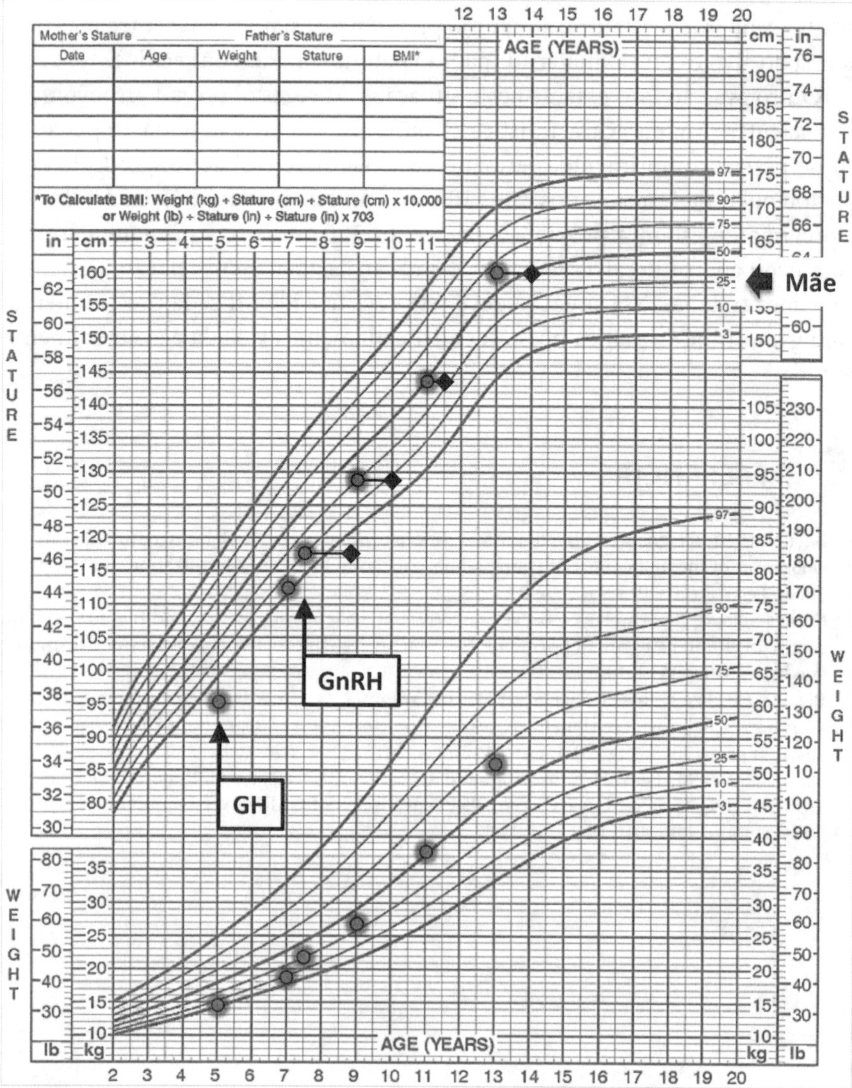

FIGURA 2

Fonte: National Center for Health Statistics and National Center for Chronic Disease Prevention and Health Promotion, 2000.
http://www.cdc.gov/growthcharts

ciente recuperou a estatura, atingindo previsão de estatura final entre p50-p75, acima do alvo estatural materno (padrão paterno era desconhecido).

Outro aspecto interessante nesta situação é às vezes observado na evolução de pacientes com essa característica. A outra irmã gêmea, nascida no percentil 10 de peso e comprimento, permaneceu nesse percentil ao longo do tempo, iniciou puberdade aos 9 anos e aos 10 anos apresentava idade óssea de 11 anos e previsão de estatura próxima ao percentil 3. Com isso, a paciente não tratada ficou abaixo do alvo genético e ainda mais abaixo em relação à estatura da gêmea tratada. Essa situação deve ser prevista e identificada precocemente, para garantir que a gêmea possa ser adequadamente avaliada e eventualmente tratada.

REFERÊNCIAS

1. Beydoun HA, Sicignano N, Beydoun MA, Bocca S, Stadtmauer L, Oehninger S. Pubertal development of the first cohort of young adults conceived by in vitro fertilization in the United States. Fertil Steril. 2011;95(2):528-33.
2. Collett-Solberg PF, Ambler G, Backeljauw PF, et al. Diagnosis, genetics, and therapy of short stature in children: a growth hormone Research Society International Perspective. Horm Res Paediatr. 2019;92(1):1-14.
3. Rapaport R, Lee P, Ross J, Saenger P, Ostrow V, Piccoli G. Growth hormone therapy in children born small for gestational age: results from the ANSWER program [published online ahead of print, 2018 Aug 23]. Endocr Connect. 2018;7(10):1096-104.
4. van der Steen M, Lem AJ, van der Kaay DC, Hokken-Koèelega AC. Puberty and pubertal growth in GH-treated SGA children: effects of 2 years of GnRHa versus no GnRHa. J Clin Endocrinol Metab. 2016;101(5):2005-12.

Caso 1.4

Carlos A. Longui

HISTÓRIA

Menino, 13 anos, natural de São Paulo. Encaminhado por crescimento deficiente desde os 6 anos de idade e que se acentuou há 1 ano.

HPMA

Avaliado inicialmente aos 6 anos de idade por ser menor que os colegas. Alimentação adequada, sem outras queixas, estava com peso e estatura no percentil 10. Recebeu orientação de que tudo estava normal, devendo fazer acompanhamento anual. Aos 8 anos, permanecia entre o percentil 5-10, com idade óssea de 6 anos. Aos 11 anos de idade nova avaliação clínica evidenciou estatura e peso no percentil 5, ausência de características puberais, idade óssea entre 8-9 anos.

Antecedentes

Gestação sem intercorrências; parto normal; a termo com PN: 2.950 g; CN: 49 cm; Apgar 9 e 10. Ingestão alimentar sempre em pequena quantidade, porém com boa qualidade e aceitação proteica adequada. Nega doenças crônicas. Vacinação regular. Nega uso crônico de medicações.

Pais eutróficos; estatura mãe: 159 cm (p25) e menarca aos 12,5 anos; estatura pai: 176 cm (p50) referindo estirão puberal aos 16 anos. Nega consanguinidade na família.

EXAME FÍSICO

Exame geral sem alterações. Peso: 32 kg (p3); estatura: 140 cm (< p3; Z: –2,04), mostrados na **Figura 1**. A medida dos seguimentos superior e inferior e da estatura sentada em relação à estatura total foi normal. Estágio puberal: P1G1, com testículos tópicos e volume de 2 mL bilateralmente.

DIAGNÓSTICO INICIAL

- Baixa estatura idiopática (BEI).
- Doença sistêmica crônica subclínica.
- Retardo constitucional do crescimento (RCC).

EXAMES SUBSIDIÁRIOS

- Bioquímicos: exames a seguir realizados e normais: hemograma, VHS, creatinina, gasometria venosa, TGO; TGP; gama-GT, proteínas totais e frações, cálcio, fósforo e fosfatase alcalina, anticorpo antitransglutaminase IgA tecidual, IgA sérica total.
- Hormonais basais: IGF1: 50 ng/mL, T4 livre: 0,9 ng/dL e TSH: 1,1 mUI/L.
- Hormonais testes: teste estímulo com clonidina (0,1 mg/m^2): GH basal: 0,5 ng/mL e pico GH: 8,2 ng/mL (aos 60 min).
- Imagem: idade óssea: 11 anos (IC: 13 anos); RM hipófise com resultado normal.
- Molecular: NA.
- Outros: NA.

CONDUTA/TRATAMENTO

Observação da velocidade de crescimento e realização da idade óssea a cada 6 meses.

DIAGNÓSTICOS DEFINITIVOS

- Retardo constitucional do crescimento.
- Retardo constitucional do crescimento e puberdade.

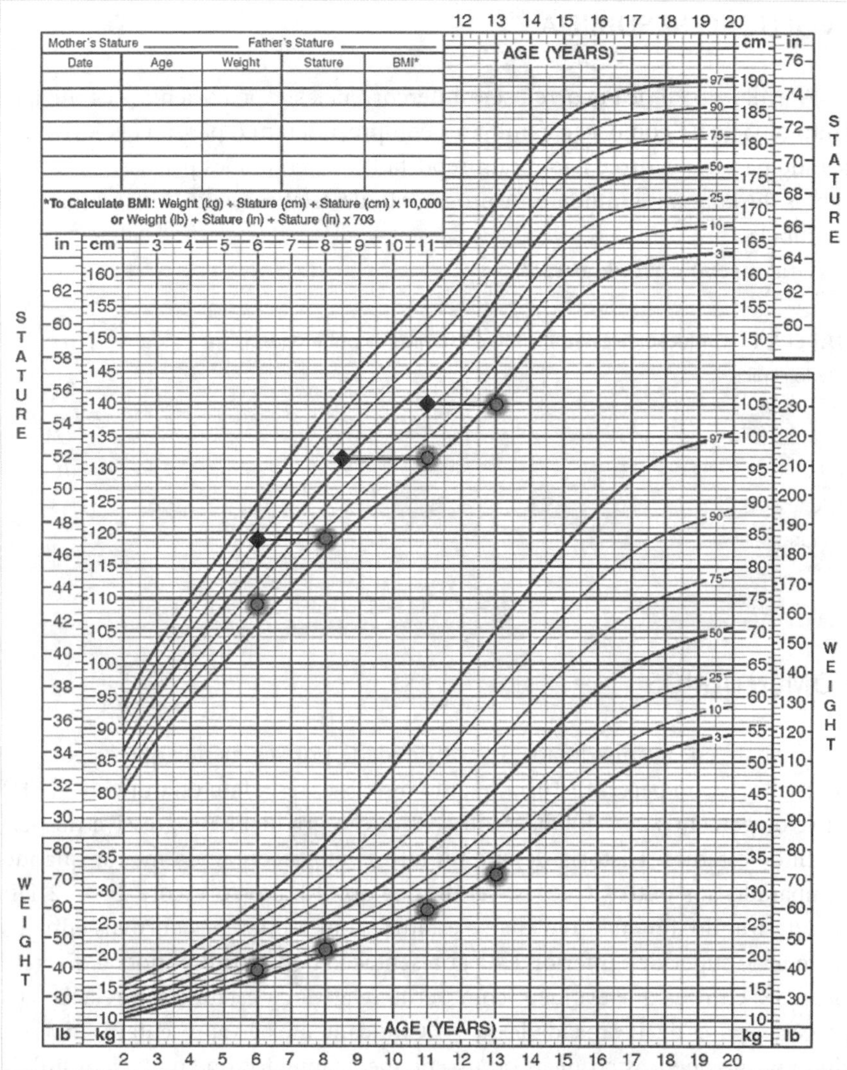

FIGURA 1
Fonte: National Center for Health Statistics and National Center for Chronic Disease Prevention and Health Promotion, 2000.
http://www.cdc.gov/growthcharts

EVOLUÇÃO RESUMIDA

A evolução clínica ocorreu sem intercorrências. Após orientações iniciais, tanto o paciente como seus familiares compreenderam o padrão evolutivo esperado para o quadro e não foram reportadas repercussões psicossociais relevantes durante o seguimento. A progressão da estatura e do IMC é mostrada na **Tabela 1**.

Gráfico evolutivo: **Figura 2**.

TABELA 1 Evolução da estatura, IMC e estágios da puberdade

Dado clínico/ idade (anos)	13,0	13,5	14,0	14,5	15,5	17,0	19,0
Estatura (cm)	140	142,5	144,5	147,0	152,0	161,0	172,0
Estatura (escore Z)	−2,0	−2,1	−2,3	−2,3	−2,4	−1,9	−0,6
IMC (escore Z)	−1,0	−0,8	−0,7	−0,8	−0,8	−0,6	−0,3
P (Tanner)	1	1	1	2	3	4	5
M (Tanner)				1	2	1	1
G (Tanner)				1	2-3	4	5

COMENTÁRIOS

Paciente encaminhado aos 6 anos de idade por ser menor que os colegas, apresentar-se no percentil 10, enquanto os pais apresentam estatura alvo (TH) entre os percentis 25-50. Observou-se redução gradual e progressiva do percentil de estatura. História de que no último ano ficou ainda menor quando comparado aos outros colegas, sendo que aos 12 anos o escore Z < −2 DP, caracterizando um quadro de baixa estatura com proporções normais entre os segmentos superior e inferior. Esta apresentação pode corresponder a diversas situações clínicas que evoluem com perda relativa da estatura em relação aos pais e aos pares de mesma idade e sexo. Clinicamente não apresentava sinais ou sintomas de doenças crônicas ou uso de medicamentos que pudessem influir negativamente no ritmo de crescimento. O tamanho de nascimento foi normal.

As hipóteses sindrômicas iniciais apontaram para um crescimento deficiente, sem causa aparente (BEI: baixa estatura idiopática). Para confirmar essa hipótese é necessário antes afastar doenças sistêmicas crônicas insidiosas e de manifestação clínica leve ou ausente. Exames subsidiários para afastar anemia, disfunção renal ou hepática, doenças inflamatórias, falhas absortivas intestinais, alterações do metabolismo ósseo e exames hormonais basais para afastar hipotireoidismo foram realizados e se mostraram todos normais.

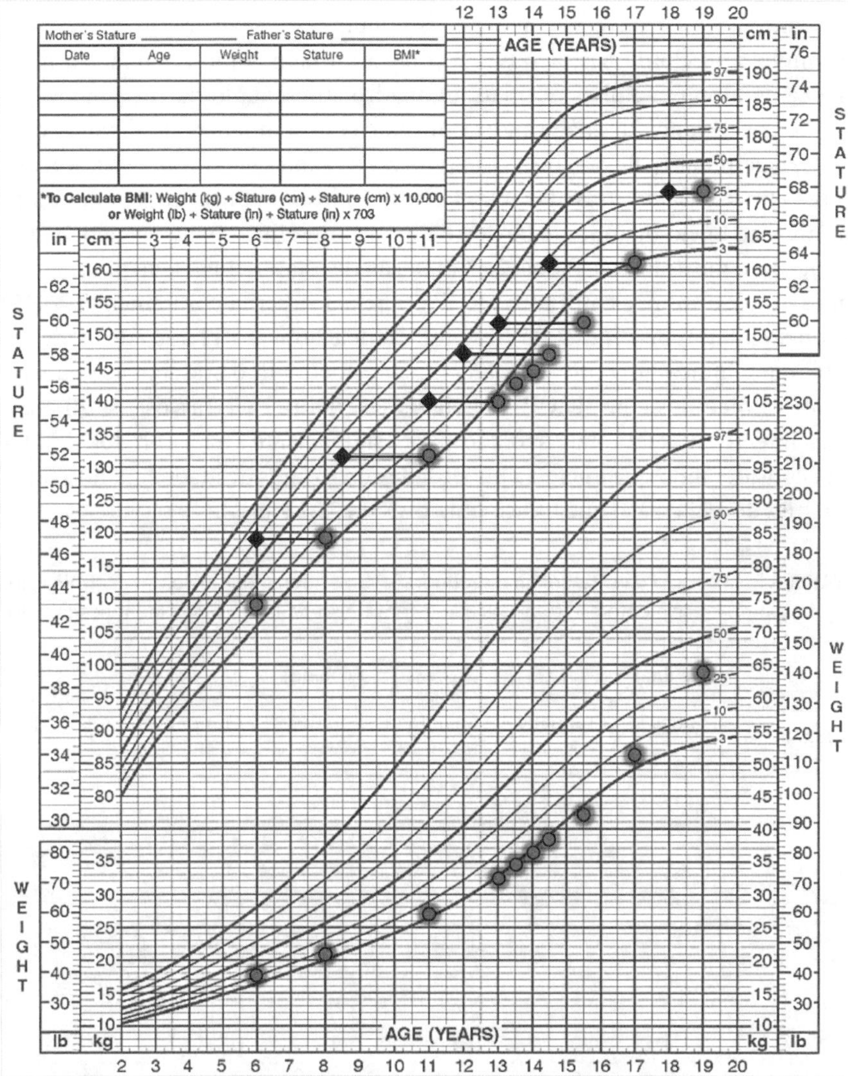

FIGURA 2

Fonte: National Center for Health Statistics and National Center for Chronic Disease Prevention and Health Promotion, 2000.
http://www.cdc.gov/growthcharts

A quantificação da IGF1 basal pode ser útil. Valores normais acima da média são pouco prováveis nos quadros de deficiência de GH. Valores normais abaixo da média ou limítrofes podem estar presentes em crianças normais ou nas crianças com doenças crônicas, não sendo específicos de deficiência de GH.

Este paciente trouxe à primeira consulta um teste de liberação de GH após estímulo com clonidina (pico GH > 5 ng/mL), bem como ressonância magnética da hipófise, ambos normais. O quadro apresentado na chegada do paciente aos 13 anos de idade indica um paciente sem sinais de doença, com história familiar (paterna) de atraso puberal e exames gerais normais. A idade óssea encontrava-se atrasada (IO: 11 anos), indicando previsão de estatura final avaliada pelo método de Bayley e Pinneau próxima do alvo genético (174 cm), como mostrado na **Tabela 2.** A previsão de estatura final feita por método mais dirigido aos pacientes com RCCP (**Tabela 3,** descrita por Reinehr T, 2019) aponta para um percentual de crescimento de 82,6% aos 11 anos de idade óssea, o que indica uma pEF = 169,5 cm. Considerando o crescimento puberal total em meninos com RCCP (**Tabela 4**, descrita por Carrascosa A, 2018), o crescimento puberal total esperado para este paciente seria ao redor de 21,2 cm, considerando que iniciou a puberdade aos 15 anos de idade (quando tinha estatura de 152 cm), o que indica uma pEF = 173,2 cm.

TABELA 2 Previsão da estatura final segundo Bayley-Pinneau por meio da determinação da fração do crescimento estatural calculada com o uso da idade óssea identificada pelo método de Greulich-Pyle

	Meninas			Meninos		
Idade óssea anos-meses	Atrasada	Compatível	Adiantada	Atrasado	Compatível	Adiantado
6-0	0,733	0,720		0,680		
6-3	0,742	0,729		0,690		
6-6	0,751	0,738		0,700		
6-9	0,763	0,751		0,709		
7-0	0,770	0,757	0,722	0,718	0,695	0,670
7-3	0,779	0,765	0,732	0,728	0,702	0,676
7-6	0,788	0,772	0,742	0,738	0,709	0,683
7-9	0,797	0,782	0,750	0,747	0,716	0,689
8-0	0,804	0,790	0,760	0,756	0,723	0,696
8-3	0,813	0,801	0,771	0,765	0,731	0,703
8-6	0,823	0,810	0,784	0,773	0,739	0,709
8-9	0,836	0,821	0,790	0,779	0,746	0,715
9-0	0,841	0,827	0,800	0,786	0,752	0,720
9-3	0,851	0,836	0,809	0,794	0,761	0,728
9-6	0,858	0,844	0,819	0,800	0,769	0,734
9-9	0,866	0,853	0,829	0,807	0,777	0,741
10-0	0,874	0,862	0,841	0,812	0,784	0,747

(continua)

TABELA 2 Previsão da estatura final segundo Bayley-Pinneau por meio da determinação da fração do crescimento estatural calculada com o uso da idade óssea identificada pelo método de Greulich-Pyle (*continuação*)

	Meninas			Meninos		
Idade óssea anos-meses	Atrasada	Compatível	Adiantada	Atrasado	Compatível	Adiantada
10-3	0,884	0,874	0,856	0,816	0,791	0,753
10-6	0,896	0,884	0,870	0,819	0,795	0,758
10-9	0,907	0,895	0,883	0,821	0,800	0,763
11-0	0,918	0,906	0,887	0,823	0,804	0,767
11-3	0,922	0,910	0,891	0,827	0,812	0,776
11-6	0,926	0,914	0,897	0,832	0,818	0,786
11-9	0,929	0,918	0,901	0,839	0,827	0,800
12-0	0,932	0,922	0,913	0,845	0,834	0,809
12-3	0,942	0,932	0,924	0,852	0,843	0,818
12-6	0,949	0,941	0,935	0,860	0,853	0,828
12-9	0,957	0,950	0,945	0,869	0,863	0,839
13-0	0,964	0,958	0,955	0,880	0,876	0,850
13-3	0,971	0,967	0,963		0,890	0,853
13-6	0,977	0,974	0,968		0,902	0,875
13-9	0,981	0,978	0,972		0,914	0,890
14-0	0,983	0,980	0,977		0,927	0,905
14-3	0,986	0,983	0,980		0,938	0,918
14-6	0,989	0,986	0,983		0,948	0,930
14-9	0,992	0,988	0,986		0,958	0,943
15-0	0,994	0,990	0,988		0,968	0,958
15-3	0,995	0,991	0,990		0,973	0,967
15-6	0,996	0,993	0,992		0,976	0,971
15-9	0,997	0,994	0,993		0,980	0,976
16-0	0,998	0,996	0,994		0,982	0,980
16-3	0,999	0,996	0,995		0,985	0,983
16-6	0,999	0,997	0,997		0,987	0,985
16-9	0,9995	0,998	0,998		0,989	0,988
17-0	1,0	0,999	0,999		0,991	0,990
17-3		0,999	0,999		0,993	
17-6		0,9995	0,9995		0,994	
17-9		0,9995	1,0		0,995	
18-0		1,0			0,996	
18-3					0,998	
18-6					1,0	

TABELA 3 Coeficiente de predição de estatura final (%) em meninos com retardo constitucional do crescimento e puberdade (RCCP). Comparação com valores observados pelo método descrito por Reinehr T et al.

Idade óssea	BP	Atraso > 1 ano	Atraso de 1-2 anos	Atraso ≥ 2 ano
10,5	81,9	81,1	80,4	
11,0	82,3	82,6	82,5	82,6
11,5	83,2	84,0	83,7	84,1
12,0	84,5	85,8	85,4	85,8
12,5	86,0	87,5	87,2	87,5
13,0	88,0	89,2	89,1	89,3
13,5		91,1	91,1	91,2
14,0		93,0	92,8	93,1
14,5		95,0	95,2	95,2
15,0		97,1	97,5	97,3
15,5		99,3	99,9	99,6

Fonte: adaptada de Reinehr T et al., 2019.

TABELA 4 Estatura (cm) para a idade e ganho estatural total

Idade (anos)	Meninos				
	Muito cedo n = 110	Cedo n = 139	Intermediário n = 225	Tarde n = 133	Muito tarde n = 103
6	119,3 ± 4,8	118,2 ± 4,7	116,8 ± 4,0	116,3 ± 4,5	116,0 ± 3,7
7	125,7 ± 5,1	124,5 ± 4,9	123,0 ± 4,2	122,4 ± 4,7	122,1 ± 3,9
8	131,9 ± 5,4	130,7 ± 5,2	128,9 ± 4,4	128,2 ± 5,0	127,9 ± 4,2
9	137,8 ± 5,7	136,5 ± 5,4	134,5 ± 4,7	133,7 ± 5,1	133,2 ± 4,4
10	143,3 ± 6,0	141,9 ± 5,6	139,8 ± 4,9	138,9 ± 5,3	138,3 ± 4,6
11	150,2 ± 6,2	147,0 ± 5,8	144,9 ± 5,1	143,9 ± 5,5	143,1 ± 4,8
12	160,0 ± 6,4	153,8 ± 5,9	149,7 ± 5,3	148,8 ± 5,6	147,6 ± 5,1
13	167,5 ± 6,4	163,0 ± 6,2	156,4 ± 5,6	153,4 ± 5,8	152,1 ± 5,3
14	172,9 ± 6,4	170,3 ± 6,3	165,2 ± 5,9	160,1 ± 5,8	156,3 ± 5,5
15	175,7 ± 6,3	174,5 ± 6,3	171,9 ± 5,9	168,4 ± 5,9	162,6 ± 5,6
16	177,1 ± 6,3	176,8 ± 6,3	175,4 ± 5,8	173,7 ± 6,0	170,1 ± 5,5
17	177,7 ± 6,3	177,7 ± 6,4	176,8 ± 5,8	176,4 ± 6,2	174,8 ± 5,4
18	177,9 ± 6,3	178,0 ± 6,4	177,3 ± 5,7	177,3 ± 6,2	177,1 ± 5,4
19	177,9 ± 6,3	178,1 ± 6,4	177,5 ± 5,7	177,5 ± 6,2	177,5 ± 5,4
ganho de peso puberal	34,6 ± 2,3	31,1 ± 2,5	27,8 ± 2,0	24,1 ± 2,2	21,2 ± 1,3

Fonte: adaptada de Carrascosa A, 2018.

Nessa situação, a conduta clínica recomendada é a observação da velocidade de crescimento e progressão da idade óssea, com cálculos subsequentes da previsão de estatura final (pEF) para se certificar de que a estatura caminha para o alvo genético. Exames como o teste de liberação do GH e a RM podem ser dispensados nessas condições.

O paciente evoluiu ainda com atraso do desenvolvimento puberal, mas com progressão adequada, completando o crescimento e a puberdade mais tardiamente. Esse padrão evolutivo, acompanhado de recuperação completa da estatura em idade posterior à média populacional, nos confirma o diagnóstico de retardo constitucional do crescimento e puberdade, condição tida como uma variante constitucional do normal.

Estudos mais recentes sugerem que o espectro considerado normal para a estatura populacional (entre –2DP e +2DP) seja definido por variantes genéticas não deletérias, mas que em conjunto definem a estatura dos membros de uma família. Assim também têm sido propostas variantes não deletérias que determinam o padrão maturacional do crescimento e da puberdade. Dentre os genes previamente descritos estão o *EAP1*, o *HS6ST1*, o *IGSF10* e o *DLG2*, sendo este último apontado como um gene causador do atraso puberal por regular a liberação do GnRH.

O tratamento medicamentoso neste caso seria discutível caso houvesse repercussão psicossocial secundária à baixa estatura e/ou ao atraso puberal. Nessas condições, a indução puberal, o bloqueio da idade óssea com inibidores da aromatase ou o estímulo do crescimento com GH devem sem avaliados caso a caso.

REFERÊNCIAS

1. Aguilar D, Castano G. Constitutional growth delay. In: StatPearls. Treasure Island (FL): StatPearls; 2020.
2. Carrascosa A, Yeste D, Moreno-Galdó A, Gussinyé M, Ferrández A, Clemente M, et al. Crecimiento puberal de 1.453 niños sanos según la edad de inicio de la pubertad. Estudio longitudinal de Barcelona [Pubertal growth of 1,453 healthy children according to age at pubertal growth spurt onset. The Barcelona longitudinal growth study]. An Pediatr (Barc). 2018;89(3):144-52.
3. Jee YH, Won S, Lui JC, Jennings M, Whalen P, Yue S, et al. DLG2 variants in patients with pubertal disorders. Genet Med. 2020.
4. Longui CA. Uso de GH em pacientes com baixa estatura idiopática. Arq Bras Endocrinol Metab. 2008;52(5):750-6.
5. Raivio T, Miettinen PJ. Constitutional delay of puberty versus congenital hypogonadotropic hypogonadism: genetics, management and updates. Best Pract Res Clin Endocrinol Metab. 2019;33(3):101316.
6. Reinehr T, Hoffmann E, Rothermel J, Lehrian TJ, Brämswig J, Binder G. A new model of adult height prediction validated in boys with constitutional delay of growth and puberty. Horm Res Paediatr. 2019;91(3):186-94.

Caso 1.5

Carlos A. Longui

HISTÓRIA

Menina, 7 anos, natural de São Paulo. Encaminhada por baixa estatura investigada desde os 5 anos de idade.

HPMA

Avaliada inicialmente aos 3 anos de idade, pois os pais achavam a criança pequena. Alimentação, vacinação, esportes e sono adequados. Não apresentava queixas adicionais. Refere ter feito exames gerais pediátricos de sangue, urina e fezes, todos normais. Aos 5 anos de idade foi reavaliada com exames gerais (normais) e idade óssea, que se mostrou compatível com a idade cronológica.

Antecedentes

Gestação sem intercorrências; parto normal; a termo, com PN: 3.100 g; CN: 50 cm; Apgar 9 e 10. Ingestão alimentar em quantidade e qualidade adequadas. Nega doenças crônicas ou uso crônico de medicações.

Pais eutróficos; estatura mãe: 163 cm (p50) e menarca aos 11,5 anos; estatura pai: 177 cm (p50). Nega consanguinidade na família.

EXAME FÍSICO

Exame geral sem alterações. Peso: 16 kg; estatura: 110 cm (Z: –2,16), IMC: 13,2 (Z: –1,87).

A relação entre os seguimentos superior e inferior e a relação entre a estatura sentada e a estatura total foram normais: 1,08 e 0,54, respectivamente (**Figura 1**). Estágio puberal: P1M1.

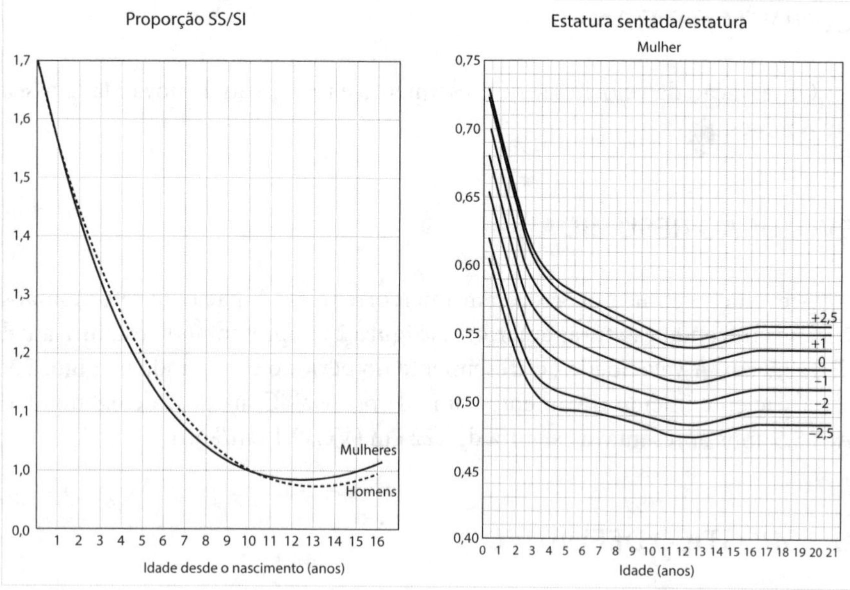

FIGURA 1
Fonte: (A) Goldbloom RB, 2015, Assessing Physical Growth and Nutrition. (B) Fredriks, Arch Dis Child. 2005;90:807-12.

DIAGNÓSTICO INICIAL

- Baixa estatura idiopática (BEI).
- Doença sistêmica crônica subclínica.

EXAMES SUBSIDIÁRIOS

- Bioquímicos: exames a seguir realizados e normais: hemograma, VHS, creatinina, gasometria venosa, TGO; TGP; gama-GT, proteínas totais e frações, cálcio, fósforo e fosfatase alcalina, anticorpo antitransglutaminase IgA tecidual, IgA sérica total.
- Hormonais basais: IGF1: 150 ng/mL, T4 livre: 1,1 ng/dL e TSH: 1,4 mUI/L.
- Hormonais testes: NA.

- Imagem: idade óssea: 6 anos e 10 meses (IC: 7anos).
- Molecular: NA.
- Outros: cariótipo: 46,XX (30 metáfases).

CONDUTA/TRATAMENTO

Observação da velocidade de crescimento e realização de nova idade óssea em 6 meses.

EVOLUÇÃO RESUMIDA

A evolução clínica ocorreu sem intercorrências. A paciente retornou aos 7,5 anos trazendo estaturas anteriores (**Figura 2**) e apresentando estatura atual de 112,9 cm. A velocidade de crescimento do período é mostrada na **Figura 3**.

A paciente iniciou tratamento com GH por via SC, na dose de 0,8 mg/dia. Aos 8,5 anos apresentava estatura de 122 cm (VC: 9,1 cm/ano).

DIAGNÓSTICO DEFINITIVO

- Baixa estatura idiopática.

COMENTÁRIOS

Paciente encaminhada aos 7 anos de idade por apresentar baixa estatura, enquanto os pais apresentam estatura alvo (TH) no percentil 50. O tamanho de nascimento foi normal, mas aos 3 anos de idade já apresentava estatura logo abaixo de –2 DP, com idade óssea compatível com a idade cronológica e exames pediátricos para avaliar função renal, hepática, metabolismo ósseo e doença celíaca sem anormalidades. O exame físico era normal, com proporções adequadas entre os segmentos. Evoluiu com velocidade de crescimento normal.

Essa apresentação em que se observa a baixa estatura ou estatura significantemente menor que a estatura familial, sem causa atual aparente, é denominada baixa estatura idiopática (BEI). É provável que os fatores determinantes da perda estatural nesta paciente tenham estado presentes nos primeiros anos de vida, mas no momento da avaliação, aos 3 anos, já não estavam presentes. A

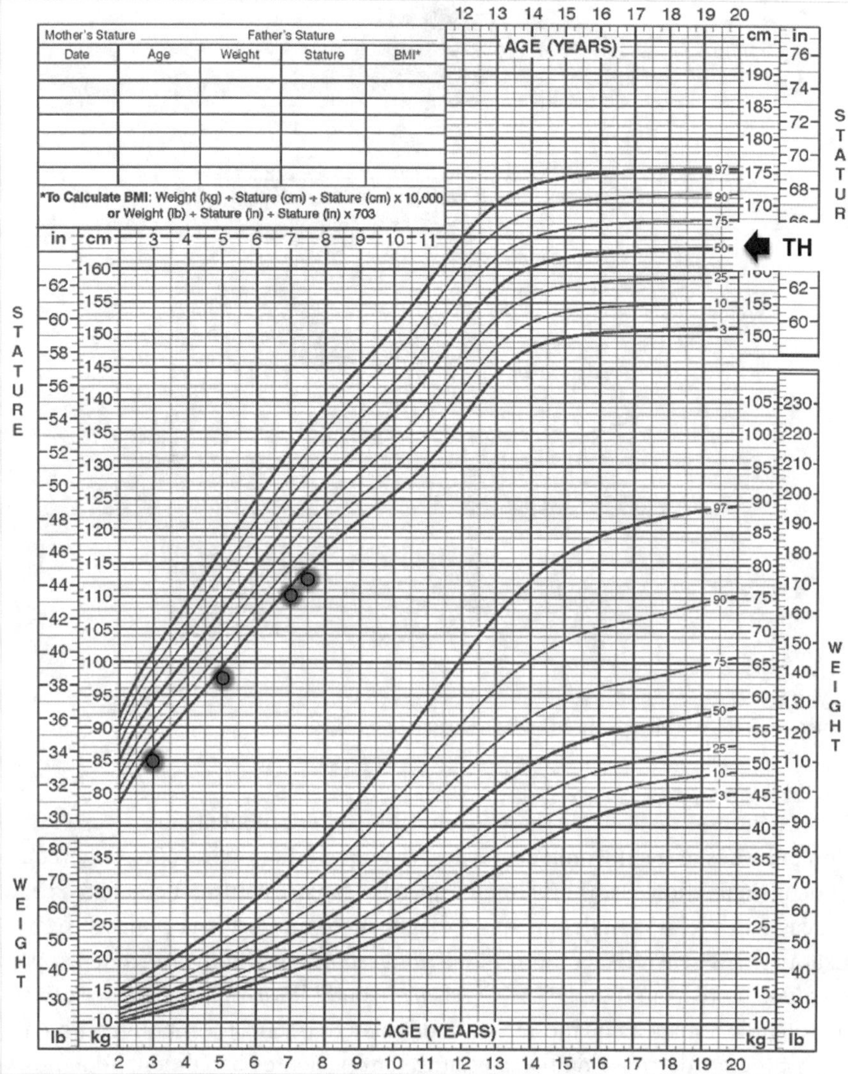

FIGURA 2
National Center for Health Statistics and National Center for Chronic Disease Prevention and Health Promotion, 2000.
http://www.cdc.gov/growthcharts

ausência de atraso da idade óssea e a não ocorrência de recuperação estatural após esse período tornam pouco provável que uma recuperação espontânea ocorra. Um atraso puberal compensatório também é pouco provável, visto que os fatores maturadores da idade óssea (também maturadores da puberdade) não se encontram presentes.

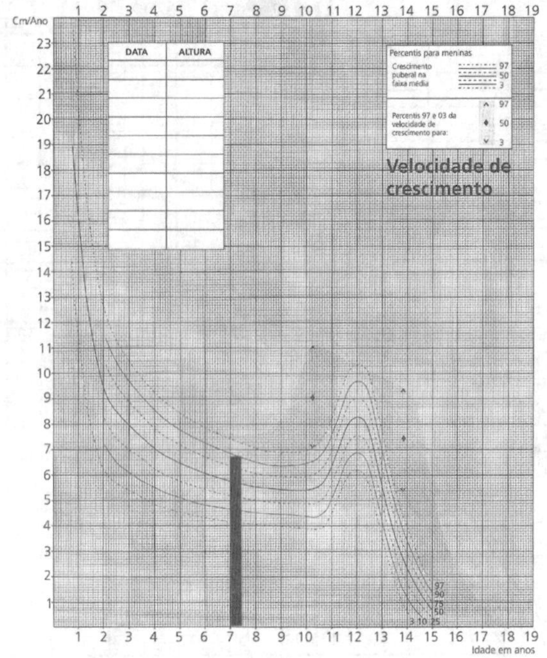

FIGURA 3
Fonte: Tanner JM, Whitehouse RH. Arch Dis Childhood. 1976;51:170.

Tratando-se de paciente do sexo feminino, corretamente realizou-se o cariótipo para afastar a síndrome de Turner, visto que esta pode se apresentar como poucos sinais clínicos, eventualmente apenas a baixa estatura. A contagem de 30 células não exclui completamente o diagnóstico, mas o torna pouco provável. Exames mais sensíveis, como o FISH (*fluorescence in situ hybridization*) ou os métodos de rearranjo de DNA (CGH-*array* ou SNP-*array*), podem ser utilizados quando a suspeita de mosaicismos de baixa frequência se mantiver presente.

A procura da causa da baixa estatura em pacientes incialmente diagnosticados como BEI deve ser abrangente e ser mantida mesmo depois que o tratamento tiver sido iniciado. Diferentes técnicas moleculares podem ser utilizadas, incluindo o sequenciamento exômico de nova geração (WES – *whole exome sequencing*). Em pacientes inicialmente rotulados como BEI, um número significante de mutações deletérias tem sido reconhecido em genes com o *SHOX*, *ACAN*, *FGFR3*, *NPR2* ou pertencentes ao eixo GH/IGF1.

A BEI é hoje uma das indicações clássicas para o uso de GH. Com o objetivo de recuperar o alvo genético, a idade de início do GH deve ser a mais precoce possível. A dose indicada é de 0,15 UI/kg/dia (0,05 mg/kg/dia).

A paciente apresentou crescimento de recuperação adequado durante o primeiro ano de tratamento, ou seja, apresentou mais que 50% de incremento na velocidade de crescimento e ganho em escore Z estatura > 0,3 DP (–2,1 → –1,4 DP).

A observação do início e progressão puberais é importante, permitindo a intervenção em casos de antecipação da puberdade.

REFERÊNCIAS

1. Cutfield WS, Albert BB. Growth hormone treatment for idiopathic short stature. Pediatr Endocrinol Rev. 2018;16(Suppl1):113-22.
2. Grimberg A, Allen DB. Growth hormone treatment for growth hormone deficiency and idiopathic short stature: new guidelines shaped by the presence and absence of evidence. Curr Opin Pediatr. 2017;29(4):466-71.
3. Grimberg A, DiVall SA, Polychronakos C, et al. Guidelines for growth hormone and insulin-like growth factor-I treatment in children and adolescents: growth hormone deficiency, idiopathic short stature, and primary insulin-like growth factor-I Deficiency. Horm Res Paediatr. 2016;86(6):361-97.
4. Inzaghi E, Reiter E, Cianfarani S. The challenge of defining and investigating the causes of idiopathic short stature and finding an effective therapy. Horm Res Paediatr. 2019;92(2):71-83.
5. Longui CA. Uso de GH em pacientes com baixa estatura idiopática. Arq Bras Endocrinol Metab. 2008,52(5):750-6.

Caso 1.6

Carlos A. Longui

HISTÓRIA

Menino, 13 anos, natural de São Paulo. Encaminhado por baixa estatura.

HPMA

Os pais referem que o paciente sempre foi pequeno. Não apresentava queixas adicionais, tem alimentação, vacinação e sono adequados. O pediatra sempre orientou que o crescimento e os exames realizados eram normais, sendo que aos 11 anos realizou idade óssea que se mostrou compatível com a idade cronológica.

Pais se mostram preocupados com a possibilidade de estatura final reduzida e procuraram atendimento especializado para intervenção terapêutica. Paciente apresenta insatisfação com sua estatura final e preocupação em relação à estatura final.

Antecedentes

Gestação sem intercorrências; parto normal; a termo com PN: 2.850 g; CN: 48 cm; Apgar 9 e 10. Ingestão alimentar em quantidade e qualidade adequadas. Nega doenças crônicas ou uso crônico de medicações.

Refere que aos 12 anos iniciou com pelos pubianos, aceleração do crescimento, porém mantendo-se menor que os colegas de classe.

Pais eutróficos; estatura mãe: 149 cm (Z: –2,2) e menarca aos 12,5 anos; estatura pai: 165 cm (Z: –1,7). Nega consanguinidade na família.

EXAME FÍSICO

- Exame geral sem alterações. Estatura: 139 cm (Z: –2,2), Peso 28 kg; IMC: 14,5 (Z: –2,4).
- Estágio puberal: P3G2-3, testículos 5 mL bilateralmente.

DIAGNÓSTICO INICIAL

- Baixa estatura idiopática (BEI) com história familial.
- Baixa estatura familial (BEF).

EXAMES SUBSIDIÁRIOS

- Bioquímicos: exames a seguir realizados e normais: hemograma, PCR, creatinina, gasometria venosa, TGO; TGP; gama-GT, proteínas totais e frações, cálcio, fósforo e fosfatase alcalina, anticorpo antitransglutaminase IgA tecidual, IgA sérica total.
- Hormonais basais: IGF1: 220 ng/mL, T4 livre: 1,2 ng/dL e TSH: 1,3 mUI/L.
- Hormonais testes: NA.
- Imagem: idade óssea: 13 anos (IC: 13 anos).
- Molecular: NA.
- Outros: NA.

CONDUTA/TRATAMENTO

- Discutido o padrão familial da baixa estatura.
- Possibilidade de variantes genéticas causando o quadro.
- Baixa probabilidade de recuperação espontânea.

EVOLUÇÃO RESUMIDA

Paciente trazia curva de crescimento com dados obtidos pelo pediatra durante seguimento clínico. Evolução clínica sem intercorrências (**Figura 1**).

O paciente iniciou tratamento com GH por via SC, na dose de 1,5 mg/dia (0,05 mg/kg/dia), à noite. Aos 13,5 anos apresentava estatura de 145 cm (VC calculada: 12 cm/ano), P3G3 e idade óssea 13,5 anos.

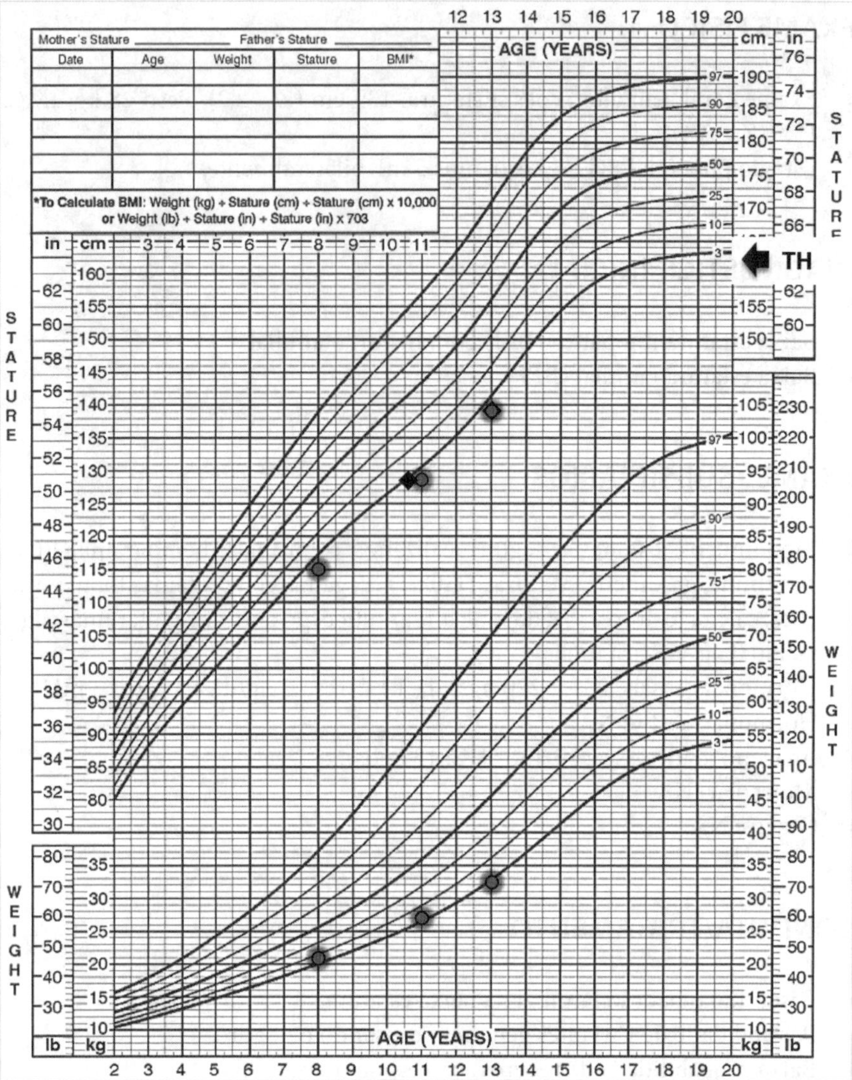

FIGURA 1

Fonte: National Center for Health Statistics and National Center for Chronic Disease Prevention and Health Promotion, 2000.
http://www.cdc.gov/growthcharts

Em virtude da progressão puberal e da idade óssea, foi indicada a associação de inibidor da aromatase (letrozol 2,5 mg/dia por via oral; mesmo horário do GH).

Paciente evoluiu com significante ganho de estatura e peso, concomitante à menor progressão relativa da idade óssea. Os dados evolutivos são apresentados na **Figura 2**.

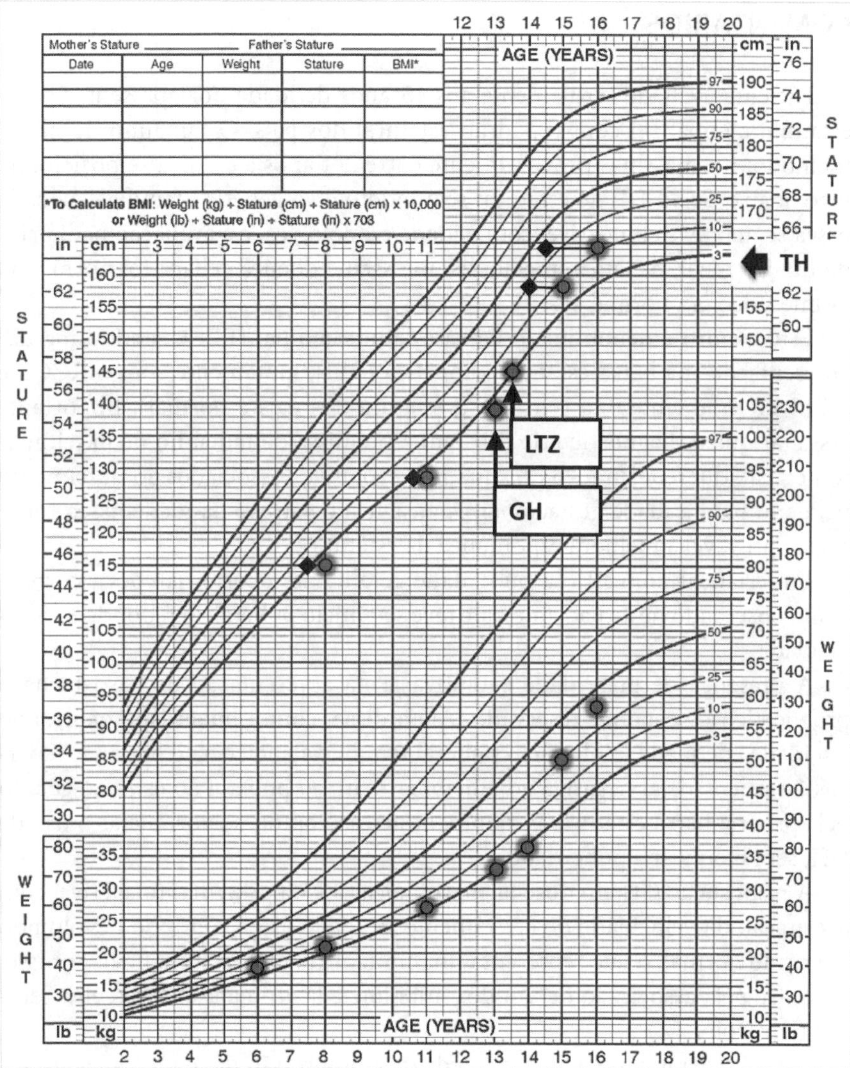

FIGURA 2

Fonte: National Center for Health Statistics and National Center for Chronic Disease Prevention and Health Promotion, 2000.
http://www.cdc.gov/growthcharts

DIAGNÓSTICO DEFINITIVO

- Baixa estatura familial.

COMENTÁRIOS

Paciente avaliado tardiamente aos 13 anos de idade por apresentar baixa estatura, compatível com o padrão estatural dos pais. O tamanho de nascimento foi normal, mas provavelmente entre 2-4 anos a criança se posicionou logo abaixo de –2 DP de estatura, seguindo o alvo genético familial. A idade óssea se manteve compatível com a idade cronológica, e a avaliação pediátrica da função renal, hepática, metabolismo ósseo e doença celíaca foi normal. O exame físico era normal.

Este quadro é denominado baixa estatura familial (BEF), sendo uma das apresentações da baixa estatura idiopática (BEI), juntamente com o RCCP e a BEI propriamente dita (em que a estatura dos pais é normal). Importante ressaltar que o diagnóstico de BEI tem a premissa de tamanho de nascimento normal, diferenciando-o dos quadros evolutivos associados ao nascimento pequeno para a idade gestacional. A ausência de atraso da idade óssea torna pouco provável a melhora espontânea da estatura.

Em crianças com BEF a puberdade geralmente ocorre na época correta, como observado neste paciente, que teve seu início puberal ao redor de 12 anos de idade.

A presença de puberdade evolutiva já na apresentação do caso torna o prognóstico de estatura reservado. Além disso, com a puberdade ocorrendo em idade adequada, o bloqueio puberal tem baixa eficiência e pode ter repercussão psicossocial negativa ao adicionar o atraso puberal ao estresse gerado pela própria baixa estatura. Portanto, neste caso optou-se por iniciar o uso de GH, sem bloquear a puberdade.

A resposta ao GH em dose farmacológica (0,05 mg/kg/dia) foi efetiva, com aceleração da velocidade de crescimento. A idade óssea continuou evoluindo em ritmo normal, o que representa um limitante para a estatura final. Por isso, optou-se pela associação de um dos inibidores da aromatase de terceira geração (letrozol: LTZ).

O LTZ é geralmente eficaz em reduzir a progressão da idade óssea em relação à idade cronológica, usualmente em uma proporção 1:2. Seu uso isolado em geral não determina aceleração do crescimento, portanto o uso concomitante de GH é necessário quando seja preciso um ganho estatural em relação ao percentil atual.

Os inibidores da aromatase, em especial o LTZ, têm como inconvenientes o aumento do ritmo evolutivo da puberdade e a elevação da concentração de testosterona. Essa elevação pode determinar a exacerbação de sinais androgênicos, como acne e estrias. Valores de testosterona superiores a 1.200 ng/dL devem ser evitados, e se presentes indicam a troca por outro inibidor de mesma geração, como o anastrozol.

A resposta obtida neste paciente foi adequada, com incremento da velocidade de crescimento, desaceleração da idade óssea e melhora da previsão de estatura final. Assim como em outras indicações, o momento de suspensão do tratamento deve ser individualizado, evitando a persistência do tratamento acima dos 16 anos de idade óssea, especialmente quando velocidade de crescimento < 2 cm/ano.

A continuidade do crescimento após a suspensão do tratamento com GH + LTZ é muito variável, sendo recomendável que essa escolha seja feita quando a recuperação de estatura já tenha ocorrido.

REFERÊNCIAS

1. Cutfield WS, Albert BB. Growth hormone treatment for idiopathic short stature. Pediatr Endocrinol Rev. 2018;16(Suppl1):113-22.
2. Grimberg A, Allen DB. Growth hormone treatment for growth hormone deficiency and idiopathic short stature: new guidelines shaped by the presence and absence of evidence. Curr Opin Pediatr. 2017;29(4):46-471.
3. Léger J. How should we investigate children with growth failure? Ann Endocrinol (Paris). 2017;78(2):106-7.
4. Pedrosa LF, de Oliveira JM, Thomé PRV, Kochi C, Damiani D, Longui CA. Height increment and laboratory profile of boys treated with aromatase inhibitors with or without growth hormone. Horm Metab Res. 2017;49(10):778-85.
5. Ranke MB. Treatment of children and adolescents with idiopathic short stature. Nat Rev Endocrinol. 2013;9(6):325-34.

Caso 1.7

Carlos A. Longui

HISTÓRIA

Menino, 12 anos, natural de São Paulo. Encaminhado por crescimento deficiente observado aos 4 anos de idade.

HPMA

Avaliado inicialmente aos 4 anos, quando a família se preocupou com a estatura do paciente. Sem outras queixas, peso e estatura no percentil 10. Exames gerais pediátricos sem alterações. Aos 9 anos, encontrava-se no percentil 3, com idade óssea de 7 anos, tendo a família recebido a informação de que iria atrasar a puberdade e recuperar a estatura. Agora, aos 12 anos de idade, fez nova avaliação clínica por permanecer menor que os colegas, sendo referido pelo pediatra que encaminhou o paciente que a idade óssea havia se igualado à idade cronológica.

Antecedentes

Gestação sem intercorrências; parto normal; a termo, com PN: 2.980 g; CN: 50 cm; ingestão alimentar sempre com boa qualidade e adequação proteica. Nega doenças crônicas ou uso repetido de medicações. Iniciou suor e odor axilar a partir dos 9 anos de idade e pelos pubianos aos 11,5 anos.

Pais eutróficos; estatura mãe: 162 cm (p25-50) e menarca aos 12 anos; estatura pai: 177 cm (p50), referindo estirão puberal aos 14 anos. TH: 176 cm (Z: –0,1). Nega consanguinidade.

EXAME FÍSICO

Exame geral sem alterações. Peso: 31 kg (p3); estatura: 136 cm (Z: –1,8); Estatura atual e as previamente enviadas são mostradas na **Figura 1**. Estágio puberal: P2G2, com testículos tópicos e volume de 4 mL bilateralmente.

DIAGNÓSTICO INICIAL

- Retardo constitucional do crescimento (RCC); sem atraso puberal?
- Baixa estatura idiopática (BEI).

EXAMES SUBSIDIÁRIOS

- Bioquímicos: exames a seguir realizados e normais: hemograma, VHS, creatinina, gasometria venosa, TGO; TGP; gama-GT, proteínas totais e frações, cálcio, fósforo e fosfatase alcalina, anticorpo antitransglutaminase IgA tecidual, IgA sérica total.
- Hormonais basais: IGF1: 150 ng/mL, T4 livre: 1,2 ng/dL e TSH: 2,1 mUI/L; LH: 2,3 mUI/mL; FSH: 3,5 mUI/mL; testosterona total: 87 ng/dL; DHEA-sulfato: 480 ng/mL.
- Hormonais testes: NA.
- Imagem: idade óssea: 12 anos (IC: 12 anos).
- Molecular: NA.
- Outros: NA.

CONDUTA/TRATAMENTO

Observação da velocidade de crescimento e realização da idade óssea em 6 meses com nova previsão de estatura final e com discussão de indicação terapêutica para tratar perda de estatura em relação ao alvo familial.

DIAGNÓSTICOS DEFINITIVOS

- RCC sem atraso puberal.
- Baixa estatura idiopática.

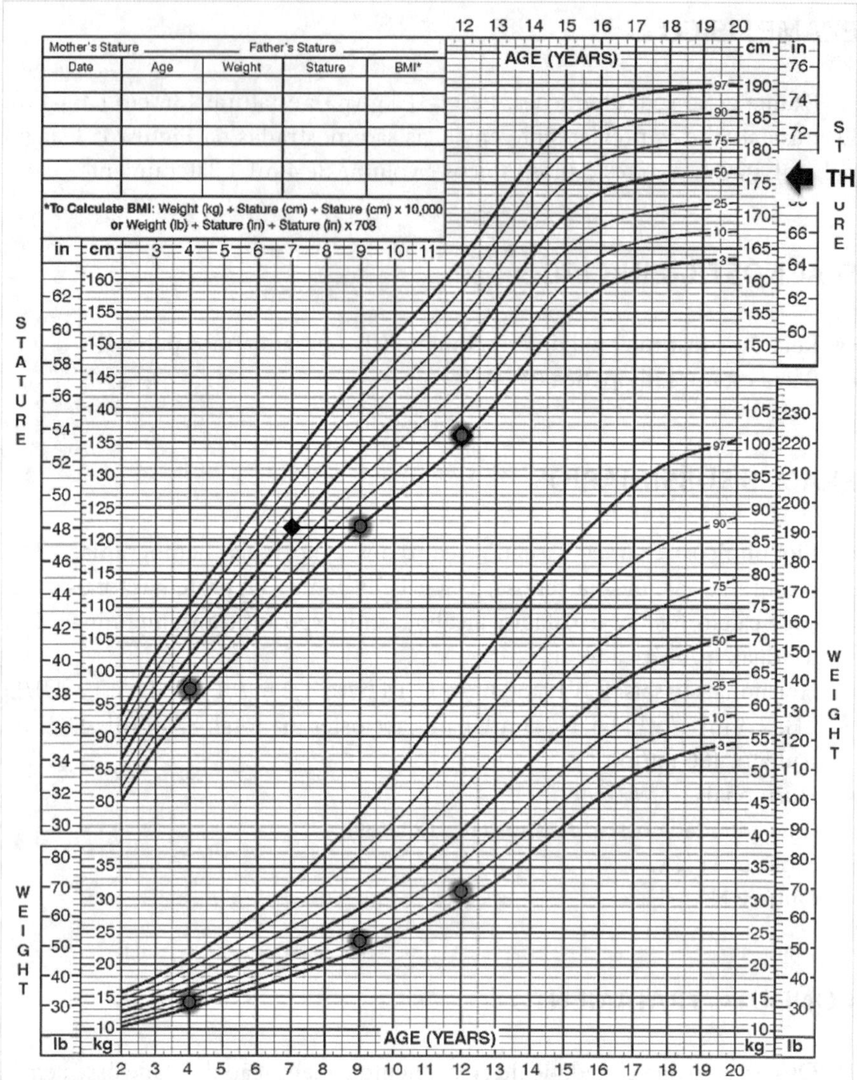

FIGURA 1
Fonte: National Center for Health Statistics and National Center for Chronic Disease Prevention and Health Promotion, 2000.
http://www.cdc.gov/growthcharts

EVOLUÇÃO RESUMIDA

A reavaliação clínica após 6 meses é mostrada na **Figura 2**. Paciente com peso: 33 kg; estatura: 140 cm (Z: –1,6). Idade óssea permaneceu compatível com a idade cronológica (12,5 anos).

A nova previsão de estatura final foi 165 cm (10 cm abaixo do alvo genético).

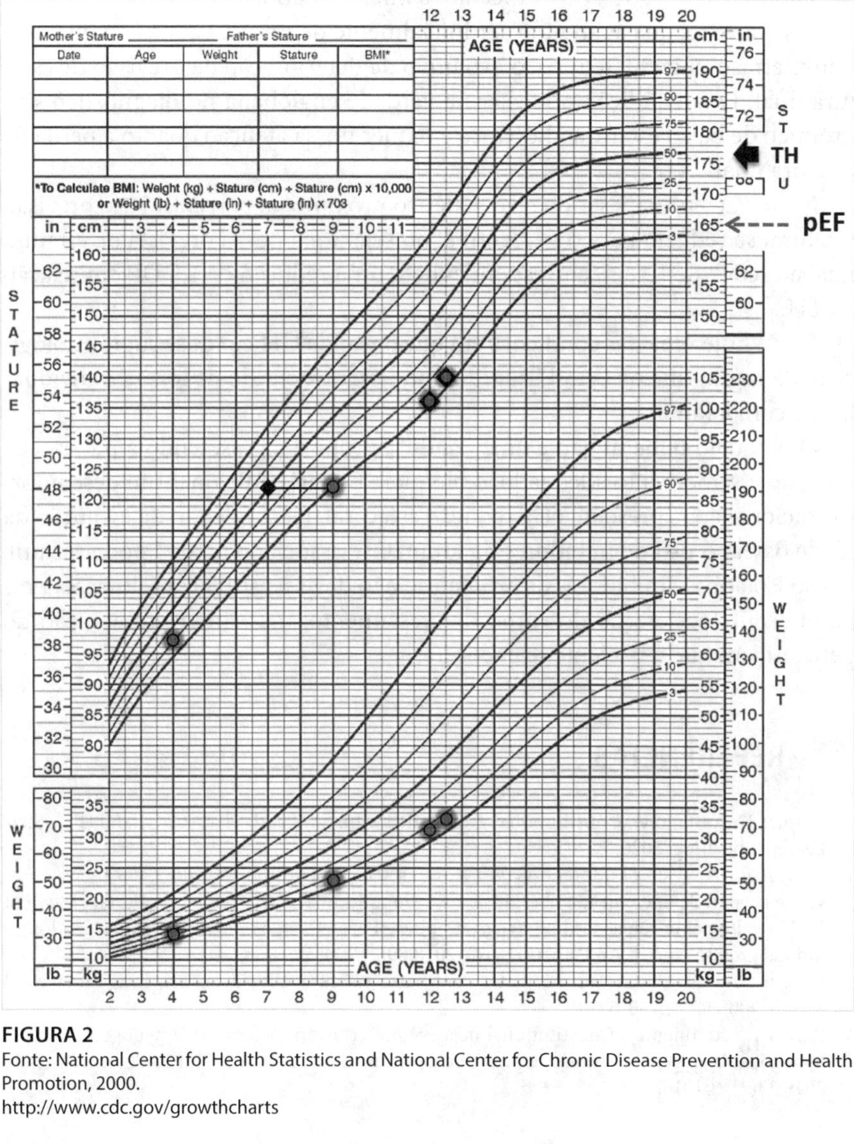

FIGURA 2

Fonte: National Center for Health Statistics and National Center for Chronic Disease Prevention and Health Promotion, 2000.
http://www.cdc.gov/growthcharts

COMENTÁRIOS

Paciente apresentando história inicial sugestiva de retardo constitucional do crescimento, evoluindo até os 9 anos com estatura menor que a esperada pelo padrão familial, mas com potencial de recuperação sugerido pelo concomitante atraso da idade óssea.

De forma inesperada, ocorreu o início da puberdade em idade normal para a população geral, apesar da expectativa inicial de atraso puberal.

Esse quadro, que aparentou ser inicialmente de um RCC, mas no qual não houve atraso puberal, tem risco evolutivo de deterioração da previsão de estatura final. Essa condição pode ser na verdade englobada no diagnóstico sindrômico de baixa estatura idiopática e requer nossa atenção quanto à perda de estatura final.

Neste paciente, apesar do alvo genético próximo ao percentil 50, a previsão estatural se reduziu para o percentil 5, ou seja, uma perda prevista de estatura final ao redor de 10 cm, correspondendo a uma redução de 1,5 DP em relação ao TH.

Esta é hoje uma das condições em que o uso de GH em dose suprafisiológica (0,05 mg/kg/dia ou 0,15 UI/kg/dia) pode ser discutido de forma individualizada com a família.

O bloqueio puberal não é uma conduta proposta, pois, tendo a puberdade iniciado em momento adequado, o bloqueio poderia adicionar um desconforto adicional ao já presente pela redução estatural. Dependendo da evolução da idade óssea, o uso de inibidores da aromatase associado ao GH pode ser útil. O uso isolado de inibidores da aromatase não deve ser útil nessa situação, pois não permite aceleração do ritmo de crescimento, mas sim a preservação do percentil em que o paciente se encontra.

REFERÊNCIAS

1. Aguilar D, Castano G. Constitutional growth delay. In: StatPearls. Treasure Island (FL): StatPearls Publishing; 2020.
2. Carrascosa A, Yeste D, Moreno-Galdó A, et al. Crecimiento puberal de 1.453 niños sanos según la edad de inicio de la pubertad. Estudio longitudinal de Barcelona [Pubertal growth of 1,453 healthy children according to age at pubertal growth spurt onset. The Barcelona longitudinal growth study]. An Pediatr (Barc). 2018;89(3):144-52.
3. Longui CA. Uso de GH em pacientes com baixa estatura idiopática. Arq Bras Endocrinol Metab. 2008;52(5):750-6.
4. Raivio T, Miettinen PJ. Constitutional delay of puberty versus congenital hypogonadotropic hypogonadism: genetics, management and updates. Best Pract Res Clin Endocrinol Metab. 2019;33(3):101316.

Caso 1.8.1

Carlos A. Longui

HISTÓRIA

Menino, 9 anos, natural de São Paulo. Encaminhado por redução da velocidade de crescimento (VC) no último ano.

HPMA

Referido que até os 8 anos de idade apresentava crescimento na média dos meninos da mesma idade e desde então notou redução da VC. Nega trauma craniano prévio, infecções do SNC, cefaleia, vômitos, convulsões ou alterações visuais. Referido ainda não ter feito uso de medicações tópicas, orais ou sistêmicas neste último ano. Associado ao quadro, notou aumento do peso, permanecendo com apetite inalterado, ingestão alimentar sempre com boa qualidade e com adequação proteica.

Nega anemia, pele seca ou obstipação. Diurese com volume e coloração normal, nega enurese.

Há 6 meses realizou exames hormonais basais referidos como normais e um teste de exercício para avaliar a liberação de GH (**Tabela 1**).

TABELA 1 Teste do exercício*

Tempo	GH (ng/mL)
Basal	2,3
20 minutos	0,7

* Exercício em escada por 15 minutos e coleta após 20 minutos em repouso.

Antecedentes

- Gestação sem intercorrências; parto normal; a termo com PN: 3.150 g; CN: 51 cm. Nega doenças sistêmicas ou uso crônico de medicações. DNPM normal.
- Pais eutróficos; estatura mãe: 164 cm (~p50) e menarca aos 13 anos; estatura pai: 175 cm (~p50). Nega consanguinidade.

EXAME FÍSICO

Exame geral apresentando face atípica, corado, hidratado. Presença de aumento de tecido subcutâneo predominando em tronco. Peso: 31 kg (p75); estatura: 129 cm (Z: -0,7); IMC: 18,6 (Z: +1,1). Estatura atual e as previamente enviadas são mostradas na **Figura 1**. Estágio puberal: P1G1, com testículos tópicos e volume de 2 mL bilateralmente.

DIAGNÓSTICO INICIAL

- Redução da velocidade de crescimento.
- Aumento relativo do peso.
- Doença sistêmica subclínica.
- Disfunções hormonais: hipotireoidismo, hipercortisolismo, deficiência de GH.

EXAMES SUBSIDIÁRIOS

- Bioquímicos: exames a seguir realizados e normais: hemograma, PCR, creatinina, gasometria venosa.
- Hormonais basais: T4 livre: 1,15 ng/dL e TSH: 2,3 mUI/L; anticorpos anti-TG e anti-TPO negativos; cortisol: 11 mcg/dL; DHEA-sulfato: 180 ng/mL; IGF1: 50 ng/mL, IGFBP3: 2.900 ng/mL, RM: 0,07 (VR: 0,08-0,3), calculada pela fórmula a seguir:
  Razão molar = [IGF1 (ng/mL) / 6,7] × 100 / [IGFBP3 (ng/mL) / 27,6]
- Testes hormonais: teste de estímulo com clonidina (0,1 mg/m^2; VO) e teste de estímulo com insulina (0,1 UI/kg, IV em bolo), resultado mostrado na **Tabela 2**.

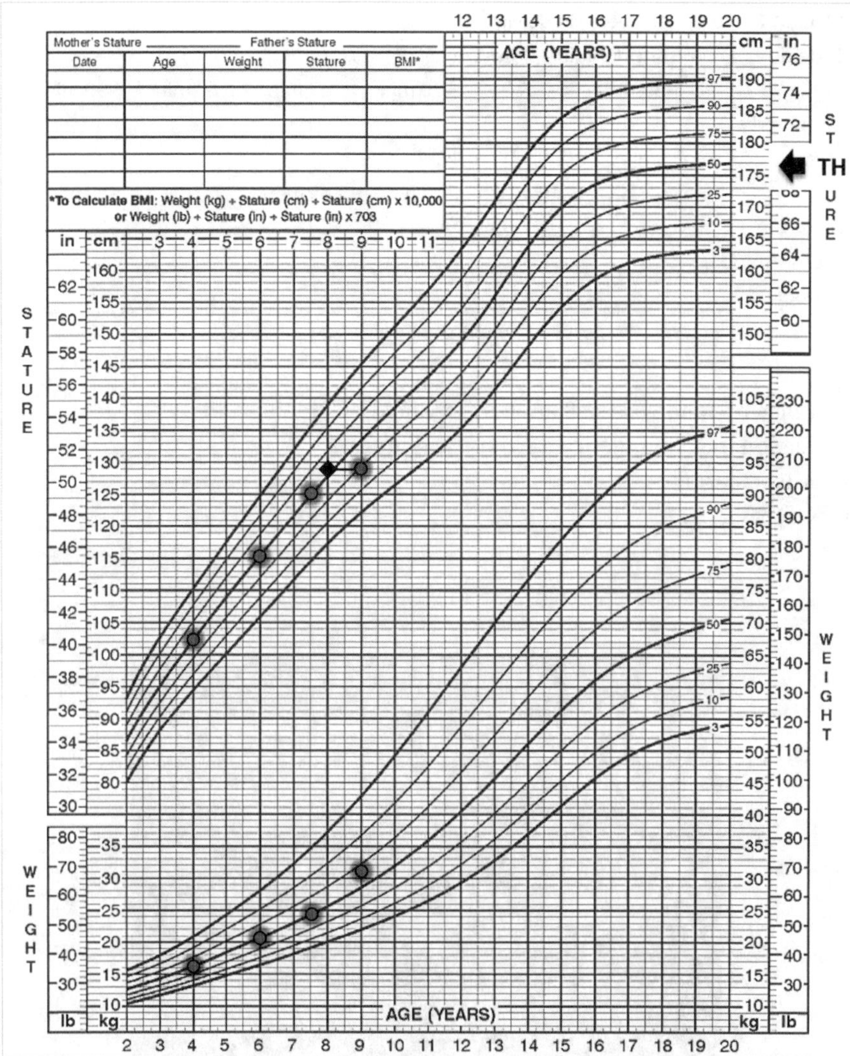

FIGURA 1
Fonte: National Center for Health Statistics and National Center for Chronic Disease Prevention and Health Promotion, 2000.
http://www.cdc.gov/growthcharts

TABELA 2 Testes de liberação do GH*

Teste de estímulo com clonidina (0,1 mg/m²; VO)						
	Basal		30 min	45 min	60 min	90 min
GH (ng/mL)	0,1		1,2	2,1	3,2	0,5
Teste de estímulo com insulina (0,1 UI/kg, IV em *bolus*)						
	Basal	15 min	30 min	45 min	60 min	90 min
GH (ng/mL)	0,1	0,6	1,2	2,1	3,2	0,5
Glicose (mg/dL)	60	45	35	32	50	50
Cortisol (mcg/dL)	8	12	19	21	20	15

* Testes realizados com 7 dias de intervalo e com jejum de 10 h.

- Imagem: idade óssea: 8 anos (IC: 9 anos).
- Ressonância magnética da hipófise: **Figura 2.**
- Molecular: NA.
- Outros: NA.

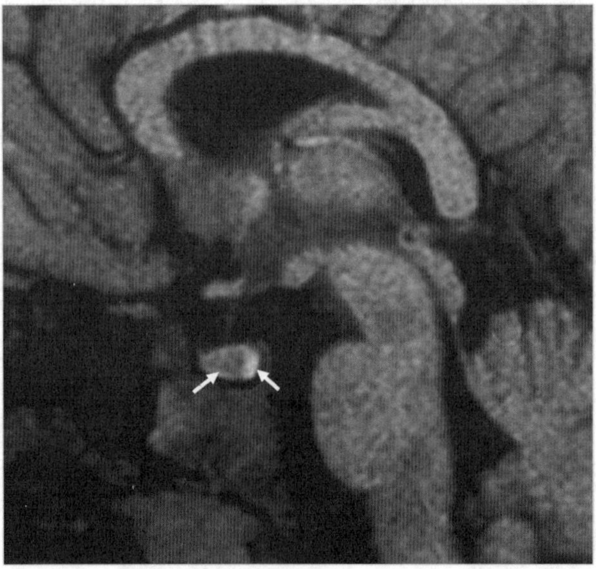

FIGURA 2 Ressonância magnética de hipófise – protocolo simplificado (FAST1) realizado com apenas 7 cortes sagitais em T1, sem contraste, GAP: 0,2 mm, espessura: 2 mm. Exame precedido de restrição hídrica de 6 h. Exame de aspecto normal, visualização adequada da adeno-hipófise (seta esquerda) e da neuro-hipófise (seta direita). Haste discretamente afilada (visualização pode ser melhorada com a combinação de protocolo T2-drive ou Fiesta. (Ver Encarte de imagens no final do livro.)

CONDUTA/TRATAMENTO

- Iniciado uso de GH: 0,033 mg/kg/dia (0,1 UI/kg/dia) 1 x/dia, SC.
- Observação da VC e realização da idade óssea a cada 6 meses.
- Ajustes dose de GH mantendo VC > p50 e mantendo valores entre p50--p97,5 de IGF1 (**Tabela 3**); IGFBP3 (**Tabela 4**) e razão molar IGF1/IGFBP3 (**Tabela 5**).

TABELA 3 IGF1 (ng/mL)

Idade (anos)	Homens (percentil)			Mulheres (percentil)		
	2,5%	50%	97,5%	2,5%	50%	97,5%
0	27,0	77,4	157,0	17,9	58,6	125,6
1	29,7	83,1	166,8	19,5	62,3	132,3
2	33,9	92,6	183,9	22,2	69,2	145,4
3	39,0	104,0	204,5	25,9	78,9	164,2
4	44,3	115,7	225,0	30,7	91,2	187,8
5	50,0	127,6	245,5	36,2	105,2	214,4
6	56,2	140,4	267,1	42,0	119,1	240,4
7	63,4	155,0	291,9	48,6	135,0	269,6
8	72,3	173,4	323,1	56,9	154,4	305,3
9	83,6	196,1	361,6	67,2	178,5	349,4
10	96,9	222,8	406,6	79,5	206,6	400,3
11	111,6	251,6	454,5	92,6	235,9	452,6
12	126,1	278,9	498,7	105,3	262,7	499,1
13	138,6	300,8	532,5	115,9	283,5	533,4
14	147,5	314,4	551,2	123,4	296,2	552,0
15	152,2	318,8	553,5	127,4	300,1	554,2
16	152,9	315,0	541,8	127,9	295,9	541,5
17	150,6	305,4	520,6	125,3	285,2	517,3
18	146,2	292,0	493,6	120,5	270,0	485,8
19	140,2	276,1	462,7	114,4	252,6	450,8
20	133,1	258,5	430,0	107,8	234,8	416,0
21-25	115,2	217,2	354,8	92,9	196,2	342,0
26-30	97,9	176,8	281,6	78,4	158,7	270,0
31-35	88,3	156,4	246,0	73,1	144,7	243,0
36-40	83,4	147,9	232,7	69,0	135,7	227,0
41-45	74,9	135,7	216,4	61,5	121,7	204,4
46-50	66,9	125,7	205,1	56,8	114,5	194,5
51-55	60,6	119,4	200,3	53,0	109,9	189,6

(continua)

TABELA 3 IGF1 (ng/mL) (*continuação*)

Idade (anos)	Homens (percentil)			Mulheres (percentil)		
56-60	54,3	112,5	194,2	45,6	98,0	172,4
61-65	48,8	106,0	187,7	42,2	94,1	169,0
66-70	46,5	105,8	191,9	38,3	88,7	162,5
71-75	40,9	96,7	179,2	36,6	88,2	164,7
76-80	37,1	91,1	172,0	34,7	86,7	164,8
81-85	33,8	86,1	165,4	34,4	89,1	172,4
86-90	32,2	85,0	166,1	33,6	90,3	177,8

Fonte: Bidlingmaier M. J Clin Endocrinol Metab. 2014;99(5):1712-21.

TABELA 4 IGFBP3 (ng/mL)

Idade (anos)	Homens (percentil)			Mulheres (percentil)		
	2,5%	50%	97,5%	2,5%	50%	97,5%
0	1113	2073	3180	1053	2114	3271
1	1289	2379	3634	1221	2417	3721
2	1465	2678	4074	1388	2711	4151
3	1637	2966	4492	1553	2993	4557
4	1801	3235	4878	1713	3257	4933
5	1942	3458	5193	1854	3480	5242
6	2039	3601	5384	1945	3605	5403
7	2096	3670	5466	2019	3699	5515
8	2153	3741	5550	2096	3795	5629
9	2221	3830	5660	2180	3903	5762
10	2300	3940	5801	2270	4021	5908
11	2385	4058	5956	2360	4140	6055
12	2463	4165	6093	2444	4246	6184
13	2528	4250	6198	2517	4335	6286
14	2580	4313	6272	2580	4406	6365
15	2614	4349	6306	2636	4466	6428
16	2638	4366	6316	2682	4511	6470
17	2657	4379	6319	2718	4542	6495
18	2678	4394	6327	2749	4566	6510
19	2700	4413	6341	2779	4591	6527
20	2723	4436	6361	2809	4618	6550
21-25	2753	4453	6361	2855	4647	6559
26-30	2683	4307	6127	2752	4430	6219
31-35	2610	4198	5977	2573	4137	5804
36-40	2571	4177	5982	2504	4055	5709

(*continua*)

TABELA 4 IGFBP3 (ng/mL) (*continuação*)

Idade (anos)	Homens (percentil)			Mulheres (percentil)		
	2,5%	50%	97,5%	2,5%	50%	97,5%
41-45	2515	4161	6018	2409	3957	5610
46-50	2374	4022	5891	2343	3922	5612
51-55	2251	3914	5808	2306	3945	5703
56-60	2133	3801	5711	2238	3914	5717
61-65	2027	3694	5610	2161	3860	5691
66-70	1926	3579	5487	2059	3747	5572
71-75	1779	3365	5201	2005	3707	5549
76-80	1673	3219	5015	1950	3649	5490
81-85	1632	3194	5014	1925	3639	5498
86-90	1665	3313	5239	1961	3741	5672

Fonte: Friedrich N. J Clin Endocrinol Metab. 2014;99(5):1675-86.

TABELA 5 IGF1/IGFBP3 *ratio*

Idade (anos)	Homens (percentil)			Mulheres (percentil)		
	2,5%	50%	97,5%	2,5%	50%	97,5%
0	3,57	9,73	19,76	4,46	10,41	20,27
1	3,87	10,30	20,68	4,60	10,56	20,32
2	4,22	10,98	21,80	4,80	10,83	20,61
3	4,62	11,75	23,07	5,07	11,23	21,14
4	5,07	12,60	24,44	5,40	11,76	21,92
5	5,55	13,51	25,92	5,80	12,44	22,94
6	6,09	14,51	27,53	6,27	13,25	24,20
7	6,68	15,61	29,29	6,84	14,24	25,78
8	7,36	16,86	31,29	7,52	15,46	27,73
9	8,12	18,24	33,51	8,33	16,91	30,10
10	8,94	19,72	35,85	9,25	18,56	32,79
11	9,80	21,21	38,14	10,22	20,27	35,54
12	10,62	22,58	40,17	11,12	21,83	38,00
13	11,35	23,67	41,65	11,86	23,04	39,83
14	11,90	24,36	42,39	12,36	23,78	40,82
15	12,23	24,60	42,34	12,57	23,97	40,90
16	12,35	24,40	41,55	12,51	23,66	40,15
17	12,27	23,84	40,18	12,20	22,92	38,71
18	12,02	22,99	38,37	11,70	21,86	36,79
19	11,64	21,93	36,28	11,08	20,62	34,60
20	11,16	20,76	34,06	10,43	19,35	32,39

(*continua*)

TABELA 5 IGF1/IGFBP3 *ratio* (*continuação*)

Idade (anos)	Homens (percentil)			Mulheres (percentil)		
	2,5%	50%	97,5%	2,5%	50%	97,5%
21-25	9,86	17,86	28,81	8,88	16,43	27,44
26-30	8,09	14,23	22,51	7,25	13,48	22,60
31-35	7,33	12,79	20,14	6,83	12,80	21,60
36-40	6,96	12,23	19,32	6,62	12,45	21,05
41-45	6,34	11,28	17,98	6,20	11,68	19,79
46-50	6,14	11,14	17,99	5,88	11,16	18,99
51-55	5,92	10,96	17,92	5,46	10,49	17,99
56-60	5,87	10,97	18,05	4,93	9,61	16,65
61-65	5,84	10,84	17,77	4,67	9,14	15,88
66-70	6,08	11,17	18,20	4,68	9,10	15,74
71-75	6,13	11,16	18,05	4,73	9,03	15,41
76-80	6,30	11,29	18,09	4,83	9,01	15,13
81-85	6,60	11,58	18,27	5,22	9,53	15,76
86-90	6,85	11,69	18,12	5,41	9,67	15,77

Fonte: Friedrich N. J Clin Endocrinol Metab. 2014;99(5):1675-86.

DIAGNÓSTICO DEFINITIVO

- Deficiência de GH isolada e idiopática.

EVOLUÇÃO RESUMIDA

A resposta estatura ao GH é mostrada na **Figura 3**, considerada a resposta adequada ao tratamento.

Paciente manteve diurese referida como normal.

Exames repetidos na evolução mostraram valores sempre normais de T4 livre, TSH, cortisol. Iniciou elevação da testosterona aos 13 anos de idade (com idade óssea de 12 anos).

COMENTÁRIOS

Paciente com crescimento prévio normal iniciou redução da VC e queda de percentil de estatura em relação ao alvo genético (mesmo ainda sem apresentar baixa estatura). O quadro clínico apresentado é sugestivo de doença

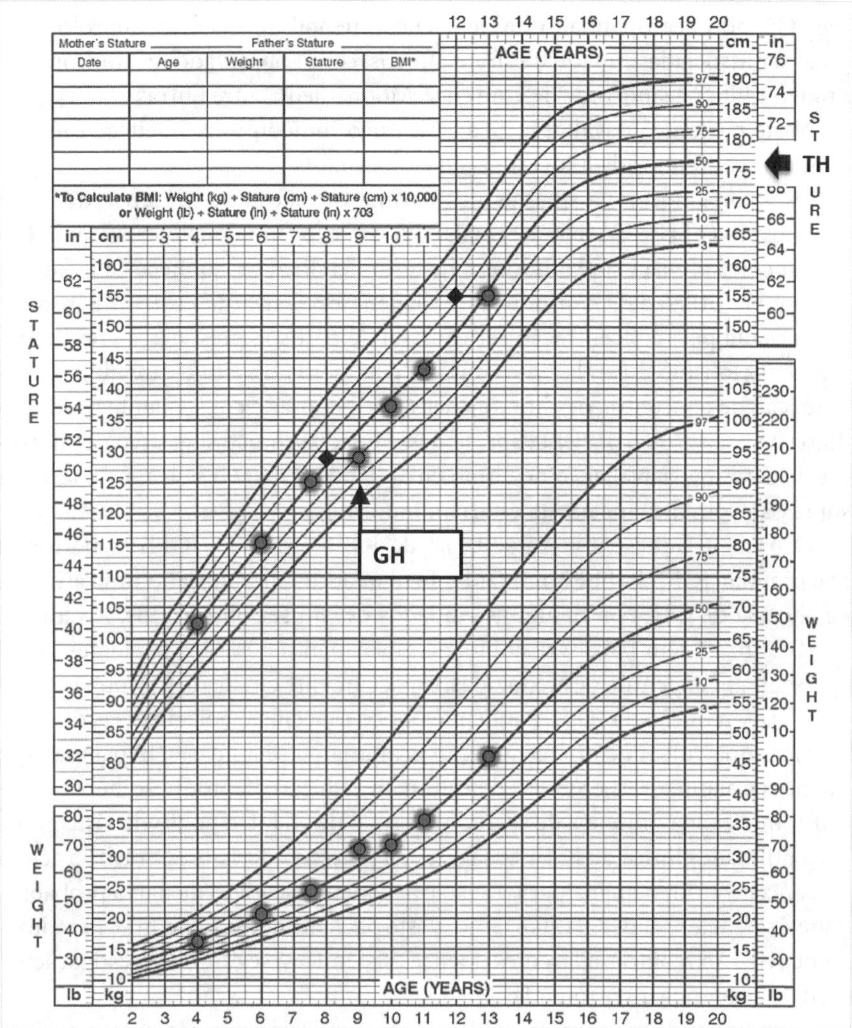

FIGURA 3
Fonte: National Center for Health Statistics and National Center for Chronic Disease Prevention and Health Promotion, 2000.
http://www.cdc.gov/growthcharts

crônica ativa, incluindo as disfunções hormonais. A associação da menor VC com aumento relativo de peso é indicativa de alguns quadros mais prováveis, como hipercortisolismo endógeno, uso exógeno de glicocorticoide, hipotireoidismo adquirido, pseudo-hipoparatireoidismo e deficiência do hormônio de crescimento isolada ou combinada à deficiência de outras trofinas hipofisárias. Quando acompanhado de deficiência mental ou quadros neurológicos, pode ser associada a quadros hipotalâmicos, como observado na síndrome de Prader-Willi, na síndrome de Laurence-Moon-Biedl, entre outras.

Neste paciente, a avaliação pediátrica não indicou uma doença sistêmica crônica, sendo iniciada a investigação endócrina.

Os valores hormonais basais nos permitiram afastar a presença de hipotireoidismo (TSH e T4 livre normais) e o uso exógeno de glicocorticoide (no qual o cortisol viria suprimido e a história detalhada reconheceria a formulação e via utilizada). A produção endógena excessiva de cortisol não pode ser afastada pela concentração sérica basal de cortisol, pois, nessa condição o hipercortisolismo é geralmente causado pela perda do ritmo circadiano, manutenção de concentrações homogêneas nas 24 horas e consequente produção diária excessiva. Se o paciente apresentasse quadro clínico sugestivo de síndrome de Cushing, a avaliação do ritmo circadiano (sérico ou salivar) e o teste de supressão com dexametasona estariam indicados.

O paciente apresentou valor basal de IGF1 reduzido, IGFBP3 normal e razão molar IGF1/IGFBP3 reduzida. Esse quadro laboratorial é indicativo de deficiência de GH, porém alguns cuidados devem ser observados. A redução da IGF1 basal tem baixa sensibilidade, pois apenas 50% dos pacientes DGH apresentam concentrações reduzidas, especialmente em idade pré-puberal (**Figura 4**). A redução da IGF1 também é pouco específica, pois diversas doenças crônicas que cursam com desnutrição primária ou secundária, hepatopatias e doenças inflamatórias crônicas determinam redução da produção hepática de IGF1, mesmo na presença de secreção normal de GH. Do ponto de vista prático, a utilidade clínica da IGF1 basal está na presença de valores normais acima da concentração mediana para o sexo e a idade, indicativos de baixa probabilidade de deficiência de GH. Portanto, neste paciente com concentração reduzida de IGF1 sem outras aparentes doenças sistêmicas, seguir na investigação de DGH é a conduta a ser tomada.

Duas linhas de investigação da DGH são possíveis: classicamente, o paciente deve realizar testes de estímulo (ao menos 2 testes), e, quando não responsivos, indicam a DGH e a subsequente necessidade da RM hipofisária para a pesquisa etiológica. Uma conduta alternativa (**Figura 5**), proposta pelo nosso grupo há quase 20 anos, é combinar a IGF1 basal à RM de hipófise obtida com protocolo rápido sem contraste, sem anestesia, apenas corte sagital em T1, protocolo este denominado FAST1. Em resumo, nesse protocolo alternativo de investigação, a deficiência de GH pode ser fortemente suspeitada com o encontro de IGF1 reduzida (e mesmo às vezes normal), juntamente com a presença de anormalidades hipotálamo-hipofisárias características, por exemplo, a tríade: neuro-hipófise ectópica/afilamento da haste hipofisária/hipoplasia da adeno-

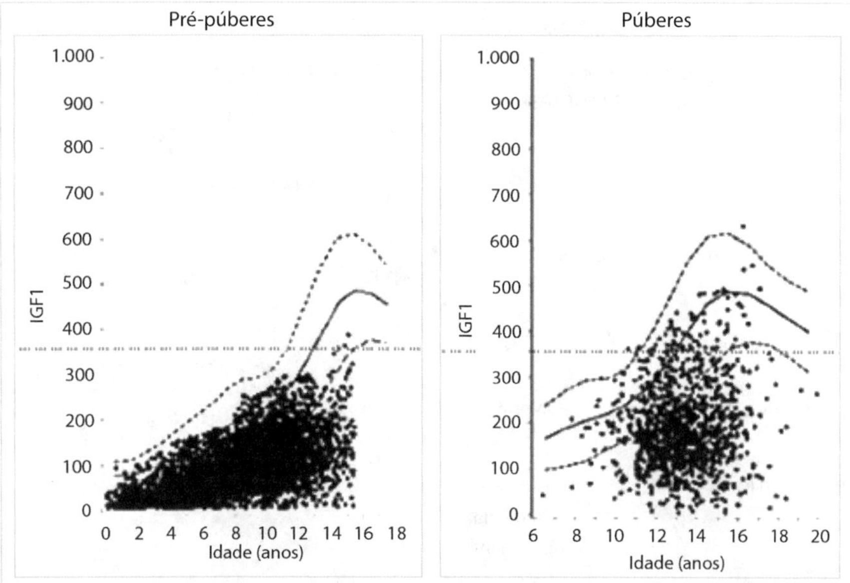

FIGURA 4 Observar que uma parte considerável de pacientes pré-púberes e pacientes púberes apresentam valores normais entre a média (DP = 0) e –2 DP.

-hipófise. Em nossa opinião, esse conjunto de achados dispensaria a realização de testes de estímulo hormonal.

No presente paciente, embora a IGF1 basal se encontre reduzida, a RM hipófise foi normal. Com isso, afastadas as doenças sistêmicas, o hipotireoidismo e o hipercortisolismo, a progressão do diagnóstico de deficiência de GH requer a realização de testes de estímulo.

Os testes de estímulo para liberação de GH (**Figura 6**) modulam a secreção hipotalâmica de GH, por ativarem a secreção aguda de GHRH ou por inibirem a secreção de somatostatina. Alguns testes têm ação local hipofisária ou combinada hipotalâmico-hipofisária. Potencializadores da resposta também já foram propostos, como o *priming* com esteroides sexuais (estradiol ou testosterona), mas são de uso controverso e específico para adolescentes que não iniciaram a puberdade.

O diagnóstico da deficiência de GH é classicamente indicado pela presença de 2 testes não responsivos. O motivo da utilização de 2 testes é que cada teste isoladamente tem cerca de 10-15% de falsa resposta baixa. Portanto, ao se utilizar o critério de 2 testes não responsivos, o erro diagnóstico fica inferior a 3%.

O ponto de corte para definição de resposta baixa ou adequada tem sido alvo de críticas ao longo dos últimos anos. Isso se deve a diversos fatores, como:

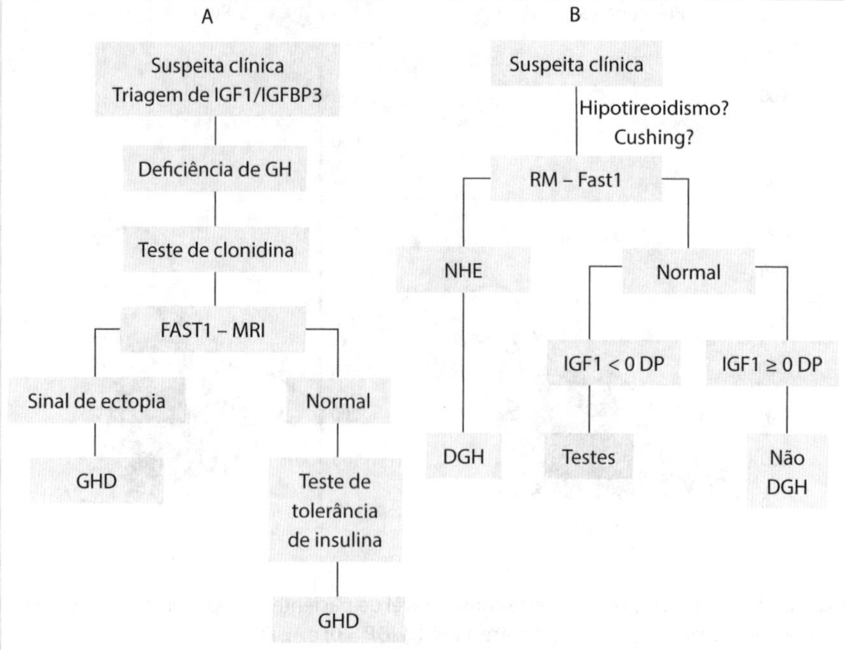

FIGURA 5 Frente à suspeita clínica de insuficiência hipofisária, afastar inicialmente o hipotireoidismo e a síndrome de Cushing e realizar a ressonância magnética simplificada e sem contraste (FAST1). Em metade dos casos confirmados de deficiência de GH a ressonância irá detectar alterações estruturais sugestivas. Caso ressonância normal, valores de IGF1 igual ou acima da média tornam pouco prováveis a deficiência de GH e valores abaixo da média apontam para a necessidade de testes de liberação de GH.
Fonte: (A) Longui CA. JPEM. 2004;17(8):1111-4. (B) Kochi C. Horm Res Paediatr. 2016;85(2):119-24.

1. Mudança do anticorpo utilizado no ensaio (policlonal → monoclonal), o que melhorou a especificidade e reduziu a concentração medida.
2. Melhora da sensibilidade e menor limite de detecção ao se modificar a técnica e os detectores atualmente utilizados (quimioluminescência e imunofluorimetria).

Com isso, os pontos de corte mais antigos (RIA: 10 ng/mL) foram reduzidos posteriormente (IRMA: 7 ng/mL) e finalmente para os valores atualmente utilizados (QL ou IFMA: 5 ng/mL).

A escolha do tipo de teste de estímulo a ser utilizado é também importante. Embora o padrão-ouro continue sendo o teste de estímulo com insulina (ITT), para cada teste existem vantagens e desvantagens, limitações e interferentes que devem ser conhecidos para a escolha adequada (**Figura** 7).

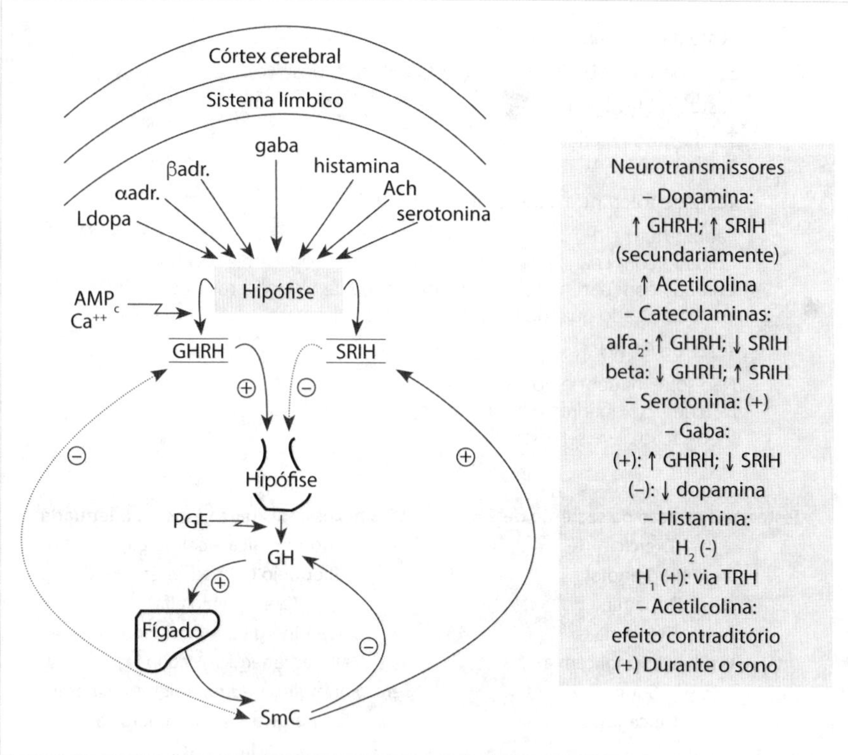

FIGURA 6 Vias de sinalização moduladoras da liberação de GHRH (hormônio hipotalâmico liberador de GH) e de SRIH (somatostatina).
Fonte: Longui CA. Endocrinologia para o Pediatra, 1992, cap. 1, p. 1-13, Atheneu.

O paciente havia realizado um teste do exercício que, por suas limitações de realização, potência reduzida de estímulo e baixa reprodutibilidade, é hoje um teste que não deve mais ser utilizado. Além disso, o GH basal durante esse teste foi superior a 2 ng/mL, sugerindo que um pico secretório endógeno tenha precedido o momento do teste. Isso é acompanhado de um período refratário na hipófise, no qual, independentemente do estímulo aplicado, não ocorre a liberação de GH. Um valor basal com esse padrão não deve ser considerado efetivo.

O paciente apresentou teste da clonidina e teste de insulina não responsivos (pico GH < 5 ng/mL), indicativos da deficiência de GH. Alguns cuidados devem ser tomados neste ponto:

1. O paciente tem IMC +1 DP, o que por si só é um fator que pode reduzir a resposta ao GH.

Teste da clonidina

Sobrepeso ou obesidade ↓ resposta GH (falso-positivo)

Teste do glucagon

Também sofre influência do peso
Permite avaliar ACTH/cortisol

Teste de tolerância à insulina (ITT)

Padrão-ouro
Cuidado com crianças pequenas (> risco de hipoglicemia severa)
Cuidado com pan-hipopituitarismo (> risco de hipoglicemia severa)
Contraindicado quando há história de convulsões

Teste do GHRH

Não sofre influência do peso
Não detecta quadros hipotalâmicos
Medicação deve ser importada

Testes na avaliação da secreção de GH	**Vias necessárias para resposta adequada**
Exercício	Adrenérgica + colinérgica
Propranolol	Bloqueio beta-adrenérgico (predomínio alfa)
Dopamina	Dopaminérgica → norepinefrina
Clonidina	Alfa-adrenérgica + colinérgica
Insulina (hipoglicemia)	Serotoninérgica + adrenérgica + colinérgica
Sono	Colinérgica + serotoninérgica
Glucagon	Adrenérgica

FIGURA 7 Testes de liberação da secreção de GH: vias necessárias para ativação, principais características e interferentes.

2. O teste ITT pode ser realizado, pois não havia história neurológica relevante.
3. A dose da insulina pode ser de 0,1 UI/kg, visto não haver sinais sugestivos de pan-hipopituitarismo.
4. A interpretação do ITT foi possível, pois, embora a glicemia não tenha reduzido mais que 50% do valor basal, atingiu valor absoluto abaixo de 40 mg/dL, o que é considerado um estímulo satisfatório.

Ainda durante o ITT, observou-se a elevação do cortisol, indicando que o estímulo tenha sido realmente adequado; além disso, não havia deficiência combinada de ACTH.

A falha de resposta aos 2 testes, associada à RM hipofisária normal, conduz ao diagnóstico de deficiência isolada de GH sem causa reconhecida até o presente momento (idiopática).

Mesmo com esses achados iniciais, a reavaliação (hormonal e imagem) deve ser refeita durante a evolução do quadro, pois o aparecimento de deficiência de outras trofinas hipofisárias, bem como alterações hipofisárias morfológicas, podem ocorrer a qualquer momento, inclusive na vida adulta. Incluir sempre a quantificação de cortisol e de T4 livre e TSH, pois ambas as condições podem ser de manifestação clínica suave e passar despercebidas.

O paciente foi tratado com dose habitual de GH 0,033 mg/kg/dia e apresentou resposta adequada ao longo do tempo, sugestiva de boa sensibilidade e manutenção da deficiência isolada do GH. A puberdade teve início em época normal, mas, para que seja afastada a deficiência de gonadotrofinas, o seguimento deve ser feito até o final da puberdade, visto que casos de deficiência parcial podem ocorrer e cursam com parada da progressão da puberdade em fases intermediárias.

Como fruto da falta de especificidade dos testes de estímulo e da indefinição dos pontos de corte para considerar a resposta de GH inadequada, um percentual considerável de pacientes pode ter sido falsamente diagnosticado como deficiente e com a evolução puberal completa passar a secretar adequadamente o GH. Por isso, a manutenção do diagnóstico da deficiência de GH na vida adulta requer a reavaliação da função hipofisária após o término do crescimento.

REFERÊNCIAS

1. Chinoy A, Murray PG. Diagnosis of growth hormone deficiency in the paediatric and transitional age. Best Pract Res Clin Endocrinol Metab. 2016;30(6):737-47.
2. Grimberg A, Allen DB. Growth hormone treatment for growth hormone deficiency and idiopathic short stature: new guidelines shaped by the presence and absence of evidence. Curr Opin Pediatr. 2017;29(4):466-71.
3. Kato Y, Murakami Y, Sohmiya M, Nishiki M. Regulation of human growth hormone secretion and its disorders. Intern Med. 2002;41(1):7-13.
4. Kochi C, Scuderi CG, Barros L, et al. High frequency of normal response during GH stimulation tests in patients with ectopic posterior pituitary gland: a source of false-negative diagnosis of pituitary insufficiency. Horm Res Paediatr. 2016;85(2):119-24.
5. Longui CA, Rocha AJ, Menezes DM, Leite FM, Calliari LEP, Kochi C, et al. Fast acquisition sagittal T1 magnetic resonance imaging (FAST1-MRI): a new imaging approach for the diagnosis of growth hormone deficiency. J Pediatr Endocrinol Metab. 2004;17(8):1111-4.

Caso 1.8.2

Arthur Lyra
Carlos A. Longui

HISTÓRIA

Menino, 9,5 anos, natural de São Paulo. Encaminhado por baixa estatura.

HPMA

Paciente encaminhado por baixa estatura com investigação prévia sem encontrar doenças indicativas da causa da perda estatural. Apresenta pai com estatura no limite inferior da normalidade. Familiares referem crescimento inferior ao de seus colegas de classe desde os 5 anos de idade, sendo sempre o menor da sala.

Antecedentes

Filho de mãe GIIIPIIIA0, gestação sem intercorrências, nascido de 38 semanas de IG, parto vaginal cefálico, Apgar 8 e 9; peso de nascimento: 2.880 g (p25-50), comprimento: 47 cm (p10-25), perímetro cefálico: 34 cm (p50). Nega icterícia, hipoglicemia ou outras complicações no período neonatal. Alta hospitalar com 2 dias de vida com aleitamento materno exclusivo.

Paciente sem história de doenças prévias, medicações de uso crônico, internações, cirurgias ou alergias. Possui desempenho escolar satisfatório, com desenvolvimento neuropsicomotor dentro do espectro normal. Alimentação e vacinação adequadas.

Pais não consanguíneos e hígidos. Mãe com 160,4 cm (p25-50) e menarca aos 12 anos. Pai com 163 cm (p3). Dois irmãos mais velhos, de mesmo pai e mãe, eutróficos.

EXAME FÍSICO

- Exame geral sem alterações, face atípica.
- Peso: 24,5 kg; estatura: 120,0 cm (Z: –2,4), IMC: 17 (Z: +0,45).
- Velocidade de crescimento (VC) estimada em 11 meses: 2,4 cm/ano.
- G1P1; testículos tópicos, volume 2 mL bilateralmente.

A **Figura 1** mostra os valores antropométricos aos 9,5 anos de idade.

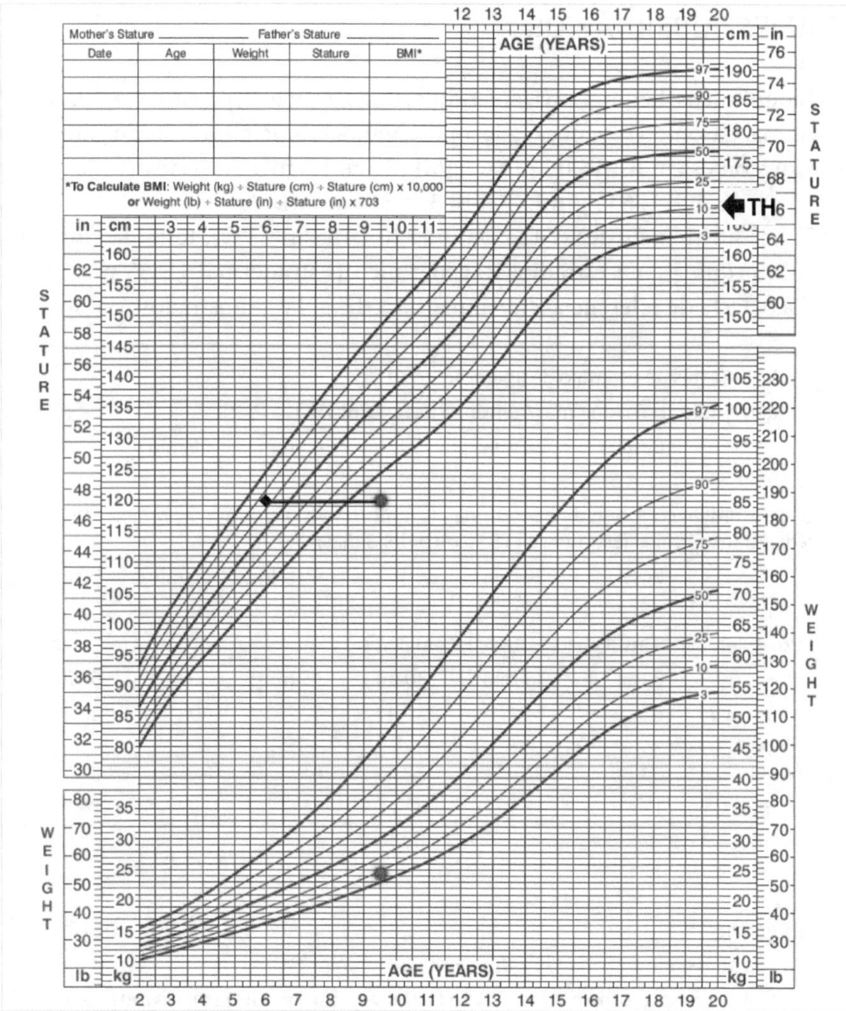

FIGURA 1
Fonte: National Center for Health Statistics and National Center for Chronic Disease Prevention and Health Promotion, 2000.
http://www.cdc.gov/growthcharts

DIAGNÓSTICO INICIAL

- Baixa estatura.
- Redução da velocidade de crescimento.
- Doença sistêmica crônica.
- Disfunção hormonal.

EXAMES SUBSIDIÁRIOS

- Bioquímicos: hemograma, creatinina, transaminases, gama-GT, ureia, creatinina, gasometria venosa, glicemia e hemoglobina glicada, todos normais.
- Hormonais basais: T4 livre: 1,6 ng/dL, TSH: 1,8 mUI/L, testosterona total < 20 ng/dL, IGF1: 65 ng/mL, IGFBP3: 4.220 ng/mL.
- Testes hormonais: teste da clonidina (0,1 mg/m^2; VO), teste da clonidina com *priming* com estradiol transdérmico (Estraderm TTS 50 mcg por 3 dias), teste de tolerância à insulina (0,1 UI/kg, IV), mostrados na **Tabela 1**.

TABELA 1 Testes de estímulo de liberação do GH*

Teste de estímulo com clonidina (Atensina®) (0,1 mg/m^2) VO						
	Basal	30 min		45 min	60 min	90 min
GH (ng/mL)	< 0,05	0,3		3,4	5,7	3,4
Teste de estímulo com clonidina (Atensina®) (0,1 mg/m^2) VO associado à *priming* com estradiol transdérmico (Estraderm TTS 50 mcg por 3 dias)						
	Basal	30 min		45 min	60 min	90 min
GH (ng/mL)	0,3	5,7		19,8	24,1	7,6
Teste de tolerância à insulina (0,1 UI/kg) EV em *bolus*						
	Basal	15 min	30 min	45 min	60 min	90 min
Glicemia sérica (mg/dL)	84	60	45	32	40	54
GH (ng/mL)	0,1	0,5	2,3	6,8	4,2	2,1
Cortisol (mcg/dL)	19,4	17,3	22,4	25,6	29,3	29,1

* Testes realizados com intervalo de pelo menos 1 mês.

- Imagem:
  - Idade óssea: 6 anos (IC: 9 anos).
  - Ressonância magnética nuclear da região hipotálamo-hipofisária (**Figura 2**): adeno-hipófise de aspecto habitual e neuro-hipófise ectópica localizada ao longo da haste hipofisária.

- Molecular: sequenciamento exômico de larga escala detectou mutação patogênica nos genes *SP8* e *ROBO1*.

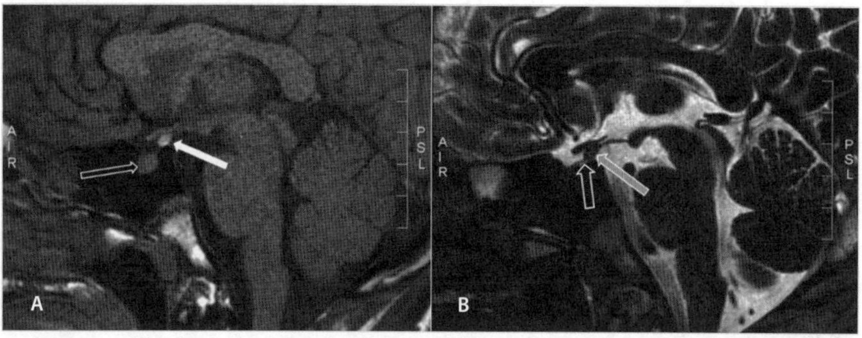

FIGURA 2 (A) Protocolo RM-FAST1 com NHE (seta branca), adeno-hipófise (seta preta de contorno branco) e ausência da haste hipofisária. (B) Protocolo T2-DRIVE com impressão da neuro-hipófise (seta listrada) ao longo da haste hipofisária (seta preta de contorno branco). (Ver Encarte de imagens no final do livro.)

CONDUTA/TRATAMENTO

- Indicado uso de GH na dose 0,03 mg/kg/dia (0,1 UI/kg/dia) por via SC.
- Reavaliação em 3 meses com exames hormonais de controle, incluindo avaliação de deficiência das demais trofinas hipofisárias.
- Ajuste de dose de GH conforme ganho de peso, mantendo observação da VC e avaliação de idade óssea a cada 6 meses.

EVOLUÇÃO RESUMIDA

Paciente fez uso regular de hormônio de crescimento (GH) durante 7 anos, com melhora progressiva da estatura e peso adequado. Durante todo o acompanhamento, fez triagem para outras deficiências hipofisárias associadas (eixo corticotrófico, tireotrófico e gonadotrófico). Evoluiu com puberdade espontânea e progressiva aos 13,4 anos, com volume testicular de 4 mL bilateral.

Aos 16 anos e 2 meses, apresentava idade óssea compatível com 15 anos e velocidade de crescimento menor que 2 cm/ano, com estadiamento puberal G5P5 e volume testicular de 15 mL bilateral.

Exames hormonais: LH: 1,8 mUI/mL; FSH: 4,7 mUI/mL; testosterona total: 513 ng/dL; T4 livre: 1,2 ng/dL; TSH: 1,47 mUI/L; glicemia de jejum: 81 mg/dL; cortisol sérico basal: 16,1 mcg/dL.

Optado por suspender uso de GH por 3 meses e reavaliação do eixo somatotrófico por teste de tolerância à insulina, com resultado na **Tabela 2**.

TABELA 2 Teste de tolerância à insulina (0,1 UI/kg) EV em *bolus*

	Basal	15 min	30 min	45 min	60 min	90 min
Glicemia sérica (mg/dL)	83	44	25	45	50	62
GH (ng/mL)	0,4	10,2	25,0	16,6	5,9	2,3
Cortisol (mcg/dL)	8,2	17,3	19,9	9,8	9,6	10,1

Apesar do valor elevado de pico de hormônio de crescimento após teste de estímulo, optou-se por transicionar dose de GH para valores de reposição em adultos (1 UI/dia).

O crescimento durante o acompanhamento pode ser observado na **Figura 3**.

DIAGNÓSTICO DEFINITIVO

- Baixa estatura por deficiência do hormônio de crescimento (DGH) associada à neuro-hipófise ectópica (NHE)

COMENTÁRIOS

Paciente comparece a primeira consulta com 9,5 anos de idade por baixa estatura, sem antecedentes neonatais ou pessoais relevantes que forneçam pistas para qualquer patologia de base.

Durante a avaliação do eixo somatotrófico com a utilização de testes de estímulo, a deficiência de GH é classicamente definida pelo encontro de dois testes não responsivos (GH < 5 ng/mL, medido por quimioluminescência). Neste paciente, foram observados valores de pico de GH dentro da normalidade. Na literatura, é descrita a frequência de até 20% de resposta normal em pelo menos um teste de estímulo de GH, apesar dos casos com alterações morfológicas à RM, baixa estatura, redução da velocidade de crescimento e IGF-1 baixo. Esse achado demonstra que o teste de estímulo é farmacológico e possa resultar em achado falso negativo (falso normal), podendo ainda ser potencializado pelo *priming* com esteroide sexual. Esse achado demonstra a importância da RM nas fases iniciais do diagnóstico de pacientes com baixa estatura.

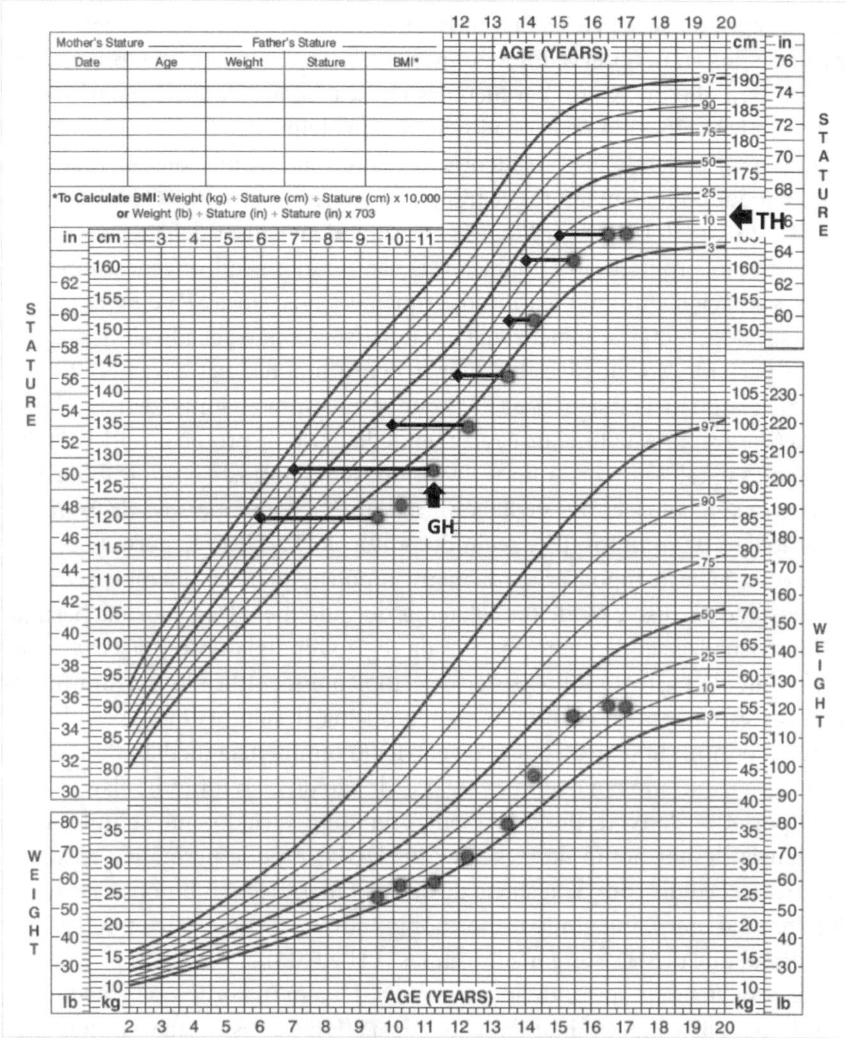

FIGURA 3
Fonte: National Center for Health Statistics and National Center for Chronic Disease Prevention and Health Promotion, 2000.
http://www.cdc.gov/growthcharts

A deficiência de hormônio de crescimento (DGH) está presente entre 1:4.000 e 1:10.000 nascidos vivos. Em cerca de 40-60% dos pacientes com DGH são identificadas anormalidades anatômicas na região hipotálamo-hipofisária.

A etiologia da NHE foi inicialmente explicada pela teoria do trauma, em que agressões perinatais resultam em transecção/lesão da haste hipofisária como no parto de apresentação pélvica e na anóxia neonatal. No entanto, observou-se que esses achados eram observados na minoria dos casos, também não presente no paciente em questão. Com o avanço das técnicas moleculares, diversos fatores de transcrição têm sido relacionados ao desenvolvimento do sistema hipotálamo-hipofisário, dando origem à teoria de malformação embrionária. Mutações em genes que codificam fatores de transcrição, tais como, *SOX3*, *OTX2*, *HESX1*, *LHX4*, *GLI2*, *POU1F1*/*PIT1*, *PROP1*, *LHX3*, podem causar defeitos severos na diferenciação, proliferação e migração celular durante a embriogênese hipofisária. Neste paciente foram identificadas mutações nos genes *SP8* e *ROBO1*, ambos associados à migração neuronal e compatíveis com o achado clínico.

No paciente, foi possível detectar a neuro-hipófise ectópica (NHE) por meio de ressonância magnética (RM) que se encontra ao longo da haste hipofisária (**Figura 2**). Atualmente, é recomendado o uso de protocolos RM-FAST1 no plano sagital com cortes finos de 2 mm, sem contraste e duração de 3,25 minutos, associado a cortes sagitais em T2-DRIVE com espessura de 0,6 mm e duração de 3,37 minutos. Este segundo protocolo T2-DRIVE, permite boa visualização da haste hipofisária e da neuro-hipófise, ao mesmo tempo que evita a necessidade de uso e os efeitos colaterais do gadolíneo. Dessa forma, permite melhor visualização de malformações da região hipotálamo-hipofisária, principalmente de haste. O lobo posterior ectópico é identificado por um hipersinal correspondente ao acúmulo de neurofisina II, habitualmente localizado no recesso infundibular do terceiro ventrículo (eminência mediana), mas que pode ser encontrado em qualquer lugar ao longo do eixo infundibular.

O portador de NHE pode apresentar fenótipo variado, que se inicia com deficiência de hormônio de crescimento (DGH) e pode permanecer isolada (DGHi) ou evoluir com deficiência de duas ou mais trofinas hipofisárias (pan-hipopituitarismo), incluindo os hormônios adrenocorticotrófico (ACTH), tireoestimulante (TSH) e as gonadotrofinas (LH e FSH).

Estudos sugerem que indivíduos com DGHi tem maior frequência de progressão para pan-hipopituitarismo quando a NHE está associada a outras alterações da haste hipofisária e adeno-hipófise, sendo a apresentação mais severa descrita como síndrome da haste interrompida (SHI), definida por ausência/interrupção da haste hipofisária, associada à hipoplasia da adeno-hipófise e lobo posterior ectópico na eminência mediana do hipotálamo. Como observado, este paciente possui DGHi e RM com alteração mais branda da região hipotálamo-hipofisária, neuro-hipófise ao longo da haste hipofisária, compatível com os achados da literatura.

Como descrito anteriormente, a deficiência de múltiplas trofinas hipofisárias pode ocorrer de forma progressiva, às vezes evidente apenas após ser iniciado o uso de GH, quando a metabolização periférica dos hormônios passa a ser normal. Podem ser notados sinais e sintomas clínicos de forma súbita ou insidiosa com intervalo que pode durar anos até o aparecimento de uma nova deficiência hipofisária, dentre eles:

- Deficiência de GH: no período neonatal, está relacionado à hipoglicemia, principalmente quando associado à deficiência de ACTH. Causa baixa estatura na infância e mudanças na composição corporal (aumento de massa gorda e redução da massa magra).
- Deficiência de ACTH: formas parciais e insidiosas podem apresentar sintomas somente durante situações de estresse (p. ex.: infecções sistêmicas, cirurgias) pela liberação insuficiente de cortisol, resultando em hipoglicemia, hipotensão e até choque resistente à infusão de catecolaminas levando ao óbito, devido à importância do cortisol na manutenção do tônus vascular. Formas mais severas podem evoluir com sintomas de hipocortisolismo mesmo em condições basais, causando fadiga, anorexia, perda de peso, hiponatremia, eosinofilia e hipoglicemia (sintoma comum, pelo DGH concomitante). É importante ressaltar que a deficiência de ACTH não evolui com perda de sal ou hipercalemia por não afetar o controle da aldosterona. Deficiência de ACTH também não evolui com hiperpigmentação como nos portadores de insuficiência adrenal primária. Estes dois últimos achados são importantes para diferenciar a insuficiência adrenal primária da insuficiência secundária (central).
- Deficiência de TSH: sintomas e sinais também variam com o grau de deficiência e incluem fadiga, intolerância ao frio, constipação, pele seca, bradicardia, ganho de peso, anemia, redução na velocidade de crescimento e na maturação da idade óssea.
- Deficiência de LH/FSH: hipogonadismo hipogonadotrófico é variável e pode se manifestar em crianças como atraso/ausência do início puberal (meninos > 14 anos e meninas > 13 anos) ou não progressão puberal (> 2 DP entre os estágios de Tanner). Em meninas, pode-se notar ausência de desenvolvimento mamário, com amenorreia primária ou secundária. Em meninos, não ocorre aumento do volume testicular ou há parada em seu desenvolvimento. Há redução da libido em ambos os sexos. Em pacientes com hipogonadismo crônico não tratado, nota-se redução da densidade mineral óssea (DMO). Em meninos que tenham hipogonadismo hipogonadotrófico no período intrauterino é comum a presença de micropênis e/ou criptorquismo, associado a volume testicular que pode ser reduzido (< 0,5 mL). A maturação do eixo hipotálamo-hipófise-adrenal está normalmente preservada, mantendo adrenarca e pubarca, que podem ocorrer em período habitual ou atrasado.

Devido à característica pulsátil da secreção de GH e à variação das concentrações hormonais ao longo do dia, valores basais não são úteis no diagnóstico da deficiência de GH. Portanto, são utilizados testes dinâmicos com agentes estimulatórios do hormônio, comparando valores basais e pós-estímulo.

Valores basais de GH não são confiáveis devido a sua meia-vida curta e pulsatilidade. Em condição basal, é preferível a avaliação do IGF-1, que em grande parte dos casos confirmados de DGH se encontra abaixo do valor normal para a idade, assim como no caso descrito. Os testes provocativos de liberação do GH estão descritos na **Tabela 3**. O teste de tolerância à insulina é o melhor teste provocativo para avaliar simultaneamente a presença de deficiência GH e de cortisol, porém pode causar hipoglicemias e convulsões, sendo contraindicado em indivíduos com epilepsia, cadiopatia isquêmica, antecedentes de acidente vascular cerebral, em crianças abaixo de 10 kg e menores de 2 anos de idade. Atualmente, a deficiência é definida por um valor de GH menor que 5 ng/mL, sem consenso estabelecido pela literatura e a depender do método de avaliação (quimioluminescência, imunofluorimetria, imunorradiometria ou radioimunoensaio).

TABELA 3 Testes de estímulo de liberação de GH

Teste	Mecanismo de ação	Dose	Efeitos colaterais
Tolerância à insulina	Hipoglicemia gera estímulo alfa-adrenérgico que libera GHRH e inibe somatostatina	0,05-0,1 UI, EV, dose única	Hipoglicemia grave, podendo evoluir com crise convulsiva
Clonidina (Atensina®)	Estímulo alfa-adrenérgico direto libera GHRH e inibe somatostatina	0,15 mg/m², VO, dose única (máx. 0,2 mg)	Hipotensão arterial Sonolência Broncoespasmo (asma)
Glucagon	Desconhecido, com provável inibição do tônus somatostatinérgico	0,03 mg/kg, IM ou SC, dose única (máx. 1 mg)	Dor abdominal, náusea e vômitos Hipoglicemia tardia
Arginina	Inibição da somatostatina	0,5 g/kg, EV, dose única (máx. 40 g)	Hipoglicemia tardia Náuseas e vômitos
L-DOPA		Peso < 15 kg: 125 mg, VO Peso 16-35 kg: 250 mg, VO Peso > 36 kg: 500 mg, VO	Náuseas e vômitos
GHRH + arginina	Estímulo direto do GHRH na liberação de GH + inibição da somatostatina	GHRH 1 mcg/kg (máx. 100 mcg) Arginina 0,5 g/kg, EV, dose única (máx. 40 g)	Cefaleia, tontura, sonolência Náuseas e vômitos

Fonte: adaptada de Fleseriu M, et al. J Clin Endocrinol Metabolism. 2016;101(11):3888-921.

Cortisol basal pela manhã (8-9h) com valor ≤ 3 mcg/dL é um forte preditor de insuficiência adrenal secundária, principalmente quando associado a valor de ACTH sérico baixo ou inapropriadamente normal em mesma coleta. É importante ressaltar que a coleta do ACTH está sujeita a interferentes pré-analíticos como a conservação da amostra em baixas temperaturas, podendo apresentar frequentemente valores falsamente baixos/normais por degradação excessiva em temperatura ambiente. Valores de cortisol basal normais entre 5 e 25 mcg/dL não afastam o diagnóstico. Os testes de estímulo ao ACTH incluem teste com administração de CRH, metirapona, insulina e glucagon. Em razão da vantagem da avaliação simultânea do eixo somatotrófico e adrenocorticotrófico, foi utilizado o teste de tolerância à insulina ao longo da avaliação do paciente, sendo considerada resposta deficiente um valor de cortisol inferior a 18 mcg/dL. Assim, não sendo diagnosticado o hipocortisolismo secundário na evolução do caso.

Utilizou-se dosagem de valores basais de TSH e T4 livre no seguimento do paciente que se mantiveram sempre dentro dos valores de normalidade. Valores abaixo da normalidade para idade de T4 livre diagnosticam o hipotireoidismo central, que pode apresentar valores de TSH francamente baixos, inapropriadamente normais (para valores reduzidos de T4 livre) ou levemente aumentados. A deficiência de TSH pode ser mascarada pela DGH, aparecendo logo após seu início de tratamento. Assim, mesmo que a função prévia ao tratamento do DGH seja normal, é recomendada a avaliação precoce nos 3 primeiros meses pós-início do tratamento com GH, com avaliações semestrais após esse período.

O paciente evoluiu com puberdade espontânea e progressiva, com dosagem de LH, FSH e testosterona total compatíveis com o estádio puberal. O eixo gonadotrófico deve ser avaliado principalmente se o paciente apresenta atraso ou interrupção do desenvolvimento puberal. Em mulheres, o ciclo menstrual regular é indicador mais sensível da manutenção do eixo hipotálamo-hipófise-gonadal do que qualquer avaliação bioquímica. No hipogonadismo hipogonadotrófico, encontram-se valores pré-púberes de gonadotrofinas (LH e FSH), testosterona ou estradiol.

O tratamento do paciente com NHE deve levar em conta a deficiência hormonal apresentada no momento, sendo importante a reavaliação periódica das demais trofinas hipofisárias devido ao risco de evolução para pan-hipopituitarismo, principalmente nos pacientes com maiores alterações à RM, como descrito.

GH recombinante humano com dose habitual 0,03 mg/kg/dia (0,1 UI/kg/dia) SC à noite em 7 doses na semana. Há resposta efetiva na maioria dos casos. Na falha de resposta, avaliar deficiência concomitante de outras trofinas hipofisárias. A manutenção do uso em adultos na dose de reposição 1 UI/dia deve ser avaliada individualmente. O alvo é a normalização do IGF-1 e a manutenção da VC com o objetivo de atingir a estatura alvo familiar, como observado no caso.

Levotiroxina em doses semelhantes ao hipotireoidismo primário de 100 mcg/m^2/dia ou conforme **Tabela 4**. O alvo terapêutico é manter o T4 livre no limite superior da normalidade, para evitar que a criança passe por períodos de hipotireoidismo durante seu crescimento. É mandatória a avaliação do eixo adrenocorticotrófico antes do início do tratamento do hipotireoidismo. O paciente deve ter função normal do eixo adrenocorticotrófico ou estar em reposição adequada de glicocorticoides antes da introdução da levotiroxina, pois o tratamento do hipotireoidismo aumenta o *clearance* do cortisol, agravando o hipocortisolismo, que pode levar a hipoglicemia, hipotensão e até choque com hospitalização do paciente.

TABELA 4 Doses recomendadas de levotiroxina para crianças e adolescentes

Idade	Dose diária (mcg/kg)	Dose habitual
0-3 meses	10-15	37,5-50
3-6 meses	8-10	35,7-50
6-12 meses	6-8	50-75
1-3 anos	4-6	75-100
3-10 anos	3-5	100-150
10-16 anos	2-4	100-200

Fonte: adaptada de Setian NS. J Pediatr (Rio J). 2007;83(5 Suppl):S209-16.

O tratamento de escolha para o hipocortisolismo central é a hidrocortisona em dose fisiológica de 10 mg/m^2/dia divido em 2 tomadas a cada 12 h. A manipulação de hidrocortisona solução não é recomendada devido à decantação do produto dentro do diluente. Existem estudos comparativos com o uso de prednisolona em crianças, mostrando eficácia e segurança semelhantes, com vantagem de menor número de doses, 1-2 mg/m^2/dia em dose única pela manhã. O paciente com hipocortisolismo central deve ter consigo uma carta de corticoterapia no estresse, com recomendação de aumento de dose do glicocorticoide proporcional à gravidade do insulto (**Tabela 5**).

A indução puberal em ambos os sexos deve ser vista com cuidado para evitar prejuízo psicossocial, ao mesmo tempo que se busca retardar o início do fechamento epifisário prematuro, permitindo crescimento adequado até o alvo familiar.

TABELA 5 Carta de corticoterapia no estresse

1. Extração dentária, processos febris simples, trauma leve: dobrar a dose habitual de glicocorticoide
2. Cirurgia sob anestesia local, extração dentária múltipla • Aplicar 50 mg/m² de hidrocortisona 2 horas antes do procedimento • Dobrar a dose oral habitual no dia da cirurgia
3. Infecções sistêmicas, traumas graves: • 50-100 mg/m² de hidrocortisona IM ou EV a cada 6 horas
4. Cirurgia sob anestesia geral: • Aplicar 50 mg/ m² de hidrocortisona 2 horas antes do procedimento • 100 mg/m² de hidrocortisona + 250 mL SG5% EV gota a gota, durante o ato cirúrgico • Após a cirurgia, nos 2 primeiros dias, usar 3 vezes a dose oral, via EV/IM • No terceiro dia, usar a dose habitual oral, via EV/IM • No quarto dia, usar a dose habitual oral, via oral
5. Cirurgia de urgência • Aplicar 100 mg/m² de hidrocortisona + 250 mL SG5% EV gota a gota, durante o ato cirúrgico • Após a cirurgia, nos 2 primeiros dias, usar 3 vezes a dose oral, via EV/IM • No terceiro dia, usar a dose habitual oral, via EV/IM • No quarto dia, usar a dose habitual oral, via oral
6. Em caso de vômitos frequentes: • Aplicar 50 mg/m² de hidrocortisona IM

No sexo feminino é recomendada após 11-12 anos. Recomenda-se o início com doses baixas de 17-betaestradiol transdérmico ou via oral com aumento progressivo da dose a cada 6 meses até dose final de adulto. Discute-se a vantagem da via transdérmica por não realizar primeira passagem hepática, com menor risco de alteração de fatores de coagulação. O progestágeno é adicionado para reduzir a hiperplasia endometrial na fase final de indução puberal, em média, após 12 meses de terapia estrogênica. A monitorização se faz com dosagem de estradiol sérico, função hepática e perfil lipídico que devem estar em seus valores de normalidade para idade, além de radiografia de idade óssea semestral.

No sexo masculino, é recomendada a indução puberal com enantato ou cipionato de testosterona com início após 12-13 anos e aumento de dose a cada 6 meses. A monitorização inclui idade óssea semestral, para monitorizar o fechamento prematuro epifisário, busca por elevação inapropriada de transaminases e hematócrito. A determinação da concentração de testosterona total precedendo a aplicação deve estar dentro da normalidade para o estágio puberal esperado. Como parâmetro clínico, é importante avaliar a libido e a satisfação na manutenção da ereção.

REFERÊNCIAS

1. Collett-Solberg PF, et al. Growth hormone therapy in children; research and practice–A review. Growth Hormone & IGF Research. 2019;44:20-32.
2. Di Iorgi N, et al. Pituitary gland imaging and outcome. In: Developmental biology of GH secretion, growth and treatment. Karger Publishers; 2012. v.23. p.16-29.
3. El Sanharawi I, et al. High-resolution heavily T2-weighted magnetic resonance imaging for evaluation of the pituitary stalk in children with ectopic neurohypophysis. Pediatric Radiology. 2017;47.5:599-605.
4. Fleseriu M, Hashim IA, Karavitaki N, et al. Hormonal replacement in hypopituitarism in adults: an endocrine Society Clinical Practice Guideline. J Clin Endocrinol Metab. 2016;101:3888.
5. Jagtap VS, Acharya SV, Sarathi V, Lila AR, Budyal SR, et al. Ectopic posterior pituitary and stalk abnormality predicts severity and coexisting hormone deficiencies in patients with congenital growth hormone deficiency. [periódico on-line] 2011.
6. Kochi C, et al. High frequency of normal response during GH stimulation tests in patients with ectopic posterior pituitary gland: a source of false-negative diagnosis of pituitary insufficiency. Hormone Research in Paediatrics. 2016;85.2:119-24.
7. Longui CA, et al. Fast acquisition sagittal TI magnetic resonance imaging (FAST1-MRI): a new imaging approach for the diagnosis of growth hormone deficiency. Journal of Pediatric Endocrinology and Metabolism. 2004;17.8:1111-4.
8. Murrary PG, Hague C, et al. Associations with multiple pituitary hormone deficiency in patients with as ectopic posterior pituitary gland. Clin Endocrinol. (Oxf). 2008;69:597-602.

Caso 1.8.3

Tatiane S. Silva

HISTÓRIA

Menino, 1 ano, natural de São Paulo. Encaminhado por redução de peso e crescimento a partir do terceiro mês de vida.

HPMA

Aos 3 meses, notada diminuição da ingestão alimentar sem vômitos, distensão abdominal ou diarreia. Observada redução da velocidade de crescimento. Passou por avaliação gastropediátrica aos 6 meses, tendo sido feita pesquisa de sangue oculto nas fezes (normal), endoscopia digestiva alta referida como normal e biópsia que identificou leve alteração das mucosas esofágica e gástrica (**Laudo 1**). Fez tratamento medicamentoso sem mudança do padrão alimentar.

Laudo 1

EXAME ANATOMOPATOLÓGICO
Biópsia Múltipla (até 6 áreas)

- Duodeno:
  - Arquitetura da mucosa preservada.
  - Relação vilocripta normal: 4/1.
  - Linfócitos intraepiteliais: pouco frequentes.
  - Contagem de eosinófilos: até 5 por CGA
  - Ausência de granulomas.
  - Agentes infecciosos não detectados.

- Estômago:
  - Gastrite crônica corpórea leve.
  - Edema e infiltrado inflamatório misto em lâmina própria superficial.
  - Contagem de eosinófilos: até 4 por CGA.
  - Pesquisa de elementos.
  - Helicobactersímiles negativa.
- Esôfago:
  - Esofagite crônica leve.
  - Espessamento epitelial por acantose e hiperplasia de camada basal.
  - Exocitose leve de neutrófilos com poucos eosinófilos.
  - Contagem de eosinófilos: até 2 por CGA.
  - Etiologia: não específica.
  - Não há indícios morfológicos de malignidade.

Macroscopia

Espécimes recebidos em formalina tamponada 10% em recipientes separados constam de:

A. Duodeno: três fragmentos irregulares, de tecido acastanhado e elástico que medem entre 0,3 e 0,6 cm. Todo material é submetido a exame histológico (1 bloco).
B. Estômago: dois fragmentos irregulares, de tecido acastanhado e elástico que medem 0,2 e 0,3 cm. Todo material é submetido a exame histológico (1 bloco). Foi realizada a seguinte coloração especial para pesquisa de *Helicobacter pylori*: Warthin Starry.
C. Esôfago: dois fragmentos irregulares, de tecido esbranquiçado e elástico que medem 0,2 cm cada. Todo material é submetido a exame histológico (1 bloco).

Exames gerais normais: hemograma, TGO, TGP, glicemia, Ca, P, FA, creatinina, PCR, ferro e ferritina, amilase, PTF, eletroforese de imunoglobulinas, anticorpo IgA antigliadina, linfócitos T CD4 e CD8.

Exames hormonais basais apresentados na **Tabela 1.**

TABELA 1 Exames hormonais basais

	Resultado	Valor de referência
TSH (mUI/L)	4,9	0,70-6,0#
T4 livre (ng/dL)	0,9	0,6-1,3
IGF1 (ng/mL)	32	50-214*
IGFBP3 (ng/mL)	1.570	700-3.600*

Normal entre 1-5 anos; * Amplitude (95%): sexo masculino, 1-4 anos.

Outras intercorrências: um episódio de otite (antibiótico oral por 10 dias) e duas "viroses" tratadas com sintomáticos.

Nega trauma craniano prévio, nega infecções do SNC, nega cefaleia, vômitos ou convulsões, nega alterações visuais.

Diurese aparentemente normal.

Durante o primeiro ano apresentando fezes às vezes amolecidas.

DNPM normal.

Estaturas anteriores são mostradas na **Figura 1**.

Antecedentes

Gestação espontânea, parto cesárea, sem intercorrências; RN termo (40 semanas) PN: 3.715 g; CN: 51 cm; presença de apêndice auricular e encurtamento do freio da língua. Nega icterícia e hipoglicemia.

Mãe com hipotireoidismo (doença de Hashimoto) diagnosticado na gestação, em uso regular de levotiroxina 50 mcg. Estatura mãe: 163 cm (~p50) e menarca aos 12 anos; estatura pai: 179 cm (p50-75); estatura irmã mais velha: 106 cm (p50). Nega consanguinidade.

EXAME FÍSICO

Exame geral apresentando face atípica, corado, hidratado. Fontanela anterior 2 × 2 cm e sutura metópica aberta. Perímetro cefálico: 44,5 cm (~p50); peso: 6.940 g (< p5); comprimento: 70 cm (Z: –1,8); IMC: 14 (Z: -2,4). Aparentemente proporcionado. Estágio puberal: P1G1, com testículos tópicos e volume de 1 mL bilateralmente. Pênis de tamanho normal para idade.

DIAGNÓSTICO INICIAL

- Perda pôndero-estatural.

- Desaceleração do crescimento.
- Doença sistêmica crônica subclínica.
- Disfunções hormonais: hipotireoidismo, hipocortisolismo, deficiência de GH.

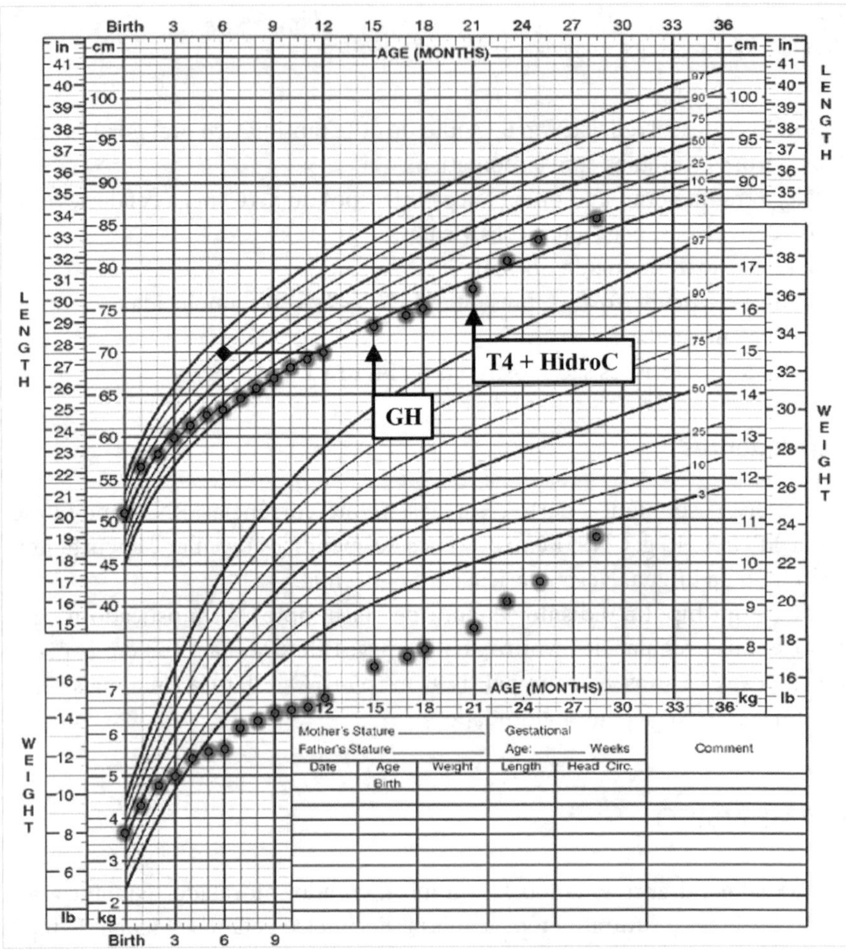

FIGURA 1
Fonte: National Center for Health Statistics and National Center for Chronic Disease Prevention and Health Promotion, 2000.
http://www.cdc.gov/growthcharts

EXAMES SUBSIDIÁRIOS

- Bioquímico: gasometria venosa (normal).

- Hormonais atuais:
  - TSH: 5,9 ng/dL T4 livre: 1 mUI/L; IGF1: < 15 ng/mL; IGFBP3: 985 ng/mL; cortisol: 7,4 mcg/dL.
- Imagem: idade óssea: 6 meses (IC: 1 ano); RM da hipófise (**Figura 2**).

CONDUTA/TRATAMENTO

- Iniciado uso de GH: 0,033 mg/kg/dia (0,1 UI/kg/dia) 1 ×/dia, SC.
- Monitorização: IGF1; T4 livre e cortisol 30 dias após início do GH.

EVOLUÇÃO RESUMIDA

Coleta de exames com 30 dias após início do GH, mantendo IGF1 baixa e T4 livre e cortisol normais. Teve ainda quadros rotulados de "viroses" com diarreia associada.

Após 5 meses de uso do GH, observada redução do cortisol; IGF1 ainda abaixo do normal e T4 livre e TSH normais (**Tabela 2**).

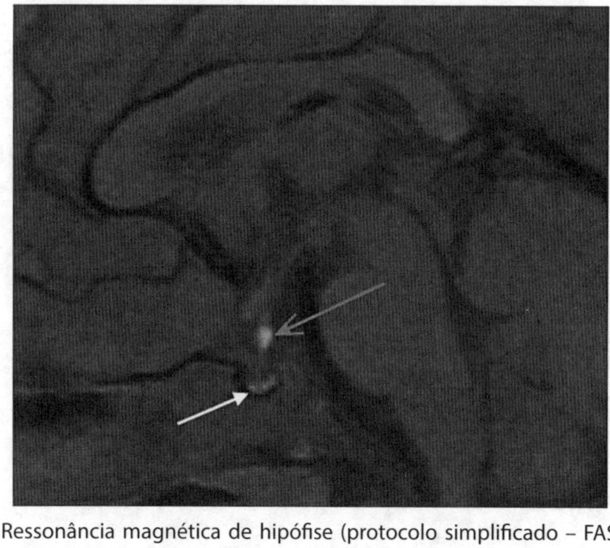

FIGURA 2 Ressonância magnética de hipófise (protocolo simplificado – FAST1) realizada com 7 cortes sagitais em T1, sem contraste, GAP: 0,2 mm, espessura: 2 mm. Exame precedido de restrição hídrica de 6 h. Exame com visualização adequada da adeno-hipófise (seta esquerda) e da neuro-hipófise (seta direita). Haste discretamente afilada (visualização pode ser melhorada com a combinação de protocolo T2-drive ou Fiesta). (Ver Encarte de imagens no final do livro.)

TABELA 2 Exames hormonais em uso GH

	30 dias	5 meses	Valores referência
IGF1 (ng/mL)	< 15	44	50-214*
TSH (mUI/L)	3,9	2,8	0,70-6,0#
T4 livre (ng/dL)	0,8	1,0	0,70-6,0
Cortisol sérico (μ/dL)	7,4	0,9	6,0-18**

*Amplitude (95%): sexo masc., 1-4 anos. # Normal entre 1-5 anos. ** Entre 7-9 h.

Iniciado acetato de hidrocortisona (12 mg/m^2/dia; dividido 3 ×/dia) e orientação para ajuste de dose em situação de estresse.

Introduzida levotiroxina 25 mcg/dia. Ajuste da dose de GH.

Após 6 meses de tratamento com GH e 2 semanas de hidrocortisona e tiroxina, necessitou de internação por diarreia e vômitos; não necessitou de terapia reposição hídrica.

Avaliado débito urinário e concentração urinária, e afastada deficiência de ADH.

A resposta ao tratamento das deficiências hormonais é mostrada na **Figura 3.**

Necessitou de novo aumento da dose de GH (2 UI/dia; peso: 10 kg) para obtenção de recuperação estatural adequada. Inicialmente com aumento progressivo até a dose de 0,066 mg/kg/dia (0,2 UI/kg/dia). A partir dos 3 anos, mantendo bom crescimento e ganho de peso. Dose atual de GH de 2,5 UI/dia; peso: 16,5 kg).

Durante o tratamento com GH, os valores de IGF1 se mantiveram entre a média e o limite superior do normal: 1-10 m (164 ng/mL); 2-5 m (150 ng/mL); 30-8 m (329 ng/mL); 4-5 m (375 ng/mL).

DIAGNÓSTICOS DEFINITIVOS

- Deficiência de GH associada à neuro-hipófise ectópica.
- Pan-hipopituitarismo de início precoce.

COMENTÁRIOS

Paciente nascido com peso e comprimento normais, mas com redução do peso e do ritmo de VC percebido já aos 3 meses de vida. Avaliação pediátrica inicial não identificou estigmas sugestivos de quadro sindrômico.

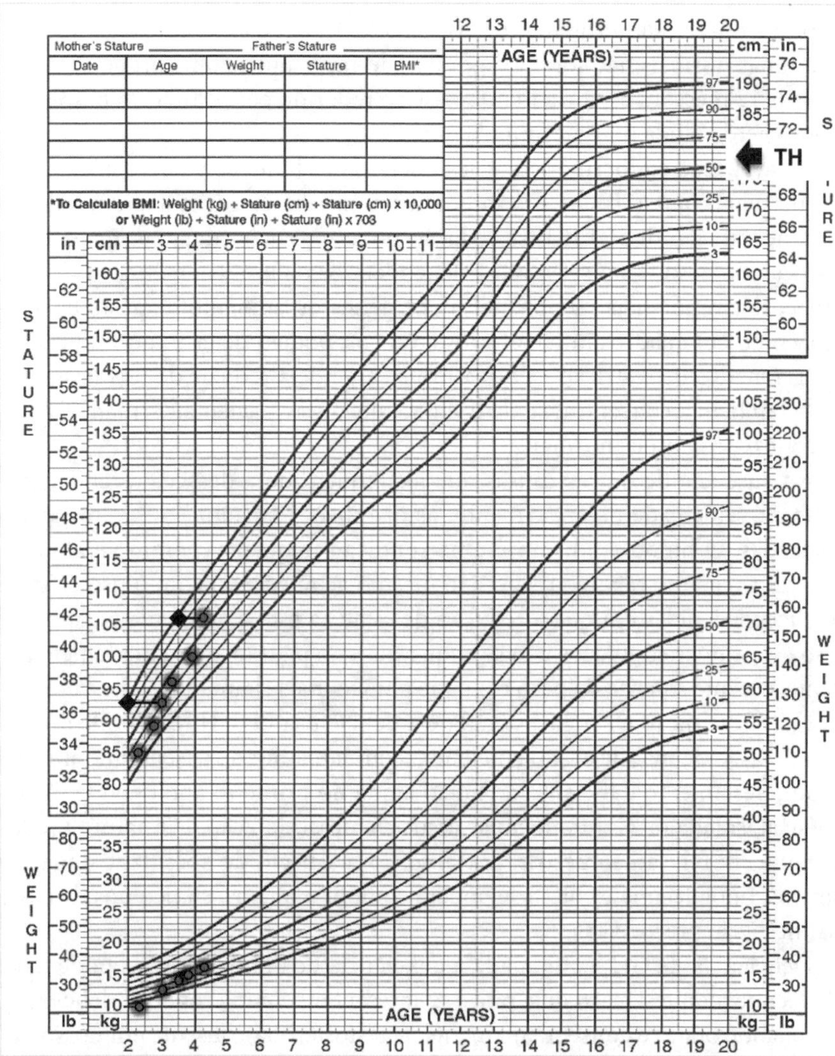

FIGURA 3

Fonte: National Center for Health Statistics and National Center for Chronic Disease Prevention and Health Promotion, 2000.
http://www.cdc.gov/growthcharts

No gráfico enviado pelo pediatra observa-se redução progressiva no percentil de estatura, principalmente entre o segundo e o sexto mês de vida, acompanhada de perda significantemente mais intensa de peso. Nessa época foi avaliada suspeita de alergia alimentar e quadro inflamatório gastrointestinal, tendo sido realizada endoscopia e biópsia que não justificavam a intensidade da perda observada. Proteínas totais e frações, PCR e eletroforese de imunoglobulinas normais não foram sugestivas de causa nutricional preponderante. Entre 6-12 meses, a estatura manteve-se ao redor do percentil 3 e o peso apresentou perda ainda mais acentuada.

Na avaliação endocrinopediátrica inicial, com 1 ano de vida, os exames gerais permaneciam normais, os exames hormonais basais identificaram redução da concentração de IGF1. Essa redução pode ser encontrada em quadros de restrição de peso, visto ser a IGF1 dependente da oferta energética ao fígado. Situações em que haja menor oferta energética ou aumento de gasto energético, como em quadros inflamatórios crônicos, podem determinar redução da IGF1. Quadro de restrição calórica/proteica tende a reduzir de forma significante também a concentração de IGFBP3, que neste paciente permanecia ainda dentro de padrões normais.

Na ausência de outras causas que justifiquem uma desaceleração significante da velocidade de crescimento, as disfunções hormonais devem ser investigadas. O hipotireoidismo é uma condição frequente, porém geralmente associada a ganho relativo de peso, o mesmo acontecendo com o uso crônico de glicocorticoides em que a redução de estatura está combinada a ganho de peso. Essas duas condições não se enquadram no padrão apresentado pelo paciente, em que a perda de peso é o dado clínico mais chamativo.

Outra condição a ser investigada é a deficiência de GH, que pode ser em alguns casos de manifestação congênita, com tamanho de nascimento normal e com crescimento deficiente de início ainda no primeiro ano de vida. A deficiência isolada de GH também se associa à desaceleração de estatura predominante em relação ao peso e, portanto, com aspecto de obesidade de face e tronco. Hipoglicemia e colestase podem compor o quadro clínico nos casos de manifestação precoce.

Deficiência de GH, combinada à deficiência de outras trofinas, pode também ser de manifestação congênita e se apresentar com micropênis (deficiência de gonadotrofinas e consequentemente de testosterona), ausente em nosso paciente. Quadros de perda de peso, vômitos, inapetência, "infecções" sem causa aparente (decorrentes da deficiência de ACTH e consequentemente de cortisol). Nosso paciente apresentou diversos sintomas compatíveis com insuficiência adrenal secundária. Um dos sinais predominantes do pan-hipopituitarismo de manifestação precoce é a falha no ganho de peso. Quadros pseudoinfecciosos ou infecciosos leves que evoluem de forma arrastada ou mais sintomática são também esperados como manifestações compatíveis com a insuficiência adrenal. Esse quadro deve ser diferenciado da deficiência de GH associada a infecções de repetição, como pneumonias eosinofílicas atípicas recorrentes, observadas em pacientes com mutação da STAT5b.

O diagnóstico da deficiência de GH no primeiro ano de vida tem dificuldades peculiares. A redução de IGF1 pode estar presente, mas, como referido, é inespecífica e pode ser decorrente de doenças crônicas ou desnutrição. Confirmar a concentração normal de T4 livre e de cortisol é fundamental antes de seguir na avaliação da deficiência de GH.

Os testes de liberação de GH não foram bem padronizados no primeiro ano de vida. Em crianças com baixo ganho ponderal, o ITT apresenta risco adicional de hipoglicemia severa, bem como de quadro convulsivo. O teste da clonidina não tem sido empregado em crianças abaixo de 2 anos, e em alguns laboratórios esse teste é realizado apenas em crianças com peso superior a 20 kg. O teste que melhor se adapta a essa faixa etária é o teste do glucagon, realizado com dose padrão de 0,03 mg/kg IV em bolo. Nesse teste é possível avaliar a resposta de cortisol em tempos precoces (30, 45 e 60 min) e resposta de GH nos tempos mais tardios (60, 90 e 120 min).

Independentemente de o teste de estímulo com glucagon ser o teste mais factível no primeiro ano de vida, ainda assim há grandes dificuldades em sua realização, como manutenção da via venosa e restrição do paciente pelo período de até 2 horas.

Considerando que a frequência de anormalidades da região hipotálamo-hipofisária é frequente em crianças com insuficiência hipofisária e que tais anormalidades são ainda mais comuns em pacientes com quadros congênitos ou precoces, a inclusão do exame de ressonância magnética da hipófise na abordagem diagnóstica inicial pode simplificar o diagnóstico nessas condições. A utilização de protocolos simplificados (FAST1 e T2-DRIVE ou Fiesta) com avaliação sem contraste torna esse exame rápido (3-7 min), e se criança estiver dormindo pode ser feito sem anestesia, ou com anestesia superficial e com período muito curto de anestesia, reduzindo substancialmente o risco do procedimento.

O achado de IGF1 baixa e anormalidades características da região hipotálamo-hipofisária são fortemente sugestivos de insuficiência hipofisária. Em nosso paciente, os achados clássicos de hipoplasia da adeno-hipófise e neuro-hipófise ectópica (haste hipofisária) foram identificados e direcionaram o diagnóstico e a conduta.

Embora os resultados iniciais apontassem apenas a deficiência de GH, tais pacientes devem ser seguidos a curtos intervalos para detectar a deficiência de outras trofinas hipofisárias que se apresentam após o início do tratamento com GH. Com 30 dias de uso de GH a concentração de cortisol ainda estava normal, com valor de T4 livre próximo do limite inferior da normalidade. Esse achado já poderia sugerir a apresentação inicial da deficiência de TSH, visto que, ao se aproximar do valor mínimo normal de T4 livre, o TSH já deveria ter aumentado consideravelmente. Neste ponto, já teria sido razoável a combinação de uso de tiroxina.

Neste caso, optou-se por observar a evolução, e aos 5 meses de tratamento com GH o paciente apresentou significante redução do cortisol, indicativa da deficiência de ACTH. Observar que os valores de T4 livre não se reduziram concomitantemente, o que ocorre pela interferência mútua de metabolização entre o T4 livre e o cortisol. O período de apresentação da deficiência de outras trofinas pode ser tão curto quanto duas semanas, por isso requer observação e controles hormonais em curto espaço de tempo (entre 30-60 dias).

O início de tiroxina e de hidrocortisona foi feito concomitantemente, evitando a redução de concentração de um hormônio causada pela introdução do outro hormônio.

A adequação da função gonadal será mais bem estabelecida na época puberal, sendo que a deficiência gonadotrófica pode ser parcial ou mesmo completa.

A deficiência combinada das trofinas adeno-hipofisárias com a deficiência de ADH é pouco frequente e descrita em pacientes com mutações específicas como no gene *GLI2*. Nosso paciente não apresentou poliúria, polidipsia ou falha de concentração urinária até o momento.

O tratamento substitutivo em longo prazo é similar ao realizado em crianças maiores com quadro idiopático, com ajustes frequentes das doses, identificação e substituição progressiva das trofinas que vierem a ser deficientes. Cuidado adicional deve ser oferecido durante situações de estresse, e os ajustes da dose de hidrocortisona devem ser sempre realizados.

REFERÊNCIAS

1. Cerbone M, Dattani MT. Progression from isolated growth hormone deficiency to combined pituitary hormone deficiency. Growth Horm IGF Res. 2017;37:19-25.
2. Longui CA, Rocha AJ, Menezes DM, et al. Fast acquisition sagittal T1 magnetic resonance imaging (FAST1-MRI): a new imaging approach for the diagnosis of growth hormone deficiency. J Pediatr Endocrinol Metab. 2004;17(8):1111-4.
3. Parks JS. Congenital hypopituitarism. Clin Perinatol. 2018;45(1):75-91.
4. van Iersel L, van Santen HM, Zandwijken GRJ, Zwaveling-Soonawala N, Hokken-Koelega ACS, van Trotsenburg ASP. Low FT4 concentrations around the start of recombinant human growth hormone treatment: predictor of congenital structural hypothalamic-pituitary abnormalities. Horm Res Paediatr. 2018;89(2):98-107.
5. Vergier J, Castinetti F, Saveanu A, Girard N, Brue T, Reynaud R. Diagnosis of endocrine disease: pituitary stalk interruption syndrome: etiology and clinical manifestations. Eur J Endocrinol. 2019;181(5):R199-209.

Caso 1.8.4

Adriana A. Siviero-Miachon

HISTÓRIA

Sexo feminino, 9,6 anos, natural e procedente de São Paulo. Desvio do olhar e perda de visão à direita há 6 meses.

HPMA

Mãe informou que a filha começou a apresentar desvio do olho direito para fora há 6 meses, com piora progressiva, associado à perda de visão. Foi avaliada por um oftalmologista que diagnosticou paralisia da musculatura e constatou perda visual de 70% neste olho. Referia também cefaleia esporádica, holocraniana, caráter pulsátil, moderada intensidade, sem fatores de piora, melhora com analgésicos comuns, não associada a náuseas ou vômitos.

Antecedentes

Criança nasceu de parto cesáreo, a termo, peso = 3.640 g, comprimento = 51 cm. Alta com a mãe, sem intercorrências.

Pai com 41 anos, hígido, estatura = 167 cm. Mãe com 41 anos, hígida, gesta 2 parto 2 (ambas cesáreas), menarca aos 12 anos, estatura = 145 cm. Estatura alvo (EA) = 149,5 cm. Não consanguíneos. Irmã de 15 anos, hígida.

EXAME FÍSICO

- Bom estado geral, consciente, contactuante, corada, hidratada, eupneica, acianótica, anictérica e afebril. Desvio do olho direito para fora.

- Peso = 25 kg (–1,25 DP); Estatura = 118,5 cm (–2,80 DP); IMC = 17,8 kg/m^2 (+0,50 DP) (**Figura 1 e Figura 2; Tabela 1**); Tanner M1P1; FC = 80 bpm; PA = 95/50 mmHg.
- Pescoço: tireoide normopalpável. Pulmões limpos. Ausculta cardíaca normal. Abdome sem visceromegalias. Extremidades sem alterações.

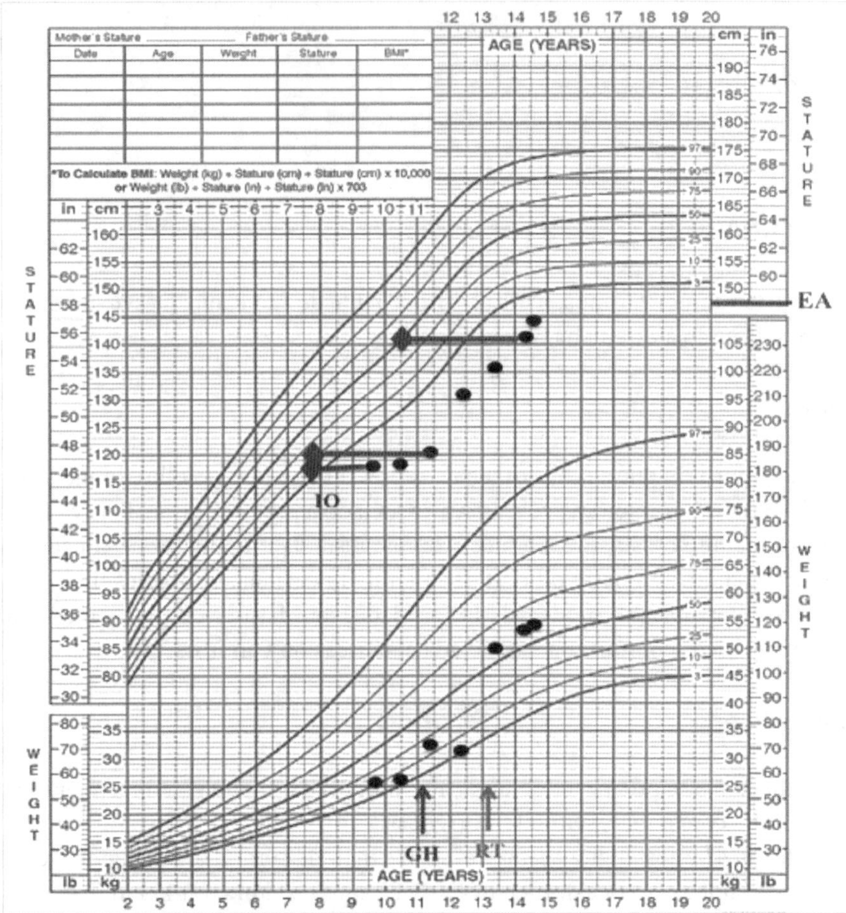

FIGURA 1 Crescimento da paciente.

EA: estatura alvo; IO: idade óssea; GH: hormônio do crescimento; RT: radioterapia.
Fonte: National Center for Health Statistics and National Center for Chronic Disease Prevention and Health Promotion, 2000.
http://www.cdc.gov/growthcharts

DIAGNÓSTICO INICIAL

- Estrabismo divergente e perda visual à direita.
- Cefaleia.
- Baixa estatura.

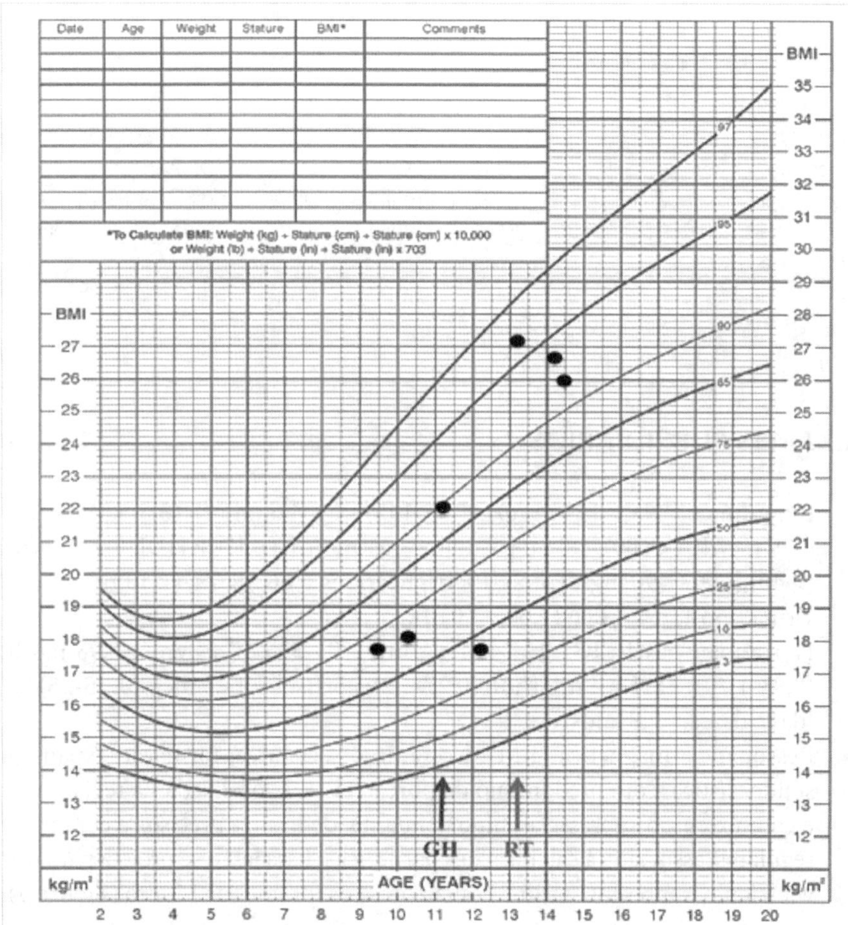

FIGURA 2 Índice de massa corporal.
GH: hormônio do crescimento; RT: radioterapia.
Fonte: National Center for Health Statistics and National Center for Chronic Disease Prevention and Health Promotion, 2000.
http://www.cdc.gov/growthcharts

TABELA 1 Evolução dos dados antropométricos

Dado clínico/ idade (anos)	9,6	10,2	11,2	12,2	13,3	14,1	14,6
Peso (kg)	25,0	25,3	32,2	30,4	50,0	53,1	54,0
Peso (Z escore)	–1,25	–1,65	–0,89	–1,92	+0,31	+0,34	+0,31
Estatura (cm)	118,5	118,5	121,0	131,1	135,5	141,0	144,0
Estatura (Z escore)	–2,80	–3,18	–3,37	–2,88	–3,32	–3,00	–2,67
IMC (kg/m²)	17,8	18,0	22,0	17,7	27,2	26,7	26,0
IMC (Z escore)	+0,50	+0,41	+1,24	–0,20	+1,73	+1,57	+1,43
P (Tanner)	1	1	1	1	1	1	1
M (Tanner)	1	1	1	1	1	1	1
Medicação 1			DDAVP	DDAVP	DDAVP	DDAVP	DDAVP
Medicação 2			Hidrocortisona	Hidrocortisona	Hidrocortisona	Hidrocortisona	Hidrocortisona
Medicação 3			Tiroxina	Tiroxina	Tiroxina	Tiroxina	Tiroxina
Medicação 4				GH	GH	GH	GH

DDAVP: desmopressina; GH: hormônio do crescimento.

EXAMES SUBSIDIÁRIOS

- Bioquímicos: Na = 144 mEq/L (135-145); K = 4,6 mEq/L (3,5-5,0); glicose = 79 mg/dL (< 100); colesterol total = 151 mg/dL (< 170); HDL = 42 mg/dL (> 40); LDL = 96 mg/dL (< 110); triglicérides = 66 mg/dL (< 100).
- Urina tipo 1: d = 1.006 (1.005-1.010).
- Hormonais basais: IGF-1 = 48,7 ng/mL (104-596); T4 livre = 0,98 ng/dL (0,93-1,70); TSH = 4 mUI/mL (0,27-4,2); cortisol = 11,5 mcg/dL (5-25).
- Idade óssea = 7,8 anos.
- Ressonância magnética (RM) de crânio e sela turca: formação expansiva sólido-cística, com predomínio da porção cística, localizada na região selar e com extensão suprasselar, hipoatenuante, de limites precisos e contornos regulares, associada a calcificações periféricas. Essa lesão se projeta para o 3º ventrículo e apresenta íntimo contato com os forames de Monro (**Figura 3**).

DIAGNÓSTICOS DEFINITIVOS

- Tumor selar/suprasselar: craniofaringioma.
- Baixa estatura: deficiência de hormônio do crescimento (GH)?

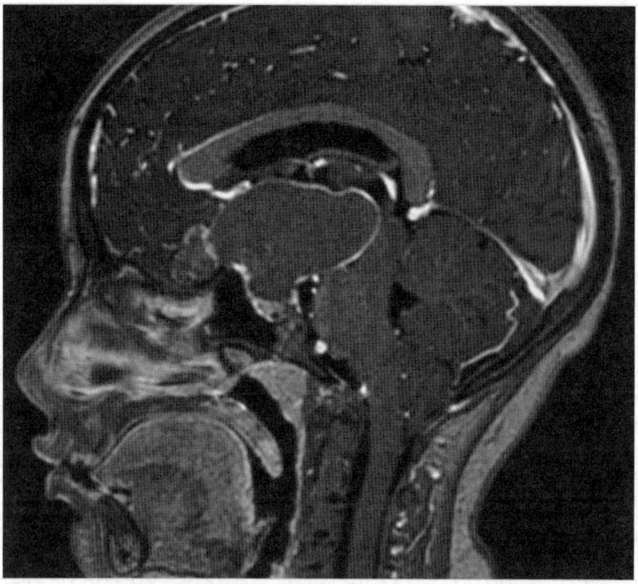

FIGURA 3 Ressonância magnética (RM) de crânio e sela turca: formação expansiva sólido-cística, com predomínio da porção cística, localizada na região selar e com extensão suprasselar, hipoatenuante, de limites precisos e contornos regulares, associada a calcificações periféricas. Esta lesão se projeta para o 3º ventrículo e apresenta íntimo contato com os forames de Monro. (Ver Encarte de imagens no final do livro.)

CONDUTA/TRATAMENTO

Realizado alfainterferon intracístico, por meio do reservatório de Ommaya, em 3 ciclos, sendo cada ciclo composto por sessões semanais de 3 milhões de unidades (MU)/cada, total de 12 MU, término aos 10,7 anos. Seguimento oncológico e endocrinológico.

EVOLUÇÃO RESUMIDA

Aos 10,2 anos: iniciou quadro de poliúria (4 L/dia) e polidipsia. Peso = 25,3 kg (–1,65 DP); estatura = 118,5 cm (–3,18 DP); IMC = 18 kg/m^2 (+0,41 DP); Tanner M1P1. Exames: Na = 142 mEq/L (135-145); K = 4,2 mEq/L (3,5-5,0); glicose = 84 mg/dL (< 100); urina tipo 1: d = 1.003 (1.005-1.010); T4 livre = 0,66 ng/dL (0,93-1,70); TSH = 4,80 mUI/mL (0,27-4,2); cortisol = 3,9 mcg/dL (5-25). Confirmados os diagnósticos de hipocortisolismo, hipotireoidismo e diabetes *insipidus* (DI) central. Iniciou reposição com acetato de hidrocortisona 12,5 mg/m²/dia, tiroxina 25 mcg/dia e desmopressina (DDAVP) intranasal 0,025 mL (= 2,5 mcg) 1 ×/dia.

Aos 11,2 anos: peso = 32,2 kg (–0,89 DP); estatura = 121 cm (–3,37 DP); IMC = 22 kg/m² (+1,24 DP); Tanner M1P1. A velocidade de crescimento (VC) foi de 2,5 cm/ano. Exames: IGF-1 = 89 ng/mL (104-596); T4 livre = 1,05 ng/dL (0,93-1,70); TSH = 1,77 mUI/mL (0,27-4,2); teste de tolerância à insulina (ITT) para avaliar a liberação do GH: pico de GH = 0,09 ng/mL (> 5); glicose = 36 mg/dL (< 40); IO = 7,9 anos. Iniciou GH exógeno na dose de 0,10 UI/kg/dia. Mantidas as demais reposições hormonais.

Aos 11,7 anos: 2 anos após o diagnóstico e 1 ano após o término da primeira abordagem terapêutica, houve aumento da porção sólida do tumor (RM), sendo realizada ressecção subtotal por via transesfenoidal. Como no controle radiológico pós-operatório persistisse um aumento da porção cística do tumor, realizaram-se novos ciclos de alfainterferon, porém sem sucesso. Mantidas as respectivas reposições hormonais, incluindo o GH.

Aos 12,2 anos: peso = 30,4 kg (–1,92 DP); estatura = 131,1 cm (–2,88 DP); IMC = 17,7 kg/m² (–0,20 DP); Tanner M1P1. Após 1 ano de reposição de GH exógeno, apresentou VC = 10 cm/ano. Exames: glicose = 82 mg/dL (< 100); insulina = 11 mUI/mL (2-25); HOMA1-IR = 2,22 (< 3,45); colesterol total = 129 mg/dL (< 170); HDL = 33 mg/dL (> 40); LDL = 78 mg/dL (< 110); triglicérides = 95 mg/dL (< 100); IGF-1 = 261 ng/mL (104-596); T4 livre = 1,21 ng/dL (0,93-1,70); TSH = 0,35 mUI/mL (0,27-4,2). Mantidas as respectivas reposições hormonais, incluindo o GH.

Aos 13 anos: realizou nova ressecção transesfenoidal complementada com radioterapia (RT) em leito tumoral supraquiasmático com técnica de arcoterapia volumétrica modulada (VMAT) + intensidade modulada (IMRT), 30 frações de 18 cGy (dose total 5.400 cGy). Mantidas as respectivas reposições hormonais, incluindo o GH.

Aos 14,6 anos: clinicamente bem, há 1,5 ano desde a última abordagem terapêutica. Peso = 54 kg (+0,31 DP); estatura = 144 cm (–2,67 DP); IMC = 26 kg/m² (+1,43 DP); Tanner M1P1; PA = 100/60 mmHg. Exames: glicose = 85 mg/dL (< 100); insulina = 34,6 mUI/mL (2-25); HOMA1-IR = 7,25 (< 3,45); colesterol total = 149 mg/dL (< 170); HDL = 64 mg/dL (> 40); LDL = 73 mg/dL (< 110); triglicérides = 42 mg/dL (< 100); IGF-1 = 530 ng/mL (104-596); T4 livre = 1,32 ng/dL (0,93-1,70); TSH = 0,016 mUI/mL (0,27-4,2); LH < 0,1 mUI/mL (pré-púbere até 0,3); FSH = 0,4 mUI/mL (pré-púbere até 4); IO = 10,5 anos. Iniciou estrógenos conjugados 0,625 mg/dia, mantidas as demais reposições hormonais, incluindo o GH. Atenção para a dieta e estímulo à prática de exercício físico.

A evolução dos dados antropométricos após a reposição de GH exógeno e os respectivos exames laboratoriais estão resumidos nos gráficos (**Figura 1** e **Figura 2**) e nas tabelas (**Tabela 1 e Tabela 2**) previamente apresentadas.

COMENTÁRIOS

O craniofaringioma (CP) é o principal tumor selar (50%), totalizando 1-15% dos tumores intracranianos na infância. Caracteristicamente, é um tumor de histologia benigna, mas com sérias implicações endócrino-metabólicas, em curto e longo prazo. Quanto ao tipo histológico, a maioria na infância é adamantinomatoso, em que existe uma mutação na via da betacatenina.

Os sinais e sintomas iniciais são, em geral, associados à hipertensão intracraniana, cefaleia (60-80%) e alteração visual (30-50%), como no caso apresentado, e ocorrem porque o CP ainda é um tumor de diagnóstico tardio. Além dos sintomas visuais e neurológicos, é comum o paciente procurar o endocrinologista por baixa estatura e/ou déficit de crescimento (7-30%). Outros sintomas relacionados às alterações hormonais, tais como poliúria e polidipsia (9-15%), são pouco comuns ao diagnóstico, e também não eram a queixa inicial da paciente, mas são bastante frequentes no seguimento pós-tratamento.

Existe uma grande dificuldade em realizar a avaliação hormonal pré-tratamento, em geral, pela gravidade com que os casos se apresentam (hipertensão intracraniana), necessitando uma rápida abordagem terapêutica. Felizmente, nesta paciente, essa avaliação foi possível e observam-se valores diminuídos de IGF-1, caracterizando um déficit hormonal pela presença do tumor nessa localização, antes de qualquer tratamento. Apesar da estatura (–2,80 DP) e da IGF-1 diminuída ao diagnóstico, a paciente não apresentava queixa relacionada à baixa estatura. A deficiência de GH no CP é bastante comum ao diagnóstico, presente em 55-100% dos casos, e muitos desses pacientes fazem o diagnóstico da lesão durante a avaliação para déficit de crescimento. As deficiências de hormônio tireoestimulante (TSH, 25%) e de hormônio adrenocorticotrófico (ACTH, 40-70%) também são alterações que podem estar presentes ao diagnóstico. A paciente não apresentava alteração eletrolítica compatível com DI, o que está de acordo com a literatura, segundo a qual o DI não é uma endocrinopatia comum à apresentação do CP (6-22%), diferente de outros tipos de tumores selares, por exemplo, os germinomas, em que o DI está presente em mais de 80% dos pacientes ao diagnóstico.

Neste caso, optou-se por utilizar, inicialmente, a terapia intracística com alfainterferon por duas razões: é menos radical, ajudando a preservar a integridade da hipófise e hipotálamo e pelo predomínio da porção cística. No entanto,

TABELA 2 Evolução dos exames laboratoriais

Exame/idade (anos)	9,6	10,2	11,2	12,2	13,3	14,1	14,6
TSH (mUI/mL)	4,0	4,80	1,77	0,35	0,062	0,010	0,016
T4 livre (ng/dL)	0,98	0,66	1,05	1,21	1,27	1,59	1,32
Glicemia (mg/dL)	79	84	87	82	90	85	85
Insulina (mcUI/mL)			14,5	11,0		35,1	34,6
HOMA1-IR			3,11	2,22		7,36	7,25
Colesterol (mg/dL)	151	122	150	129	133	112	149
Triglicérides (mg/dL)	66	90	57	95	81	79	42
HDL (mg/dL)	42	33	42	33	38	44	64
LDL (mg/dL)	96	71	97	78	79	52	73
Na (mEq/L)	144	142	142	147	141	145	141
K (mEq/L)	4,6	4,2	4,2	4,1	4,3	4,0	4,2
IGF-1 (ng/mL)	48,7		89,0	261,0	252,0		530,0
Densidade urinária	1.006	1.003	1.010	1.018	1.020	1.020	1.023
Cortisol (mcg/dL)	11,5	3,9					
Idade óssea (anos)	7,8		7,9			10,0	10,5
Medicação 1			DDAVP	DDAVP	DDAVP	DDAVP	DDAVP
Medicação 2			Hidrocortisona	Hidrocortisona	Hidrocortisona	Hidrocortisona	Hidrocortisona
Medicação 3			Tiroxina	Tiroxina	Tiroxina	Tiroxina	Tiroxina
Medicação 4				GH	GH	GH	GH

DDAVP: desmopressina; GH: hormônio do crescimento.

fica claro o caráter altamente recidivante da lesão, e a necessidade de inúmeras abordagens adicionais (cirurgia e RT) para o controle de seu crescimento. Destaca-se que esse comportamento é inerente ao tumor, e não há evidências de que a reposição com GH exógeno, em doses fisiológicas, contribua para a alta taxa de recidiva. Tanto que, no caso em questão, a reposição com GH não foi interrompida, apesar do aumento da lesão, já que clinicamente o GH é benéfico, melhorando não só o crescimento linear, mas também a composição corporal e a distribuição de gordura.

No caso desta paciente, o GH foi iniciado aos 11,2 anos e houve um crescimento de recuperação de 10 cm no primeiro ano de reposição, com uma boa evolução (considerando que a EA = 149,5 cm). Após o tratamento, também houve comprometimento de todos os hormônios adenohipofisários e DI (pan-hipopituitarismo), presente em 60-90% dos pacientes. Além das deficiências hormonais, o dano hipotalâmico também se refletiu por ganho de peso e hiperinsulinismo, mas este último pode ter sido agravado pelo uso do GH. Não existe um tempo considerado seguro para indicar o uso de GH no CP, como se discute nos demais tumores intracranianos e/ou submetidos à RT cranial, já que o CP é considerado benigno. Muitos grupos indicam seu uso assim que o tumor estiver controlado, no pós-operatório imediato, variando de 0 meses até 1,5 ano após a abordagem, em média. No entanto, fica claro que o GH não aumenta o risco de recidivas da doença. No caso desta paciente, o GH foi iniciado 5 meses após finalizar os ciclos de alfainterferon.

Sabe-se que o CP é um modelo da chamada obesidade hipotalâmica, resultado de uma disfunção em um complexo sistema de controle energético, consequência da localização do tumor e/ou seu tratamento, caracterizada por ganho de peso incontrolável, hiperfagia e hiperinsulinismo. Neste caso, pela classificação de Puget (que quantifica o grau de comprometimento hipotalâmico), esse tumor é grau 2 (invade o hipotálamo anterior e posterior), mas ao diagnóstico a paciente era eutrófica (IMC +0,50 DP).

Após a introdução do GH, houve uma grande recuperação do crescimento linear, mas também houve perda de peso, o que refletiu na diminuição do IMC, mais uma vez corroborando o efeito benéfico do GH na composição corporal. No entanto, apesar do GH e das reposições hormonais adequadas, a paciente evoluiu progressivamente com ganho de peso, após as diversas abordagens que realizou (cirurgia e RT), especialmente após a RT, realizada aos 13 anos de idade, o que refletiu o agravo do dano hipotalâmico. Essa elevação do IMC se caracterizou por ganho real de peso, agravada por uma diminuição no Z estatura, apesar do uso do GH (IGF-1 normal). O excesso de peso só não foi mais intenso pelo uso do GH, e a paciente inclusive apresentou diminuição do IMC nas últimas consultas por manutenção do peso e retomada do crescimento linear.

Em relação aos componentes da síndrome metabólica, a paciente apresentou dois dos critérios: ganho de peso (e resistência à insulina, caracterizada pelo índice de resistência à insulina HOMA1-IR elevado) e HDL baixo. Os triglicérides, a pressão arterial e a glicemia mantiveram-se dentro da normalidade. A obesidade hipotalâmica tem uma resposta limitada ao tratamento convencional; a experiência em crianças é limitada, mas dieta e exercício físico devem ser estimulados. Neste caso, deve-se considerar o efeito benéfico do GH tanto no peso corporal quanto no metabolismo. Além do controle alimentar e do incentivo à atividade física, deve-se realizar uma monitorização metabólica, da glicose, insulina e lipídeos, além dos hormônios e eletrólitos. Esse acompanhamento é importante pelo risco elevado para doença cardiovascular precoce nesse grupo de pacientes.

REFERÊNCIAS

1. Cavalheiro S, Dastoli PA, Silva NS, Toledo S, Lederman H, Silva MC. Use of interferon alpha in intratumoral chemotherapy for cystic craniopharyngioma. Childs Nerv Syst. 2005;21:719-24.
2. Karavitaki N, Warner JT, Marland A, Shine B, Ryan F, Arnold J, Turner HE, Wass JAH. GH replacement does not increase the risk of recurrence in patients with craniopharyngioma. Clin Endocrinol (Oxf). 2006;64:556-60.
3. Müller HL. Craniopharyngioma and hypothalamic injury: latest insights into consequent eating disorders and obesity. Curr Opin Endocrinol Diabetes Obes. 2016;23:81-9.
4. Puget S, Garnett M, Wray A, Grill J, Habrand JL, Bodaert N, Zerah M, Bezerra M, Renier D, Pierre-Kahn A, Saint-Rose C. Pediatric craniopharyngiomas: classification and treatment according to the degree of hypothalamic involvement. J Neurosurg. 2007;106:3-12.
5. Tosta-Hernandez PDC, Siviero-Miachon AA, da Silva NS, Cappellano A, Pinheiro MM, Spinola-Castro AM. Childhood craniopharyngioma: a 22-year challenging follow-up in a single center. Horm Metab Res. 2018;50:675-82.

Caso 1.8.5

Arthur Lyra
Carlos A. Longui

HISTÓRIA

Menino, 5,5 anos, natural de São Paulo. Encaminhado por baixa estatura, hipoglicemia e baixa acuidade visual.

HPMA

Paciente encaminhado da Unidade Básica de Saúde (UBS). Aos 3 meses foi notado nistagmo horizontal com investigação por oftalmologista que diagnosticou baixa acuidade visual com percepção de luminosidade e hipoplasia de nervo óptico na fundoscopia.

Após encaminhamento à geneticista com 1 ano de vida, foi concluído diagnóstico etiológico de displasia septo-óptica ao se perceber alterações em ressonância magnética (RM) compatíveis com quadro.

Durante a infância, notada baixa velocidade de crescimento, baixa estatura e episódios de hipoglicemia recorrentes, com frequência de pelo menos 1 episódio ao ano.

Antecedentes

Filho de mãe GIPIA0, gestação sem intercorrências, nascido de 41 semanas de IG, parto vaginal cefálico, Apgar 5 e 8; peso de nascimento: 3.630 g (p50-75), comprimento: 50 cm (p50), perímetro cefálico: 36 cm (p50). Ao nascimento, apresentou desconforto respiratório, com manobras de reanimação neonatal, sem necessidade de ventilação mecânica invasiva, com internação em UTI neonatal. Durante a internação, apresentou episódio convulsivo de curta duração causado por hipoglicemia, além de icterícia neonatal com necessidade de fototerapia.

Refere dermatite atópica, com uso de hidratante corporal, sem uso de corticoide tópico ou oral para esse fim. Refere uso de corticoide oral (prednisolona xarope) prescrito em consultas de pronto-socorro, durante infecções de vias aéreas superiores, de forma intermitente e nunca superior a 5 dias de uso. Nega medicações de uso crônico, internações ou cirurgias.

Sentou aos 12 meses, andou e falou aos 3 anos de idade. Está em pré-alfabetização. Erro alimentar. Vacinação adequada.

Pais primos em segundo grau e hígidos. Mãe com 162 cm (~p50) e menarca aos 12 anos. Pai com 168 cm (~p10). Nega irmãos.

EXAME FÍSICO

- Edema de membros inferiores discreto, sem abafamento de bulhas, FC 92. Apresenta base nasal achatada e baixa implantação de orelhas. Nistagmo horizontal. Demais aspectos do exame físico sem alterações.
- Peso: 14,3 kg; estatura: 89 cm (Z: –5,0); IMC: 18,1 (Z: +1,67).
- Velocidade de crescimento (VC) estimada em 12 meses: 1,8 cm/ano.
- G1P1; testículos tópicos, volume 1 mL bilateralmente, pênis 3 cm de comprimento tracionado. Referência para comprimento peniano (**Tabela 1**).

TABELA 1 Comprimento do pênis tracionado (cm)

Idade	Média ± desvio-padrão	Média – 2,5 desvio-padrão
Feto 30 semanas	2,5 ± 0,4	1,5
34 semanas	3,0 ± 0,4	2,0
Termo	3,5 ± 0,4	2,5
Até 5 meses	3,9 ± 0,8	2,5
6-12 meses	4,3 ± 0,8	2,5
1-2 anos	4,7 ± 0,8	2,6
2-3 anos	5,1 ± 0,9	2,9
3-4 anos	5,5 ± 0,9	3,3
4-5 anos	5,7 ± 0,9	3,5
5-6 anos	6,0 ± 0,9	3,8
6-7 anos	6,1 ± 0,9	3,9
7-8 anos	6,2 ± 1,0	3,7
8-9 anos	6,3 ± 1,0	3,8
9-10 anos	6,3 ± 1,0	3,8

(continua)

TABELA 1 Comprimento do pênis tracionado (cm) (*continuação*)

Idade	Média ± desvio-padrão	Média – 2,5 desvio-padrão
10-11 anos	6,4 ± 1,1	3,7
Adulto	13,3 ± 1,6	9,3

Fonte: adaptada de Lee PA, et al. Johns Hopkins Med J. 1980;146(4):156-63.

A **Figura 1** mostra os valores antropométricos aos 5,5 anos de idade.

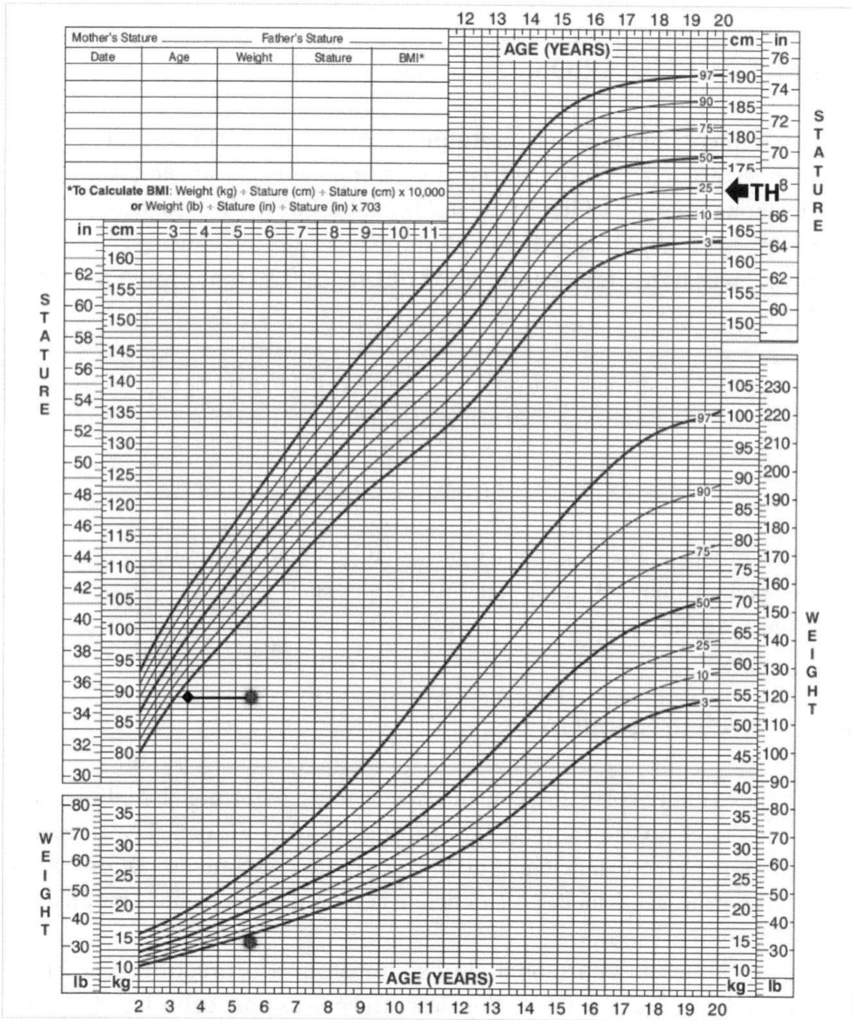

FIGURA 1
Fonte: National Center for Health Statistics and National Center for Chronic Disease Prevention and Health Promotion, 2000.
http://www.cdc.gov/growthcharts

DIAGNÓSTICO INICIAL

- Baixa estatura.
- Redução da velocidade de crescimento.
- Disfunção hormonal.
- Micropênis.
- Displasia septo-óptica (síndrome de Morsier).

EXAMES SUBSIDIÁRIOS

- Bioquímicos: hemograma, creatinina, transaminases, gamaGT, ureia, creatinina, gasometria venosa, glicemia e hemoglobina glicada, todos normais.
- Hormonais basais: T4 livre: 0,57 ng/dL, TSH: 4,07 mUI/L, cortisol sérico (8 horas) < 0,4 mcg/dL, IGF1: 26 ng/mL.
- Hormonais testes: teste da clonidina (0,1 mg/m^2; VO) mostrado na **Tabela 2**.

TABELA 2 Teste de estímulo com clonidina (Atensina®) (0,1 mg/m^2) via oral

	Basal	30 min	45 min	60 min	90 min
GH (ng/mL)	0,4	0,5	0,3	0,4	0,5

- Imagem: idade óssea: 3 anos e 6 meses (IC: 5 anos e 7 meses).
- Ressonância magnética hipotálamo-hipofisária (**Figura 2**).
- Molecular: NA.

EVOLUÇÃO RESUMIDA

Paciente vem em primeira consulta sem avaliação hormonal. Malformação de sistema nervoso central (SNC) diagnosticada, com VC baixa, baixa estatura (BE), o que sugere deficiência de hormônio do crescimento (DGH). Além disso, com provável associação à deficiência de múltiplas trofinas hipofisárias (pan-hipopituitarismo).

Solicitados exames hormonais de eixo somatotrófico, tireotrófico e corticotrófico na urgência, com resultados descritos nos exames subsidiários confirmando o pan-hipopituitarismo. Optado por iniciar tratamento com glicocorticoide em dose fisiológica (prednisolona 1-2 mg/m^2 VO 1 ×/dia), levotiroxina 25 mcg pela manhã após início da prednisolona. Teste de estímulo confirmou a

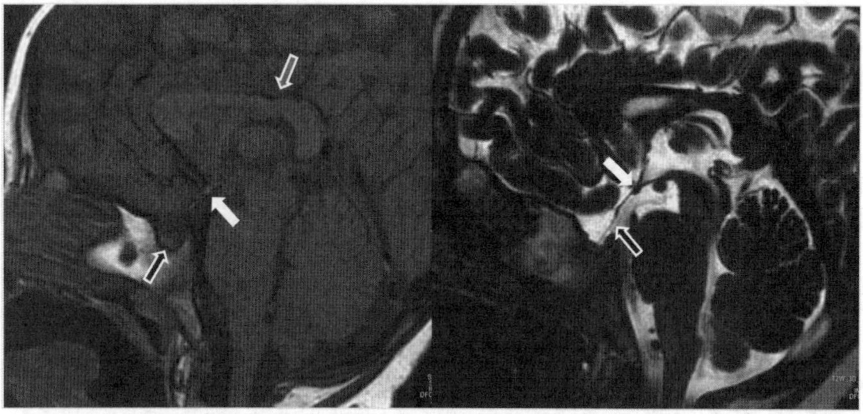

FIGURA 2 À esquerda, protocolo RM-FAST1 com adeno-hipófise reduzida (seta preta de contorno branco), neuro-hipófise junto ao tuber cinério (seta branca), sem caracterização do recesso infundibular, quiasma óptico de dimensões reduzidas, ausência de septo pelúcido e afilamento do istmo do corpo caloso (seta cinza de contorno branco). À direita, protocolo RM T2-DRIVE com impressão da neuro-hipófise (seta branca) e haste hipofisária centrada e afilada (seta preta de contorno branco). (Ver Encarte de imagens no final do livro.)

DGH, compatível com a alteração de SNC, quadro clínico de BE e VC reduzida e IGF-1 baixa. Iniciado GH na dose 0,03 mg/kg/dia (0,1 UI/kg/dia) por via SC diária à noite.

Atualmente, paciente com 1 ano de tratamento para deficiências de GH, TSH e ACTH. Sem novas hipoglicemias, com aumento da VC, melhora do desenvolvimento neuropsicomotor, realizando acompanhamento a cada 3 meses com controle de TSH, T4 livre, IGF-1 e idade óssea semestral para ajuste de medicações.

Aos 6,5 anos, peso: 16,6 kg; estatura: 98 cm (Z: –4,1); IMC: 17,3 (Z: +1,23).

Velocidade de crescimento (VC) estimada em 12 meses: 9 cm/ano.

G1P1; testículos tópicos, volume 1 mL bilateralmente, pênis tracionado com 4 cm de comprimento.

O crescimento durante o acompanhamento pode ser observado na **Figura 3**.

CONDUTA/TRATAMENTO

- Indicado uso de GH na dose 0,03 mg/kg/dia (0,1 UI/kg/dia) por via SC, prednisolona 1,7 mg/m^2 VO 1 ×/dia, iniciado levotiroxina 25 mcg pela manhã 5 dias após o início da prednisolona.
- Reavaliação em 3 meses com exames hormonais de controle.

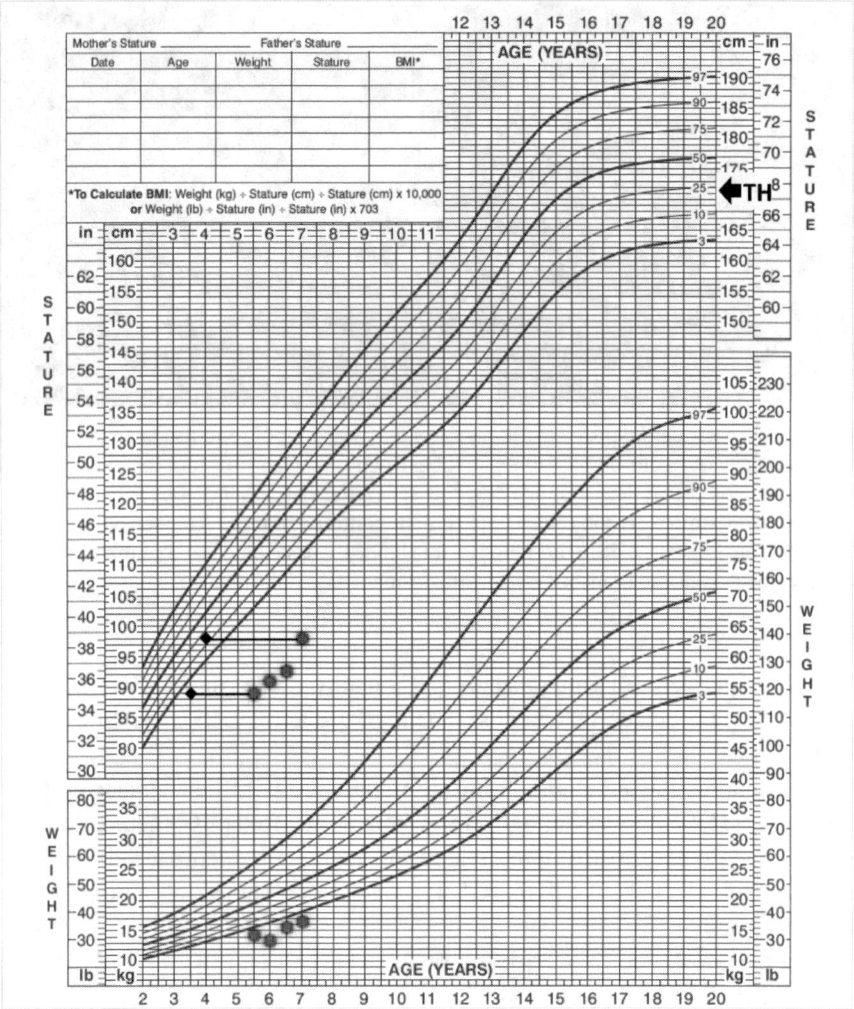

FIGURA 3

Fonte: National Center for Health Statistics and National Center for Chronic Disease Prevention and Health Promotion, 2000.
http://www.cdc.gov/growthcharts

- Ajuste de dose de GH, levotiroxina e prednisolona conforme ganho de peso, mantendo observação da VC e avaliação de idade óssea a cada 6 meses.

DIAGNÓSTICOS DEFINITIVOS

- Baixa estatura por deficiência do hormônio de crescimento (DGH) associada à displasia septo-óptica.
- Hipotireoidismo central.
- Insuficiência adrenal secundária.
- Provável hipogonadismo (micropênis limítrofe).

COMENTÁRIOS

Paciente comparece à primeira consulta com 5,5 anos de idade com diagnóstico de displasia septo-óptica identificada no primeiro ano de vida. Os antecedentes neonatais de hipoglicemia grave sintomática e icterícia neonatal com necessidade de fototerapia são frequentes na história clínica dos pacientes com pan-hipopituitarismo. São também comuns a recorrência dos episódios de hipoglicemias, infecções de vias aéreas superiores "mais graves" e que melhoravam com o uso de glicocorticoide exógeno, além da presença de micropênis, baixa estatura e reduzida VC que, quando analisadas no contexto do diagnóstico da displasia septo-óptica, devem apontar para a hipótese de pan-hipopituitarismo.

A displasia septo-óptica (DSO), também conhecida como síndrome de Morsier, é uma alteração congênita do SNC, com incidência estimada em 1:10.000 nascidos vivos e definida por dois de três achados radiográficos:

- Hipoplasia do nervo óptico: afilamento do nervo óptico e/ou quiasma óptico.
- Malformação de estruturas da linha média do SNC: ausência do septo pelúcido e/ou agenesia/hipoplasia do corpo caloso.
- Hipoplasia hipofisária.

Apenas 30% dos casos apresentam os 3 critérios diagnósticos concomitantemente, como visto no caso. Outras alterações de SNC comuns à DSO incluem anormalidades de migração hemisférica como encefalomalácia, esquizencefalia e lobo posterior hipofisário ectópico.

A ressonância magnética é o exame de escolha no diagnóstico dessa síndrome. É recomendado o uso de protocolos RM-FAST1 no plano sagital com cortes finos de 2 mm, sem contraste e duração de 3,25 minutos, associado a cortes sagitais em T2-DRIVE com espessura de 0,6 mm e duração de 3,37 minutos. O primeiro protocolo permite a visualização do lobo posterior da hipófise, identificado por um hipersinal correspondente ao acúmulo de neurofisina II, habitualmente localizado na sela túrcica posterior à adeno-hipófise, enquanto o segundo protocolo T2-DRIVE permite boa visualização da haste hipofisária e da neuro-hipófise. Esses protocolos têm a vantagem de dispensar o uso do gadolíneo. Em conjunto, permitem melhor visualização de malformações da região hipotálamo-hipofisária, principalmente de haste.

Nesse paciente foi possível concluir o diagnóstico de DSO por um quiasma óptico de dimensões reduzidas, ausência de septo pelúcido (malformação de linha média) e adeno-hipófise reduzida. Além desses achados, encontrou-se neuro-hipófise ectópica junto ao tuber cinério, sem caracterização do recesso infundibular (**Figura 2**).

Diversos fatores ambientais foram relacionados à DSO, incluindo diabetes *mellitus* gestacional, síndrome alcoólica fetal e ingestão materna de quinina, anticonvulsivantes e drogas ilícitas. Com o avanço das técnicas moleculares, diversos fatores de transcrição têm sido relacionados ao desenvolvimento do sistema hipotálamo-hipofisário, dando origem à teoria de malformação embrionária. Mutações em genes que codificam fatores de transcrição já foram associadas ao quadro. As mutações dos genes *HEXS1* e *OTX2* estão relacionadas a espectro variável desde DGH isolado até DSO associado a pan-hipopituitarismo.

Além da disfunção do eixo endócrino hipotálamo-hipofisário, o portador de DSO pode apresentar atraso no desenvolvimento neuropsicomotor e baixa acuidade visual. Ao exame de fundo de olho, apresenta na avaliação do disco óptico a presença de hipoplasia do nervo óptico, que pode ser uni ou bilateral.

A apresentação clínica do paciente apresentado reflete com precisão a importância de cada um dos três achados radiográficos da DSO e suas consequências. A hipoplasia de nervo óptico determina a redução da acuidade visual em um ou ambos os olhos, assim como o aparecimento de nistagmo horizontal. Na avaliação do disco óptico por exame de fundo de olho, é possível avaliar a presença de hipoplasia do nervo óptico que pode ser uni ou bilateral, sendo preditora da apresentação clínica. Portanto, a avaliação do paciente aos 3 meses de vida com nistagmo horizontal bilateral, associada a hipoplasia de nervo óptico bilateral, já indicava que esse paciente teria pior prognóstico de acuidade visual. A segunda caraterística da DSO são as malformações de linha média do SNC que, dependo do grau de malformação, podem se associar à deficiência intelectual.

Por fim, a hipoplasia da hipófise tem relação com disfunção endócrina do eixo hipotálamo-hipofisário, achado comum na DSO, presente em até 80% dos casos durante a infância e com fenótipo variável. O portador de DSO pode se apresentar com deficiência de hormônio de crescimento (DGH) isolado ou evoluir com deficiência de duas ou mais trofinas hipofisárias (pan-hipopituitarismo). As deficiências hormonais são frequentes já na faixa etária pediátrica: DGH (70%), hiperprolactinemia (62%), hipotireoidismo central (43%), hipocortisolismo secundário (27%) e, mais raramente, diabetes *insipidus* (5%). Assim, é necessária a avaliação hormonal no momento em que se faz o diagnóstico etiológico, além da investigação regular de novas deficiências de trofinas hipofisárias. No caso apresentado, fica evidente a necessidade da avaliação precoce das deficiências endócrinas hipotálamo-hipofisárias desde os primeiros sintomas do período neonatal e, especialmente, após o diagnóstico de DSO.

É importante ressaltar que, quanto maiores as alterações encontradas à RM, maior é a chance de evolução a pan-hipopituitarismo. Em portadores de DSO também é encontrada a correlação de pior fenótipo hormonal associada a maiores malformações em achados radiográficos. É descrita maior frequência de endocrinopatia em paciente com ausência do septo pelúcido (56%), em comparação com o de septo normal (39%). Também é relatado maior atraso no desenvolvimento neuropsicomotor nos casos com hipoplasia do nervo óptico bilateral (57%) em comparação com unilateral (32%).

A deficiência de múltiplas trofinas hipofisárias às vezes se torna evidente apenas após ser iniciado o uso de GH, quando a metabolização periférica dos hormônios passa a ser normal. Podem ser notados sinais e sintomas clínicos de forma súbita ou insidiosa com intervalo que pode durar anos até o aparecimento de uma nova deficiência hipofisária. A suspeita clínica é similar à descrita em pacientes com NHE sem outras anormalidades do SNC.

REFERÊNCIAS

1. Di Iorgi N, et al. Pituitary gland imaging and outcome. In: Developmental biology of GH secretion, growth and treatment. Karger; 2012. v.23. p.16-29.
2. El Sanharawi I, et al. High-resolution heavily T2-weighted magnetic resonance imaging for evaluation of the pituitary stalk in children with ectopic neurohypophysis. Pediatric Radiology. 2017;47.5:599-605.
3. Fleseriu M, Hashim IA, Karavitaki N, et al. Hormonal replacement in hypopituitarism in adults: an endocrine society clinical practice guideline. J Clin Endocrinol Metab. 2016;101:3888.
4. Garcia-Filion P, et al. Neuroradiographic, endocrinologic, and ophthalmic correlates of adverse developmental outcomes in children with optic nerve hypoplasia: a prospective study. Pediatrics. (2018);121.3:e653-9.

5. Jagtap VS, Acharya SV, Sarathi V, Lila AR, Budyal SR, et al. Ectopic posterior pituitary and stalk abnormality predicts severity and coexisting hormone deficiencies in patients with congenital growth hormone deficiency. [Periódico on-line]. 2011.
6. Kochi C, et al. High frequency of normal response during GH stimulation tests in patients with ectopic posterior pituitary gland: a source of false-negative diagnosis of pituitary insufficiency. Horm Res Paediatrics. 2016;85.2:119-24.
7. Longui CA, et al. Fast Acquisition Sagittal TI Magnetic Resonance Imaging (FAST1-MRI): a new imaging approach for the diagnosis of growth hormone deficiency. J Pediatric Endocrinol Metab. 2004;17.8: 1111-4.
8. Murrary PG, Hague C, et al. Associations with multiple pituitary hormone deficiency in patients with as ectopic posterior pituitary gland. Clin. Endocrinol. (Oxf) 2008;69:597-602.
9. Webb EA, Mehul TD. Septo-optic dysplasia. Eur J Human Genetics. 2010;18.4:393-7.

Caso 1.8.6

Durval Damiani

HISTÓRIA

AAS, sexo masculino, 5 anos de idade, proveniente de São Paulo, capital. Baixa estatura, percebida desde o nascimento.

HPMA

Nascido de parto normal, de um casal jovem e não consanguíneo (mãe 23 anos e pai 24 anos), em uma gravidez sem intercorrências, em que a mãe ganhou 10 kg e chegou a termo. Peso de nascimento 2,3 kg e comprimento 43 cm. Sempre foi pequeno, muito menor que seus colegas de escola, e nunca fez tratamento ou investigação para a causa da baixa estatura.

É uma criança no geral saudável, com boa atividade física e boa resistência aos exercícios físicos.

Por volta dos 2 anos, até os 4 anos de idade, apresentou crises leves de broncoespasmo, mas usou poucas vezes, e por tempo limitado, glicocorticoides.

Alimenta-se com variedade, mas com pouca quantidade.

Tem sono adequado e frequenta escola com bom aproveitamento para a idade.

Antecedentes

Filho único de casal não consanguíneo, nasceu de termo com peso = 2,3 kg e comprimento de 43 cm, Apgar 8 e 9, sem intercorrências importantes no berçário. Foi amamentado ao seio por 3 meses e teve um desenvolvimento neuropsicomotor adequado. Nega doenças importantes, nega traumatismo cranioencefálico, nega episódios de hipoglicemia. Nega infecções de repetição.

A mãe traz alturas da criança, com o que preparamos a curva de crescimento mostrada na **Figura 1**. Observar que o paciente nasceu pequeno e sempre se manteve abaixo da curva (< P3), mesmo tendo um alvo estatural familiar em P50.

Mãe com 23 anos de idade, com asma brônquica bem controlada, primigesta, primípara, com altura de 1,62 m, menarca aos 12 anos de idade. Pai com 24

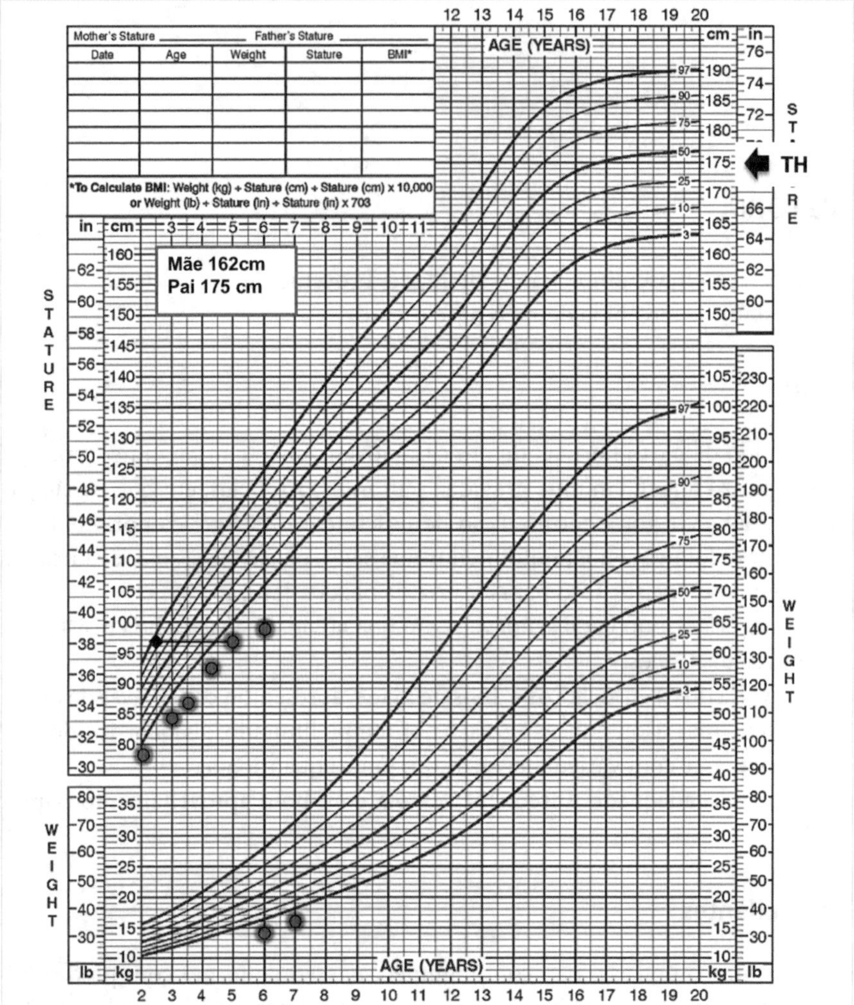

FIGURA 1
Fonte: National Center for Health Statistics and National Center for Chronic Disease Prevention and Health Promotion, 2000.
http://www.cdc.gov/growthcharts

anos de idade, hipertenso, com hipercolesterolemia (CT = 220 mg/dL), altura de 1,75 m. Não há outros antecedentes familiares dignos de nota.

EXAME FÍSICO

- Criança de aparência proporcionada, com fronte ampla, nariz em sela, face hipoplásica, em bom estado geral. Voz de tonalidade aguda, conversa bem e aparenta um bom desenvolvimento neuropsicomotor.
- BEG, corada, hidratada, anictérica, eupneica, acianótica. Bom aspecto nutricional. Pele e fâneros sem alterações. Apresenta discreta adiposidade abdominal.
- Exame dos diversos aparelhos sem anormalidades aparentes. Sem visceromegalia.
- A = 97 cm; P = 14 kg; P1 G1, com testículos tópicos de 1 mL cada.
- SS/SI = 1,1; envergadura = 95 cm.
- Avaliação antropométrica aos 6 anos de idade mostrou: A = 99 cm; P = 15,5 kg, P1 G1, com testículos de 1 mL cada.
- SS/SI = 1,1; envergadura: 97 cm.

DIAGNÓSTICO INICIAL

- Baixa estatura proporcionada (altura abaixo de P3, com alvo estatural em P50).
- Restrição de crescimento intrauterino, sem recuperação estatural.
- Deficiência de GH.
- Insensibilidade ao GH.

EXAMES SUBSIDIÁRIOS

- Hemograma sem alterações importantes, glicemia = 80 mg/dL, insulinemia = 3 mUI/mL; PT = 7,6 g/dL; albumina = 4 g/dL.
- Ureia 15 mg/dL; C = 0,5 mg/dL.
- CT = 155 mg/dL; HDL = 50 mg/dL; LDL = 89 mg/dL; TG = 80 mg/dL.
- IgA normal para a idade.
- Antitransglutaminase negativa, antiendomísio negativo.
- Gasometria venosa: bicarbonato = 24 mEq/L.
- T4 livre = 1,2 mcg/dL; TSH = 1,8 mUI/L.

- IGF-1 = 22 ng/mL; IGFBP-3 = 2.080 ng/mL; GH basal = 12,9 ng/mL.
- Teste de estímulo com clonidina (0,1 mg VO): pico GH de 35 ng/mL em 60 minutos.
- Cortisol = 15 mcg/dL.
- Idade óssea 2 anos e 6 meses (IC = 5 anos).
- MRI de crânio (região hipotálamo-hipofisária): normal. Neuro-hipófise presente e tópica.
- Estudo molecular: estudamos o gene do receptor de hormônio de crescimento (GHR) de nosso paciente com síndrome de Laron. Os exons 2-10 foram amplificados por pares de *primers* intrônicos. Os produtos de PCR foram sequenciados diretamente. O paciente possuía, no éxon 6, códon 180, a troca GGA > GAA em homozigose. Essa mutação não altera o aminoácido traduzido, porém cria um novo sítio de *splice* que causa a deleção de 8 aminoácidos do domínio extracelular do GHR. A mutação E180 *splice* foi descrita anteriormente em uma comunidade andina no sul do Equador, descendente de espanhóis, e também em uma família judia de Israel. Essa mutação é uma causa importante de insensibilidade ao GH em pacientes brasileiros.

DIAGNÓSTICO DEFINITIVO

- Síndrome de Laron.

COMENTÁRIOS

Baixa estatura (BE) proporcionada em uma criança de 5 anos pode ser motivada por várias causas: problemas nutricionais, doenças crônicas, uso crônico de glicocorticoides, deficiência de GH, insensibilidade ao GH, hipotireoidismo, apenas para citar algumas.

Nosso paciente não tem história de doenças crônicas e fez uso esporádico de glicocorticoides dos 2-4 anos, em razão de asma leve. Esse uso não explica o importante déficit de crescimento apresentado por esta criança.

É uma criança ativa e com bom desenvolvimento neuropsicomotor, o que não indica acometimento tireoidiano capaz de provocar tal distúrbio de crescimento. Necessitaríamos de um hipotireoidismo importante para justificar e ser elencado como causa dessa BE.

Por outro lado, esta criança nasceu pequena (43 cm em uma gravidez de termo) e não recuperou seu canal de crescimento. Cerca de 15% das crianças que nascem pequenas para a idade gestacional não recuperam seu canal de crescimento e têm indicação de tratamento com hormônio de crescimento recombinante humano (rhGH) a partir de 2 anos de idade. Portanto, essa é uma possibilidade diagnóstica para nosso paciente.

As características clínicas, com fronte proeminente, nariz em sela, voz aguda, certa adiposidade abdominal e atraso de idade óssea, sugerem deficiência de hormônio de crescimento ou insensibilidade ao GH. Nas deficiências de GH, em geral a criança não é pequena para a idade gestacional, nascendo com um comprimento discretamente abaixo da média mas não tão prejudicado como ocorre com nosso paciente.

Por outro lado, as insensibilidades ao GH com falta de produção de IGF-1 interferem no crescimento intrauterino, já que o IGF-1 é o mais importante fator de crescimento no período intrauterino. Também a insensibilidade ao IGF-1 provoca o mesmo efeito, ou seja, compromete o crescimento intra e extrauterino. A diferença é que as concentrações séricas de IGF-1 estarão reduzidas na insensibilidade ao GH e estarão aumentadas nas insensibilidades ao IGF-1.

Os defeitos genéticos afetando as ações de GH e/ou IGF-I podem ser divididos em 5 diferente grupos:

A. Problemas com o receptor de GH (GHR) – síndrome de Laron.
B. Vias de sinalização intracelulares (STAT5B, STAT3, IKBKB, IL2RG, PIK3R1).
C. Síntese de IGF-I ou IGF-II.
D. Transporte e biodisponibilidade dos IGF (IGFALS, PAPPA2, STC1, STC2).
E. Problemas com o receptor de IGF-I (IGF-1R).

Quando avaliamos os exames laboratoriais, vemos que IGF-1 e IFBP-3 são baixos e o GH basal já é elevado e se eleva ainda mais sob estímulo de clonidina. Portanto, estamos diante de uma insensibilidade ao GH. Já nos problemas envolvendo o receptor de IGF, a dosagem de IGF-1 é elevada, o que não ocorre com nosso paciente. Em casos de deficiência da subunidade acidolábil, temos um comprometimento estatural bem mais discreto do que nosso paciente apresenta.

Quando a falta de produção de IGF-1 é motivada por mutação de STAT5B, ocorre um quadro de infecções de repetição, que não ocorre com nosso paciente. Dessa forma, podemos estar diante de uma mutação do receptor de GH, caracterizando a síndrome de Laron.

A síndrome de Laron foi descrita pela primeira vez em 1966 e seu mecanismo patogenético foi elucidado somente 23 anos depois, em 1989, quando se mostrou mutação no receptor de GH (GHR).

Atualmente, mais de 70 mutações do GHR em mais de 300 pacientes são conhecidas, a maioria mutações homozigóticas em famílias consanguíneas. As mutações, em geral, afetam o domínio extracelular do GHR, resultando em uma ligação anormal ao GH e concentrações séricas baixas ou indetectáveis de GHBP.

Nosso estudo molecular confirmou a mutação E180 *splice* em nosso paciente e fechou o diagnóstico de síndrome de Laron, ou insensibilidade ao GH motivada por mutação do receptor de GH.

Lembrar que, nesses casos, o tratamento com hormônio de crescimento não funciona bem; o tratamento indicado é com IGF-1 sintético.

REFERÊNCIAS

1. Damiani D, Setian N. Baixa estatura. In: Endocrinologia pediátrica Nuvarte Setian: da fisiologia à prática clínica; 2020 [no prelo].
2. Domené HM, Fierro-Carrión G. Genetic disorders of GH action pathway. Growth Horm IGF Res. 2018;38:19-23.
3. Jorge AAL, Menezes Filho HC, Lins TSS, Guedes DR, Damiani D, Setian N, et al. Efeito fundador da mutação E 180 splice no gene do receptor de hormônio de crescimento identificado em pacientes brasileiros com insensibilidade ao GH. Arq Bras Endocrinol Metab. 2005;49:384-9.
4. Laron Z, Pertzelan A, Mannheimer S. Genetic pituitary dwarfism with high serum concentration of growth hormone: a new inborn error of metabolism? Israel J Med Sc.1966;2:152-5.

Caso 1.9.1

Carlos A. Longui

HISTÓRIA

Menina, 4 anos, natural e procedente de São Paulo. Encaminhada por apresentar bócio e baixa estatura.

HPMA

Avaliada inicialmente aos 3 anos de idade, quando notado pequeno bócio difuso, indolor e sem nodulações. Paciente foi avaliada pelo endocrinologista da mãe, que faz tratamento por tireoidite de Hashimoto. Observou-se estatura no percentil 3 e idade óssea compatível com a idade cronológica. Nessa época foi identificada elevação do TSH, com T4 livre no limite inferior do normal e presença de anticorpos anti-TPO e anti-Tg positivos, tendo iniciado uso de levotiroxina sódica (50 mcg/dia), que faz uso até hoje. Não apresentava queixas adicionais. Refere ter feito ainda outros exames gerais pediátricos de sangue, urina e fezes, todos normais. Atualmente, por manter a baixa estatura, foi encaminhada para avaliação.

Antecedentes

Gestação sem intercorrências, parto normal, 37 semanas, PN: 2.700 g; CN: 45 cm; Apgar 9 e 10. Refere uso repetido de antibióticos para tratamento de otites médias agudas. Há 6 meses necessitou de colocação de "tubinhos nos tímpanos". Há 3 meses, foi submetida a adenoidectomia por apresentar quadro obstrutivo.

Mãe 37 anos, estatura: 163 cm (p50) e menarca aos 13 anos; pai 46 anos, estatura: 178 cm (p50). Mãe e avó materna com tireoidite de Hashimoto. Nega consanguinidade na família.

EXAME FÍSICO

- Exame geral sem alterações. Peso: 13 kg; estatura: 93 cm (Z: –1,91), IMC: 15 (Z: –0,25) (**Figura 1**). PA: 85 × 50 mmHg. Tireoide aumentada difusamente, aumento de 2 vezes o volume habitual, consistência pouco endurecida e indolor, sem presença de nódulos. Ausência de gânglios cervicais.
- A relação entre os seguimentos superior e inferior e a relação entre a estatura sentada e a estatura total foram: 1,325 e 0,6, respectivamente (**Figura 2**). Estágio puberal: P1M1.

DIAGNÓSTICO INICIAL

- Baixa estatura a esclarecer.
- Hipotireoidismo por tireoidite de Hashimoto.

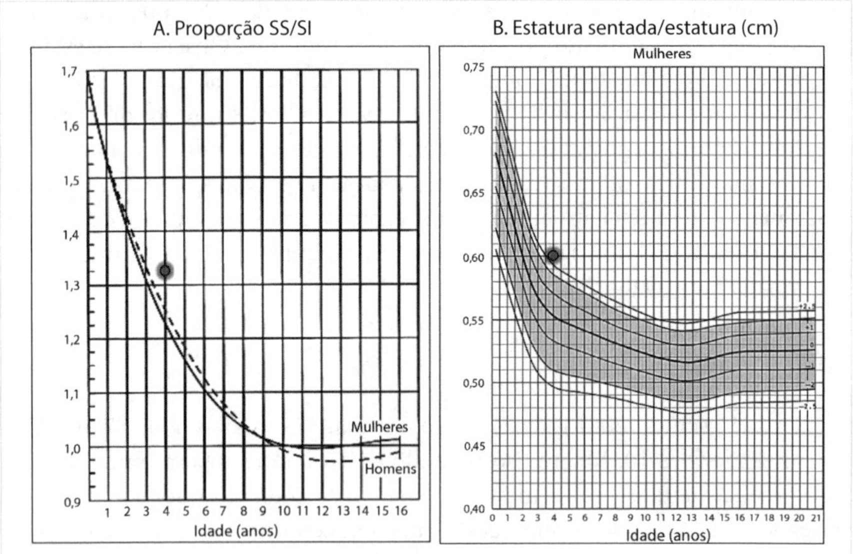

FIGURA 1
Fonte: (A) Goldbloom RB. Assessing Physical Growth and Nutrition, 2015. (B) Fredriks. Arch Dis Child. 2005;90:807-12.

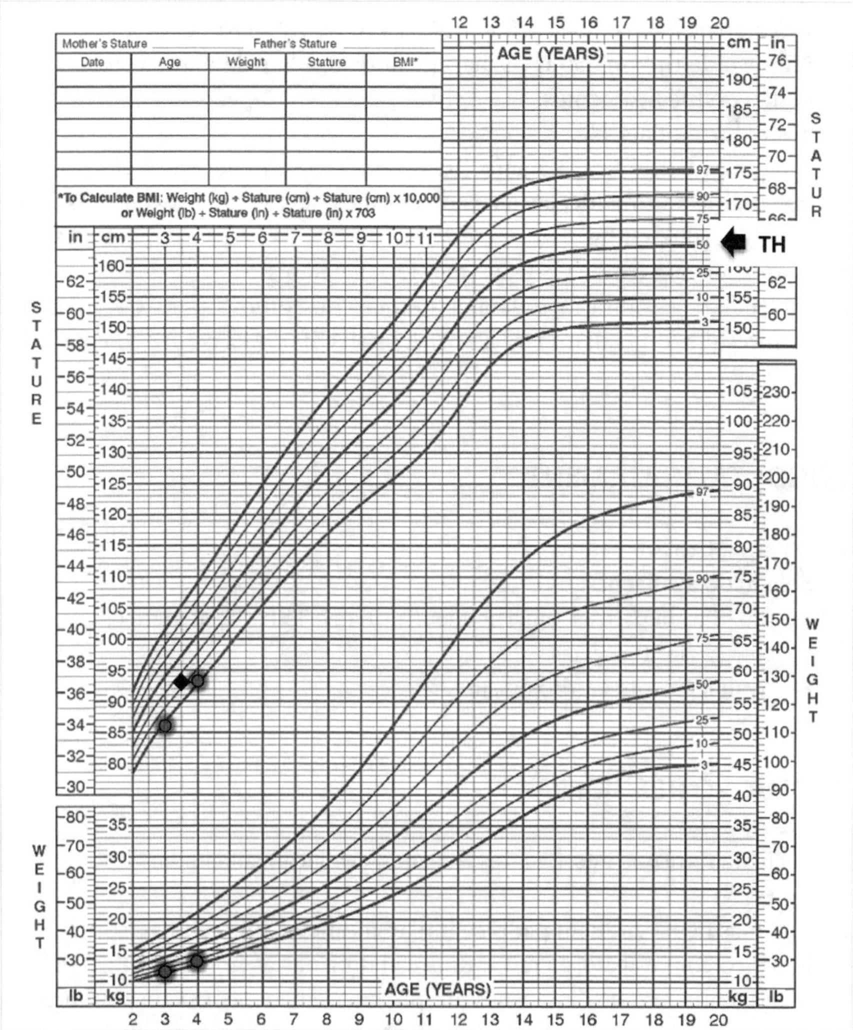

FIGURA 2

Fonte: National Center for Health Statistics and National Center for Chronic Disease Prevention and Health Promotion, 2000.

http://www.cdc.gov/growthcharts

EXAMES SUBSIDIÁRIOS

- Bioquímicos: exames realizados com valores normais: hemograma, VHS, creatinina, gasometria venosa, proteínas totais e frações, cálcio, fósforo e fosfatase alcalina, anticorpo antitransglutaminase IgA tecidual, IgA sérica total.
- TGO: 74 U/L; TGP: 36 U/L; gamaGT: 28 U/L.

- Hormonais basais: IGF1: 75 ng/mL, T4 livre: 1,2 ng/dL e TSH: 0,5 mUI/L (em uso de tiroxina 50 mcg/dia; coleta realizada pela manhã, antes da ingestão do medicamento).
- Testes hormonais: NA.
- Imagem: idade óssea: 3,5 anos (IC: 4 anos). US tireoide: discreto aumento no volume da tireoide, ausência de nódulos, textura heterogênea, Doppler com hiperfluxo difuso.
- Cariótipo com banda G: 45,X +mar (30 metáfases).
- Molecular: pesquisa de sequências do cromossomo Y por PCR multiplex com resultado positivo para TSPY, AZFa, AZFb, AZFc e AZFd e negativo para SRY.

CONDUTA/TRATAMENTO

- Mantida tiroxina.
- Solicitado avaliações:
  - Enzimas hepáticas, bilirrubinas, T4 livre e TSH, US hepático, US pélvico, US vias urinárias.
  - Avaliação com cardiologista.

EVOLUÇÃO RESUMIDA

Paciente retornou aos 4,5 anos trazendo avaliação solicitada:

- Enzimas hepáticas com padrão similar ao inicial, bilirrubinas normais, US hepático com esteatose grau I. Rins e vias urinárias normais. O US pélvico identificou útero de dimensões pré-puberais e não identificou presença das gônadas.
- Avaliação cardíaca seguida de ecografia com Doppler colorido não identificou anormalidades.

Paciente foi submetida a laparoscopia pélvica, com retirada de duas gônadas em fita. Laudo anatomopatológico descreveu estroma gonadal bilateral, sem evidências de células malignas, indicando o diagnóstico de disgenesia gonadal.

A paciente iniciou tratamento com GH por via SC, na dose de 0,7 mg/dia (50 mcg/kg/dia).

Aos 5,5 anos apresentava estatura: 104 cm (Z: –1,02) e peso: 16 kg (**Figura 3**), mantendo Tanner P1M1. Resultado T4 livre: 0,7 ng/dL e TSH: 5,5 mUI/L.

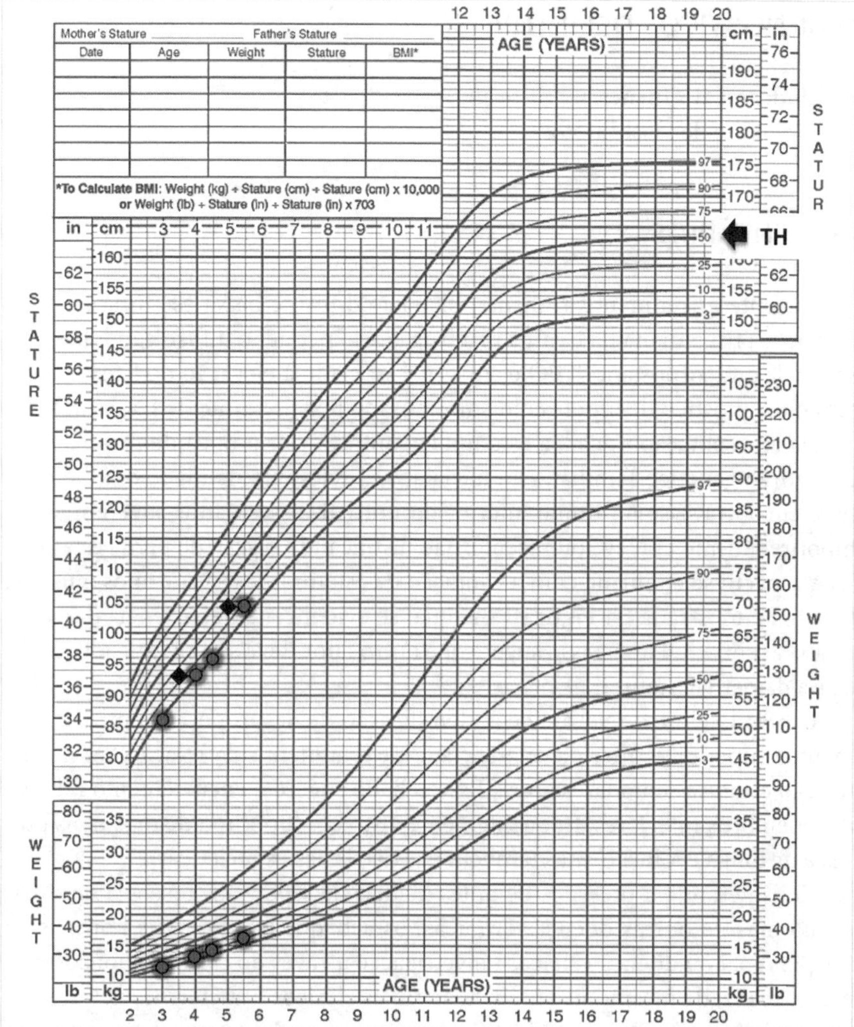

FIGURA 3
Fonte: National Center for Health Statistics and National Center for Chronic Disease Prevention and Health Promotion, 2000.
http://www.cdc.gov/growthcharts

A dose de tiroxina foi ajustada para 66 mcg/dia e a dose de GH ajustada para 0,8 mg/dia.

DIAGNÓSTICOS DEFINITIVOS

- Síndrome de Turner.
- Tireoidite de Hashimoto.

COMENTÁRIOS

Paciente inicialmente avaliada por bócio difuso e baixa estatura. História de doença tireoidiana na família materna, bócio pequeno difuso e indolor, presença de anticorpos anti-TPO e anti-Tg, associado à elevação do TSH, suportam o diagnóstico de hipotireoidismo causado por tireoidite de Hashimoto.

Na apresentação inicial, a estatura encontrava-se significantemente abaixo do padrão genético familial, não havia atraso relevante da idade óssea e o T4 livre encontrava-se no limite inferior do normal. Esses dados sugerem que o hipotireoidismo era leve ou recente, não justificando o grau de perda estatural. Esse aspecto se confirma com a evolução da estatura observada após o uso da tiroxina e mostrada na **Figura 1**, na qual se evidencia a persistência da perda estatural entre 3-4 anos. Isso sugere que outro fator deva ser investigado, como causa da perda estatural.

Um dado clínico relevante é a identificação de desproporção entre os segmentos superior e inferior, evidenciada pelo aumento da relação SS/SI e da relação estatura sentada/estatura. Esse achado sugere o encurtamento relativo dos membros inferiores, frequentemente visto em hipotireoidismos mais graves e de longa evolução, mas também nas displasias esqueléticas.

Considerando a presença de otites médias de repetição, ausência de sinais e sintomas de outras doenças crônicas, os achados laboratoriais normais de função renal ou doença celíaca, a investigação através do cariótipo foi corretamente realizada mesmo na ausência de sinais clínicos característicos.

O cariótipo 45,X +mar identificou a monossomia do cromossomo X e a presença de um marcador, representativo de um fragmento cromossômico de origem não identificada (X ou Y). Nessa situação, é essencial a investigação de sequências do cromossomo Y, que adicionam risco de desenvolvimento tumoral às gônadas disgenéticas.

O estudo molecular realizado pela pesquisa de sequências do cromossomo Y por PCR multiplex foi negativo para o gene *SRY*, explicando a não diferenciação testicular e ausência de sinais de virilização. O resultado positivo para os genes *TSPY*, *AZFa*, *AZFb*, *AZFc* e *AZFd*, que correspondem a genes localizados no braço longo do Y e relacionados ao maior risco de desenvolvimento neoplásico, reforçaram a indicação de retirada da gônada em fita. Nestes casos, é recomendável que a remoção da gônada em fita seja feita antes do início do GH, pois, caso tenha havido degeneração prévia da gônada e desenvolvimento neoplásico, o GH funcionará como um fator de estímulo ao crescimento tumoral.

O resultado observado no cariótipo, em associação com baixa estatura, doença autoimune (tireoidite) e elevação das enzimas hepáticas com esteatose hepática leve compõe um quadro clínico habitual observado em casos de síndrome de Turner.

A investigação morfológica de malformações cardiovasculares (especialmente aórticas e valvares cardíacas à esquerda), malformações renais (especialmente rim em ferradura ou com vícios de rotação), observação da pressão arterial, que deve ser aferida nos quatro membros e com a análise da amplitude do pulso, são aspectos essenciais na avaliação complementar de pacientes com quadro confirmado de síndrome de Turner.

A avaliação especializada por otorrinolaringologista, com especial atenção ao quadro auditivo, é recomendável. Quadros de hipoacusia de condução, mas também neurogênica, são observados nessas pacientes, sendo a análise audiométrica para uma triagem inicial do quadro.

A paciente apresenta esteatose hepática grau I e elevação discreta de enzimas. Esse quadro é frequentemente observado em pacientes com síndrome de Turner, devendo ser avaliado progressivamente em relação a sua evolução e quanto à associação com quadro de resistência insulínica, hipertrigliceridemia, hiperglicemia e progressiva evolução para intolerância à glicose ou DM.

O uso de GH está indicado já em idades mais precoces com o objetivo de recuperar a estatura e melhorar a composição corporal. A dose indicada inicialmente é de 0,05 mg/kg/dia (0,15 UI/kg/dia), com vigilância dos valores de glicemia, insulina e hemoglobina glicada. A IGF1 (**Tabela 1**) e a IGFBP3 (**Tabela 2**) devem permanecer nos limites superiores do normal para a faixa etária, mantendo-se a razão molar entre ambas também dentro do normal (**Tabela 3**). A razão molar IGF1/IGFBP3 é feita considerando-se o peso molecular de ambos (PM da IGF1: 6,7; PM da IGFBP3: 27,6), calculada de forma simplificada pela equação:

Razão molar = [IGF1 (ng/mL)/6,7] × 100/[IGFBP3 (ng/mL)/27,6]

TABELA 1 IGF1 (ng/mL)

Idade (anos)	Homens (percentil)			Mulheres (percentil)		
	2,5%	50%	97,5%	2,5%	50%	97,5%
0	27,0	77,4	157,0	17,9	58,6	125,6
1	29,7	83,1	166,8	19,5	62,3	132,3
2	33,9	92,6	183,9	22,2	69,2	145,4
3	39,0	104,0	204,5	25,9	78,9	164,2
4	44,3	115,7	225,0	30,7	91,2	187,8
5	50,0	127,6	245,5	36,2	105,2	214,4
6	56,2	140,4	267,1	42,0	119,1	240,4
7	63,4	155,0	291,9	48,6	135,0	269,6
8	72,3	173,4	323,1	56,9	154,4	305,3
9	83,6	196,1	361,6	67,2	178,5	349,4
10	96,9	222,8	406,6	79,5	206,6	400,3
11	111,6	251,6	454,5	92,6	235,9	452,6
12	126,1	278,9	498,7	105,3	262,7	499,1
13	138,6	300,8	532,5	115,9	283,5	533,4
14	147,5	314,4	551,2	123,4	296,2	552,0
15	152,2	318,8	553,5	127,4	300,1	554,2
16	152,9	315,0	541,8	127,9	295,9	541,5
17	150,6	305,4	520,6	125,3	285,2	517,3
18	146,2	292,0	493,6	120,5	270,0	485,8
19	140,2	276,1	462,7	114,4	252,6	450,8
20	133,1	258,5	430,0	107,8	234,8	416,0
21-25	115,2	217,2	354,8	92,9	196,2	342,0
26-30	97,9	176,8	281,6	78,4	158,7	270,0
31-35	88,3	156,4	246,0	73,1	144,7	243,0
36-40	83,4	147,9	232,7	69,0	135,7	227,0
41-45	74,9	135,7	216,4	61,5	121,7	204,4
46-50	66,9	125,7	205,1	56,8	114,5	194,5
51-55	60,6	119,4	200,3	53,0	109,9	189,6
56-60	54,3	112,5	194,2	45,6	98,0	172,4
61-65	48,8	106,0	187,7	42,2	94,1	169,0
66-70	46,5	105,8	191,9	38,3	88,7	162,5
71-75	40,9	96,7	179,2	36,6	88,2	164,7
76-80	37,1	91,1	172,0	34,7	86,7	164,8
81-85	33,8	86,1	165,4	34,4	89,1	172,4
86-90	32,2	85,0	166,1	33,6	90,3	177,8

Fonte: Bidlingmaier M. J Clin Endocrinol Metab. 2014;99(5):1712-21.

TABELA 2 IGFBP3 (ng/mL)

Idade (anos)	Homens (percentil)			Mulheres (percentil)		
	2,5%	50%	97,5%	2,5%	50%	97,5%
0	1113	2073	3180	1053	2114	3271
1	1289	2379	3634	1221	2417	3721
2	1465	2678	4074	1388	2711	4151
3	1637	2966	4492	1553	2993	4557
4	1801	3235	4878	1713	3257	4933
5	1942	3458	5193	1854	3480	5242
6	2039	3601	5384	1945	3605	5403
7	2096	3670	5466	2019	3699	5515
8	2153	3741	5550	2096	3795	5629
9	2221	3830	5660	2180	3903	5762
10	2300	3940	5801	2270	4021	5908
11	2385	4058	5956	2360	4140	6055
12	2463	4165	6093	2444	4246	6184
13	2528	4250	6198	2517	4335	6286
14	2580	4313	6272	2580	4406	6365
15	2614	4349	6306	2636	4466	6428
16	2638	4366	6316	2682	4511	6470
17	2657	4379	6319	2718	4542	6495
18	2678	4394	6327	2749	4566	6510
19	2700	4413	6341	2779	4591	6527
20	2723	4436	6361	2809	4618	6550
21-25	2753	4453	6361	2855	4647	6559
26-30	2683	4307	6127	2752	4430	6219
31-35	2610	4198	5977	2573	4137	5804
36-40	2571	4177	5982	2504	4055	5709
41-45	2515	4161	6018	2409	3957	5610
46-50	2374	4022	5891	2343	3922	5612
51-55	2251	3914	5808	2306	3945	5703
56-60	2133	3801	5711	2238	3914	5717
61-65	2027	3694	5610	2161	3860	5691
66-70	1926	3579	5487	2059	3747	5572
71-75	1779	3365	5201	2005	3707	5549
76-80	1673	3219	5015	1950	3649	5490
81-85	1632	3194	5014	1925	3639	5498
86-90	1665	3313	5239	1961	3741	5672

Fonte: Friedrich N. J Clin Endocrinol Metab. 2014;99(5):1675-86.

TABELA 3 IGF1/IGFBP3 *ratio*

Idade (anos)	Homens (percentil)			Mulheres (percentil)		
	2,5%	50%	97,5%	2,5%	50%	97,5%
0	3,57	9,73	19,76	4,46	10,41	20,27
1	3,87	10,30	20,68	4,60	10,56	20,32
2	4,22	10,98	21,80	4,80	10,83	20,61
3	4,62	11,75	23,07	5,07	11,23	21,14
4	5,07	12,60	24,44	5,40	11,76	21,92
5	5,55	13,51	25,92	5,80	12,44	22,94
6	6,09	14,51	27,53	6,27	13,25	24,20
7	6,68	15,61	29,29	6,84	14,24	25,78
8	7,36	16,86	31,29	7,52	15,46	27,73
9	8,12	18,24	33,51	8,33	16,91	30,10
10	8,94	19,72	35,85	9,25	18,56	32,79
11	9,80	21,21	38,14	10,22	20,27	35,54
12	10,62	22,58	40,17	11,12	21,83	38,00
13	11,35	23,67	41,65	11,86	23,04	39,83
14	11,90	24,36	42,39	12,36	23,78	40,82
15	12,23	24,60	42,34	12,57	23,97	40,90
16	12,35	24,40	41,55	12,51	23,66	40,15
17	12,27	23,84	40,18	12,20	22,92	38,71
18	12,02	22,99	38,37	11,70	21,86	36,79
19	11,64	21,93	36,28	11,08	20,62	34,60
20	11,16	20,76	34,06	10,43	19,35	32,39
21-25	9,86	17,86	28,81	8,88	16,43	27,44
26-30	8,09	14,23	22,51	7,25	13,48	22,60
31-35	7,33	12,79	20,14	6,83	12,80	21,60
36-40	6,96	12,23	19,32	6,62	12,45	21,05
41-45	6,34	11,28	17,98	6,20	11,68	19,79
46-50	6,14	11,14	17,99	5,88	11,16	18,99
51-55	5,92	10,96	17,92	5,46	10,49	17,99
56-60	5,87	10,97	18,05	4,93	9,61	16,65
61-65	5,84	10,84	17,77	4,67	9,14	15,88
66-70	6,08	11,17	18,20	4,68	9,10	15,74
71-75	6,13	11,16	18,05	4,73	9,03	15,41
76-80	6,30	11,29	18,09	4,83	9,01	15,13
81-85	6,60	11,58	18,27	5,22	9,53	15,76
86-90	6,85	11,69	18,12	5,41	9,67	15,77

Fonte: Friedrich N. J Clin Endocrinol Metab. 2014;99(5):1675-86.

A recuperação precoce da estatura potencialmente permitirá iniciar a substituição de esteroides ovarianos em idade adequada (entre 10-12 anos).

REFERÊNCIAS

1. Ahn JM, Suh JH, Kwon AR, Chae HW, Kim HS. Final adult height after growth hormone treatment in patients with Turner syndrome. Horm Res Paediatr. 2019;91(6):373-9.
2. Bidlingmaier M, Friedrich N, Emeny RT, et al. Reference intervals for insulin-like growth factor-1 (igf-i) from birth to senescence: results from a multicenter study using a new automated chemiluminescence IGF-I immunoassay conforming to recent international recommendations. J Clin Endocrinol Metab. 2014;99(5):1712-21.
3. Dabrowski E, Johnson EK, Patel V, et al. Turner Syndrome with Y chromosome: spontaneous thelarche, menarche, and risk of malignancy. J Pediatr Adolesc Gynecol. 2020;33(1):10-4.
4. Friedrich N, Wolthers OD, Arafat AM, et al. Age- and sex-specific reference intervals across life span for insulin-like growth factor binding protein 3 (IGFBP-3) and the IGF-I to IGFBP-3 ratio measured by new automated chemiluminescence assays. J Clin Endocrinol Metab. 2014;99(5):1675-86.

Caso 1.9.2

Alexsandra C. Malaquias

HISTÓRIA

Menino, 4 anos e 10 meses, sexo masculino, procedente de São Paulo/SP. Veio para investigar baixa estatura notada desde o primeiro ano de vida.

HPMA

A mãe relata que a criança nasceu bem, mas começou a desacelerar o crescimento desde o primeiro ano de vida. O pediatra da criança atribuiu a falha do crescimento a problema cardíaco diagnosticado ao nascimento. Atualmente, a criança não usa medicações e teve alta da cardiologia.

Antecedentes

Segundo filho de prole de 2, pais não consanguíneos.

Gestação sem complicações, parto cesáreo, 39 semanas, PN = 2.890 g (Z-PN = –1,06), CN = 47 cm (Z-CN = –1,41).

Criptorquidia bilateral ao nascimento. Orquidopexia à direita com 1 ano e 6 meses. TE na bolsa.

Sopro cardíaco visto após o nascimento. ECO (IC: 2 m): estenose de valva pulmonar.

DNPM: sentou aos 7 meses, andou com 1 ano e 1 mês, primeiras palavras com 2 anos e 3 meses.

Mãe, 39 anos, G2P2A0, saudável, altura adulta = 163 cm (Z-altura = –0,05).

Pai, 44 anos, saudável, altura adulta = 178 cm (Z-altura = +0,16).

TH = 177 cm (Z-TH = 0,02).

EXAME FÍSICO

- Criança em bom estado geral, corado, acianótico, anictérico, hidratado.
- Peso = 15,1 kg; altura = 98,1 cm (Z-altura = -2.1); IMC = 15,7 (Z-IMC = 0,2) (**Figura 1**).
- AR: MV+ sem RA.
- ACV: BNF, em 2T, sem sopros.
- Abd: flácido, plano, sem visceromegalias e massas palpáveis. RHA+
- Genitália: G1P1 - testículos tópicos, com volume de 2 mL bilateralmente.
- Estigmas: hipertelorismo ocular, epicanto, fendas palpebrais oblíquas voltadas para baixo, orelhas displásicas com implantação baixa e hipertelorismo mamário (**Figura 2**).

DIAGNÓSTICO INICIAL

- Baixa estatura pós-natal proporcional a esclarecer - idiopática?
- Cardiopatia congênita - EVP - resolvida.
- Criptorquidia - resolvida.
- Dismorfismos faciais - sindrômica?

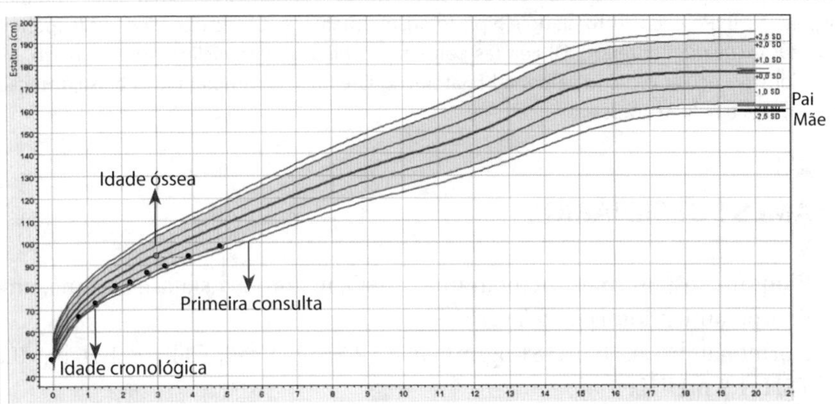

FIGURA 1 Gráfico de altura para idade cronológica (CDC-2000). Dados antropométricos do pediatra e da primeira consulta do paciente no serviço (seta). Altura para a idade cronológica está marcada como ponto preto e altura para a idade óssea correspondente, como ponto cinza. Altura da mãe corrigida (176 cm) está indicada como linha preta e altura do pai (178 cm), como linha cinza.

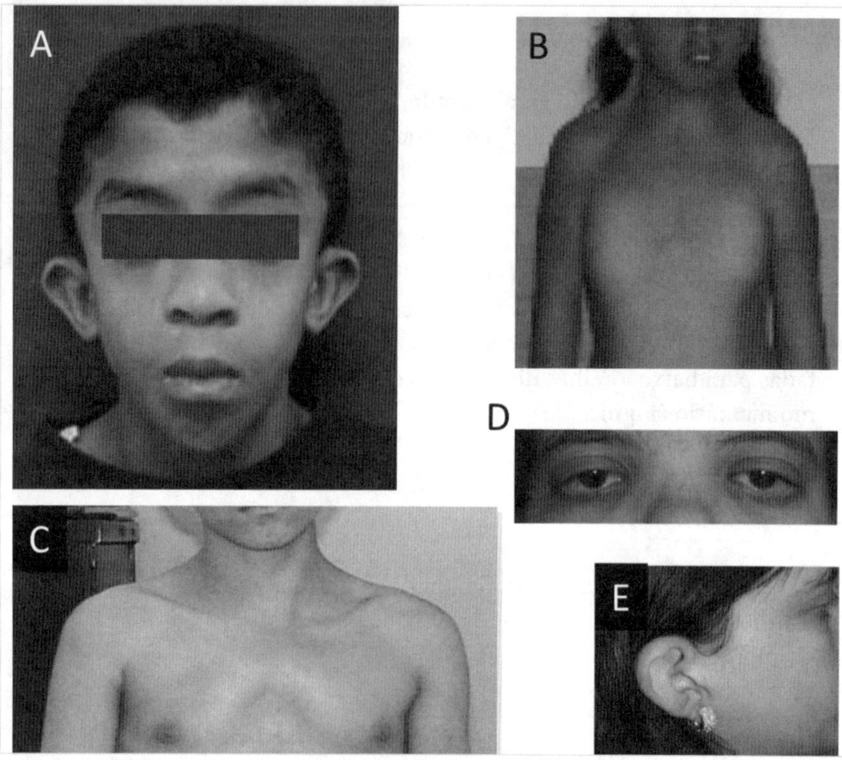

FIGURA 2 Representação do fenótipo da síndrome de Noonan. A) Face triangular e orelhas displásicas. B) Pescoço curto/alado e hipertelorismo mamário. C) *Pectus carinatum* (superior) e *pectus excavatum* (inferior). D) Fendas palpebrais oblíquas com inclinação para baixo, hipertelorismo ocular e ptose palpebral bilateral. E) Orelhas com implantação baixa, rotação incompleta e hélice espessada.

EXAMES SUBSIDIÁRIOS

- Bioquímicos: normais (hemograma, cálcio, fósforo e fosfatase alcalina, anticorpo antiendomísio, IgA sérica).
- Hormonais basais: IGF1: 81 ng/mL; IGFBP-3: 3 mg/mL; T4 livre: 1,16 ng/dL; TSH: 1,9 mUI/L.
- Hormonais testes: teste da clonidina (atensina – 100 mcg/m^2, via oral) com IC = 6 anos → pico de GH no tempo 60' = 10,2 ng/mL.
- Imagem: RX idade óssea = 3 anos (IC = 3 anos e 11 meses).
- RNM hipotálamo/hipófise = normal.

CONDUTA/TRATAMENTO

Observação da velocidade de crescimento e retorno a cada 4 meses.

Avaliação molecular: a análise do gene *PTPN11* (ENST00000351677) encontrou a variante c.922A >G que resulta em uma substituição de asparagina por ácido aspártico na posição 380 (p. Asn308Asp; p. N308D) da proteína SHP2 (rs: 28933386) (**Figura 3**).

DIAGNÓSTICO DEFINITIVO

- Baixa estatura + dismorfismos faciais + cardiopatia + criptorquidia → síndrome de Noonan.

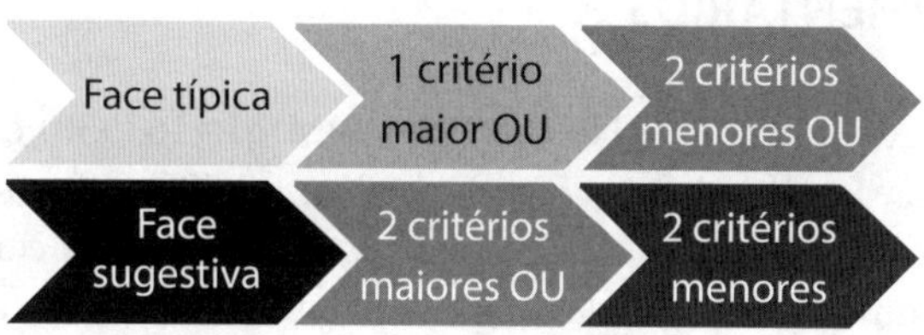

Diágnóstico clínico da síndrome de Noonan

Características	A = maiores	B = menores
Cardíacas	Estenose valvar pulmonar Miocardiopatia hipertrófica	Outras
Altura	< 3º percentil	< 10º percentil
Torácicas	*Pectus carinatum* e/ou *excavatum*	Alargado
História familiar	Parente de 1º grau com diagnóstico definitivo	Parente de 1º grau com diagnóstico sugestivo
Outros: ▪ Retardo mental ▪ Criptorquidia ▪ Displasia linfática	Todos	Qualquer

FIGURA 3 Para diagnóstico clínico da síndrome de Noonan é necessário definir a face como típica ou sugestiva e somar outras características clínicas classificadas como critérios maiores ou menores. A face típica é caracterizada por formato triangular, fenda palpebral oblíqua e voltada para baixo, hipertelorismo ocular, ptose palpebral, pavilhão auricular de implantação baixa e rotação incompleta, retrognatia/micrognatia e pescoço curto/alado.
Fonte: adaptada de van der Burgt I, Berends E, Lommen E, van Beersum S, Hamel B, Mariman E. Clinical and Molecular Studies in a Large Dutch Family With Noonan Syndrome. Am J Med Genet. 1994;53(2):187-91.

EVOLUÇÃO RESUMIDA

O paciente retornou após a primeira consulta com exames normais. A idade óssea mostrava 1 ano de atraso em relação à IC e foi optado por acompanhamento para observação. Um ano depois, o paciente mantinha VC dentro do normal, sem recuperação da estatura. Solicitado teste da clonidina, que veio responsivo, e RNM de hipotálamo/hipófise normal.

Reavaliado o fenótipo da criança e feita suspeita clínica de síndrome de Noonan baseada nos critérios para diagnóstico clínico (**Figura 4**). Foi, então, solicitada pesquisa molecular para o gene *PTPN11* que confirmou diagnóstico.

Indicado tratamento com hormônio de crescimento recombinante humano (rhGH) na dose de 0,15 UI/kg/dia. A evolução da criança e a resposta ao tratamento pode ser visualizada na **Figura 5**.

COMENTÁRIOS

A síndrome de Noonan (SN; OMIM #163950) é considerada uma doença rara e tem frequência entre 1:1.000 e 1:2.500. O fenótipo típico é caracterizado por dismorfismos faciais, baixa estatura, defeitos cardíacos, criptorquidia nos meninos e dificuldade de aprendizado/retardo mental. A herança é autossômica dominante na maioria dos casos e é causada por variantes patogênicas, em heterozigose, em genes que codificam proteínas que participam ou regulam a

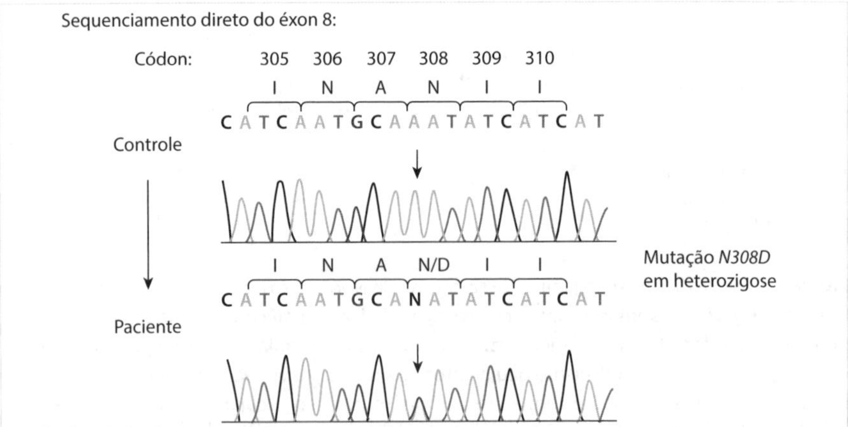

FIGURA 4 Sequenciamento do gene *PTPN11* pelo método de Sanger. No esferograma do paciente, a seta indica a troca do nucleotídeo A>G na posição 922 do cDNA, o que resulta na substituição de asparagina por ácido aspártico na posição 380 da proteína SHP2 (p.N308D).

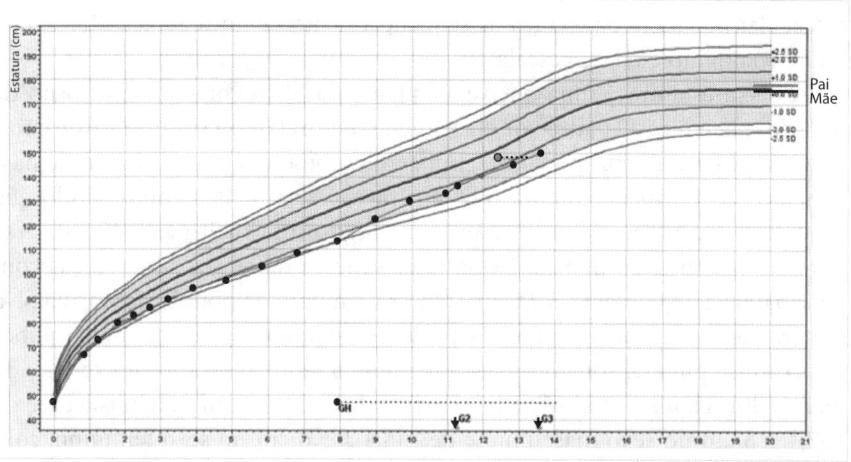

FIGURA 5 Gráfico de altura para idade (CDC 2000). Altura do paciente durante o seguimento ambulatorial. Pontos pretos mostram altura para a idade cronológica e ponto cinza indica a altura para a idade óssea. Início e duração da terapia com rhGH está indicada na linha cinza pontilhada. As setas indicam estadiamento puberal de acordo com a idade cronológica. Altura da mãe corrigida (176 cm) está indicada como linha preta e altura do pai (178 cm), como linha cinza.

via de sinalização RAS/MAPK. Essa via é fundamental para vários processos celulares, como proliferação, diferenciação e, até mesmo, morte celular.

A via RAS/MAPK é ativada através de receptores tirosina-quinase (RTK) que se ligam a fatores de crescimento, como IGF1 e insulina. Até o momento, diversos genes da via RAS/MAPK foram descritos na SN (**Figura 6**) ou em outras síndromes com fenótipo sobreposto, como a SN com múltiplas *lentigines* (formalmente conhecida como síndrome de Leopard; OMIM #151100), síndrome Noonan-*like* com cabelos anágenos (OMIM #607721), síndrome de Costello (OMIM #218040), síndrome cardiofaciocutânea (OMIM #115150), neurofibromatose tipo 1 (OMIM #162200) e síndrome de Legius (OMIM #611431). Esse grupo de síndromes causadas por aumento da sinalização na via RAS/MAPK é, atualmente, conhecido como rasopatias. O gene *PTPN11* está descrito como causador em, aproximadamente, 50% dos pacientes com diagnóstico clínico de SN, seguido pelo SOS1 (13%), RIT1 (5%), RAF1 (5%) e KRAS (< 5%). Outros genes, como *BRAF*, *LZTR1*, *MEK1* e *NRAS*, foram descritos em < 1% dos casos. Alguns genes, como *A2ML1*, *CBL*, *MRAS*, *PPP1CB*, *RASA2*, *RRAS2*, *SHOC2* e *SOS2*, são ainda mais raros e descritos em menos de 10 indivíduos na literatura. Como a SN apresenta heterogeneidade genética, é recomendado fazer painel de genes para confirmação do diagnóstico molecular por meio da técnica de sequenciamento de nova geração (NGS) ou sequenciamento em larga escala.

A baixa estatura é uma queixa frequente na SN, ocorrendo em torno de 80% dos pacientes. O padrão de crescimento natural dessa síndrome é de baixa estatura pós-natal e proporcional. Em geral, o peso e o comprimento de nascimento são normais, embora o comprimento seja mais comprometido que o peso. A perda da estatura fica evidente logo no primeiro ano de vida e se estabiliza durante a infância. Nessa fase, a média de altura das crianças com SN é paralela ao percentil 3 da curva de crescimento da população normal. Na puberdade, em torno de 30% dos pacientes afetados apresenta atraso puberal. O atraso puberal somado ao estirão puberal reduzido comprometem ainda mais a altura adulta. A altura adulta média da SN na população brasileira é de 157,4 ± 8 cm no sexo masculino e de 148,4 ± 5,6 cm no sexo feminino, com desvio-padrão em relação à média de –2,2 e –2,4, respectivamente, quando comparado com a população de referência (CDC). Em relação ao genótipo, os pacientes com mutação nos genes *SHOC2, RAF1* e *PTPN11* são mais afetados pela baixa estatura.

O tratamento da baixa estatura com rhGH foi aprovado para indivíduos com SN desde 2007 pela US Food and Drug Administration (FDA) em uma dose que varia de 33-66 mcg/kg/dia. Outros países, como o Brasil, Israel, Fi-

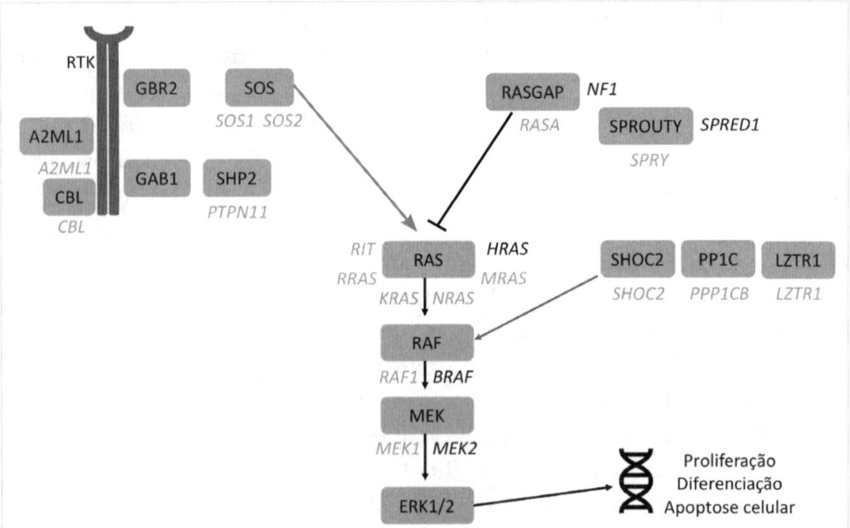

FIGURA 6 Representação da via de sinalização RAS/MAPK que é ativada através de receptores tirosinaquinase (RTK). Retângulos cinzas mostram as proteínas da via RAS/MAPK com os respectivos genes em itálico (os genes causadores da SN estão mostrados em cinza). Seta cinza: ativação. Linha preta: inibição.

lipinas, Coreia do Sul e Suíça, também licenciaram o rhGH para essa indicação. Em média, o ganho no escore-Z da altura adulta (ou quase adulta) é de, aproximadamente, 1,3 desvio-padrão. Os fatores associados a melhor resposta ao tratamento são a dose de rhGH (maior dose, melhor resultado), início precoce da terapia, maior tempo de tratamento na fase pré-púbere e duração do tratamento. Estudos em grandes coortes de pacientes para avaliar o efeito do tratamento a longo prazo com rhGH na altura adulta ainda são escassos. Em relação ao genótipo, estudos recentes mostram melhora da altura adulta em pacientes com variantes patogênicas no gene *PTPN11* após terapia com rhGH.

Os dados acumulados sobre a segurança do tratamento com rhGH em pacientes com NS não mostram evidências de efeitos cardíacos adversos ou aumento da ocorrência de malignidades. Entretanto, a segurança a longo prazo ainda não foi estudada, sistematicamente, em relação ao risco de desenvolvimento e recorrência de tumores, de desenvolvimento ou progressão de escoliose ou de cardiomiopatia obstrutiva hipertrófica. Dessa forma, a decisão de iniciar a terapia com rhGH deve levar em consideração o risco de câncer (especialmente na presença de variantes patogênicas específicas nos genes *PTPN11* e *KRAS*), a doença cardíaca ativa e a escoliose. A vigilância deve ser permanente em todos os pacientes.

REFERÊNCIAS

1. Aoki Y, Niihori T, Inoue S, Matsubara Y. Recent advances in RASopathies. J Hum Genet. 2016;61(1):33-9.
2. Malaquias AC, Brasil AS, Pereira AC, Arnhold IJ, Mendonca BB, Bertola DR, et al. Growth standards of patients with Noonan and Noonan-like syndromes with mutations in the RAS/MAPK pathway. Am J Med Genet A. 2012;158A(11):2700-6.
3. Malaquias AC, Noronha RM, Souza TTO, Homma TK, Funari MFA, Yamamoto GL, et al. Impact of growth hormone therapy on adult height in patients with PTPN11 mutations related to Noonan syndrome. Horm Res Paediatr. 2019;91(4):252-61.
4. Tajan M, Paccoud R, Branka S, Edouard T, Yart A. The RASopathy family: consequences of germline activation of the RAS/MAPK pathway. Endocr Rev. 2018;39(5):676-700.

Caso 1.9.3

Thaís Kataoka Homma

HISTÓRIA

Menina, 8 anos, natural de São Paulo. Encaminhada por redução pôndero-estatural.

HPMA

Pediatra notou identificou redução de peso e comprimento desde o nascimento. Orientou aguardar por recuperação espontânea do crescimento, porém pais referem que, até o momento, a criança não atingiu o canal familiar. Queixam-se de que a criança é muito magra e apresenta dificuldade alimentar, com recusa frequente e seleção dos alimentos. Referem presença de refluxo após alimentação e episódios de constipação. A criança ainda não iniciou o desenvolvimento puberal, mas apresenta odor axilar há dois anos. Sem outras queixas.

Antecedentes

Mãe G1P1A0. Durante o pré-natal, notada restrição de crescimento intrauterino. Nega infecções, sangramento ou oligodrâmnio na gestação. Nega uso de medicações, drogas, álcool ou tabagismo. A criança nasceu de parto cesárea; Apgar 9 e 10. Idade gestacional: 37 semanas; peso de nascimento: 1.750 g (Z: –2,7); comprimento de nascimento: 39,5 cm (Z: –3,2); perímetro cefálico: 31,5 cm (Z: –1,0), como mostrados na **Figura 1**. Após o nascimento, permaneceu internada por 3 dias para controle de episódios de hipoglicemia. Recebeu alta em aleitamento materno e complementação com fórmula.

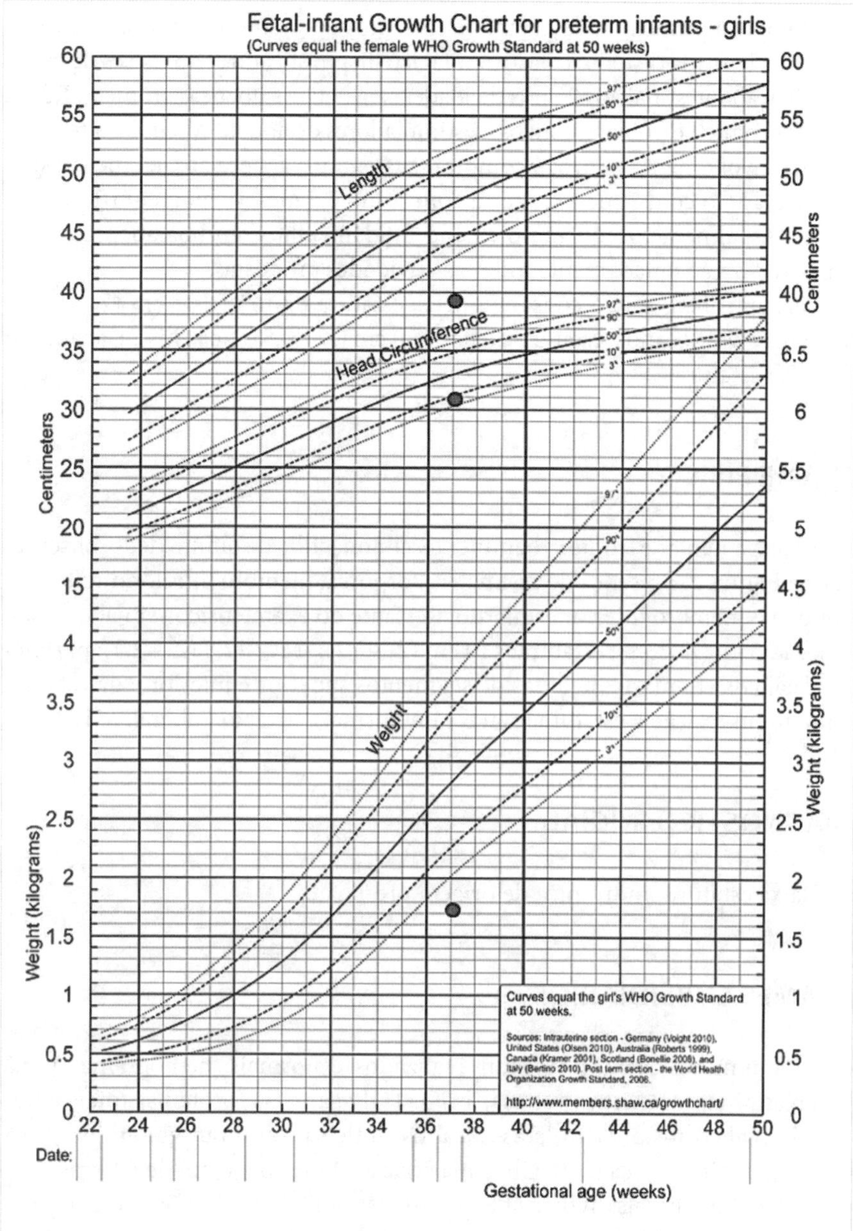

FIGURA 1
Fonte: Fenton TR, Kim JH. BMC Pediatr. 2013;13:59

Durante a primeira infância refere episódios de sudorese noturna sem causa aparente. História de refluxo gastroesofágico diagnosticado aos 3 meses de vida e constipação intestinal aos 2 anos de idade. Nega outras doenças crônicas. Relata uso recorrente de polivitamínicos e estimuladores de apetite. Vacinação regular.

Desenvolvimento neuropsicomotor: sustentou a cabeça aos 4,5 meses; sentou sem apoio com 7 meses; andou com 1 ano e 5 meses; falou com 1 ano e 2 meses. Atualmente, frequenta o ensino fundamental, com boa adaptação social, e realiza adequadamente todas as atividades propostas.

Pais eutróficos e não consanguíneos; estatura da mãe: 162 cm (Z: -0,2) e menarca aos 12,5 anos; estatura do pai: 180 cm (Z: +0,5). Nega história familiar de baixa estatura.

EXAME FÍSICO

Face triangular e fronte proeminente, clinodactilia de quinto dedo, observadas na **Figura 2**. Presença de assimetria corpórea, membro inferior direito menor que o membro inferior esquerdo. Restante do exame físico sem alterações. Peso: 15,5 kg (Z: -3,9); estatura: 110 cm (Z: -3,2); IMC: 12,8 (Z: -2,4); perímetro cefálico: 51 cm. As medidas de segmentos superior e inferior e da estatura sentada em relação à estatura total foram normais. Estágio puberal: M1P1.

DIAGNÓSTICO INICIAL

- Baixa estatura sindrômica de origem pré-natal.

EXAMES SUBSIDIÁRIOS

- Bioquímicos: exames a seguir realizados e normais: hemograma, VHS, creatinina, gasometria venosa, TGO; TGP; gamaGT, proteínas totais e frações, cálcio, fósforo e fosfatase alcalina, anticorpo antitransglutaminase IgA tecidual, IgA sérica total. Glicemia sérica: 72 mg/dL, jejum de 8 horas.
- Hormonais basais: IGF1: 408 ng/mL (140-421), IGFBP-3: 4.152 ng/mL (2.096-5.629); T4 livre: 0,9 ng/dL e TSH: 1,1 mUI/L.
- Imagem: idade óssea: 5,5 anos (IC: 8 anos). Escanometria: membro inferior direito 0,6 cm menor que o membro inferior esquerdo.
- Estudo molecular: por técnica de MLPA: hipometilação na região de controle de *H19/IGF2* na região cromossômica 11p15.

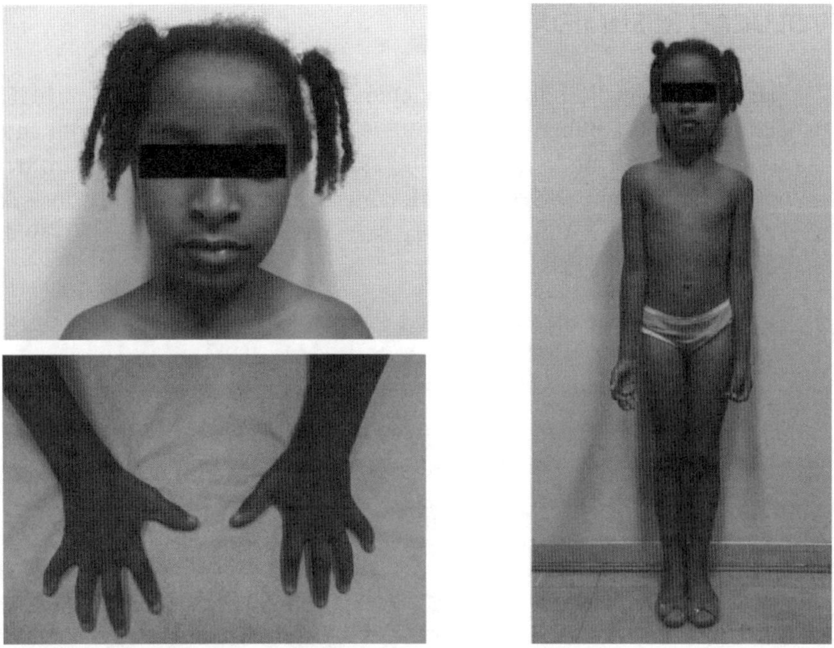

FIGURA 2 (Ver Encarte de imagens no final do livro.)

CONDUTA/TRATAMENTO

Orientações para a família sobre o diagnóstico e o prognóstico da síndrome de Silver-Russell (SSR). Discutido sobre o padrão de crescimento da criança e optado por iniciar tratamento com hormônio de crescimento recombinante humano (rhGH), na dose de 0,1 UI/kg/dia (0,033 mg/kg/dia). Orientado quanto a dieta e risco de alterações metabólicas futuras. Encaminhada a paciente para acompanhamento multidisciplinar com gastropediatra, nutricionista e ortopedista. Programado retorno a cada 6 meses para avaliação da velocidade de crescimento e progressão puberal. Solicitados exames de controle de tratamento do rhGH com IGF1, IGFBP3 e idade óssea anualmente.

DIAGNÓSTICO DEFINITIVO

- Síndrome de Silver-Russell.

EVOLUÇÃO RESUMIDA

A paciente vem evoluindo com discreta resposta ao tratamento com rhGH. Aos 9 anos, iniciou a puberdade e optou-se por iniciar tratamento com agonista de GnRH objetivando maior ganho estatural. Atualmente, mantém tratamento hormonal com rhGH e GnRH, com reajustes periódicos da dose do rhGH conforme o peso. A progressão da estatura e IMC é mostrada na **Tabela 1**, na **Figura 3** e na **Figura 4**.

TABELA 1

Dado clínico/idade (anos)	7	8	9	10	11
Estatura (cm)	105	110	116,5	122,8	127,3
Estatura (escore Z)	–3,3	–3,2	–2,8	–2,4	–2,3
Peso (kg)	14	15,5	17,5	20,2	22
Peso (escore Z)	–4,2	–3,9	–3,5	–3,1	–3,2
IMC (escore Z)	–2,5	–2,4	–2,4	–2,2	–2,2
M (Tanner)	1	1	2	2	2
P (Tanner)	1	1	1	2	3

COMENTÁRIOS

Paciente encaminhada aos 8 anos de idade por baixa estatura de origem pré-natal sem recuperação espontânea após o nascimento. Detectados alguns dismorfismos, como face triangular, fronte proeminente, clinodactilia do quinto dedo e assimetria corpórea. Os sinais clínicos, associados à história de nascimento pequeno para a idade gestacional (PIG) com macrocefalia relativa, e dificuldade alimentar, sugerem a hipótese diagnóstica de síndrome de Silver-Russell (SSR). Para confirmar essa hipótese, foi solicitada a avaliação genética através do exame de MLPA da região 11p15, que confirmou o diagnóstico clínico.

A maioria das crianças com história de nascimento pequeno para idade gestacional apresenta recuperação espontânea do crescimento até os 2 anos de idade. A não realização desse crescimento compensatório após o nascimento indica maior probabilidade de uma causa genética como etiologia da baixa estatura. No caso dessa paciente, a presença de múltiplos dismorfismos associados às condições de nascimento fechou os critérios clínicos para SSR.

A SSR (OMIM #180860) é uma condição clínica e geneticamente heterogênea, com incidência estimada entre 1:3.000 e 1:100.000. Segundo o consenso de SSR, o diagnóstico clínico é considerado se um paciente obtiver pelo menos 4 de 6 dos seguintes critérios:

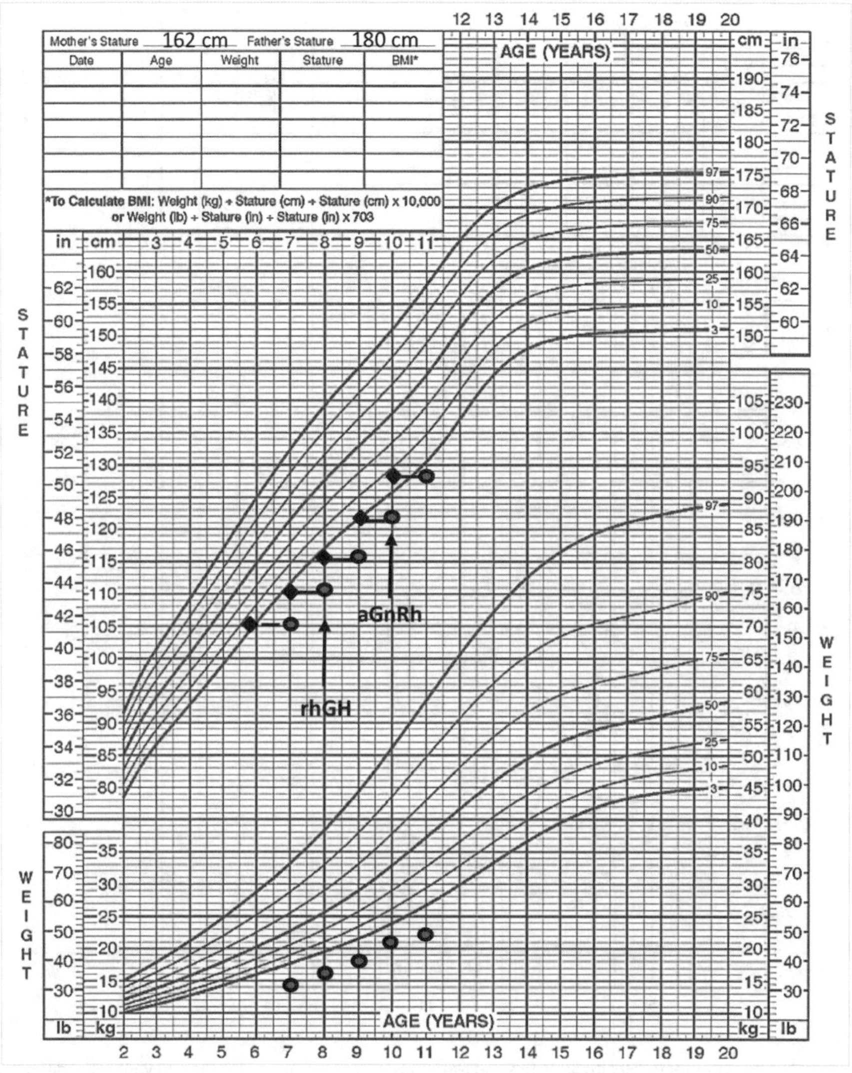

FIGURA 3
Fonte: National Center for Health Statistics and National Center for Chronic Disease Prevention and Health Promotion, 2000.
http://www.cdc.gov/growthcharts

1. História de nascimento PIG (peso e/ou comprimento ao nascer ≤ –2 DP para idade gestacional).
2. Baixa estatura pós-natal aos 24 ± 1 meses ≤ –2 DP ou altura ≤ –2 DP abaixo da altura alvo.

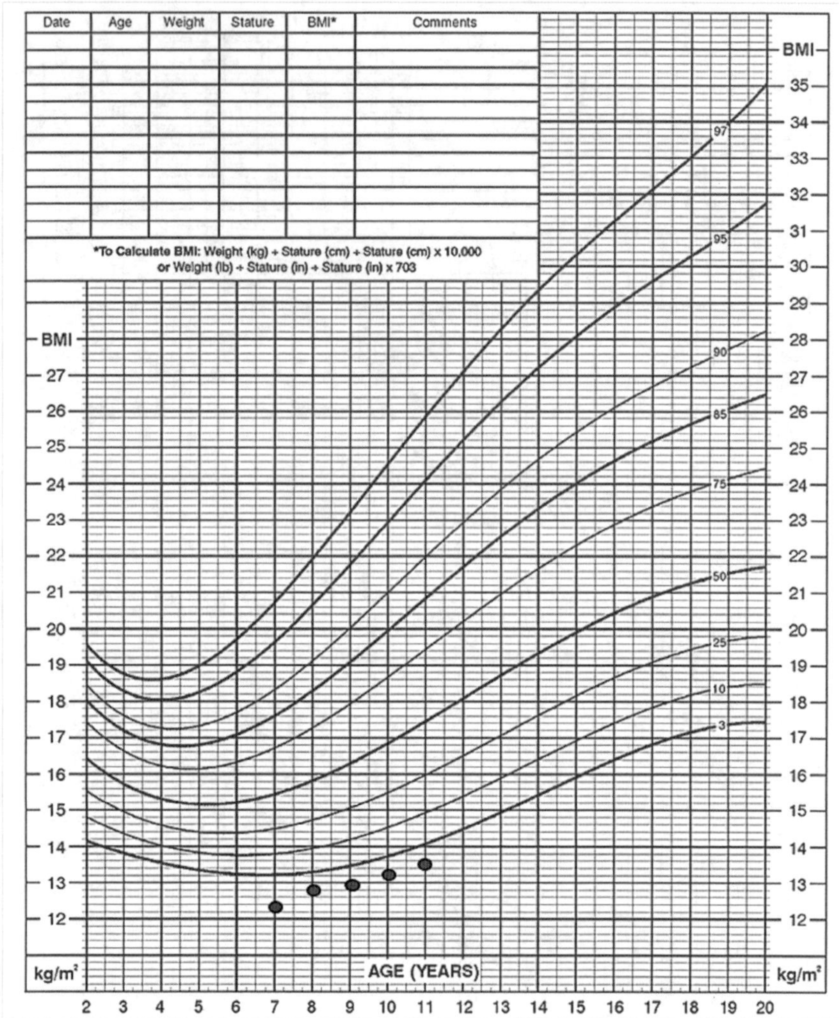

FIGURA 4

Fonte: National Center for Health Statistics and National Center for Chronic Disease Prevention and Health Promotion, 2000.
http://www.cdc.gov/growthcharts

3. Macrocefalia relativa ao nascimento (perímetro cefálico ao nascimento ≥ 1,5 DP acima do DP de peso e/ou comprimento).
4. Fronte proeminente.
5. Assimetria corporal (diferença de ≥ 0,5 cm entre os membros inferiores ou superiores ou < 0,5 cm com assimetria em pelo menos duas outras partes do corpo, exceto face).

6. Dificuldades alimentares e/ou baixo IMC (IMC ≤ −2 DP aos 24 meses) ou uso atual de sonda de alimentação ou ciproeptadina para estimulação do apetite.

Entretanto, além dos critérios diagnósticos, vários outros dismorfismos já foram descritos nos pacientes com SSR, o que pode tornar o fenótipo bastante variável e dificultar o reconhecimento. Entre outras características clínicas associadas estão os problemas ortopédicos, como: escoliose, displasia de quadril, malformações nas mãos e/ou nos pés; alterações neurológicas e comportamentais, como: atraso motor, atraso de fala e espectro autista; alterações gastrointestinais, como a dismotilidade gastrointestinal, levando a refluxo gastroesofágico e a constipação intestinal. Outras alterações descritas são anormalidades maxilofaciais, determinando atraso na erupção dentária, microdontia e ausência de dentes secundários e anomalias genitais, como criptorquidia, hipospadia, síndrome de Mayer-Rokitansky-Kuster-Hauser.

A realização de exames laboratoriais, dosagens hormonais e exames de imagem não auxilia na confirmação diagnóstica da SSR, mas ajuda a excluir outras causas de déficit de crescimento e mesmo possíveis déficits nutricionais associados ao baixo IMC presente nesses pacientes. A partir da suspeita clínica, o teste molecular é útil para a confirmação do diagnóstico e classificação quanto ao subgrupo molecular, fornecendo informações sobre prognóstico, seguimento clínico e aconselhamento genético. A maioria dos casos de SSR é esporádica, mas vários modos de herança, incluindo recessivas, dominantes e ligadas ao X, já foram sugeridas. Além disso, o diagnóstico molecular pode auxiliar no reconhecimento de adolescentes, adultos e crianças menores de 2 anos, quando os sinais clínicos podem ser mais difíceis de serem percebidos.

Na grande maioria das vezes, o diagnóstico definitivo é feito a partir da avaliação molecular através da investigação dos cromossomos 7-11 por MLPA (*Multiplex Ligation Probe Amplification*) ou por meio da avaliação do número de cópias cromossômicas por hibridização genômica comparativa (CGH-array) ou microarranjo genômico (SNP-array). Sabe-se que entre 30-60% das crianças com SSR terão hipometilação da região 11p15, e em 5-10% identifica-se a dissomia uniparental materna do cromossomo 7 (mUPD7). Apenas uma pequena parcela dos pacientes terá mutações em genes específicos, como o gene *IGF2*, *PLAG1* ou o gene *HMGA2*, casos que serão diagnosticados por meio de pesquisa por painel gênico ou sequenciamento exômico. Parte dos pacientes com características clínicas de SSR, mesmo após investigação molecular, pode não ter anormalidade genética identificada.

Em relação ao seguimento clínico, os pacientes com SSR são geralmente encaminhados ao ambulatório de endocrinologia, devido a preocupações quanto ao crescimento pôndero-estatural. Ao nascimento, os pacientes apresentam comprometimento predominante do comprimento em relação ao peso e, na infância, essa relação se inverte. Entre os fatores que podem contribuir para a não recuperação e piora da redução estatural e do baixo peso estão as dificuldades alimentares e os problemas gastrointestinais. Dessa forma, tem-se recomendado o fornecimento de dieta enriquecida, alimentação enteral, uso de suplementos nutricionais e estimuladores de apetite para melhoria do *status* nutricional e prevenção de hipoglicemia. O uso concomitante de estimulador de apetite como a ciproeptadina pode ser utilizado como auxiliar no ganho de peso. Estudo retrospectivo que avaliou o uso da medicação em 23 crianças com SSR mostrou um ganho de 1,1 DP no peso e 0,5 DP na altura após 1 ano de tratamento. Os autores sugerem que a medicação poderia ser oferecida aos pacientes com SSR antes do início do tratamento com rhGH, especialmente nos casos de estagnação de peso, com ou sem nutrição enteral, na dose entre 0,25-0,4 mg/kg/dia, com ajustes regulares da dose de acordo com o ganho de peso e tolerância, porém mais estudos são necessários para a confirmação dos benefícios e avaliação quanto a possíveis efeitos a longo prazo.

O uso de hormônio de crescimento (rhGH) é autorizado a partir da indicação de tratamento para os pacientes nascidos PIG. Sabe-se que a altura adulta prevista para indivíduos com SSR não tratados é de cerca de –3 DP, entre 151-154 cm e 139-147 cm para homens e mulheres, respectivamente. O uso de rhGH determina incremento médio de 1,3 DP, entre 7-11 cm na altura adulta. Dessa forma, tem sido proposto o uso de rhGH em diferentes protocolos de dose que variam de 35-70 mcg/kg/dia a partir dos 2-4 anos de idade. Preconizada a suspensão quando a velocidade de crescimento é < 2 cm/ano e idade óssea > 14 anos em pacientes do sexo feminino ou > 16 anos em pacientes do sexo masculino. Nessa paciente, a dose mínima tem sido empregada, o que permitiria o aumento de dose mais precoce para ao menos 50 mcg/kg/dia com o objetivo de acelerar a recuperação de estatura.

Todos os subtipos moleculares de SSR parecem se beneficiar do tratamento com rhGH, com uma tendência a melhor resposta entre os pacientes com mUPD7 e SSR clínico. A monitorização do tratamento é feita clinicamente e com avaliação das concentrações de IGF1 e IGFBP3, que geralmente indica valores basais no quartil superior da faixa de normalidade para idade e sexo, especialmente naqueles com hipometilação do 11p15, podendo subir significativamente acima do intervalo de referência em crianças com SSR após o início do tratamento com rhGH, mesmo em doses padrão, sugerindo um elemento de resistência ao IGF1. A idade óssea deve ser feita anualmente, e normalmente é atrasada na primeira infância, seguido por um rápido avanço, geralmente entre 8-9 anos de idade, especialmente entre aquelas crianças com excesso de alimentação suplementar.

Além dos efeitos benéficos do rhGH no crescimento, outros benefícios adicionais já foram associados, como melhora do apetite, aumento de massa magra, força muscular e diminuição dos episódios de hipoglicemia. Inclusive, alguns centros preconizam o início da terapia com rhGH em crianças menores de 2 anos de idade com suporte nutricional adequado em caso de hipoglicemia e/ou desnutrição grave e hipotonia muscular importante.

Em relação ao desenvolvimento puberal, pacientes com SSR iniciariam e progrediriam a puberdade de forma semelhante a outros indivíduos nascidos PIG, dentro da faixa habitual, porém mais frequentemente no extremo mais jovem do espectro. Além disso, teriam maior tendência a adrenarca precoce, particularmente naqueles com hipometilação do 11p15. O uso de análogo de GnRH nos pacientes com SSR está indicado formalmente para aqueles com puberdade precoce central, entretanto a associação com rhGH já foi descrita para uso em crianças com desenvolvimento puberal adequado com o intuito de melhorar a altura adulta. Estudos indicam que pacientes com SSR teriam o mesmo benefício que pacientes não SSR, sendo sugerido tratamento adicional com 2 anos de aGnRH ao início da puberdade quando a altura adulta esperada for abaixo < –2,5 DP, contudo mais estudos são necessários para analisar especificamente seus efeitos em pacientes com SSR.

Em relação ao seguimento clínico a longo prazo dos pacientes com SSR, poucos relatos de caso existem na literatura. No entanto, são bem reconhecidos os riscos cardiometabólicos associados à história de nascimento PIG, especialmente entre aqueles com acelerado ganho de peso nos primeiros anos de vida. Outra alteração descrita seria a maior probabilidade de disfunção das células de Sertoli em meninos com SSR, o que poderia levar a um impacto na saúde reprodutiva.

Dessa forma, devido à complexidade do quadro clínico, é preconizado um acompanhamento multidisciplinar dos pacientes com SSR, para que seja proporcionado um monitoramento cuidadoso, evitando complicações a longo prazo e proporcionando melhor qualidade de vida.

REFERÊNCIAS

1. Goedegebuure WJ, Smeets CCJ, Renes JS, Rijke YB, Hokken-Koelega ACS. Gonadal function and pubertal development in patients with Silver-Russell syndrome. Hum Reprod. 2018;33(11):2122-30.

2. Inoue T, Nakamura A, Iwahashi-Odano M, Tanase-Nakao K, Matsubara K, Nishioka J, et al. Contribution of gene mutations to Silver-Russell syndrome phenotype: multigene sequencing analysis in 92 etiology-unknown patients. Clin Epigenetics. 2020;12(1):86.
3. Lemoine A, Harbison MD, Salem J, Tounian P, Netchine I, Dubern B. Effect of cyproheptadine on weight and growth velocity in children with Silver-Russell syndrome. J Pediatr Gastroenterol Nutr. 2018;66(2):306-11.
4. Smeets CC, Zandwijken GR, Renes JS, Hokken-Koelega AC. Long-term results of GH treatment in Silver-Russell syndrome (SRS): do they benefit the same as non-SRS short-SGA? J Clin Endocrinol Metab. 2016;101(5):2105-12.
5. Wakeling EL, Brioude F, Lokulo-Sodipe O, O'Connell SM, Salem J, Bliek J, et al. Diagnosis and management of Silver-Russell syndrome: first international consensus statement. Nat Rev Endocrinol. 2017;13(2):105-24.

Caso 1.9.4

Carlos A. Longui
Diego Figueira Falcochio

HISTÓRIA

Menina, 10 anos, natural e procedente de São Paulo. Encaminhada por apresentar baixa estatura.

HPMA

Avaliada inicialmente aos 4 anos de idade, quando notada estatura no percentil 3 e idade óssea compatível com a idade cronológica. Nessa época não apresentava queixas adicionais. Refere ter feito ainda outros exames gerais pediátricos de sangue, urina e fezes, todos normais. Atualmente, por manter a baixa estatura, foi encaminhada para avaliação.

Antecedentes

Gestação sem intercorrências, parto normal, 39 semanas, PN: 2.950 g; CN: 47 cm; Apgar 8 e 9. Refere alteração de movimentos nos antebraços e punhos, especialmente limitação de rotação dos punhos.

Mãe 32 anos, estatura: 147 cm (Z: –2,5) e menarca aos 12 anos; pai 40 anos, estatura: 172 cm (Z: –0,7). Nega consanguinidade na família.

Mãe refere que tem quadro similar ao da criança, que se agravou com a idade. Recentemente passou por ortopedista, que solicitou radiografia de punho (**Figura 1**).

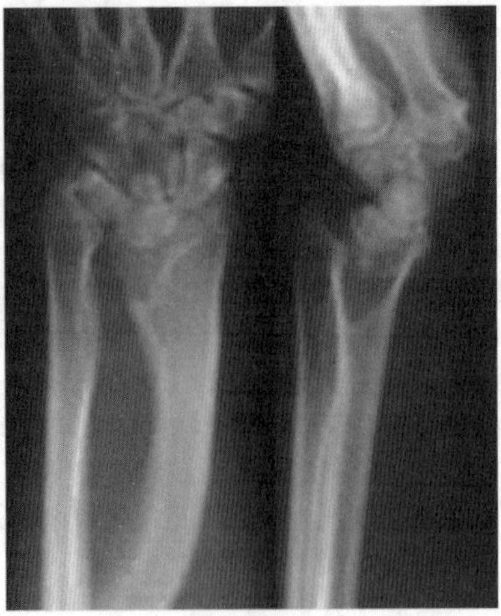

FIGURA 1 Radiografia de punho. (Ver Encarte de imagens no final do livro.)

EXAME FÍSICO

Exame geral sem alterações. Peso: 20 kg; estatura: 120 cm (Z: –2,8) (**Figura 2**); IMC: 13,9 (Z: –1,74). PA: normal. Idade óssea 10 anos (compatível com IC).

Observada desproporção entre os segmentos superior e inferior. A relação entre os segmentos superior e inferior e a relação entre a estatura sentada e a estatura total foram: 1,15 e 0,58, respectivamente (**Figura 3**).

Notados ainda encurtamento e tortuosidade de antebraços e pernas, além de limitação dos movimentos de pronação e supinação das mãos, exigindo báscula dos cotovelos. Também presentes o encurtamento de IV e V metacarpos bilateralmente mostrados na **Figura 4.**

Face atípica, crânio normal, tireoide com palpação normal do istmo e lobos não palpáveis. Cardiovascular: BRNF e sem sopros. Tanner: M2P2.

DIAGNÓSTICO INICIAL

- Baixa estatura desproporcionada.
- História materna de baixa estatura desproporcionada.
- Síndrome de Leri-Weill.

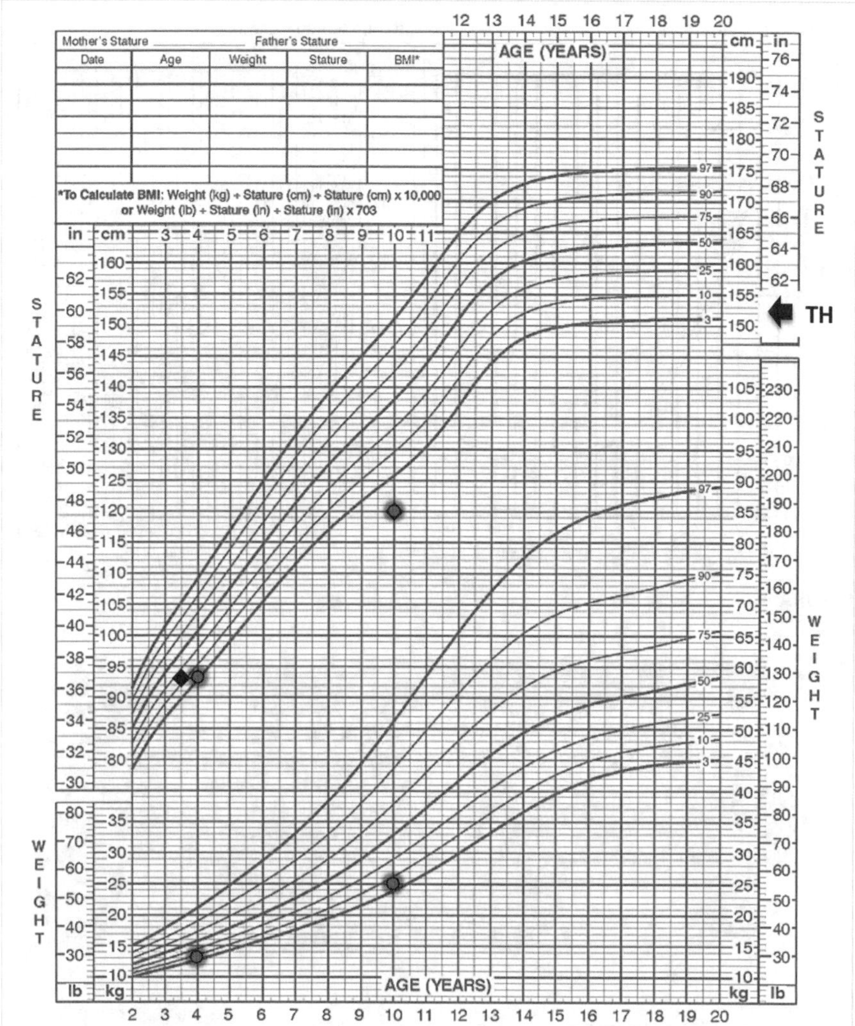

FIGURA 2

Fonte: National Center for Health Statistics and National Center for Chronic Disease Prevention and Health Promotion, 2000.
http://www.cdc.gov/growthcharts

EXAMES SUBSIDIÁRIOS

- Bioquímicos: exames realizados com valores normais: hemograma, PCR, creatinina, gasometria venosa, proteínas totais e frações, enzimas hepáticas, cálcio, fósforo e fosfatase alcalina.

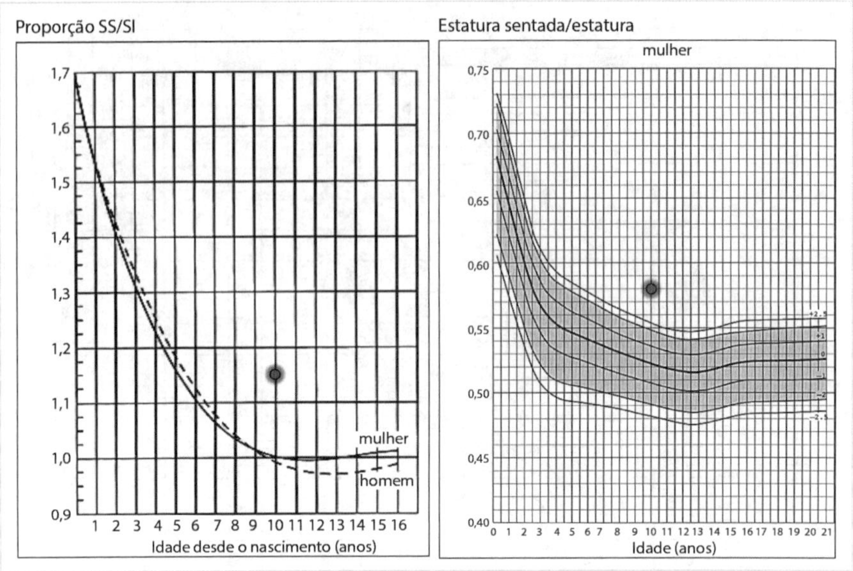

FIGURA 3

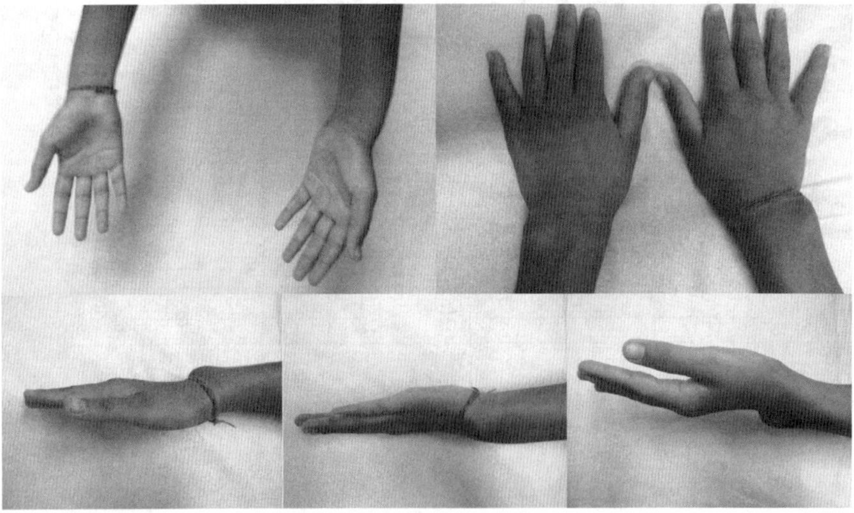

FIGURA 4 Deformidade de Madelung compatível com displasia mesomélica.

- Hormonais basais: IGF1, T4 livre, TSH normais. LH: 1,5 mUI/mL; FSH: 3,5 mUI/mL.
- Imagem: idade óssea de 10 anos (IC: 10 anos).
- Cariótipo com banda G: 46,XX (30 metáfases).

- Molecular: MLPA do gene *SHOX*, utilizando *kit* da MRC-Holland e análise pelo *software* Coffalyser. O resultado é mostrado na **Figura 5**.

D [nt]	Gene-Exon	Chr.band	hg18 loc.	Height	Area	Ratio#	Stdev
211	PPP2R3B-5	Xp22PAR	X-000,227417	2152	17900	0,63	0,13
364	SHOX-AREA-CNE	Xp22PAR	X-000,318975	1611	18139	0,54	0,11
130	SHOX-AREA-CNE	Xp22PAR	X-000,380638	1718	13026	0,48	0,1
427	SHOX-AREA-CNE	Xp22PAR	X-000,436939	1062	12477	0,38	0,08
266	SHOX-up	Xp22PAR	X-000,500427	1589	14988	0,47	0,1
166	SHOX-1	Xp22PAR	X-000,505150	1715	14374	0,49	0,1
204	SHOX-2	Xp22PAR	X-000,511830	1443	13098	0,51	0,11
245	SHOX-3	Xp22PAR	X-000,515386	1392	12598	0,49	0,1
300	SHOX-4	Xp22PAR	X-000,521543	1728	16750	0,49	0,1
337	SHOX-5	Xp22PAR	X-000,521733	1065	10710	0,51	0,1
231	SHOX-6	Xp22PAR	X-000,525282	2021	17942	0,53	0,11
226	SHOX-Intr.6	Xp22PAR	X-000,531726	1453	12777	0,44	0,09
395	SHOX-Intr.6	Xp22PAR	X-000,538087	1553	17752	0,46	0,09
136	SHOX-AREA-CNE	Xp22PAR	X-000,594947	1909	15001	0,47	0,09
154	SHOX-AREA-CNE3	Xp22PAR	X-000,614790	1791	15920	0,45	0,09
172	SHOX-AREA-CNE4	Xp22PAR	X-000,634224	1369	10674	0,42	0,08
199	SHOX-AREA-CNE5	Xp22PAR	X-000,671578	1614	13289	0,5	0,1
481	SHOX-AREA-CNE7	Xp22PAR	X-000,701167	801	10331	0,3	0,06
318	SHOX-AREA-CNE8	Xp22PAR	X-000,729260	770	7976	0,3	0,06
439	SHOX-AREA-CNE	Xp22PAR	X-000,737699	1041	12828	0,34	0,07
466	SHOX-AREA-CNE	Xp22PAR	X-000,748421	554	7018	0,34	0,07
290	SHOX-AREA-CNE9	Xp22PAR	X-000,754760	1252	12612	0,37	0,07
185	SHOX-AREA-CNE9	Xp22PAR	X-000,755205	1225	9771	0,37	0,08
148	SHOX-AREA-down	Xp22PAR	X-000,770580	3228	24406	0,88	0,18
178	SHOX-AREA-down	Xp22PAR	X-000,819318	2642	21780	0,89	0,18
445	SHOX-AREA-down	Xp22PAR	X-000,883670	1236	16262	0,73	0,14
379	SHOX-AREA-down	Xp22PAR	X-000,949698	2132	23625	0,71	0,15

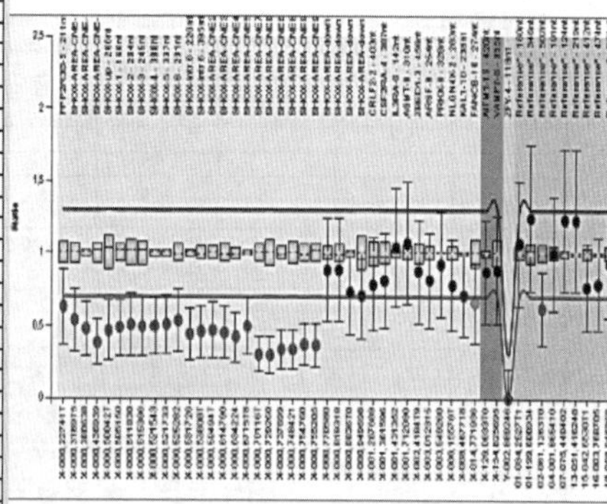

FIGURA 5 Resultado do MLPA para o gene *SHOX* avaliado com o *software Coffalyzer*.

Observa-se redução significante do número de cópias (razão < 0,7) em 23 dos fragmentos amplificados, presentes na região pseudoautossômica do braço curto do cromossomo X (Xp22PAR).

Este achado indica a deleção em um dos cromossomos X da maior parte do gene *SHOX*.

O resultado confirma a haploinsuficiência compatível com o diagnóstico de síndrome de Leri-Weill.

CONDUTA/TRATAMENTO

- Avaliação ortopédica da malformação de Madelung.
- Iniciado uso de GH na dose de 0,05 mg/kg/dia (0,15 UI/kg/dia).
- Bloqueio concomitante da puberdade com GnRHa 11,25 mg a cada 12 semanas.

EVOLUÇÃO RESUMIDA

Paciente reavaliada a cada 6 meses durante uso de GH e GnRHa.

Aos 13 anos (com idade óssea 12 anos), suspenso bloqueio puberal e continuado uso de GH, suspenso aos 15 anos (com idade óssea de 14 anos), como mostrado na **Figura 6**.

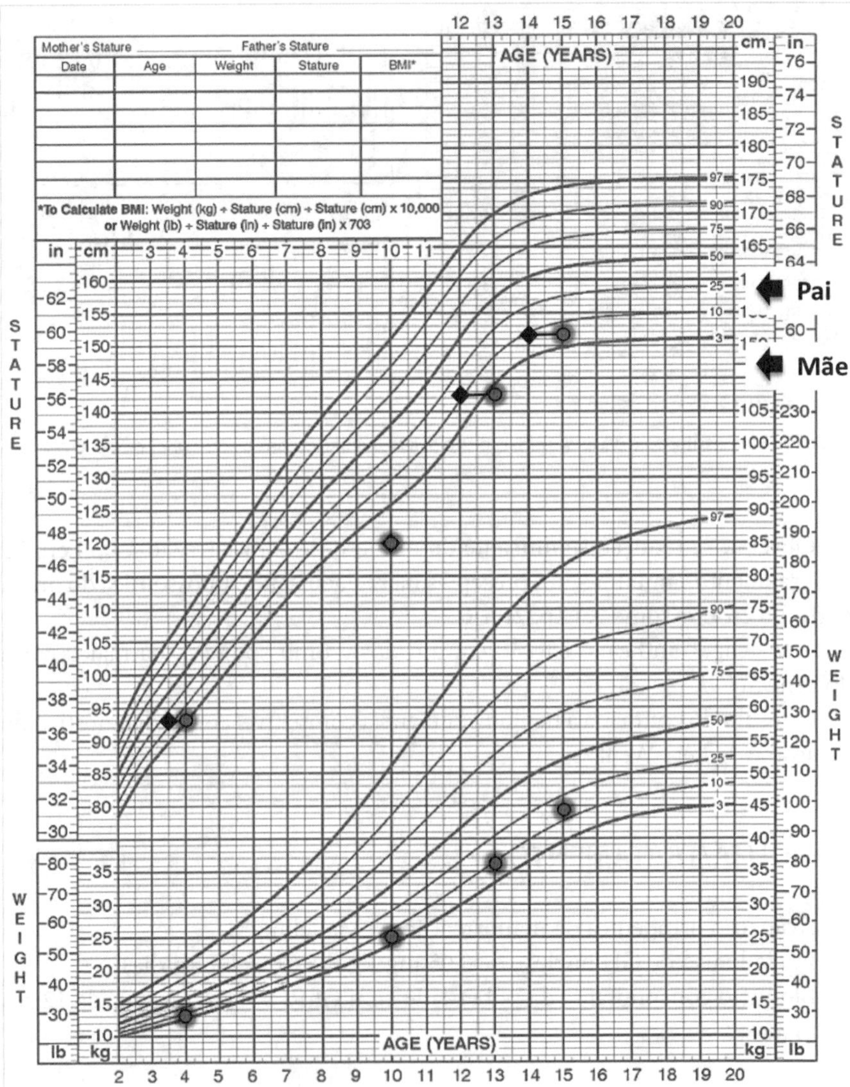

FIGURA 6

Fonte: National Center for Health Statistics and National Center for Chronic Disease Prevention and Health Promotion, 2000.
http://www.cdc.gov/growthcharts

DIAGNÓSTICO DEFINITIVO

- Síndrome de Leri-Weill por deleção de uma das cópias do gene *SHOX*.

COMENTÁRIOS

Comentário 1 (Carlos A. Longui)

Menina de 10 anos encaminhada por baixa estatura desproporcionada (mesomélica), aumento da relação SS/SI e da relação estatura sentada/estatura total; acompanhada de encurtamento radioulnar, limitação da rotação ulnar e deslocamento dorsal da porção distal da ulna (punho em baioneta, também conhecido como malformação de Madelung).

A imagem do RX punho da mãe e da criança foi sugestiva da discondrosteose de Leri-Weill, habitualmente associada a mutações do gene *SHOX* (Xp22.33) presente em região telomérica pseudoautossômica do cromossomo X. A forma de transmissão é dominante ligada ao cromossomo sexual também conhecida como pseudoautossômica dominante.

Em condições normais, as duas cópias do gene são transcritas; na síndrome de Leri-Weill, apenas uma cópia está ativa (haploinsuficiência). Embora mutações de ponto do gene *SHOX* tenham sido descritas nessa condição, a maior parte dos casos é determinada por deleções parciais ou completas do gene. Com base nessas características, a análise de deleções pode ser feita por meio de técnicas como cariótipo de alta resolução ou por FISH (para grandes deleções), MLPA ou Arrays (para microdeleções). Nessa paciente, como o cariótipo tradicional com banda G mostrou-se normal, optou-se por realizar o MLPA do gene *SHOX* (MRC-Holland com análise pelo *software* Coffalyser), confirmando a haploinsuficiência compatível com o diagnóstico de síndrome de Leri-Weill.

A baixa estatura observada nesta paciente segue padrões muito similares à observada em pacientes com síndrome de Turner. A indicação de tratamento com hormônio de crescimento, bem como o padrão de resposta, também se assemelha ao observado em pacientes com síndrome de Turner.

Ao início do tratamento com GH a paciente já se encontrava em puberdade, o que confere um prognóstico de recuperação reservado. Optou-se por bloquear a puberdade e com isso estender o tempo de uso de GH.

Com idade óssea de 12 anos o bloqueio puberal foi suspenso e o uso de GH foi continuado até a idade óssea de 14 anos, limite habitualmente estabelecido para que sejam evitadas características acromegálicas.

A resposta final observada para este caso pode ser considerada boa, em virtude do uso tardio de GH, puberdade já iniciada e por resposta intrinsecamente menor em pacientes com quadro de displasia óssea, quando comparados a pacientes com baixa estatura sem doença intrínseca primária da cartilagem de crescimento.

Comentário 2 (Diego Falcochio)

Em 1878, Otto Madelung descreveu a deformidade no punho que, posteriormente, levou seu nome. Inicialmente indolor, pode levar a grave deformidade, perda da mobilidade (principalmente para extensão) e perda de força no membro superior. O aspecto estético costuma ser tão importante quanto o funcional.

A deformidade consiste em proeminência da cabeça da ulna, uma vez que há formação de barra óssea na região palmar e ulnar da placa epifisária na região distal do rádio, levando a luxação palmar do rádio em relação à ulna. Há arqueamento da região diafisária do rádio, concomitante. Usualmente, a alteração é bilateral e assimétrica.

Ao exame físico, observa-se mobilidade normal para pronossupinação. Entretanto, a extensão do punho pode estar limitada e ser dolorosa, principalmente quando a paciente realiza apoio palmar.

O diagnóstico diferencial deve ser feito com a exostose hereditária múltipla (doença de Ollier) e com lesão fisária do atleta da ginástica artística.

Radiograficamente, observamos um aumento na inclinação ulnar e palmar do rádio, além da luxação da articulação radioulnar distal. Nos casos em que a articulação radioulnar distal permanece congruente, há luxação da articulação radicapitelar, no cotovelo. Há uma área de radioluscência palmar e ulnar do rádio, onde se origina o ligamento de Vickers, provável causador da compressão da fise e formação da barra. Postula-se que esse seja o ligamento radiossemilunar curto, espessado e com origem anômala mais proximal.

Há muito se tenta classificar a gravidade dessas deformidades, contudo não há consenso. Portanto, temos uma classificação em leve, moderado e grave, subjetiva. Nos casos leves, realiza-se acompanhamento clínico-radiográfico semestral ou anual. Casos moderados e graves podem ser tratados cirurgicamente. Não há um parâmetro exato para se indicar o tratamento cirúrgico. Dor para atividades de vida diária, perda de força e déficit de mobilidade, como limitação de pronação ou supinação de 45 graus ou menos, são bons indicadores.

A cirurgia irá depender da idade da paciente. Em pacientes que ainda não menstruaram, o procedimento de escolha é a ressecção do ligamento de Vickers e a desepifisiodese, isto é, a ressecção da barra óssea e a interposição de gordura, aguardando que o crescimento da paciente restaure a anatomia normal.

Em pacientes após a puberdade, há uma série de osteotomias possíveis. A mais comum é uma osteotomia cupuliforme na região distal do rádio, na qual se consegue corrigir a angulação em mais de um plano. Para deformidades graves, pode-se optar por artrodese da articulação radioulnar distal, com pseudoartrose proposital da região distal da ulna (procedimento de Sauvè-Kapandji). Esse procedimento equaliza o comprimento dos ossos do antebraço, mas não corrige o arqueamento do rádio. Uma osteotomia em cunha de adição (preferível para não encurtar ainda mais o antebraço da paciente) ou de subtração pode ser utilizada para corrigir o arqueamento do rádio.

Funcionalmente, a maioria dos pacientes com deformidade de Madelung evolui bem. Todavia, alguns desenvolvem artrose na idade adulta, com dor e perda de mobilidade. Se necessário, pode-se realizar procedimentos de artrodeses totais ou parciais para alívio dos sintomas e melhora da força.

A **Figura 7** ilustra uma paciente de 8 anos em fase inicial da deformidade de Madelung, pior à direita. Na **Figura 8** observa-se a radiografia de punhos da paciente aos 8 e aos 10 anos de idade. Em vermelho: projeção radiográfica do ligamento de Vickers. Em amarelo: posição dos ossos do carpo. Em azul: aumento da inclinação volar e ulnar do rádio. Em roxo: região distal da ulnar, mostrando carpo e rádio luxados em direção palmar (ver Encarte de imagem no final do livro). Na **Figura 9** são apresentadas imagens pré e pós-operatórias de outra paciente portadora de deformidade grave de Madelung. Realizada osteotomia da região distal do rádio e artrodese da articulação radioulnar distal e pseudoartrose da ulna.

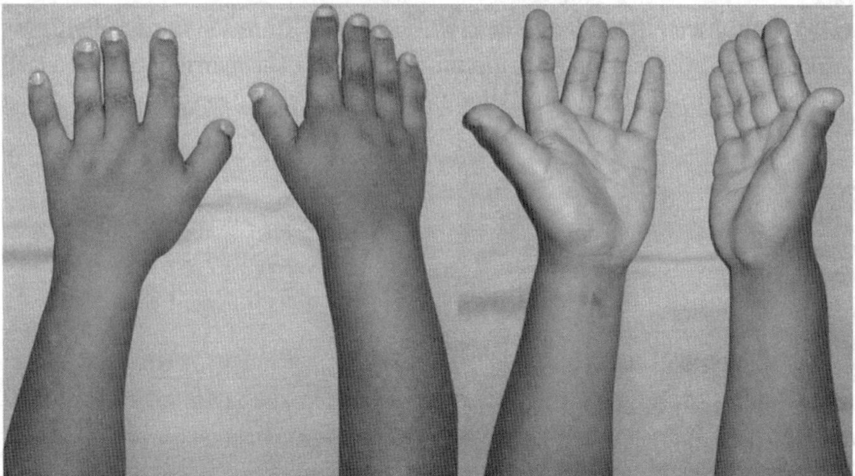

FIGURA 7 Fase inicial da deformidade de Madelung.

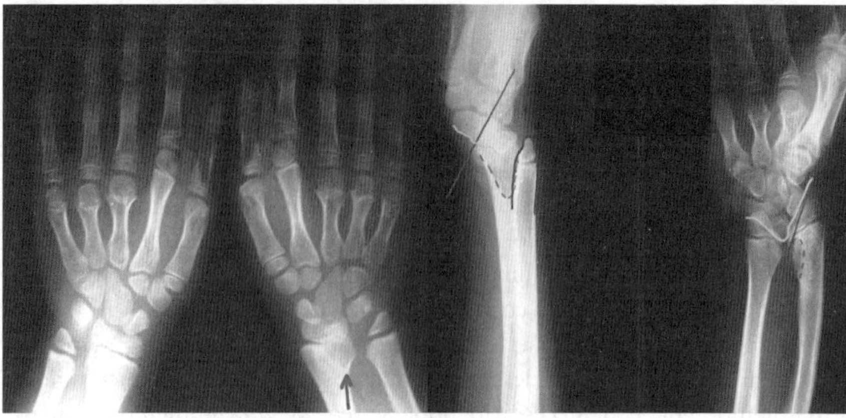

FIGURA 8 Radiografia de punhos da paciente aos 8 e aos 10 anos de idade. Em vermelho: projeção radiográfica do ligamento de Vickers. Em amarelo: posição dos ossos do carpo. Em azul: aumento da inclinação volar e ulnar do rádio. Em roxo: região distal da ulnar, mostrando carpo e rádio luxados em direção palmar. (Ver Encarte de imagens no final do livro.)

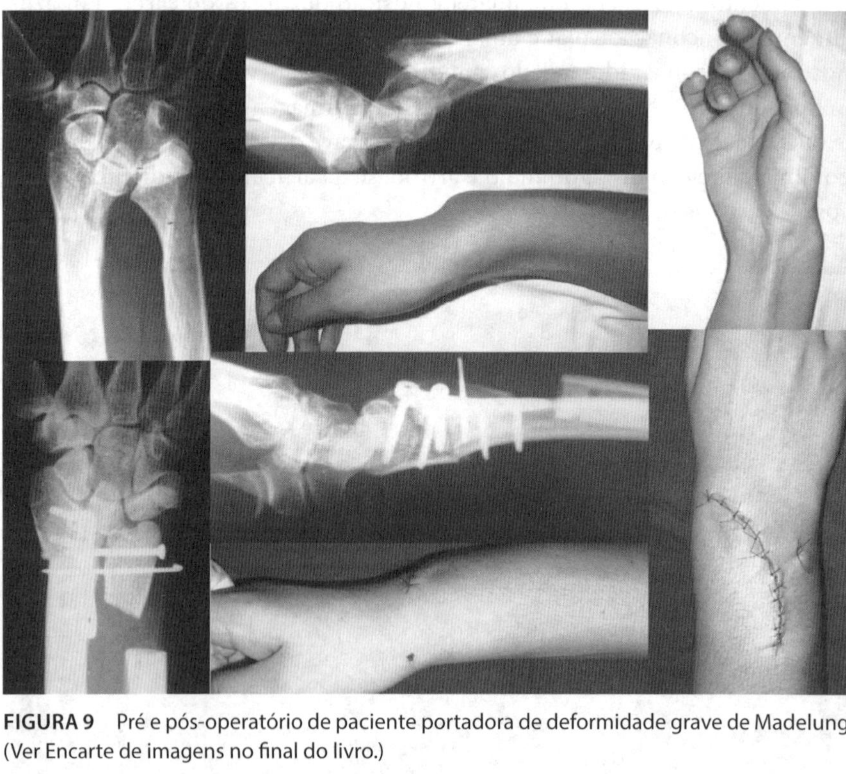

FIGURA 9 Pré e pós-operatório de paciente portadora de deformidade grave de Madelung. (Ver Encarte de imagens no final do livro.)

REFERÊNCIAS

1. Binder G. Short stature due to SHOX deficiency: genotype, phenotype, and therapy. Horm Res Paediatr. 2011;75(2):81-9.
2. Genoni G, Monzani A, Castagno M, et al. Improving clinical diagnosis in SHOX deficiency: the importance of growth velocity. Pediatr Res. 2018;83(2):438-44.
3. Kozin S, Zlotolow DA. Madelung deformity. J Hand Surg Am. 2015;40(10):2090-8.
4. Kurnaz E, Savaş-Erdeve Ş, Çetinkaya S, Aycan Z. SHOX gene deletion screening by FISH in children with short stature and Madelung deformity and their characteristics. J Pediatr Endocrinol Metab. 2018;31(11):1273-8.
5. Malaquias AC, Scalco RC, Fontenele EG, et al. The sitting height/height ratio for age in healthy and short individuals and its potential role in selecting short children for SHOX analysis. Horm Res Paediatr. 2013;80(6):449-56.
6. Peymani A. Johnson AR, Dowlatshahi AS, et al. Surgical management of Madelung deformity: a systematic review. Hand. 2019;14(6):725-34.
7. Scalco RC, Melo SS, Pugliese-Pires PN, et al. Effectiveness of the combined recombinant human growth hormone and gonadotropin-releasing hormone analog therapy in pubertal patients with short stature due to SHOX deficiency. J Clin Endocrinol Metab. 2010;95(1):328-32.
8. Shima H, Tanaka T, Kamimaki T, et al. Systematic molecular analyses of SHOX in Japanese patients with idiopathic short stature and Leri-Weill dyschondrosteosis. J Hum Genet. 2016;61(7):585-91.

Caso 1.9.5

Latife Salomão Tyszler

HISTÓRIA

Menina, 1 ano 2 meses, natural do Rio de Janeiro. Encaminhada para o ambulatório de endocrinologia pediátrica para avaliação e tratamento com hormônio de crescimento.

HPMA

Foi avaliada inicialmente por neurologista e geneticista aos 4 meses de idade por quadro de hipotonia grave, dificuldade de sucção e hipoatividade desde o nascimento. Após afastada a suspeita de erro inato do metabolismo e doença de POMP, o diagnóstico de síndrome de Prader-Willi foi concluído por método de FISH, detectando a deleção da região SNRPN em todas as células analisadas. Encaminhada para o ambulatório de endocrinologia pediátrica para acompanhamento e avaliação de tratamento com hormônio do crescimento.

Antecedentes

Gestação sem intercorrências, mas a mãe notou que o feto se mexia pouco. GIII PIII A0, parto cesáreo, apresentação pélvica, a termo. Apgar 8/9, PN: 2.750 g e CN: 49 cm. Ficou internada na UTI por 57 dias, devido a hipotonia grave e a déficit de sucção, com necessidade inicialmente de alimentação por sonda orogástrica. Após a alta, mantinha dificuldade de sucção, com introdução de aleitamento artificial com o uso de mamadeira. Introdução adequada de alimentos, qualitativa e quantitativamente. Dificuldade em aceitar água.

Pai com 34 anos, saudável, estatura 183 cm, mãe com 31 anos, saudável, estatura 172 cm. Não consanguíneos e sem relato de comorbidades. Duas irmãs saudáveis.

EXAME FÍSICO

- Bom estado geral, fáscies típica, olhos amendoados, mãos e pés pequenos com dedos fusiformes. Hipotonia axial. Senta com apoio, não engatinha nem fica em pé com apoio.
- Genitália feminina típica, impúbere. Exame físico segmentar sem anormalidades.
- Peso: 8.250 kg (percentil 3), estatura: 74 cm (percentil 25) (**Figura 1**).

DIAGNÓSTICO

- Síndrome de Prader-Willi (SPW) por deleção em *15q11-q13*.

EXAMES SUBSIDIÁRIOS

- Triagem neonatal: normal.
- Hemograma, glicemia, ureia, creatinina, TGO, TGP, FA, eletrólitos, IgA sérica total normais, anticorpo antitransglutaminase IgA tecidual negativo.
- Hormonais basais: IGF-1: 34 ng/mL (11-167 ng/mL), TSH: 0,78 ng/dL, T4L: 0,9 ng/dL (0,7-1,9 ng/dL), cortisol basal matinal: 14 mcg/dL.
- Testes hormonais de estímulo: NA.
- Cariótipo com banda G: normal 46, XX ish del (15) (q11q13) (SNRPN/IC).
- Análise FISH: detectada a presença de deleção *15q11-q13*.
- Análise da metilação do gene *SNURPN* – localização cromossômica 15q11-2: resultado compatível com síndrome de Prader-Willi.
- Polissonografia: índice de apneia/hipopneia normal (< 5/h).

CONDUTA/TRATAMENTO

Diante do diagnóstico da síndrome, foi explicada à família a indicação do tratamento com hormônio do crescimento recombinante (rhGH) e a importância do início precoce para melhor prognóstico. Iniciado rhGH na dose de 0,1 U/kg/dia (0,03 mg/kg/dia ou 1,0 mg/m^2/dia).

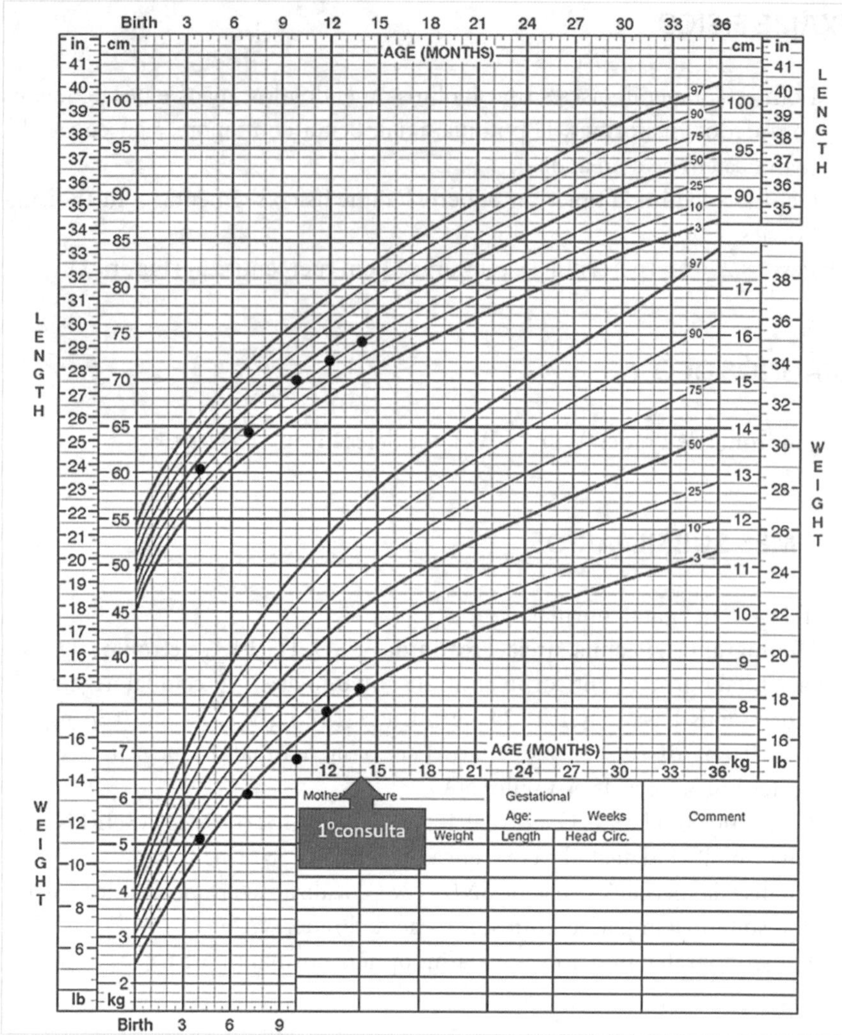

FIGURA 1
Fonte: National Center for Health Statistics and National Center for Chronic Disease Prevention and Health Promotion, 2000.
http://www.cdc.gov/growthcharts

EVOLUÇÃO RESUMIDA

Na avaliação clínica da admissão no ambulatório, são notados: hipotonia axial importante, não sentava sem apoio, não andava e apresentava atraso de linguagem (não falava pequenas palavras). Manteve-se em uso regular de rhGH, com ajustes da dose de acordo com o peso e acompanhamento dos níveis de IGF-1. Foram realizadas consultas periódicas com a equipe multidisciplinar: nutrição, fonoaudióloga, fisioterapia e terapias de grupo. Observamos que o peso e o IMC permaneceram estáveis, sem evolução para obesidade. Manteve crescimento normal, dentro do canal familiar. Apresentou melhora também no desenvolvimento motor e cognitivo, ganhando marcos do desenvolvimento; andou sem apoio após 5 meses de tratamento. Durante o seguimento foram mantidos também o controle da glicemia, hemoglobina glicada, função tireoidiana, todos dentro da normalidade. Houve aumento dos níveis de IGF-1, porém sempre abaixo de +2 DP da referência. Atualmente com 7 anos de idade, mantém-se sem obesidade e sem compulsão alimentar. Frequenta escola regular, adequada para a faixa etária, com rendimento satisfatório. A evolução é mostrada nos gráficos a seguir: **Figura 2**, **Figura 3**, **Figura 4** e **Figura 5**.

COMENTÁRIOS

A paciente foi encaminhada com 1 ano e 3 meses de idade por diagnóstico de síndrome de Prader-Willi (SPW) aos 4 meses, por ter apresentado hipotonia neonatal e déficit de sucção. É bastante importante a suspeição dessa síndrome diante de um quadro de hipotonia muscular grave e de déficit de sucção ao nascimento. A dificuldade de alimentação é em razão da hiporreflexia da deglutição e da sucção, com consequente déficit ponderal nos primeiros meses de vida, quando às vezes a dieta por gavagem e/ou gastrostomia se fazem necessárias. Como observado nesse caso, a hipotonia chamou bastante a atenção e, após afastados outros diagnósticos diferenciais, foi aventada a hipótese de SPW; o diagnóstico foi feito precocemente aos 4 meses de idade por análise molecular pelo método de FISH e encaminhada ao ambulatório de referência para avaliação e conduta. Após a suspeita clínica, a abordagem diagnóstica laboratorial tem como objetivo confirmar o diagnóstico de SPW e estabelecer qual tipo de alteração genética ocorreu. A sequência ideal de solicitação de exames é:

1. Análise de metilação da região 5SNRPN do cromossomo 15, que, se anormal, confirma o diagnóstico de SPW.
2. Pesquisa de microdeleção na região *15q11-q12* por meio de hibridização *in situ* com fluorescência (FISH) ou cariotipagem em banda G, que, se positivo, esclarece que a mutação ocorrida foi a deleção no gene *15q11-q13*.

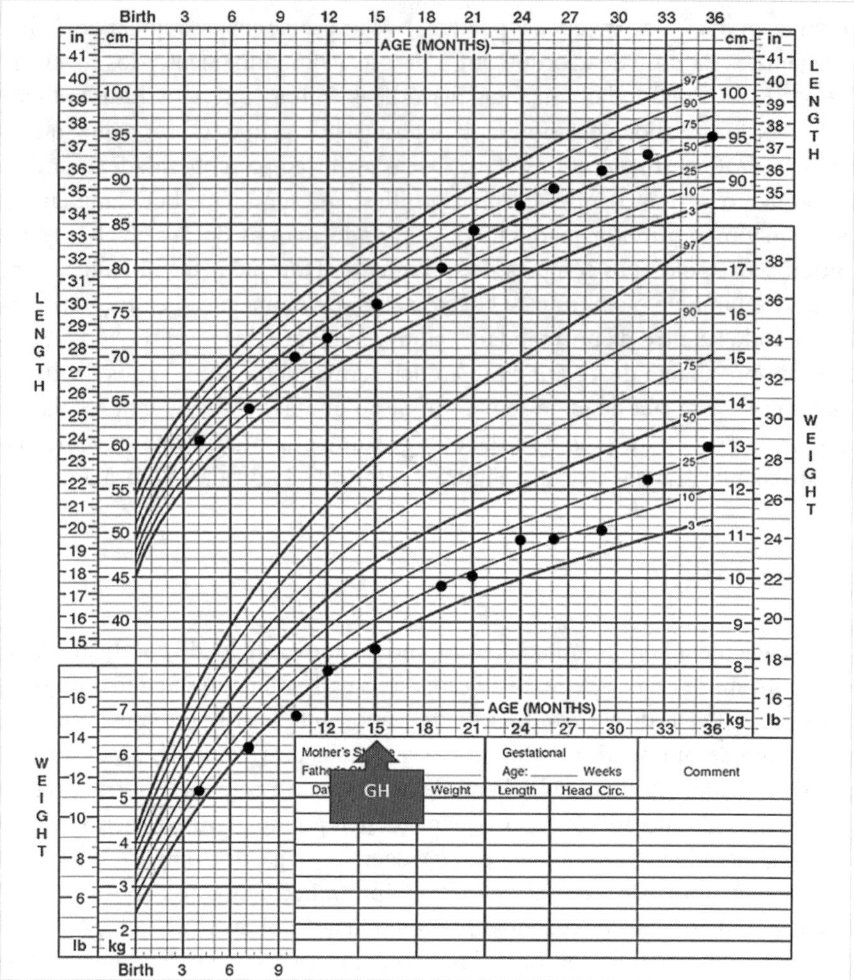

FIGURA 2

Fonte: National Center for Health Statistics and National Center for Chronic Disease Prevention and Health Promotion, 2000.
http://www.cdc.gov/growthcharts

3. Caso o FISH seja negativo, deve ser pesquisada a presença de mutação por dissomia uniparental materna por meio de análise de polimorfismo do DNA (microssatélite): se positiva, esclarece que a mutação ocorrida foi por dissomia uniparental materna; se negativa é provavelmente em razão de defeito de *imprinting*. A microdeleção (perda de uma parte do cromossoma 15) corresponde a 75% dos casos, e a dissomia uniparental materna (2 cópias do cromossomo 15 de origem materna) ocorre em aproximadamente

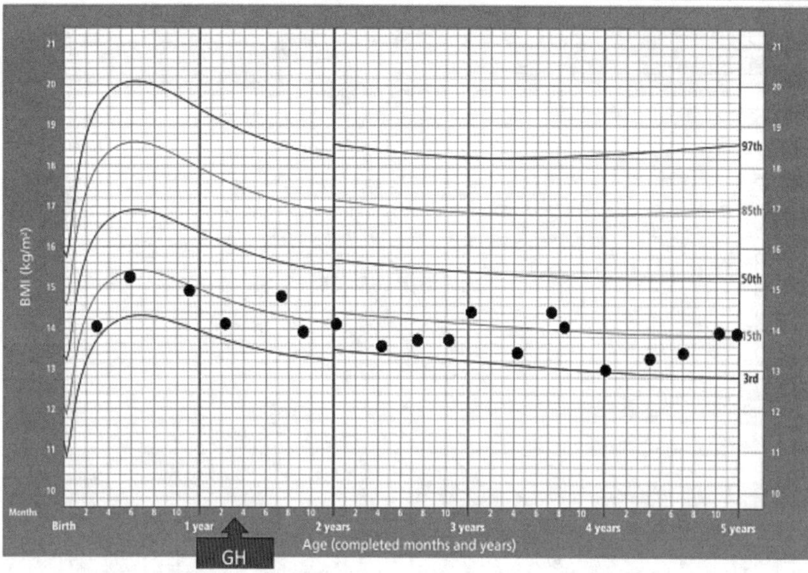

FIGURA 3

25% dos casos. Defeito do centro de *imprinting* é uma alteração mais rara, que corresponde a menos de 5% dos casos **(Figura 6)**.

Nesse caso apresentado, o diagnóstico precoce da SPW permitiu orientar os pais sobre a necessidade de controle alimentar, estimulação motora precoce e introdução do tratamento com hormônio do crescimento.

Quando a hipotonia muscular começa a melhorar, entre 1-3 anos, as crianças com SPW desenvolvem apetite insaciável, dando início à obesidade. O tratamento precoce com rhGH se mostrou capaz de mudar a evolução das fases da alimentação na SPW, como descrito a seguir:

- Fase 1a (0-9 meses): lactente tem dificuldade de sucção pela hipotonia com "*failure to thrive*".
- Fase 1b (9 meses - 2 anos): período de apetite normal e ganho de peso normal.
- Fase 2a (2-4 anos): fase mais importante, quando o peso começa a aumentar sem modificação do apetite; nessa fase o metabolismo diminui muito, e é nessa hora que precisamos intervir para evitar um ganho de peso acelerado.
- Fase 2b (4-8 anos) aumento do interesse pela comida, e ainda tem saciedade.

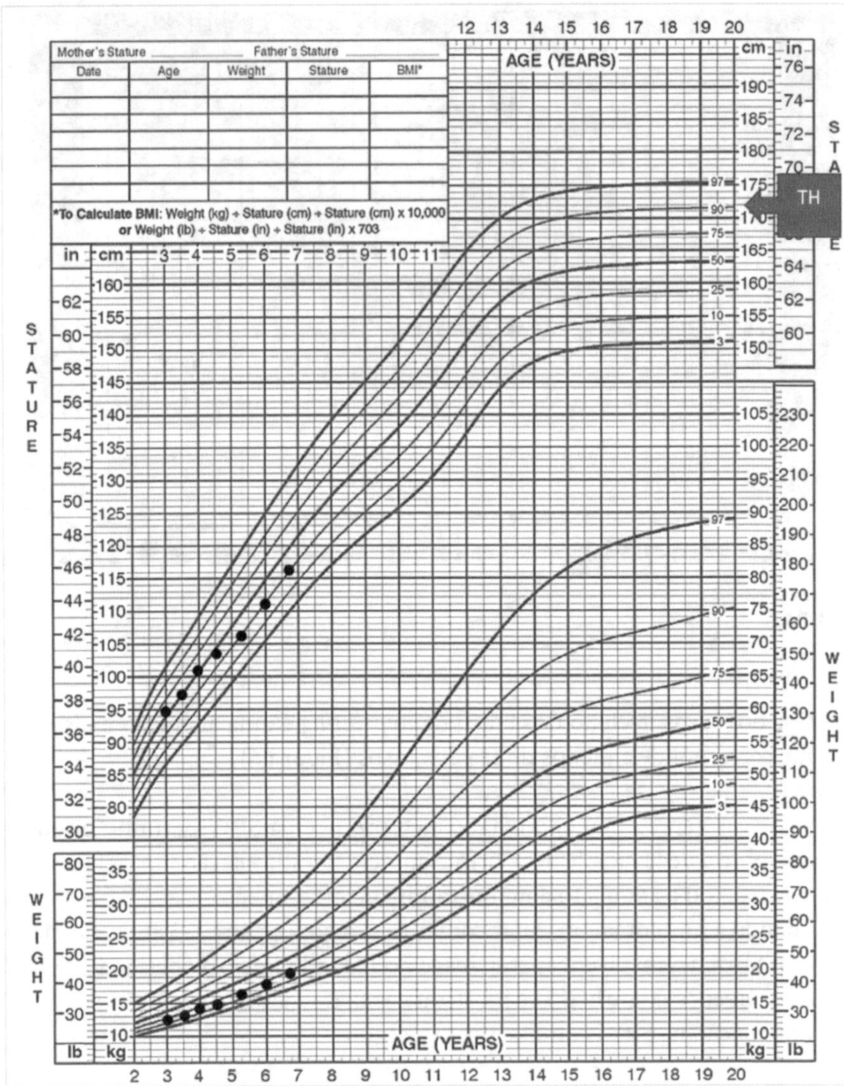

FIGURA 4

Fonte: National Center for Health Statistics and National Center for Chronic Disease Prevention and Health Promotion, 2000.
http://www.cdc.gov/growthcharts

- Fase 3 (início aos 8 anos de idade): aumento grande da hiperfagia e falta de saciedade.
- Fase 4 (adulta): pode voltar à saciedade, mas mantém a obesidade, pois o metabolismo ainda permanece baixo.

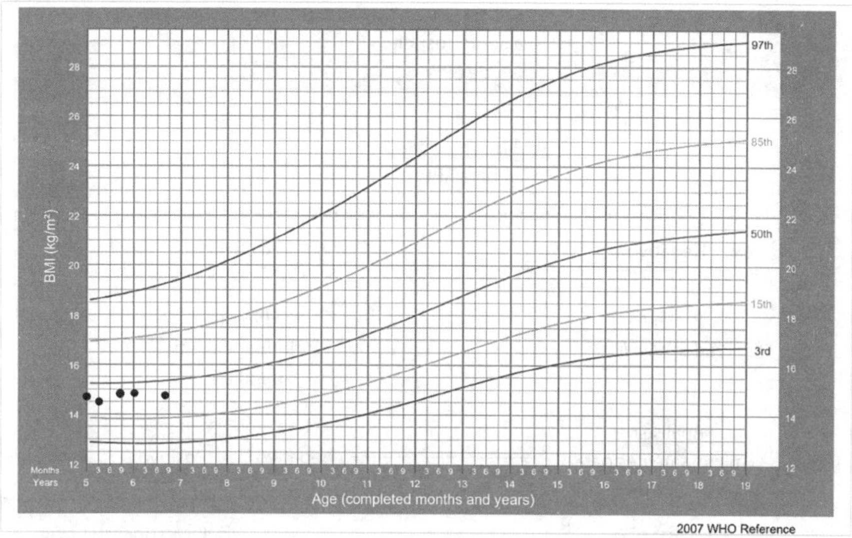

FIGURA 5

O tratamento com rhGH em crianças com SPW foi relatado pela primeira vez em 1987 e teve sua aprovação pela FDA (Food and Drug Administration) em 2000 e na Europa em 2001 pela EMA (European Medicines Agency). O benefício do uso de rhGH na SPW vai muito além da melhora na estatura. As razões mais importantes para o tratamento são a melhora da composição corporal, com aumento da massa magra e diminuição da massa gorda, aumento da força muscular, do gasto energético, além do efeito positivo no desenvolvimento cognitivo e de linguagem, melhora do QI verbal, melhora na comunicação adaptativa e habilidades de vida diária e melhora na velocidade e flexibilidade mental.

Assim, a introdução precoce de rhGH modifica a história natural da SPW, principalmente quando iniciado antes da fase 2a do apetite, que seria determinada pelo aumento da massa gorda com a evolução da idade, levando a obesidade grave. Antes de sua introdução, pacientes com SPW frequentemente apresentavam obesidade grave, compulsão alimentar, risco de rotura de estômago pela hiperfagia, déficit cognitivo, déficit motor e linguagem. A terapia com rhGH deve ser iniciada no momento do diagnóstico citogenético. Não existe consenso sobre a idade de início. Atualmente a tendência é iniciar o tratamento o mais precocemente possível, antes do início da obesidade, que ocorre em geral a partir de 2 anos. Dados publicados apoiam os benefícios do tratamento quando iniciados entre 4-6 meses de idade, e alguns especialistas indicam iniciar desde os 3 meses de idade.

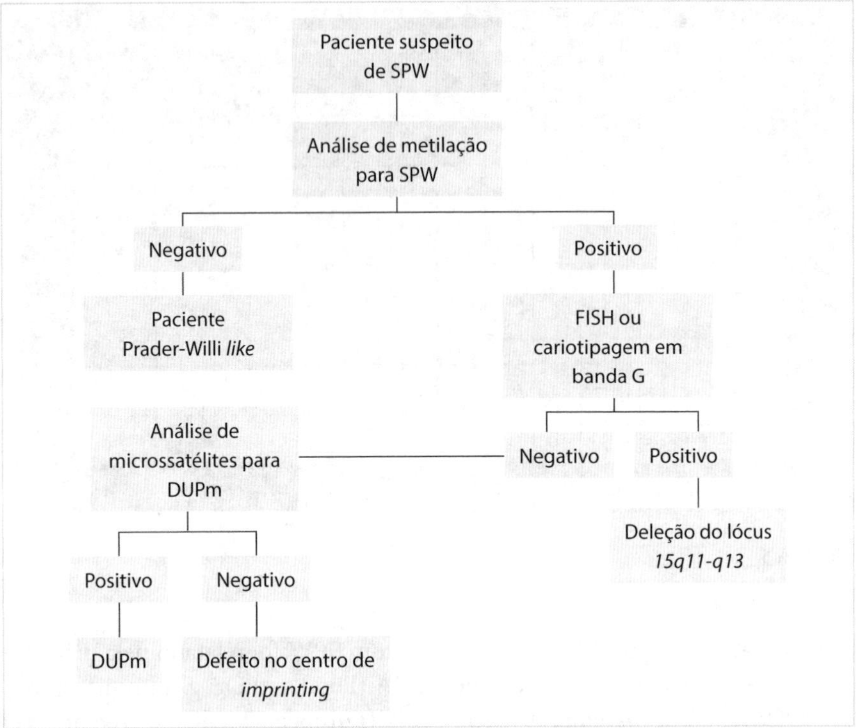

FIGURA 6 Defeito do centro de *imprinting*.

As recomendações de dose em crianças pequenas geralmente são semelhantes às com deficiência de hormônio do crescimento (0,03 mg/kg/dia – 1 mg/m^2/dia), porém as doses devem ser individualizadas. O monitoramento da velocidade de crescimento e IGF-1 séricos são importantes, visto que apresentam inicialmente níveis séricos baixos de IGF1 e aumentam rapidamente com o tratamento. O melhor parâmetro para avaliar a resposta ao rhGH é o IGF1. A recomendação é manter níveis de IGF1 entre 0 e +2 DP, e este deve ser dosado em média a cada 6 meses. A terapia com rhGH é contraindicada em crianças com obesidade grave (escore Z de IMC > +3 DP), diabetes *mellitus* descontrolado, apneia obstrutiva grave não tratada, câncer em atividade e psicose. A polissonografia deve ser repetida após 6 meses do início do rhGH caso ocorra piora dos roncos ou das pausas respiratórias durante o sono.

Os pilares do tratamento são: diagnóstico precoce, tratamento com rhGH, manejo dietético e atividade física. Assim estaremos salvando e transformando vidas!

A SPW é uma condição geneticamente determinada. Sua prevalência é de 1:12.000 a 1:15.000, acometendo ambos os sexos sem predileção por raça e cor.

As características principais são hipotonia neonatal, hiperfagia de difícil controle e déficit global do desenvolvimento em graus variáveis. Vimos nesse caso um exemplo de diagnóstico e instituição de tratamento precoce com rhGH e sua evolução, com mudança nas fases de alimentação, no desenvolvimento cognitivo motor e na compulsão, levando ao controle do peso, impedindo a obesidade e suas complicações, mudando assim o curso natural da doença.

A seguir, o comparativo dos gráficos de peso e IMC da paciente descrita com os de um menino da mesma idade (**Figura** 7), cujo diagnóstico de SPW foi tardio (aos 2 anos), que manteve acompanhamento irregular, com má adesão às orientações médicas e nutricionais, e que não foi tratado com rhGH. Observamos ganho de peso importante após 1 ano e meio de vida, devido ao início da compulsão alimentar. Além disso, aos 2 anos de idade ainda não falava nem andava. Observamos que a menina tratada com rhGH, aos 6 anos e 4

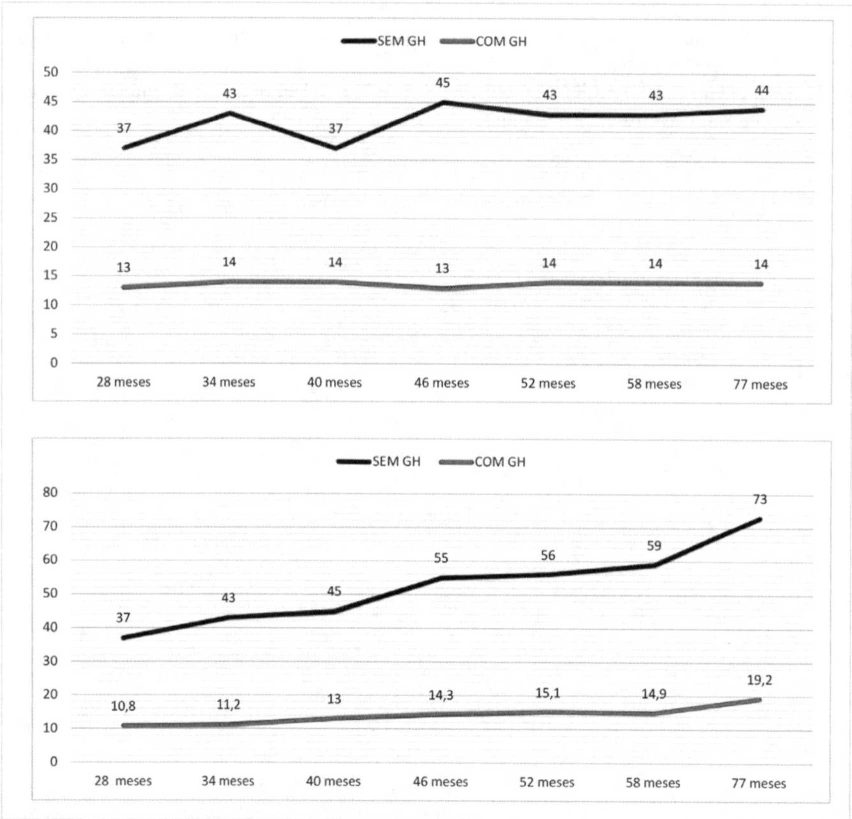

FIGURA 7 Comparativo de peso e IMC de paciente portadora de síndorme de Prader-Willi.

meses apresentava peso de 19,2 kg e IMC de 14 kg/m^2, enquanto o menino não tratado aos 6 anos e 4 meses apresentava o peso de 73 kg e o IMC de 44 kg/m^2.

REFERÊNCIAS

1. Bakker NE, Kuppens RJ, Siemensma EPC, Tummers-de Lind van Wijngaarden RFA, Festen DAM, Bindels-de Heus GCB, et al. Eight years of growth hormone treatment in children with Prader-Willi syndrome: maintaining the positive effects. J Clin Endocrinol Metab. 2013;98(10):4013-22.
2. Carrel AL, Moerchen V, Myers SE, Bekx MT, Whitman BY, Allen DB. Growth hormone improves mobility and body composition in infants and toddlers with Prader Willi syndrome. J Pediatr. 2004;145:744-9.
3. Deal CL, Tony M, Höybye C, Allen DB, Tauber M, Christiansen JS, and the 2011 GH. PWS Clinical Care Guidelines Workshop Participants – Growth Hormone Research Society Workshop Summary: consensus guidelines for recombinant human growth hormone therapy in Prader-Willi syndrome. J Clin Endocrin Metab. 2013.
4. Jeniffer L. Mille approach to the child with Prader-Willi syndrome. J Clin Endocrinol Metab. 2012;97(11):3837-44.
5. Jin DK. Systematic review of the clinical and genetic aspects of Prader-Willi syndrome. Korean J Pediatr. 2011;54(2):55-63.
6. Miller JL, Lynn CH, Driscoll DC, Goldstone AP, Gold J-A, Kimonis V, et al. Nutritional phases in Prader-Willi syndrome. Am J Med Genet. 2011;155(5):1040-9.

Caso 1.10.1

Alexsandra C. Malaquias

HISTÓRIA

Sexo feminino, 4 anos e 9 meses, procedente de Salvador. Veio devido a queixa de nanismo.

HPMA

Mãe traz criança para avaliação em serviço de endocrinologia pediátrica devido à baixa estatura (BE) observada desde o nascimento. Refere que foi informada desde o período neonatal de que a criança era portadora de uma "doença genética" causadora de nanismo e que poderia ter algumas alterações neurológicas associadas como atraso motor [*sic*]. O pediatra que a acompanha fez diagnóstico de acondroplasia e a encaminhou para acompanhamento em outras especialidades, como otorrinolaringologia (ORL), ortopedia, fisioterapia e terapia ocupacional. Refere que a filha é bem menor que os colegas da educação infantil, mas que tem boa interação e realiza todas as atividades propostas. No momento da consulta, a criança está bem e sem outras queixas.

Antecedentes

- Gestação sem intercorrências. US morfológico mostrou encurtamento de fêmur.
- Dados de nascimento: nascida de parto cesáreo, com 38 semanas e 4 dias de gestação, sem intercorrências. Peso: 3.005 g (z-escore = –0,32), comprimento: 45 cm (z-escore= –2,15) e perímetro cefálico: 35 cm (z-escore = 0,06). Alta com a mãe.
- Aleitamento materno exclusivo até 5 meses. Transição alimentar adequada com boa aceitação de todos os grupos alimentares.

- DNPM atrasado (sustentou a cabeça com 5 meses, sentou com 9 meses e andou com 17 meses).
- Vacinação em dia.
- História de ronco durante o sono – em acompanhamento de apneia do sono com ORL.
- Relata crises isoladas de broncoespasmo sem necessidade de profilaxia para asma.
- Nega cirurgias ou internações prévias.
- Filha única de pais não consanguíneos.
- Pai com 31 anos, hígido. Estatura do pai: 175 cm.
- Mãe de 28 anos, G1P1A0. Menarca aos 13 anos, estatura 160 cm.
- TH = 161 cm (z-escore = –0,36).
- HF de dislipidemia (avô paterno) e HAS (avó materna). Nega DM2 ou câncer na família.

EXAME FÍSICO

- Bom estado geral, hidratada, corada, anictérica, acianótica.
- Altura = 84,2 cm (z-escore = –5,2), peso = 15,35 kg; IMC = 21,65 kg/m^2 (z-escore = 2,54).
- Estatura sentada = 51,4 cm; z-ES/ET = +5,6.
- SS/SI = +1,56.
- Envergadura = 79 cm.
- PC = 52 cm (z-escore = +2,31 – CDC).
- Fronte proeminente. Hipoplasia de face média com base nasal achatada.
- Encurtamento de membros (rizomelia). Dedos das mãos em tridente (alargamento do espaço entre os dedos médio e anelar quando os dedos estão abertos). Presença de genuvaro.
- Lordose lombar acentuada.
- Estadiamento puberal de Tanner: M1P1.

Os dados antropométricos de peso e altura estão mostrados na **Figura 1** e de IMC, na **Figura 2**.

DIAGNÓSTICOS DEFINITIVOS

- Acondroplasia.
- Obesidade exógena.

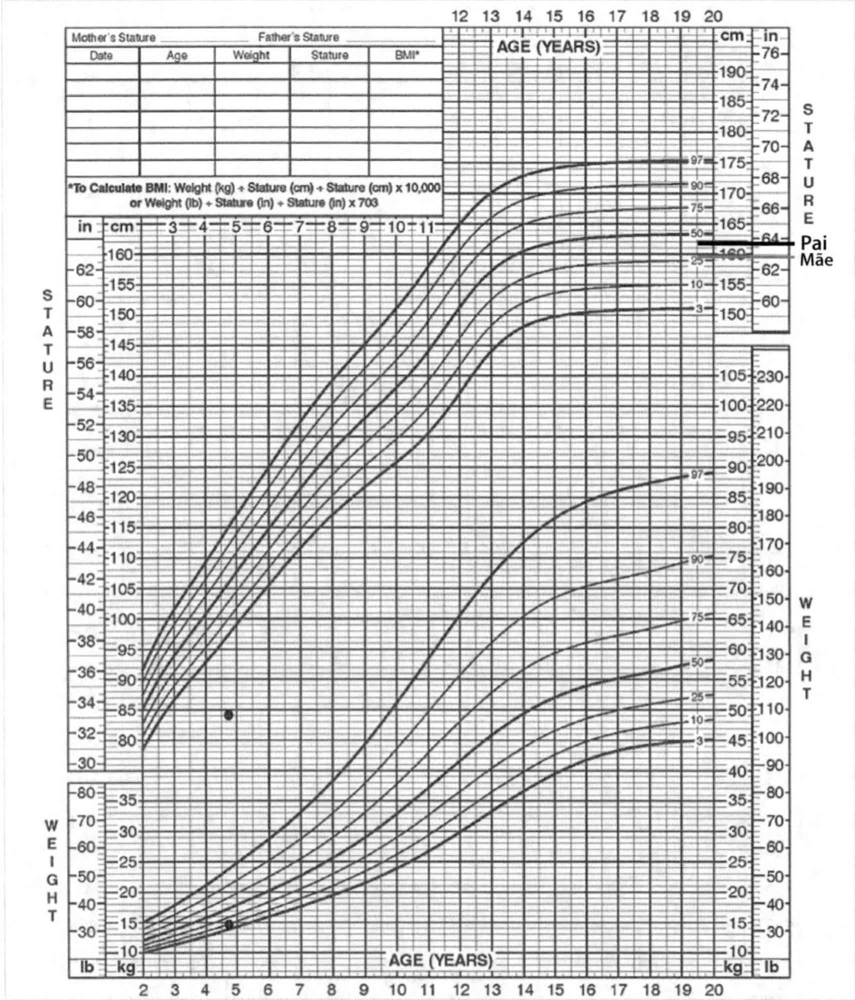

FIGURA 1 Gráfico de altura e peso para idade cronológica. Dados antropométricos da paciente na primeira consulta. Altura da mãe (160 cm) está indicada como uma linha cinza e a do pai corrigida (162 cm), como uma linha preta.

Fonte: National Center for Health Statistics and National Center for Chronic Disease Prevention and Health Promotion, 2000.

http://www.cdc.gov/growthcharts

EXAMES SUBSIDIÁRIOS

Trouxe exames realizados previamente pelo pediatra:

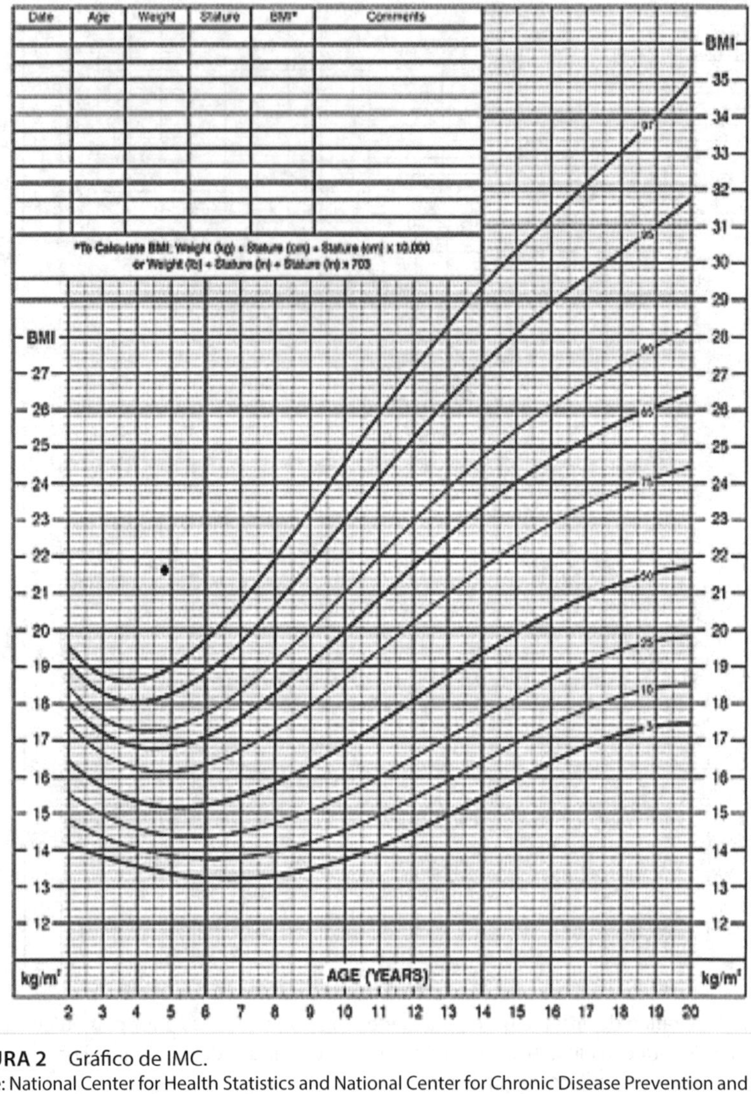

FIGURA 2 Gráfico de IMC.
Fonte: National Center for Health Statistics and National Center for Chronic Disease Prevention and Health Promotion, 2000.
http://www.cdc.gov/growthcharts

- Bioquímicos: hemograma, glicemia, cálcio, fósforo, fosfatase alcalina, ureia e creatinina – normais.
- Colesterol total: 167 mg/dL; LDL-c: 102 mg/dL; HDL-c: 42 mg/dL.
- Triglicerídeos: 115 mg/dL.
- Hormonais basais: TSH: 2,3 mUI/L; T4 livre: 1,1 ng/dL; IGF1 = 124 ng/mL.

- Imagem:
  - RX de crânio: desproporção craniofacial.
  - RX de bacia: asas ilíacas pequenas e quadrangulares; acetábulos horizontalizados.
  - RX de coluna vertebral: estreitamento dos espaços interpediculares da coluna lombar.
  - RX de idade óssea: 4 anos e 2 meses. Notado encurtamento de falanges e metacarpos. Alargamento e irregularidade das epífises do rádio e da ulna.
  - RNM de crânio: compressão medular na junção craniocervical por estenose do forame magno.

CONDUTA/TRATAMENTO

- Observação do crescimento e do desenvolvimento.
- Controle do peso.
- Avaliação molecular: a análise dos exons 9 e 12 do gene *FGFR3* encontrou a variante c.1138 G > A, que resulta em uma substituição de glicina por arginina na posição 380 (p.Gly380Arg) da proteína FGFR3 (rs: 28931614).

EVOLUÇÃO RESUMIDA

Os dados antropométricos da paciente durante o seguimento estão resumidos na **Tabela 1**.

Para melhor seguimento, optou-se por utilizar a curva de crescimento específica para acondroplasia. O gráfico da altura para acondroplasia (curvas mais curtas na parte inferior) comparado com a população normal (curvas mais longas na parte superior) encontra-se na **Figura 3** e mostra a evolução da paciente durante o acompanhamento.

A evolução do IMC durante o seguimento é mostrado na **Figura 4**, utilizando a curva de IMC específica para acondroplasia.

COMENTÁRIOS

A criança procurou o serviço de endocrinologia pediátrica aos 4 anos e 9 meses para acompanhamento de baixa estatura secundária à acondroplasia. O diagnóstico clínico de acondroplasia é feito no período neonatal em 80%

TABELA 1 Dados antropométricos da paciente durante seguimento ambulatorial

Idade	Estatura (cm)	Estatura (escore Z)	Peso (kg)	IMC (kg/m²)	IMC (escore Z)	Estatura sentada	ES/ET (escore Z)	Envergadura (cm)	Estadiamento puberal
4a9m	84,2	–5,2	15,35	21,65	+2,54	51,4	+5,6	79	1
5a	86,4	–5,0	17,1	22,91	+2,67	53	+6,0		1
5a3m	87,3	–5,14	18,49	24,27	+2,75	55,1	+8,1		1
5a6m	88,9	–5,1	18,89	23,91	+2,66	56,4	+8,5		1
5a9m	90,3	–5,11	19,49	23,91	+2,6	56,8	+9,2		1
6a	91,8	–5,08	21,39	25,39	+2,68	58,2	+9,8		1
6a3m	92	–5,25	21,7	25,71	+2,66	58,5	+10		1
6a6m	94,1	–5,18	23,5	26,54	+2,67	60,1	+10,7		1
6a9m	95	–5,26	23,9	26,59	+2,63	61.1	+11,3		1

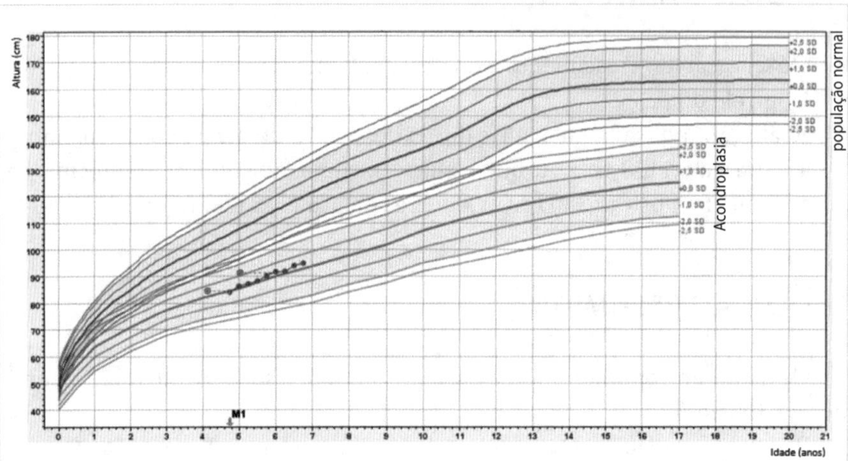

FIGURA 3 Curvas de crescimento para acondroplasia (curvas mais curtas na parte inferior) sobreposta à curva de crescimento de referência (curvas mais longas na parte superior) para população feminina (CDC). Os dados antropométricos da paciente estão mostrados como pontos pretos e a idade óssea referente à idade cronológica é mostrada em cinza. M1: estadiamemto puberal 1 de Tanner.

dos casos. O fenótipo da acondroplasia é típico e pouco variável, sendo caracterizado por baixa estatura desproporcional, encurtamento rizomélico de membros, macrocefalia, hipoplasia de face média, tórax curto, braquidactilia com dedos em tridente, hipermobilidade dos quadris e dos joelhos e hipotonia. O diagnóstico é baseado no fenótipo e em achados radiológicos. As alterações radiológicas encontradas são rizomelia, alterações metafisárias, estreitamento

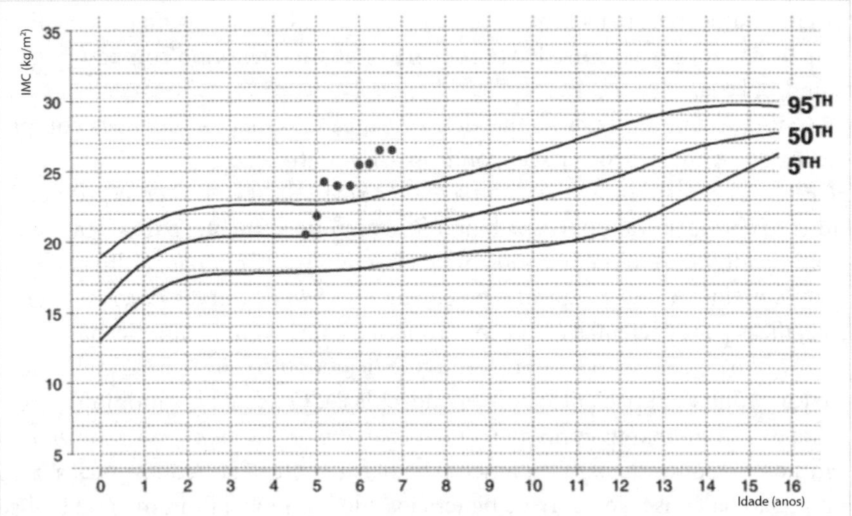

FIGURA 4 Gráfico de IMC para idade cronológica. Os dados de IMC da paciente em plotados como pontos pretos.

da distância interpedicular das vértebras lombares inferiores e pelve anormal com asas ilíacas pequenas e quadradas e chanfradura sacroisquiática estreita.

A acondroplasia (OMIM #100800) ocorre com uma frequência de 1 em 25.000-30.000 nascidos vivos e é considerada a forma hereditária mais comum de displasia esquelética grave, com herança autossômica dominante e penetrância completa. Entretanto, em aproximadamente 80% dos casos, os pais não são afetados, como no caso dessa criança. A acondroplasia faz parte de um espectro de doenças causadas por mutações no gene *FGFR3* (*fibroblast growth factor receptor 3*), do qual fazem parte também a hipocondroplasia (OMIM #146000), a displasia tanatofórica tipo 1 (OMIM #1876000) e tipo 2 (OMIM #187601) e a displasia SADDAN (acondroplasia severa com retardo mental e acantose *nigricans*; OMIM #616482). Duas variantes específicas são responsáveis pela quase totalidade dos casos de acondroplasia, a variante c.1138 G > A (98%) e c.1138G > C (1%), que resultam em uma substituição de glicina por arginina na posição 380 (p.Gly380Arg) da proteína FGFR3. Essa alteração ativa constitutivamente o FGFR3 e aumenta a sinalização via RAS/MAPK, o que funciona como um regulador negativo da cartilagem de crescimento, causando proliferação dos condrócitos e acelerando a maturação destes **Figura 5**.

A confirmação molecular não era necessária, uma vez que o fenótipo da criança e os achados radiológicos eram típicos. A pesquisa molecular indicada foi o sequenciamento do gene alvo pela metodologia de Sanger e evidenciou a variante patogênica mais comum, c.1138 G > A – p.Gly380Arg no gene *FGFR3*. Os pais não foram pesquisados porque não tinham o fenótipo compatível com acondroplasia.

O importante no seguimento dessa criança é avaliar as possíveis complicações que podem ocorrer na acondroplasia. A ativação constitutiva do gene *FGFR3* e alteração da sinalização na via RAS/MAPK leva a alteração do crescimento endocondral dos ossos longos e, consequentemente, baixa estatura. A estatura adulta é, em média, 130 cm nos homens e 125 cm nas mulheres. Para acompanhamento da estatura, é preconizado o uso de curvas de crescimento específicas para pacientes com acondroplasia, como a curva americana.

Até o momento, não há tratamento medicamentoso eficaz para melhorar a estatura adulta em pacientes com acondroplasia. O uso de hormônio de crescimento recombinante humano (rhGH; *recombinant human growth hormone*) tem sido preconizado para tratamento da baixa estatura na acondroplasia, mas ainda não há consenso sobre os benefícios a longo prazo. Em uma metanálise publicada recentemente, o uso de rhGH para crianças com acondroplasia mostrou melhora da velocidade de crescimento (VC) nos primeiros 12-24 meses de tratamento. Após o ganho inicial, a VC se estabilizou e permaneceu inalterada

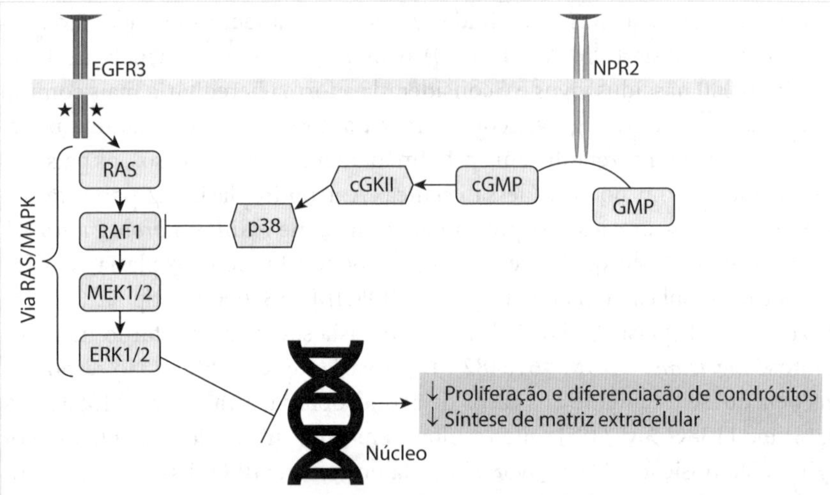

FIGURA 5 Vias de sinalização pelos receptores FGR3 e NPR2. O FGR3 ativa a via RAS/MAPK que promove a diminuição da proliferação e diferenciação de condrócitos e o aumento da síntese da matriz cartilaginosa. O CNP se liga ao NPR2 e leva a uma cascata de sinalização que resulta na formação de cGKII. A cGKII inibe a ativação do MEK 1/2 e ERK 1/2. O efeito do CNP sobre a via do FGFR3 leva ao aumento na proliferação e diferenciação de condrócitos e da síntese da matriz cartilaginosa.

até 60 meses. O efeito do tratamento na altura adulta dos pacientes não foi avaliado, assim como o efeito do rhGH nas proporções corpóreas. Em um estudo observacional, não controlado, que avaliou a resposta do rhGH em longo prazo, foi demonstrado ganho médio na altura adulta de 2,8 e 3,5 cm em mulheres e homens, respectivamente, após 10 anos de terapia com 50 mcg/kg/dia de rhGH. Até o momento, não há consenso na literatura sobre os benefícios da indicação de rhGH para melhorar altura adulta na acondroplasia. Uma perspectiva futura promissora de tratamento da baixa estatura na acondroplasia é o uso do análogo do peptídeo natriurético do tipo C (CNP). O CNP (ou NPPC) se liga ao receptor NPR2 (ou NPRB) nos condrócitos e é um potente estimulador do crescimento endocondral ao inibir a sinalização da via RAS/MAPK ativada pelo FGFR3. O análogo do CNP está sendo desenvolvido pela BioMarin Pharmaceuticals com o nome de Vosorotide (antes BMN-111). O ensaio clínico do Vosorotide foi iniciado em 2014 em pacientes pediátricos com ACH (fase 2; **https://clinicaltrials.gov/ct2/show/NCT02724228**) e, atualmente, encontra-se em fase 3 (**https://clinicaltrials.gov/ct2/show/NCT03197766**).

Outras complicações da acondroplasia que ocorrem na infância são estreitamento da junção craniocervical, doença pulmonar restritiva, hidrocefalia, estenose das vias aéreas superiores com apneia obstrutiva, otite média de repetição e obesidade. As duas primeiras complicações citadas devem ser investigadas ainda no primeiro ano de vida e referidas para serviços de atenção terciária. A apneia do sono deve ser confirmada pela polissonografia e encaminhada para ORL. A obesidade é frequente na infância e deve ser seguida também pelo pediatra ou endocrinologista pediátrico. O diagnóstico de obesidade deve ser realizado utilizando as curvas de peso-idade, peso-altura ou IMC-idade desenvolvidas para essa população específica. Não há comprometimento cognitivo, mas as crianças com acondroplasia costumam apresentar atraso no DNPM. É possível aplicar um teste de triagem para avaliar o desenvolvimento neurológico dos lactentes, semelhante ao teste de triagem do desenvolvimento de Denver revisado ou Denver II.

A paciente acompanhada no caso apresentou algumas complicações da acondroplasia como estenose da junção craniocervical, apneia secundária à obstrução das vias aéreas, atraso no DNPM (que estava dentro do espectro de desenvolvimento motor na acondroplasia), obesidade e genuvaro. A paciente evoluiu com obesidade, mesmo quando avaliada com curva de IMC específica para acondroplasia. Na primeira visita, foi observado escore Z- IMC alterado quando comparada à população normal (CDC) (**Figura 2**). Entretanto, quando comparamos o IMC da paciente para a população americana com acondroplasia, o IMC da paciente é inicialmente adequado para a idade, porém há ganho progressivo de peso e evolução para obesidade (**Figura 4**).

Durante o acompanhamento da paciente, a mãe engravidou novamente e expressou preocupação quanto à possibilidade de recorrência da acondroplasia. O risco de recorrência de acondroplasia em um casal não afetado é de aproximadamente 1% e devido à possibilidade de mosaicismo de células germinativas. Mosaicismo de gônada é mais comum em homens acima de 45 anos. Um casal com um dos pais afetados tem risco de 50% de chance de ter um filho com acondroplasia a cada gestação. Um casal com ambos os pais afetados corre risco de 25% de ter um filho com acondroplasia em homozigose, o que causa um quadro clínico grave, com alta mortalidade perinatal. O segundo filho desse casal, do sexo masculino, não apresentou fenótipo de acondroplasia durante o período pré-natal nem ao nascimento, sendo atualmente seguido no pediatra sem intercorrências.

REFERÊNCIAS

1. Harada D, Namba N, Hanioka Y, Ueyama K, Sakamoto N, Nakano Y, et al. Final adult height in long-term growth hormone-treated achondroplasia patients. Eur J Pediatr. 2017;176(7):873-9.
2. Hoover-Fong J, McGready J, Schulze K, Alade AY, Scott CI. A height-for-age growth reference for children with achondroplasia: Expanded applications and comparison with original reference data. Am J Med Genet A. 2017;173(5):1226-30.
3. Hoover-Fong JE, McGready J, Schulze KJ, Barnes H, Scott CI. Weight for age charts for children with achondroplasia. Am J Med Genet A. 2007;143A(19):2227-35.
4. Hoover-Fong JE, Schulze KJ, McGready J, Barnes H, Scott CI. Age-appropriate body mass index in children with achondroplasia: interpretation in relation to indexes of height. Am J Clin Nutr. 2008;88(2):364-71.
5. Horton WA, Rotter JI, Rimoin DL, Scott CI, Hall JG. Standard growth curves for achondroplasia. J Pediatr. 1978;93(3):435-8.
6. Miccoli M, Bertelloni S, Massart F. Height outcome of recombinant human growth hormone treatment in achondroplasia children: a meta-analysis. Horm Res Paediatr. 2016;86(1):27-34.
7. Pauli RM. Achondroplasia: a comprehensive clinical review. Orphanet J Rare Dis. 2019;14(1):1.
8. Savarirayan R, Irving M, Bacino CA, Bostwick B, Charrow J, Cormier-Daire V, et al. C--type natriuretic peptide analogue therapy in children with achondroplasia. N Engl J Med. 2019;381(1):25-35.
9. Link sugerido: https://www.lpaonline.org/. A Little People of America (LPA) é uma organização sem fins lucrativos que fornece suporte e informações a pessoas de baixa estatura e suas famílias.

Caso 1.10.2

Alexsandra C. Malaquias

HISTÓRIA

E.V.M.S, sexo feminino, 9 anos e 2 meses, natural e procedente de São Paulo. Encaminhada por queixa de baixa estatura, investigada desde os 7 anos de idade.

HPMA

Mãe relata que a paciente sempre foi pequena em relação às outras crianças, porém a pediatra sempre disse que era normal, dentro da genética da família. Aos 7 anos foi solicitado exame de sangue para "avaliar problema genético" (cariótipo) e exames gerais, como hemograma, função renal, função tireoidiana, todos normais. Refere que radiografia de idade óssea foi normal, sem atraso. Mãe notou broto mamário há 2 meses, e a pediatra optou por encaminhar a paciente para avaliação por estar preocupada com puberdade precoce e baixa estatura.

Antecedentes

- Gestação sem intercorrências. Nascida de parto normal, a termo (40 semanas). Não sabe informar peso e comprimento de nascimento. Alta da maternidade com a mãe. Aleitamento materno exclusivo até 6 meses.
- DNPM adequado.
- Alimentação variada, quantidade adequada, porém excesso de guloseimas.
- Vacinação em dia. Nega doenças crônicas ou uso crônico de medicações.
- Pais não consanguíneos.
- Mãe, 35 anos, hígida, menarca aos 11 anos. Estatura da mãe: 154,5 cm (Z-escore = −1,36).

- Pai, 51 anos, hipertenso em uso de medicação. Estatura do pai: 173 cm (Z--escore = –0,54).
- TH = 157,25 cm (Z-escore = -0,94).
- Irmão, 15 anos, hígido. Estatura: 169 cm (Z-escore = –0,09).

EXAME FÍSICO

Bom estado geral, hidratada, corada, anictérica, acianótica; altura: 107,5 cm (z-escore = 4,61), peso: 24,3 kg (**Figura 1**); IMC: 21 kg/m^2 (z-escore = +1,46) (**Figura 2**); estatura sentada= 60 cm; z-ES/ET = +2,52 (**Figura 3**); SS/SI = +1,2; envergadura = 104 cm; PC = 55,5 cm (z-escore = 4,06 - CDC); estigmas: hipertelorismo ocular, orelhas com implantação baixa, encurtamento proximal de membros e lordose lombar acentuada (**Figura 4**); estadiamento puberal de Tanner: M1P1

DIAGNÓSTICO INICIAL

- Baixa estatura desproporcional.
- Displasia óssea?

EXAMES SUBSIDIÁRIOS

- Bioquímicos: normais (hemograma, cálcio, fósforo e fosfatase alcalina, anticorpo antiendomísio, IgA sérica).
- Hormonais basais: IGF1: 139 ng/mL; T4 livre: 1,16 ng/dL; TSH: 1,9 mUI/L; LH: 0,6 mUI/mL e FSH: 1,9 mUI/mL (eletroquimioluminescência).
- Hormonais testes: NA.
- Imagem:
  - Idade óssea: entre 8 anos e 10 meses e 10 anos (IC: 9,4 anos).
  - RX de crânio: normal.
  - RX de bacia: encurtamento do colo do fêmur, diminuição do ângulo acetabular e pélvis em "taça de champanhe" (**Figura 5**).
  - RX de coluna vertebral: estreitamento do espaço interpedicular (mais visível L3-L4) e acentuação da lordose lombar (**Figura 6**).
  - RX de membro superior esquerdo: encurtamento de úmero.
- Outros: cariótipo: 46,XX (30 metáfases).

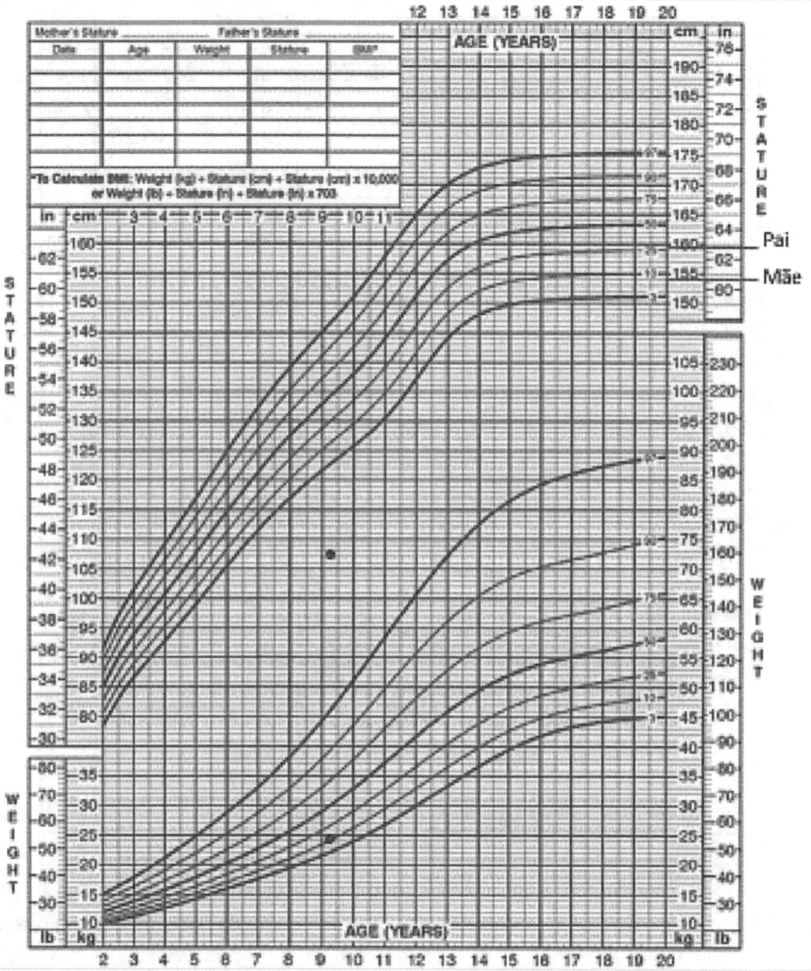

FIGURA 1 Gráfico de altura/idade e peso/idade. Os pontos correspondem à altura e peso, respectivamente. Linhas na lateral superior direita correspondem à estatura da mãe e do pai (corrigido).

Fonte: National Center for Health Statistics and National Center for Chronic Disease Prevention and Health Promotion, 2000.
http://www.cdc.gov/growthcharts

CONDUTA/TRATAMENTO

- Observação da velocidade de crescimento e retorno em 3 meses.
- Avaliação molecular: a análise dos exons 9 e 12 do gene *FGFR3* encontrou a variante c.1620C > A, que resulta em uma substituição de asparagina por lisina na posição 540 (p. Asn540Lys) da proteína FGFR3 (rs: 28933068).

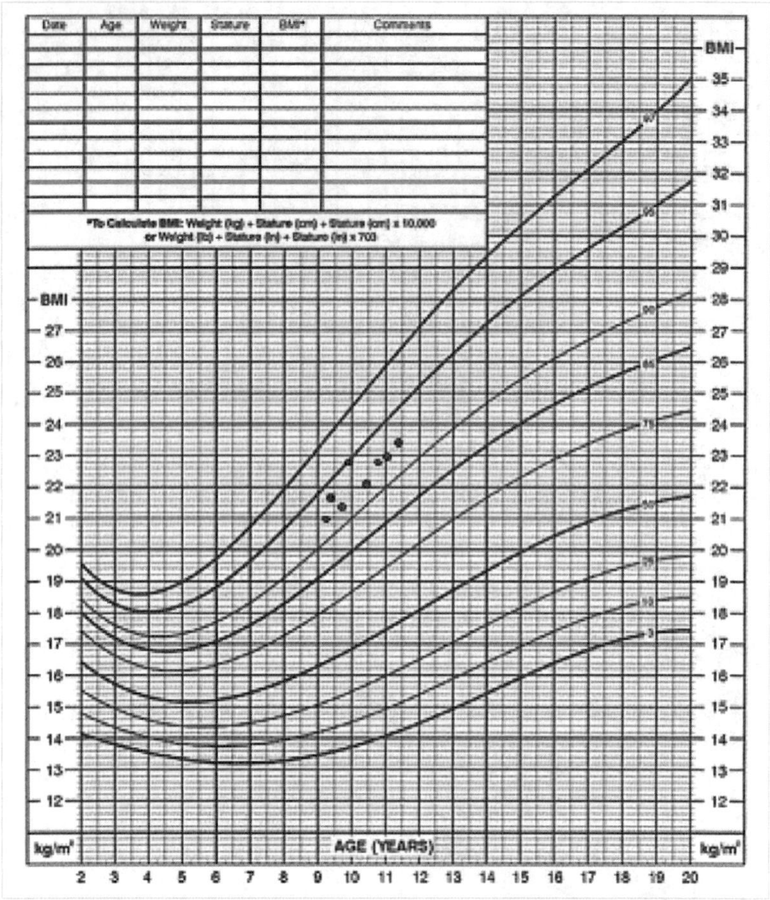

FIGURA 2 Gráfico de IMC para idade. Pontos mostram o IMC da paciente durante o seguimento ambulatorial.
Fonte: National Center for Health Statistics and National Center for Chronic Disease Prevention and Health Promotion, 2000.
http://www.cdc.gov/growthcharts

DIAGNÓSTICO DEFINITIVO

- Hipocondroplasia.

EVOLUÇÃO RESUMIDA

A paciente retornou aos 9,8 anos, e optou-se por iniciar tratamento com GH por via SC, na dose de 0,15 UI/kg/dia. Os dados antropométricos da pa-

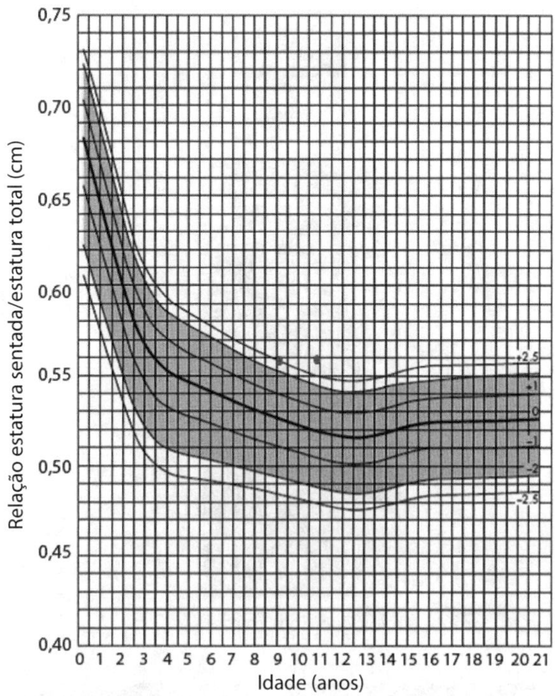

FIGURA 3 Gráfico da relação estatura sentada/estatura total para a idade e sexo. Pontos mostram proporção corpórea da paciente durante o seguimento ambulatorial.
Fonte: adaptada de Frediks AM et al. Arch Dis Child. 2005:90(8):807-12.

ciente durante o acompanhamento no ambulatório estão resumidos na **Tabela 1**. O gráfico evolutivo da paciente está apesentado na **Figura 7**.

- Idade óssea: 10 anos (IC = 9a11m); 11 anos (IC = 10a11).

COMENTÁRIOS

A criança procurou o serviço aos 9 anos e 2 meses para avaliação de baixa estatura. Trazia alguns exames realizados pelo pediatra para investigação de baixa estatura, inclusive um cariótipo normal. No exame físico, foi notada desproporção corpórea com encurtamento dos membros em relação à coluna vertebral (escore Z da ES/ET > +2 e envergadura diminuída). As proporções corpóreas podem ser avaliadas com base nas medidas de segmento corporal. A relação do segmento superior/segmento inferior (SS/SI) é em média de 1,7

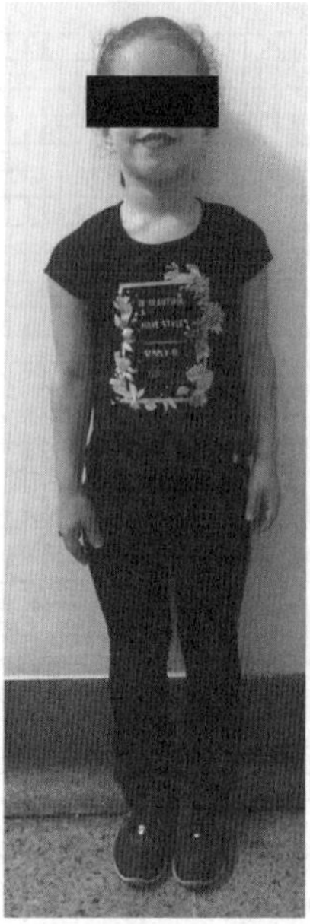

FIGURA 4 Paciente durante a evolução do tratamento.

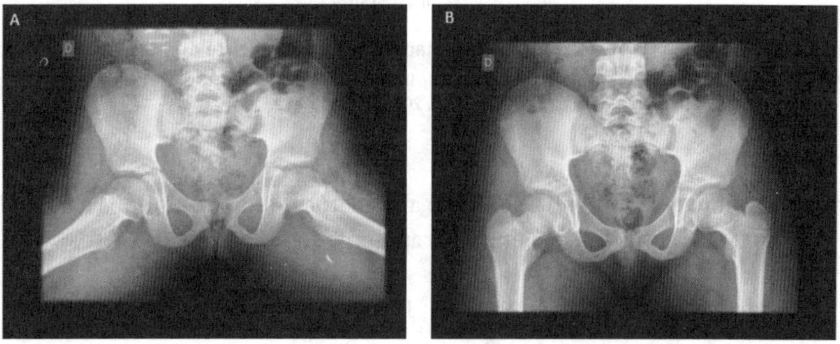

FIGURA 5 A) Radiografia de bacia Lauenstein (posição de rã). B) Radiografia de bacia em AP. Observado encurtamento de colo de fêmur, diminuição do ângulo acetabular e pelve em "taça de champanhe". (Ver Encarte de imagens no final do livro.)

ao nascimento; 1,5 aos 2 anos; 1,2 aos 5 anos e próximo a 1 ao redor dos 10-11 anos de idade. A relação da estatura sentada/estatura total (ES/ET) é avaliada em relação a idade cronológica e sexo. Dessa forma, crianças que tenham essa relação aumentada para idade e sexo (escore Z da ES/ET > +2) apresentam baixa estatura desproporcional por comprometimento do crescimento dos membros, enquanto crianças com essa relação diminuída (escore Z da ES/ET

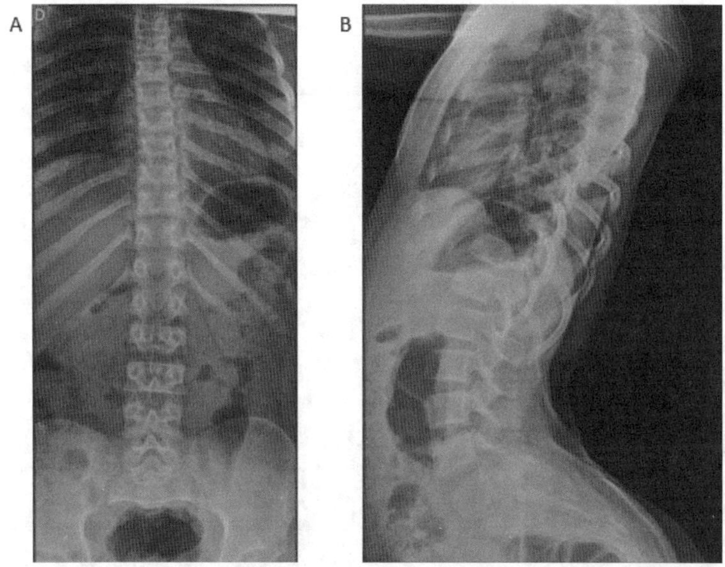

FIGURA 6 Radiografia de coluna vertebral em AP (A) e perfil (B). Estreitamento do espaço interpedicular (mais visível em L3-L4; A) e acentuação da lordose lombar (B). (Ver Encarte de imagens no final do livro.)

TABELA 1 Dados antropométricos da paciente durante o seguimento ambulatorial

Idade	Estatura (cm)	Estatura (escore Z)	Peso (kg)	IMC (kg/m²)	IMC (escore Z)	Estatura sentada (cm)	ES/ET (escore Z)	Envergadura (cm)	Tanner
9a2m	107,5	–4,6	24,3	21,0	+1,46	60	+2,52	104	1
9a5m	108,0	–4,62	25,4	21,8	+1,56	–	–	–	1
9a8m	108,4	–4,67	25,2	21,4	+1,44	–	–	–	2
9a11m	110,5	–4,41	28,0	22,9	+1,59	–	–	–	2
10a2m	111,1	–4,39	28,1	22,8	+1,43	–	–	–	2
10a5m	113,5	–4,09	28,5	22,1	+1,41	–	–	–	3
10a8m	115,0	–3,95	30,2	22,8	+1,46	64,2	+3,0	110	3
11a	118,0	–3,68	32	23,0	+1,46	–	–	–	3
11a5m	119,2	–3,73	33,2	23,4	+1,46	–	–	–	4

< –2) apresentam comprometimento da coluna vertebral. O encurtamento dos membros pode ser rizomélico (úmero ou fêmur) ou mesomélico (rádio/ulna ou tíbia/fíbula).

De acordo com a última revisão feita em 2015, existem 436 condições classificadas como displasia esquelética e divididas em 42 grupos – 364 genes des-

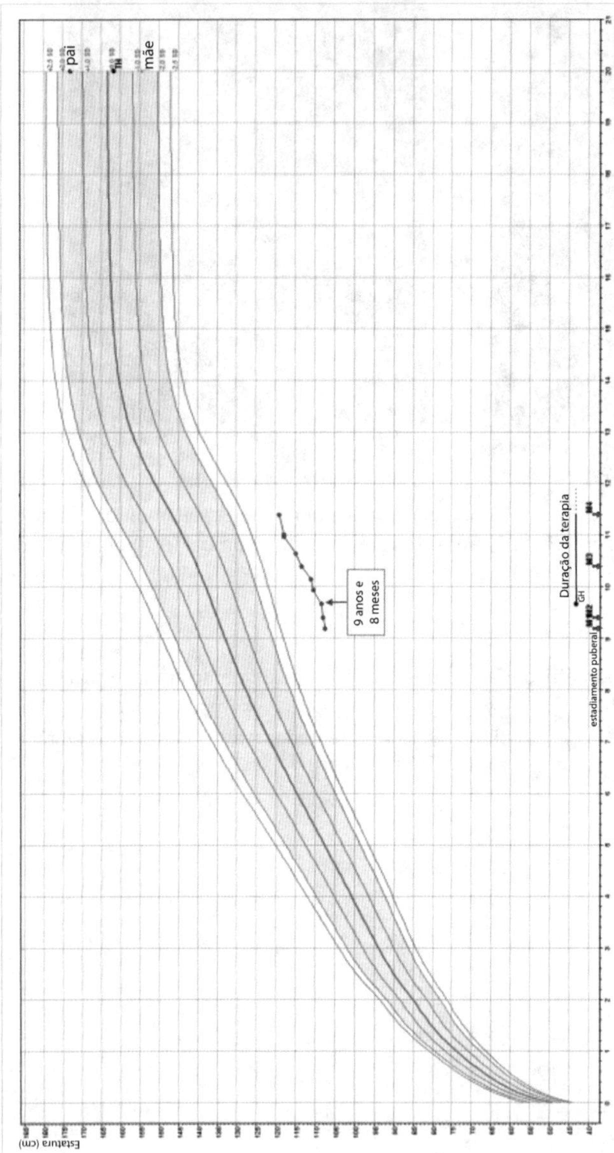

FIGURA 7 Seguimento da paciente durante tratamento com rhGH. Pontos indicam a estatura para a idade cronológica. A seta indica o início do rhGH e a linha próxima à base, a duração da terapia. O estadiamento puberal está sinalizado em cinza (ícone) em relação à idade cronológica.

critos como causadores. Podemos suspeitar de uma displasia esquelética diante de alguns achados: encurtamento de ossos longos ou mineralização anormal no US pré-natal; baixa estatura desproporcional na infância ou fraturas; achados incidentais em radiografias. A baixa estatura desproporcional é um dos achados principais nas displasias esqueléticas, traduzindo o comprometimento dos membros, da coluna vertebral ou de ambos. No caso desta criança, foi observada baixa estatura com encurtamento rizomélico, o que fala mais a favor de hipocondroplasia (OMIM #146000).

A hipocondroplasia apresenta um fenótipo mais leve e com menos complicações do que a acondroplasia (OMIM #100800). A baixa estatura é desproporcional e menos grave que a observada na acondroplasia, sendo a estatura adulta média em homens de 146,1 ± 4,9 cm (138-153 cm), e, nas mulheres, 137,6 ± 6,3 cm (128-147 cm). A rizomelia não é evidente em todos os pacientes com hipocondroplasia, assim como a desproporção da face, braquidactilia/dedos em tridente e o estreitamento da junção craniocervical. Além disso, as alterações radiológicas típicas da acondroplasia podem não estar presentes em pacientes com hipocondroplasia.

O crescimento linear ocorre por meio da condrogênese da placa de crescimento e é regulado por genes envolvidos em diferentes vias de sinalização e funções celulares, incluindo hormônios, sinalização parácrina, elementos

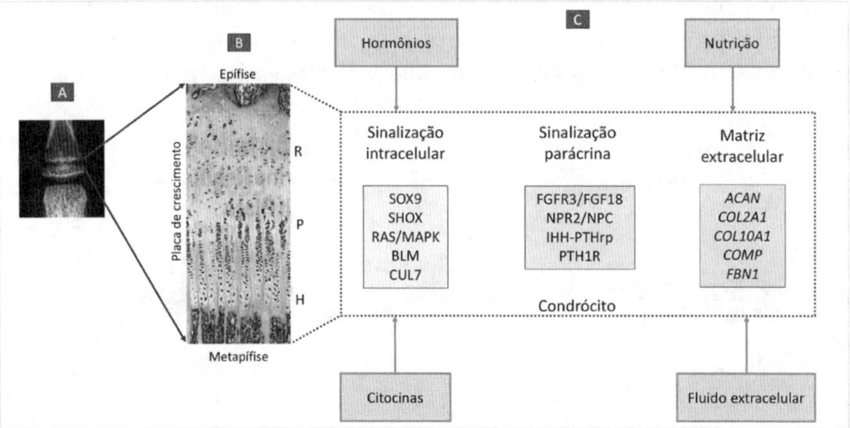

FIGURA 8 Representação radiológica (A) e histológica (B) da cartilagem de crescimento humana. A placa de crescimento apresenta 3 zonas morfológica e histologicamente distintas: zona de repouso (R), zona proliferativa (P) e zona hipertrófica (H). (C) mostra a regulação da função da placa de crescimento. Diversos fatores regulam a proliferação e diferenciação dos condrócitos na placa de crescimento, como hormônios, nutrição, citocinas inflamatórias e meio extracelular (por exemplo, oxigênio e pH). O condrócito sofre influência de genes que regulam a sinalização parácrina e intracelular e a matriz extracelular.

da matriz cartilaginosa e processos intracelulares (**Figura 8**). Entre as alterações na sinalização parácrina estão os defeitos no gene *FGFR3*, que controla negativamente a proliferação e a diferenciação dos condrócitos e a síntese da matriz cartilaginosa. Variantes patogênicas, em heterozigose, no gene *FGFR3* conferem um fenótipo que pode variar em gravidade, desde a forma mais leve, a hipocondroplasia, a acondroplasia, até a forma mais grave, a displasia tanatofórica tipo 1 (OMIM #187600) e tipo 2 (OMIM #187601), entre outras.

O diagnóstico da acondroplasia e hipocondroplasia é baseado no fenótipo e nas alterações radiológicas típicas. Ao contrário da acondroplasia, em que a variante patogênica p.Gly380Arg é encontrada em, aproximadamente, 98% dos casos, na hipocondroplasia as variantes patogênicas associadas ao fenótipo podem ocorrer ao longo da proteína, conforme mostrado na **Figura 9**. Portanto, é importante a confirmação molecular do diagnóstico da hipocondroplasia, principalmente naquelas crianças com fenótipo leve de baixa estatura desproporcional. Em torno de 60% dos indivíduos com hipocondroplasia apresentam a variante c.1620C > A, que resulta na substituição p.Asn540Lys da proteína FGFR3. Se a pesquisa molecular for realizada pelo sequenciamento de Sanger, é sugerido pesquisar alterações no éxon 12 (transcrito FGFR3-205 – Ensembl) para confirmar a variante p.Asn540Lys. Caso a pesquisa seja negativa, é recomendado realizar painel de sequenciamento de nova geração (NGS) para de baixa estatura ou displasia esquelética que inclua o gene *FGFR3*.

O tratamento com hormônio de crescimento recombinante humano (rhGH) foi proposto para hipocondroplasia, levando em consideração resultados positivos de estudos prévios em outras displasias ósseas, como a discon-

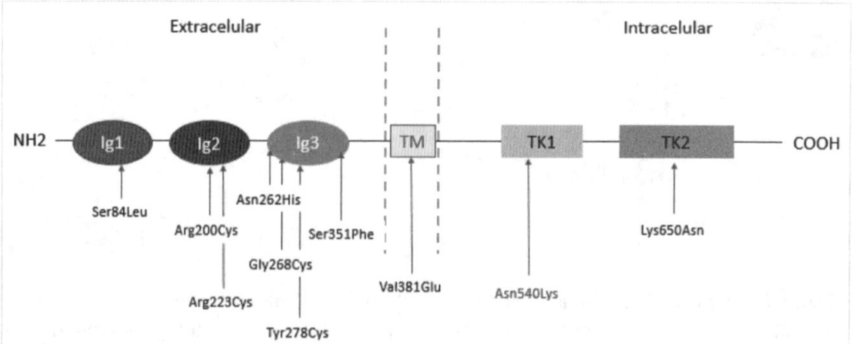

FIGURA 9 Representação esquemática do receptor FGFR3 e a localização das variantes patogênicas em ganho de função que causam hipocondroplasia. A mutação mais frequente está destacada em vermelho. Ig1, Ig2 e Ig3: domínios imunoglobulina-*like* 1, 2 e 3; TM: domínio transmembrana; TK1 e TK2: domínios tirosina quinase 1 e 2.

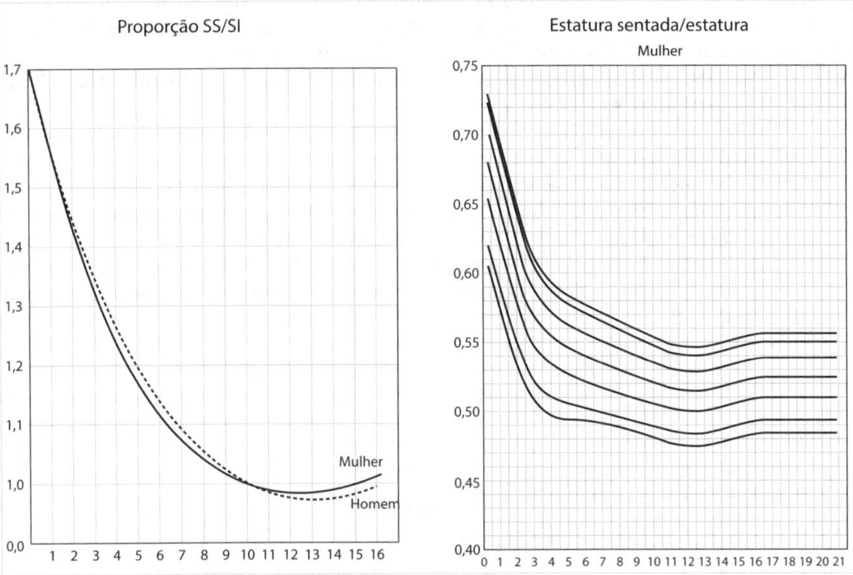

FIGURA 10 Gráficos para avaliação da proporção corporal.

drosteose de Léri-Weill. Nos primeiros 6 meses de seguimento ambulatorial, a paciente apresentou uma velocidade de crescimento (VC) calculada de 1,8 cm/ano. Visando melhorar a estatura adulta, optou-se por iniciar o rhGH para a paciente em questão, na dose de 0,15 UI/kg/dia. A paciente mostrou melhora da VC após o primeiro ano de tratamento (6,6 cm/ano, **Tabela 1**) sendo mantida a terapia hormonal até a data da última consulta (11 anos e 5 meses). Chama atenção a piora da desproporção corpórea da paciente ao longo do acompanhamento (**Figura 3**). O tratamento com rhGH na hipocondroplasia não resultou em aumento da desproporção em estudos anteriores. Uma hipótese para explicar esse achado é a exposição da cartilagem de crescimento ao estrógeno com o início da puberdade. O aumento progressivo do estrógeno durante a puberdade favorece o fechamento epifisário e pode piorar a desproporção corporal, à semelhança do que foi descrito em pacientes com defeitos do gene *SHOX*.

REFERÊNCIAS

1. Andrade AC, Jee YH, Nilsson O. New genetic diagnoses of short stature provide insights into local regulation of childhood growth. Horm Res Paediatr. 2017;88(1):22-37.
2. Çetin T, Şıklar Z, Kocaay P, Berberoğlu M. Evaluation of efficacy of long-term growth hormone therapy in patients with hypochondroplasia. J Clin Res Pediatr Endocrinol. 2018;10(4):373-6.

3. Malaquias AC, Scalco RC, Fontenele EG, Costalonga EF, Baldin AD, Braz AF, et al. The sitting height/height ratio for age in healthy and short individuals and its potential role in selecting short children for SHOX analysis. Horm Res Paediatr. 2013;80(6):449-56.
4. Nikkel SM. Skeletal dysplasias: what every bone health clinician needs to know. Curr Osteoporos Rep. 2017;15(5):419-24.
5. Ornitz DM, Legeai-Mallet L. Achondroplasia: development, pathogenesis, and therapy. Dev Dyn. 2017;246(4):291-309.
6. Pinto G, Cormier-Daire V, Le Merrer M, Samara-Boustani D, Baujat G, Fresneau L, et al. Efficacy and safety of growth hormone treatment in children with hypochondroplasia: comparison with an historical cohort. Horm Res Paediatr. 2014;82(6):355-63.
7. Wit JM, Oostdijk W, Losekoot M, van Duyvenvoorde HA, Ruivenkamp CA, Kant SG. Mechanisms in endocrinology: novel genetic causes of short stature. Eur J Endocrinol. 2016;174(4):R145-73.

Seção 2

Crescimento excessivo

Coordenação:

Carlos A. Longui

Caso 2.1

Cristina B. F. Bueno
Nilza Scalissi

HISTÓRIA

Paciente sexo masculino, 12 anos, procedente de São Paulo, solteiro, encaminhado pelo pediatra por aceleração da velocidade de crescimento.

HPMA

Paciente encaminhado por aceleração da velocidade de crescimento nas últimas avaliações com o pediatra. A mãe relata que o filho, aos 8 anos, era da mesma altura das outras crianças da mesma idade, no entanto, vem notando que está crescendo rápido, apresentando atualmente altura superior à do irmão mais velho, de 14 anos. A professora alertou a mãe de que a criança apresentava cefaleia frequente e deveria ser avaliada por um oftalmologista para avaliação de acuidade visual. O desenvolvimento psicomotor está adequado para a idade.

Antecedentes

Gestação sem intercorrências, nascido de 38 semanas de idade gestacional, parto vaginal, Apgar 9 e 10; peso de nascimento 3.500 g (p67); comprimento 52 cm (p65); perímetro cefálico 35,4 cm (p64). Não apresentou intercorrências neonatais. Nega internações ou uso de medicação. Apresenta vacinas adequadas.

- Pais eutróficos. Altura da mãe 165 cm (p61); altura do pai 170 cm (p21).
- Irmão 14 anos, peso 52 kg (p53; z: +0,07) e altura 165 cm (p54; z: +0,09).
- Nega consanguinidade na família.

EXAME FÍSICO

- Exame geral sem alterações. Não apresenta alteração de fáscies.
- Peso: 58 kg (p94; z: +1,55); estatura: 170 cm (> p99; z: +2,66), IMC: 20,1 (p79; z: +0,79).
- Altura alvo: 174 cm.
- Confrontação visual: discretamente alterada em região temporal direita.
- Escala de Tanner P2G2; volume testicular 2,8 mL bilateralmente.

A **Figura 1** mostra os valores antropométricos aos 2 e aos 8 anos de idade e os dados atuais.

DIAGNÓSTICO INICIAL

- Adequado para a idade gestacional.
- Alta estatura proporcional.

EXAMES SUBSIDIÁRIOS

- Bioquímicos: hemograma, creatinina, ureia, TGO, TGP, gama-GT, glicemia, hemoglobina glicada, todos normais. Cálcio iônico 1,1 mmol/L (até 1,4 mmol/L), cálcio total 10 mmol/L (até 10,4 mmol/L), PTH 30 (10-65 pg/mL), albumina 4,2 g/dL (3,5-5,2 g/dL).
- Hormonais basais: LH 0,6 mU/mL, FSH 1,5 mU/mL, testosterona total 5 (pré-púbere < 20 ng/dL), prolactina 40 (até 23 ng/mL), GH 14 (< 2,5mcg/L), IGF-1 1210 (sexo masculino 12-13 anos: 145-759 ng/mL), IGFBP3 8.050 ng/mL (sexo masculino 12 anos: 2.463-6.093 ng/mL), T4 livre 0,8 ng/dL (normal) e TSH 2,1 mUI/L (normal), ACTH 10 pg/mL, cortisol sérico às 8h 15 mg/dL.
- Teste hormonal: teste de supressão do GH com glicose – GH não suprimiu para valores abaixo de 0,4 mcg/L em nenhum tempo.
- Imagem: ressonância magnética com gadolínio – presença de lesão hipofisária selar com extensão suprasselar com sinal heterogêneo em T1 e T2 medindo 2,3 × 1,3 × 1,1 cm que toca o quiasma óptico à esquerda em íntimo contato com o seio cavernoso esquerdo (**Figura 2**).
- Radiografia das mãos: idade óssea 11 anos.
- Campimetria: discreta alteração campo visual no quadrante inferior temporal esquerdo (**Figura 3**).

CONDUTA/TRATAMENTO

- Indicada cirurgia transesfenoidal.
- Dosagem de GH e IGF-1 em 4 meses.
- Ressonância magnética com gadolínio controle em 4 meses de tratamento.

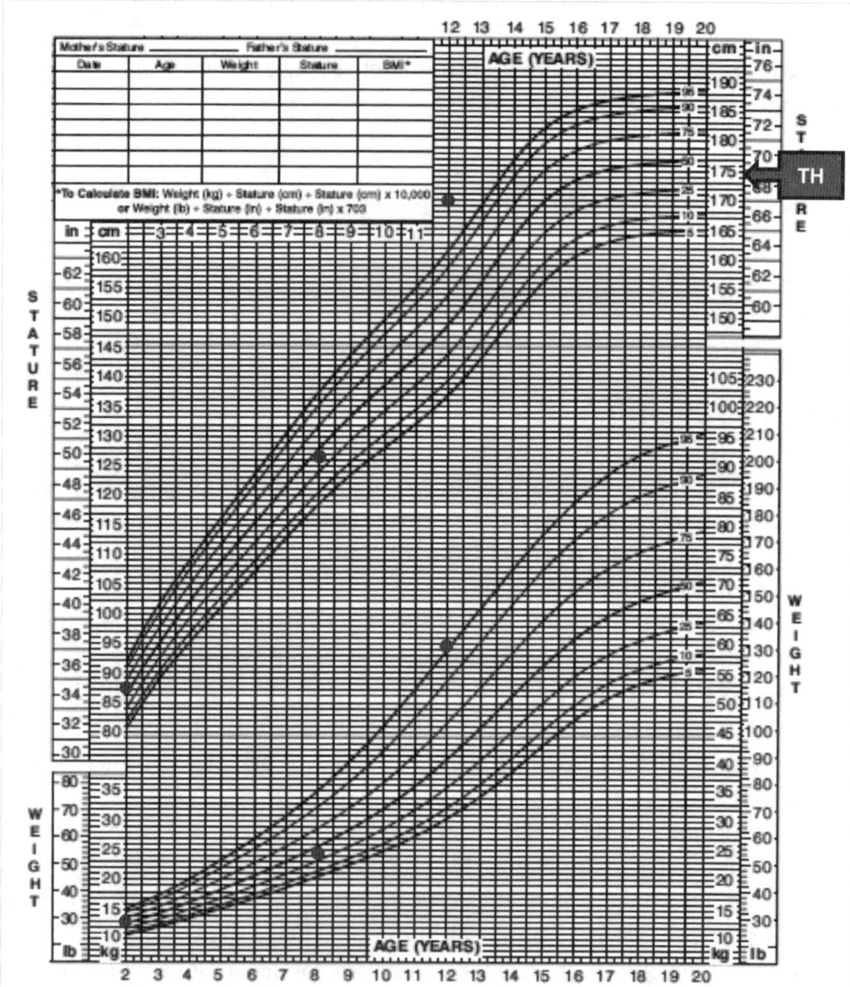

FIGURA 1 Valores antropométricos aos 2 e aos 8 anos de idade e os dados atuais.
Fonte: National Center for Health Statistics and National Center for Chronic Disease Prevention and Health Promotion, 2000.
http://www.cdc.gov/growthcharts

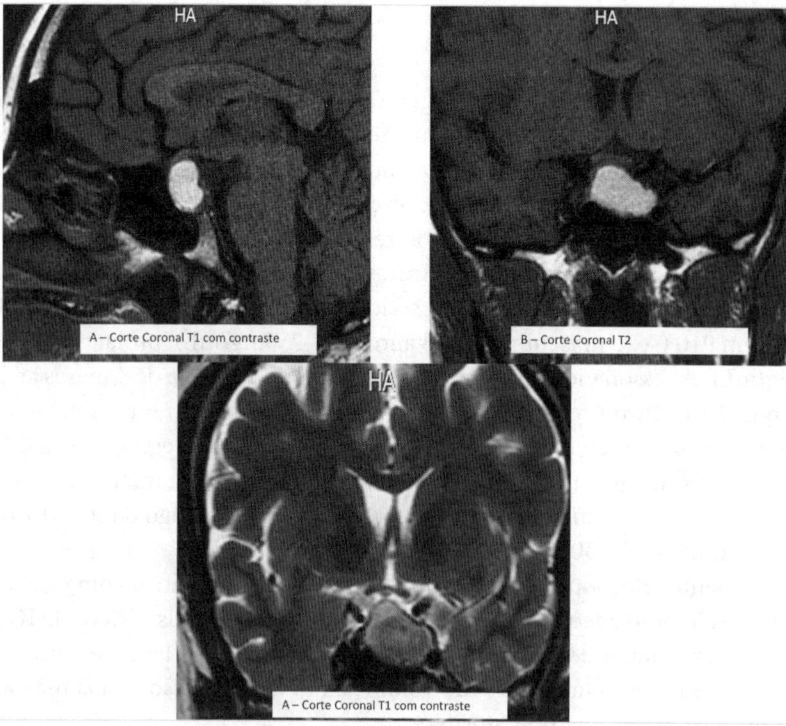

FIGURA 2 Ressonância magnética com gadolínio – presença de lesão hipofisária selar com extensão suprasselar com sinal heterogêneo em T1 e T2 medindo 2,3 × 1,3 × 1,1 cm que toca o quiasma óptico à esquerda em íntimo contato com o seio cavernoso esquerdo. (Ver Encarte de imagens no final do livro.)

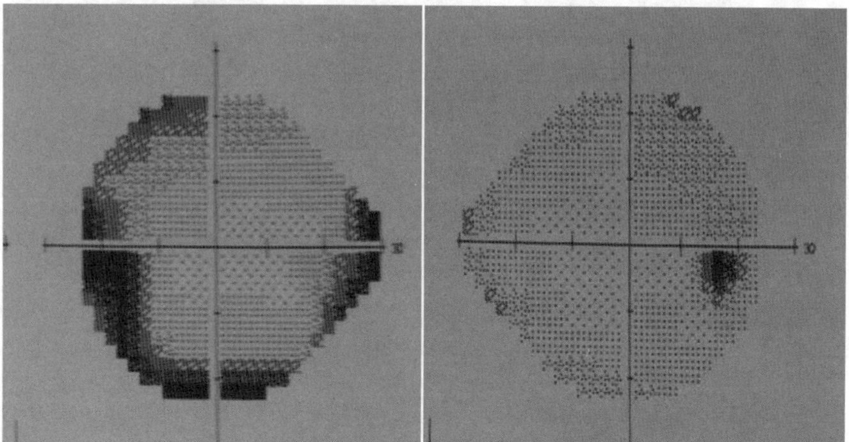

FIGURA 3 Campimetria ao diagnóstico.

EVOLUÇÃO RESUMIDA

O paciente foi submetido a cirurgia transesfenoidal sem intercorrências. O exame anatomopatológico confirmou adenoma hipofisário com imuno-histoquímica positiva para GH. A avaliação hormonal dos eixos basais hipofisários no pós-operatório demonstrou preservação dos eixos gonadotrófico, corticotrófico e tireotrófico. O paciente não apresentou diabetes *insipidus*.

No retorno de 4 meses após a cirurgia o paciente não apresentou queixa de cefaleia e alteração visual. O GH sérico randômico estava em 2,6 mcg/L e IGF-1 em 910 (sexo masculino 12-13 anos: 145-759 ng/mL), prolactina 15 (até 23 ng/mL). A ressonância magnética com gadolínio controle de 4 meses após a cirurgia demonstrou remanescente tumoral à esquerda com hipersinal em T1 e T2 e quiasma óptico livre. A campimetria pós-operatória estava normal (**Figura 4**). Feito diagnóstico de persistência tumoral após tratamento cirúrgico, optou-se pelo tratamento clínico medicamentoso com análogo da somatostatina (octreotida LAR) 30 mg a cada 30 dias.

O paciente retornou após 1 ano de tratamento assintomático com velocidade de crescimento adequada para a idade (6 cm/ano) e níveis séricos de IGF-1 normais para a idade e GH randômico abaixo de 1 mcg/L. A lesão remanescente evoluiu com discreta redução do volume em relação à ressonância magnética controle 4 meses pós-operatório.

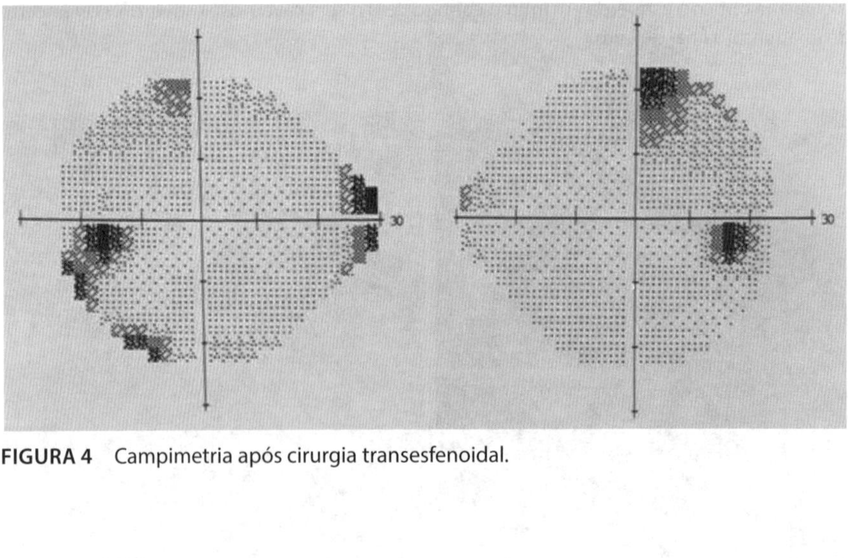

FIGURA 4 Campimetria após cirurgia transesfenoidal.

DIAGNÓSTICOS DEFINITIVOS

- Gigantismo por adenoma hipofisário secretor de GH.
- Hipogonadismo hipogonadotrófico.

COMENTÁRIOS

O caso clínico demonstra um paciente do sexo masculino de 12 anos com estatura acima de 2 desvios-padrão para o sexo e a idade, caracterizando alta estatura. A finalidade da avaliação diagnóstica de alta estatura é distinguir entre uma expressão normal de fatores genéticos e familiares, e nesse caso a criança estaria dentro do canal familiar da estatura alvo, e secundária a uma condição patológica de excesso de GH.

A alta estatura pode ser classificada como primária, secundária ou idiopática (**Tabela 1**). As desordens primárias são causadas por defeitos intrínsecos nos ossos ou no tecido conjuntivo. Muitas vezes são de origem genética, podendo estar associadas a anomalias cromossômicas, desordens monogênicas ou síndromes de causa desconhecida. Nesses casos, a alta estatura geralmente tem início no período pré-natal, caracterizando-se por crescimento desproporcional e presença de dismorfismos. As causas secundárias são, em geral, de origem hormonal, ocorridas por mudanças na velocidade de crescimento. No grupo das idiopáticas estão incluídas a alta estatura constitucional e a familiar, que representam as causas mais comuns de alta estatura.

TABELA 1 Classificação da alta estatura

Primária	Síndromes de Klinefelter, X frágil, Beckwith-Wiedemann, Weaver, Sotos, Marfan, Duplo Y e Shprintzen-Goldberg
Secundária	Adenoma produtor de GH Tumor extra-hipofisário produtor de GH ou GHRH
Idiopática	Alta estatura constitucional Alta estatura familiar

Os tumores produtores de GH, ou somatotrofinomas, são a principal causa de acromegalia/gigantismo e representam 20% dos adenomas hipofisários, com prevalência de 70 casos por milhão. A frequência é igual entre homens e mulheres, sendo mais comum entre a quarta e a quinta décadas de vida e raro na infância. O gigantismo acontece quando o excesso de GH ocorre antes do fechamento das epífises na infância e adolescência, e a principal queixa do paciente e da família é a alta estatura. Nesses casos os tumores são maiores, mais agressivos e invasivos. A acromegalia é caracterizada pela presença da elevação do GH na fase adulta, cursando com quadro clínico insidioso, caracterizado por aumento das extremidades e aumento da mortalidade, principalmente por doenças cardiovasculares. Cerca de 77% dos casos são macroadenomas (lesão acima de 10 mm) e podem produzir efeitos compressivos como cefaleia e redução da acuidade visual no campo temporal por compressão de nervo óptico.

A avaliação laboratorial com níveis de GH sérico randômico maiores que 0,4 ng/mL e o nível sérico do fator do crescimento semelhante à insulina tipo 1 (IGF-1) acima do limite superior para a idade apontam para o diagnóstico de acromegalia/gigantismo (**Figura 5**). Se houver dúvida diagnóstica, procede-se ao teste de tolerância à glicose oral (TTGO), e nos pacientes com acromegalia/gigantismo em atividade não há supressão da concentração de GH abaixo de 1 ng/mL. Com metodologias mais sensíveis para determinação do nível sérico de GH, alguns autores sugerem o nível de 0,4 ng/mL como corte para supressão.

O tratamento da acromegalia tem por objetivo reduzir a morbidade e mortalidade, decorrentes da massa tumoral e da hipersecreção hormonal, bem como preservar a função hipofisária normal. Características da massa tumoral e níveis séricos de GH e IGF-1 são os principais determinantes na escolha do tratamento. A cirurgia é o tratamento de escolha em pacientes com microa-

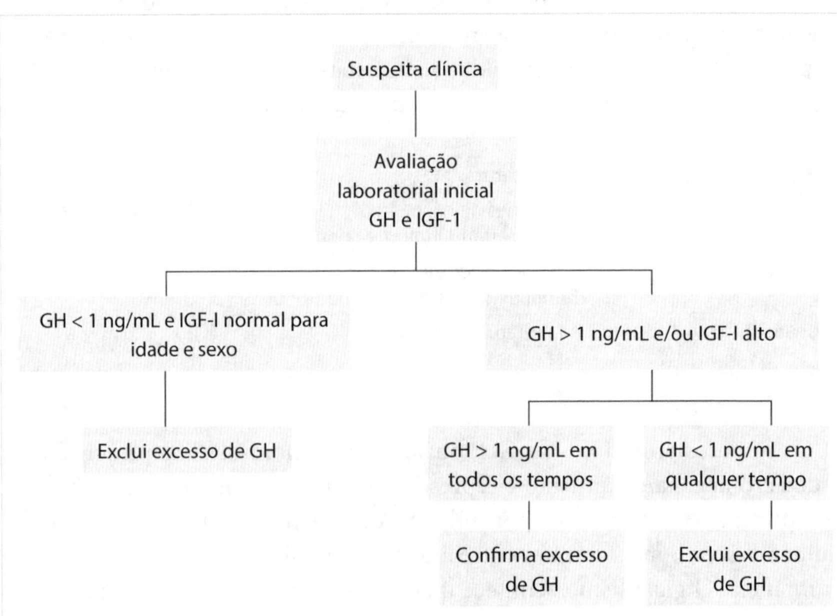

FIGURA 5 Algoritmo diagnóstico da acromegalia/gigantismo.

denomas intrasselares, macroadenomas não invasivos e na presença de sintomas compressivos. Cerca de 80% dos pacientes com microadenomas e 50% com macroadenomas apresentam normalização dos níveis séricos de IGF-1 após adenomectomia transesfenoidal. O paciente em questão tinha, portanto, indicação de cirurgia pelo tamanho tumoral e a presença de sintomas compressivos. No pós-operatório, comprovado o pequeno remanescente tumoral, iniciou-se o tratamento clínico medicamentoso, uma vez que nova cirurgia aumentaria muito a comorbidade e o risco de pan-hipopituitarismo.

O tratamento clínico, primário ou adjuvante, pode ser realizado com agonista dopaminérgico, ligantes do receptor de somatostatina (LRS) ou antagonista do receptor de GH. O tratamento clínico está indicado para pacientes com macroadenoma e baixa possibilidade de remissão com cirurgia, especialmente por invasão parasselar, para aqueles com comorbidades que dificultem a abordagem cirúrgica e para os que recusam a cirurgia.

Os objetivos do tratamento incluem redução tumoral e controle hormonal. Considera-se doença controlada a presença de valores de GH abaixo de 1 ng/mL, e nadir do GH após TTGO menor que 0,4 ng/mL em pacientes no pós-operatório.

O paciente evoluiu com uma excelente resposta com o tratamento com octreotida, normalizando os níveis séricos de IGF-1 e reduzindo o GH para o alvo terapêutico. A octreotida, análogo da somatostatina com afinidade seletiva aos subtipos de receptores de somatostatina 2 (SSTR2) e 5 (SSTR5), normaliza, tanto em terapia primária quanto secundária, os níveis de GH (< 2,5 ng/mL), de IGF-1 e redução tumoral (10-30% do volume) em 56, 55 e 66% dos pacientes, respectivamente.

Ainda que de menor eficácia, os agonistas dopaminérgicos têm sido utilizados no tratamento da acromegalia. Com o uso de cabergolina, houve redução nos níveis de GH sérico para menos de 2,5 ng/mL e normalização dos níveis de IGF-1 em cerca de 30% dos pacientes. De maior eficácia é a associação entre análogo da somatostatina e agonista dopaminérgico, com a qual se obteve normalização dos níveis de IGF-1 após adição de cabergolina em torno de 55% dos casos.

Em casos de tumores agressivos com doença persistente após diversos procedimentos cirúrgicos e uso de análogo da somatostatina e agonista dopaminérigico, pode-se associar pegvisomanto, antagonista do receptor do GH, e radioterapia.

REFERÊNCIAS

1. Abs R, Verhelst J, Maiter D, Van Acker K, Nobels F, Coolens JL, et al. Cabergoline in the treatment of acromegaly: a study in 64 patients. J Clin Endocrinol Metab. 1998;83(2):374-8.

2. Ahmed S, Elsheikh M, Stratton IM, Page RC, Adams CB, Wass JA. Outcome of transphenoidal surgery for acromegaly and its relationship to surgical experience. Clin Endocrinol (Oxf). 1999;50(5):561-7.
3. Carmichael JD, Bonert VS, Nuño M, Ly D, Melmed S. Acromegaly clinical trial methodology impact on reported biochemical efficacy rates of somatostatin receptor ligand treatments: a meta-analysis. J Clin Endocrinol Metab. 2014;99(5):1825-33.
4. Colao A, Ferone D, Marzullo P, Di Sarno A, Cerbone G, Sarnacchiaro F, et al. Effect of different dopaminergic agents in the treatment of acromegaly. J Clin Endocrinol Metab. 1997;82(2):518-23.
5. Giustina A, Barkan A, Casanueva FF, Cavagnini F, Frohman L, Ho K, et al. Criteria for cure of acromegaly: a consensus statement. J Clin Endocrinol Metab. 2000;85(2):526-9.
6. Giustina A, Chanson P, Bronstein MD, Klibanski A, Lamberts S, Casanueva FF, et al. A consensus on criteria for cure of acromegaly. J Clin Endocrinol Metab. 2010;95(7):3141-8.
7. Jallad RS, Bronstein MD. Optimizing medical therapy of acromegaly: beneficial effects of cabergoline in patients uncontrolled with long-acting release octreotide. Neuroendocrinology. 2009;90(1):82-92.
8. Kant SG, Wit JM, Breuning MH. Genetic analysis of tall stature. Horm Res 2005;64:149-56.
9. Katznelson L, Laws ER, Melmed S, Molitch ME, Murad MH, Utz A, et al. Acromegaly: an endocrine society clinical practice guideline. J Clin Endocrinol Metab. 2014;99(11):3933-51.
10. Kim EH, Oh MC, Lee EJ, Kim SH. Predicting long-term remission by measuring immediate postoperative growth hormone levels and oral glucose tolerance test in acromegaly. Neurosurgery. 2012;70(5):1106-13
11. Laws ER, Vance ML, Thapar K. Pituitary surgery for the management of acromegaly. Horm Res. 2000;53 Suppl 3:71-5.
12. Melmed S. Medical progress: acromegaly. N Engl J Med. 2006;355(24):2558-73.
13. Sandret L, Maison P, Chanson P. Place of cabergoline in acromegaly: a meta-analysis. J Clin Endocrinol Metab. 2011;96(5):1327-35.
14. Vieira Neto L, Abucham J, Araujo LA, Boguszewski CL, Bronstein MD, Czepielewski M, et al. [Recommendations of Neuroendocrinology Department from Brazilian Society of Endocrinology and Metabolism for diagnosis and treatment of acromegaly in Brazil]. Arq Bras Endocrinol Metabol. 2011;55(9):725-6.

Caso 2.2.1

Flavia Balbo Piazzon

HISTÓRIA

Menina, 5 anos, natural e procedente de São Paulo. Encaminhada por estatura acima do canal familiar pós-natal.

HPMA

Avaliada inicialmente aos 4 meses de idade encaminhada por pediatra devido a crises convulsivas desde o primeiro dia de vida. Iniciada a avaliação inicial e exames foram solicitados, mas a família perdeu o acompanhamento e não realizou os exames pelo alto custo e falta de cobertura do plano de saúde. Retornam 5 anos depois com queixas distintas, a epilepsia teve remissão, mas agora o que chama a atenção é o atraso no desenvolvimento neuropsicomotor (ADNPM), alterações psiquiátricas e a alta estatura.

Antecedentes

Gestação com intercorrências de aumento de PA no último trimestre e uso de Puran T4 por hipotireoidismo materno, suspeita de diabetes gestacional. Parto cesárea, 36 semanas, PN: 3.080 g; CN: 49 cm; Apgar 9 e 10. Melhora da epilepsia com retirada do anticonvulsivante com 1 ano.

Mãe 41 anos, estatura 167 cm (p50-75), pai 32 anos, estatura 183 cm (p75-90). Mãe com hipotireoidismo. Avô materno com quadro de ataxia. Nega consanguinidade na família.

EXAME FÍSICO

- Estatura 113 cm (> p90), peso 19 kg (p75); PC 52 cm (> p90) (**Figura 1**).

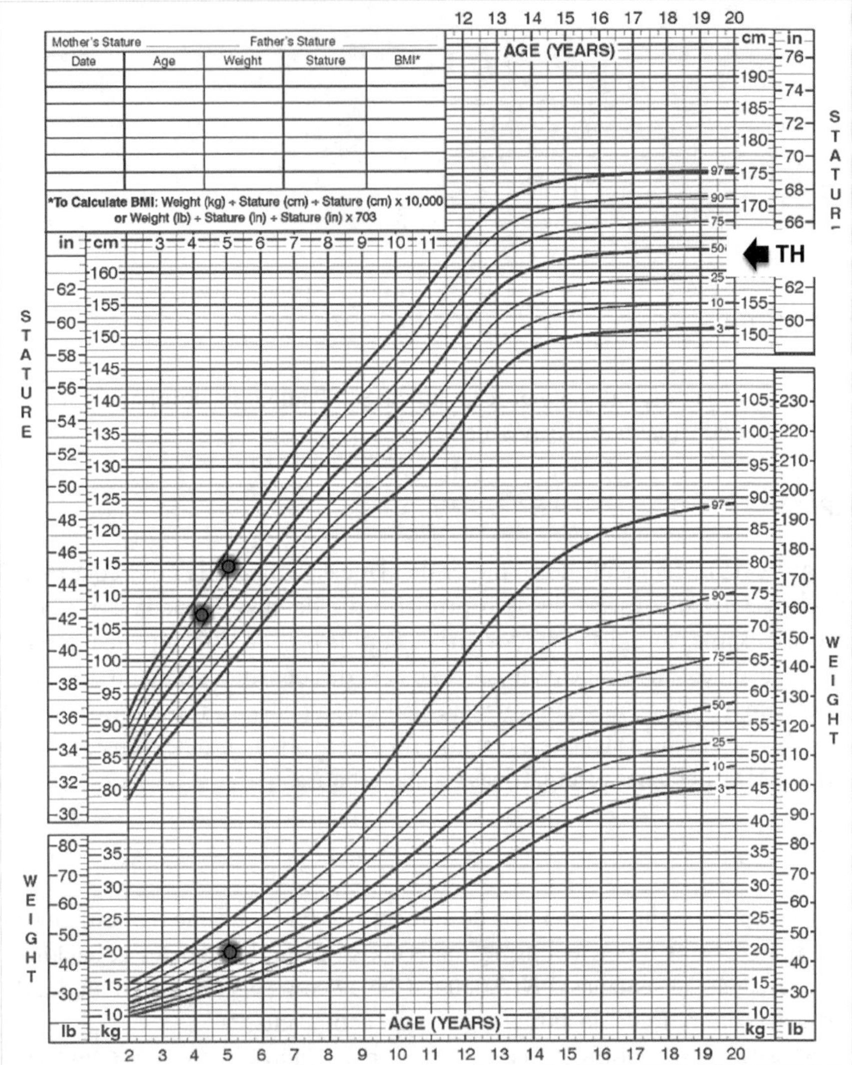

FIGURA 1
Fonte: National Center for Health Statistics and National Center for Chronic Disease Prevention and Health Promotion, 2000.
http://www.cdc.gov/growthcharts

- BEG, ativa e reativa, hidratada, corada.
- Fronte ampla, hipertelorismo ocular com estrabismo convergente não fixo, nariz fino, queixo proeminente. Oroscopia: palato alto.
- 2BRNF sem sopros, MV sRA, abdome normal.
- Genital: vulva hipoplásica e herniorrafia inguinal. Tanner: M1P1.
- Ext.: sem alterações. Neurológico: hipotonia muscular e reflexos normais, automatismos quando eufórica.

DIAGNÓSTICO INICIAL

- Alta estatura + ADNPM a esclarecer.
- Alterações comportamentais importantes e epilepsia.

EXAMES SUBSIDIÁRIOS

- Bioquímicos: nada digno de nota.
- Cariótipo com banda G: 46,XX (20 metáfases).
- RNM crânio: normal.
- IO RX punhos: avançada.
- ECO: normal
- *SNP-array*850K:ISCN2016.arr[GRCh37]5q352q35.3(175416095_177482506)x1: deleção de *2Mb* na região subtelomérica do braço longo do cromossomo 5.

CONDUTA/TRATAMENTO

- Manter terapias: fonoterapia, terapia ocupacional e psicopedagoga.
- Encaminhada ao psiquiatra infantil para avaliar melhor o transtorno obsessivo-compulsivo.

EVOLUÇÃO RESUMIDA

A paciente retorna anualmente e está apresentando melhoras.

As terapias têm contribuído para a aquisição de marcos do desenvolvimento.

O comportamento tem melhorado com risperidona introduzida pela psiquiatra infantil e terapias com método ABA (*Applied Behavior Analysis*) 5×/semana.

Continua sem crises convulsivas e com dosagens anuais de alfafetoproteína normais. Atenção aos sinais de puberdade precoce e foi encaminhada para investigação e acompanhamento com endocrinologista pediátrico.

DIAGNÓSTICOS DEFINITIVOS

- Síndrome de Sotos por deleção *5q35*.
- Atraso de desenvolvimento global com traços autísticos.
- Epilepsia controlada.

COMENTÁRIOS

O caso veio inicialmente por epilepsia precoce, e a estatura e o peso acima do esperado para a prematuridade de 36 semanas foram compreendidos como relacionados ao diabetes gestacional.

Com a perda de acompanhamento clínico, a paciente retorna após 5 anos devido a doença materna (sepse pós-complicações de colecistectomia com necessidade de decorticação pulmonar e colectomia parcial).

Na reavaliação com 5 anos de idade, o diagnóstico foi feito já na sala de espera pelo *gestalt* (aparência facial). No entanto, reiniciamos a investigação com o *SNP-array* por ser coberto pelo plano de saúde, apesar de síndrome de Sotos por microdeleção da região subtelomérica de o braço longo do cromossomo 5q35 ser a segunda causa da doença rara, mais comum entre pacientes de ascendência asiática.

A causa mais comum para a síndrome de Sotos é a identificação de uma variante patogênica em heterozigose no gene *NSD1*.

A síndrome de Sotos por deleção de 5q35 é doença genética rara, que explica o atraso de desenvolvimento com alteração de psicomotricidade, deficiência intelectual de diversos graus, bem como o quadro de autismo atípico associado, além de dependência completa para as atividades de vida diária, portanto com necessidade de diversas terapias (fonoterapia, fisioterapia motora, terapia ocupacional, psicoterapia com método ABA), além de um atendente terapêutico, ou seja, um profissional especializado para acompanhamento escolar.

Apenas 25% dos pacientes com síndrome de Sotos apresentam crises convulsivas, 15% dos casos descrevem pré-eclâmpsia materna. O crescimento exagerado geralmente é pré-natal e segue acelerado até 10 anos, tende a normalizar na vida adulta, mas o perímetro cefálico permanece acima da média. O perímetro cefálico aumentado também é um dado importante. Quanto ao comportamento, alterações psiquiátricas e transtorno do espectro autista são comuns e parecem ser mais prevalentes nos casos por deleção. Dentro os pacientes com Sotos, 3% podem apresentar algum tipo de tumor (teratoma, neuroblastoma, tumor de Wilms, leucemia etc.).

Com relação aos outros sinais e sintomas, exceto o fenótipo comportamental, não parecem existir diferenças entre os pacientes com síndrome de Sotos por deleção ou variante patogênica no gene *NSD1*.

REFERÊNCIAS

1. de Boer L, Roder I, Wit JM. Psychosocial, cognitive, and motor functioning in patients with suspected Sotos syndrome: a comparison between patients with and without NSD1 gene alterations. Dev Med Child Neurol. 2006;48:582-8.
2. Tatton-Brown K, Cole TRP, Rahman N. Sotos syndrome. 2004 Dec 17 [Updated 2019 Aug 1]. In: Adam MP, Ardinger HH, Pagon RA, et al. (eds.). GeneReviews® [Internet]. Seattle (WA): University of Washington, Seattle; 1993-2020. Available from: https://www.ncbi.nlm.nih.gov/books/NBK1479/.
3. Tatton-Brown K, Douglas J, Coleman K, Baujat G, Cole TR, Das S, et al. Genotype-phenotype associations in Sotos syndrome: an analysis of 266 individuals with NSD1 aberrations. Am J Hum Genet. 2005b;77:193-204.

Caso 2.2.2

Flavia Balbo Piazzon

HISTÓRIA

Menino, 12 dias de vida, natural e procedente de São Paulo. Avaliação de genética médica realizada na UTI neonatal por onfalocele, macroglossia e hipoglicemia.

HPMA

Avaliada inicialmente na UTI neonatal de um hospital privado por onfalocele corrigida com sucesso, macroglossia e 2 episódios de hipoglicemia com rápida reversão, sem necessidade de venóclise.

Antecedentes

Paciente é produto de fertilização *in vitro* com análise genética do embrião para as principais aneuploidias (PGT-A) normal. No segundo US morfológico, visibilizada onfalocele e com programação de correção no 1dv. Sem intercorrências maternas. Parto cesárea, 36 semanas, PN: 3.480 g (> p90); CN: 51 cm (> p90); Apgar 8 e 9.

Pais de estatura mediana (~ p50), não consanguíneos. Infertilidade por baixa reserva ovariana. 1ª implantação evoluiu para abortamento de 1º trimestre – investigação citogenética – 45,X (monossomia X). Novas tentativas de FIV sem sucesso. G3 – natural com outra perda espontânea sem investigação. Novo ciclo de FIV, desta vez com análise genética (PGT-A) – probando. Tem outro embrião congelado – euploide.

EXAME FÍSICO

- Reavaliado em consultório com 3 meses e meio.
- Estatura 65,5 cm (p90), peso 7.730 g (p90-95), PC 41,5 cm (> p95) (**Figura 1**).

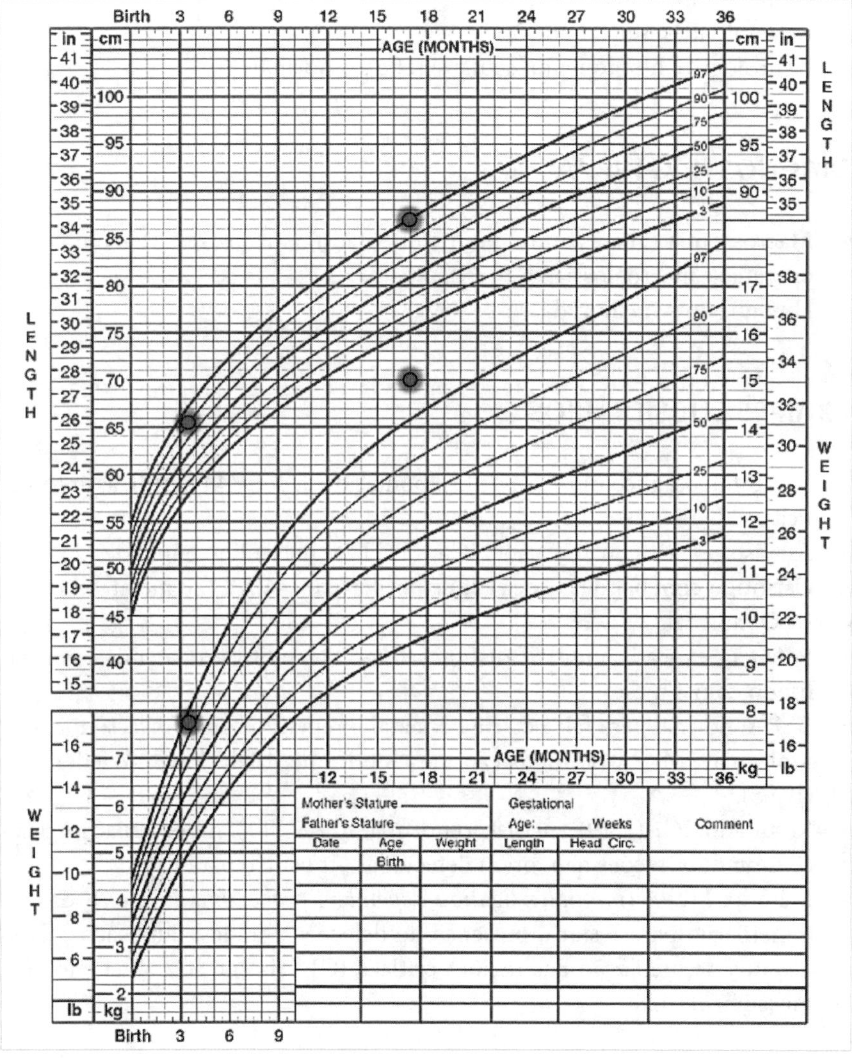

FIGURA 1

Fonte: National Center for Health Statistics and National Center for Chronic Disease Prevention and Health Promotion, 2000.
http://www.cdc.gov/growthcharts

- BEG, ativo e reativo, hidratado, corado, macrossomia importante.
- Fronte ampla, hipertelorismo ocular, hemangioma em glabela. Oroscopia: palato alto e estreito, macroglossia importante, mas sem sinais de obstrução.
- 2BRNF sem sopros, MV sRA, abdome globoso com bom aspecto estético após a correção da onfalocele.
- Genital: criptorquidia a E.
- Extremidades: sem alterações.
- Neurológico: hipotonia muscular e reflexos normais.

DIAGNÓSTICO INICIAL

- Macrossomia (alta estatura, peso aumentado e macrocrania) + onfalocele operada + macroglossia.
- Hipoglicemia melhorada.

EXAMES SUBSIDIÁRIOS

- Bioquímicos: glicemia 42 mg/dL; e pontas de dedo: < 40 mg/dL assintomáticas.
- Análise genética do embrião: NGS – PGT-A: masculino euploide.
- Cariótipo com bandas G de sangue periférico – 46,XY (20 metáfases).
- ECO: normal.
- Potencial evocado auditivo: disfunção das vias auditivas bilaterais – normalizado com 4 meses.
- BERA: normal para faixa etária neonatal – repetido com 4 meses: normal.
- Molecular: MLPA de metilação para síndrome de Beckwith-Wiedemann (BWS).
- Resultado: IC1 (H19): metilação normal; IC2 (LIT1): hipometilação; deleções ou duplicações não foram detectadas – positivo para BWS.
- Método: MLPA (*multiplex ligation-dependent probe amplification*) sensível a metilação para testar a presença de deleções grandes, duplicações e/ou defeitos de metilação nas regiões críticas IC1 (H19) e IC2 (LIt1) no cromossomo 11p15.

CONDUTA/TRATAMENTO

- Manter terapias: fonoterapia, terapia ocupacional e fisioterapia. Solicito alfafetoproteína. Suporte psicológico para a mãe, que está meio deprimida.

EVOLUÇÃO RESUMIDA

Paciente retorna anualmente e está bem, frequentando as terapias e a escola com bom aproveitamento.

Andou com 1 ano e 3 meses e primeiras palavras com 13 meses.

Com relação ao controle de alfafetoproteína, apresentou valor aumentado normal para a idade com 4 meses (154,6 UI/mL) e foi repetido com 1 ano e meio e veio 2,4 UI/mL (referência 0-5,8) e US abdome total normal.

Medidas com 1 ano e 5 meses: EF: Estatura 87cm (p95), peso 15 kg (> p95), PC 50,5 cm (+2 DP), IE 3 anos e PC adequado para os 3 anos.

DIAGNÓSTICOS DEFINITIVOS

- Síndrome de Beckwith-Wiedemann por hipometilação em IC2 (IC2-LoM).
- Vigilância pelo risco para hepatoblastoma.

COMENTÁRIOS

A síndrome de Beckwith-Wiedemann (BWS) é um defeito do crescimento caracterizado por hipoglicemia neonatal, macrossomia, macroglossia, hemi-hiperplasia, onfalocele e risco para tumores embrionários (tumor de Wilms, rabdomiossarcoma, hepatoblastoma e neuroblastoma), visceromegalia, citomegalia adrenocortical, anormalidades renais como nefromegalia e fossetas ou apêndices auriculares característicos. É considerado um espectro com grande variabilidade clínica. A macroglossia e a macrossomia geralmente já estão presentes ao nascimento como no presente caso.

Quanto à etiologia genética na BWS, ocorre da seguinte forma:

- 50% hipometilação ou perda da metilação no centro de *imprinting* 2 (IC2) localizado na região 11p15 do cromossomo materno, conhecido em inglês como IC2-LoM (*IC2 loss of methylation*) – mais frequente como ilustrado neste caso.

- 20% dissomia uniparental (UDP) paterna de 11p15.
- 5% ganho de metilação no centro de *imprinting 1* (IC1) em 11p15 no cromossomo materno.
- 5-10% dos casos esporádicos, identificação de variante patogênica em heterozigose origem materna no gene *CDKN1C*, representa 40% dos casos familiares.
- mais raro ainda são as translocações ou *copy number variation* (CNV) envolvendo a região 11p15 (~ 1%). 20% ainda permanece sem causa definida.

Quanto à suscetibilidade a alguns tipos de tumor, o assunto levanta polêmica nos últimos anos, dividindo opiniões; aparentemente os mecanismos genéticos mais associados com risco para tumores embrionários como Wilms e hepatoblastoma são: UPD 11p15 e ganho de metilação em IC1; os casos de perda de metilação IC2 parecem aumentar o risco apenas para hepatoblastoma. Assim, a literatura mais atual recomenda controle seriado de alfafetoproteína a cada 4 meses até 4 anos de idade e considerar valores de referência específicos para idade, prematuridade segundo Duffy et al., 2019. Só fazer US abdominal se valor de alfafetoproteína alterado.

REFERÊNCIAS

1. Brioude F, Kalish JM, Mussa A, et al. Expert consensus document: clinical and molecular diagnosis, screening and management of Beckwith-Wiedemann syndrome: an international consensus statement. Nat Rev Endocrinol. 2018;14(4):229-49. doi:10.1038/nrendo.2017.166.
2. Duffy KA, Deardorff MA, Kalish JM. The utility of alpha-fetoprotein screening in Beckwith-Wiedemann syndrome. Am J Med Genet A. 2017;173(3):581-4. doi:10.1002/ajmg.a.38068.
3. Duffy KA, Cohen JL, Elci OU, Kalish JM. Development of the serum α-fetoprotein reference range in patients with Beckwith-Wiedemann spectrum. J Pediatr. 2019;212:195-200.e2. doi:10.1016/j.jpeds.2019.05.051.
4. Shuman C, Beckwith JB, Weksberg R. Beckwith-Wiedemann Syndrome. 2000 Mar 3 [Updated 2016 Aug 11]. In: Adam MP, Ardinger HH, Pagon RA, et al. (ed.). GeneReviews® [Internet]. Seattle (WA): University of Washington, Seattle; 1993-2020. Available from: https://www.ncbi.nlm.nih.gov/books/NBK1394/
5. Wang KH, Kupa J, Duffy KA, Kalish JM. Diagnosis and management of Beckwith-Wiedemann syndrome. Front Pediatr. 2020;7:562. Published 2020 Jan 21. doi:10.3389/fped.2019.00562.

Caso 2.2.3

Flavia Balbo Piazzon

HISTÓRIA

Menino, 7 anos, natural e procedente de Tupã-SP. Avaliação de genética médica para interpretação de resultados incertos em sequenciamento de exoma solicitado por neuropediatra para investigação de macrocrania e atraso no desenvolvimento neuropsicomotor (ADNPM).

HPMA

Paciente com atraso de desenvolvimento global e macrocrania, mais evidente após 1 ano e 6 meses. Passou com neuropediatra, que solicitou o teste genético – sequenciamento completo do exoma – e não soube interpretar as variantes incertas (VUS). Paciente com comportamento muito tímido e alguns traços autísticos.

Antecedentes

Gestação com aumento de PA no último trimestre com parto cesárea por sofrimento fetal agudo. Peso de nascimento 3.670 g, EN 49,7 cm, PC aumentado de 38 cm. Desconforto respiratório adaptativo com 1 episódio de hipoglicemia tratado. Suspeita de anóxia neonatal, pois demorou para chorar. DNPM: engatinhou com 1 ano, andou sozinho com 1 ano e 7 meses, falou frases após 2 anos e controle de esfíncteres com 5 anos. Apresenta *flapping* quando eufórico.

G1 – probando. Nega consanguinidade. Mãe assintomática. Avô materno com quadro de tremor importante progressivo desde 48 anos e agora caindo muito por alteração no equilíbrio. Provável síndrome de tremor/ataxia. Tia materna com menopausa precoce provável, aos 38 anos com baixa reserva ovariana. Bisavó materna com falência ovariana antes dos 40 anos.

EXAME FÍSICO

- Estatura 129 cm (p95), peso 31,5 kg (> p95), PC 54,5 cm (> p95), macrocrania, ativo, reativo, colabora para o exame, agitado.
- Fácies algo grosseiro com sobrancelhas falhadas, nariz algo tubular, orelhas grandes e anteriorizadas.
- Filtro nasolabial longo e proeminente
- 2BRNF sem sopros. MV sem RA.
- Abdome: plano, RHA+, sem VMG.
- Genital: pré-púbere, normal.
- Extremidades: mãos "fofas".

DIAGNÓSTICO INICIAL

- Macrossomia (alta estatura, peso aumentado e macrocrania) + ADNPM + traços autísticos + história familiar sugestiva de síndrome do X frágil.
- Sequenciamento do exoma pedido desnecessariamente, com aumento do custo da investigação.

EXAMES SUBSIDIÁRIOS

- Cariótipo com bandas G de sangue periférico – 46,XY.
- Exoma solicitado pela neuropediatra – 2 variantes de significado incerto (VUS) não significativas por não explicar o quadro clínico – gene *ZSWIM6* – chr5:60628752 G > A (p.Cys218Tyr) ausente GnomAD mas pouco conservado, sem correlação clínica de displasia acrofrontonasal. Gene *APC2* – Sotos 3?? HAR – chr19:1462101 C>T (p.Ser593Leu) – rara e conservação máxima – falta a segunda variante. Não bate clinicamente com fenótipo de Sotos.
- RNM crânio: sem alterações.

CONDUTA/TRATAMENTO

- Manter terapias: fonoterapia, terapia ocupacional e psicoterapia método ABA. Solicito PCR para identificação das repetições de trinucleotídeos CGG no gene *FMR1* para o diagnóstico da síndrome do X frágil, que não é detectada pelo sequenciamento completo do exoma.

EVOLUÇÃO RESUMIDA

Paciente retorna e família refere melhora com a intensificação das terapias. Traz exame solicitado com aumento do número de repetições CGG.

PCR para identificação do número de repetições CGG no gene *FMR1:* > 200 repetições CGG – confirmando a mutação completa.

Pesquisa de PCR para identificação do número de repetições CGG no gene *FMR1* no avô materno: 87 repetições CGG – pré-mutação (55-200) em hemizigose.

Pesquisa de PCR para identificação do número de repetições CGG no gene *FMR1* na tia materna: 32 e 78 repetições CGG (heterozigose para a pré-mutação).

DIAGNÓSTICOS DEFINITIVOS

- Síndrome do X frágil de origem pela família do avô materno.
- Avô com síndrome de tremor/ataxia associada à pré-mutação gene *FMR1* e tia materna com falência ovariana precoce relacionada ao gene *FMR1 pré-mutado.*

COMENTÁRIOS

A síndrome do X frágil ocorre em indivíduos com a mutação completa no gene *FMR1* (> 200 repetições CGG) ou por uma variante de perda de função em hemizigose nos homens ou em heterozigose nas mulheres. Em sua maioria, a síndrome afeta indivíduos do sexo masculino com atraso de desenvolvimento e deficiência intelectual com uma variedade de alterações comportamentais. Cerca de 50-70% dos pacientes com X frágil apresentam algum grau do transtorno do espectro autista (TEA).

As características faciais quando estão presentes tendem a ficar mais evidentes com a idade, acompanhados de outros problemas, como: hipotonia, refluxo gastroesofágico, estrabismo, epilepsia, distúrbios do sono, pés planos, escoliose e otite média recorrente. Adultos podem ter prolapso da valva mitral e dilatação da raiz da aorta. Alterações físicas e comportamentais também costumam ser vistas em indivíduos do sexo feminino que têm a mutação completa ou outra variante de perda de função em heterozigose, no entanto, com menor frequência.

A síndrome de tremor/ataxia (FXTAS, do inglês) ocorre em indivíduos que têm a pré-mutação no gene *FMR1* e apresentam ataxia progressiva de início tardio e tremor intencional, com posterior declínio cognitivo. Doenças psiquiátricas ou diagnóstico equivocado de doença de Alzheimer são comuns. O aparecimento dos primeiros sintomas foi por volta dos 60-65 anos e parece ser mais frequente entre os homens (40%) que entre as mulheres pré-mutadas (16-20%).

A falência ovariana precoce associada à pré-mutação no gene *FMR1* é definido como um hipogonadismo hipergonadotrófico antes dos 40 anos, que é observado em 20% das mulheres portadoras de um alelo pré-mutado, *vs.* 1% da população geral.

O diagnóstico da pré-mutação ou da mutação completa no gene *FMR1* se faz por teste molecular específico. Ressalta-se que painéis multigênicos para deficiência intelectual ou sequenciamento completo do exoma só são úteis se o exame dedicado para X frágil veio negativo, e ainda assim a hipótese clínica persistir; no entanto, poucos painéis de sequenciamento de nova geração (NGS) incluem o gene *FMR1,* pois variantes de perda de função nesse gene são raras.

As doenças relacionadas ao gene *FMR1* são causadas pela expansão de trinucleotídeos na região 5'UTR do gene (não sendo foco do NGS), que tem o padrão de metilação afetado nos alelos com mais de 200 repetições CGG (mutação completa), enquanto na síndrome tremor/ataxia e falência ovariana precoce associados ao gene *FMR1* o tamanho da pré-mutação costuma ter 55-200 repetições CGG.

REFERÊNCIAS

1. Bartholomay KL, Lee CH, Bruno JL, Lightbody AA, Reiss AL. Closing the gender gap in fragile X syndrome: review on females with FXS and preliminary research findings. Brain Sci. 2019;9(1).
2. Biancalana V, Glaeser D, McQuaid S, Steinbach P. EMQN best practice guidelines for the molecular genetic testing and reporting of fragile X syndrome and other fragile X-associated disorders. Eur J Hum Genet. 2015;23:417-25.Hunter JE, Berry-Kravis E, Hipp H, et al. FMR1 Disorders. 1998 Jun 16 [Updated 2019 Nov 21]. In: Adam MP, Ardinger HH, Pagon RA, et al. (eds.). GeneReviews® [Internet]. Seattle (WA): University of Washington, Seattle; 1993-2020. Available from: https://www.ncbi.nlm.nih.gov/books/NBK1384/.

Caso 2.2.4

Flavia Balbo Piazzon

HISTÓRIA

Menina, 4 anos, natural e procedente de São Paulo. Avaliação de genética médica para investigação de alta estatura.

HPMA

Paciente com alta estatura e avanço de idade óssea muito evidente desde 2 anos de idade. Nega pubarca.

Antecedentes

Nascida de parto cesárea com PN 4.080 g, 54 cm (alta estatura ao nascer), sem intercorrências outras além da alta estatura. DNPM adequado.

Nega consanguinidade. G1 – probanda. G2 – abortamento precoce espontâneo. G3 – irmã saudável de 1 ano e 5 meses, estatura < p95. Pai com estatura de 189 cm, hábito marfanoide e aracnodactilia. Aorta normal. Tem antecedente de linfoma de Hodgkin aos 39 anos, tratado com quimioterapia e após catarata precoce sem luxação de cristalino. Avô paterno – 180 cm, infartou com 38 anos, aos 76 anos faleceu de segundo IAM; bisavô paterno – IAM aos 68 anos.

EXAME FÍSICO

- Estatura 119,5 cm (> p95), peso 23 kg (p95), mostrados na **Figura 1**; PC 51 cm (p90).

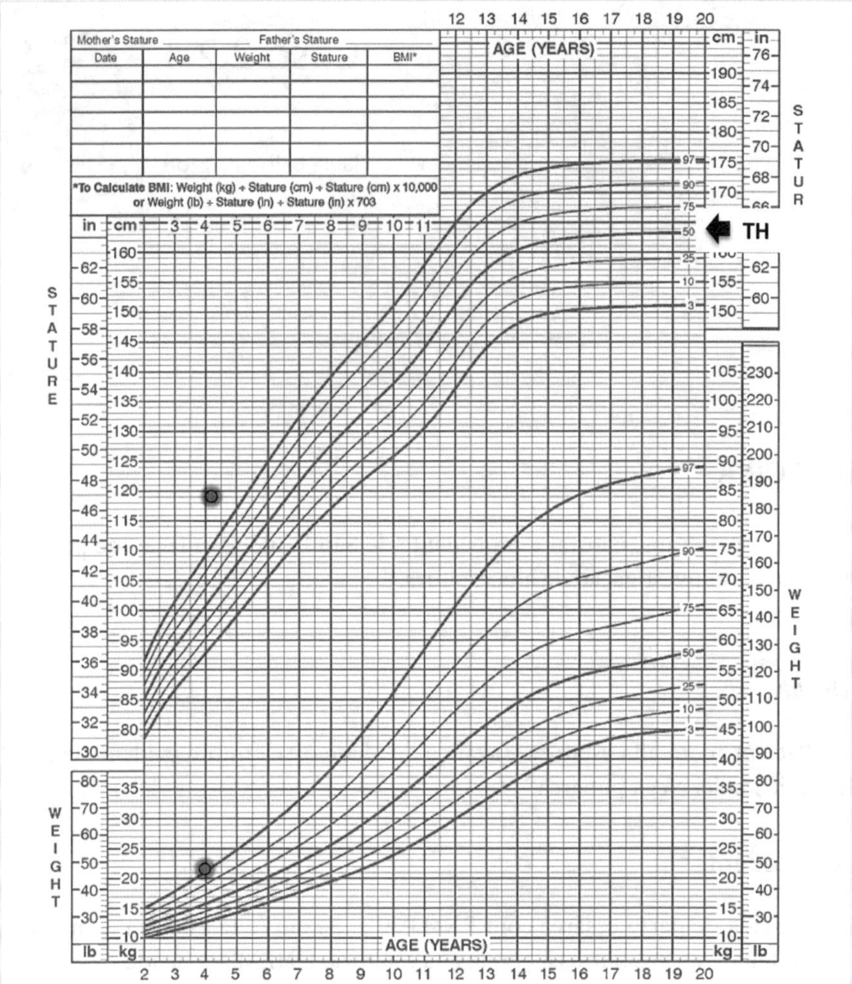

FIGURA 1

Fonte: National Center for Health Statistics and National Center for Chronic Disease Prevention and Health Promotion, 2000.
http://www.cdc.gov/growthcharts

- Envergadura 124 cm; envergadura-estatura: +4 cm (VR: –4 cm).
- Pai estatura 189 cm, envergadura 200,5 cm envergadura-estatura: +11,5 cm; mão 21 cm; DM: 9 cm.
- Relação SS/SI probanda: 0,92; relação SS/SI pai: 0,89, ambas diminuídas.
- Olhos fundos. Hipertelorismo ocular. Hipoplasia da face média. Retrognatia discreta.
- *Pectus carinato* discreto. 2BRNF com hiperfonese de B2. MV + com RA.

- Abdome: escavado sem VMG
- Extremidades: restrição de extensão de cotovelos, alargamento de punhos. Protusão acetabular. Pés planos com 1° metatarso valgo.
- Genital: P1M1.
- Pele: tronco e região de ombro D, parece mancha acompanhando as linhas de Blaschko.

DIAGNÓSTICO INICIAL

- Alta estatura com avanço de idade óssea e hábito marfanoide com *score* clínico de Loyes de 9 (> 7 sugestivo da síndrome de Marfan).
- Manchas hipercrômicas acompanhando as linhas de Blaschko – mosaicismo?
- Ectasia leve de aorta.

EXAMES SUBSIDIÁRIOS

- Cariótipo com bandas G de sangue periférico – 46,XX (20 metáfases).
- Ecocardiograma – ectasia de aorta Z *score* 4,5 (< 2).
- Avaliação ortopédica – escoliose.
- Avaliação oftalmológica – normal, sem luxação do cristalino.
- RX mãos e punhos – IO com avanço de 2 anos e 6 meses

CONDUTA/TRATAMENTO

- Solicitado o sequenciamento NGS do gene *FBN1* com análise de CNV e avaliação de oftalmologia para detecção de luxação de cristalino.

EVOLUÇÃO RESUMIDA

Apenas pai de paciente retorna com o resultado de exame solicitado.

Resultado sequenciamento NGS do gene *FBN1* – chr15:48.936.702 – 48.937.905 – deleção dos exons 1-2 do gene. No entanto, recomenda-se confirmação por *MLPA*, técnica padrão-ouro para confirmar a deleção. Solicitado também MLPA dos genitores.

Pai e paciente perdem o seguimento e nunca mais retornam com exames. Pai muito impactado com a notícia e com dificuldade em aceitar o diagnóstico.

DIAGNÓSTICOS DEFINITIVOS

- Síndrome de Marfan por deleção intragênica em *FBN1* de provável herança paterna.
- Ectasia leve de aorta.
- Escoliose.

COMENTÁRIOS

Variantes patogênicas no gene *FBN1* causam a síndrome de Marfan, condição geneticamente determinada de herança autossômica dominante, que pode ocorrer como evento mutacional "de novo" ou herdado de um dos genitores.

A síndrome de Marfan caracteriza-se clinicamente pela combinação de graus variados de alta estatura, aracnodactilia, miopia, luxação do cristalino ou outras alterações oculares, alterações cardiovasculares, como a dilatação de aorta e prolapso de valva mitral, além de alterações esqueléticas como escoliose, *pectus excavatum* e/ou *carinatum*, hiperextensibilidade e dolicoestenomelia. Para o diagnóstico da síndrome são considerados os seguintes sinais: dilatação da raiz da aorta (Z *score* ≥ 2), *ectopia lentis* e/ou *score* de Loyes > 7.

Recomenda-se a realização de aconselhamento genético e avaliação clínica e molecular dos genitores sempre.

O tratamento é multidisciplinar com geneticista, endocrinopediatra, cardiologista, oftalmologista e ortopedista. Recomenda-se o uso de betabloqueadores ou inibidores da ECA2 para prevenir a progressão da dilatação da aorta.

REFERÊNCIAS

1. Brooke BS, Habashi JP, Judge DP, Patel N, Loeys B, Dietz HC 3rd. angiotensin II blockade and aortic-root dilation in Marfan's syndrome. N Engl J Med. 2008;358:2787-95.
2. Chiu HH, Wu MH, Wang JK, Lu CW, Chiu SN, Chen CA, et al. Losartan added to β-blockade therapy for aortic root dilation in Marfan syndrome: a randomized, open-label pilot study. Mayo Clin Proc. 2013;88:271-6.
3. Dietz H. Marfan Syndrome. 2001 Apr 18 [Updated 2017 Oct 12]. In: Adam MP, Ardinger HH, Pagon RA, et al. (eds.). GeneReviews® [Internet]. Seattle (WA): University of Washington, Seattle; 1993-2020. Available from: https://www.ncbi.nlm.nih.gov/books/NBK1335/.
4. Faivre L, Collod-Beroud G, Loeys BL, Child A, Binquet C, Gautier E, et al. Effect of mutation type and location on clinical outcome in 1,013 probands with Marfan syndrome or related phenotypes and FBN1 mutations: an international study. Am J Hum Genet. 2007;81:454-66.

Caso 2.2.5

Flavia Balbo Piazzon

HISTÓRIA

Menino, 6 anos e 7 meses, natural e procedente de São Paulo. Avaliação de genética médica para investigação de autismo grave com 1 crise convulsiva há 7 meses.

HPMA

Paciente encaminhado por neuropediatra por autismo grave com diagnóstico aos 4 anos e uma crise convulsiva febril com 6 anos.

Antecedentes

Nascido prematuro de 34 semanas, de parto cesárea, com PN 2.400 g, não se recorda do comprimento ao nascimento, sem intercorrências. DNPM: andou com 1 ano e 4 meses e ainda não fala nada. Alteração comportamental importante, muito agitado. Toma melatonina para dormir e está sem anticonvulsivante.

Nega consanguinidade. G1 – irmã de 8 anos, hígida e com 1 crise febril aos 2 anos. G2 – probando. Mãe teve 1 episódio de crise convulsiva febril em *cluster* com uso de fenobarbital por muitos anos.

EXAME FÍSICO

- Peso 21 kg (p50), estatura 117 cm (p25-50), PC 50 cm (p50), sem dismorfias evidentes, sem alta estatura.
- 2BRNF sem sopros. MVsRA.

- Abdome: sem alterações.
- Genital: pênis de 5-6 cm sem alterações. Testículos normais para a idade.
- Pele: algumas manchas café com leite em tronco e membros.

DIAGNÓSTICO INICIAL

- Estatura adequada.
- Transtorno do espectro autista grave.
- Epilepsia febril familiar.

EXAMES SUBSIDIÁRIOS

- Cariótipo com bandas G de sangue periférico – 47,XXY (20 metáfases).
- SNP-*array 850k* – arr(1-22,X)x2;(Y)x1 – síndrome de Klinefelter típica.

CONDUTA/TRATAMENTO

Explicado à família que o TEA grave faz parte da síndrome, por mais que seja de apresentação rara. Feito aconselhamento genético de baixo risco de recorrência. Recomendado continuar o acompanhamento com psicoterapia método ABA 5×/semana. Se nova crise convulsiva, sugere-se anticonvulsivantes profilático. Solicito RNM crânio e ecocardiograma.

EVOLUÇÃO RESUMIDA

Paciente retorna com resultado de SNP-*array* compatível com síndrome de Klinefelter, sem outro CNV associado. Tem apresentado melhoras lentas com a psicoterapia ABA. Não apresentou novos episódios de convulsão e segue sem medicação.

Ecocardiograma e RNM crânio – normais.

DIAGNÓSTICOS DEFINITIVOS

- Síndrome de Klinefelter (47XXY).
- Transtorno do espectro autista (TEA) grave.
- Epilepsia febril.

COMENTÁRIOS

Os casos de síndrome de Klinefelter (47XXY) são esporádicos e costumam ser de origem pelo gameta paterno. Idade paterna avançada está relacionada (> 40 anos).

Em 15% dos pacientes com Klinefelter pode apresentar quadro de autismo, mas não há descrição da gravidade. Epilepsia não é muito comum na síndrome, mas pode ocorrer e merece tratamento com fármacos antiepiléticos quando são generalizadas, afebris e com EEG alterado.

Na infância a alta estatura pode não estar presente, especialmente se o nascimento tiver sido prematuro. Existe um aumento progressivo da estatura, que se torna mais evidente durante a puberdade (**Figura 1**); o crescimento excessivo parece estar relacionado ao aumento do número de cópias do gene *SHOX/SHOY*.

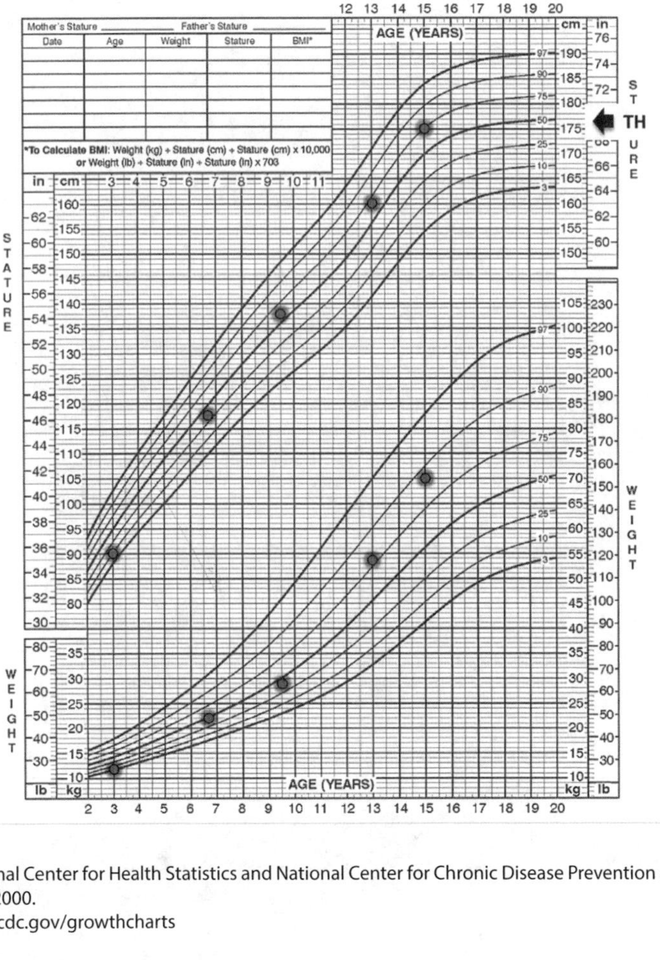

FIGURA 1
Fonte: National Center for Health Statistics and National Center for Chronic Disease Prevention and Health Promotion, 2000.
http://www.cdc.gov/growthcharts

Ainda na puberdade são detectados a ginecomastia e o crescimento inicial seguido de diminuição do volume testicular. Na vida adulta é comum azoospermia com infertilidade, e somente uma minoria dos casos tem sucesso em procedimentos de fertilização assistida com gametas próprios.

REFERÊNCIAS

1. Bird RJ, Hurren BJ. Anatomical and clinical aspects of Klinefelter's syndrome. Clin Anat. 2016;29(5):606-19.
2. Lanfranco F, Kamischke A, Zitzmann M, Nieschlag E. Klinefelter's syndrome. Lancet. 2004;364(9430):273-83.
3. Tatum WO 4th, Passaro EA, Elia M, Guerrini R, Gieron M, Genton P. Seizures in Klinefelter's syndrome. Pediatr Neurol. 1998;19(4):275-8.

Caso 2.2.6

Flavia Balbo Piazzon

HISTÓRIA

Menino, 9 anos e 10 meses, natural e procedente de São Paulo. Avaliação de genética médica para investigação de alta estatura com avanço de idade óssea.

HPMA

Paciente encaminhado por endocrinologista pediátrico para investigar alta estatura. Paciente já nasceu grande, mas se mantinha no p75 e após 7 anos superou o p95, encontrando-se fora do canal familiar. Queixas na escola devido a comportamento opositor-desafiante.

Antecedentes

Nascido a termo de 39 semanas, de parto cesárea, com PN 3.300 g, 51 cm, sem intercorrências. DNPM: adequado.

Nega consanguinidade. G1 – probando. G2 – irmã de 4 anos, saudável. Estatura da mãe 162 cm e do pai 176 cm.

EXAME FÍSICO

- Peso 35 kg (p50), estatura 163 cm (> p95), mostrados na **Figura 1**.
- PC 55c m (p50), discreta hipoplasia de face média.
- 2BRNF com hiperfonese B2. MVsRA.
- Abdome: sem alterações.

- Genital: pênis de tamanho adequado. Testículos normais para a idade. G3P3.
- Ext: discreta restrição cubital.

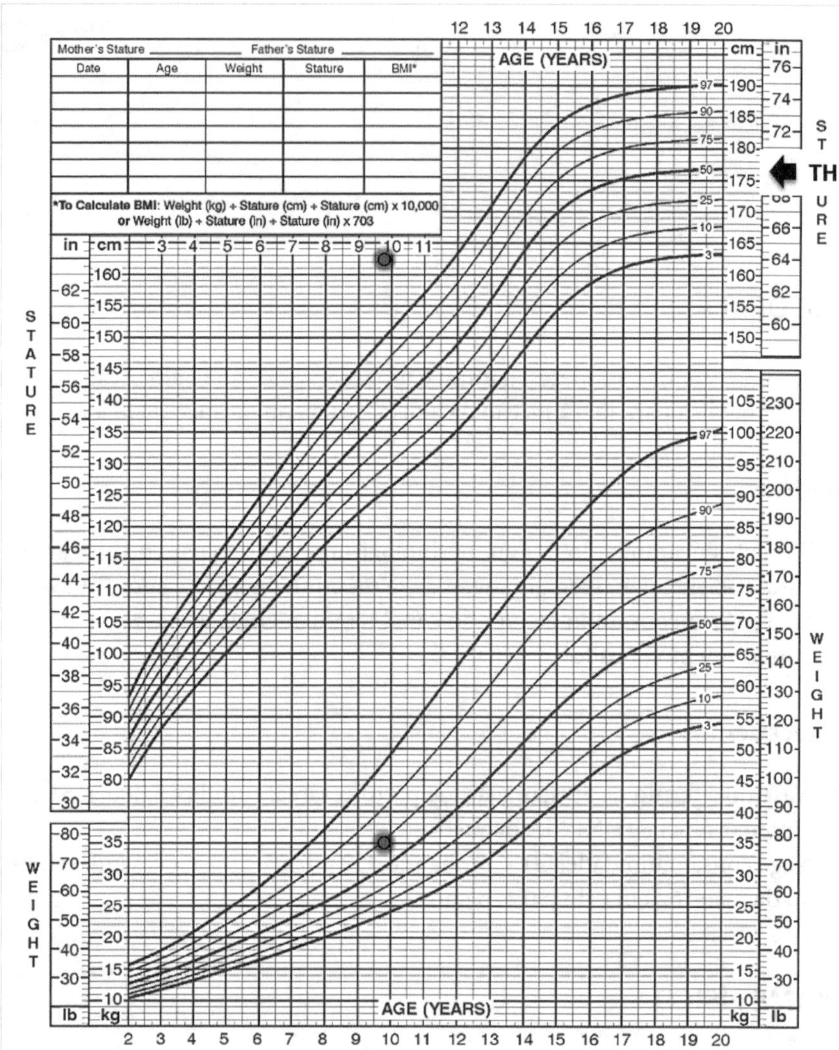

FIGURA 1

Fonte: National Center for Health Statistics and National Center for Chronic Disease Prevention and Health Promotion, 2000.
http://www.cdc.gov/growthcharts

DIAGNÓSTICO INICIAL

- Alta estatura fora do canal familiar.
- Comportamento opositor-desafiante.

EXAMES SUBSIDIÁRIOS

- Ecocardiograma transtorácico: normal.
- US abdome total: normal.
- Avaliação oftalmológica: normal.
- RX para idade óssea: avançada em 2 anos.

CONDUTA/TRATAMENTO

- Solicitado avaliação inicial com cariótipo de sangue periférico.

EVOLUÇÃO RESUMIDA

Paciente retorna com resultado de cariótipo com bandas G de sangue periférico: 47,XYY (20 metáfases). Orientações sobre o diagnóstico e solicitada avaliação neuropsicológica, e encaminhado à psiquiatra para avaliar necessidade de medicação para a questão comportamental.

DIAGNÓSTICO DEFINITIVO

- Síndrome do duplo Y (47XYY).

COMENTÁRIOS

A síndrome 47,XYY (ou síndrome de Jacob) é um tipo de aneuploidia dos cromossomos sexuais, caracterizada por um cromossomo Y adicional. É encontrada em 1 a cada 1.000 recém-nascidos vivos do sexo masculino (incidência de 0,1% dos nascimentos masculinos), no entanto é mais frequente entre homens inférteis, é a segunda aneuploidia sexual mais comum após a síndrome de Klinefelter.

Quanto aos mecanismos, 84% ocorrem por não disjunção na meiose II paterna, 16% erro mitótico pós-zigótico. Portanto, não é uma alteração hereditária na maioria dos casos e sim um erro randômico na espermatogênese.

A literatura atualizada sobre a síndrome do duplo Y é restrita. A maioria dos homens não tem seu diagnóstico até a vida adulta, caso apresente infertilidade, uma vez que são poucos os sinais clínicos como: alta estatura, magro, além das questões comportamentais, ainda que persista a polêmica sobre o comportamento agressivo na síndrome. A escassa literatura demonstra pacientes 47,XYY com alterações de aprendizagem, déficit de atenção e hiperatividade e até mesmo alguns casos de transtorno do espectro autista e alguns relatos de comportamentos impulsivos e agressivos em pacientes com duplo Y.

Muitos pacientes com 47,XYY são férteis, apesar de sua anormalidade envolvendo os cromossomos sexuais. Embora existam alguns relatos isolados, não há estudo sistemático que revele associação entre 47,XYY e as taxas de infertilidade. Uma hipótese para os casos de homens 47,XYY com prole saudável e espontânea é que o cromossomo Y adicional é perdido antes da meiose, e isso foi demonstrado em alguns homens com duplo Y com cariótipo do esperma normal. Para os casos que apresentam infertilidade, recomenda-se reprodução assistida com ICSI e análise genética dos embriões para aneuploidias.

REFERÊNCIAS

1. Borjian Boroujeni P, Sabbaghian M, Vosough Dizaji A, et al. Clinical aspects of infertile 47,XYY patients: a retrospective study. Hum Fertil (Camb). 2019;22(2):88-93.
2. Green T, Flash S, Reiss AL. Sex differences in psychiatric disorders: what we can learn from sex chromosome aneuploidies. Neuropsychopharmacology. 2019;44(1):9-21.

Caso 2.2.7

Flavia Balbo Piazzon

HISTÓRIA

Menino, 6 meses, natural e procedente do Rio de Janeiro-RJ. Encaminhado de neuropediatra para avaliação de genética médica devido à alta estatura neonatal e dismorfias.

HPMA

Paciente nascido com alta estatura (apesar de família paterna muito alta), mas chamou a atenção a retrognatia, aracnodactilia e deformidade torácica. Continua muito acima da curva e com atraso do desenvolvimento neuropsicomotor.

Antecedentes

Nascido a termo, 39 semanas, de parto fórceps complicado, com PN 3.700 g, 53cm, com Apgar 4/6/8 e fratura parietal. E com suspeita de epilepsia secundária. DNPM: ainda não apresenta sustento cefálico completo e não senta com apoio. Sorriso social.

Nega consanguinidade. G1 – probando. Gestação sem intercorrências.

EXAME FÍSICO

- Peso 8 kg (p50), estatura 74 cm (> p95), PC 43 cm (–1 DP), envergadura 71 cm, env-est = –3 cm (VR –2), SS/SI 0,95 (VR 1,6), com muitas dismorfias evidentes, alta estatura importante sem hábito marfanoide, mas com desproporção sendo MMII aumentados. Fronte ampla, suturas acavalgadas lembrando uma cranioestenose, órbitas rasas com olhos proeminentes e escleras azuladas, retrognatia.

- Oroscopia: palato ogival com glossoptose.
- *Pectus excavatum*. 2BRNF sem sopros. MV com roncos de transmissão.
- Abdome: plano, RHA+, hérnia umbilical e diástase de reto abdominal.
- Extremidades: mãos 10 cm (> p97), dedos médios 4,5 cm (> p97), pés 11 cm (> p97), aracnodactilia com dedos fusiformes, hipermobilidade das articulações, sinal Steinberg e Walker-Murdoch positivos. Prega palmar de transição bilateral.
- Genital: pênis normal para a idade e criptorquidia com hérnia inguinal bilateral.

DIAGNÓSTICO INICIAL

- Síndrome malformativa com alta estatura neonatal e cranioestenose (diferenciais de Marfan).
- Atraso de desenvolvimento neuropsicomotor.
- Anóxia de parto e fratura de parietal E.

EXAMES SUBSIDIÁRIOS

- Cariótipo com bandas G de sangue periférico – 46,XY (20 metáfases).
- CT crânio – feita no período neonatal: fratura de parietal E.
- EEG: desorganização frontal.
- Ecocardiograma transtorácico com Doppler colorido: normal.
- Avaliação oftalmológica: nervo óptico pálido com melhora nos controles, sem alteração de cristalino.
- BERA: normal.
- CT crânio com reconstrução 3D: confirma cranioestenose das suturas coronais, sagitais e lambdoides.

CONDUTA/TRATAMENTO

Solicitado sequenciamento completo do exoma para investigar síndromes macrossômicas diferenciais de síndrome de Marfan.

EVOLUÇÃO RESUMIDA

Paciente retorna com resultado de sequenciamento completo do exoma: Gene *SKI* - Chr1:2.160.308, C > T - c.103C > T (p.Pro35Ser) ENST00000378536 - variante patogênica *de novo* já publicada em paciente adulta. Foi realizada a genotipagem da variante nos genitores por Sanger - ausência da variante.

Orientações sobre a síndrome e aconselhamento genético concluído como de baixo risco para futuras gestações do casal. Encaminhado para estimulação precoce com fisioterapia motora, fonoterapia e terapia ocupacional. Retorno anual com médico geneticista.

Aos 3 anos de idade retornou, está bem, tendo evolução nos marcos do desenvolvimento, mas ainda atrasado, quadro de esofagite eosinofílica com melhora importante após retirada da exposição a uma série de alimentos por 1 ano e reintrodução gradual. Melhora espontânea do aspecto da cranioestenose com o crescimento. Deslocamento da mandíbula por 2 ocasiões e em investigação para subluxação de C1-C2.

Dados antropométricos aos 3 anos: peso 13 kg (p25), estatura 105 cm (> p95), PC 48,5 cm (–1 DP), ainda com aracnodactilia sem hábito marfanoide.

Aos 4 anos, queixa de dor abrupta em pescoço enquanto brincava e no PS vista possível luxação de C1-C2 com conduta expectante até confirmar por RNM de coluna cervical tratar-se de subluxação não cirúrgica. Melhoras importantes no desenvolvimento, andou sem apoio com 3 anos e 6 meses; linguagem ainda pobre, mas com ganhos.

Dados antropométricos aos 4 anos: peso 15 kg (p25), estatura 114 cm (> p95), com hábito marfanoide apenas nesta consulta (Env-Est = –1 VR –3).

Ecocardiograma e RNM crânio: normais, exceto a cranioestenose já vista.

Dados antropométricos evolutivos são mostrados na **Figura 1**.

Família decide por segunda gestação natural e tem uma filha saudável.

DIAGNÓSTICOS DEFINITIVOS

- Síndrome de cranioestenose Shprintzen-Goldberg.
- Atraso DNPM.
- Subluxação C1-C2 estável.

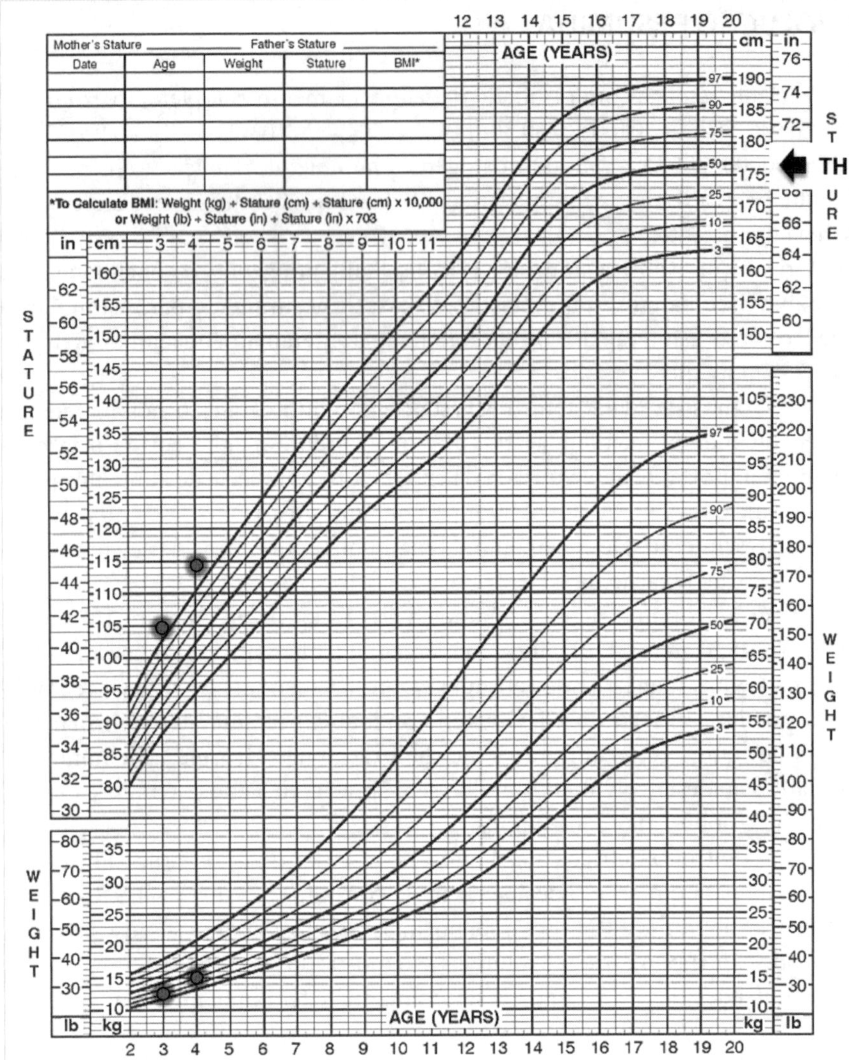

FIGURA 1
Fonte: National Center for Health Statistics and National Center for Chronic Disease Prevention and Health Promotion, 2000.
http://www.cdc.gov/growthcharts

COMENTÁRIOS

A síndrome de Shprintzen-Goldberg é caracterizada por atraso neuropsicomotor, deficiência intelectual de grau leve a moderado; cranioestenose das suturas coronais, sagitais e lambdoides; fácies característico; alterações musculoesqueléticas como hábito marfanoide, aracnodactilia, escoliose, pé torto, alterações anatômicas de C1-C2, entre outros. As anomalias cardiovasculares podem incluir prolapso da valva mitral, CIA tipo *ostio secundum* e dilatação da raiz da aorta. Tecido adiposo escasso, defeitos da parede abdominal e alta miopia.

O diagnóstico é estabelecido por meio da identificação de uma variante patogênica em heterozigose no gene *SKI*, obtido através de sequenciamento de gene único, ou como parte de um painel de genes por sequenciamento de nova geração ou ainda pelo sequenciamento completo do exoma.

O tratamento consiste em programas de estimulação precoce multiprofissionais, atenção educacional especial em programa de inclusão, manejo clínico da cranioestenose e da subluxação de C1-C2 por especialista de neurocirurgia.

Acompanhamento de perto com cardiologista pediátrico pelo risco de dilatação da raiz da aorta, e, caso esta seja detectada, recomenda-se o tratamento com betabloqueadores adrenérgicos ou outras medicações para poupar a sobrecarga cardíaca.

Quanto à saúde ocular, recomenda-se acompanhamento com oftalmologista pelo risco de alta miopia e descolamento de retina.

REFERÊNCIAS

1. Greally MT. Shprintzen-Goldberg Syndrome. 2006 Jan 13 [Updated 2020 Apr 9]. In: Adam MP, Ardinger HH, Pagon RA, et al. (eds.). GeneReviews® [Internet]. Seattle (WA): University of Washington, Seattle; 1993-2020. Available from: https://www.ncbi.nlm.nih.gov/books/NBK1277/.
2. Saito T, Nakane T, Yagasaki H, Naito A, Sugita K. Shprintzen-Goldberg syndrome associated with first cervical vertebra defects. Pediatr Int. 2017;59:1098-100.
3. Schepers D, Doyle AJ, Oswald G, Sparks E, Myers L, Willems PJ, et al. The SMAD-binding domain of SKI: a hotspot for de novo mutations causing Shprintzen-Goldberg syndrome. Eur J Hum Genet. 2015;23:224-8.

Seção 3

Precocidade puberal

Coordenação:

Cristiane Kochi

Caso 3.1

Cristiane Kochi

HISTÓRIA

Menina, 1 ano, natural e procedente de São Paulo. Veio para avaliação de aparecimento de broto mamário há 4 meses

HPMA

Mãe refere que há 4 meses notou o aparecimento de broto mamário bilateralmente, sem aumento evolutivo, sem sinais flogísticos ou história de trauma local. Nega aparecimento de pelos pubianos, nega aumento da velocidade de crescimento, nega uso de medicamentos via oral ou tópica.

Antecedentes

Parto cesáreo, com 39 semanas de gestação, peso: 3.150 g e comprimento: 49 cm.

Alta com a mãe, sem intercorrências neonatais. DNPM adequado. Vacinações em ordem. Teve aleitamento materno exclusivo até o 5º mês de vida; atualmente com fórmula infantil e dieta balanceada, com quantidade e qualidade adequadas. Nega doenças, internações ou cirurgias prévias. Nega uso de medicamentos

Pai com 28 anos, saudável, estatura 173 cm; mãe de 28 anos, G2, P2, A0; menarca aos 12 anos, estatura 160 cm. Sem história familiar de puberdade precoce ou doenças crônicas não transmissíveis. Irmão de 3 anos, saudável.

EXAME FÍSICO

- Bom estado geral, hidratada, corada, anictérica, acianótica. EF geral: sem anormalidades.
- Altura 74 cm (p50), peso 9,1 kg (p50), mostrados na **Figura 1** e na **Figura 2**.

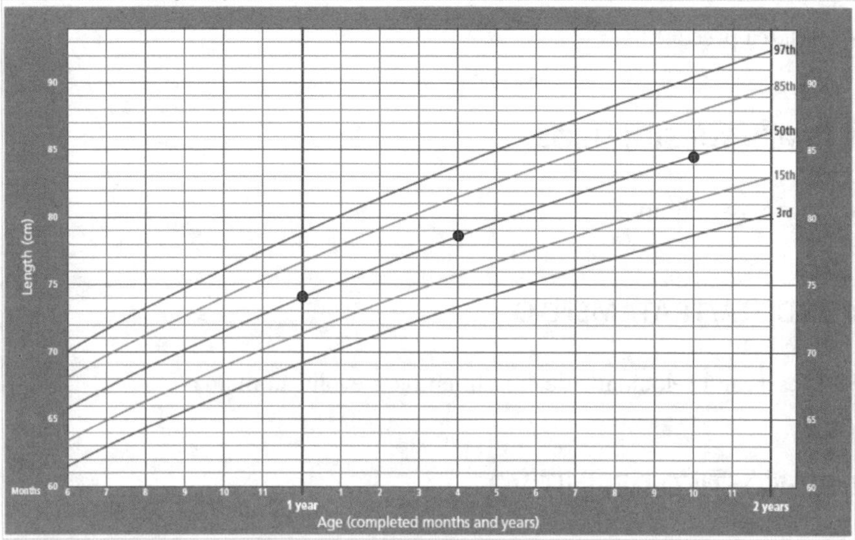

FIGURA 1 Estatura da paciente inicial e evolutiva.

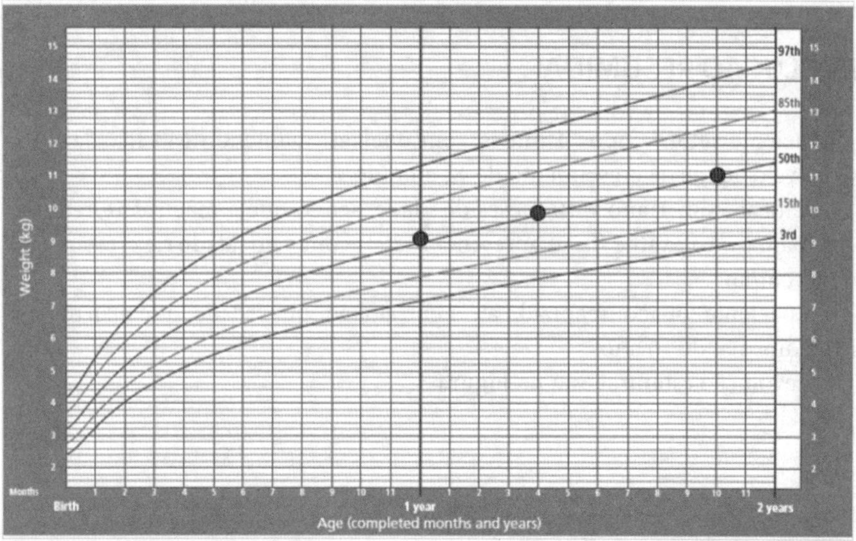

FIGURA 2 Peso inicial e evolutivo.

- M: 3, flácida, bilateral, PP: 1.
- Tireoide: normopalpável.
- Ausência de manchas café com leite.

DIAGNÓSTICO INICIAL

- Telarca precoce.

EXAMES SUBSIDIÁRIOS

- Idade óssea: 1 ano.

CONDUTA/TRATAMENTO

- Observar a velocidade de crescimento e a evolução mamas.

DIAGNÓSTICO DEFINITIVO

- Telarca precoce isolada.

EVOLUÇÃO RESUMIDA

Paciente retorna após 4 meses, sem queixas, mantendo M3 flácida, PP1. Com velocidade de crescimento de 12 cm/ano.

Retorna com 1 ano e 10 meses de idade, sendo que a mãe refere redução das mamas. Ao exame físico apresenta M2P1, com velocidade de crescimento de 13 cm/ano.

A paciente foi acompanhada até a entrada em puberdade, que ocorreu em idade normal de 10 anos.

A evolução estatural está na **Figura 3**.

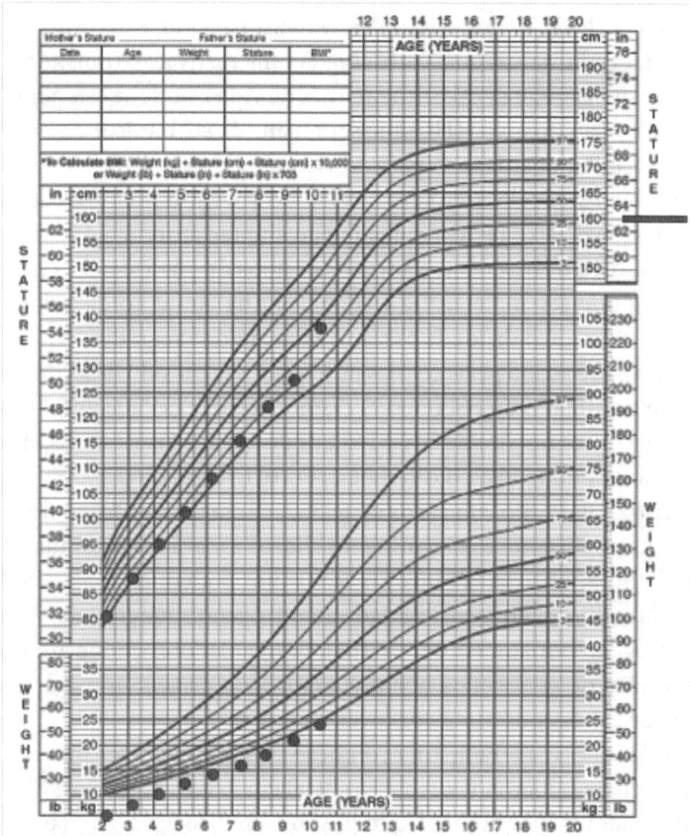

FIGURA 3 Evolução pôndero-estatural da paciente.
Fonte: National Center for Health Statistics and National Center for Chronic Disease Prevention and Health Promotion, 2000.
http://www.cdc.gov/growthcharts

COMENTÁRIOS

A telarca precoce é definida como o aparecimento isolado das mamas, sem outros sinais de puberdade, como aumento da velocidade de crescimento, avanço da idade óssea ou pubarca, antes dos 8 anos de idade cronológica. Embora o pico da telarca ocorra antes dos 2 anos de idade, a telarca isolada também pode ocorrer em qualquer período entre 2-8 anos. A telarca isolada é considerada uma variante da normalidade e tem prevalência ao redor de 5%.

Os esteroides sexuais são produzidos em diferentes fases da vida, desde o período fetal, quando o eixo hipotálamo-hipófise-gônada (HHG) atinge maturação completa com 20 semanas de vida intrauterina. Logo após o nascimento ocorre nova elevação dos esteroides sexuais, período este conhecido como minipuberdade, durante o qual é observada uma reativação transitória do eixo HHG que se inicia no final do primeiro mês de vida e pode se estender por meses até a inativação do eixo HHG que será mantida até o início da puberdade.

Durante a minipuberdade, o pico de secreção de gonadotrofinas hipofisárias (LH e FSH), bem como de esteroides sexuais, ocorre entre 1-3 meses de vida, sendo que a ativação do eixo HHG gradualmente diminui até os 6 meses de idade.

Nesses casos, a telarca ocorre antes dos 2 anos de idade e o desenvolvimento mamário pode ser unilateral e cíclico. Não há aumento da velocidade de crescimento ou avanço da idade óssea. A telarca pode regredir com o tempo.

A inibina B secretada pelas células da granulosa tem sido descrita como responsável pelo aumento do FSH nesses casos de telarca isolada antes dos 2 anos de idade. As concentrações de LH e FSH podem ser mais elevadas, muitas vezes dificultando o diagnóstico diferencial entre telarca idiopática e puberdade precoce central. Portanto, em casos de telarca em meninas abaixo de 2 anos de idade, o mais importante é o seguimento clínico e a avaliação da idade óssea.

Além da minipuberdade, outros mecanismos podem estar associados à telarca isolada, como maior sensibilidade ao estrógeno, aumento das concentrações de estrógeno por aumento da SHBG, desreguladores endócrinos, aumento da produção de estrógenos por precursores de origem adrenal e secreção transitória de estrógenos por cistos ovarianos.

Apesar de ser considerada uma condição benigna, a telarca precoce isolada pode evoluir para puberdade precoce central em 9-14% dos casos. No entanto, não há marcadores bioquímicos que possam predizer quais seriam as crianças de risco para evoluir para puberdade precoce central. Portanto, a avaliação evolutiva criteriosa dos caracteres sexuais secundários, velocidade de crescimento e idade óssea é fundamental.

REFERÊNCIAS

1. Berberoglu M. Precocious puberty and normal variant puberty: definition, etiology, diagnosis and current management. J Clin Res Ped Endo. 2009;1(4):164-74.
2. Chellakooty M, Schmidt IM, Haavisto AM, et al. Inhibin A, inhibin B, folliclestimulating hormone, luteinizing hormone, estradiol, and sex hormonebinding globulin levels in 473 healthy infant girls. J Clin Endocrinol Metab. 2003;88(8):3515-20.
3. Kiviranta P, Kuiri-Hänninen T, Saari A, Lamidi ML, Dunkel L, Sankilampi U. Transient postnatal gonadal activation and growth velocity in infancy. Pediatrics. 2016;138(1):e20153561.
4. Mojica A, Khokhar A. Premature thelarche. Pediatr Ann. 2018 Jan 1;47(1):e12-e15.
5. Parent AS, Teilmann G, Juul A, Skakkebaek NE, Toppari J, Bourguignon JP. The timing of normal puberty and the age limits of sexual precocity: variations around the world, secular trends, and changes after migration. Endocr Rev. 2003;24:668-93.

Caso 3.2

Cristiane Kochi

HISTÓRIA

Menina de 7 anos de idade, natural da Bahia e procedente de São Paulo.

QD: pelos pubianos há 1 ano.

HPMA

Mãe refere que há cerca de 1 ano notou aparecimento de pelos pubianos, com aumento progressivo nesse período. Nega acne ou pilificação axilar, mas refere odor axilar também há 1 ano. Nega engrossamento da voz, aumento da musculatura ou queda de cabelo. Nega telarca ou aceleração do crescimento.

Antecedentes

Nascida de parto normal, IG: 39 semanas, peso de nascimento: 2.900 g, comprimento de nascimento: 48 cm, teve alta com a mãe, sem intercorrências.

Nega doenças na infância, uso de medicamento, internações. Refere DNPM adequado.

Mãe: 30 anos, G1P1A0, saudável, menarca aos 12 anos, E: 157 cm; pai: 30 anos, saudável, E: 173 cm. Nega consanguinidade na família. Nega casos semelhantes na família.

EXAME FÍSICO

- Bom estado geral, hidratada, corada, anictérica, acianótica. EF geral: sem anormalidades.

- PA: 80 × 40 mmHg.
- Altura 122 cm (p50), peso 21,5 kg (p25), mostrados na **Figura 1**.
- M:1, PP:3, sem clitoromegalia.
- Tireoide: normopalpável.
- Ausência de acne.
- Ausência de hipertrofia muscular.

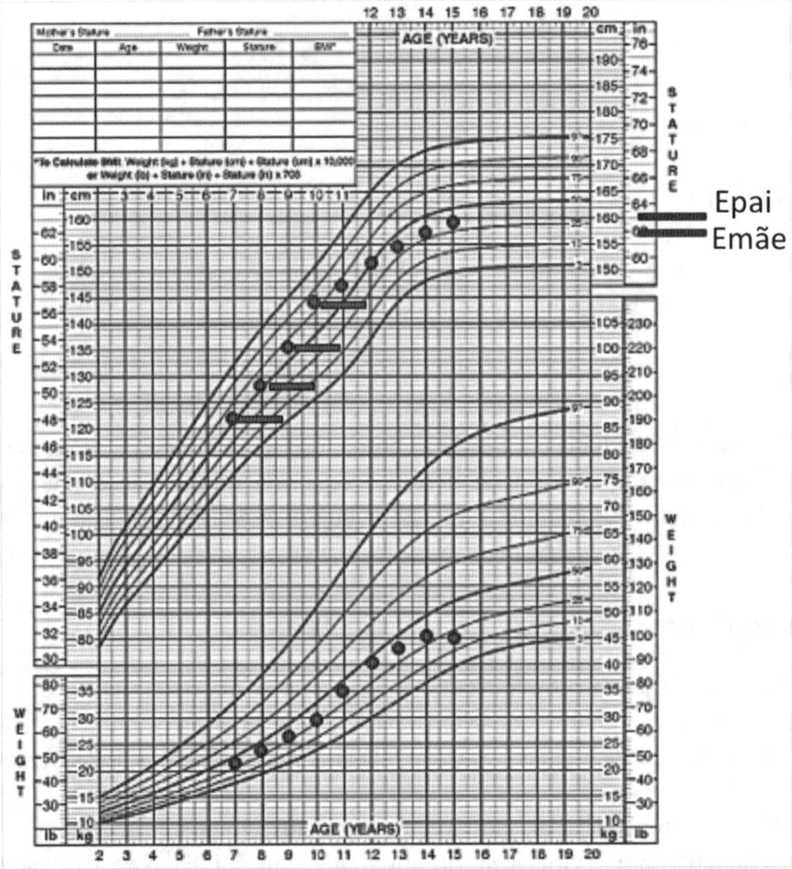

FIGURA 1 Evolução pôndero-estatural da paciente. Os traços representam o avanço da idade óssea.
Fonte: National Center for Health Statistics and National Center for Chronic Disease Prevention and Health Promotion, 2000.
http://www.cdc.gov/growthcharts

DIAGNÓSTICO INICIAL

Pubarca precoce a esclarecer.

EXAMES SUBSIDIÁRIOS

- Idade óssea: 8 anos e 10 meses.
- Laboratorial: LC-MS/MS: 17OHprogesterona: 35 ng/dL (LC-MS/MS); androstenediona: 25 ng/dL (LC-MS/MS); 11-desoxicortisol: 32 ng/dL (VR: até 45 ng/dL – LC-MS/MS); DHEAS: 50 mcg/dL (eletroquimioluminescência); testosterona total: 9 ng/dL (eletroquimioluminescência).

CONDUTA/TRATAMENTO

- Observar velocidade de crescimento e evolução puberal.

DIAGNÓSTICO DEFINITIVO

- Pubarca precoce isolada secundária à adrenarca precoce.

EVOLUÇÃO RESUMIDA

O paciente evoluiu sem intercorrências, mantendo velocidade de crescimento de 5 cm/ano, até 9 anos e 5 meses, quando apresentou telarca e a velocidade de crescimento aumentou para 8,5 cm/ano. A idade óssea manteve o avanço de 1 ano até a entrada em puberdade (a evolução das estaturas e as idades ósseas estão representadas na **Figura 1**). A menarca ocorreu com 11 anos e 4 meses e a paciente atingiu a estatura final dentro do padrão familiar.

COMENTÁRIOS

O desenvolvimento precoce de pilificação pubiana e/ou axilar sem outros sinais de virilização ou de desenvolvimento puberal antes dos 8 anos em meninas e antes dos 9 anos em meninos caracteriza a pubarca precoce, que pode ou não ser acompanhada por aumento de oleosidade cutânea e odor corporal. Em

80-95% dos casos, decorre de adrenarca precoce, atribuída à maturação precoce da zona reticular do córtex da adrenal, resultando em secreção dos precursores androgênicos DHEA e DHEAS. A adrenarca bioquímica pode ocorrer fisiologicamente a partir dos 5-6 anos de idade cronológica. É um quadro 10 vezes mais comum no sexo feminino e é mais prevalente em afrodescendentes e em crianças com patologias neurológicas.

A pubarca precoce decorrente da adrenarca precoce consiste em um diagnóstico de exclusão, devendo-se afastar etiologias como hiperplasia adrenal congênita e tumores adrenais ou gonadais produtores de andrógenos, além de exposição exógena a andrógenos. Na pubarca precoce idiopática, pode ocorrer discreto aumento da velocidade de crescimento e da idade óssea, mas a entrada em puberdade, a evolução puberal e a estatura final aparentemente não estão alteradas. Além disso, a idade da menarca também tende a ocorrer na média da população geral ou um pouco mais cedo em alguns casos.

Na fase intrauterina, a glândula adrenal fetal é desproporcionalmente grande. A zona fetal do córtex adrenal secreta grandes quantidades de DHEA, sendo que suas concentrações elevadas podem ser medidas no recém-nascido. Após o nascimento a zona fetal regride por apoptose e as concentrações de DHEA e DHEAS diminuem. Posteriormente na infância, a zona reticular definitiva já está desenvolvida e os precursores adrenais já podem ser detectados no sangue ao redor de 5-6 anos de idade cronológica, tanto em meninos como em meninas. A concentração sérica de DHEAS acima de 40 mcg/dL tem sido estabelecida como marcador bioquímico da adrenarca, e a adrenarca bioquímica precede o quadro clínico (pubarca).

Embora seja considerada uma variante benigna do desenvolvimento puberal normal, já que não repercute negativamente no início e na progressão da puberdade, bem como na estatura alvo final, em estudos recentes tem sido associada ao peso ao nascimento (crianças nascidas pequenas para idade gestacional têm mais chance de apresentar pubarca precoce), obesidade, resistência à insulina, síndrome metabólica e síndrome dos ovários policísticos, com consequente aumento da morbimortalidade cardiovascular. Alguns estudos têm demonstrado a correlação inversa entre idade da pubarca e sensibilidade à insulina, independentemente do índice de massa corporal.

O mecanismo fisiopatológico da adrenarca precoce não é bem esclarecido, sendo que deve ter etiologia multifatorial e poligênica. Algumas causas genéticas raras já foram definidas. Uma delas é a deficiência da cortisona redutase, devido à atividade reduzida de 11-beta-hidroxiesteroide desidrogenase tipo 1. Os estudos genéticos não demonstraram alterações no gene *HSD11B1* na maioria dos indivíduos afetados, porém mutações inativadoras no gene *H6PDH* (hexose-6-fosfato deidrogenase) foram descritas nesses pacientes.

Essas mutações alteram a atividade oxirredutase da HSD11B1, resultando em redução da conversão periférica de cortisona em cortisol. Essa redução do cortisol leva ao aumento do ACTH, que causa aumento do estímulo da adrenal, incluindo a produção dos andrógenos adrenais. Outra causa genética rara é a presença de mutação no gene da 3'-fosfoadenosina 5'-fosfosulfato (PAPS) sintase tipo 2 (PAPSS2). A PAPS é importante como doadora de sulfato para a sulfonação de esteroides pelo SULT2A1, e sua síntese necessita das enzimas PAPASS1 ou PAPASS2. Com a falta da sulfonação, o DHEA não conjugado vai ser convertido em andrógenos bioativos, como a testosterona.

Historicamente, crianças com pubarca precoce apresentam concentrações elevadas de precursores androgênicos, como DHEA, androstenediona e DHEAS. No entanto, esses esteroides são agonistas fracos do receptor androgênico, portanto não seriam os principais ativadores do receptor androgênico para causar o quadro clínico. Apesar de a testosterona ser um marcador de escolha para crianças com adrenarca precoce, seu papel na progressão da adrenarca é controverso. Recentemente, Rege et al. caracterizaram alterações no perfil de esteroides de crianças com pubarca precoce, incluindo os compostos 11 oxiandrogênicos, específicos da adrenal. Nesse estudo, demonstraram que na pubarca precoce ocorre elevação precoce nas concentrações de testosterona, esteroides adrenais sulfatados e todos os 11 oxiandrogênicos (**Figura 2**). Além disso, também mostraram que as concentrações de 11 cetotestosterona (11KT) eram 3 vezes maiores do que as de testosterona. A 11KT tem potência de ligação ao receptor androgênico semelhante à da testosterona, sugerindo que possa ser um importante mediador das manifestações androgênicas precoces na adrenarca precoce. Portanto, os autores sugerem que a expansão dos estudos desses novos compostos seja importante para melhor conhecimento da fisiologia adrenal e das doenças adrenais.

A associação de pubarca precoce e obesidade pode levar ao avanço mais importante da idade óssea, porém os estudos sugerem que mesmo nessa situação não há perda de estatura final em relação ao padrão familiar, desde que a ativação do eixo hipotálamo-hipófise-gônada ocorra em idade normal.

Na investigação da pubarca precoce, deve-se avaliar os esteroides adrenais, de preferência por cromatografia líquida/espectrometria de massas (LC-MS/MS), e esses exames devem compreender: 17-hidroxiprogesterona, androstenediona, 11-desoxicortisol, DHEAS e testosterona, como foi realizado na paciente apresentada no caso (algoritmo descrito na **Figura 3**).

Estudos recentes sugerem aumento dos seguintes compostos na adrenarca precoce: DHEA, androstenediona, 11-OH-androstenediona, 11-cetoandrostenediona, 11-OH-testosterona, 11-cetotestosterona, pregnenolona sulfato,

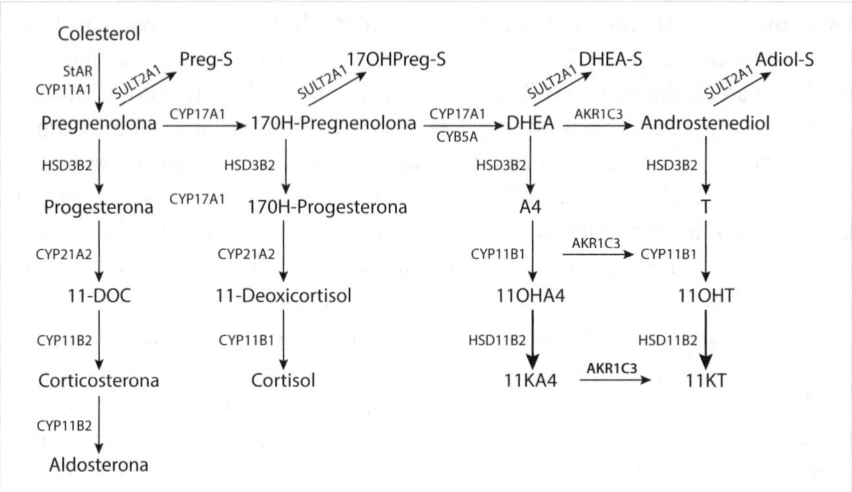

FIGURA 2 Esquema da biossíntese adrenal; setas mais grossas representam vias menores. StAR:proteína reguladora da esteroidogênese; CYP11A1: citocromo P450 *cholesterol side-chain cleavage*; CYP17A1: 17-α-hidroxilase/17,20 liase; HSD3B2: 3-β-hidroxiesteroide desidrogenase tipo 2; CYP21A2: 21-hidroxilase; CYP11B1: 11-β-hidroxilase; AKR1C3: 17-β-hidroxiesteroide desidrogenase tipo 5; HSD11B2: 11-β-hidroxiesteroide deidrogenase tipo 2; PregS: pregnenolona sulfato; 17OHPregS: 17-α-OH-pregnenolona sulfato; DHEAS: deidroepiandrosterona sulfato; A4: androstenediona; T: testosterona; 11OHA4: 11-β-OH-androstenediona; 11KA4: 11-ketoandrostenediona; 11OHT: 11-β-OH-testosterona; 11KT: 11-ketotestosterona.
Fonte: adaptada de Rege J et al. J Steroid Biochem Mol Biol. 2019;190:273-80.

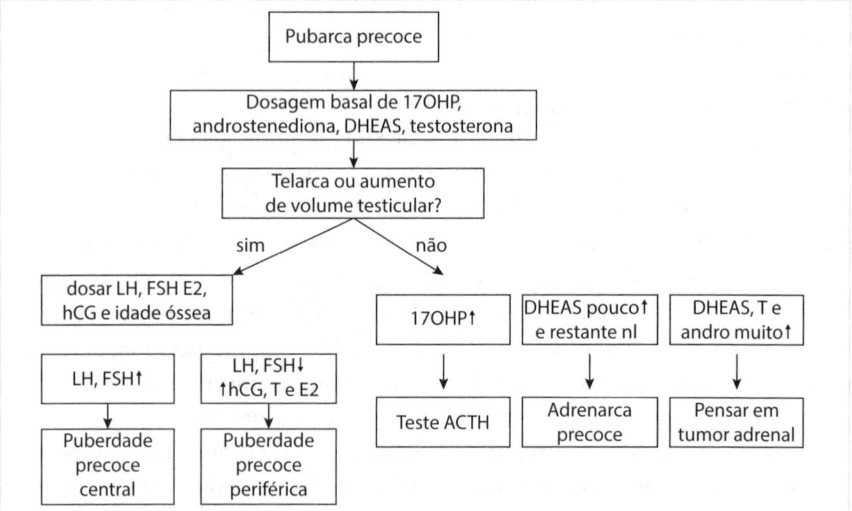

FIGURA 3 Algoritmo diagnóstico da pubarca precoce.
Fonte: adaptada de Speiser, 2018.

17-alfa-hidroxipregnenolona sulfato, DHEA-S e androstenediol sulfato (ver esteroidogênese na **Figura 1**).

É importante a avaliação laboratorial para afastar outras doenças, sendo que a forma tardia da hiperplasia adrenal congênita pode ser diagnosticada em cerca de 12% dos casos de crianças com pubarca precoce, de acordo com alguns estudos na literatura.

Portanto, a pubarca precoce idiopática é considerada variante da normalidade, de evolução benigna. No entanto, é diagnóstico de exclusão, e os pacientes devem ser avaliados também para risco metabólico e de hiperandrogenismo ovariano, especialmente os que nasceram pequenos para idade gestacional e os que apresentam excesso de peso.

REFERÊNCIAS

1. Gurnurkar S, et al. Skeletal maturation and predicted adult height in children with premature adrenarche. J Ped Endocrinology Metabolism. 2014; Miami, v.27, p.69-74.
2. Idkowiak J, et al. Premature adrenarche: novel lessons from early onset androgen excess. Eur J Endocrinol. 2011, Birmingham, n. 165, p.189-207.
3. Rege J, Turcu AF, Else T, Auchusb RJ, Raineya WE. Steroid biomarkers in human adrenal disease. J Steroid Biochem Mol Biol. 2019;190:273-80.
4. Sancho Rodríguez ML, et al. Evolución natural de la pubarquía precoz y posibles patologías asociadas. An Pediatr (Barc). 2018;89(4):238-45.
5. Silverman SH, et al. Precocious growth of sexual hair without other secondary sexual development: premature pubarche, a constitutional variation of adolescence. Pediatrics. 1952;10:426-32.
6. Speiser PW, Novello L. Premature adrenarche. Pediatric Annals; 2018;47(1):e7-11.
7. Utriainen P, Laakso S, Liimatta J, Jääskeläinen J, Voutilainen R. Premature adrenarche: a common condition with variable presentation. Horm Res Paediatr. 2015;83:221-31.

Caso 3.3

Cristiane Kochi

HISTÓRIA

Menina de 7 anos, natural e procedente de São Paulo. Veio por aparecimento de mamas há 3 meses.

HPMA

Mãe refere que há cerca de 3 meses notou aparecimento das mamas, com aumento progressivo. Refere mais ou menos na mesma época aparecimento de pelos pubianos. Nega sangramento vaginal. Refere que a criança sempre foi mais alta, mas houve aumento da velocidade de crescimento no último ano. Relata também que sempre ganhou mais peso. Nega uso de cremes ou pomadas.

Antecedentes

Nascida de parto normal, IG: 39 semanas, peso de nascimento: 3.250 g, comprimento de nascimento: 49 cm, teve alta com a mãe sem intercorrências.

Nega doenças, internações ou cirurgias prévias. Nega uso crônico de medicamentos. Refere DNPM adequado. Nega uso crônico de medicamentos.

Mãe: 34 anos, saudável, menarca aos 11 anos, estatura 154 cm; pai: 34 anos, saudável, estatura 172 cm.

Nega consanguinidade ou casos de puberdade precoce na família.

EXAME FÍSICO

- Bom estado geral, hidratada, corada, anictérica, acianótica. EF geral: sem anormalidades.

- Altura: 133 cm (> p97, Z: +2,02), peso: 36 kg, IMC: 20,35 (Z: +2,18).
- M:3, flácida, bilateral, PP: 2.
- Tireoide: normopalpável.
- Circunferência abdominal (CA): 70 cm; relação CA/estatura: 0,52.
- Ausência de manchas café com leite.

DIAGNÓSTICO INICIAL

- Puberdade precoce a esclarecer.
- Obesidade.

EXAMES SUBSIDIÁRIOS

- Idade óssea: 8 anos e 10 meses.
- LH: 1 UI/L, FSH: 1,3 UI/L; E2: 0,6 ng/dL; 17-OH-progesterona: 30 ng/dL (LC-MS/MS), androstenediona: 25 ng/dL (LC-MS/MS); testosterona total: < 9 ng/dL (LC-MS/MS); DHEAS: 75 mcg/dL; RM da região hipotálamo-hipofisária: normal.

CONDUTA/TRATAMENTO

- Observar velocidade de crescimento e evolução das mamas, visto que não havia previsão de perda estatural.

DIAGNÓSTICOS DEFINITIVOS

- Aceleração constitucional do crescimento e da puberdade.
- Obesidade exógena.

EVOLUÇÃO RESUMIDA

A paciente apresentou evolução puberal sem necessidade de bloqueio puberal, sem intercorrências psicossociais. Foi orientada a realizar dieta e atividade física. A menarca ocorreu aos 10,9 anos e posteriormente apresentou ciclos regulares. Atingiu estatura dentro do alvo genético. A evolução estatural e do IMC está na **Figura 1**, na **Figura 2** e na **Tabela 1**.

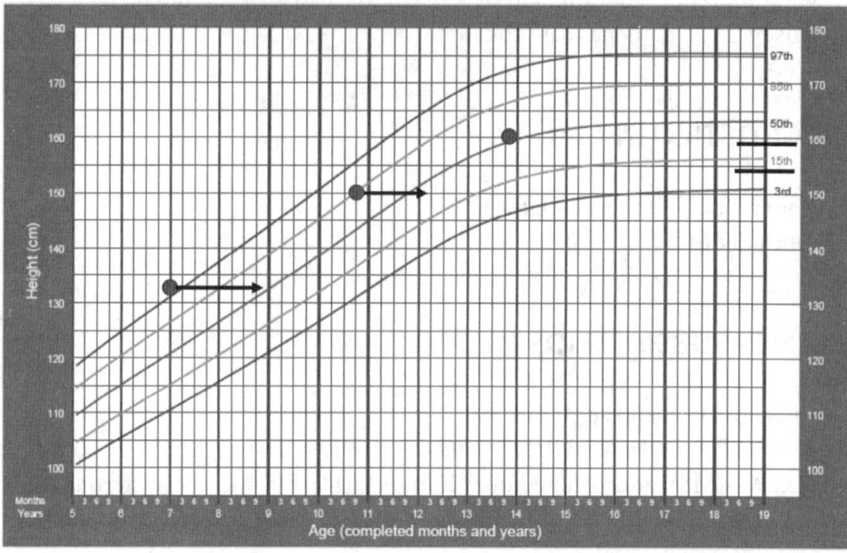

FIGURA 1 Evolução estatural. As setas indicam avanço da idade óssea.
Fonte: Gráfico de estatura, OMS, 2007.

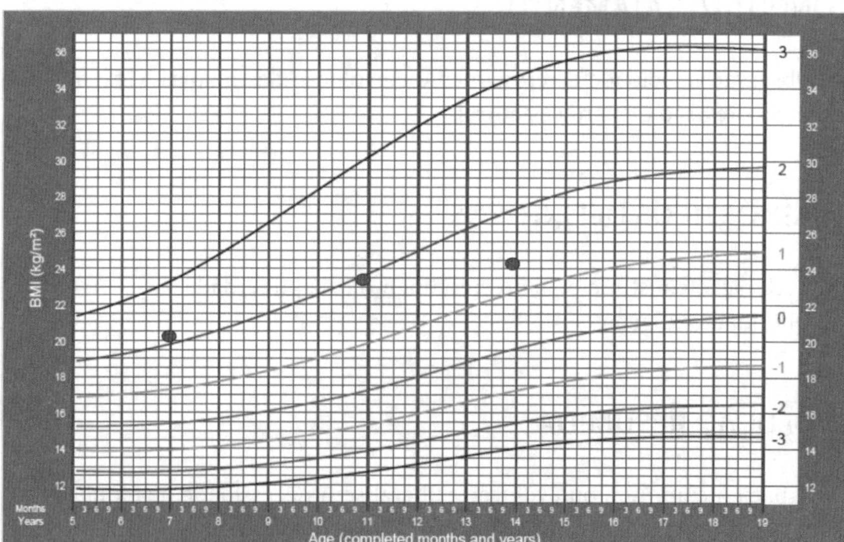

FIGURA 2 Índice de massa corporal.
Gráfico de índice de massa corporal, OMS, 2007.

TABELA 1 Evolução de estatura, índice de massa corporal, idade óssea e previsão de estatura final

Idade	Estatura cm (zE)	IMC kg/m² (zIMC)	Idade óssea (anos/meses)	zEIO	pEF (BP)
7 anos	133 (+2,02)	20,35 (+2,18)	8a10m	+0,18	168,3
10,9 anos	150 (+0,94)	23,1 (+1,89)	12-13	−0,12	164,3
13,9 anos	160 (-0,02)	24,6 (+1,48)	16	−0,39	160,9

zE: escore z de estatura, zIMC: escore z de índice de massa corporal, zEIO: escore z de estatura para idade óssea; pEF: previsão de estatura final; BP: Bayley-Pinneau.

COMENTÁRIOS

A aceleração constitucional do crescimento e puberdade (ACCP) é considerada variante do normal e não tem necessidade de tratamento, pois não causa perda de estatura final. No entanto, o diagnóstico diferencial com a puberdade precoce central muitas vezes é difícil, pois não há diferença laboratorial e as duas situações cursam com início puberal nas meninas antes dos 8 anos e antes dos 9 anos nos meninos.

As crianças com ACCP geralmente apresentam aceleração do crescimento logo após o nascimento, atingindo o percentil mais elevado de estatura ao redor dos 2-4 anos de idade e permanece nesse percentil até a entrada em puberdade, que geralmente ocorre mais cedo.

É frequente a associação com excesso de peso entre as meninas com ACCP. No entanto, em meninos não há um consenso sobre excesso de peso e época de início puberal.

A obesidade pode ter dificultado a percepção das mamas pela mãe, que referiu telarca há 3 meses, porém ao exame físico a criança já era Tanner 3.

O mecanismo exato entre obesidade e puberdade ainda não é bem conhecido, mas pode ser que tanto a insulina quanto a leptina tenham algum papel para desencadear a puberdade. Além disso, tanto a insulina quanto a leptina têm ação na cartilagem de crescimento, podendo contribuir para o avanço da idade óssea.

Existem diferentes métodos para avaliar a previsão de estatura final (pEf), como o método de Bayley-Pinneau e o método de Tanner-Whitehouse.

O método de Bayley-Pinneau (**Tabela 2**) utiliza a idade óssea calculada pelo método de Greulich-Pyle. A determinação é feita considerando que cada idade óssea corresponde a uma fração do crescimento completo. Essa fração encontra-se na dependência de a IO estar atrasada, compatível ou adiantada em relação à idade cronológica. Esse método permite a pEf apenas quando a IO for superior a 7 anos para os meninos e 6 anos para as meninas. A previsão costuma superestimar a pEf quando a IO está atrasada. Sua principal indicação está na avaliação de crianças com puberdade precoce.

TABELA 2 Previsão da estatura final segundo Bayley-Pinneau por meio da determinação da fração do crescimento estatural calculada com o uso da idade óssea identificada pelo método de Greulich-Pyle

	Meninas			Meninos		
Idade óssea anos-meses	Atrasada	Compatível	Adiantada	Atrasado	Compatível	Adiantado
6-0	0,733	0,720		0,680		
6-3	0,742	0,729		0,690		
6-6	0,751	0,738		0,700		
6-9	0,763	0,751		0,709		
7-0	0,770	0,757	0,722	0,718	0,695	0,670
7-3	0,779	0,765	0,732	0,728	0,702	0,676
7-6	0,788	0,772	0,742	0,738	0,709	0,683
7-9	0,797	0,782	0,750	0,747	0,716	0,689
8-0	0,804	0,790	0,760	0,756	0,723	0,696
8-3	0,813	0,801	0,771	0,765	0,731	0,703
8-6	0,823	0,810	0,784	0,773	0,739	0,709
8-9	0,836	0,821	0,790	0,779	0,746	0,715
9-0	0,841	0,827	0,800	0,786	0,752	0,720
9-3	0,851	0,836	0,809	0,794	0,761	0,728
9-6	0,858	0,844	0,819	0,800	0,769	0,734
9-9	0,866	0,853	0,829	0,807	0,777	0,741
10-0	0,874	0,862	0,841	0,812	0,784	0,747
10-3	0,884	0,874	0,856	0,816	0,791	0,753
10-6	0,896	0,884	0,870	0,819	0,795	0,758
10-9	0,907	0,895	0,883	0,821	0,800	0,763
11-0	0,918	0,906	0,887	0,823	0,804	0,767
11-3	0,922	0,910	0,891	0,827	0,812	0,776
11-6	0,926	0,914	0,897	0,832	0,818	0,786
11-9	0,929	0,918	0,901	0,839	0,827	0,800
12-0	0,932	0,922	0,913	0,845	0,834	0,809
12-3	0,942	0,932	0,924	0,852	0,843	0,818
12-6	0,949	0,941	0,935	0,860	0,853	0,828
12-9	0,957	0,950	0,945	0,869	0,863	0,839
13-0	0,964	0,958	0,955	0,880	0,876	0,850
13-3	0,971	0,967	0,963		0,890	0,853

(continua)

TABELA 2 Previsão da estatura final segundo Bayley-Pinneau por meio da determinação da fração do crescimento estatural calculada com o uso da idade óssea identificada pelo método de Greulich-Pyle (*continuação*)

	Meninas			Meninos		
Idade óssea anos-meses	Atrasada	Compatível	Adiantada	Atrasado	Compatível	Adiantada
13-6	0,977	0,974	0,968		0,902	0,875
13-9	0,981	0,978	0,972		0,914	0,890
14-0	0,983	0,980	0,977		0,927	0,905
14-3	0,986	0,983	0,980		0,938	0,918
14-6	0,989	0,986	0,983		0,948	0,930
14-9	0,992	0,988	0,986		0,958	0,943
15-0	0,994	0,990	0,988		0,968	0,958
15-3	0,995	0,991	0,990		0,973	0,967
15-6	0,996	0,993	0,992		0,976	0,971
15-9	0,997	0,994	0,993		0,980	0,976
16-0	0,998	0,996	0,994		0,982	0,980
16-3	0,999	0,996	0,995		0,985	0,983
16-6	0,999	0,997	0,997		0,987	0,985
16-9	0,9995	0,998	0,998		0,989	0,988
17-0	1,0	0,999	0,999		0,991	0,990
17-3		0,999	0,999		0,993	
17-6		0,9995	0,9995		0,994	
17-9		0,9995	1,0		0,995	
18-0		1,0			0,996	
18-3					0,998	
18-6					1,0	

Por utilizar a IO determinada pelo método de Greulich-Pyle (variável descontínua), apresenta falhas no controle clínico longitudinal, quando se pretende repetir as previsões a intervalos menores de 6-12 meses.

A previsão de estatura final também pode ser feita pelo *site* www.bonexpert.com/AHP. Nesse *site,* pode-se colocar as informações de idade cronológica, idade óssea, gênero, estatura do paciente, estatura dos pais e estatura na menarca. Com esses dados, são fornecidas as previsões de estatura final baseadas na idade óssea, na estatura familiar ou ambas.

Carrascosa et al. avaliaram o crescimento puberal em crianças/adolescentes eutróficos. Dividiram os grupos de acordo com o início do estirão puberal em muito precoce (entre 8-9 anos), precoce (9-10 anos), intermediário (10-11 anos), tardio (11-12) e muito tardio (12-13 anos).

De acordo com essa classificação, nossa paciente se encontraria entre o muito precoce, pois iniciou o pico de estirão ao redor dos 8 anos. Para esse grupo, o ganho estatural total na puberdade é de 34,6 ± 2,4 cm, a média da idade da menarca é de 11,4 ± 0,4 anos e o ganho estatural da menarca até a estatura final é de 10,2 ± 1,8 cm (**Tabela 3**).

TABELA 3

Meninas						Idade (anos)
Muito precoce n = 119	Precoce n = 157	Intermedário n = 238	Atrasado n = 127	Muito atrasado n = 102	[a] População total n = 743	
118,0 ± 3,7	117,4 ± 3,7	116,1 ± 4,0	115,5 ± 4,1	114,4 ± 3,8	116,3 ± 4,0	6
124,3 ± 4,0	123,7 ± 3,9	122,1 ± 4,2	121,4 ± 4,3	120,3 ± 4,0	122,4 ± 4,3	7
129,8 ± 4,2	129,6 ± 4,1	127,9 ± 4,5	127,2 ± 4,5	126,1 ± 4,2	128,2 ± 4,5	8
136,6 ± 4,4	**134,9 ± 4,3**	133,4 ± 4,8	132,7 ± 4,8	131,5 ± 4,3	133,9 ± 4,8	9
145,1 ± 4,7	141,4 ± 4,4	**138,4 ± 5,0**	138,0 ± 5,0	136,6 ± 4,4	139,8 ± 5,5	10
152,2 ± 4,8	149,6 ± 4,6	144,8 ± 5,2	**142,8 ± 5,2**	141,5 ± 4,5	146,2 ± 6,2	11
157,7 ± 4,8	156,1 ± 4,8	152,7 ± 5,2	149,1 ± 5,4	**145,8 ± 4,7**	152,6 ± 6,4	12
161,0 ± 4,9	160,4 ± 4,9	158,4 ± 5,3	156,4 ± 5,7	151,5 ± 4,8	158,0 ± 6,0	13
162,8 ± 4,8	162,7 ± 5,1	161,9 ± 5,4	161,0 ± 6,0	158,4 ± 4,8	161,6 ± 5,5	14
163,6 ± 4,9	163,7 ± 5,2	163,6 ± 5,5	163,3 ± 6,1	162,4 ± 4,7	163,4 ± 5,3	15
164,2 ± 4,9	164,3 ± 5,3	164,5 ± 5,5	164,4 ± 6,2	164,1 ± 4,7	164,3 ± 5,4	16
164,4 ± 4,9	164,5 ± 5,3	164,7 ± 5,6	164,8 ± 6,3	164,6 ± 4,8	164,6 ± 5,4	17
164,4 ± 4,9	164,5 ± 5,3	164,8 ± 5,6	164,9 ± 6,3	164,8 ± 4,8	164,7 ± 5,4	18
						19
34,6 ± 2,4	29,6 ± 2,5	26,4 ± 2,4	22,1 ± 2,4	18,9 ± 2,1	–	Ganho de altura puberal (altura adulta menos peso do PGSO)
11,4 ± 0,4	12,3 ± 0,3	12,9 ± 0,3	13,6 ± 0,3	14,9 ± 0,5	12,9 ± 1,1	Idade da menarca (anos)
10,2 ± 1,8	7,4 ± 1,6	6,9 ± 1,3	5,8 ± 1,5	4,3 ± 1,4	7,0 ± 2,3	Ganho de altura da menarca até a idade adulta

Início do pico do estirão: muito precoce: 8-9 anos; precoce: 9-10 anos; intermediário: 10-11 anos; atrasado: 11-12 anos; muito atrasado: 12-13 anos.
Fonte: Carrascosa A et al. An Pediatr (Barc). 2018;89(3):144-52.

Apesar de ser situação sem previsão de perda estatural, é importante levar em consideração os aspectos psicossociais para definir se há necessidade ou não de tratamento medicamentoso. No caso da nossa paciente, não houve estresse emocional em relação à puberdade, e optou-se pelo acompanhamento clínico. Nos casos em que há queixas psicossociais, pode-se optar pelo bloqueio puberal com análogo do GnRH.

REFERÊNCIAS

1. Berberoglu M. Precocious puberty and normal variant puberty: definition, etiology, diagnosis and current management. J Clin Res Ped Endo. 2009;1(4):164-74.
2. Carrascosa A, Yeste D, Moreno-Galdó A, et al. Crecimiento puberal de 1.453 niños sanos según la edad de inicio de la pubertad: estudio longitudinal de Barcelona [Pubertal growth of 1,453 healthy children according to age at pubertal growth spurt onset. The Barcelona longitudinal growth study]. An Pediatr (Barc). 2018;89(3):144-52.
3. Papadimitriou A, Nicolaidou P, Fretzayas A, Chrousos GP. Constitutional advancement of growth, a.k.a. early growth acceleration, predicts early puberty and childhood obesity. J Clin Endocrinol Metab. 2010;95:4535-41.
4. Parent AS, Teilmann G, Juul A, Skakkebaek NE, Toppari J, Bourguignon JP. The timing of normal puberty and the age limits of sexual precocity: variations around the world, secular trends, and changes after migration. Endocr Rev. 2003;24:668-93.

Caso 3.4.1

Genoir Simoni

HISTÓRIA

Menina, 7 anos e 1 mês, natural e procedente de São Bento do Sul-SC. Encaminhada por aumento das mamas.

HPMA

Há 4 meses iniciou com aumento bilateral das mamas, mastalgia e aceleração do crescimento. Há 2 meses, odor axilar associado a mudança do comportamento. Nega uso de medicamentos.

Antecedentes

Gestação sem intercorrências; parto cesárea a termo, PN: 2.760 g, CN: 47 cm; Apgar 9. Leite materno exclusivo até 6 meses. Vacinações em dia. Desenvolvimento adequado. Nega uso de medicamentos, cirurgias, internações e/ou alergias.

Pais saudáveis. Mãe: estatura 163 cm, menarca aos 14 anos. Pai: 170 cm. Sem comorbidades familiares.

EXAME FÍSICO

- Exame geral sem alterações. Peso: 24 kg; estatura: 127 cm.
- Curva de crescimento NCHS (**Figura 1**).
- Útero: 4,1 × 1,6 × 2,6 cm^3, volume 8,9 cm^3, volume para idade de 11 anos.
- OD: 1,8 × 2,5 × 1,1 cm – 2,7 cm^3

- OE: 2,1 × 1,7 × 1,0 cm – 2,0 cm^3
- Pele oleosa e com comedões (acne grau 1).
- Desenvolvimento puberal de Tanner – M3 P1; mucosa vaginal estimulada.

DIAGNÓSTICO INICIAL

- Puberdade precoce.

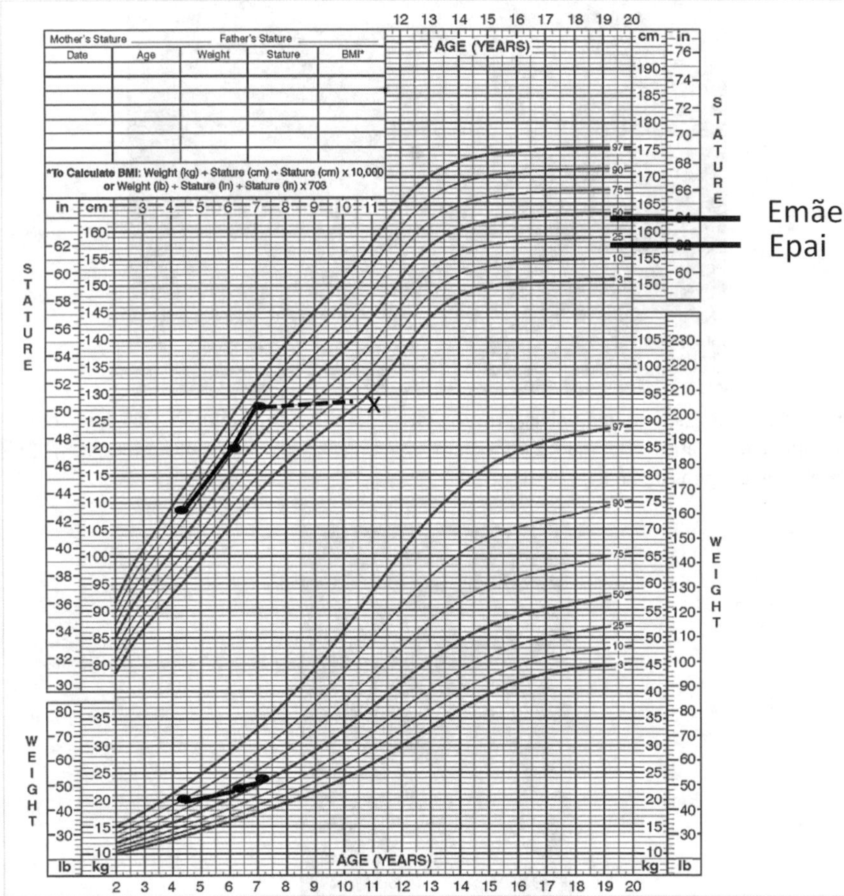

FIGURA 1
Fonte: National Center for Health Statistics and National Center for Chronic Disease Prevention and Health Promotion, 2000.
http://www.cdc.gov/growthcharts

EXAMES SUBSIDIÁRIOS

- Exames laboratoriais (ICMA): FSH: 5,14 mUI/mL; LH: 3,19 mUI/mL; estradiol: 27,8 pg/mL; TSH: 2,13 mU/mL; T4l: 1,25 ng/dL. Teste com análogo de GnRH (Lectrun 3,75 mg): LH 2 horas após: 12,4 mUI/mL.
- Exames de imagens: ultrassonografia pélvica (**Figura 2**).
- Radiografia de idade óssea 11 anos (**Figura 3**).
- Ressonância nuclear de encéfalo: normal.

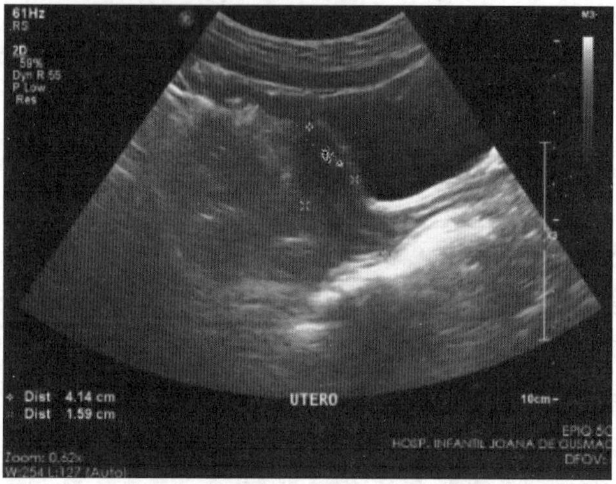

FIGURA 2 Ultrassonografia pélvica: Útero – 4,1 × 1,6 × 2,6 cm^3; volume – 8,9 cm^3; volume para idade de 11 anos – OD: 1,8 × 2,5 × 1,1 cm – 2,7 cm^3; OE – 2,1 × 1,7 × 1,0 cm – 2,0 cm^3. (Ver Encarte de imagens no final do livro.)

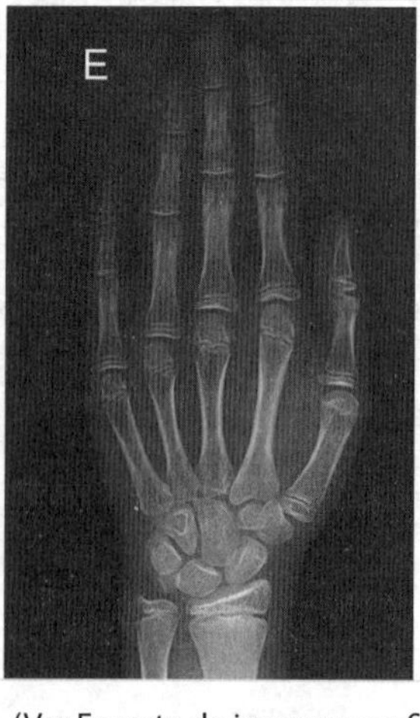

FIGURA 3 RX de idade óssea. (Ver Encarte de imagens no final do livro.)

DIAGNÓSTICO DEFINITIVO

- Puberdade precoce central (PPC).

CONDUTA/TRATAMENTO

- Análogo de GnRH a cada 90 dias.

EVOLUÇÃO

Paciente evoluiu sem intercorrências e com bloqueio puberal. Teve desaceleração da velocidade de crescimento. Após a segunda aplicação de análogo de GnRH apresentou supressão de LH abaixo de 4 mUI/mL. Não houve progressão dos caracteres sexuais secundários e o estradiol manteve-se sempre em nível pré-púbere. Com 11 anos e 3 meses tinha altura de 144 cm e peso de 43 kg, a idade óssea era de 12,5 anos, sendo interrompido o bloqueio da puberdade. **Tabela 1** e **Figura 4**.

TABELA 1 Evolução clínica e laboratorial após tratamento com análogo GnRH

	7a6m	7a11m	8a6m	9a	11a3m
Peso (kg)	26	30	36	37	43
Altura (cm)	130	133	136	138	144
Tanner	M3 P1	M3 P1	M3 P1	M3 P1	M3 P2
LH mUI/mL (2 h)	5,2	3,5	2,8	2,3	2,2
FSH mUI/mL (2 h)	5,4	4,1	1,7	1,4	1,9
Estradiol (pg/mL)	< 20	< 20	< 20	< 20	< 20
Idade óssea	11 anos	–	–	11 anos	12,5 anos
Menarca	–	–	–	–	–
Análogo	2ª aplicação	+	+	+	suspenso

Três meses após a suspensão do análogo, apresentou avanço da puberdade, porém não teve estirão de crescimento. A menarca ocorreu 1 ano e 9 meses após a suspensão do análogo.

Aos 14 anos alcançou estatura de 154,5 cm próximo ao canal genético. **Tabela 2** e **Figura 5**.

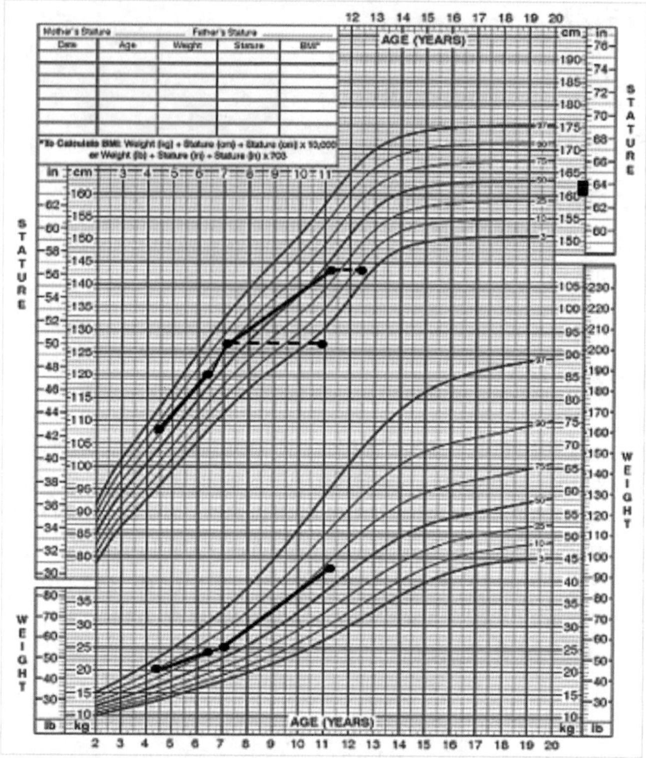

FIGURA 4
Fonte: National Center for Health Statistics and National Center for Chronic Disease Prevention and Health Promotion, 2000.
http://www.cdc.gov/growthcharts

TABELA 2 Evolução clínica e laboratorial

	7a6m	7a11m	8a6m	9a	11a3m	13a	14a
Peso (kg)	26	30	36	37	43	47,5	48,7
Altura (cm)	130	133	136	138	144	153	154,5
Tanner	M3 P1	M3 P1	M3 P1	M3 P1	M3 P2	M5 P4	M5 P5
LH mUI/mL (2 h)	5,2	3,5	2,8	2,3	2,2	2,95	3,2
FSH mUI/mL (2 h)	5,4	4,1	1,7	1,4	1,9	4,5	4,2
Estradiol pg/mL	< 20	< 20	< 20	< 20	< 20	28,5	–
Idade óssea	11 anos	–	–	11 anos	12,5 anos	15	16
Menarca	–	–	–	–	–		
Análogo	+	+	+	+	suspenso	menarca	ciclos regulares

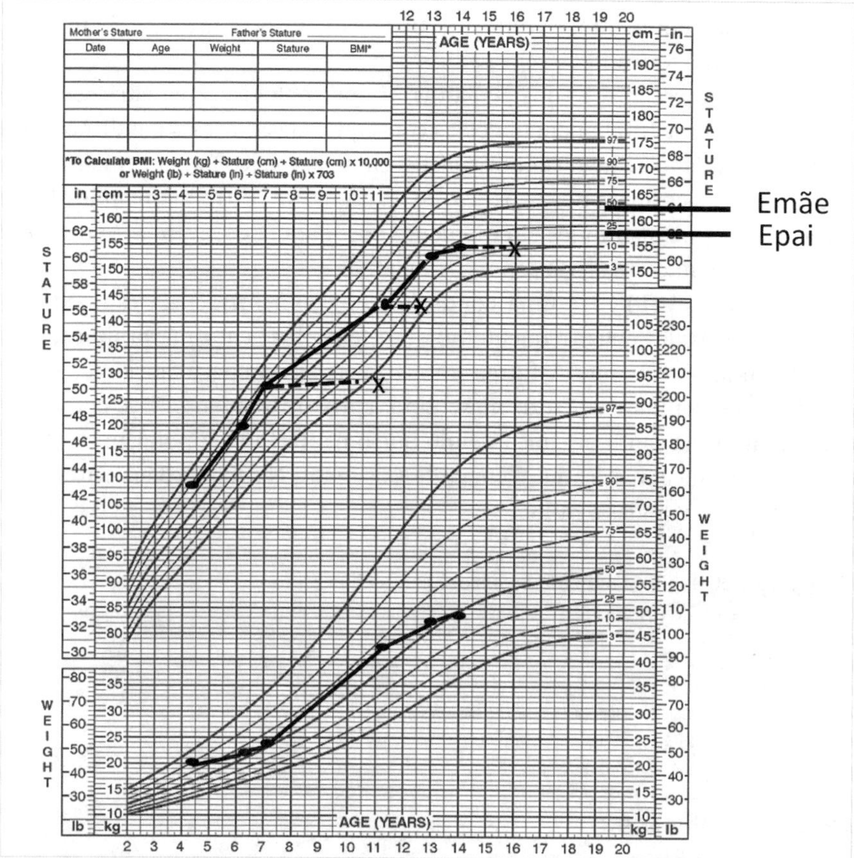

FIGURA 5

Fonte: National Center for Health Statistics and National Center for Chronic Disease Prevention and Health Promotion, 2000.
http://www.cdc.gov/growthcharts

COMENTÁRIOS

A definição de puberdade vem sendo muito discutida nos últimos anos. Estudos atuais demonstram que a puberdade normal tem início mais precoce do que antes se supunha. Há uma tendência secular no adiantamento do início da puberdade, com vários fatores envolvidos, como nutricionais (excesso de peso), genéticos, baixo peso ao nascer e possivelmente após exposição a desreguladores endócrinos químicos com atividade estrogênica.

Em meninas a presença do broto mamário unilateral ou bilateral com ou sem pelos pubianos, antes dos 8 anos de idade, associado ao estímulo de mucosa vaginal, e em meninos volume testicular maior de 4 mL ou 2,5 cm antes dos 9 anos caracteriza PPC.

A grande preocupação dos pediatras, endocrinologistas pediátricos e pais em relação à PP é fundamentada pelas consequências que essa condição pode acarretar às crianças, envolvendo aspectos clínicos e psicológicos. Atualmente, as evidências científicas dos benefícios e da segurança dos tratamentos disponíveis, desde que instituídos em momento adequado, nos levam a uma necessidade de orientação e alerta sobre o problema.

A PP central (PPC) é uma condição rara, com incidência estimada de 1:5.000 a 1:10.000, mais frequente no sexo feminino, em uma proporção de 3-23 meninas: 1 menino. A forma idiopática representa a maioria dos casos de PPC em meninas. No sexo masculino, aproximadamente 75% com PPC apresentam uma causa orgânica, sendo que o hamartoma hipotalâmico (HH) é a causa orgânica mais comum em ambos os sexos. Na **Tabela 3** encontram-se as principais etiologias de PPC.

TABELA 3 Etiologia da puberdade precoce central (PPC)

Sem anormalidade do SNC
Idiopáticas
Causas genéticas: ▪ Mutações ativadoras nos genes *KISS1R* e *KISS-1* ▪ Mutações inativadoras no gene *MKRN3* ▪ Mutações inativadoras no gene *DLK1* ▪ Anormalidades cromossômicas
Com anormalidade no SNC
▪ Hamartoma hipotalâmico ▪ Tumores: astrocitoma, ependimoma, glioma óptico ou hipotalâmico, adenoma secretor de LH, pinealoma, neurofibroma, disgerminoma não produtor de hCG, craniofaringeoma ▪ Outras malformações congênitas: cisto suprasselar, cisto aracnóide, displasia septo-óptica, hidrocefalia, espinha bífida, malformação vascular, meningomielocele, neuro-hipófise ectópica, duplicação hipofisária ▪ Doenças adquiridas: processos inflamatórios (abscesso, meningite, encefalite, sarcoidose, tuberculose), irradiação, asfixia perinatal, trauma

As dosagens de gonadotrofinas são fundamentais para o diagnóstico. De acordo com métodos mais sensíveis de dosagem laboratorial, o valor de LH basal maior de 0,6 U/L (método imunofluorométrico – IFMA) ou maior 0,2 U/L (método quimiluminescência – ICMA) em ambos os sexos pode ser considerado puberal.

Quando o valor de LH basal for pré-púbere, deve-se realizar o teste de estímulo com GnRH agudo (100 mcg, IV) ou, alternativamente, a dosagem de LH 60-120 minutos após a primeira aplicação de análogo de GnRH *depot*.

A maioria dos meninos apresenta a testosterona já está elevada no início do quadro. Em meninas, os valores séricos de estradiol são altamente variáveis e possuem baixa sensibilidade para o diagnóstico de PP. Valores muito elevados geralmente indicam um cisto ou tumor no ovário.

A idade óssea geralmente está acelerada. Pode ser utilizada para previsão da altura final, embora com baixa precisão.

A ultrassonografia pélvica permite avaliação do tamanho ovariano e uterino, importantes tanto para diagnóstico como para acompanhamento. Pode também revelar a presença de tumores ou cistos no ovário.

Em todos os casos de PPC, realizar uma RM para avaliação anatômica do SNC para detectar a presença de lesão hipotalâmica. A prevalência dessas lesões é maior em meninos (40-90%) do que em meninas (8-33%) e é menor quando a puberdade inicia após os 6 anos de idade em meninas.

O bloqueio puberal visa à regressão ou estabilização dos caracteres sexuais secundários, normalização da velocidade de crescimento para a idade cronológica, promoção do ajuste psicossocial e alívio da ansiedade dos pais, retardo da maturação esquelética com consequente melhora da estatura adulta preservando o potencial genético. Além disso, visa evitar abuso sexual, atividade sexual precoce, gravidez, bem como reduzir o risco de câncer de mama associado à menarca precoce.

Atualmente o tratamento de escolha da PPC idiopática são os agonistas de GnRH. Esses análogos sintéticos do GnRH endógenos ligam-se aos receptores de GnRH localizados no gonadotrofo na hipófise anterior. Após uma fase inicial estimulatória sobre a secreção de gonadotrofinas (*flare up*), os análogos promovem dessensibilização dos gonadotrofos hipofisários ao GnRH endógeno e redução do número de receptores de GnRH (*down regulation*), resultando na inibição da secreção de gonadotrofinas quando administrado cronicamente. Os análogos de GnRH (aGnRH) sintéticos têm meia-vida longa quando comparados ao GnRH endógeno, sendo mais resistentes à degradação das proteases.

A dose pode variar de 80-120 mcg/kg segundo estudo europeu, podendo chegar a 200-300 mcg/kg/dia. O ajuste da dose deve ser determinado de acordo com avaliação clínica e os níveis de LH 2 horas após administração do aGnRH.

Estudos revelaram a mesma eficácia e segurança dos aGnRH de uso mensal, trimestral e anual. O regime terapêutico da PPC com análogos de aplicação trimestral, aprovado no Brasil, permite a redução do número das aplicações anuais, favorecendo a adesão ao tratamento da PPC.

Os aGnRH são geralmente bem tolerados nas crianças e nos adolescentes. Os efeitos colaterais incluem reação alérgica local, cefaleia, sangramento vaginal após a primeira dose do aGnRH, náuseas, sintomas vasomotores devido ao hipoestrogenismo e hiperprolactinemia.

Os critérios para interrupção do tratamento de PPC são: idade cronológica adequada, idade estatural compatível com a idade óssea, idade óssea entre 12-12,5 anos em meninas e entre 13-13,5 anos em meninos e aspectos psicológicos

REFERÊNCIAS

1. Carel JC, Eugster EA, Rogol A, Ghizzoni L, Palmert MR and on behalf of the members of the ESPE-LWPES Conference Group GnRH Analogs Consensus. Consensus statement on the use of gonadotropin-releasing hormone analogs in children. Pediatrics. 2009:123;e752-e762.
2. Houk CP, Kunselman AR, Lee PA. Adequacy of a single unstimulated luteinizing hormone level to diagnose central precocious puberty in girls. Pediatrics. 2009:123;e1059-e1063.
3. Lee PA, et al. 36-month treatment experience of two doses of leuprolide acetate3-month depot for children with central precocious puberty. Journal Clinical Endocrinol Metab. 2014;99:3153-9.
4. Macedo DB, Cukier P, Mendonca BB, Latronico AC, Brito VN. Advances in the etiology, diagnosis and treatment of central precocious puberty. Arq Bras Endocrinol Metab. 2014;58(2).
5. Valadares LP, et al. MKRN3 mutations in central precocious puberty: a systematic review and meta-analysis. J Endocrine Soc. 2019:979-95.

Caso 3.4.2

Ana Pinheiro Machado Canton

HISTÓRIA

Menina, 6 anos e 8 meses, natural e procedente de São Paulo-SP. Encaminhada por história de telarca aos 6 anos e pubarca aos 6 anos e 6 meses.

HPMA

Paciente vem à consulta acompanhada de seus pais, que referem encaminhamento ao endócrino após avaliação clínica do pediatra. Relatam que a menina iniciou com telarca aproximadamente aos 6 anos e subsequentemente com pubarca aos 6 anos e 6 meses. Nos últimos meses, a paciente apresentou aceleração da velocidade de crescimento percebida em comparação com suas colegas de classe. Negam episódios de sangramento vaginal. Negam exposição a esteroides sexuais exógenos ou a outros compostos estrogênio-símiles.

Antecedentes

Gestação sem intercorrências. Parto normal, a termo (IG 39 semanas), PN 3.000 g [-0,8 (DP), CN 49 cm (-0,9 DP). AIG para peso e comprimento)]. Vacinação adequada. Nega doenças crônicas, uso crônico de medicações, cirurgias prévias ou alergias a medicamentos.

Medidas de estatura prévias pelo pediatra: 5 anos e 6 meses: 109 cm (-0,2 DP); 6 anos e 6 meses: 118 cm (0,3 DP).

O heredograma é mostrado na **Figura 1**, em que a paciente índice é o indivíduo III.1.

Filha única. Negam consanguinidade na família.

Mãe (II.3): altura 160 cm (-0,3 DP); menarca 11 anos.

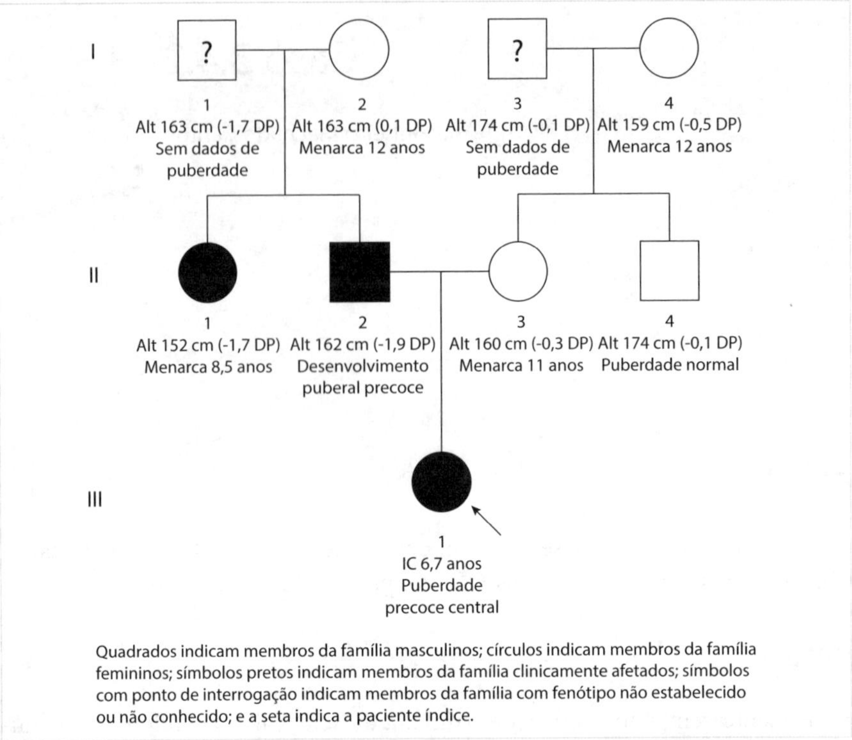

FIGURA 1 Heredograma da família mostrando padrão de herança da puberdade precoce.

Pai (II.2): altura 162 cm (–1,9 DP); lembra-se de ter tido um desenvolvimento precoce da puberdade, atingindo altura final antes de seus colegas e começando a se barbear por volta dos 12 anos.

Altura alvo: 154,5 cm (–1,3 DP).

Família materna: avó (I.4): altura 159 cm (–0,5 DP); menarca 12 anos. Avô (I.3): altura 174 cm (–0,1 DP); sem dados de puberdade disponíveis. Tio (II.4): 174 cm (–0,1 DP); puberdade aparentemente normal.

Família paterna: avó (I.2): altura 163 cm (0,1 DP); menarca 12 anos. Avô (I.1): altura 163 cm (–1,7 DP) sem dados de puberdade disponíveis. Tia (II.1): altura 152 cm (–1,7 DP); menarca 8,5 anos.

EXAME FÍSICO

- Idade cronológica (IC): 6 anos e 8 meses.

- Bom estado geral. Ausência de características dismórficas. Tireoide: normal à palpação. Abdome: normal à palpação.
- Altura: 119 cm (0,3 DP); peso: 24,5 kg; IMC: 16,9 kg/m^2; (0,9 DP ou percentil 81); velocidade de crescimento: 9 cm/ano (> percentil 97; em comparação com as medidas do pediatra).
- Estágio puberal de Tanner: mamas 3 e pelos pubianos 2.

DIAGNÓSTICO INICIAL

- Puberdade precoce progressiva: central ou periférica?
- Se central: orgânica ou não orgânica?
- Puberdade precoce familial com herança na família paterna.

EXAMES SUBSIDIÁRIOS

- Hormonais basais (IC 6 anos 8 meses): método eletroquimioluminescência (ECLIA): LH 1,6 U/L (referência: púbere > 0,3 U/L), FSH 4,6 U/L, estradiol 20 pg/mL.
- Imagens: idade óssea (IO): 8 anos (IC 6 anos e 8 meses).
- Avanço de IO em relação à IC: 1 ano e 4 meses.
- Predição de altura adulta (método de Bayley-Pinneau): 152,5 cm.
- Ressonância magnética (RM) de sistema nervoso central (SNC) (IC 6 anos e 8 meses): sem lesões estruturais.
- Molecular: estudo de sequenciamento do gene *makorin ring finger 3 (MKRN3)* na paciente índice (III.1): mutação de perda de função do tipo *frameshift* no gene *MKRN3*: p.Ala162GlyFs*14. Segregação familiar da mutação: estudo de sequenciamento do gene *MKRN3* em ambos os pais da paciente (indivíduos II.2 e II.3) identificou que a paciente (III.1) herdou a mutação de seu pai (II.2; afetado por puberdade precoce). O estudo de sequenciamento também foi realizado no indivíduo II.1 (tia paterna afetada), na qual foi identificada a mesma mutação.

DIAGNÓSTICO DEFINITIVO

- Puberdade precoce central (PPC) familial por mutação de perda de função no gene *MKRN3* (herança paterna).

CONDUTA/TRATAMENTO

Início de tratamento com análogo de GnRH *depot* mensal (28/28 dias), por via intramuscular ou subcutânea. Seguimento clínico, laboratorial e radiológico da paciente:

A cada 3 meses: exame físico, principalmente com avaliação de estágio puberal (estadiamento de Tanner), altura, peso, IMC, velocidade de crescimento e exame do local de aplicação do análogo de GnRH.

Dosagens hormonais: coleta de LH, FSH e estradiol 2 horas após aplicação do análogo de GnRH.

A cada 6-12 meses: RX de mãos e punhos para avaliação de IO.

Aconselhamento genético: orientação à família sobre o padrão de herança autossômica dominante com expressão paterna da mutação no gene *MKRN3*, em que o fenótipo de PPC se manifesta nos indivíduos com mutação no alelo herdado do pai.

Caso o indivíduo II.2 (pai da índice) tenha outros filhos, cada um deles terá a chance de 50% de também herdar a mutação e evoluir com PPC.

Futuros filhos/filhas dos indivíduos III.1 (índice) e II.1 (tia paterna) terão a chance de 50% de serem carreadores da mutação. Entretanto, não serão afetados com PPC, uma vez que terão mutação no alelo herdado da mãe.

EVOLUÇÃO RESUMIDA

Na evolução, a paciente não apresentou intercorrências com instituição de análogo de GnRH mensal nos primeiros 3 meses de uso. Assim, após esse período, a posologia foi mudada para formulação do análogo de GnRH trimestral (a cada 84 dias), com maior comodidade de uso.

Durante todo o tratamento, a paciente apresentou adequado controle clínico-laboratorial do quadro de PPC (**Figura 2** e **Figura 3**). O controle se caracterizou por: 1) estabilização do desenvolvimento mamário; 2) medida de valores de LH < 4,5 U/L, quando dosado 2 horas após aplicação do análogo de GnRH (método ECLIA); 3) diminuição da aceleração da velocidade de crescimento; 4) diminuição do avanço de IO e 5) adequabilidade psicossocial.

O tratamento com análogo de GnRH teve duração aproximada de 3 anos e 4 meses, sendo suspenso quando a paciente atingiu IC de 11 anos e IO de 12 anos. Nenhuma intercorrência ou efeito colateral foi relatado pelo uso do análogo de GnRH. Após o tratamento, a paciente apresentou menarca aos 12 anos. Aos 15 anos (com IO de 16 anos), atingiu altura adulta de 160 cm (–0,3 DP),

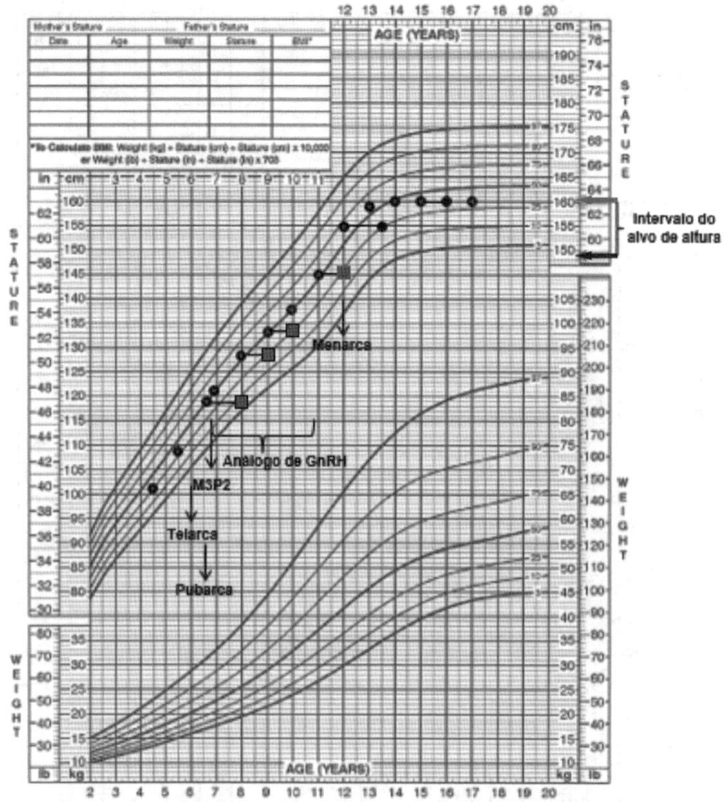

FIGURA 2 Gráfico evolutivo de crescimento da paciente. Os pontos indicam as medidas de estatura para cada idade da paciente; os quadrados indicam a idade óssea correspondente; seta preta indica materna; e seta cinza indica altura paterna corrigida.
Fonte: National Center for Health Statistics and National Center for Chronic Disease Prevention and Health Promotion, 2000.
http://www.cdc.gov/growthcharts

ficando 1,0 DP acima da sua altura alvo com preservação de estatura devido ao tratamento adequado da PPC.

COMENTÁRIOS

Paciente feminina, com 6 anos e 8 meses, foi encaminhada para o endócrino-pediatra por história de telarca aos 6 anos e pubarca aos 6 anos e 6 meses. Seus pais relataram que a menina apresentou também aceleração da velocidade de crescimento nos últimos meses. Negaram episódios de sangramento vaginal

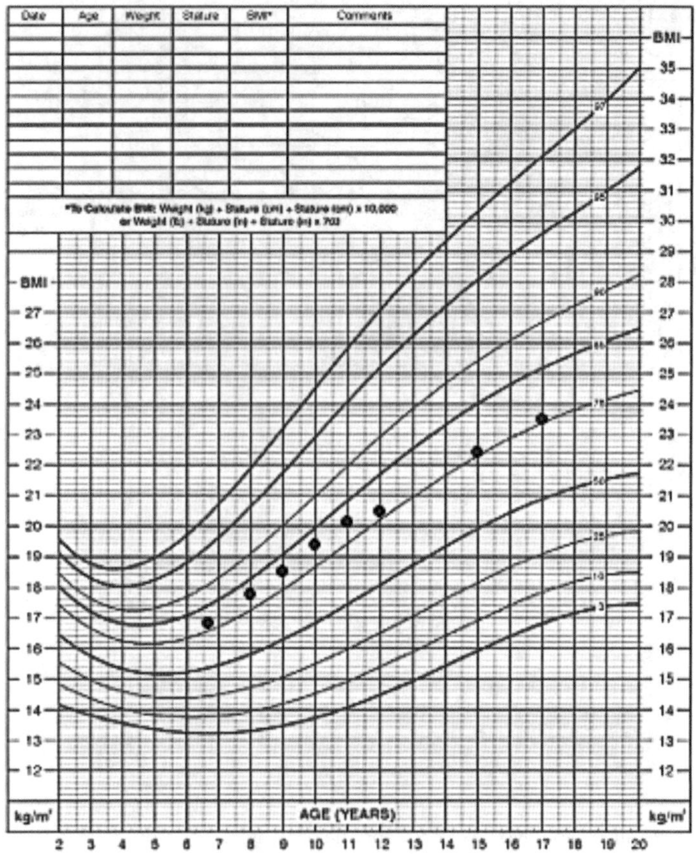

FIGURA 3 Gráfico evolutivo de IMC da paciente. Os pontos indicam as medidas de IMC para cada idade da paciente.
Fonte: National Center for Health Statistics and National Center for Chronic Disease Prevention and Health Promotion, 2000.
http://www.cdc.gov/growthcharts

ou exposição a esteroides sexuais exógenos ou a outros compostos estrogênio-símiles. O exame clínico evidenciou uma menina com desenvolvimento puberal em progressão (estágio M3P2). Além disso, a paciente apresentava estatura 1,6 DP acima de seu alvo de altura; idade óssea avançada em relação à sua idade cronológica (avanço de 1 ano e 4 meses); e velocidade de crescimento de 9 cm/ano (> percentil 97; em comparação com as medidas de seu pediatra). Esses parâmetros indicaram uma aceleração na velocidade de crescimento para sua idade. Esses sinais e sintomas iniciados antes dos 8 anos em uma menina indicaram um provável quadro de puberdade precoce progressiva.

Na análise da história familiar, a paciente índice (III.1) teve diagnóstico de PPC, enquanto seu pai (II.2) teve relato de desenvolvimento precoce da puberdade e sua tia paterna (II.1) teve menarca precoce (**Figura 1**). A menarca precoce (< 10 anos) é considerada equivalente de puberdade precoce. Esse dado evidenciou um quadro de puberdade precoce familial. A puberdade precoce é definida como familial quando ocorre em ao menos 2 membros da família, que sejam parentes de 1º ou 2º grau. O desenho e a interpretação do heredograma são de grande importância para a elucidação dos casos familiares de puberdade precoce.

Na suspeita clínica de puberdade precoce, inicialmente devemos buscar a confirmação do quadro, bem como a elucidação da localização do distúrbio no eixo hipotálamo-hipófise-gônada, ou seja, devemos investigar se se trata de uma puberdade precoce central ou periférica. O diagnóstico diferencial entre as formas de precocidade sexual baseia-se nas dosagens das gonadotrofinas em condição basal e/ou após estímulo com GnRH (GnRH-teste). Diferentes valores de corte de LH basal e após estímulo têm sido sugeridos, dependendo do método laboratorial empregado, que deve sempre ser considerado. No caso descrito, a dosagem do LH basal em valor claramente puberal mostrou tratar-se de uma puberdade precoce central (PPC). A PPC pode resultar de lesões congênitas ou adquiridas no SNC identificadas por exames como RM de SNC, sendo chamada de PPC orgânica. Entretanto, a maioria dos casos tem sido identificada sem lesões de SNC (casos não orgânicos), como ocorreu com a paciente em discussão. Na prática clínica, a maioria dos casos não orgânicos não apresenta uma etiologia definida, sendo chamados de PPC idiopática, principal forma de PPC no sexo feminino.

No caso apresentado, a paciente apresentava um quadro de PPC não orgânica da forma familial. Estudos mostraram que a PPC não orgânica ocorre na forma familial em aproximadamente 27-29% dos casos. Os demais são os chamados quadros de PPC não orgânica na forma esporádica. A presença de PPC familial é a principal indicação clínica atualmente conhecida para solicitarmos análise de mutação no gene *MKRN3*.

Mutações de perda de função no gene *MKRN3* foram descritas pela primeira vez em 2013 em 5 de 15 famílias com PPC avaliadas por sequenciamento exômico global num estudo inédito. O gene *MKRN3* está no cromossomo 15q11.2 e tem expressão controlada pelo mecanismo de *imprinting*. O mecanismo de *imprinting* leva ao silenciamento de um dos alelos de um determinado gene. No caso do *MKRN3*, ocorre silenciamento do alelo de origem materna e expressão apenas do alelo de origem paterna. Assim, as famílias com PPC por mutações no *MKRN3* caracterizam-se por herança autossômica dominante com expressão paterna, ou seja, ambos os sexos podem ser afetados, mas só manifesta PPC quem tem a mutação no alelo de origem paterna.

No caso familial apresentado, a paciente índice (III.1) herdou a mutação no *MKRN3* de seu pai (II.2), manifestando dessa forma o fenótipo de PPC. Os indivíduos II.1 e II.2 (tia paterna e pai da índice, respectivamente), ambos com história de desenvolvimento puberal precoce, provavelmente herdaram a mutação no *MKRN3* do indivíduo I.1 (avô paterno da índice). Não temos dados clínicos da puberdade do indivíduo I.1 (avô paterno), exceto a altura adulta no limite inferior do normal. O dado da altura adulta limítrofe deve ser levado em consideração, pois pode inferir uma provável perda de estatura por precocidade puberal não tratada (**Figura 1**).

O *MKRN3* codifica uma proteína com atividade ubiquitina E3 ligase, e as evidências sugerem que tenha um papel inibidor do eixo reprodutivo. Desde a primeira descrição, diversas mutações de perda de função no *MKRN3* têm sido descritas em pacientes de diferentes países, principalmente em países ocidentais. Atualmente, as mutações no *MKRN3* são a principal causa genética de PPC familial, ocorrendo em 9-46% dos casos, dependendo da casuística. Uma metanálise recente mostrou uma prevalência global estimada de mutações no *MKRN3* em pacientes com PPC aparentemente idiopática de 9%. Separando por sexo, nas meninas essa prevalência foi de 7%, enquanto nos meninos chegou a 22%. É importante salientar que os indivíduos com mutações no *MKRN3* apresentam características clínicas e hormonais típicas de ativação prematura do eixo reprodutivo, indistinguíveis da PPC idiopática. Além disso, os pacientes costumam apresentar boa resposta ao tratamento com análogos de GnRH com controle clínico-laboratorial apropriado, como mostrado na evolução da menina do caso clínico apresentado.

REFERÊNCIAS

1. Abreu AP, Dauber A, Macedo DB, et al. Central precocious puberty caused by mutations in the imprinted gene MKRN3. N Eng J Med. 2013 Jun 27;368(26):2467-75.
2. Canton APM, Seraphim CE, Brito VN, Latronico AC. Pioneering studies on monogenic central precocious puberty. Arch Endocrinol Metab. 2019 Aug 22;63(4):438-44.
3. Latronico AC, Brito VN, Carel JC. Causes, diagnosis, and treatment of central precocious puberty. Lancet Diabetes Endocrinol. 2016;4:265-74.
4. Valadares LP, Meireles CG, Toledo IP, Oliveira RS, Castro LCG, Abreu AP, et al. MKRN3 mutations in central precocious puberty: a systematic review and meta-analysis. J Endocr Soc. 2019 Mar 25;3(5):979-95.

Caso 3.4.3

Vinicius Nahime Brito

HISTÓRIA

Menino, 2 anos, natural de São Paulo.

Queixa principal e duração: ereções frequentes e aumento de pênis há 2 meses.

HPMA

Mãe refere que desde os 9 meses de idade notava ereções e aumento do pênis. Há 6 meses a frequência das ereções aumentou, notou aparecimento de pelos pubianos, acne facial leve e irritabilidade. Relatava que a criança estava crescendo muito rápido em relação aos meninos da mesma idade.

Antecedentes

Gestação sem intercorrências; parto cesárea; PN: 3.250 g; CN: 49 cm; Apgar 9 e 10. Teste do pezinho normal. Ingestão alimentar em quantidade e qualidade adequadas. Hábitos intestinal e urinário normais. Sono agitado, acorda frequentemente à noite, mãe não sabe precisar, mas acha que o filho tem "ataques de riso". Aos 9 meses de idade teve quadro de convulsão febril. Nega outras queixas neurológicas (cefaleia, convulsões). Esquema vacinal adequado. Nega doenças crônicas ou uso crônico de medicações orais ou tópicos.

Pais eutróficos; estatura mãe: 168 cm (Z = +1,0) e menarca aos 13 anos; estatura pai: 178 cm (Z = +0,5), desenvolvimento puberal em idade igual aos colegas, primeiro barbear aos 15 anos. Nega consanguinidade na família. Nega familiares com quadro de puberdade precoce. Estatura alvo: 179,5 cm (Z = + 0,7).

EXAME FÍSICO

- BEG, corado, hidratado, eupneico, afebril. Muito agitado ao exame físico. Hipertrofia muscular. Acne frontal leve. Oleosidade cutânea.
- Perímetro cefálico: 50 cm (Z = +1). FC = 88 bpm: PA: 90/55 mmHg; peso: 16,3 kg; estatura: 98 cm (Z: +3,36), IMC: 16,9 (Z: +0,71).
- Tireoide: não palpável. Ausência de manchas cutâneas. Abdome: palpação normal.
- Pênis: 7,5 cm (semiereto ao exame físico).
- Testículo D: 3,0 x 1,8 cm; testículo E: 3,2 x 1,6 cm. Estágio puberal: G2PP3.

DIAGNÓSTICO INICIAL

Puberdade precoce.

EXAMES SUBSIDIÁRIOS

- Hormonais basais (método imunofluorométrico – IFMA): LH: < 0,6 UI/L (VR: pré-púbere < 0,6 UI/L); FSH: 1,5 UI/L (VR: 1-3 UI/L); testosterona: 115 ng/dL (VR pré-púbere: < 20 ng/dL); DHEA-S: 51 ng/mL (VR: até 194 ng/mL).
- GH basal: 0,05 ng/mL (até 0,9 ng/mL); IGF-1: 92 ng/mL (33-193 ng/mL).
- hCG: < 0,1 mUI/L (VR: homens: não detectável).
- Idade óssea: 4 anos – atlas de Greulich&Pyle (IC: 2 anos).
- Teste de estímulo com gonadorrelina (análogo de GnRH de ação curta): 100 mcg EV.

TABELA 1

	Basal	15′	30′	45′	60′
LH (U/L)	1,2	**29,1**	14,2	12	10,9
FSH (U/L)	0,6	1,3	1,4	**1,6**	1,6

- Resposta puberal de LH (método imunofluorométrico) > 9,6 UI/L.
- Ressonância magnética de encéfalo com ênfase em região hipotálamo-hipofisária: lesão expansiva nodular com isossinal em T1, sem realce após administração de contraste, em topografia de *tuber cinerium*, medindo 11 mm no seu maior diâmetro **(Figura 1)**.
- Eletroencefalograma (vigília e repouso): normal.

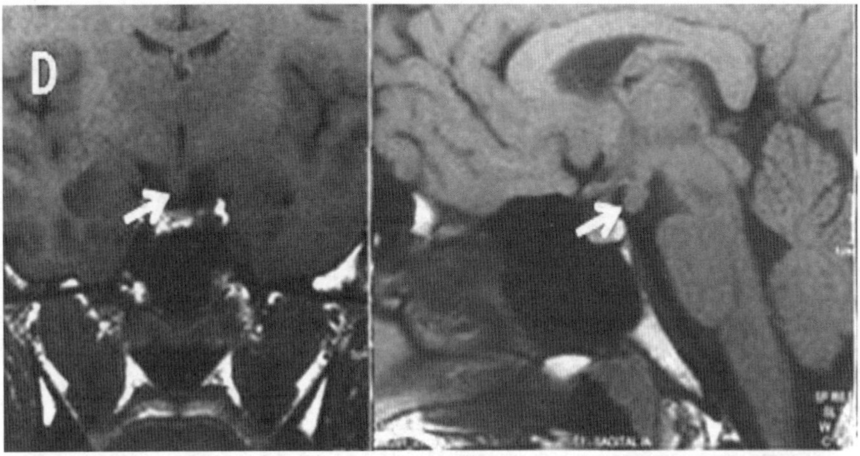

FIGURA 1 Ressonância de região hipotálamo-hipofisária de paciente com puberdade precoce central secundária a hamartoma (seta branca). (Ver Encarte de imagens no final do livro.)

CONDUTA/TRATAMENTO

- Acetato de leuprorrelina 3,75 mg a cada 28 dias.
- Avaliação neurológica e neuropsicológica.

EVOLUÇÃO RESUMIDA

Após o diagnóstico de puberdade precoce central (PPC) causada por hamartoma hipotalâmico, o paciente iniciou o tratamento com análogo de GnRH de ação prolongada (aGnRH), acetato de leuprorrelina 3,75 mg a cada 28 dias, dos 2 anos até os 7 anos e 10 meses. Nesta idade, foi migrado para o aGnRH de uso trimestral (acetato de leuprorrelina 11,25 mg a cada 84 dias), e o tratamento foi suspenso com idade cronológica de 11 anos e 3 meses. Durante o tratamento houve regressão dos caracteres sexuais secundários com redução do volume testicular, normalização da velocidade de crescimento e da taxa de maturação óssea, além de controle hormonal adequado, avaliado pelos valores suprimidos de testosterona e de LH basal e após estímulo com aGnRH (coletado 2 horas após aplicação do análogo de GnRH) em valores pré-puberais (basal < 0,6 UI/L e pós-estímulo < 6,6 UI/L para o método IFMA). É importante ressaltar que para os métodos quimioluminescência e eletroquimioluminescência, mais utilizados atualmente, os valores de LH que indicam bom controle hormonal durante o bloqueio com aGnRH são LH basal < 0,3 UI/L e preferencialmente LH < 4 UI/L após a administração do aGnRH.

O tratamento foi realizado sem intercorrências ou efeitos colaterais. O Z-IMC durante o tratamento com aGnRH aumentou, ocorrendo redução após a suspensão do tratamento. Não houve reação alérgica local ao aGnRH, visto que o local de aplicação da medicação foi avaliado no exame físico e o controle hormonal adequado. Após a suspensão do tratamento, o paciente foi acompanhado até atingir a estatura quase adulta, que já foi superior à estatura alvo, demonstrando benefício e eficácia do bloqueio puberal. Os dados clínicos e laboratoriais estão resumidos na **Figura 2** e na **Tabela 1**. O fluxograma de investigação da puberdade precoce está apresentado na **Figura 3**.

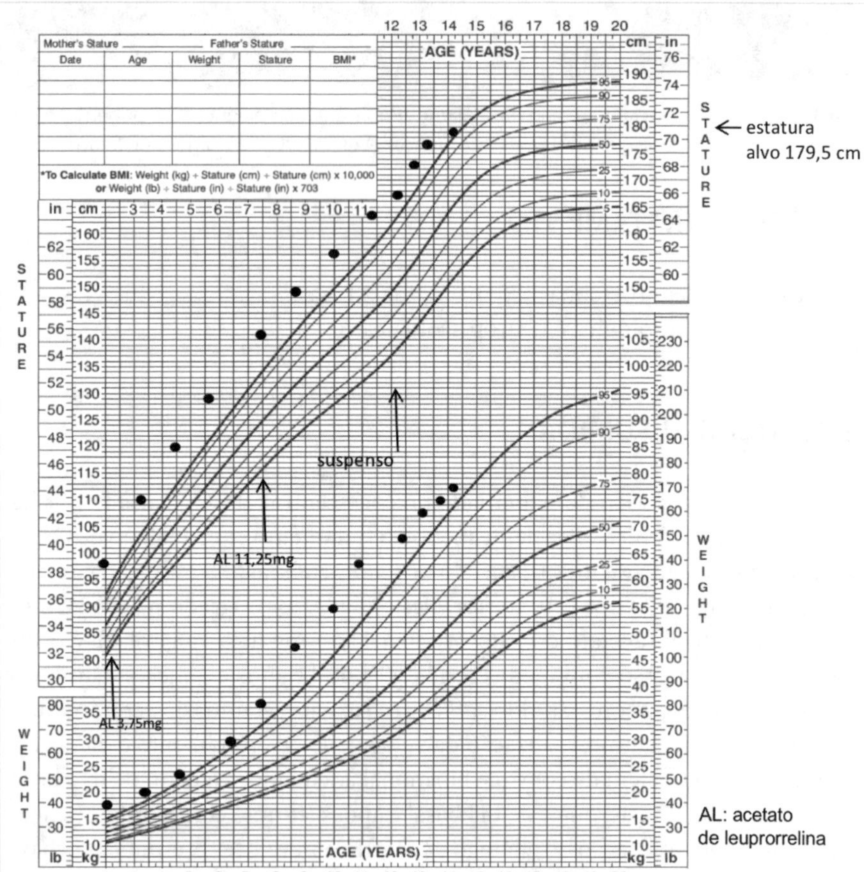

FIGURA 2 Evolução póndero-estatural do paciente com PPC causada por hamartoma hipotalâmico.
National Center for Health Statistics and National Center for Chronic Disease Prevention and Health Promotion, 2000.
http://www.cdc.gov/growthcharts

TABELA 2 Evolução antropométrica e laboratorial do paciente durante o tratamento com análogo de GnRH e após tratamento até atingir estatura adulta

Idade (anos)	Estatura (cm)	Z	Peso (kg)	Z-IMC	VC (cm/ano)	Tanner	IO (anos)	LH (UI/L)	FSH (UI/L)	Testo (ng/dL)
2,0	98	+3,36	16,3	+0,31		G2PP3	4	1,2/**29,1***	1,5	115
3,5	111,5	+3,31	20,8	+0,77	9	G2PP2	4	< 0,6	< 1,0	< 14
4,5	121,5	+3,65	23,8	+0,51	10	G2PP2	6	< 0,6/1,5*	< 1,0	< 14
5,75	129,5	+3,13	28	+0,9	6,4	G1PP2	7	< 0,6	< 1,0	< 14
7,5	142	+3,32	38,5	+1,51	7,0	G1PP3	9	< 0,6/2,1*	< 1,0	< 14
8,5	149,2	+3,47	48	+1,83	7,2	G1PP3	10	1,3*	< 1,0	< 14
10,0	157,4	+3,3	56,4	+1,74	5,5	G1PP3	12	0,2*	< 0,5	< 14
11,25	163,5	+2,87	69,2	+1,96	4,8	G2PP3	12,5	0,1*	< 0,5	< 14
Suspenso aGnRH										
12,25	169,5	+2,72	74	+1,82	9,0	G4PP4	13,5	2,4*	4,6	193
12,75	173,4	+2,72	77,9	+1,78	6,6	G4PP4	14	4,8	3,0	255
13,25	179,6	+2,98	78,2	+1,47	4	G5PP5	15			
13,75	181,3	+2,58	80,8	+1,45	3	G5PP5		2,4	3,0	257

* 2 h após análogo de GnRH; VC: velocidade de crescimento; IO: idade óssea; G: estádio gonadal (Tanner); PP: estádio pelos pubianos (Tanner).

Quanto ao aspecto neurológico, todo paciente com hamartoma hipotalâmico deve ser submetido à avaliação neurológica. O paciente foi avaliado por meio de EEG e vídeo EEG, que foram normais. Nunca apresentou crises convulsivas focais ou generalizadas. A avaliação neuropsicológica demonstrou QI (quociente de inteligência) normal.

DIAGNÓSTICO DEFINITIVO

- Puberdade precoce central causada por hamartoma hipotalâmico.

COMENTÁRIOS

A puberdade é considerada precoce quando ocorre antes dos 8 anos nas meninas e dos 9 anos nos meninos. É classificada como puberdade precoce central (PPC) quando decorre da reativação prematura do eixo hipotálamo-hipófise-gonadal. A PPC é mais frequente no sexo feminino (10-20F:1M), e pode ser de causa orgânica (lesões congênitas ou adquiridas no sistema nervoso central), de causa monogênica (defeitos genéticos no *MKRN3*, *DLK1* e mais rara-

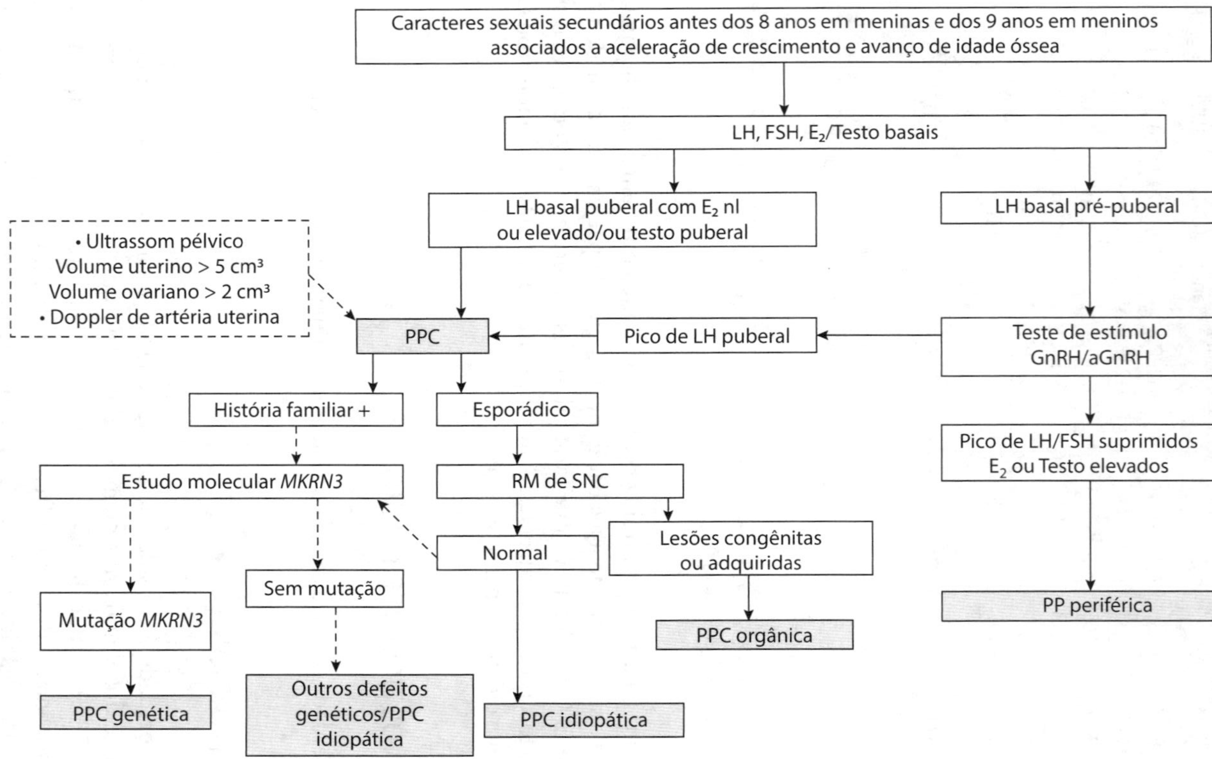

FIGURA 3 Fluxograma de investigação laboratorial da puberdade precoce.
PPC: puberdade precoce central; RM: ressonância magnética; SNC: sistema nervoso central.

mente *KISS1* e *KISS1R*), ou idiopática. PPC no sexo masculino exige cuidadosa investigação de causas orgânicas, visto que estas prevalecem nos meninos.

Neste paciente, o diagnóstico de PPC foi baseado na história clínica e exame físico, aumento do volume testicular, aceleração do crescimento linear, maturação óssea acelerada, valores puberais de LH basal e após estímulo com GnRH, e na demonstração do hamartoma hipotalâmico (HH) na ressonância magnética da região hipotálamo-hipofisária, que é o exame padrão-ouro para este diagnóstico. O HH é considerado a causa orgânica mais comum de PPC e deve ser suspeitado nos casos de PPC com início antes dos 4 anos em ambos os sexos.

O HH é uma malformação congênita rara, sem características neoplásicas, constituída de tecido hipotalâmico de localização ectópica, geralmente situado na base do cérebro, no assoalho do terceiro ventrículo, próximo do *tuber cinerium* ou dos corpos mamilares. Podem ser classificados em pedunculados (ou para-hipotalâmicos) ou sésseis (ou intra-hipotalâmicos). O HH contém neurônios secretores de GnRH e de fatores estimuladores como o TGF-alfa. A manifestação endócrina do HH é a puberdade precoce central (PPC), que pode cursar com ou sem síndrome epiléptica, sendo que as duas condições coexistem em cerca de 45% dos pacientes.

As bases moleculares do HH são pouco conhecidas. O HH pode estar presente na síndrome de Pallister-Hall (polidactilia, sindactilia, epiglote bífida, ânus imperfurado, anormalidades renais, cardíacas, genitais e atraso de desenvolvimento), causada por mutação no gene *GLI3*. Mutações somáticas em genes da via Sonic HedgeHog (SHH), principalmente no *GLI3* e *PRKACA*, foram identificadas em uma série de 38 pacientes com HH não sindrômico por meio de sequenciamento exômico de larga escala.

O mecanismo da PPC associada ao HH não está completamente esclarecido, mas pode estar relacionado à presença de neurônios que secretam fatores estimuladores de GnRH, tais como fatores gliais (fator de transformação do crescimento alfa, TGF-alfa) e à excitação mediada por vias GABAérgicas, originados no tecido do HH. No entanto, evidências mais recentes sugerem que a localização e as regiões de conexão anatômicas do hamartoma no hipotálamo determinando interações funcionais distintas impactam no espectro das manifestações clínicas. O HH funcionalmente conectado à haste hipofisária e *tuber cinerium* pode causar PPC, enquanto aquele conectado aos corpos mamilares e circuito límbico causa epilepsia. Os distúrbios neurológicos associados ao HH incluem a epilepsia gelástica (crises de riso imotivado), ou dacrística (choro imotivado), além de epilepsia focal e generalizada, que podem estar associadas a encefalopatia epiléptica. Atraso de desenvolvimento, dificuldade de aprendizado e alterações comportamentais, cognitivas e psiquiátricas podem ocorrer. Dessa forma, todo paciente com diagnóstico de PPC causada por HH deve ser submetido a avaliação neurológica. Os pacientes com manifestações neurológicas (epilepsia) mais severas apresentam comprometimento cognitivo com escores de QI significativamente mais baixos quando comparados aos pacientes sem epilepsia.

O HH não aumenta de tamanho e não realça com a administração de contraste intravenoso. A presença do realce após contraste sugere fortemente outro diagnóstico patológico, e o diagnóstico diferencial é mandatório. Na ressonância magnética, o HH tem aspecto homogêneo, sendo que a intensidade do sinal difere do da substância cinzenta, com intensidade relativamente diminuída nas imagens em T1 e sinal relativamente aumentado em sequências T2. O sinal maior em T2 correlaciona-se com o maior conteúdo glial.

Os análogos do GnRH de ação prolongada (aGnRH) constituem o tratamento clínico de escolha da PPC de qualquer etiologia, incluindo a PPC causada pelo HH. Raramente há indicação de tratamento cirúrgico (invasivo ou não invasivo) para o HH, sendo este indicado principalmente nos casos de epilepsia refratária ao tratamento medicamentoso e naqueles HH de grande volume com sinais de hipertensão intracraniana. O bloqueio puberal com aGnRH de uso mensal ou trimestral é efetivo, resultando em regressão ou estabilização do processo puberal, e o controle laboratorial adequado, baseado na supressão dos esteroides sexuais e valores de LH basal ou após aplicação do aGnRH na faixa pré-puberal (< 4 UI/L) é atingido na maioria dos casos. É importante ressaltar que o tempo de tratamento com análogo de GnRH nos pacientes com PPC causada por HH é longo, e neste paciente a duração do tratamento foi 9 anos e 3 meses.

O acompanhamento de longo prazo de pacientes com PPC causado por HH tratados com análogos de GnRH revela que o bloqueio puberal é efetivo em preservar o potencial genético de estatura adulta e que a função reprodutiva é preservada em ambos os sexos.

REFERÊNCIAS

1. Cukier P, Castro LH, Banaskiwitz N, Teles LR, Ferreira LR, Adda CC, et al. The benign spectrum of hypothalamic hamartomas: infrequent epilepsy and normal cognition in patients presenting with central precocious puberty. Seizure. 2013;22(1):28-32.
2. Feuillan PP, Jones JV, Barnes KM, Oerter-Klein K, Cutler GB. Boys with precocious puberty due to hypothalamic hamartoma: reproductive axis after discontinuation of gonadotropin--releasing hormone analog therapy. J Clin Endocrinol Metab. 2000;85(11):4036-8.
3. Feuillan PP, Jones JV, Barnes K, Oerter-Klein K, Cutler GB. Reproductive axis after discontinuation of gonadotropin-releasing hormone analog treatment of girls with precocious pu-

berty: long term follow-up comparing girls with hypothalamic hamartoma to those with idiopathic precocious puberty. J Clin Endocrinol Metab. 1999;84(1):44-9.
4. Harrison VS, Oatman O, Kerrigan JF. Hypothalamic hamartoma with epilepsy: review of endocrine comorbidity. Epilepsia. 2017;58(Suppl 2):50-9.
5. Hildebrand MS, Griffin NG, Damiano JA, Cops EJ, Burgess R, Ozturk E, et al. Mutations of the Sonic hedgehog pathway underlie hypothalamic hamartoma with gelastic epilepsy. Am J Hum Genet. 2016;99(2):423-9.
6. Jung H, Parent AS, Ojeda SR. Hypothalamic hamartoma: a paradigm/model for studying the onset of puberty. Endocr Dev. 2005;8:81-93.
7. Latronico AC, Brito VN, Carel JC. Causes, diagnosis, and treatment of central precocious puberty. Lancet Diabetes Endocrinol. 2016;4(3):265-74. Review.
8. Ramos CO, Latronico AC, Cukier P, Macedo DB, Bessa DS, Cunha-Silva M, et al. Long-term outcomes of patients with central precocious puberty due to hypothalamic hamartoma after GnRHa treatment: anthropometric, metabolic, and reproductive aspects. Neuroendocrinology. 2018;106(3):203-10.

Caso 3.4.4

Cristiane Kochi

HISTÓRIA

Menino, 4 anos e 2 meses, natural e procedente de São Paulo. Encaminhado por aumento de ereções há 4 meses.

HPMA

Mãe refere que há cerca de 4 meses notou maior frequência de ereções. Acha que também houve aumento do tamanho peniano e dos testículos. Refere também maior agitação e engrossamento da voz, mas nega acne, sinais de hipertrofia muscular ou pilificação pubiana. Nega uso de medicações exógenas, tanto via oral quanto tópica. Refere maior velocidade de crescimento nesse período.

Antecedentes

Primeiro filho de gestação sem intercorrências; parto normal; RNT, PN: 3.150 g; CN: 49 cm; Apgar 9 e 10. Nega doenças crônicas. Vacinação regular. Nega uso crônico de medicações.

Refere discreto atraso para andar (iniciou aos 18 meses) e atraso da fala. Ainda troca várias letras.

Refere quadros de cefaleia, com piora há cerca de 2 meses, de forte intensidade, que cede pouco com analgésicos.

Pais eutróficos; estatura mãe: 160 cm e menarca aos 12,5 anos; estatura pai: 177 cm. Nega consanguinidade na família. Nega história de casos de puberdade precoce na família.

EXAME FÍSICO

- Paciente em bom estado geral, corado, hidratado, ativo e reativo. Exame físico geral normal. PA 90 × 60 mmHg; Perímetro cefálico: 52 cm (Z: +1 DP – **Figura 1**).

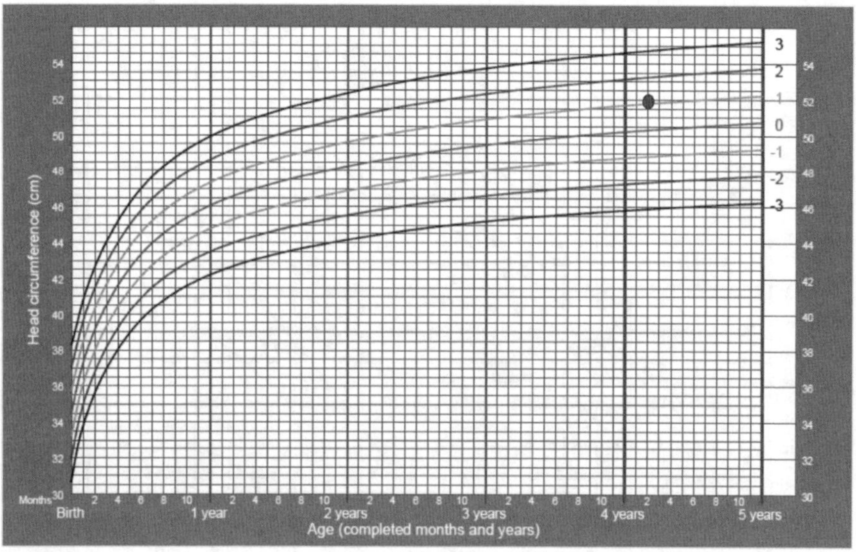

FIGURA 1 Perímetro cefálico.
Fonte: OMS, 2004.

- Tireoide normopalpável.
  Peso: 15,5 kg; estatura: 107 (p75/z-score: +0,92), mostrados na **Figura 2**.
- Estágio puberal: G2P1, tamanho peniano = 7 cm (+1 DP – **Figura 3**), volume testicular: 6 mL bilateralmente.
- Ausência de manchas hipercrômicas.

DIAGNÓSTICO INICIAL

- Puberdade precoce a/e.

EXAMES SUBSIDIÁRIOS

- Hormonais basais: LH 1,2 mUI/mL, FSH 1,0 mUI/mL, testosterona total 98 ng/mL (LC-MS/MS), DHEA-S 10,6 ug/dL, beta-HCG indetectável.

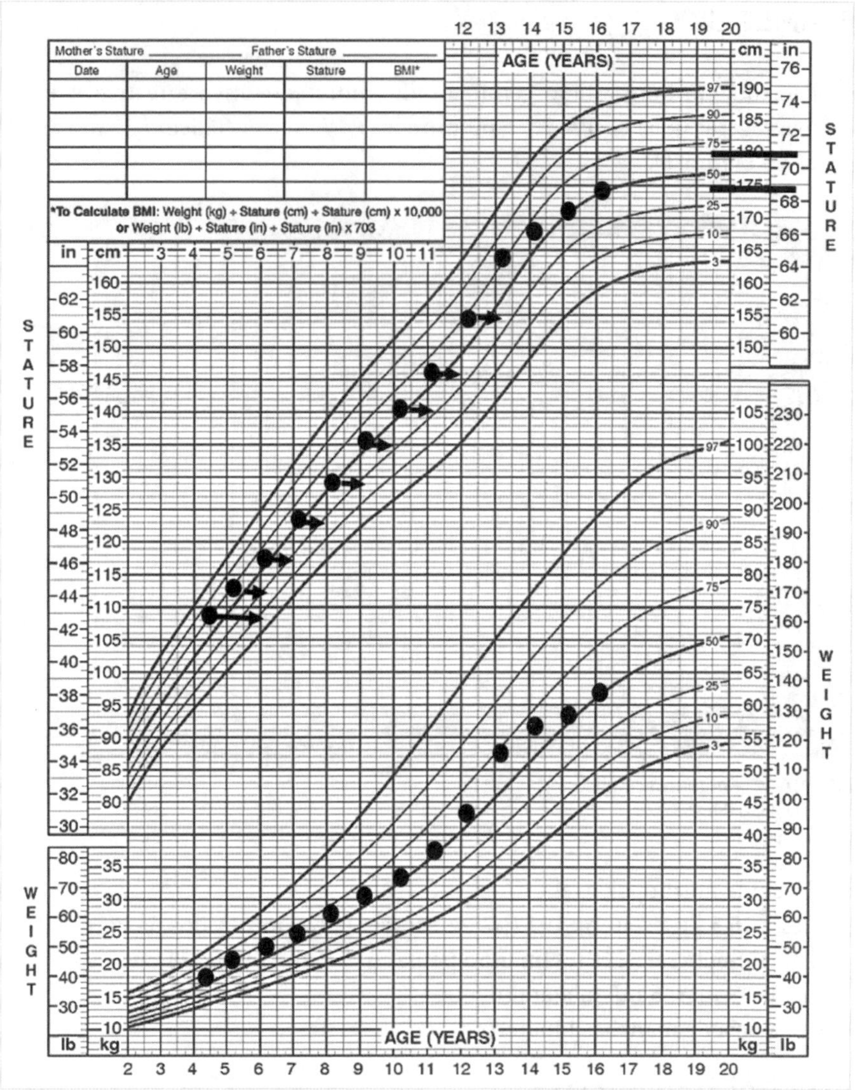

FIGURA 2 Evolução pôndero-estatural.
As setas indicam o avanço da idade óssea.
Fonte: National Center for Health Statistics and National Center for Chronic Disease Prevention and Health Promotion, 2000.
http://www.cdc.gov/growthcharts

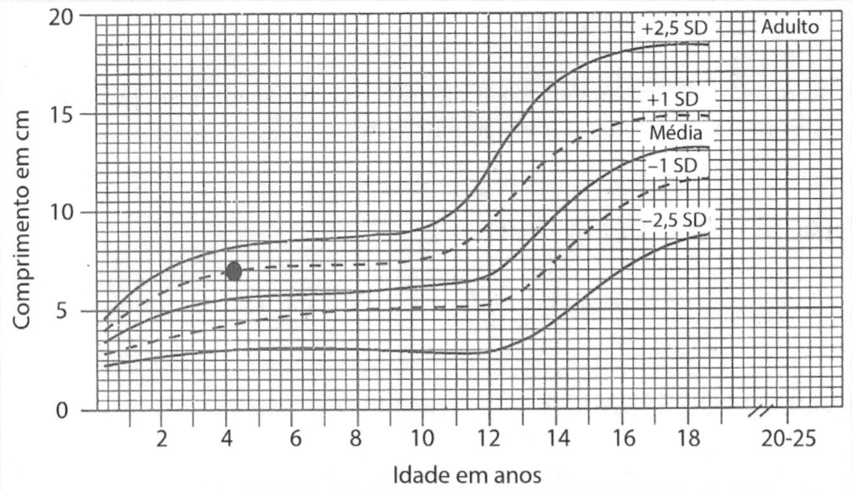

FIGURA 3 Comprimento peniano.
Fonte: Lee PA et al. Micropenis 1: Criteria, etiologies and classification. Johns Hopkins Med J. 1980;146:156.

- Imagem: idade óssea: 6 anos (IC: 4 anos e 2 meses).
- RNM de sistema nervoso central: presença de lesão cística em região suprasselar (**Figura 4**).

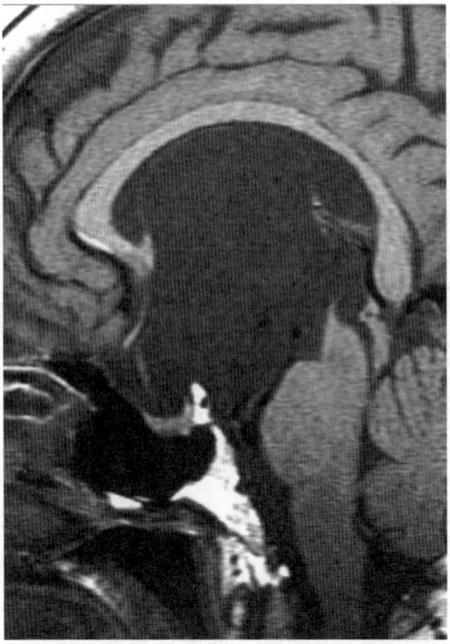

FIGURA 4 Ressonância magnética de região hipotálamo-hipofisária, imagem em T1, com cisto aracnoide em região suprasselar. A lesão apresenta sinal isointenso em relação ao líquor. (Ver Encarte de imagens no final do livro.)

CONDUTA/TRATAMENTO

- Bloqueio puberal com análogo do GnRH. Encaminhado à equipe de neurocirurgia, que optou por drenagem do cisto.

DIAGNÓSTICO DEFINITIVO

- Puberdade precoce central secundária a cisto aracnoide suprasselar.

EVOLUÇÃO RESUMIDA

Após a drenagem do cisto, paciente evoluiu com melhora do quadro de cefaleia. Manteve o bloqueio puberal até a idade cronológica de 12 anos (idade óssea de 13 anos). A pubarca foi aos 10 anos. Manteve o IMC dentro do normal durante todo o acompanhamento. Apesar do cisto aracnoide de grande volume, não evoluiu com outras alterações hormonais. Apresentou ganho estatural com o bloqueio puberal, que pode ser observado pela evolução do escore z de estatura para idade óssea. Atingiu estatura final de 173 cm, dentro do alvo familiar (**Tabela 1**).

TABELA 1 Evolução de estatura, com escore z de estatura e escore z de estatura para a idade óssea

IC	Idade óssea	Estatura	zE	zEIO
5	6	112	0,73	–0,62
6	7	116,5	0,27	–0,93
7	8	122	0,09	–0,99
8	9	127	–0,11	–1,04
9	10	134,5	0,20	–0,60
10	11	139	0,09	–0,62
11	12	145	0,24	–0,51
12	13	153	0,56	–0,35
13		163	0,92	
14		167	0,43	
15		170	0,03	
16		173	–0,05	

IC: idade cronológica; zE: escore z de estatura; zEIO: escore z de estatura para idade óssea.

COMENTÁRIOS

A puberdade precoce central (PPC) é idiopática na maioria dos casos (90% dos casos em meninas e cerca de 60% em meninos). A realização de ressonância magnética (RM) em meninas que iniciam a puberdade entre 6-8 anos ainda é discutível. No entanto, quanto mais jovem é a criança com PPC, maior o risco de causa orgânica. Já em meninos, a maioria dos grupos concorda em realizar RM em todos os casos, independentemente da idade cronológica de início do quadro puberal, por apresentarem maior risco de causa orgânica.

O paciente do caso veio encaminhado por quadro de puberdade precoce. Como apresenta atraso motor, tem concentração de LH basal sugerindo liberação do eixo, foi pensado em causa central e realizada RM.

Dentre as causas orgânicas de PPC, destacam-se: hamartoma, tumores (p. ex.: astrocitomas, tumores de células germinativas), infecção, hidrocefalia, anormalidades de linha média e trauma.

O exato mecanismo pelo qual essas lesões levariam à puberdade precoce ainda não é totalmente conhecido, mas especula-se que o efeito de massa no hipotálamo, o aumento do volume ventricular e a compressão de estruturas do eixo hipotálamo-hipofisária possam contribuir para lesão do sistema inibitório do eixo.

Os cistos de aracnoide contam por quase 1% das massas intracranianas, sendo que cerca de 10% ocorrem na região selar ou suprasselar. Embora os citsos possam ter manifestações endócrinas variáveis, 33% dos pacientes com cistos aracnoides suprasselares evoluem com PPC. Os cistos localizados no 3º ventrículo ou na cisterna pré-pontina também podem levar ao quadro de PPC. A etiologia dos cistos ainda não é clara; podem ser congênitos ou adquiridos. A parede do cisto possui uma camada externa de colágeno e uma camada interna de células aracnoides.

As características radiológicas dos cistos incluem: lesões bem circunscritas, com sinal isointenso em relação ao líquor (exceto se houver hemorragia), tanto nas aquisições em T1 quanto em T2. Após injeção de contraste (gadolínio), não há hipersinal. Pode haver dilatação dos ventrículos laterais, por obstrução causada pelo cisto.

Outra causa de PPC é o traumatismo cranioencefálico (TCE). De acordo com publicação de Aceri et al., 33% das crianças que sofreram TCE evoluíram para puberdade precoce central.

Em recente artigo publicado por Dassa, avaliando a evolução ao longo prazo de crianças que sofreram TCE grave, observaram PPC em 4/61 pacientes, com período mediano de início dos caracteres sexuais secundários de 5,7 anos após o TCE (variando de 2,4-6,1 anos). Todos trataram com análogo do

GnRH. No nosso serviço, tivemos 2 pacientes com PPC após TCE grave, porém, diferentemente do publicado por Dassa, nossos pacientes apresentaram puberdade logo após o traumatismo.

Outras causas orgânicas de PPC são malformações do SNC que cursam com hidrocefalia (**Figura 5**).

Portanto, a avaliação por imagem da região hipotálamo-hipofisária em casos de puberdade precoce central é importante. Vale a pena ressaltar que o exame padrão-ouro para essa avaliação é a ressonância magnética e com ênfase para a região hipotálamo-hipofisária.

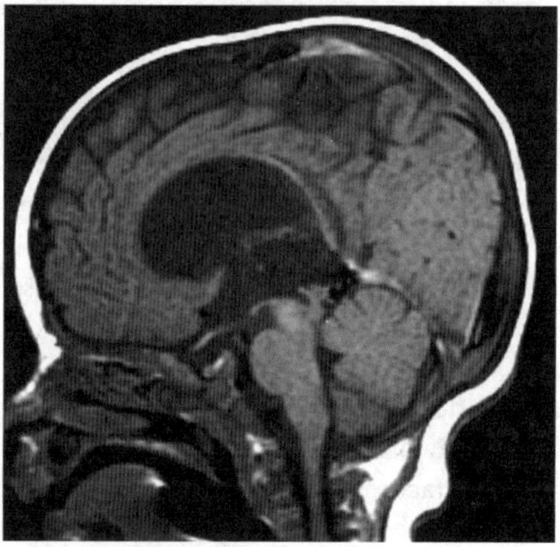

FIGURA 5 RM de região hipotálamo-hipofisária, com estenose de aqueduto de Silvius, com hidrocefalia. (Ver Encarte de imagens no final do livro.)

REFERÊNCIAS

1. Acerini CL, Tasker RC. Traumatic brain injury induced hypothalamic-pituitary dysfunction: a paediatric perspective. Pituitary. 2007;10(4):373-80.
2. Chung EM, Biko DM, Schroeder JW, Cube R, Conran RM. Precocious puberty: radiologic-pathologic correlation. RadioGraphics. 2012;32:2071-99.
3. Dassa Y, Crosnier H, Chevignard M, Viaud M, Personnier C, Flechtner I, et al. Pituitary deficiency and precocious puberty after childhood severe traumatic brain injury: a long-term follow-up prospective study. European Journal of Endocrinology. 2019;180:281-90.
4. Mogensen SS, Aksglaede L, Mouritsen A, Sørensen K, Main KM, Gideon P, Juul A. Pathological and Incidental Findings on Brain MRI in a single-center study of 229 consecutive girls with early or precocious puberty. PLoS One. 2012;7(1):e29829.
5. Wannes S, Elmaleh-Bergès M, Simon D, Zénaty D, Martinerie L, Storey C, et al. High prevalence of syndromic disorders in patients with non-isolated central precocious puberty. Eur J Endocrinol. 2018;179: 373-80.

Caso 3.4.5

Ana Pinheiro Machado Canton

HISTÓRIA

Menina, 6 anos e 5 meses, natural e procedente de São Paulo-SP. Encaminhada por história de telarca aos 5 anos.

HPMA

Paciente vem à consulta com endócrino-pediatra acompanhada de sua mãe, que relata que a menina teve telarca aos 5 anos, com desenvolvimento mamário progressivo desde então. Nega pubarca ou episódios de sangramento vaginal. Nega exposição a esteroides sexuais exógenos ou a outros compostos estrogênio-símiles. Mãe relata que a menina tem uma prima paterna que está em tratamento para puberdade precoce.

No cartão de saúde da criança há os seguintes registros de medidas anteriores: aos 3 anos com altura 91 cm (–0,5 DP); aos 4 anos com altura 98,5 cm (–0,4 DP); aos 5 anos com altura 109,5 cm (0,5 DP); aos 5 anos e 10 meses com altura 116,5 cm (0,8 DP).

Antecedentes

Gestação sem intercorrências. Parto normal, a termo (IG 39 semanas), PN 3.200 g [(–0,4 (DP), CN 51 cm (–0,2 DP). AIG para peso e comprimento)]. Vacinação adequada. Nega doenças crônicas, uso crônico de medicações, cirurgias prévias ou alergias a medicamentos.

O heredograma é mostrado na **Figura 1**, em que a paciente índice é o indivíduo III.3.

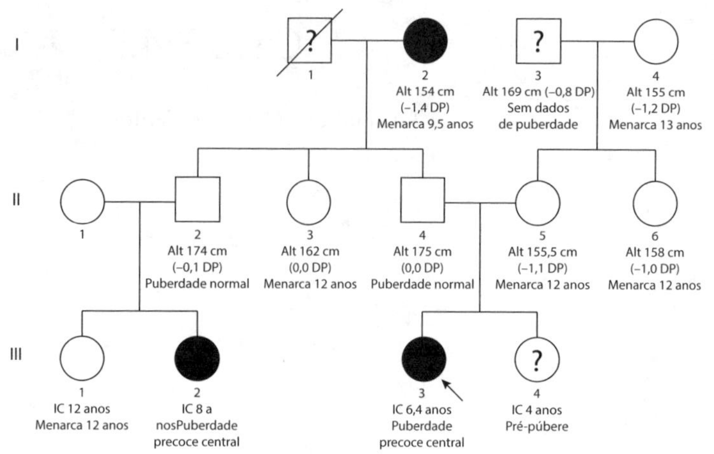

Quadrados indicam membros da família masculinos; círculos indicam membros da família femininos; símbolos pretos indicam membros da família clinicamente afetados; símbolos com um traço indicam membros da família falecidos; símbolos com ponto de interrogação indicam membros da família com fenótipo não estabelecido ou não conhecido; e a seta indica a paciente índice.

FIGURA 1 Heredograma da família, mostrando o padrão de herança da puberdade precoce.

Primeira filha de uma prole de dois. Nega consanguinidade na família.

Mãe (II.5): altura 155,5 cm (–1,1 DP); menarca 12 anos.

Pai (II.4): altura 175 cm (0,0 DP); relato de puberdade normal.

Irmã mais nova (III.4): 4 anos de idade; ainda pré-púbere.

Altura alvo: 158,7 cm (–0,6 DP).

Família materna: avó (I.4): altura 155 cm (–1,2 DP); menarca 13 anos. Avô (I.3): altura 169 cm (–0,8 DP); sem dados de puberdade disponíveis. Tia (II.6): altura 156 cm (–1,0 DP); menarca aos 12 anos.

Família paterna: avó (I.2): altura 154 cm (–1,4 DP); menarca 9,5 anos, história de sobrepeso, *diabetes mellitus* tipo 2 e dislipidemia na vida adulta. Avô (I.1): falecido. Tia (II.3): altura 162 cm (0,0 DP); menarca 12 anos. Tio (II.2): altura 174 (–0,1 DP). Duas primas: a mais velha (III.1), com idade cronológica (IC) atual 12 anos, teve menarca aos 12 anos; e a mais nova (III.2), com IC atual 8 anos, está em tratamento para PPC desde os 7 anos.

EXAME FÍSICO

- IC 6 anos e 5 meses.
- Bom estado geral. Ausência de características dismórficas. Tireoide: normal à palpação. Abdome: normal à palpação. Presença de acantose *nigricans* cervical.

- Altura: 125 cm (1,6 DP); peso: 26,5 kg; IMC: 16,9 kg/m^2 (0,9 DP ou percentil 82).
- Estágio puberal de Tanner: mamas 3 e pelos pubianos 1.
- Velocidade de crescimento: 10,9 cm/ano (> percentil 97; em comparação com as medidas do cartão da criança).

DIAGNÓSTICO INICIAL

- Puberdade precoce progressiva: central ou periférica?
- Se central: orgânica ou não orgânica?
- Puberdade precoce familial com herança na família paterna.

EXAMES SUBSIDIÁRIOS

- Hormonais basais (IC 6 anos 5 meses): método imunofluorométrico (IFMA): LH 0,5 U/L (referência: púbere > 0,6 U/L), FSH 1,6 U/L, estradiol 13 pg/mL.
- Teste hormonal (IC 6 anos e 5 meses): teste de estímulo com 100 mcg de GnRH endovenoso: método IFMA: pico de LH 11,4 U/L (referência: púbere > 6,9 U/L), pico de FSH 12,7 U/L.
- Imagens: idade óssea (IO): 7 anos e 10 meses (IC 6 anos e 5 meses). Avanço de IO em relação à IC: 1 ano e 5 meses. Ultrassonografia pélvica via abdominal: útero com maior diâmetro de 3,7 cm; ovário direito com 1,5 cm^3 e ovário esquerdo com 0,9 cm^3. Ressonância magnética (RM) de sistema nervoso central (SNC) (IC 6 anos e 6 meses): sem lesões estruturais.
- Estudos moleculares:

1º passo: estudo de sequenciamento do gene *MKRN3* na paciente (III.3): ausência de mutações.

2º passo: estudo de sequenciamento do gene *DLK1* na paciente (III.3): deleção heterozigota intragênica incluindo região promotora e éxon 1 (defeito de perda de função do gene).

3º passo: segregação familiar da mutação no *DLK1*: o estudo de sequenciamento do gene *DLK1* em ambos os pais (II.4 e II.5) da paciente identificou que ela herdou a mutação de seu pai (II.4; carreador não afetado).

DIAGNÓSTICO DEFINITIVO

- Puberdade precoce central (PPC) familial por mutação de perda de função no gene *DLK1* (herança paterna).

CONDUTA/TRATAMENTO

Início de tratamento com análogo de GnRH *depot* mensal (28/28 dias), por via intramuscular ou subcutânea. Seguimento clínico, laboratorial e radiológico da paciente:

A cada 3 meses: exame físico, principalmente com avaliação de estágio puberal (estadiamento de Tanner), altura, peso, IMC, velocidade de crescimento e exame do local de aplicação do análogo de GnRH. Dosagens hormonais: coleta de LH, FSH e estradiol 2 horas após aplicação do análogo de GnRH.

A cada 6-12 meses: radiografia de mãos e punhos para avaliação de IO. Aconselhamento genético: orientação à família sobre o padrão de herança autossômica dominante com expressão paterna da mutação no gene *DLK1*. Nesse quadro, o fenótipo de PPC se manifesta nos indivíduos com mutação no alelo herdado do pai.

A família teve indicação de realizar o estudo de sequenciamento do gene *DLK1* no indivíduo III.4 (irmã pré-púbere da índice). O estudo mostrou que a menina de 4 anos não é portadora da mutação no *DLK1* presente em seu pai (II.4) e sua irmã (III.3). Dessa forma, ela não evoluirá com fenótipo de PPC por mutação no *DLK1*.

Caso o pai da paciente tenha outros filhos, cada um deles terá a chance de 50% de herdar a mutação e, com isso, evoluir com PPC.

Futuros filhos/filhas da índice (III.3) terão a chance de 50% de herdarem a mutação no *DLK1*. Entretanto, caso sejam carreadores, não serão afetados com PPC, uma vez que terão mutação no alelo herdado da mãe.

EVOLUÇÃO RESUMIDA

Na evolução, a paciente não apresentou intercorrências com a instituição de análogo de GnRH mensal nos primeiros 3 meses de uso. Assim, após esse período, a posologia foi mudada para formulação do análogo de GnRH trimestral (a cada 84 dias), com maior comodidade de uso.

Durante todo o tratamento, a paciente apresentou adequado controle clínico-laboratorial do quadro de PPC (**Figura 2**). O controle se caracterizou por:

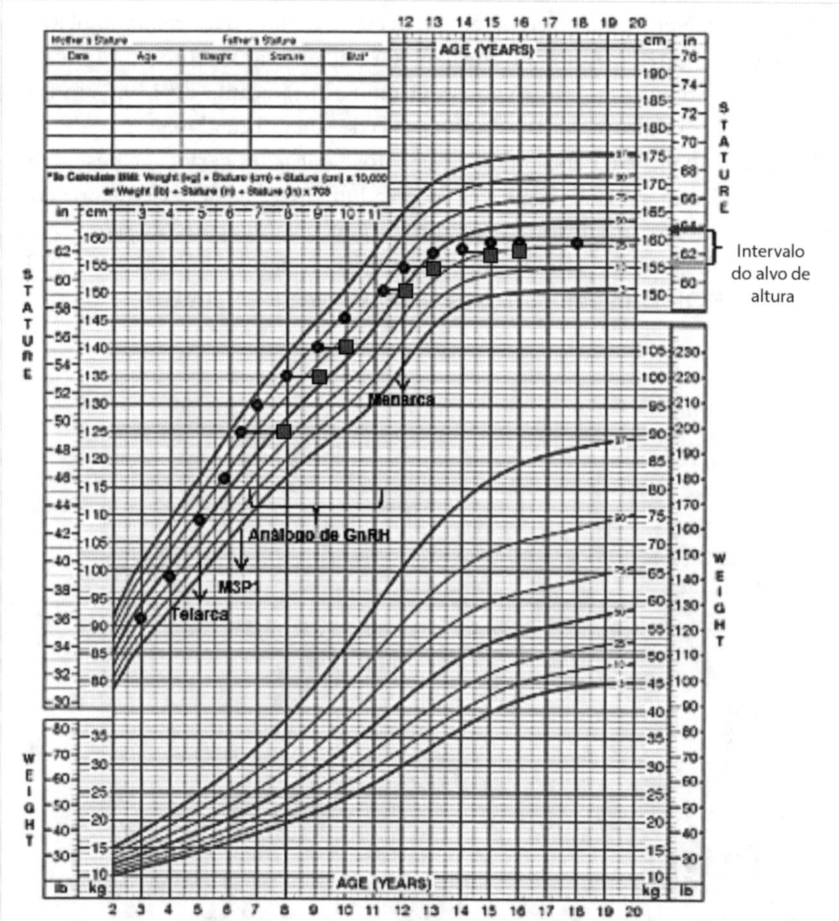

FIGURA 2 Gráfico evolutivo de crescimento da paciente. Os pontos indicam as medidas de estatura para cada idade da paciente; os quadrados indicam a idade óssea correspondente; seta cinza indica altura materna; e seta preta indica altura paterna corrigida.
Fonte: National Center for Health Statistics and National Center for Chronic Disease Prevention and Health Promotion, 2000.
http://www.cdc.gov/growthcharts

1) estabilização do desenvolvimento mamário; 2) medida de valores de LH < 6,6 U/L, quando dosado 2 horas após a aplicação do análogo de GnRH (método IFMA); 3) diminuição da aceleração da velocidade de crescimento; 4) diminuição do avanço de IO; 5) adequabilidade psicossocial.

O tratamento com análogo de GnRH teve duração aproximada de 4 anos e 4 meses, sendo suspenso quando a paciente atingiu IC de 11 anos e 3 meses e

IO de 12 anos. Nenhuma intercorrência ou efeito colateral foi relatado pelo uso do análogo de GnRH. Após o tratamento, a paciente apresentou menarca aos 12 anos. Aos 16 anos (IO de 16 anos), atingiu altura adulta de 159,5 cm (–0,4 DP), ficando com altura dentro do intervalo de sua altura alvo.

Na evolução, houve persistência de acantose *nigricans* cervical e desenvolvimento de ciclos menstruais regulares como adulta jovem. Além disso, no acompanhamento endócrino de longo prazo, a paciente evoluiu com obesidade (IMC 34,4), pré-diabetes (HbA1c 6%) e dislipidemia (colesterol total 196 mg/dL, LDL 135 mg/dL, HDL 41 mg/dL), desde os 18 anos de idade (**Figura 3**).

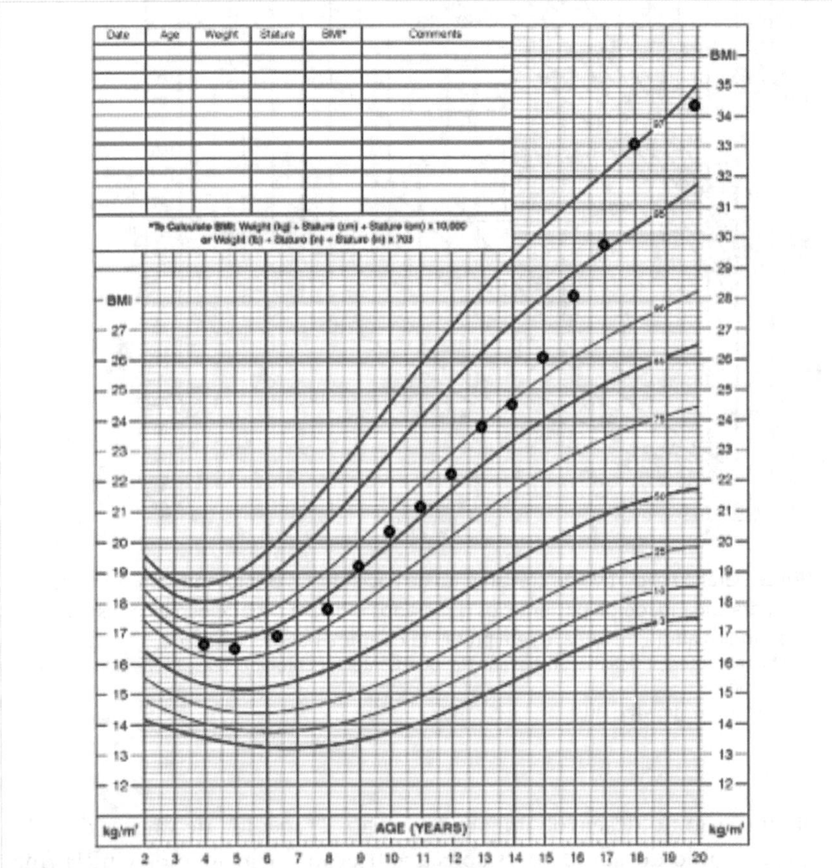

FIGURA 3 Gráfico evolutivo de IMC da paciente. Os pontos indicam as medidas de IMC para cada idade da paciente.
Fonte: National Center for Health Statistics and National Center for Chronic Disease Prevention and Health Promotion, 2000.
http://www.cdc.gov/growthcharts

COMENTÁRIOS

Paciente feminina, com 6 anos e 5 meses, foi encaminhada para o endócrino-pediatra por história de telarca aos 5 anos de idade. Sua mãe negou episódios de sangramento vaginal ou exposição a esteroides sexuais exógenos ou a outros compostos estrogênio-símiles. O exame clínico evidenciou uma menina com desenvolvimento puberal em progressão (estágio M3P1) e acantose *nigricans* cervical. Além disso, a paciente apresentava estatura 2,2 DP acima de seu alvo de altura; IO avançada em relação à sua IC (avanço de 1 ano e 5 meses); e velocidade de crescimento de aproximadamente 10 cm/ano (> percentil 97; em comparação com as medidas descritas no seu cartão da criança). Esses parâmetros indicaram uma velocidade de crescimento acentuada para sua idade. Esses sinais e sintomas iniciados antes dos 8 anos em uma menina indicaram um provável quadro de puberdade precoce progressiva.

Na análise da história familiar, a paciente índice (III.3) e sua prima paterna (III.2) tiveram diagnóstico de PPC, enquanto sua avó paterna (I.2) teve menarca precoce (**Figura 1**). A menarca precoce (< 10 anos) é considerada equivalente de puberdade precoce. Esse dado evidenciou um quadro de puberdade precoce familial. A puberdade precoce é definida como familial quando ocorre em ao menos 2 membros da família parentes de 1° ou 2° grau. O desenho e a interpretação do heredograma são de grande importância para a elucidação dos casos familiares de puberdade precoce.

Na suspeita clínica de puberdade precoce, inicialmente devemos buscar a confirmação do quadro, bem como a elucidação da localização do distúrbio no eixo hipotálamo-hipófise-gônada, ou seja, devemos investigar se se trata de uma puberdade precoce central ou periférica. O diagnóstico diferencial entre as formas de precocidade sexual baseia-se nas dosagens das gonadotrofinas em condição basal e/ou após estímulo com GnRH (GnRH-teste). Diferentes valores de corte de LH basal e após estímulo têm sido sugeridos, dependendo do método laboratorial empregado, que deve sempre ser considerado. A dosagem do LH basal não evidenciou um valor confirmatório de puberdade. Entretanto, após o estímulo com GnRH, o pico de LH foi adequadamente evidenciado como puberal, indicando tratar-se de uma puberdade precoce central (PPC).

A PPC pode resultar de lesões congênitas ou adquiridas no SNC identificadas por exames como RM de SNC, sendo chamada de PPC orgânica. Entretanto, a maioria dos casos tem sido identificada sem lesões de SNC (casos não orgânicos), como ocorreu com a paciente em discussão. Na prática clínica, a maioria dos casos não orgânicos não apresenta uma etiologia definida, sendo chamados de PPC idiopática, principal forma de PPC no sexo feminino.

No caso apresentado, a paciente apresentava um quadro de PPC não orgânica da forma familial. Estudos mostraram que a PPC não orgânica ocorre na forma familial em aproximadamente 27-29% dos casos. Os demais são os chamados quadros de PPC não orgânica na forma esporádica. A presença de PPC familial é a principal indicação clínica para solicitarmos análise de mutação nos dois genes atualmente conhecidos como causa de PPC familial monogênica: *Makorin ring finger 3* (*MKRN3*) e *Delta-like 1 homolog* (*DLK1*).

As mutações de perda de função no gene *MKRN3* são a principal causa genética conhecida de PPC familial. Dessa forma, na estratégia de estudo de genes candidatos, o sequenciamento do *MKRN3* é o primeiro a ser realizado, devido à alta prevalência de defeitos nesse gene em casos de PPC familial. A segunda causa genética a ser estudada em casos de PPC são defeitos genéticos de perda de função no gene *DLK1*.

Em 2017, Dauber et al. descreveram pela primeira vez uma família brasileira com cinco membros afetados por PPC com um defeito genético complexo levando à perda de função no gene *DLK1*. Interessantemente, o *DLK1* tem expressão controlada pelo mecanismo de *imprinting*, de forma semelhante ao *MKRN3*. O mecanismo de *imprinting* leva ao silenciamento de um dos alelos de um determinado gene. No caso do *DLK1*, ocorre silenciamento do alelo de origem materna e expressão apenas do alelo de origem paterna. Assim, as famílias com PPC por mutações no *DLK1* caracterizam-se por herança autossômica dominante com expressão paterna, ou seja, ambos os sexos podem ser afetados, mas só manifesta PPC quem tem a mutação no alelo de origem paterna.

No caso familial apresentado, a paciente índice (III.3) herdou a mutação no *DLK1* de seu pai (II.4), manifestando dessa forma o fenótipo de PPC. Ambos tiveram mutação no *DLK1* confirmada no estudo de sequenciamento. Entretanto, seu pai (II.4) não foi afetado por precocidade sexual, sendo considerado um indivíduo carreador não afetado. Isso provavelmente ocorreu, pois ele herdou o defeito no *DLK1* de sua mãe afetada (indivíduo I.2 com menarca precoce). Pela análise do heredograma, o mesmo mecanismo provavelmente ocorreu com o tio paterno não afetado (II.2) e a prima paterna com fenótipo de PPC (III.2) (**Figura 1**).

O *DLK1* está localizado no cromossomo 14q32.2. Esse gene codifica uma proteína transmembrana, com papel na diferenciação de diversos tipos celulares, principalmente na inibição da diferenciação de adipócitos. Em um segundo estudo, Gomes et al. identificaram três novas famílias (duas brasileiras) com distintas mutações de perda de função no *DLK1*. Neste trabalho, as pacientes com mutações no *DLK1* apresentaram anormalidades metabólicas na vida adulta em maior frequência na comparação com um grupo de pacientes adultas jovens com história de PPC idiopática, sugerindo que o *DLK1* pudesse representar um novo elo entre reprodução e metabolismo. As anormalidades metabólicas mais prevalentes foram obesidade central, intolerância à glicose/diabetes tipo 2 e hiperlipidemia. As concentrações séricas de DLK1 podem ser medidas por ensaio ELISA. Interessantemente, todos os pacientes com mutações no gene *DLK1* afetados por puberdade precoce apresentaram concentrações séricas não detectáveis da proteína no contexto de pesquisa. Esse dado indica que a medida do DLK1 sérico poderá ser um potencial método de triagem para investigação de deficiência de DLK1 em crianças com PPC.

REFERÊNCIAS

1. Canton APM, Seraphim CE, Brito VN, Latronico AC. Pioneering studies on monogenic central precocious puberty. Arch Endocrinol Metab. 2019 Aug 22;63(4):438-44.
2. Dauber A, Cunha-Silva M, Macedo DB, Brito VN, Abreu AP, Roberts AS, et al. Paternally inherited DLK1 deletion associated with familial central precocious puberty. J Clin Endocrinol Metab. 2017 May 1;102(5):1557-67.
3. Gomes LG, Cunha-Silva M, Crespo RP, Ramos CO, Montenegro LR, Canton A, et al. DLK1 is a novel link between reproduction and metabolism. J Clin Endocrinol Metab. 2019 Jun 1;104(6):2112-20.
4. Latronico AC, Brito VN, Carel JC. Causes, diagnosis, and treatment of central precocious puberty. Lancet Diabetes Endocrinol. 2016;4:265-74.

Caso 3.5.1

Cristiane Kochi

HISTÓRIA

Menina de 6 anos e 10 meses de idade, natural e procedente de Minas Gerais.
QD: ficou "menstruada" há 4 meses.

HPMA

Mãe refere que notou aparecimento de broto mamário há 4 meses. Após um dia observou escurecimento vaginal e no dia seguinte apresentou sangramento vaginal com duração de 4 dias, de moderada intensidade, sem cólicas. Relata que vem mantendo os sangramentos todos os meses, com as mesmas características. Nega uso de medicamentos por via oral ou tópica.

Antecedentes

Nascida de parto normal, IG: 39 semanas, peso de nascimento: 3.100 g, comprimento de nascimento 49 cm, teve icterícia neonatal e fez fototerapia por 2 dias.

Teve apenas um quadro de laringite aos 9 meses de idade, sem necessidade de internação. Nega outras doenças, cirurgias ou uso crônico de medicação. Refere DNPM adequado.

Mãe: 43 anos, G1P1A0, saudável, menarca aos 12 anos, estatura 157 cm; pai: 43 anos, saudável, estatura 165 cm. Nega consanguinidade na família. Nega casos semelhantes na família.

EXAME FÍSICO

- Bom estado geral, hidratada, corada, anictérica, acianótica. EF geral: sem anormalidades.
- PA: 80 × 40 mmHg.
- Altura = 118 cm (p25-50), peso = 22 kg (p25), mostrados na **Figura 1**.
- M2 (bilateral), PP: 1, sem clitoromegalia.
- Tireoide: normopalpável.
- Ausência de acne.

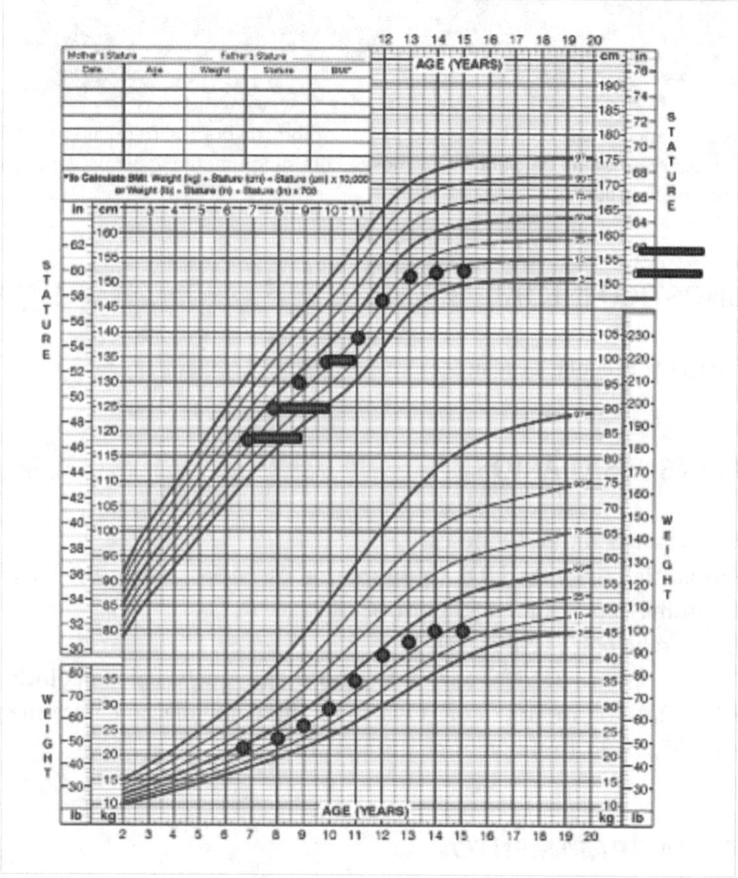

FIGURA 1 Evolução pôndero-estatural.
Fonte: National Center for Health Statistics and National Center for Chronic Disease Prevention and Health Promotion, 2000.
http://www.cdc.gov/growthcharts

- Manchas café com leite em região cervical e ombro direitos e dorso, de bordos irregulares, respeitando a linha média (**Figura 2**).

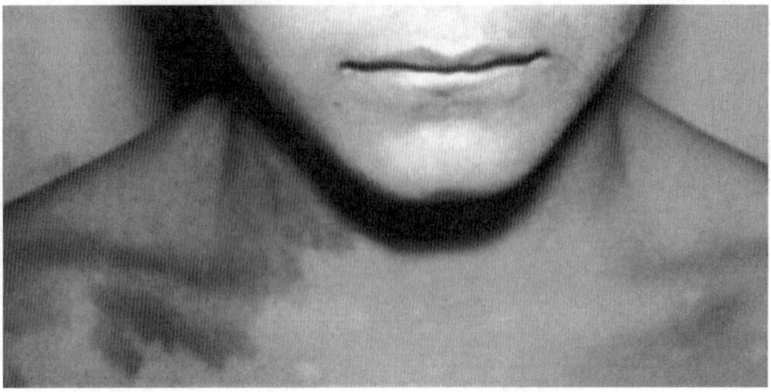

FIGURA 2 Manchas café com leite em região de ombro, de bordos irregulares, respeitando a linha média em menina de 6 anos e 10 meses, com sangramento vaginal. (Ver Encarte de imagem no final do livro.)

DIAGNÓSTICO INICIAL

- Puberdade precoce a esclarecer.

EXAMES SUBSIDIÁRIOS

- Idade óssea: 8 anos e 10 meses.
- Laboratorial: LH < 0,1 UI/L (quimioluminescência); FSH = 0,1 UI/L (quimioluminescência); E2 = 73 pg/mL.
- Cintilografia óssea (**Figura 3**).
- Ultrassonografia pélvica: corpo uterino maior que o colo medindo 52 × 16,9 × 22,1, volume 10,2 cm^3. Ovário direito com coleção cística medindo 46,8 × 35,2 × 35,1 mm, volume de 30,3 cm^3.

CONDUTA/TRATAMENTO

- Iniciado cetoconazol, na dose de 10 mg/kg/dia e acompanhamento de sangramento e controle de enzimas hepáticas.

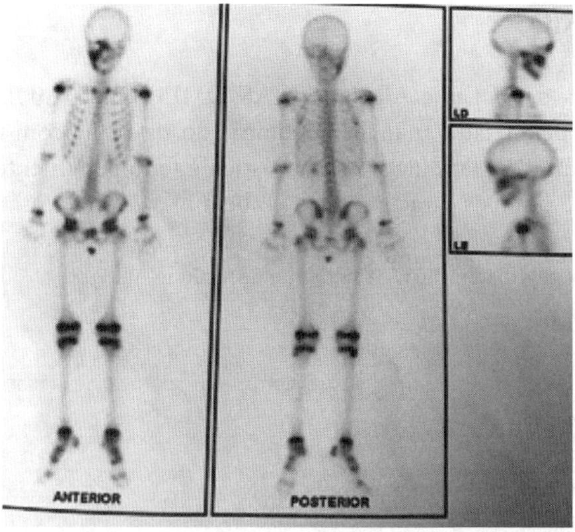

FIGURA 3 Cintilografia óssea: hipercaptação do radiofármaco MDDP 99M TC em: região periorbital média e inferior direita (grau moderado); região malar direita (grau acentuado); ramo mandibular direito (grau discreto/moderado). Aumento da atividade osteogênica na região periorbital média e inferior direita, região malar direita e em ramo mandibular direito, de natureza inespecífica ao método. (Ver Encarte de imagem no final do livro.)

DIAGNÓSTICO DEFINITIVO

- Síndrome de McCune-Albright.

EVOLUÇÃO RESUMIDA

Paciente evoluiu sem outras hiperfunções, não apresentou novos sangramentos vaginais e manteve o cetoconazol até a idade cronológica de 10 anos (idade óssea de 11 anos – **Figura 1**). Manteve valores normais de transaminases e orientações com relação ao risco de hipocortisolismo secundário ao uso de cetoconazol. Repetiu a ultrassonografia pélvica em algumas consultas, que não evidenciaram mais cistos. A menarca foi aos 11 anos e evoluiu com ciclos menstruais regulares. No entanto, apresentou piora do quadro ósseo, com dor em membros inferiores. Iniciou tratamento com bisfosfonato com 13 anos de idade, com melhora do quadro de dor.

COMENTÁRIOS

A síndrome de McCune-Albright (MAS, OMIM ID: 174800) é doença rara, caracterizada pela tríade: manchas cutâneas do tipo café com leite, displasia óssea e hiperfunção glandular. O diagnóstico é feito geralmente por critérios clínicos, com 2 ou mais características (**Tabela 1**).

TABELA 1 Critérios diagnósticos da síndrome de McCune-Albright

Displasia fibrosa
Hiperfunção ovariana/ testicular – puberdade precoce periférica
Lesão testicular (macroorquismo, microlitíase) com ou sem puberdade precoce periférica
Hipertireoidismo
Hipercortisolismo neonatal
Excesso de hormônio de crescimento
Manchas café com leite

É causada por mutações ativadoras pós-zigóticas do gene *GNAS* (localizado no cromossomo 20q13.3), que codifica a subunidade alfa da proteína sinalizadora Gs. Essas mutações alteram a atividade intrínseca GTPase da Gs-alfa, o que leva ao estímulo persistente da adenilciclase e à produção desregulada do AMP cíclico. A detecção da mutação do gene *GNAS* é variável e depende do nível de mosaicismo do tecido testado e da sensibilidade da técnica empregada. Os métodos de sequenciamento têm taxas de detecção da mutação de cerca de 80% nos tecidos lesados, porém de 20-30% nos linfócitos de sangue periférico. Portanto, quando a pesquisa de mutação é positiva, é útil para estabelecer o diagnóstico, mas a pesquisa negativa não afasta a possibilidade de MAS, sendo que o manejo desses pacientes não pode depender do resultado do exame genético.

Com relação à puberdade precoce, há ativação constitutiva do receptor LH/hCG, com aumento da produção de estrógeno, caracterizando puberdade precoce periférica (PPP). Alguns sinais/sintomas que podem ajudar a pensar em PPP: manchas café com leite, inversão da evolução natural dos caracteres sexuais secundários (p. ex.: menarca antes da telarca), queixas ósseas (dor, fraturas).

O diagnóstico laboratorial da puberdade é caracterizado por concentrações de LH, tanto basais quanto após estímulo com GnRH, suprimidas.

As lesões ósseas podem ser visualizadas ao RX convencional, e suas características incluem: aparência em vidro fosco, lesões líticas, lesões císticas totalmente radioluscentes, lesões escleróticas ou lesões mistas (escleróticas e císticas), margens bem delimitadas, com ou sem borda esclerótica (**Figura 4**).

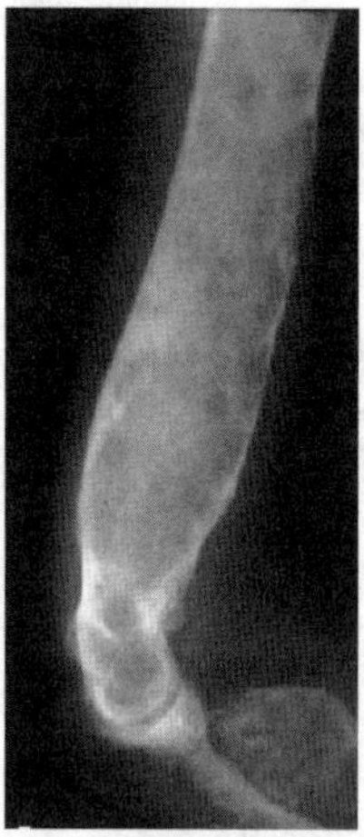

FIGURA 4 Exemplo de displasia óssea na síndrome de McCune-Albright, com lesões líticas e císticas, com borda esclerótica. (Ver Encarte de imagem no final do livro.)

Outro exame que pode ser realizado para avaliação das lesões ósseas é a cintilografia óssea com tecnécio99, que vai mostrar hipercaptação do traçador nas áreas com displasia fibrosa (**Figura 3**). Por volta dos 5 anos de idade, algumas dessas lesões já podem ser visíveis à cintilografia óssea.

Importante avaliar a presença de outras hiperfunções glandulares, como o hipertireoidismo, o gigantismo e o hipercortisolismo. Geralmente o hipercortisolismo ocorre no primeiro ano de vida e resolve espontaneamente. O hipertireoidismo tem como característica aumento do T3, por maior atividade da deiodinase, sendo que a avaliação da relação T3/T4 é útil e, quando acima de 20, é sugestiva da doença.

Conduta na MAS:

1) Puberdade precoce: importante avaliar história de telarca precoce e/ou menarca precoce, presença de cistos ovarianos visualizados ao ultrassom pélvico, dosagens de LH, FSH e estradiol e idade óssea (**Figura 5**).

Os cistos ovarianos devem ser avaliados criteriosamente. Os cistos podem ser uni ou bilaterais, simples ou complexos e podem variar de tamanho. A ooforectomia deve ser indicada apenas nos casos de cistos grandes com risco de torção, após consenso entre os especialistas. A ausência de cistos ovarianos no momento da avaliação não afasta o diagnóstico, pois com frequência as meninas são encaminhadas após o sangramento vaginal, que ocorre quando há resolução do cisto com queda das concentrações de estrógeno, causando a descamação do endométrio. Na fase adulta, os cistos podem levar ao sangramento uterino disfuncional

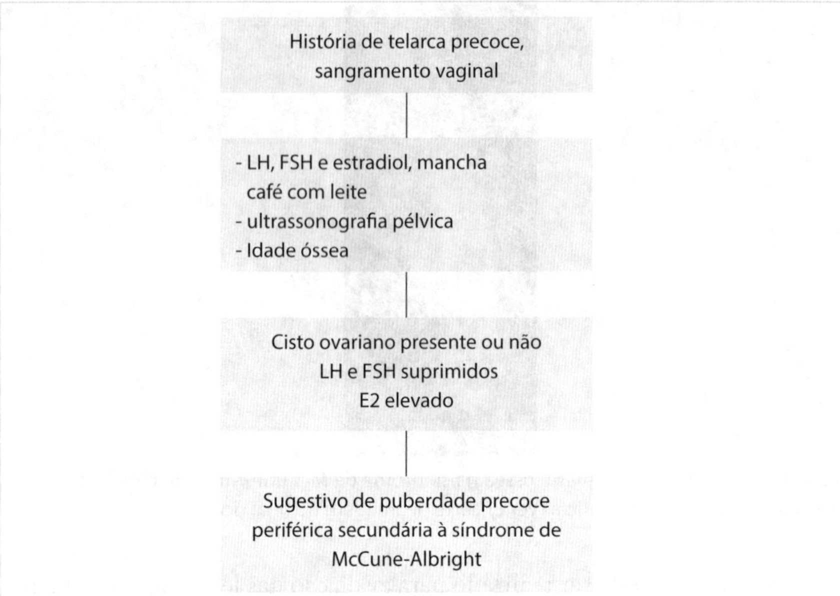

FIGURA 5 Avaliação de puberdade precoce periférica em meninas.

O tratamento para PPP deve ser indicado quando o sangramento vaginal é frequente e há avanço da idade óssea, com previsão de perda estatural. Como o curso da doença é cíclico, algumas crianças não têm perda estatural e não têm necessidade de tratamento. Antigamente, o uso de cetoconazol, na dose de 10 mg/kg/dia, era frequente como tratamento da PPP, pois o cetoconazol atua inibindo a esteroidogênese. Mas, devido aos seus efeitos colaterais (hepatotoxicidade e risco de insuficiência adrenal), outros medicamentos têm tido preferência. De acordo com o consenso publicado em 2019, a medicação de primeira linha é o letrozol (dose de 2,5 mg/dia), que é um inibidor da enzima aromatase, com o tamoxifeno (modulador do receptor estrogênico) sendo considerado de segunda linha ou como tratamento adjuvante. O quadro psicossocial e a idade da paciente devem ser levados em conta quando for indicar o tratamento, pois a melhora de previsão de estatura final é obtida em crianças abaixo de 6 anos de idade (**Figura 6**).

As pacientes devem ser monitoradas em relação à evolução para puberdade precoce central e à necessidade de bloqueio puberal com análogo do GnRH.

2) Displasia fibrosa: a presença de dor noturna é um sinal de alerta para o risco de fratura iminente, sangramento no cisto ósseo ou até malignização. Já a dor aguda e/ou focal pode ser indicativa de fratura (principalmente em ossos longos comprometidos) ou formação de aneurisma em cisto ósseo. Importante

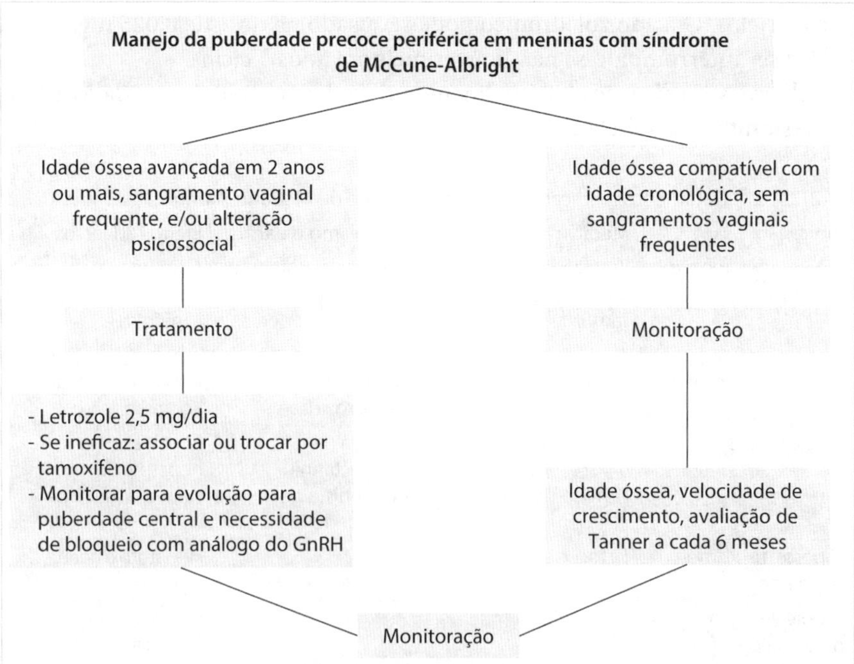

FIGURA 6 Manejo da puberdade precoce periférica em meninas com síndrome de McCune-Albright.
Fonte: modificada de Javaid MK et al. Best practice management guidelines for fibrous dysplasia/McCune-Albright syndrome: a consensus statement from the FD/MAS international consortium. Orphanet J Rare Dis. 2019,14:139.

também nesses pacientes avaliar as concentrações de cálcio, fósforo e fosfatase alcalina, pois podem apresentar maior atividade da FGF 23, causando aumento da excreção renal de fósforo e hipofosfatemia. Nesses casos, deve-se iniciar a suplementação de fósforo e de vitamina D. Para a dor, pode-se usar analgésicos comuns. Os bisfosfonados devem ser reservados para pacientes com dor persistente, de moderada a grave. No entanto, ainda não está bem estabelecido se os bisfosfonados são capazes de reduzir ou impedir o crescimento das lesões fibrosas e se conseguem aumentar a densidade óssea local ou impedir complicações.

Antes de iniciar os bisfosfonados, importante ter a certeza de que o paciente está com a calcemia normal, com aporte dietético adequado de cálcio e concentrações séricas normais de vitamina D. Além disso, a suplementação de fósforo deve estar adequada nos pacientes com hipofosfatemia ao menos 6 meses antes. O uso de bisfosfonados orais não tem indicação para melhorar a dor em pacientes com MAS. A dose inicial de pamidronato é de 1 mg/kg/dia, por 2 dias consecutivos. Deve ser interrompido caso não haja melhora da dor após 2 ciclos. O ácido zoledrônico pode ser usado na dose de 0,025 mg/kg/dia e deve ser interrompido se não houver melhora após 3 ciclos.

Algumas medicações habitualmente utilizadas no tratamento da MAS estão resumidas na **Tabela 2**.

TABELA 2 Tratamento medicamentoso da síndrome de McCune-Albright

Indicação	Medicação	Mecanismo de ação	Efeitos adversos
Puberdade precoce periférica	Betrozol Tamoxifeno	Inibidor da aromatase Modulador do receptor estrogênico	Aumento de transaminases Hiperplasia endometrial
Hipertireoidismo	Metimazol	Inibidor da tireoperoxidase	Hepatotoxicidade, agranulocitose
Excesso de GH	Octreotida Pegvisomanto	Análogo da somatostatina Antagonista do receptor de GH	Colelitíase, hepatotoxicidade Hepatotoxicidade
Hipercortisolismo neonatal	Cetoconazol	Inibe esteroidogênese	Hepatotoxicidade
Hipofosfatemia mediada pelo FGF23	Calcitriol Fósforo		Hipercalciúria Alteração do trato gastrointestinal

Fonte: modificado de: Spencer T et al. The Clinical Spectrum of McCune-Albright Syndrome and Its Management. Horm Res Paediatr. 2019;19:1-10.

REFERÊNCIAS

1. Boyce AM, Collins MT. Fibrous dysplasia/McCune-Albright syndrome: a rare, mosaic disease of gα s activation. Endocr Rev. 2020;41:345-70.
2. Javaid MK, Boyce A, Appelman-Dijkstra N, Ong J, Defabianis P, Offiah A, et al. Best practice management guidelines for fibrous dysplasia/McCune-Albright syndrome: a consensus statement from the FD/MAS international consortium. Orphanet J Rare Dis. 2019;14:139.
3. Spencer T, Pan KS, Collins MT, Boyce AM. The clinical spectrum of McCune-Albright syndrome and its management. Horm Res Paediatr. 2019;19:1-10.

Caso 3.5.2

Caroline Rosa Pellicciari
Cristiane Kochi

HISTÓRIA

Menina, 6 anos, natural de São Paulo. Encaminhada por aumento da mama direita há 1 ano.

HPMA

Paciente com queixa de aparecimento de broto mamário direito há um ano, sem regressão do volume, evoluindo com dor local nos últimos 2 meses. Há 1 mês apresentou episódio de sangramento vaginal com duração de 1 dia, sem outros sintomas associados. Negava presença de pelos pubianos. Negava uso de medicações exógenas, tanto via oral quanto tópica.

Antecedentes

Primeira filha de gestação sem intercorrências; parto cesárea; RNT, PN: 3.530 g; CN: 51 cm; Apgar 9 e 10. Referido que ao nascimento apresentava telarca bilateral com resolução aos 3 meses de vida. Nega doenças crônicas e uso de medicações por via oral ou tópica, continuamente. Vacinação regular.

Estatura mãe: 160 cm (p30) e menarca aos 11 anos; estatura pai: 179,5 cm (p70). História de leucemia paterna na infância, sem outras doenças na família. Mãe negava uso de esteroides via oral ou tópico. Nega consanguinidade na família.

EXAME FÍSICO

Paciente em bom estado geral. Ausência de manchas hipercrômicas. Tireoide normopalpável. Sem outras alterações em exame físico geral. Peso: 21,6 kg (p25-50); estatura: 116 cm (p50, z estatura: +0,3), mostrados na **Figura 1**, IMC: 16 (zIMC: +0,48). Estágio puberal: M2 à direita e M1 à esquerda/P1, sem clitoromegalia.

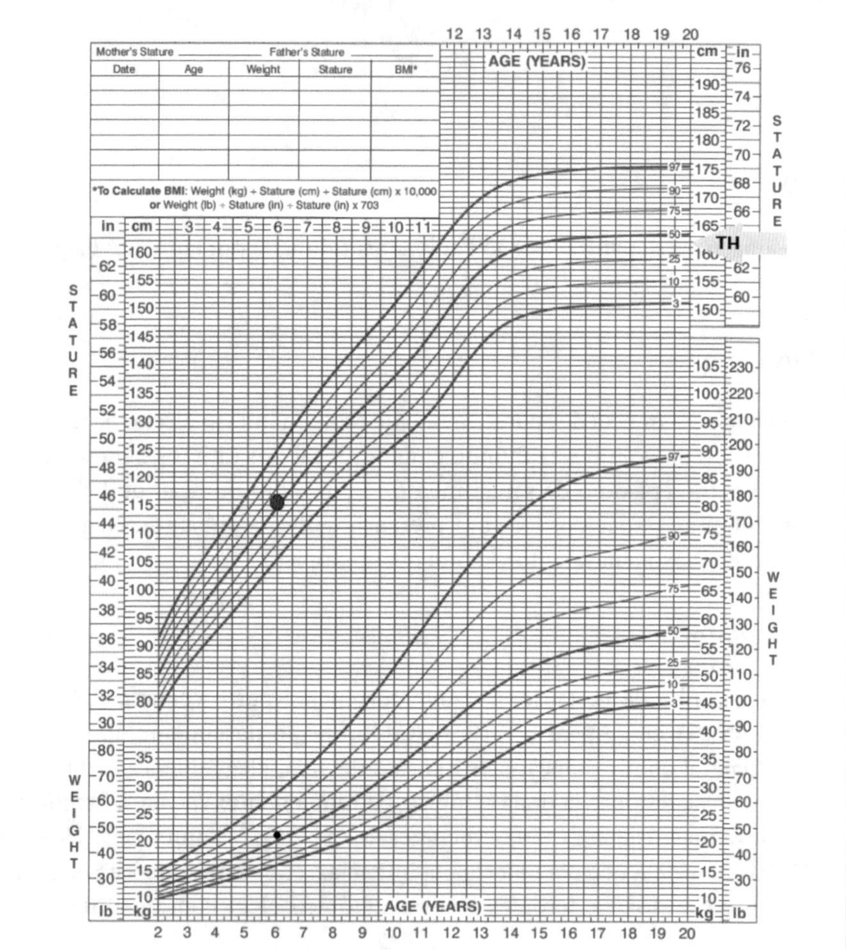

FIGURA 1 Estatura e peso ao diagnóstico.
Fonte: National Center for Health Statistics and National Center for Chronic Disease Prevention and Health Promotion, 2000.
http://www.cdc.gov/growthcharts

DIAGNÓSTICO INICIAL

- Telarca precoce a/e.

EXAMES SUBSIDIÁRIOS

- USG pélvico: útero em anteversoflexão, mediano de forma, contornos e dimensões normais. Ecoendometrial sem alterações. Ovários com dimensões aumentadas para a idade. Ovário direito: presença de cisto de 35 mm. Ovário esquerdo de tamanho normal, sem cistos.
- IO: 7 anos e 10 meses (IC 6 anos e 4 meses).
- LH < 0,1 UI/L; FSH: 0,3 UI/L (quimioluminescência); estradiol: 45 ng/dL (eletroquimioluminométrico).

CONDUTA/TRATAMENTO

- Observação da velocidade de crescimento, progressão dos caracteres sexuais e realização de nova idade óssea e USG pélvico em 4 meses.

DIAGNÓSTICO DEFINITIVO

- Puberdade precoce periférica devido a cisto de ovário.

EVOLUÇÃO RESUMIDA

A paciente evoluiu com sangramentos vaginais recorrentes, com avanço da idade óssea e mantendo velocidade de crescimento aumentada. Realizou cintilografia óssea, que estava normal. Aos 6 anos e 6 meses, optou-se por entrar com tratamento com letrozol 2,5 mg/dia. Apresentou melhora dos sangramentos vaginais, porém aos 7 anos a idade óssea estava de 10 anos, com previsão de perda estatural. Foram dosados LH: 1,3 UI/L, FSH: 1,0 UI/L e estradiol 40 ng/dL. Foi interpretado como puberdade central secundária à puberdade periférica e iniciado bloqueio com análogo de GnRH. Manteve o bloqueio até os 10 anos de idade cronológica, quando tinha 12 anos de idade óssea. A menarca ocorreu aos 11 anos e 3 meses e evoluiu com ciclos menstruais regulares. Atingiu estatura final de 160 cm (limite inferior do alvo familiar). Não apresentou mais cistos ou sangramentos após introdução do letrozol. As evoluções clínica e laboratorial estão resumidas na **Tabela 1** e na **Figura 2**.

TABELA 1 Evolução clínica da paciente

Idade (anos)	IO (anos)	Tanner	Peso (kg)	Estatura em cm (z estatura)	IMC (zIMC)	Outros Exames	Conduta
6,5	-	M2-3P1	20	121,5 (+0,7)	13,5 (–1,3)	USG pélvico: com cisto de 30 mm D	Letrozole 2,5 mg
7	10	M3P1	23	126 (+1)	14,5 (–0,6)	LH: 1,3 U/L FSH: 1,0 U/L E2: 40 ng/dL	Bloqueio com análogo do GnRH
8	11	M2P1	26	131 (+0,8)	15 (–0,3)	USG: sem cistos	mantidos
9	11	M2/P1	30	136,5 (+0,7)	16,1 (0)	USG: sem cistos	mantidos
10	12	M2P2	32	140,5 (+0,3)	16,2 (–0,2)		Suspensas medicações
15		M5P5	49	160 (–0,24)	19,1 (–0,4)		

COMENTÁRIOS

A telarca precoce (TP) é considerada uma variante benigna do desenvolvimento puberal, definida como o crescimento de mamas sem qualquer outro sinal de maturação sexual, em meninas com idade inferior a 8 anos de idade cronológica.

A fisiopatologia do desenvolvimento mamário ainda é incerta. Postula-se que se deva ao aumento da sensibilidade do tecido mamário ao níveis normais de estrógeno circulantes em meninas pré-púberes, aumento do estrógeno transitório devido a secreção por cistos foliculares do ovário, aumento da produção de estrógenos de precursores de origem adrenal e até aumento dos níveis de estrógeno pela dieta.

Cistos foliculares ovarianos autonômos secretores de estrógenos, principalmente estradiol, são causa rara de puberdade precoce periférica em meninas. O tratamento, geralmente, é expectante devido à involução espontânea do cisto com regressão dos caracteres sexuais secundários.

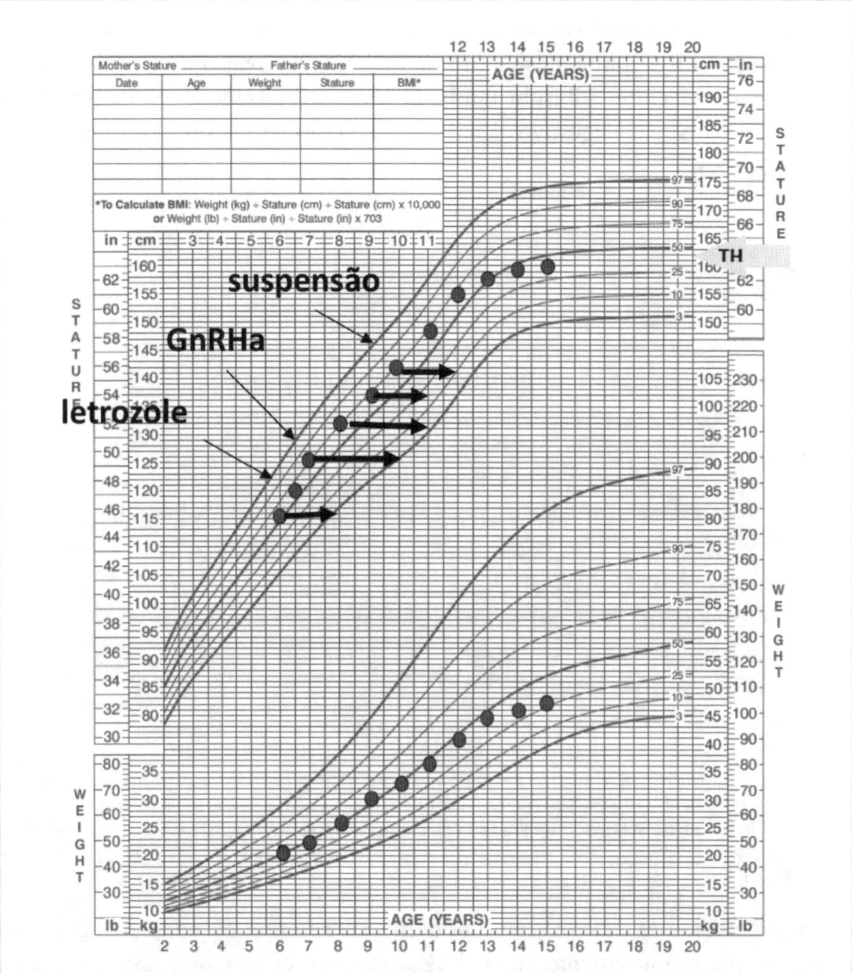

FIGURA 2 Evolução estatural.
TH: estatura-alvo. Setas: indicam o avanço da idade óssea.
National Center for Health Statistics and National Center for Chronic Disease Prevention and Health Promotion, 2000.
http://www.cdc.gov/growthcharts

No caso descrito, a paciente apresentou telarca precoce devido a cisto de ovário simples, com posterior involução espontânea, não evoluindo para quadro de puberdade precoce periférica.

Cistos ovarianos são identificados em 2-3% das meninas abaixo dos 8 anos de idade, quando o ultrassom é realizado por outras razões. Tumores benignos e malignos do ovário, assim como anomalias geniturinárias e abscessos tubários, devem ser excluídos como diagnóstico diferencial. Nos casos de cistos complexos, é importante afastar tumor maligno de ovário. O diagnóstico de síndrome de McCune-Albright também deve ser pensado, principalmente se houver outros sinais sugestivos (mancha café com leite e displasia fibrosa óssea) (**Figura 3**).

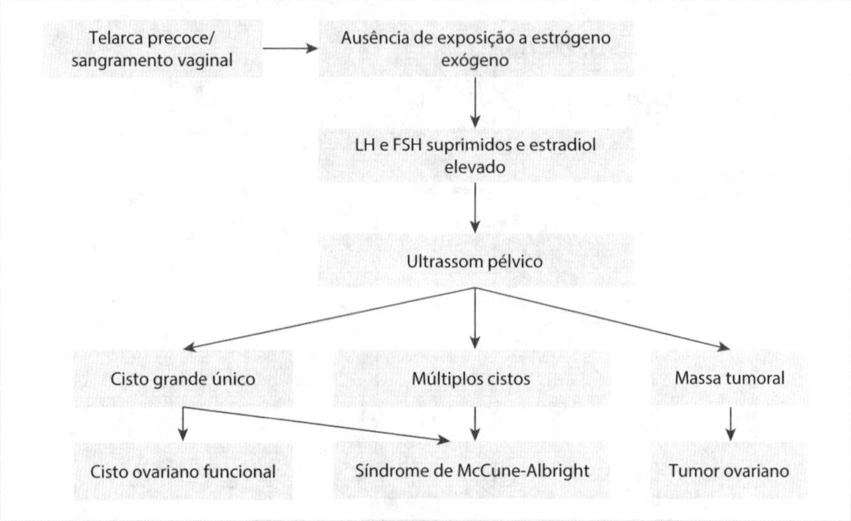

FIGURA 3 Algoritmo diagnóstico em meninas com telarca precoce/sangramento vaginal.
Fonte: modificada de Atay Z et al. The Etiology and Clinical Features of Non-CAH Gonadotropin-Independent Precocious Puberty: A Multicenter Study. J Clin Endocrinol Metab. 2016,101:1980-8.

Alguns casos de cisto ovariano podem se apresentar como telarca precoce, e outros como sangramento vaginal. Esse sangramento ocorre após resolução do cisto produtor de estrógeno, com queda abrupta das concentrações de estrógeno, o que causa descamação do endométrio.

Os cistos ovarianos funcionais são a causa mais frequente de puberdade precoce periférica em séries publicadas, e, de acordo com Atay et al., todas as meninas tinham cisto único, unilateral, com tamanho médio de 37 (±13,7) mm, sendo que não encontraram correlação entre o tamanho do cisto e a concentração de estradiol.

Geralmente não há avanço de idade óssea e o cisto regride espontaneamente. Em casos de cistos funcionais recorrentes com sangramentos vaginais, pode-se considerar o tratamento com letrozol, como ocorreu nesta paciente apresentada.

O tratamento cirúrgico deve ser evitado e apenas considerado nos casos de risco de torção.

Em casos recorrentes, pode evoluir para puberdade precoce central. Portanto, é importante acompanhar essas pacientes com avaliação de evolução puberal, velocidade de crescimento e idade óssea.

REFERÊNCIAS

1. Atay Z, Yesilkaya E, Erdeve SS, Turan S, Akin L, Eren E, et al. The etiology and clinical features of non-CAH gonadotropin-independent precocious puberty: a multicenter study. J Clin Endocrinol Metab. 2016;101:1980-8.
2. Aydin BK, Saka N, Bas F, Yilmaz Y, Haliloglu B, Guran T, et al. Evaluation and treatment results of ovarian cysts in childhood and adolescence: a multicenter, retrospective study of 100 patients. J Pediatr Adolesc Gynecol. 2017;30:449-55.
3. Cunha SB, Silva IN, et al. Diagnóstico diferencial da telarca precoce: ainda um desafio. Revista Médica de Minas Gerais. 2008;18(4):229-35.
4. Emeksiz HC, Derinöz O, Akkoyun EB, Güçlü Pınarlı F, Bideci A. Age-specific frequencies and characteristics of ovarian cysts in children and adolescents. J Clin Res Pediatr Endocrinol. 2017;9(1):58-62.
5. Khokhar A, Mojica A. Premature thelarche. Pediatric Ann. 2018:47(1):e12-e15.
6. Strickland JL. Ovarian cysts in neonates, children and adolescents. Curr Opin Obstet Gynecol. 2002;14:459-65.
7. Wilkins L. The diagnosis and treatment of endocrine disorders of childhood and adolescence. Springfield, IL: Charles C. Thomas; 1957.

Caso 3.5.3

Cristiane Kochi

HISTÓRIA

Lactente de 7 meses, gênero feminino, natural e procedente de São Paulo. Veio por apresentar pelos pubianos há 2 meses.

HPMA

Mãe refere que há 2 meses notou aparecimento de pelos pubianos, sem aumento evolutivo, sem acne, rouquidão ou outros sinais de virilização. Nega aparecimento de mamas, nega aumento da velocidade de crescimento, nega uso de medicamentos via oral ou tópica.

Antecedentes

Nascida de parto normal, IG: 39s, PN = 3.450 g; CN: 50 cm, sem intercorrências neonatais.

DNPM adequado. Vacinações em ordem. Teve aleitamento materno exclusivo até o 5º mês de vida; atualmente com fórmula infantil e dieta balanceada, com quantidade e qualidade adequadas. Nega doenças, internações ou cirurgias prévias.

Pai com 28 anos, saudável, E: 173 cm. Mãe com 28 anos, G1, P1, A0; menarca aos 12 anos, E: 160 cm. Nega consanguinidade. Sem história familiar de puberdade precoce ou doenças crônicas não transmissíveis.

EXAME FÍSICO

- Bom estado geral, hidratada, corada, anictérica, acianótica. EF geral: sem anormalidades.
- Altura = 67,5 cm (p50), peso = 7,650 kg (p50), mostrados na **Figura 1** e na **Figura 2**.
- M: 1, PP: 2-3, com clitóris de 1,5 cm, presença de 2 meatos, sem fusão posterior.
- Tireoide: normopalpável.
- Sem acne.
- Ausência de manchas café com leite.

DIAGNÓSTICO INICIAL

- Pubarca precoce a esclarecer.

EXAMES SUBSIDIÁRIOS

- 17-OH-progesterona: 50 ng/dL (LC-MS/MS).
- Androstenediona: 0,6 ng/mL (LC-MS/MS).

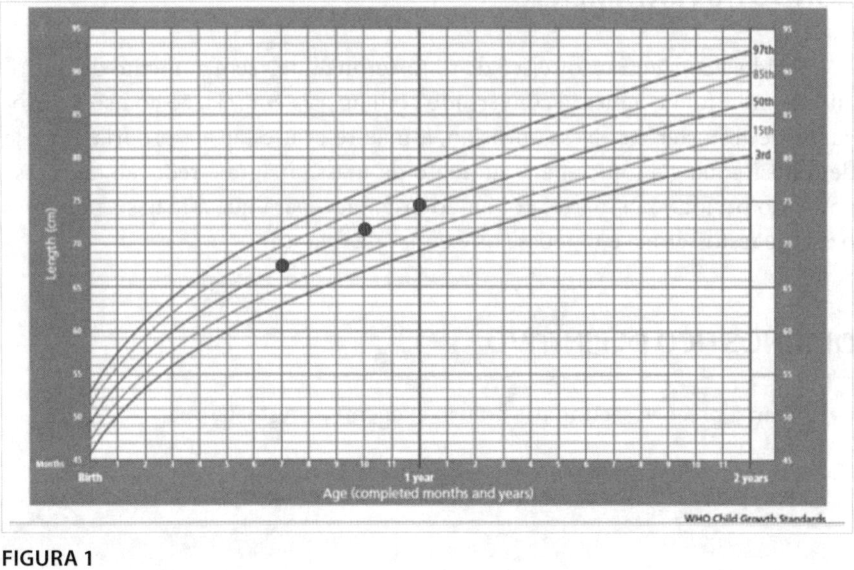

FIGURA 1

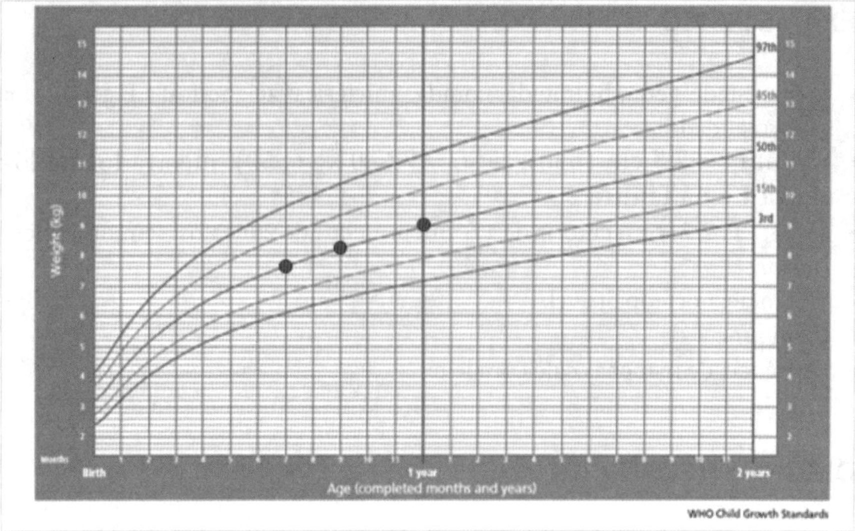

FIGURA 2

- DHEAS: 50 mcg/dL (eletroquimioluminescência).
- Testosterona total: 154 ng/dL (LC-MS/MS).
- US adrenal: normal.

CONDUTA/TRATAMENTO

Devido à concentração sérica de testosterona total, sem aumento de outros andrógenos, foi novamente conversado com os pais em relação ao uso de exógenos de testosterona. Nessa ocasião, a mãe referiu estar ela própria em uso de testosterona gel tópica para aumento da massa magra e redução de massa gorda no período pós-parto. Foi então orientado para que a mãe suspendesse o uso de testosterona e repetisse os exames da criança.

DIAGNÓSTICO DEFINITIVO

- Pubarca precoce secundária ao uso exógeno de testosterona.

EVOLUÇÃO RESUMIDA

Paciente retorna após 2 meses, sem queixas, sendo que a mãe refere redução dos pelos pubianos. Colheu nova concentração sérica de testosterona total, cujo resultado foi indetectável. Retornou com 1 ano de idade, sem queixas, mantendo velocidade de crescimento dentro do normal, referindo queda dos pelos pubianos. Ao exame físico, estava em M1PP1. Trouxe nova dosagem de testosterona total, mantendo valor indetectável.

COMENTÁRIOS

A pubarca precoce é o aparecimento de pelos pubianos em meninas abaixo dos 8 anos de idade. Em 80-95% dos casos, decorre de adrenarca precoce, atribuída à maturação precoce da zona reticular do córtex da adrenal, resultando em secreção dos precursores androgênicos DHEA e DHEAS. A adrenarca bioquímica pode ocorrer fisiologicamente a partir dos 5-6 anos de idade cronológica. É um quadro 10 vezes mais comum no sexo feminino e é mais prevalente em afrodescendentes e em crianças com patologias neurológicas.

No entanto, em crianças muito novas como a do presente caso clínico, é importante afastar as causas patológicas de pubarca precoce, entre elas a hiperplasia adrenal congênita e o tumor adrenal. Como a paciente apresentou valores normais de precursores adrenais e DHEAS também dentro da normalidade, além de ultrassonografia adrenal sem evidência de massa, deixa menos provável essas duas hipóteses.

Recentemente, houve um aumento do uso de preparações tópicas de testosterona, tanto por homens quanto por mulheres, para melhorar composição corporal, libido e *performance*. Atualmente, há várias formulações comerciais contendo andrógenos, e aquelas com aplicação tópica têm a vantagem de manter concentrações de testosterona mais estáveis, causar menos efeitos colaterais e serem mais fáceis de utilização. No entanto, a testosterona tópica pode levar ao hiperandrogenismo e à virilização das crianças através da absorção passiva pelo contato com a pele.

A testosterona tópica pode permanecer ativa na pele, aumentando o risco de contaminação das crianças, por causa da maior área de contato em relação à superfície corporal, porque as crianças apresentam pele mais fina e apresentam maior sensibilidade à ação androgênica. Mesmo pequenas quantidades de testosterona são suficientes para causar virilização em crianças pré-púberes, devido à atividade da 5 alfa redutase da pele, que converte a testosterona em di-hidrotestosterona. De acordo com a FDA (Food and Drug Administration), muitos casos de contaminação exógena de crianças por compostos tópicos contendo testosterona ocorrem porque os pais esquecem de lavar as mãos com água e sabão e que devem aplicar o gel em ombros e braços e cobrir essas regiões com roupa assim que o gel secar.

Em recente publicação de série de casos de pubarca precoce por contaminação exógena, Ramos et al. também descreveram lactentes com pubarca precoce após uso contínuo de pomadas contra assaduras. Houve redução da pilificação pubiana até o desaparecimento total após suspensão dessas pomadas. Os autores sugerem que possa haver alguma ação local do zinco, promovendo crescimento dos pelos.

De acordo com Martinez-Pajares, houve aumento do número de descrições de casos de virilização por contaminação exógena, sendo que em 90% dos casos, o composto foi a testosterona. Uma razão para isso, segundo esses autores, seria o uso não médico desses compostos (55,7% dos casos), fazendo com que esses pacientes não tenham as orientações dadas por profissionais médicos com relação à aplicação.

Os sinais mais frequentemente relatados nos casos de contaminação exógena são: pubarca precoce (100% dos casos), aumento peniano ou do clitóris (85,7%) e aumento da velocidade de crescimento (85,7%).

Do ponto de vista laboratorial, deve chamar a atenção a elevação isolada de testosterona.

A evolução dessas crianças depende muito do período de tempo em que elas ficaram expostas à testosterona exógena, mas há pouco estudos de acompanhamento a longo prazo após a suspensão da exposição. É descrito que, em alguns casos, o aumento peniano/clitóris pode não ser revertido após a retirada da exposição à testosterona.

REFERÊNCIAS

1. Cabrera SM, Rogol AD. Testosterone exposure in childhood: discerning pathology from physiology. Expert Opin. Drug Saf. 2013;12(3):375-88.
2. Martinez-Pajares JD, Diaz-Morales O, Ramos-Diaz JC, Gomez-Fernandez E. Peripheral precocious puberty due to inadvertent exposure to testosterone: case report and review of the literature. J Pediatr Endocr Met. 2012;25(9-10):1007-12.
3. Ramos CO, Macedo DB, Bachega TASS, Nascimento ML, Madureira G, Latronico AC, et al. Premature pubarche due to exogenous testosterone gel or intense diaper rash prevention cream use: a case series. Horm Res Paediatr. 2019;91(6):411-5.

Caso 3.5.4.1

Leandra Steinmetz

HISTÓRIA

Menina, 3 anos e 5 meses, natural e procedente de São Paulo-SP.
Sangramento vaginal há 6 dias.

HPMA

Mãe refere que há 6 dias a paciente iniciou quadro de sangramento vaginal, em pequena quantidade, diário. Acompanhando o quadro, relata aparecimento de mamas aos 2 anos e 10 meses, com aumento progressivo desde então.

Mãe acha que a paciente vem crescendo mais rápido nesse período. Nega uso de medicação.

Nega sinais de virilização, alterações comportamentais, cefaleia, alterações visuais.

Não havia história de corpo estranho na vagina ou contato sexual inadequado.

Antecedentes

2ª gestação, 2G2P0A. Pré-natal adequado. Sem intercorrências.

Nega uso de medicações durante a gestação. Nega virilização durante a gestação. RNT, 37 semanas. Parto normal, sem intercorrências. Apgar 8/9.

Peso nascimento: 2.825 g. Comprimento 48,5 cm (AIG).

Nega consanguinidade na família.

Pai, 36 anos, saudável, estatura: 178,5 cm.

Mãe, 29 anos, saudável, estatura: 155 cm, menarca: 11 anos.

Estatura alvo: 160,2 cm.

EXAME FÍSICO

- Exame geral sem alterações.
- Peso: 17 kg (z-escore +1,5), estatura: 104,5 cm (z-escore +1,0) mostrados na **Figura 1**. IMC: 15,56 kg/m^2 (z-escore +0,18).
- Sem manchas café com leite na pele; M4P1 (**Figura 2**).

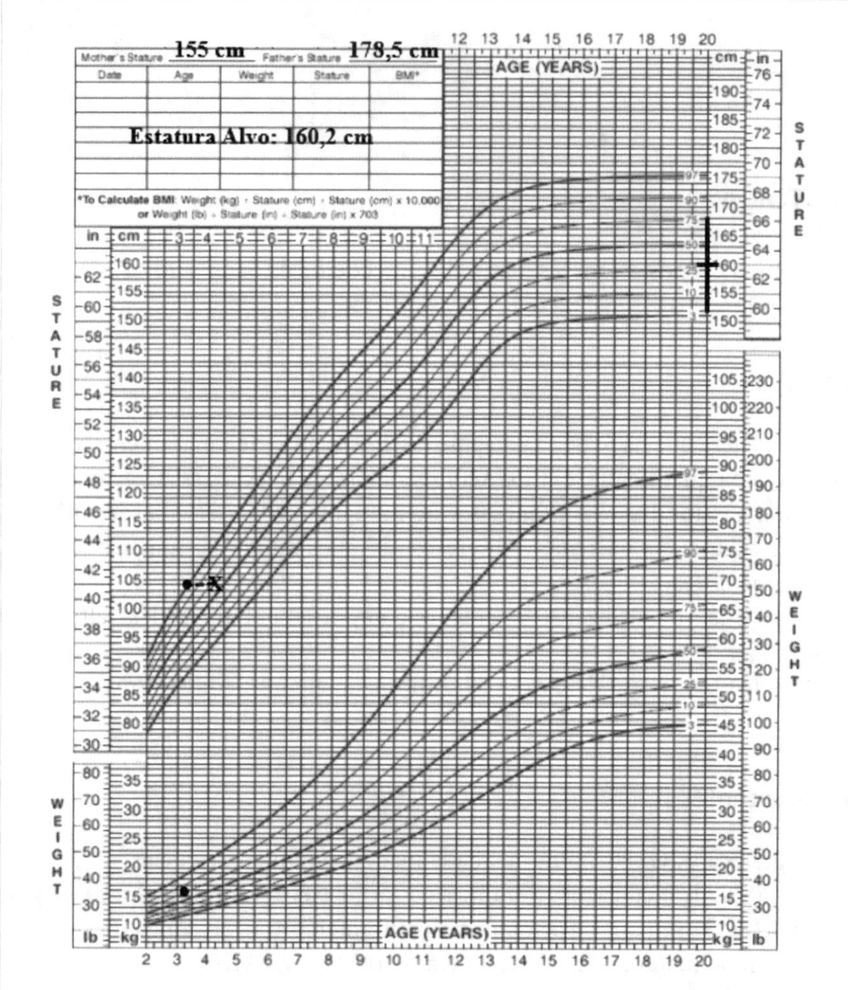

FIGURA 1

Fonte: National Center for Health Statistics and National Center for Chronic Disease Prevention and Health Promotion, 2000. http://www.cdc.gov/growthcharts

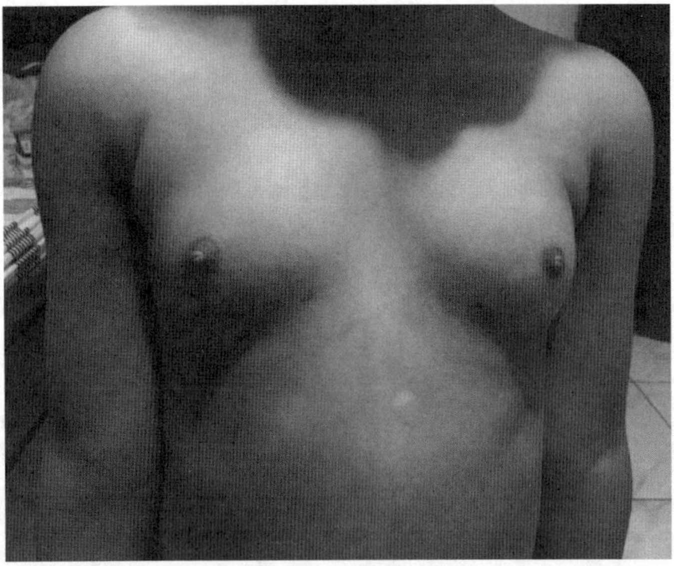

FIGURA 2 Foto evidenciando puberdade com desenvolvimento mamário.

DIAGNÓSTICO INICIAL

- Puberdade precoce.

EXAMES SUBSIDIÁRIOS

- Bioquímicos: exames a seguir realizados e normais: hemograma, creatinina, TGO; TGP; gama-GT, cálcio, fósforo e fosfatase alcalina.
- Hormonais: TSH e T4 livre normais; LH < 0,1 UI/L; FSH < 0,05 UI/L; estradiol 221 pg/mL; beta-HCG não reagente; alfafetoproteína (AFP) normal.
- Imagem: radiografia de mão e punho esquerdos: IO 4 anos e 2 meses (IC 3 anos e 5 meses).
- Ultrassom pélvico: útero: fundo > colo; ecoendometrial > 0,18; volume uterino 13,0 cm^3; ovário direito: 0,6 cm^3; ovário esquerdo: 29 cm^3 – massa heteroecoica mista cística/sólida: 4,0 × 2,4 × 4,5 cm.
- Tomografia computadorizada pélvico-abdominal confirmou massa heterogênea em ovário esquerdo. Nenhuma outra anormalidade abdominal ou pélvica foi observada e não houve evidência de linfadenopatia.
- RNM hipotálamo-hipofisária: sem alterações.
- Cintilografia óssea: sem alterações.

CONDUTA/TRATAMENTO

- Encaminhado para cirurgia para biópsia e conduta cirúrgica e para a equipe de oncologia.

EVOLUÇÃO RESUMIDA

A paciente foi submetida a salpingo-oforectomia à esquerda e evoluiu sem progressão dos caracteres sexuais e sem novos episódios de sangramentos.

Após 3 meses de evolução, os pais já referiam regressão das mamas.

No exame macroscópico, o ovário esquerdo estava substituído por uma massa cinzenta com componentes sólidos e císticos e áreas hemorrágicas. A microscopia mostrou proliferação de células estromais com alta atividade mitótica e atípica celular de baixo grau. O diagnóstico foi tumor ovariano de células da granulosa juvenil.

No seguimento, após 6 meses, a menor já apresentava LH < 0,15 UI/L, FSH < 0,6 UI/L e estradiol < 17 pg/mL. Após um ano de seguimento, não apresentava mais sinais de evolução puberal ou recidivas tumorais. Segue acompanhamento com a equipe de oncologia.

DIAGNÓSTICO DEFINITIVO

- Puberdade precoce periférica por tumor de células da granulosa.

COMENTÁRIOS

Essa paciente representa um desafio diagnóstico, pois a paciente apresenta sangramento vaginal precoce e uma rápida progressão da puberdade com concentrações altas de estrogênio, levantando a hipótese de puberdade precoce periférica (PPP). Nesses casos, devemos também lembrar da possibilidade de uso exógeno de hormônios. Alguns exames importantes para o diagnóstico diferencial estão ilustrados na **Tabela 1**.

A PPP é caracterizada pelo excesso de produção de andrógenos ou estrogênios periféricos pelas gônadas ou pelas suprarrenais, ou ainda por produção ectópica (tumor de células germinativas) ou de origem exógena. Nesses casos, os valores de gonadotrofinas estão suprimidos e o eixo gonadotrófico permanece inativado.

TABELA 1 Exames importantes para o diagnóstico diferencial da PPP em meninas e a correlação com o diagnóstico

Exame	Resultado	Diagnóstico
TSH	alto	PPP por alteração tireoidiana
Cintilografia óssea Mutação da proteína G	alterada	Síndrome McCune-Albright
DHEA-S	alta	Tumor adrenal
Marcadores tumorais (beta-hCG, alfafetoproteína, CEA, DHL)	positivos	Coriocarcinoma, câncer embrionário, disgerminoma, tumor misto de células germinativas

Como na nossa paciente, uma das causas de PPP é a produção hormonal por tumor ovariano. Os principais diagnósticos diferenciais em que precisamos pensar são com a síndrome de McCune-Albright e o uso exógeno de estrogênios.

Os tumores ovarianos são raros em crianças e adolescentes. As neoplasias ovarianas malignas compreendem aproximadamente 1% de todos os cânceres infantis e representam os tumores ginecológicos mais comuns. Oitenta por cento são tumores de células germinativas e apenas 5-8% dos casos são de origem do estroma do cordão sexual. Os tumores de células da granulosa (TCG) são um grupo de tumores estromais do cordão sexual que produzem estrogênio que representam aproximadamente 2% de todos os tumores ovarianos. Com base nas características histológicas e na idade de início, esses tumores são divididos em tipo adulto (95% dos casos) e tipo juvenil (5% dos casos). PPP, sangramento vaginal e menstruação irregular são apresentações comuns desses tumores associados a alterações hormonais.

Os tumores ovarianos podem ser divididos em tumores de células estromais do cordão sexual e os de células germinativas. Os tumores de células germinativas são os tumores ovarianos mais comuns em crianças. Eles incluem disgerminomas, teratomas e carcinomas embrionários. Podem causar PPP por secreção de hCG, que atua no receptor LH no tecido gonadal para estimular a produção de esteroides sexuais.

Os tumores de células da granulosa (TCG) são os tumores de células estromais mais comuns na população pediátrica. A PPP é vista em até 70% dos TCG. As crianças afetadas podem manifestar sinais de exposição a andrógenos e/ou estrogênio. Em geral, o USG evidencia a presença do tumor unilateral, e ocorre aumento dos valores séricos de estradiol acompanhados de gonadotrofinas suprimidas. O TCG pode secretar inibina e AMH, os quais podem ser usados como marcadores tumorais. Esses tumores têm prognóstico favorável, e a salpingo-oforectomia é considerada curativa.

Essa paciente nos mostrou que quando temos uma evolução rápida da puberdade precoce devemos ficar atentos para causas de PPP, e descartar tumores é essencial no diagnóstico diferencial.

REFERÊNCIAS

1. Dayal D, Seetharaman K, Menon P, Aggarwal A, Das G, Srinivasan R. An intriguing case of precocious puberty due to an ovarian mass in an infant. Pediatr Endocrinol Diabetes Metab. 2019;25(2):90-4.
2. Fleming NA, de Nanassy J, Lawrence S, Black AY. Juvenile granulosa and theca cell tumor of the ovary as a rare cause of precocious puberty: case report and review of literature. J Pediatr Adolesc Gynecol. 2010;23(4):e127-e131.
3. Haddad NG, Eugster EA. Peripheral precocious puberty including congenital adrenal hyperplasia: causes, consequences, management and outcomes. Best Pract Res Clin Endocrinol Metab. 2019;33(3):101273.
4. Takayasu H, Masumoto K, Tanaka N, Aiyoshi T, Sasaki T, Ono K, et al. A clinical review of ovarian tumors in children and adolescents. Pediatr Surg Int. 2020;36(6):701-9.

Caso 3.5.4.2

Leandra Steinmetz

HISTÓRIA

Menino, 6 anos, natural de São Paulo. Encaminhado por aumento de pênis e pelos pubianos há 5 meses, com aumento progressivo.

HPMA

Há 5 meses o paciente iniciou com pelos pubianos e aumento peniano, referindo ereções frequentes. Nega uso de medicação via oral ou pomadas na criança ou em outros familiares. Alimentação, vacinação, esportes e sono adequados. Não apresentava queixas adicionais.

Antecedentes

Primeira gestação. Pré-natal sem intercorrências; parto normal; PN: 3.000 g; CN: 49 cm; Apgar 8 e 10. Ingestão alimentar em quantidade e qualidade adequadas. Nega doenças crônicas ou uso crônico de medicações. Nega internações ou história de fraturas.

Nega consanguinidade na família.

Pai, 36 anos, saudável, estatura: 171 cm.

Mãe, 34 anos, hipertensa, estatura: 158 cm, menarca: 12 anos.

EXAME FÍSICO

- Exame geral sem alterações.
- Peso: 22 kg (Z: 0,62); estatura: 119 cm (Z: 0,49). Mostrados na **Figura 1**.

- Sem manchas café com leite.
- P3G3.
- Pênis 7 cm, testículo direito: 2 mL; testículo esquerdo: 5 mL sem massas palpáveis, globalmente endurecido e indolor à palpação (**Figura 2**).

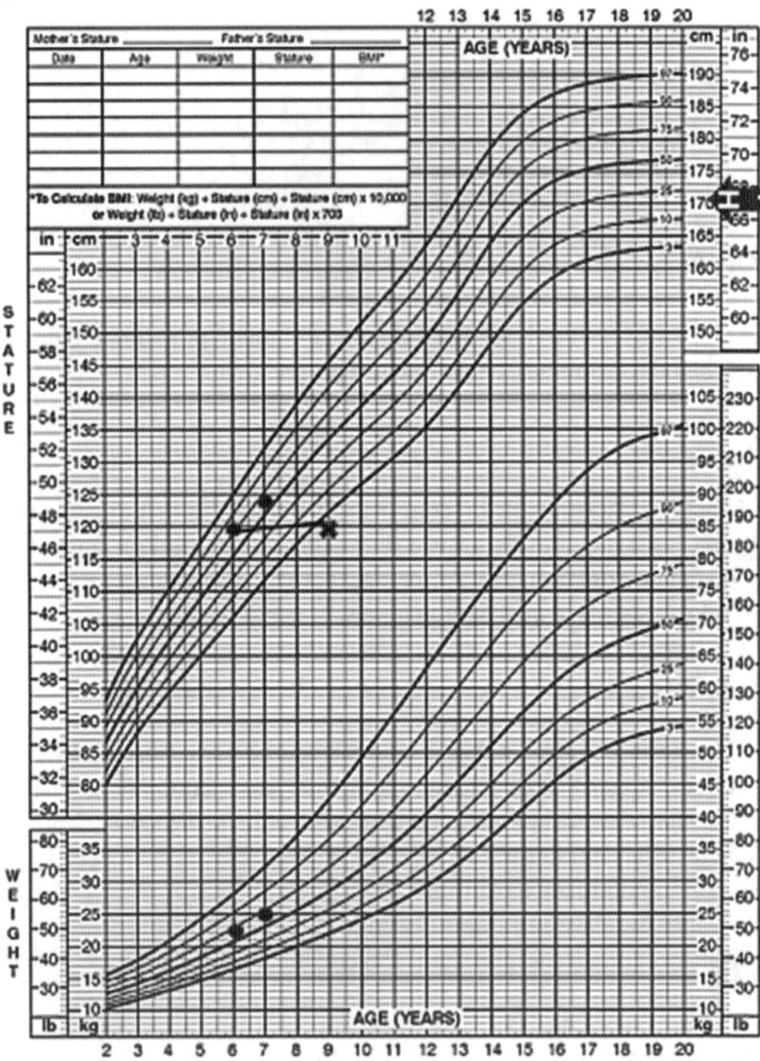

FIGURA 1 Curva de altura e peso no diagnóstico e 1 ano após.
Fonte: National Center for Health Statistics and National Center for Chronic Disease Prevention and Health Promotion, 2000.
http://www.cdc.gov/growthcharts

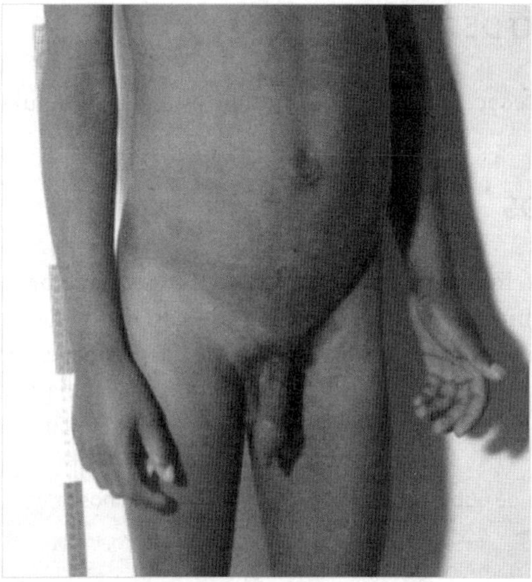

FIGURA 2 Foto do paciente na primeira consulta.

DIAGNÓSTICO INICIAL

- Puberdade precoce.

EXAMES SUBSIDIÁRIOS

- Bioquímicos: exames a seguir realizados e normais: hemograma, creatinina, TGO; TGP; gama-GT, cálcio, fósforo e fosfatase alcalina.
- Hormonais: TSH e T4 livre normais; testosterona: 210 ng/dL; LH < 0,1 U/L; FSH < 0,05 U/L; beta-hCG e alfafetoproteína normais.
- Imagem: idade óssea: 9 anos; USG testicular: lesão heterogênea envolvendo todo o testículo esquerdo com muitas micro e macrocalcificações e aumento da vascularização. Volume do testículo esquerdo: 5 mL; direito: 2,2 mL. Tomografia de abdome: normal.

CONDUTA/TRATAMENTO

- Encaminhado para cirurgia para biópsia e conduta cirúrgica.

DIAGNÓSTICO DEFINITIVO

- Puberdade precoce periférica por tumor testicular de células de Leydig.

COMENTÁRIOS

O diagnóstico inicial do nosso paciente foi puberdade precoce (PP) por se tratar de um menino de 6 anos com sinais de desenvolvimento puberal. Após exames iniciais, definiu-se que a PP era periférica, pois apresentava altos níveis de testosterona com supressão de gonadotrofinas. A **Tabela 1** mostra as causas de PP periférica em meninos para o diagnóstico diferencial.

TABELA 1 Causas de puberdade precoce periférica em meninos

Gonadal
• Síndrome de McCune-Albright • Testotoxicose (mutação ativadora do receptor de LH) • Tumores testiculares
Adrenal
• Hiperplasia adrenal congênita • Adenoma adrenal • Carcinoma adrenal
Tumores produtores de hCG
• Sistema nervoso central: corioepitelioma, disgerminoma, teratoma • Coriocarcinoma, hepatoma, hepatoblastoma, teratoma
Genéticas
• Mutações ativadoras no gene do receptor do LH (testotoxicose) • Mutações no gene da subunidade alfa da proteína Gs (síndrome de McCune-Albright) • Mutações no gene *CYP21* • Mutações nos genes *CYP11* e *3-beta-HSD 2* • Mutações no gene da aromatase (*CYP19*) • Mutações no gene do receptor de glicocorticoide
Outros
• Hipotireoidismo primário • Iatrogênico

A puberdade precoce em meninos é definida como a presença de aumento testicular, crescimento peniano ou pelos pubianos antes dos 9 anos de idade. As causas da puberdade precoce podem ser categorizadas em duas entidades distintas; puberdade precoce central, que envolve um aumento do GnRH, e puberdade precoce periférica, que ocorre com baixos níveis de GnRH. Na puberdade precoce periférica, as alterações são mediadas por hormônios esteroides sexuais endógenos ou exógenos, independentemente da estimulação com GnRH. Existe um amplo espectro de etiologias congênitas e adquiridas. A hiperplasia adrenal congênita é de longe a causa congênita mais comum; outras causas menos comuns incluem a síndrome de McCune-Albright e a puberdade precoce limitada por homens. As causas adquiridas incluem tumores adrenais, testiculares e raramente gonadotrofina coriônica humana (hCG) ou secretores de LH.

Como nosso paciente apresentava assimetria dos testículos, a hipótese de tumor testicular ganhou força e foi confirmada com exames de imagem e a biópsia de congelação.

Os tumores testiculares representam apenas 1% dos tumores de toda a infância. A maioria dos tumores testiculares é originária das células germinativas (77,4%) e até 7,1% de células do estroma ou de outro subtipo de célula.

Os tumores de células de Leydig são os tumores produtores de hormônios mais comuns dos testículos, e meninos pré-púberes apresentam sinais de virilização com avanço da idade óssea. Pode aparecer ginecomastia devido à produção de estrogênio pelo tumor ou aromatização da testosterona ao estrogênio. O exame físico revela testículos assimétricos. Os achados laboratoriais consistem em testosterona elevada e gonadotrofinas suprimidas. Os LCT são tipicamente benignos em crianças, e a orquiectomia é considerada curativa. Os tumores testiculares são incomuns em crianças, representando apenas 1% de todos os tumores infantis.

O diagnóstico do nosso paciente foi confirmado por histologia e a cirurgia foi realizada sem intercorrências. Não foram observadas complicações durante o acompanhamento, sem evolução da puberdade ou maior avanço da idade óssea.

REFERÊNCIAS

1. Bradley SH, Lawrence N, Steele C, Mohamed Z. Precocious puberty. BMJ. 2020;368:l6597.
2. García González M, Casal-Beloy I, Somoza Argibay I, Dargallo Carbonell T. Atypical presentation of Leydig cell tumour in three prepubertal patients: diagnosis, treatment and outcomes. J Pediatr Endocrinol Metab. 2019;32(4):369-74.
3. Haddad NG, Eugster EA. Peripheral precocious puberty including congenital adrenal hyperplasia: causes, consequences, management and outcomes. Best Pract Res Clin Endocrinol Metab. 2019;33(3):101273.
4. Luckie TM, Danzig M, Zhou S, Wu H, Cost NG, Karaviti L, et al. A multicenter retrospective review of pediatric leydig cell tumor of the testis. Pediatr Hematol Oncol. 2019;41(1):74-6.
5. Olivier P, Simoneau-Roy J, Francoeur D, et al. Leydig cell tumors in children: contrasting clinical, hormonal, anatomical, and molecular characteristics in boys and girls. J Pediatr. 2012;161(6):1147-52.

Caso 3.5.4.3

Caroline Rosa Pellicciari
Cristiane Kochi

HISTÓRIA

Menina, 4 anos e 2 meses, natural de São Paulo. Encaminhada por aumento de pelos pubianos há 7 meses e mamas há 5 meses.

HPMA

Paciente com queixa de aumento de pelos pubianos há 7 meses e mamas há 5 meses de evolução, de caráter progressivo. Paciente não apresentava engrossamento da voz, acne ou sinais de hipertrofia muscular. Negava uso de medicações exógenas, tanto via oral quanto tópica.

Antecedentes

Primeira filha de gestação sem intercorrências; parto normal; RNT, PN: 3.150 g; CN: 49 cm; Apgar 9 e 10. Nega doenças crônicas. Vacinação regular. Nega uso crônico de medicações.

Pais eutróficos; estatura mãe: 169,8 cm (p75) e menarca aos 12,5 anos; estatura pai: 180 cm (p75). Nega consanguinidade na família. Nega história de câncer de tireoide ou de bócio na família, negava outras doenças.

EXAME FÍSICO

Paciente em bom estado geral, descorada (1+/4+), hidratada, ativa e reativa. Apresentava massa palpável em região de hipogástrio até o limite da cicatriz umbilical. Ausência de manchas hipercrômicas. Peso: 23,8 kg (> p95); estatura:

116 cm (> p95 /z-score: +2,47), mostrados na **Figura 1**. Estágio puberal: M3P4, sem clitoromegalia. PA 90 × 60 mmHg.

DIAGNÓSTICO INICIAL

- Puberdade precoce a/e.
- Adrenarca precoce a/e.

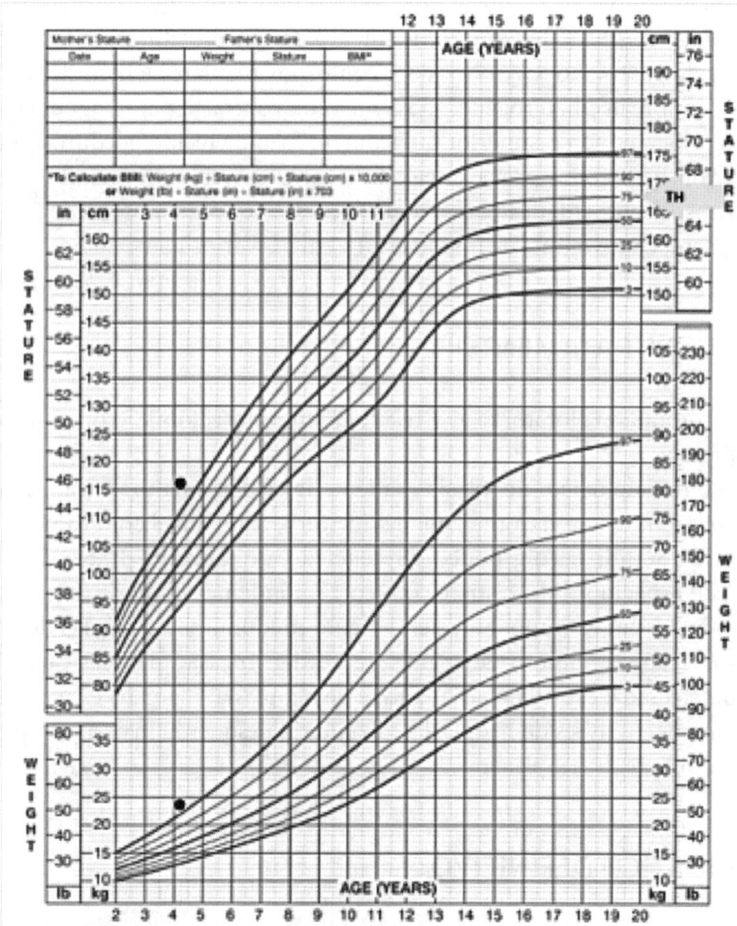

FIGURA 1 Peso e estatura ao diagnóstico.
Fonte: National Center for Health Statistics and National Center for Chronic Disease Prevention and Health Promotion, 2000. http://www.cdc.gov/growthcharts

EXAMES SUBSIDIÁRIOS

- Hormonais basais: LH <0,100 mUI/mL, FSH <0,100 mUI/mL, androstenediona 9,90 ng/mL, testosterona total 258 ng/mL, DHEA 9,8 ng/mL, DHEA-S 94,6 ug/dL, estradiol 71 pg/mL (VR < 12), alfafetoproteína 1,40 ng/mL (VR até 7,0 ng/mL), beta-HCG 10,55 mUI/mL (VR duvidoso 5,01-24,99 mUI/mL), CEA 0,71 ng/mL (até 5,0 ng/mL) e CA-125 23 U/mL (VR < 18).
- Imagem: idade óssea: 5 anos e 4 meses (IC: 3 anos e 8 meses).
- RNM de abdome e pelve evidenciou: volumosa formação sólida expansiva, ocupando praticamente toda a escavação pélvica, deslocando posteriormente o útero e alças cólicas adjacentes e inferiormente a bexiga urinária, sem nítidos sinais de comprometimento de tais estruturas. A lesão mede cerca de 10,2 × 7,6 × 7,3 cm, com contornos regulares e bem definidos, e apresenta realce heterogêneo pelo meio de contraste paramagnético, com área cística no terço superior que contém foco de tecido gorduroso no seu interior, bem como provável calcificação. Útero em anteversoflexão, com dimensões aumentadas para a idade e contornos regulares; mede 5,6 × 2,0 × 3,1 cm, com volume estimado em 18 cm^3. Ovários não caracterizados.

CONDUTA/TRATAMENTO

- Laparotomia exploratória que resultou em ooforectomia e omentectomia esquerda.
- Anatomopatológico: neoplasia maligna de células imaturas grandes e pequenas em meio a estroma gonadal imaturo, compatível com tumor de células de Sertoli-Leydig pouco diferenciado, de tamanho 10,5 × 7,5 × 4,5 cm, de aspecto sólido-cístico, com correspondente sólido de 8,5 cm e cístico de 2,5 cm. Componente celular com predomínio de células de Sertoli em relação ao número de células de Leydig. Invasão neoplásica vascular não detectada; cápsula ovariana livre de neoplasia; margens cirúrgicas circunferenciais livres de neoplasia; tuba uterina esquerda livre de neoplasia e omento livre de neoplasia.

DIAGNÓSTICO DEFINITIVO

- Puberdade precoce periférica devido ao tumor de ovário com células de Sertoli-Leydig.

EVOLUÇÃO RESUMIDA

Considerando a presença de tumor restrito ao ovário, optou-se por manter acompanhamento clínico e hormonal. Exames laboratoriais no pós-operatório (7º PO) demonstraram queda dos níveis de testosterona para 40 ng/mL, estradiol para 66 pg/mL, androstenediona para 0,1 ng/mL e DHEA-S para < 15 ug/dL. Em menos de um mês após a cirurgia ocorreu redução das mamas.

Como esses tumores podem estar associados com anomalias congênitas da genitália interna ou à síndrome da insensibilidade androgênica, foi realizado cariótipo que evidenciou 46,XX (50 metáfases analisadas), pesquisa de SRY e TSPY negativas em sangue periférico. E, para estudo complementar, realizamos estudo imuno-histoquímico que revelou o seguinte perfil de expressão das células de Leydig: positividade para FOXL2 e SRY **(Figura 2** e **Figura 3)** e o perfil das células de Sertoli foi: positividade em FOXL2, SRY e expressão focal de SOX9 em menos de 20% **(Figura 4)**.[1]

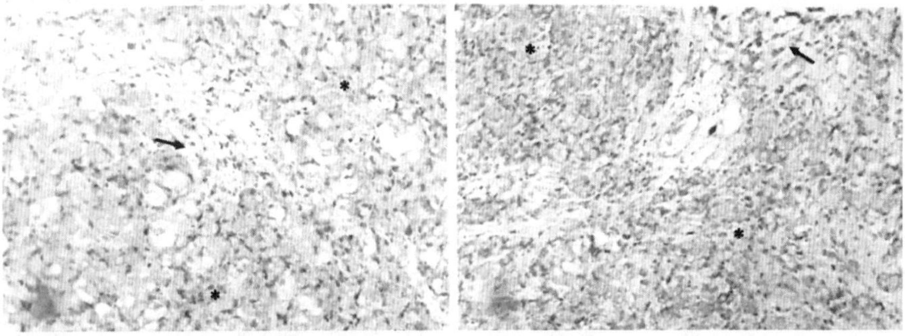

FIGURA 2 FOXL2 positivo em células de Sertoli (*) e Leydig (seta). Aumento 10 x. (Ver Encarte de imagens no final do livro.)

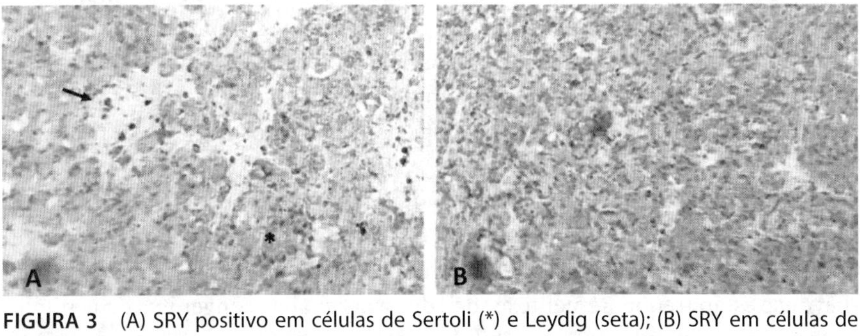

FIGURA 3 (A) SRY positivo em células de Sertoli (*) e Leydig (seta); (B) SRY em células de Sertoli. Aumento 10 x. (Ver Encarte de imagens no final do livro.)

1 Agradecimento especial ao Dr. Gil Guerra-Júnior e ao Laboratório de Citogenética Humana (Unicamp), que foram os responsáveis por esta análise.

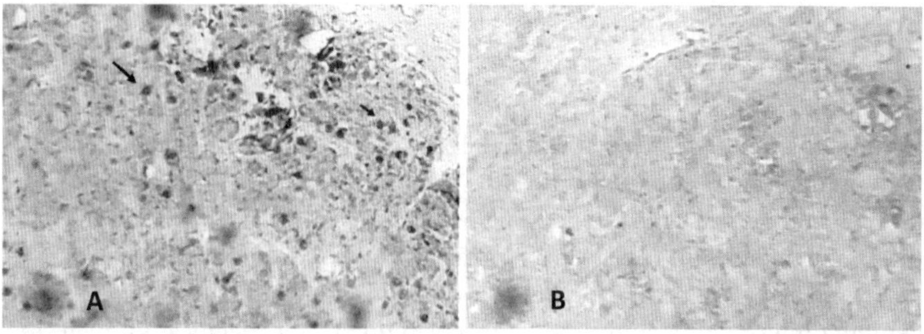

FIGURA 4 (A) SOX9 positivo em células de Sertoli (seta) – menos de 20% (A) e negativo em 80% (B). Aumento 10 x. (Ver Encarte de imagens no final do livro.)

Paciente seguiu acompanhamento clínico, hormonal e complementar com exames de imagem. Com 7 anos de idade, apresentou aceleração de velocidade de crescimento com avanço de idade óssea, com exames hormonais: LH 0,85 mUI/mL, FSH 5,77 mUI/mL, testosterona 0,03 ng/mL, DHEA-S 19,8 ug/dL, estradiol 5,0 pg/mL.

Optou-se por iniciar bloqueio puberal com agonista de GnRH (leuprorrelina 11,25 mg a cada 84 dias), em uso até o momento, com boa resposta terapêutica (**Figura 5**).

COMENTÁRIOS

Os tumores de células de Sertoli-Leydig são raros, e poucos são os casos na literatura descritos na faixa etária pediátrica. Esse tipo de neoplasia representa < 0,2% dos tumores de ovários.

Os tumores bem diferenciados podem ser produtores de hormônios esteroides, devendo ser suspeitados em pacientes com sintomas de excesso de estrogênio (puberdade precoce, sangramento uterino anormal e hiperplasia endometrial ou carcinoma endometrioide) ou sinais de excesso de androgênio (hirsutismo, virilização, acne e alopecia) associados à presença de massa ovariana.

Os tumores de células de Sertoli-Leydig diferenciados ocorrem em todas as faixas etárias, mas são mais frequentes em mulheres jovens com idade média de 25 anos. Eles representam 10% de todos os tumores de células de Sertoli-Leydig e estão frequentemente associados a anomalias congênitas da genitália interna ou à síndrome da insensibilidade androgênica.

Geralmente são unilaterais (somente 1,5% são bilaterais), e a maioria dos tumores está confinada ao ovário, sendo que em 97% dos casos são estágio 1 ao

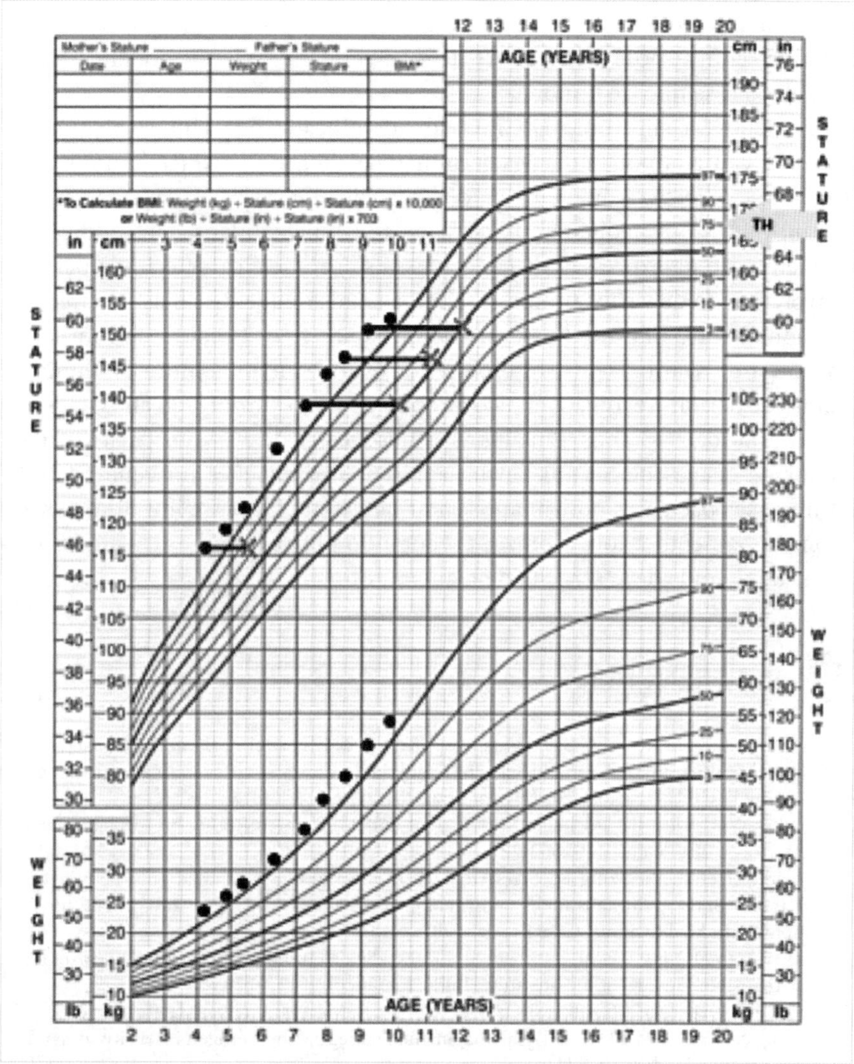

FIGURA 5 Evolução pôndero-estatural.
Fonte: National Center for Health Statistics and National Center for Chronic Disease Prevention and Health Promotion, 2000. http://www.cdc.gov/growthcharts

diagnóstico. O achado ultrassonográfico mais frequente é de massa sólida, mas a imagem de lesão multicística e multilobulada sem área sólida também pode aparecer. A dosagem elevada pré-operatória de CEA 125 pode estar presente em cerca de 20% das pacientes.

O prognóstico desses tumores é bom; no tumor bem diferenciado o potencial maligno é zero.

O tratamento é sempre cirúrgico, mas deve-se ter precaução durante o ato cirúrgico com as possíveis malformações de ureter e rim, que podem estar associadas a esse tipo de tumor.

Em 2009, a síndrome DICER1 foi identificada por Hill et al. (OMIM 601200), causada por mutações germinativas do gene *DICER1* (cromossomo 14q32.13). A Dicer é uma enzima que participa de várias etapas na formação dos miRNA (RNA pequenos, de cerca de 20-22 nucleotídeos, não codificantes, que tem ação na expressão de genes). Essa síndrome é caracterizada pelo desenvolvimento de vários tumores, sendo os mais frequentes: blastoma pleuropulmonar, bócio multinodular, carcinoma papilífero de tireoide, nefroma cístico, tumor de ovário. Dentre os tumores de ovário, o mais comum é o tumor de células de Sertoli-Leydig, com pico de aparecimento entre 10-25 anos, mas que pode variar de 2-45 anos. Em alguns estudos, cerca de 50% dos pacientes com tumor de células de Sertoli-Leydig apresentam mutações no gene *DICER1*. Como esses pacientes podem apresentar outras alterações, é importante fazer acompanhamento a longo prazo, procurando outros tumores. A ultrassonografia de tireoide deve ser feita de maneira rotineira.

REFERÊNCIAS

1. Apellaniz-Ruiz M, Kock L, Sabbaghian N, Guaraldi F, Ghizzoni L, Beccuti G, Foulkes WD. Familial multinodular goiter and Sertoli-Leydig cell tumors associated with a large intragenic in-frame DICER1 deletion. Eur J Endocrinol. 2018;178:K11-K19.
2. Foulkes WD, Priest JR, Duchaine TF. DICER1: mutations, microRNAs and mechanisms. Nat Rev Cancer. 2014 Oct;14(10):662-72.
3. Giacinto P, et al. Virilizing Leydig-sertoli cell ovarian tumor associated with endometrioid carcinoma of the endometrium in a postmenopausal patient: case report and general considerations. Clin Med Insights: Case Reports. 2012;5:149-53.
4. Lou W, Cao D, Yang J, et al. Retiform Sertoli-Leydig cell tumor of ovary in a 9-year-old girl: case report and review of the literature. Int J Clin Oncol. 2011;16:705-8.
5. Ozülker T, Ozpaçaci T, Ozülker F, Ozekici U, Bilgiç R, Mert M. Incidental detection of Sertoli--Leydig cell tumor by FDG PET/CT imaging in a patient with androgen insensitivity syndrome. Ann Nucl Med. 2010;24(1):35-9.
6. Rutgers JK. The case reported as bilateral Sertoli-Leydog cell tumors in a 61-year-old woman with uterine aplasia may instead represent complete androgen insensitivity syndrome. Int J Gynecol Pathol. 2011;30(4):395.
7. Tavassoli FA, Mooney E, Gersell DJ, et al. Sex cord-stromal tumours. In: Tavassoli FA, Devilee P (eds.). World Health Organization Classification of Tumours: pathology and genetics of tumours of the breast and female genital 5. Organs. Lyon, France: International Agency for Research on Cancer; 2003:146-61.
8. Turkyilmaz, Z, Karabulut, R, et al. Recurrent Sertoli-Leydig cell tumor of ovary in 8-year-old girl. Scottish Med J. 2016;61(1):56-9.
9. Young RH, Scully RE. Ovarian Sertoli-Leydig cell tumors: a clinicopathological analysis of 207 cases. Am J Surg Pathol. 1985;9:543-69.

Caso 3.5.4.4

Rosana Marques Pereira

HISTÓRIA

Menino, 7 anos e 11 meses, procedente de São José dos Pinhais – PR. Paciente encaminhado pela dentista por apresentar acne e buço, atendido em setembro de 1998.

HPMA

Aos 3 anos de idade apresentou pubarca, seguida por axilarca, aumento progressivo do tamanho do pênis e mudança no timbre da voz. Há 1 ano surgiram comedões na face e no buço. Sempre foi alto e tem ótimo apetite.

Antecedentes

Gestação sem intercorrências; parto vaginal, a termo (não sabe informar a idade gestacional); PN: 3.900 g; CN: não sabe informar, sem dados da carteira de nascimento. Nega intercorrências neonatais.

Estatura da mãe 158 cm (p25); estatura do pai ± 160 cm (2 cm < p3); irmã com 11 anos, saudável, é mais baixa que o paciente.

EXAME FÍSICO

- Estatura: 134,7 cm (p90); peso: 37,4 kg (p97), mostrados na **Figura 1**.
- PA: 110/60 mmHg.
- Acne grau II na face; buço. Voz grave.
- Hipertrofia da musculatura dos membros inferiores.

- Abdome: distendido, com massa visível no quadrante superior esquerdo, que tem consistência firme e estende-se 10 cm abaixo do rebordo costal esquerdo e até a linha média, indolor.
- Genitália: P3 (Tanner); testículos com 3 cm^3; pênis com 9 cm, calibre aumentado.

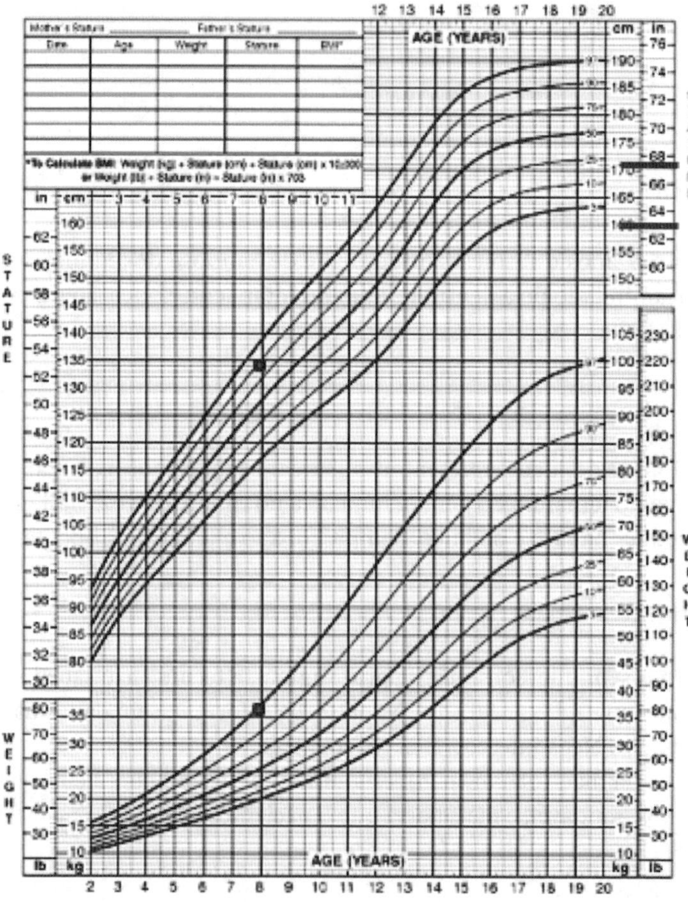

FIGURA 1

Fonte: National Center for Health Statistics and National Center for Chronic Disease Prevention and Health Promotion, 2000.
http://www.cdc.gov/growthcharts

DIAGNÓSTICO INICIAL

- Síndrome adrenogenital.
- Tumor do córtex adrenal, virilizante.

EXAMES SUBSIDIÁRIOS

- Bioquímicos: exames a seguir realizados e normais: hemograma, sódio, potássio, TGO, TGP, fosfatase alcalina.
- LDH: 1.236 U/L (VR 225-450).
- Hormonais basais: DHEA-S: 5.442,4 mcg/dL (VR 35-200); testosterona: 2.684 ng/dL (VR < 60 ng/dL); 17-OHP: 23,14 ng/mL (VR até 0,6 ng/mL).
- Cortisol (ritmo): 8 h: 14,89 mcg/dL; 16 h: 13,75 mcg/dL; 23 h: 7,58 mcg/dL.
- RX de mãos e punhos para idade óssea: 13 anos (idade cronológica de 7 anos e 11 meses).

Tomografia computadorizada de abdome:

Presença de volumoso processo expansivo, heterogêneo, com múltiplas calcificações inclusas, ocupando o hemiabdome à esquerda. Essa lesão promove compressão e deslocamento das estruturas adjacentes, estando o pâncreas deslocado anteriormente e o rim esquerdo posterior e inferiormente. Observa-se também compressão sobre o baço. Não observamos plano de clivagem definido da lesão com as estruturas acima citadas. A lesão mede 19 × 12 cm.

Aorta e veia cava inferior aparentemente sem alterações, não são identificadas adenomegalias retroperitoniais.

Conclusão: volumoso processo expansivo localizado na topografia da glândula adrenal esquerda, ocupando o hemiabdome deste lado, com compressão e deslocamento das estruturas adjacentes, sem plano de clivagem definido da lesão com estas. Sugere-se a possibilidade de carcinoma adrenal.

- Tomografia computadorizada de tórax: nódulo com 0,5 cm de diâmetro no segmento superior de lobo inferior esquerdo.
- Cavografia: normal.
- Molecular: mutação R337H do gene *TP53*.

DIAGNÓSTICOS DEFINITIVOS

- Tumor do córtex adrenal, estádio clínico IV.

- Virilização e hipercortisolismo (sem manifestações clínicas).

CONDUTA/TRATAMENTO

Exerese de tumor adrenal esquerda:

- Tumor completamente ressecado, sem rotura da cápsula. Exame anatomopatológico: carcinoma de córtex adrenal. Embolia vascular proeminente. Margens exíguas e em áreas coincidentes com a neoplasia. Necrose em 20% da amostra. Calcificação distrófica multifocal. Baixo índice mitótico.
- Ressecção em cunha de nódulo pulmonar no lobo inferior direito:
- Carcinoma metastático em tecido pulmonar.
- Quimioterapia adjuvante:
- Protocolo com cisplatina, etoposídeo e doxorrubicina, durante 8 meses, associados ao mitotano, mantido durante 18 meses.
- Reposição de glicocorticoide (prednisona) e mineralocorticoide (fludrocortisona) durante 24 meses.

EVOLUÇÃO RESUMIDA

Paciente mantido em tratamento com quimioterapia até junho de 1999. Nesse período houve perda de peso, porém manteve o crescimento acompanhando o p90.

Em outubro de 1999, aos 8 anos e 11 meses, foi atendido com queixa de aumento da pilificação pubiana. Ao exame clínico:

- Estatura: 140,9 cm (p90); peso: 37,9 kg (p97).
- Genitália: P5 (Tanner); testículos com 8-10 cm^3; pênis com 10 cm, calibre aumentado.

Resultados de exames laboratoriais subsequentes:

- DHEA-S: 154,29 ng/mL.
- Testosterona: 143 ng/dL.

  Teste do LHRH (método enzima-imunoensaio):
- FSH: 18,3/46,6/65,6/64,33 mUI/mL.
- LH: 2,92/66,93/73,42/61,51 mUI/mL.

RX de mãos e punhos para idade óssea: 14 anos e 6 meses (Greulich e Pyle).

- Conduta: prescrito análogo do GnRH – acetato de leuprorrelina, 7,5 mg a cada 25 dias. Esse tratamento foi mantido até os 13 anos e nesse período houve progressão lenta da idade óssea (**Figura 2**).

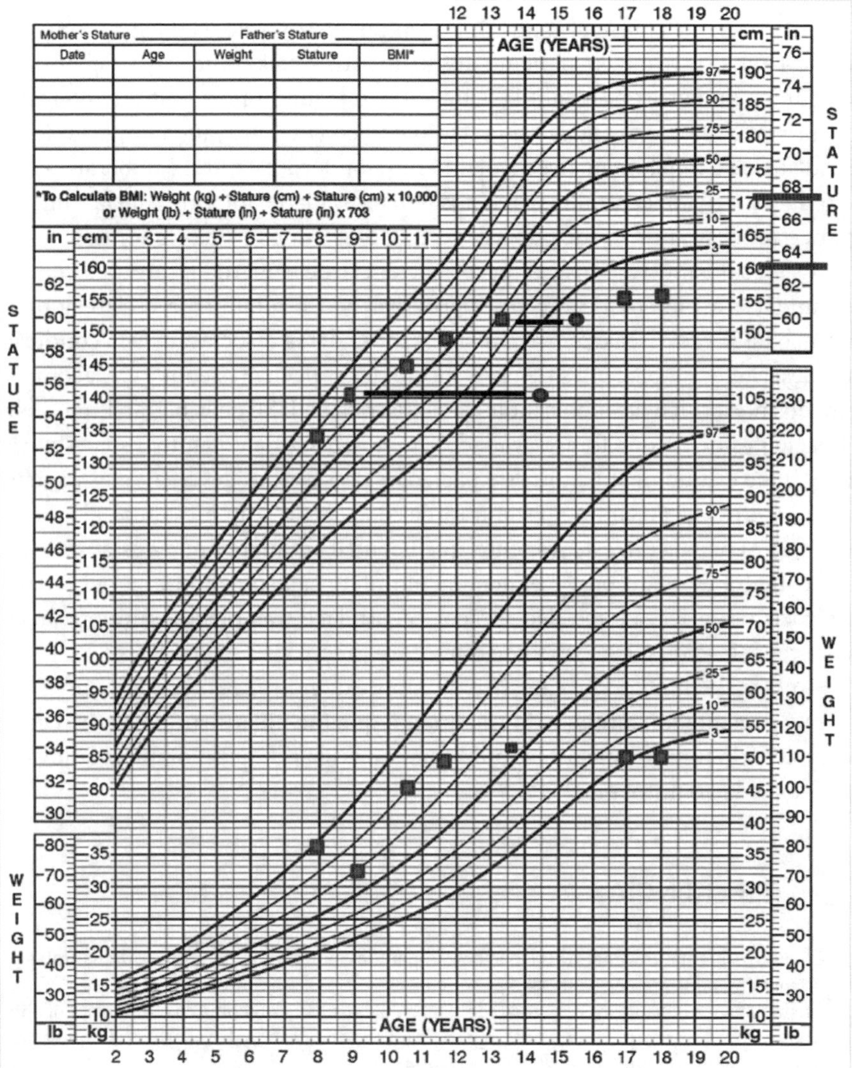

FIGURA 2
Fonte: National Center for Health Statistics and National Center for Chronic Disease Prevention and Health Promotion, 2000.
http://www.cdc.gov/growthcharts

A estatura adulta do paciente é 155 cm, 10,5 cm menor que a estatura alvo (165,5 cm).

COMENTÁRIOS

Este paciente apresentou um longo tempo de evolução da doença, com cerca de 4 anos entre o aparecimento dos primeiros sinais clínicos e o diagnóstico do tumor do córtex adrenal (TCA). O atraso resultou no significativo crescimento do tumor, classificado no estádio clínico (EC) 4, avanço importante da idade óssea e impacto no desenvolvimento pôndero-estatural e puberal. O início da puberdade central ocorreu aos 8,5 anos, idade anterior àquela mínima para o processo normal de puberdade, que é de 9 anos para os meninos.

O mecanismo responsável pela ocorrência de puberdade precoce central secundária à puberdade precoce periférica não é totalmente esclarecido. O avanço na idade óssea é provavelmente a causa dessa associação. Essa condição foi descrita em 7 pacientes de uma coorte de 63 pacientes com TCA acompanhados no serviço de endocrinologia pediátrica da USP de Ribeirão Preto e em 4 pacientes de 31 que foram avaliados no nosso serviço quanto à sua estatura final. Esse estudo não incluiu este paciente. Nessas duas descrições, os pacientes com PPC alcançaram a estatura final de acordo com a estatura alvo, fato que não ocorreu com este paciente, que ficou 10 cm menor que a estatura alvo. No entanto, este fato provavelmente é multifatorial, somando-se a puberdade precoce periférica, a puberdade precoce central e o tratamento quimioterápico com reposição de glicocorticoide durante 2 anos.

Apesar do limitado prognóstico de sobrevida nos pacientes com TCA e EC 4, este paciente foi curado pelo tratamento que incluiu a cirurgia de ressecção completa do tumor e metástase pulmonar, seguida por quimioterapia adjuvante associada ao mitotane.

REFERÊNCIAS

1. Lobe, MCS. Estatura final de 31 pacientes operados por tumor do córtex adrenal quando crianças ou adolescentes. Tese, 2007.
2. Michalkiewicz E, Sandrini R, Figueiredo B, et al. Clinical and outcome characteristics of children with adrenocortical tumors: a report from the International Pediatric Adrenocortical Tumor Registry. J Clin Oncol. 2004;22(5):838-45.
3. Pereira RM, Michalkiewicz E, Sandrini F, et al. Tumores do córtex adrenal na infância. Arq Bras Endocrinol Metab. 2004;48(5);651-8.
4. Stecchini MF, Braid Z, More C. Gonadotropin-dependent pubertal disorders are common in patients with virilizing adrenocortical tumors in childhood. Endocr Connect. 2019;8(5):579-89.

Seção 4

Atraso puberal

Coordenação:

Cristiane Kochi

Caso 4.1

Cristiane Kochi

HISTÓRIA

Menino, 14 anos e 6 meses, natural e procedente de São Paulo. Encaminhado por ausência de desenvolvimento puberal e baixa estatura.

HPMA

Mãe refere que adolescente foi acompanhado desde os 6 anos de idade por ser menor que as crianças da mesma idade. Refere que durante o acompanhamento fez vários exames, inclusive dosagens hormonais, que estavam sempre normais. Como apresentava idade óssea sempre atrasada, foi orientada para apenas manter acompanhamento. Última avaliação foi feita com 12 anos de idade cronológica, sendo que estava com peso = 29 kg (p3), estatura = 135 cm (p3, escore z de estatura: −1,98), sem sinais de entrada em puberdade e idade óssea = 9 anos (**Figura 1**). Nessa ocasião, foi orientada que provavelmente o paciente iria entrar em puberdade mais tardiamente. Atualmente, refere que adolescente se sente muito incomodado com sua altura, mas principalmente por não apresentar sinais puberais. Nega anosmia.

Antecedentes

Gestação sem intercorrências; parto normal; a termo, com PN: 2.950 g; CN: 49 cm; Apgar 9 e 10. Ingestão alimentar sempre em pequena quantidade, porém com boa qualidade e aceitação proteica adequada. Nega doenças crônicas. Vacinação regular. Nega uso crônico de medicações.

Pais eutróficos; estatura da mãe: 159 cm (p25) e menarca aos 12,5 anos; estatura do pai: 176 cm (p50) referindo estirão puberal aos 16 anos. Nega consanguinidade na família.

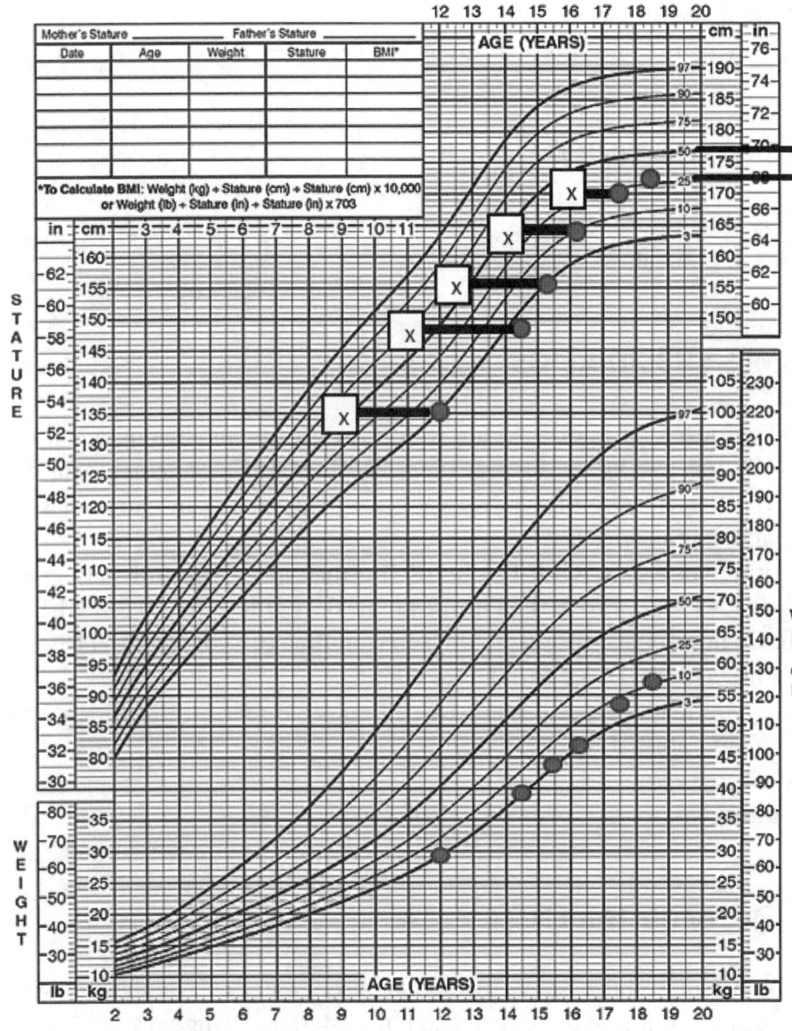

FIGURA 1 Evolução pôndero-estatural. X: ilustra a idade óssea atrasada.
Fonte: National Center for Health Statistics and National Center for Chronic Disease Prevention and Health Promotion, 2000.
http://www.cdc.gov/growthcharts

EXAME FÍSICO

- Exame geral sem alterações. Peso: 39 kg (p3); estatura: 148 cm (<p3; Z: –2,35), mostrados na **Figura 1**, IMC = 17,8 (z: –0,74). As medidas dos segmentos superior e inferior e da estatura sentada em relação à estatura total foram normais. Estágio puberal: P1G1, com testículos tópicos e volume de 2 mL bilateralmente.
- Exame neurológico normal, ausência de estigmas típicos.

DIAGNÓSTICO INICIAL

- Baixa estatura a esclarecer.
- Atraso puberal.

EXAMES SUBSIDIÁRIOS

- Bioquímicos: exames a seguir realizados e normais: hemograma, VHS, creatinina, gasometria venosa, TGO; TGP; gama-GT, proteínas totais e frações, cálcio, fósforo e fosfatase alcalina, anticorpo antitransglutaminase IgA tecidual, IgA sérica total.
- Hormonais basais: IGF1: 150 ng/mL (normal: 114-470 ng/mL para 11 anos de idade óssea, sexo masculino), T4 livre: 0,9 ng/dL e TSH: 1,1 mUI/L.
- Testes hormonais: teste estímulo com clonidina (0,1 mg/m^2): GH basal: 0,5 ng/mL e pico GH: 8,2 ng/mL (aos 60min).
- Imagem: idade óssea: 11 anos (IC: 14 anos e 6 meses); RM hipófise com resultado normal.
- Molecular: NA.
- Outros: NA.

CONDUTA/TRATAMENTO

Como adolescente bastante incomodado com a ausência de sinais puberais, optou-se por fazer indução puberal com testosterona 50 mg/mês por 3 meses.

DIAGNÓSTICO DEFINITIVO

- Retardo constitucional do crescimento e puberdade.

EVOLUÇÃO RESUMIDA

A evolução clínica ocorreu sem intercorrências. Após 3 doses de testosterona mensais, paciente retorna à consulta, referindo discreto aumento peniano e aparecimento de pelos pubianos. Ao EF: P2G2, volume testicular de 4 mL. Optou-se por observar evolução. Retornou após 6 meses, referindo aumento da velocidade de crescimento e do desenvolvimento puberal. A progressão da estatura é mostrada na **Figura 1**. Paciente atingiu estatura final de 171,5 cm.

COMENTÁRIOS

Atraso puberal pode ser definido como ausência de aparecimento de caracteres sexuais secundários em meninas acima de 13 anos ou meninos acima de 14 anos de idade cronológica. Acomete ao redor de 2% dos adolescentes, e, em ambos os gêneros, a causa mais frequente é o retardo constitucional de crescimento e puberdade (RCCP). Nessa condição, a puberdade tem início mais tardio, porém evolui de maneira normal.

No entanto, o diagnóstico de RCCP é de exclusão, sendo necessário afastar outras causas, dentre elas hipogonadismo hipogonadotrófico permanente, hipogonadismo hipogonadotrófico funcional (secundário a doenças crônicas) e hipogonadismo hipergonadotrófico. Acomete mais meninos do que meninas.

Importante na história afastar sinais/sintomas de doenças crônicas que possam sugerir alguma etiologia do atraso puberal (**Tabela 1**).

A história de criptorquismo está mais associada ao hipogonadismo hipogonadotrófico ou hipergonadotrófico permanente do que ao RCCP (36% × 2%, respectivamente).

Já a história familiar de RCCP pode estar presente em até 75% dos casos com RCCP.

Outro dado importante no diagnóstico diferencial é a velocidade de crescimento. Segundo alguns autores, o ganho de peso e estatura nos primeiros 5 anos de vida poderia ser importante na diferenciação entre RCCP e hipogonadismo hipogonadotrófico. No estudo de Reinehr, a redução do escore z de estatura ocorreu apenas na fase puberal e não nos primeiros 5 anos de vida. Já os meninos com RCCP nascem com peso e comprimento normais, mas a redução do escore z já é evidente aos 5 anos de vida.

Até agora, o mecanismo exato do RCCP ainda não está esclarecido, mas claramente fatores genéticos estão envolvidos, dentre eles *EAP1*, *HS6ST1*, *IGSF10* e *DLG2*, sendo este último apontado como um gene causador do atraso puberal por regular a liberação do GnRH.

TABELA 1 Alguns sinais clínicos a serem pesquisados na história de pacientes com atraso puberal

História	Possível etiologia
Dor abdominal, constipação, diarreia	Síndrome de má absorção (doença celíaca, doença intestinal inflamatória)
Ganho ponderal, fadiga, intolerância ao frio	Hipotireoidismo
Restrição calórica importante, excesso de atividade física	Anorexia nervosa
História de quimioterapia, radioterapia testicular, orquiectomia, torção ou trauma testicular	Hipogonadismo hipergonadotrófico adquirido
Criptorquismo, micropênis	Hipogonadismo hipogonadotrófico permanente
Anosmia	Hipogonadismo hipogonadotrófico
Cefaleia, alteração visual, convulsão	Tumor sistema nervoso central
História familiar de atraso puberal	Retardo constitucional do crescimento e puberdade

Fonte: modificada de Raivio T, Miettinen PJ. Constitutional delay of puberty versus congenital hypogonadotropic hypogonadism: genetics, management and updates. Best Pract Res Clin Endocrinol Metab. 2019;33(3):101316.

Já foi demonstrado também que a estatura final de meninos com RCCP pode ficar ligeiramente abaixo do alvo genético. Alguns fatores que poderiam justificar esse fato são: estatura menor ao início da puberdade, duração menor do período puberal e menor estirão puberal. O paciente apresentado no caso ficou com estatura final no limite inferior do alvo genético.

Portanto, a abordagem de pacientes com atraso puberal deve iniciar com história clínica e exame físico detalhados e idade óssea. Na ausência de sinais clínicos de alerta e com história familiar, o diagnóstico de RCCP se torna mais provável.

Em relação aos testes hormonais, a dosagem de LH e FSH basais poderia determinar o diagnóstico de hipogonadismo hipergonadotrófico. Porém, não há nenhum teste disponível até o momento que consiga diferenciar o hipogonadismo hipogonadotrófico do RCCP com 100% de sensibilidade e especificidade. Alguns autores têm sugerido a dosagem isolada de inibina B, com ponto de corte de 35 ng/L para realizar essa diferenciação, ou em associação ao volume testicular (volume testicular menor que 1 mL e inibina B entre 10-49 ng/L seriam sugestivos de hipogonadismo central; volume testicular maior que 1 mL e inibina B entre 111-212 ng/L seriam sugestivos de RCCP).

Com relação ao tratamento, muitos pacientes não necessitam de nenhuma medida adicional, apenas acompanhamento clínico, da evolução puberal, velocidade de crescimento e idade óssea.

No entanto, alguns pacientes, como o tratado no caso, podem apresentar problemas psicossociais associados à falta de desenvolvimento puberal. Nesses pacientes, deve-se considerar o tratamento medicamentoso.

Varimo et al. publicaram estudo onde compararam o uso de letrozol (2,5 mg/dia, VO) com o uso de testosterona (1 mg/kg, IM, a cada 4 semanas), por período de 6 meses, em meninos com RCCP, no início da puberdade (Tanner 2). Observaram que ambos os tratamentos foram eficazes em promover aumento da velocidade de crescimento (testosterona ligeiramente melhor) e o letrozol foi mais eficaz em promover aumento do volume testicular do que a testosterona. Ambos foram bem tolerados. Concluíram que o letrozol pode ser uma alternativa de indução puberal nesses pacientes, pois ativa o eixo hipotálamo-hipófise-gônada, especialmente naqueles que não querem usar medicações injetáveis, e a testosterona em baixa dose deve ser a primeira escolha para aqueles que querem rápido aumento da velocidade de crescimento.

Quando se optar por tratar, é importante reavaliar o paciente após 6 meses do tratamento para checar se houve progressão da puberdade. Caso não haja progressão adequada, é necessário rever o diagnóstico.

No paciente apresentado, houve evolução satisfatória da puberdade após indução puberal com baixa dose de testosterona.

REFERÊNCIAS

1. Carrascosa A, Yeste D, Moreno-Galdó A, et al. Crecimiento puberal de 1.453 niños sanos según la edad de inicio de la pubertad. Estudio longitudinal de Barcelona [Pubertal growth of 1,453 healthy children according to age at pubertal growth spurt onset. The Barcelona longitudinal growth study]. An Pediatr (Barc). 2018;89(3):144-52.
2. Raivio T, Miettinen PJ. Constitutional delay of puberty versus congenital hypogonadotropic hypogonadism: genetics, management and updates. Best Pract Res Clin Endocrinol Metab. 2019;33(3):101316.
3. Reinehr T, Hoffmann E, Rothermel J, Lehrian TJ, Binder G. Characteristic dynamics of height and weight in preschool boys with constitutional delay of growth and puberty or hypogonadotropic hypogonadism. Clinical Endocrinology. 2019;00:1-8.
4. Reinehr T, Hoffmann E, Rothermel J, Lehrian TJ, Brämswig J, Binder G. A new model of adult height prediction validated in boys with constitutional delay of growth and puberty. Horm Res Paediatr. 2019;91(3):186-94.
5. Varimo T, Huopio H, Kariola L, et al. Letrozole versus testosterone for promotion of endogenous puberty in boys with constitutional delay of growth and puberty: a randomised controlled phase 3 trial. Lancet Child Adolesc Health. 2019;3:109e20.

Caso 4.2

Elaine Maria Frade Costa

HISTÓRIA

Adolescente, 21 anos, natural e procedente de São Paulo. Encaminhado por ausência de crescimento peniano, voz infantil, ausência de barba e crescimento de pelos no corpo.

HPMA

Paciente referia que se sentia diferente dos colegas da mesma idade devido ao não desenvolvimento do pênis e de pelos no corpo. Referia aparecimento espontâneo de pelos pubianos aos 14 anos de idade. Referia ser mais alto que a média da família e que não conseguia distinguir odores de qualquer natureza. Alimentação adequada, sem outras queixas. Negava aumento de mamas.

Antecedentes

Nega doenças crônicas. Nega uso crônico de medicações. Fumante desde os 16 anos de idade. Submetido a cirurgia para colocação de ambos os testículos na bolsa escrotal aos 10 anos de idade.

Nega consanguinidade na família. Irmão mais novo (19 anos) com o mesmo problema.

EXAME FÍSICO

- Exame geral sem alterações. IMC: 19 kg/cm^2; estatura: 182,5 cm (DP: +1,2); envergadura: 191 cm; púbis/chão: 97,5 cm; púbis/vértice: 93,5 cm. Proporções corporais eunucoides: razão de segmento corporal superior/inferior < 1 e envergadura 6 cm > altura de pé.

- Caracteres sexuais: barba ausente, pelos corporais ausentes; ginecomastia ausente; pelos pubianos: TII; testículos tópicos com consistência pré-púbere, medindo 2 cm no comprimento longitudinal bilateralmente. Pênis de 6,8 cm (DP: –3,5).
- Presença de sincinesia (movimento em espelho das mãos).

DIAGNÓSTICO INICIAL

- Hipogonadismo associado a alterações do olfato (síndrome de Kallman).
- Criptorquidia bilateral.

EXAMES SUBSIDIÁRIOS

- Exames gerais normais: hemograma, creatinina, TGO; TGP; gama-GT, proteínas totais e frações, cálcio, fósforo e fosfatase alcalina, colesterol total e frações, triglicérides.
- Hormonais basais: LH: < 0,6 U/L; FSH: < 1,0 U/L; testosterona: 20 ng/dL; DHEA-S: 1.700 ng/mL; PRL: 2,2 ng/mL; T4L: 1,5 ng/dL; TSH: 3,3 mcU/mL; cortisol: 7 mcg/dL.
- Testes hormonais: teste-estímulo com GnRH: LH basal: < 0,6 U/L e LH pico: 1,5 U/L; FSH: < 1,0 U/L e FSH pico: 1,4 U/L.
- Teste olfatório (The Smell Identification Test™ administração manual. Sensonics, Inc.): anosmia (**Figura 1**).
- Imagem: Idade óssea = 19 anos; USG de vias urinárias normal; RM hipófise e rinencéfalo: hipófise normal; sulcos olfatórios hipoplásicos bilateralmente e bulbos olfatórios ausentes (**Figura 2**).
- Molecular: gene *KAL 1*: p.M1V (troca da primeira metionina por uma valina).

CONDUTA/TRATAMENTO

Reposição hormonal com ésteres de testosterona de curta duração para promover o desenvolvimento dos caracteres sexuais secundários e o crescimento peniano.

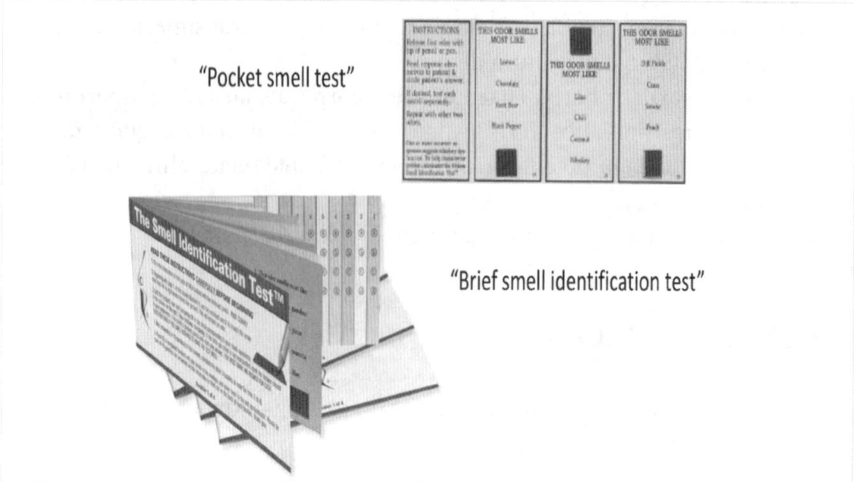

FIGURA 1 The Smell Identification Test™ (*University of Pennsylvania Smell Identification Test (UPSIT)*. "Pocket smell test": teste de *screening* para detecção de alterações do olfato. "Brief smell identification test": teste discriminatório do grau de alteração (anosmia ou hiposmia).

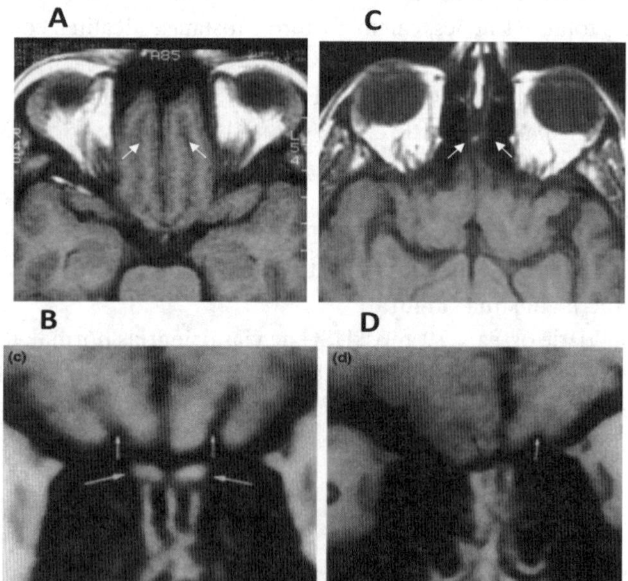

FIGURA 2 RM do rinencéfalo, cortes sagitais e coronais em T1. A: as setas indicam sulcos olfatórios normais em cortes axiais; B: as setas indicam bulbos e sulcos olfatórios normais em cortes coronais; C e D: indicam ausência de sulcos olfatórios em cortes axiais e ausência de bulbos e sulcos olfatórios em cortes coronais, respectivamente, em um paciente com S. Kallmann. (Ver Encarte de imagens no final do livro.)

Suspensão da administração de testosterona e introdução de hCG quando o paciente manifestar desejo de fertilidade.

DIAGNÓSTICO DEFINITIVO

- Hipogonadismo hipogonadotrófico (HH) associado a alterações do olfato: síndrome de Kallmann.

EVOLUÇÃO RESUMIDA

Paciente evoluiu com desenvolvimento completo dos caracteres sexuais secundários após reposição hormonal com ésteres de testosterona injetável de curta duração, e o comprimento peniano atingiu a média esperada para um homem adulto. Até o momento não manifestou desejo de fertilidade. A **Tabela 1** mostra a evolução clínica e laboratorial ao longo do tratamento.

TABELA 1 Evolução clínica pré e pós-tratamento com ésteres de testosterona

	Pré-tratamento	Pós-tratamento
Altura (cm)	182,5	183,0
Pelos faciais	ausentes	+++/++++
Pelos corporais	ausentes	+++/++++
Pelos pubianos	TII	TV
Pênis (DP)	–3,5	–0,8
Testículos D e E (cm longitudinal)	2,0	2,0
LH (U/L)	< 0,6	< 0,6
FSH (U/L)	<1,0	< 1,0
Testosterona (ng/dL)	20	420 (14 dias pós última dose)

COMENTÁRIOS

A ausência dos sinais do início da puberdade (aumento testicular) em idade cronológica superior a 14 anos é definida como retardo puberal; já o hipogonadismo hipogonadotrófico (HH) congênito caracteriza-se pela ausência de desenvolvimento de caracteres sexuais secundários após os 18 anos de idade. Paciente procurou o serviço devido à ausência de caracteres sexuais secundários e micropênis (definido como tamanho peniano menor que 2,5 DP em relação à média de pessoas com a mesma idade) aos 19 anos de idade. A **Tabela 2** mostra o comprimento peniano normal nas diferentes faixas etárias e o comprimento considerado micropênis.

TABELA 2 Média e DP do comprimento peniano de acordo com a faixa etária

Idade	Média (mm)	± DP (mm)	Micropênis (mm) (média-2,5 DP)
0 a 12 meses	47	8	27
1 ano	51	8	31
2 anos	55	8	35
3 anos	61	9	38
4 anos	63	9	40
5 anos	67	9	44
6 anos	67	9	44
7 anos	69	10	44
8 anos	70	10	45
9 anos	70	10	45
10 anos	74	11	46
11 anos	78	12	48
12 anos	86	12	56
13 anos	101	12	71
14 anos	115	13	82
15 anos	129	15	91
16 anos	133	15	95
17 anos	143	16	103
18 anos	145	16	105

DP: desvio-padrão.

Observou-se estatura acima do padrão familiar, proporções corporais eunucoides, ausência de ginecomastia, presença de criptorquidia, pelos pubianos parcialmente desenvolvidos e anosmia. Essa apresentação clínica é característica de síndrome de Kallmann. A ausência de desenvolvimento sexual aos 19 anos de idade com alta estatura, hábito eunucoide e discreto atraso da idade óssea descarta a hipótese de retardo constitucional do crescimento e da puberdade (ACCP), que é o principal diagnóstico diferencial com hipogonadismo hipogonadotrófico. O ACCP cursa com baixa estatura compatível com a idade óssea atrasada. A ausência de ginecomastia e a presença de criptorquidia são sinais clínicos característicos de HH. A presença de pubarca espontânea, porém tardia e incompleta, indica a necessidade de testosterona para a completa pilificação pubiana masculina.

O paciente apresentou resposta pré-puberal das gonadotrofinas ao teste de estímulo com GnRH (pico de LH < 9,6 U/L). Respostas pré-puberais são obtidas em alguns pacientes com ACCP, bem como naqueles com HH, mas valores de LH pós-GnRH < 0,8 UI/L (IFMA) são mais indicativos de HH em meninos, porém não descartam o diagnóstico de ACCP. A avaliação hormonal da adeno-hipófise é necessária para descartar hipopituitarismo.

O diagnóstico diferencial entre síndrome de Kallmann e HH normósmico é fundamental para o direcionamento do estudo genético e consequentemente o aconselhamento familiar, e este só é possível por meio da avaliação clínica das alterações do olfato e a RNM de bulbos e sulcos olfatórios. A avaliação objetiva do olfato é necessária para caracterizar a presença de alterações olfatórias, uma vez que 31,2% dos pacientes com teste alterado referiram olfato normal.

Cerca de 30-40% dos casos de HH apresentam uma causa genética definida. Mutações nos genes *KAL1, FGFR1/FGF8, PROK2/PROKR2, CHD7, NELF, HS6ST1, WDR1* e *SEMA3A* estão associadas a defeitos na migração neuronal, originando a síndrome de Kallmann. O *KAL1*, localizado na região Xp22.3, foi o primeiro gene implicado na etiologia da síndrome de Kallmann, mas mutações nesse gene são identificadas em cerca de 8-11% dos casos esporádicos e 14-50% dos casos familiais de síndrome de Kallmann, e não foram associados a casos de deficiência de GnRH sem alterações olfatórias. A história familiar do paciente (1 irmão do sexo masculino afetado e outro normal, sem outros casos na família) indica uma herança ligada ao X que foi confirmada com a identificação da mutação p.Met1Val no *KAL1*.

A **Figura 3** mostra um algoritmo para o diagnóstico diferencial de hipogonadismo masculino.

O tratamento da síndrome de Kallmann consiste na reposição hormonal com testosterona. A idade ideal do início da reposição é em torno de 12-13 anos de idade cronológica e antes dos 14 anos de idade óssea (antes do início do período crítico de ganho de massa óssea). São utilizados os ésteres de testosterona de curta duração aplicados por via intramuscular na dose inicial de 50 mg/mês por 6-12 meses, que geralmente é suficiente para o aparecimento de pelos faciais e corporais e engrossamento da voz; em seguida a dose é aumentada gradativamente nos 4 anos seguintes até atingir a dose final, que corresponde a 200 mg aplicadas por via intramuscular a cada 2-3 semanas (de acordo com os níveis de testosterona que o paciente apresenta do último dia do intervalo entre as injeções). Ésteres de testosterona de longa duração podem ser utilizados a cada 6 semanas para manutenção do tratamento. A via transdérmica é uma boa opção, com elevada tolerabilidade e eficácia, além de mais fisiológica. A testosterona gel tem vantagens em relação à biodisponibilidade, facilidade de administração e conforto, embora o custo ainda elevado

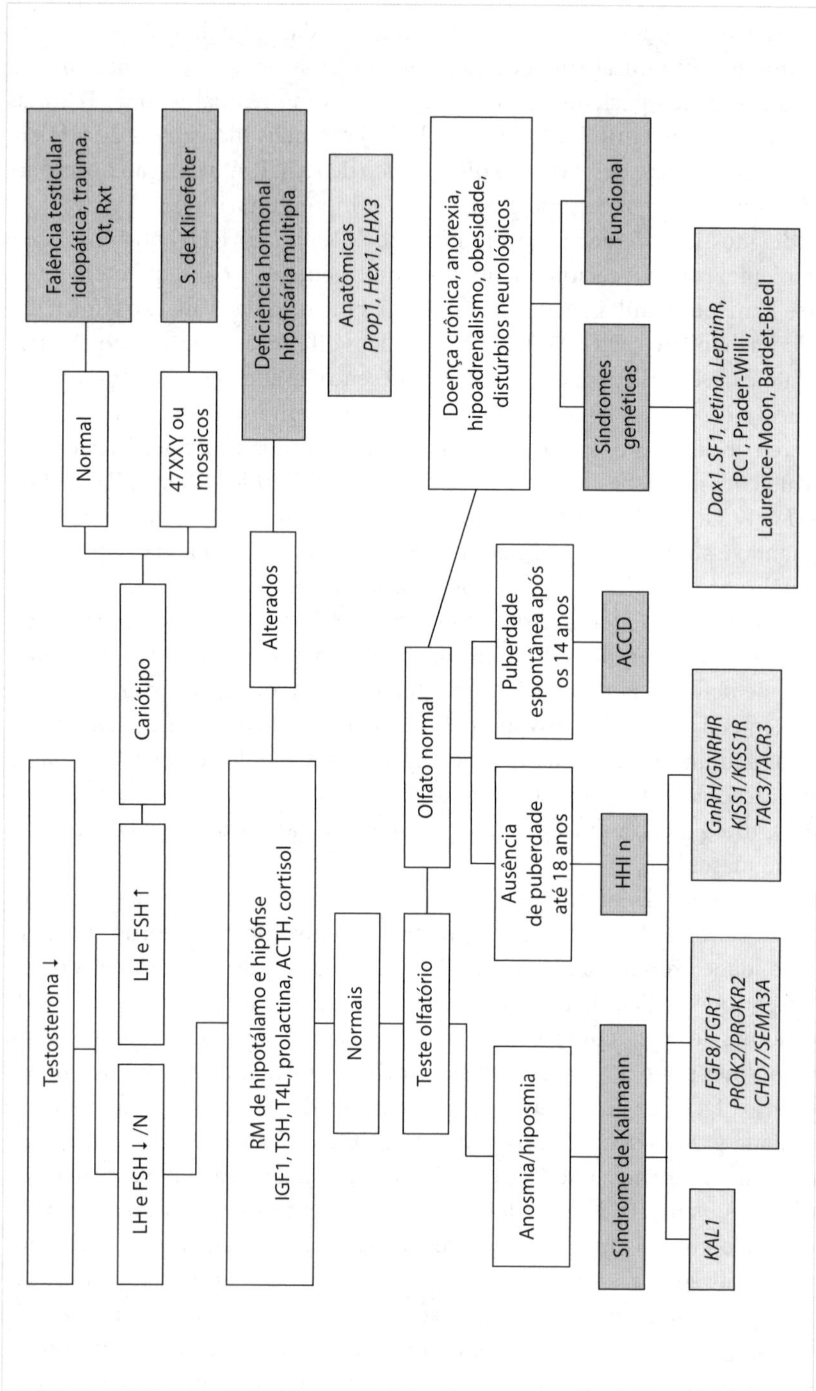

FIGURA 3 Algoritmo de investigação diagnóstica do hipogonadismo masculino.

desses produtos limite seu uso mais amplo. A ginecomastia é um efeito colateral frequente no início do tratamento e geralmente tem regressão espontânea. O paciente em questão foi tratado com ésteres de testosterona na dose inicial de 100 mg a cada 15 dias por 6 meses seguida do aumento da dose para 200 mg a cada 15 dias (dose plena), pois o paciente já apresentava idade óssea adulta e alta estatura.

O hCG (gonadotrofina coriônica) pode ser utilizado para maturação gonadal, porém seu uso contínuo torna-se inviável pelo alto custo. Quando há o desejo de indução de fertilidade (espermatogênese), utilizamos a combinação do hCG (gonadotrofina coriônica) e FSH. O paciente permanece em uso de testosterona, pois não manifestou desejo de fertilidade até o momento.

REFERÊNCIAS

1. Bhasin S, Brito JP, Cunningham GR, Hayes FJ, Hodis HN, Matsumoto AM, et al. Testosterone therapy in men with hypogonadism: an Endocrine Society Clinical Practice guideline. J Clin Endocrinol Metab. 2018;103(5):1715-44.
2. Costa EM, Bedecarrats GY, Mendonca BB, Arnhold IJ, Kaiser UB, Latronico AC. Two novel mutations in the gonadotropin-releasing hormone receptor gene in Brazilian patients with hypogonadotropic hypogonadism and normal olfaction. Journal of Clinical Endocrinology and Metabolism. 2001;86:2680-6.
3. Gabrich PN, Vasconcelos JSP, Damião R, Silva EA. Penile anthropometry in Brazilian children and adolescentes. J Pediatr (Rio J). 2007;83(5):441-6.
4. Latronico AC, Costa EM, Domenice S, Correa RV, Kohek MB, Arnhold IJ, et al. Clinical and molecular analysis of human reproductive disorders in Brazilian patients. Braz J Med Biol Res. 2004;37(1):137-44.
5. Silveira LF, Latronico AC. Approach to the patient with hypogonadotropic hypogonadism. J Clin Endocrinol Metab. 2013;98(5):1781-8.
6. Stamou MI, Georgopoulos NA. Kallmann syndrome: phenotype and genotype of hypogonadotropic hypogonadism. Metabolism. 2018;86:124-34.

Caso 4.3

Renata Scalco

HISTÓRIA

Menina, 13 anos e 6 meses, natural de São Paulo. Encaminhada por baixa estatura e ausência de desenvolvimento puberal.

HPMA

Avaliada inicialmente aos 4 anos de idade por ser mais baixa que as colegas de escola. Alimentação adequada, sem outras queixas, com escore Z altura –2,1. Feitos exames de sangue, urina e fezes sem alterações, pais foram orientados a manter acompanhamento anual para observação. No entanto, a família perdeu o convênio nessa época e abandonou o acompanhamento. A paciente permaneceu sempre mais baixa que as colegas de escola, porém os pais resolveram procurar nova avaliação, agora aos 13 anos e 6 meses de idade, por não estar desenvolvendo caracteres sexuais secundários.

Antecedentes

Gestação sem intercorrências; parto cesáreo; idade gestacional: 38 semanas, PN: 2.970 g; CN: 47 cm; Apgar 9 e 10. Ingestão alimentar em quantidade e qualidade adequadas. Sem doenças crônicas conhecidas ou uso crônico de medicações. Bom aproveitamento escolar.

Pais eutróficos; estatura mãe: 154 cm (escore Z altura –1,41) e menarca aos 12 anos; estatura pai: 168 cm (escore Z altura –1,14). Nega consanguinidade na família.

EXAME FÍSICO

Exame geral sem alterações. Peso: 38 kg; estatura: 135 cm (escore Z altura: -3,59), IMC: 20,2 kg/m^2 (escore Z IMC 0,56, p71). Estágio puberal: M1P1.

DIAGNÓSTICO INICIAL

- Baixa estatura a esclarecer.
- Atraso puberal a esclarecer.
- Doença sistêmica crônica subclínica.

EXAMES SUBSIDIÁRIOS

- Bioquímicos: exames a seguir realizados e normais: hemograma, VHS, creatinina, gasometria venosa, TGO; TGP; gama-GT, proteínas totais e frações, cálcio, fósforo e fosfatase alcalina, anticorpo antitransglutaminase IgA tecidual, IgA sérica total.
- Hormonais basais: IGF1: 202 ng/mL, FSH: 45UI/L. LH: 25 UI/L, T4 livre: 1,2 ng/dL e TSH: 1,8 mUI/L.
- Hormonais testes: NA.
- Imagem: idade óssea: 11 anos (IC: 13a 6m).
- Molecular: NA.
- Outros: cariótipo: 45,X[20]/46,XX[10] (30 metáfases).

DIAGNÓSTICO DEFINITIVO

- Síndrome de Turner.

CONDUTA/TRATAMENTO

Iniciado tratamento com hormônio de crescimento (rhGH) subcutâneo 0,15 UI/kg/dia e indução puberal com estradiol transdérmico 25 mcg ¼ *patch* 1 vez por semana.

EVOLUÇÃO RESUMIDA

A evolução clínica ocorreu sem intercorrências. A paciente manteve acompanhamento a cada 4 meses até a suspensão do rhGH, que ocorreu aos 16 anos, quando apresentava altura 151 cm (escore Z altura –1,87). Após 6 meses de tratamento com estradiol, a dose foi aumentada para 25 mcg ¼ *patch* 2 vezes por semana, e essa dose foi mantida até o término do tratamento com rhGH. Após suspensão do rhGH, foi feita a progressão da dose de estradiol, dobrando-se a dose a cada 4 meses, até atingir a dose de reposição para adultas jovens, de 100 mcg 2×/semana. Quando a paciente apresentou sangramento vaginal, aos 17 anos, foi associada progesterona micronizada 100 mg via oral 10 dias/mês.

COMENTÁRIOS

Paciente encaminhada inicialmente aos 4 anos de idade por baixa estatura, com pais com Z escore de altura abaixo da média mas dentro da normalidade (Z altura da mãe –1,41 e do pai –1,14). Evoluiu com piora progressiva da baixa estatura e atraso puberal, sem acompanhamento. Embora essa apresentação possa ser causada por diversas situações clínicas, é obrigatório pensar na hipótese de síndrome de Turner, que pode se apresentar com poucos sinais clínicos. A síndrome de Turner é caracterizada pela perda total ou parcial do segundo cromossomo sexual em pacientes com fenótipo feminino. Pode afetar múltiplos órgãos e sistemas, porém as manifestações mais prevalentes são a baixa estatura e o hipogonadismo hipergonadotrófico, que estão presentes em mais de 90% das pacientes.

A baixa estatura em pacientes com síndrome de Turner é uma das indicações aprovadas para o tratamento com rhGH. Estudos controlados mostraram um ganho médio de 5-8 cm após 5,5-7,6 anos de tratamento, com resultados individuais bastante variáveis. Altura no início do tratamento, altura alvo, idade no início do tratamento, duração total do tratamento com rhGH e antes do início da reposição estrogênica, entre outros fatores, já foram relacionados com a resposta ao rhGH. Recomenda-se o início do tratamento idealmente entre 4-6 anos de idade, caso já haja baixa estatura ou sinais de falência de crescimento como baixa velocidade de crescimento. No entanto, frequentemente o diagnóstico é feito tardiamente, como nesta paciente, impedindo o início precoce do rhGH. A dose recomendada é 45-50 mcg/kg/dia (equivalente a 0,15 UI/kg/dia), podendo ser aumentada até 68 mcg/kg/dia (equivalente a 0,2 UI/kg/dia) se necessário.

A indução puberal deve ser iniciada na síndrome de Turner idealmente entre 11-12 anos de idade, desde que a dosagem das gonadotrofinas já mostre a presença de hipogonadismo hipergonadotrófico. Essa recomendação visa a mimetizar a puberdade fisiológica, promovendo o desenvolvimento físico e social normais, a obtenção de massa óssea ideal e o desenvolvimento uterino adequado. Caso as gonadotrofinas estejam dentro da normalidade, a paciente pode apresentar puberdade espontânea, o que acontece em aproximadamente 30% das pacientes com síndrome de Turner. Neste caso, deve-se acompanhar a paciente e iniciar a reposição estrogênica posteriormente caso evolua com falência ovariana.

O estradiol é a preparação estrogênica de escolha. A via transdérmica é preferida por ser mais próxima da fisiologia normal, permitindo o uso de uma dose menor de estradiol em relação à via oral já que não ocorre a primeira passagem hepática. Além disso, embora não haja estudos em pacientes com síndrome de Turner, a reposição via oral foi associada a um estado pró-coagulante e ao aumento de risco de acidente vascular cerebral em mulheres na pós-menopausa. A dose para indução de puberdade é em geral 1/8 da dose adulta, com a recomendação de se aumentar a dose em 25% a cada 6 meses, simulando o que ocorre na puberdade normal. As doses consideradas suficientes para adultas variam nas recomendações mais recentes entre 25-150 mcg/dia para estradiol transdérmico e 1-4 mg/dia para via oral.

Após 2 anos de tratamento com estrógeno ou sangramento vaginal inicial, orienta-se a associação de progestágeno para minimizar o risco de câncer de endométrio. O progestágeno pode ser tomado 10 dias por mês para desencadear o sangramento menstrual na retirada. As medicações disponíveis no Brasil para reposição estrogênica e de progestágenos encontram-se descritos na **Tabela 1**, **Tabela 2** e **Tabela 3**.

O atraso no início da reposição estrogênica para potencializar o efeito do tratamento com hormônio de crescimento (rGH) não é mais recomendado, uma vez que pode ser deletério para a saúde óssea e o crescimento uterino. No entanto, como o diagnóstico da síndrome de Turner é frequentemente tardio, nas pacientes em que ainda há possibilidade de tratamento com rhGH, pode-se manter doses menores de estradiol durante esse tratamento, como foi feito nesta paciente, para não prejudicar o potencial ganho em altura. Além disso, em relação à progressão da indução puberal, esta pode ser feita de maneira mais rápida em pacientes em que seu início foi mais tardio, assim como nesta paciente.

Por fim, a reposição estrogênica não está relacionada ao aumento de enzimas hepáticas nas pacientes com síndrome de Turner, e alguns estudos mostraram até sua redução. Além disso, a reposição com estradiol nessas pacientes levou à redução de pressão arterial, principal fator de risco tratável para mortalidade cardiovascular na síndrome de Turner.

TABELA 1 Medicações com estradiol disponíveis no Brasil

Nome	Composição	Doses disponíveis e via	Dose para iniciar a puberdade	Dose adulta
Via transdérmica				
Estradot®	Estradiol hemi--hidratado	25, 50 e 100 mcg, adesivo	¼ de adesivo de 25 mcg por semana	25-100 mcg, trocado a cada 3-4 dias
Systen®	Estradiol hemi--hidratado	25, 50 e 100 mcg, adesivo	¼ de adesivo de 25 mcg por semana	25-100 mcg, trocado a cada 3-4 dias
Oestrogel®	Estradiol hemi--hidratado	0,6 mg/g gel – tubo com régua ou válvula dosadora	Não disponível	1,5 mg estradiol/dia (equivale a 2,5 g do gel)
Sandrena gel®	Estradiol	0,5 e 1 mg, sachê	¼ sachê de 0,5 mg/dia	0,5-1,5 mg/dia
Via oral				
Natifa®	Estradiol hemi--hidratado	1 mg	¼ cp/dia	1-4 mg/dia
Primogyna®	Valerato de estradiol	1 e 2 mg	¼ cp de 1 mg/dia	1-4 mg/dia

TABELA 2 Medicações com progestógenos para associação com estradiol após o término da indução puberal disponíveis no Brasil

Nome	Composição	Dose
Evocanil®	Progesterona micronizada	100-200 mg/dia, 10 dias/mês
Utrogestan®	Progesterona micronizada	100-200 mg/dia, 10 dias/mês
Duphaston®	Didrogesterona	10 mg/dia, 10 dias/mês
Lutenil®	Acetato de monegestrol	5 mg/dia, 10 dias/mês
Primolut Nor®	Acetato de monegestrol	10 mg/dia, 10 dias/mês
Provera	Acetato de medroxiprogesterona	10 mg/dia, 10 dias/mês

TABELA 3 Medicações com combinação de estradiol e progestágeno para uso após o término da indução puberal disponíveis no Brasil

Nome	Composição	Dose
Via transdérmico – sequencial		
Systen sequi®	Estradiol hemi-hidratado 50 mcg + noretisterona 250 mcg	1 adesivo, trocado a cada 3-4 dias
Via transdérmica – contínuo		
Estalis®	Estradiol hemi-hidratado 50 mcg + noretisterona 140 mcg	1 adesivo, trocado a cada 3-4 dias

(*continua*)

TABELA 3 Medicações com combinação de estradiol e progestágeno para uso após o término da indução puberal disponíveis no Brasil (*continuação*)

Nome	Composição	Dose
Systen conti®	Estradiol hemi-hidratado 50 mcg + noretisterona 170 mcg	1 adesivo, trocado a cada 3-4 dias
Via oral – sequencial		
Cicloprimogyna®	Valerato de estradiol 2 mg + levonorgestrel 0,25 mg	1 comprimido/dia, por 21 dias, com pausa de 7 dias
Climene®	Valerato de estradiol 2 mg + ciproterona 1 mg	1 comprimido/dia, por 21 dias, com pausa de 7 dias
Femoston 1/10®	17-beta-estradiol hemi-hidratado 1 mg + didrogesterona 10 mg	1 comprimido/dia
Via oral – contínuo		
Suprema®	17-estradiol 2 mg + noretisterona 1 mg	1 comprimido/dia
Angeliq®	17-beta-estradiol 1 mg + drospirenona 2 mg	1 comprimido/dia
Femoston conti®	17-beta-estradiol hemi-hidratado 1 mg + didrogesterona 5 mg	1 comprimido/dia
Natifa Pro®	Estradiol hemi-hidratado 1 mg + noretisterona 0,5 mg	1 cp/dia
Suprelle®	17-beta-estradiol 1 mg + noretisterona 0,5 mg	1 cp/dia

REFERÊNCIAS

1. Gravholt CH, Andersen NH, Conway GS, Dekkers OM, Geffner ME, Klein KO, et al. Clinical practice guidelines for the care of girls and women with Turner syndrome: proceedings from the 2016 Cincinnati International Turner Syndrome Meeting. Eur J Endocrinol. 2017;177:G1-G70.
2. Klein KO, Rosenfield RL, Santen RJ, Gawlik AM, Backeljauw PF, Gravholt CH, et al. Estrogen replacement in Turner syndrome: literature review and practical considerations. J Clin Endocrinol Metab. 2018;103:1790-803.
3. Mohammed K, Abu Dabrh AM, Benkhadra K, Al Nofal A, Carranza Leon BG, Prokop LJ, et al. Oral vs transdermal estrogen therapy and vascular events: a systematic review and meta-analysis. J Clin Endocrinol Metab. 2015;100:4012-20.

Caso 4.4

Elaine Maria Frade Costa

HISTÓRIA

Paciente masculino, 24 anos, natural de São Paulo. Procura atendimento devido a ganho de peso.

Aumento de gordura abdominal.

HPMA

Paciente procura atendimento, acompanhado de sua mãe, por ganho de peso, aumento de gordura em região abdominal nos últimos 6 anos. Durante infância e adolescência realizava atividade física regularmente. Nos últimos anos se sentia menos disposto para diversas atividades. Ingressou na faculdade e desistiu no primeiro semestre do curso. Teve diagnóstico de TDA estabelecido por equipe multidisciplinar.

Refere desenvolvimento puberal adequado, a partir dos 13 anos. Não tem queixas sexuais, porém nunca teve relacionamento que durasse mais do que algumas semanas.

Antecedentes

Gestação sem intercorrências; parto cesárea; PN: 3.250 g; CN: 50 cm; Apgar 9 e 10. Dermatite atópica; rinite alérgica não especificada; TDAH: em acompanhamento psiquiátrico e psicológico. Fez uso prévio de cloridrato de metilfenidato (Ritalina), suspendeu por efeitos colaterais. Atualmente sem medicação.

Pais eutróficos; estatura mãe: 162 cm. Menarca aos 12 anos; estatura pai: 182 cm. Nega consanguinidade na família.

Familiares maternos: dislipidemia e doença coronariana (morte súbita de familiares antes de 50 anos).

"Etilismo social"; tabagismo: fuma aos finais de semana. Carga tabágica aproximada: 2 anos/maço. Atividade física: atualmente sedentário, jogou tênis por muitos anos.

EXAME FÍSICO

- Peso: 102,9 kg; estatura: 190 cm; IMC: 28,5 kg/m^2; circunferência abdominal: 100,5 cm; quadril: 120 cm.
- Ginecomastia bilateral: M3.
- Genitália: P4/G3; testículo D: 1,5 × 2 cm; testículo E: 1,4 × 2 cm; pênis: 10,5 cm.

DIAGNÓSTICO INICIAL

- Sobrepeso.
- Ginecomastia.
- Atrofia testicular.

EXAMES SUBSIDIÁRIOS

- Bioquímicos: glicemia 89 ng/dL; insulina 15,6 mcU/mL; Homa-IR: 3,42; HbA1C: 5,6%; LDL: 120 mg/dL; HDL: 38 mg/dL; triglicérides: 102 mg/dL.
- Hormonais: testosterona total: 136 ng/dL; E2:28 pg/mL; LH: 32,6 IU/L; FSH: 34 IU/L; prolactina: 12,21 ng/mL; T4 livre: 0,9 ng/dL e TSH: 1,1 mUI/L.
- Cariótipo: 47,XXY (**Figura 1**).
- Espermograma: azoospermia.

CONDUTA/TRATAMENTO

O paciente e os pais foram esclarecidos a respeito do diagnóstico e a causa dos sintomas e dos sinais. Foram realizados esclarecimentos e aconselhamento sobre o potencial reprodutivo bastante reduzido e as possibilidades disponíveis de reprodução assistida, bem como as baixas chances de sucesso, mesmo com técnicas mais sofisticadas como a microTESE (Microdissection Testicular Sperm Extraction).

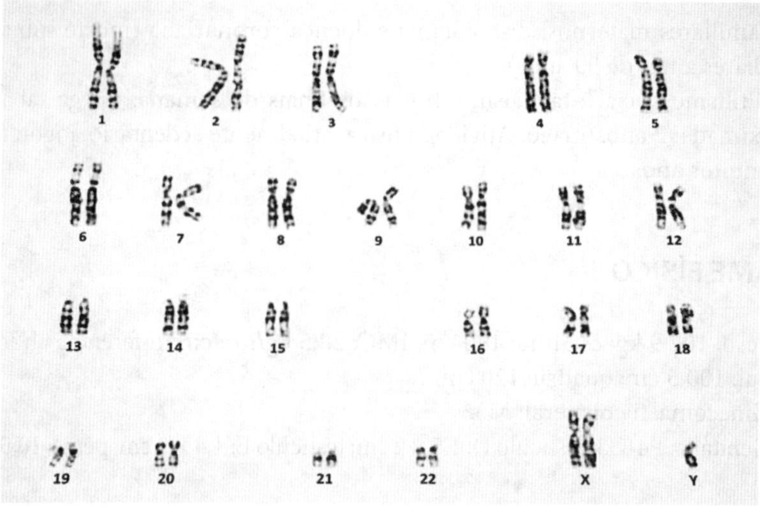

FIGURA 1 Cariótipo 47,XXY.

Início de terapia de reposição de testosterona (TRT).

DIAGNÓSTICO DEFINITIVO

- Hipogonadismo hipergonadotrófico (primário) congênito: síndrome de Klinefelter.

EVOLUÇÃO RESUMIDA

Após as orientações sobre a possibilidade de recuperação e armazenamento (congelamento) de espermatozoides antes do início da terapia de reposição de testosterona (TRT), o paciente optou por iniciar o tratamento com testosterona sem realizar nenhum procedimento, referindo não ter desejo de fertilidade futura.

Iniciada terapia hormonal com éster testosterona injetável de longa duração, 1 ampola ao mês, por 3 meses, seguida de dose trimestral de manutenção. Apresentou melhora da composição corporal, com redução de peso e gordura. Paciente referiu melhora do ânimo, disposição e concentração após início do tratamento. Ingressou em outro curso de nível superior e concluiu com sucesso, dentro do período regular. Mantém acompanhamento com equipe de saúde mental. A **Tabela 1** e a **Tabela 2** mostram a evolução clínica e laboratorial durante o tratamento hormonal.

TABELA 1 Evolução clínica pré e pós-terapia de reposição de testosterona (TRT)

	Basal	1º ano TRT	2º ano TRT	3º ano TRT
Peso (kg)	102,9	102,5	96	98
CA (cm)	100,5	95	93	95,5
Quadril (cm)	120	115	107,5	108
% gordura	27,3	22	-	-

TABELA 2 Evolução laboratorial pré e pós-terapia de reposição de testosterona (TRT)

	Basal	1º ano TRT	2º ano TRT	3º ano TRT
Glicemia (mg/dL)	89	84	82	86
Insulina (mUI/L)	15,6	10,8	15,6	8,4
Homa IR	3,42	2,24	3,15	1,77
HDL (mg/dL)	37	41	45	36
TT (ng/dL)	136	378	368	239
E2 (pg/mL)	28	–	42,9	28
LH (UI/L)	32,6	–	0,5	8,6
FSH (UI/L)	34	–	–	–

COMENTÁRIOS

As características descritas no caso clínico, como o aumento de adiposidade abdominal, ginecomastia e testículos com consistência firme e dimensões reduzidas, são achados frequentes em pacientes com síndrome de Klinefelter. Causada pela aneuploidia dos cromossomos sexuais, a síndrome de Klinefelter (SK) 47,XXY é a causa genética mais comum de hipogonadismo primário e infertilidade, com uma prevalência global de 1 por 500-1.000 nascidos vivos do sexo masculino. Meninos acometidos por essa condição podem apresentar dificuldade de aprendizado, comunicação e sociabilização. O desenvolvimento puberal costuma iniciar em faixa etária adequada, podendo evoluir de forma mais lenta ou incompleta, porém, diferentemente do que ocorre em pacientes acometidos por causas congênitas de hipogonadismo hipogonadotrófico (HH), é raro que apresentem micropênis ou padrão eunucoide. Por outro lado, devido à elevação de gonadotrofinas, é muito mais comum a presença de ginecomastia em pacientes com SK quando comparados ao HHC. A composição corporal é comumente alterada, com aumento de gordura corporal e de tronco, redução de massa magra, menor resistência aeróbica e de força muscular. Sintomas relacionados à deficiência androgênica podem ocorrer no final da adolescência, ou mais tardiamente em vida adulta, devido ao caráter progressivo da perda da função gonadal. A TRT deve ser iniciada quando os níveis de testosterona estiverem no limite inferior da normalidade ou abaixo deste, evento que ocorre geralmente na idade adulta. Por esse motivo a TRT pode ser iniciada com dose plena. Este paciente foi tratado com testosterona injetável de longa duração, porém ésteres de testosterona de curta duração ou a via transdérmica poderiam ser utilizados. A via transdérmica é uma boa opção, com elevada tolerabilidade e eficácia, além de mais fisiológica. A **Tabela 3** mostra as preparações de testosterona disponíveis com suas vantagens e desvantagens.

TABELA 3 Preparações de testosterona disponíveis em nosso meio

Composição	Dose	Vantagens	Desvantagens
Cipionato de testosterona injetável (testosterona de curta duração)	200 mg/2-3 semanas	▪ Baixo custo ▪ Uma dose a cada 2-3 semanas	▪ Não mimetiza o ritmo circadiano de liberação de testosterona ▪ Determina níveis suprafisiológicos de testosterona nos primeiros dias após a aplicação
Undecanoato de testosterona injetável (testosterona de longa duração)	1.000 mg/12 semanas	▪ 4 injeções por ano ▪ Não determina níveis suprafisiológicos de testosterona	▪ Alto custo
Gel de testosterona	50 mg/dia	▪ Absorção rápida e eficiente ▪ Mimetiza o ritmo circadiano ▪ Não causa irritação da pele	▪ Uso diário ▪ Alto custo
Undecanoato de testosterone oral	80-160 mg/dia	▪ Única testosterona oral eficaz e segura ▪ Não causa hepatotoxicidade	▪ 2-4 doses/dia diariamente ▪ Absorção variável de acordo com a alimentação ▪ Níveis séricos de testosterona instáveis

A azoospermia está presente em mais de 90% dos casos.

Embora o diagnóstico possa ser simples, a partir dos achados clínicos mencionados associados a níveis reduzidos de testosterona e elevação de gonadotrofinas, principalmente FSH, estima-se que apenas 25% dos pacientes acometidos sejam devidamente diagnosticados. O atraso no diagnóstico e a subsequente demora para o início da terapia de reposição de testosterona (TRT) estão associados a maior morbidade e redução de expectativa de vida desses pacientes.

É importante salientar que, embora o potencial reprodutivo desses pacientes seja muito limitado, o início da TRT irá suprimir ainda mais a espermatogênese residual. Em pacientes com desejo de fertilidade futura, a coleta de espermatozoides por método natural ou cirúrgico e a criopreservação são indicadas, preferencialmente, antes do início da TRT. Embora com resultados ainda limitados e indisponível no meio público, a criopreservação associada a técnicas avançadas de reprodução assistida (TESE e microTESE) tem tornado possível a fertilidade de alguns desses pacientes.

Além da redução de expectativa de vida, a SK pode estar associada a diversas comorbidades, que inclui transtornos psiquiátricos, endocrinológicos, metabólicos e neoplásicos. Do ponto de vista endocrinológico, esses pacientes estão mais sujeitos a desenvolverem DM2 e doenças tireoidianas autoimunes. Entre as causas de neoplasia, destacam-se câncer de mama, pulmão, linfomas, tumores do mediastino e de células germinativas. É evidente, portanto, que o acompanhamento endocrinológico e multidisciplinar se faz necessário ao longo da vida.

REFERÊNCIAS

1. Aksglaede L, et al. 47,XXY Klinefelter syndrome: clinical characteristics and age-specific recommendations for medical management. Am J Med Genet C Semin Med Genet. 2013;163C(1):55-63.
2. Corona G, et al. Sperm recovery and ICSI outcomes in Klinefelter syndrome: a systematic review and meta-analysis. Hum Reprod Update. 2017;23(3):265-75.
3. Groth KA, et al. Clinical review: Klinefelter syndrome: a clinical update. J Clin Endocrinol Metab. 2013;98(1):20-30.
4. Nieschlag E. Klinefelter syndrome: the commonest form of hypogonadism, but often overlooked or untreated. Dtsch Arztebl Int. 2013;110(20):347-53.
5. Turriff A, et al. The impact of living with Klinefelter syndrome: a qualitative exploration of adolescents and adults. J Genet Couns. 2017;26(4):728-37.

Caso 4.5

Cristina B.F. Bueno
Nilza Scalissi

HISTÓRIA

Paciente do sexo feminino, 15 anos, procedente de São Paulo, solteira, relata parada da menstruação há 6 meses.

HPMA

Paciente relata amenorreia secundária há 6 meses associada a galactorreia bilateral. Refere menarca aos 12 anos e mantinha ciclos menstruais irregulares. Nega cefaleia e alteração da acuidade visual. Refere relação sexual esporádica. Nega uso de anticoncepcional e medicações para gastrite, refluxo gastresofágico e depressão.

Antecedentes

Gestação sem intercorrências, nascida de 39 semanas de idade gestacional e peso adequado para a idade gestacional.

Pais eutróficos. Nega consanguinidade na família.

EXAME FÍSICO

- Exame geral sem alterações.
- Peso: 68 kg (p85-97); estatura: 165 cm (p50-75), IMC: 25 (p85-97).
- Escala Ferriman e Gallwey 6.
- Fáscies: típica com acne moderada, acantose *nigricans* em região cervical dorsal.

- Confrontação visual sem alterações.
- Escala de Tanner M4P4.
- Mamas: palpação indolor com galactorreia bilateral à expressão.
- Abdome: ausência de estrias.

DIAGNÓSTICO INICIAL

- Amenorreia secundária com galactorreia.
- Sobrepeso com resistência à insulina.

EXAMES SUBSIDIÁRIOS

- Bioquímicos: hemograma, creatinina, ureia, TGO; TGP; gama-GT, hemoglobina glicada, todos normais. Glicemia de jejum 90 mg/dL, insulina 28 mUI/L (até 5 mUI/L) HOMA-IR 6,2, cálcio iônico 1,27 mmol/L (até 1,4 mmol/L), cálcio total 9,8 mmol/L (até 10,4 mmol/L), PTH 20 (10-65 pg/mL), albumina 4,2 g/dL (3,5-5,2 g/dL).
- Hormonais basais: beta-HCG negativo; LH 2,0 mU/mL (normal), FSH 1,5 mU/mL (normal), estradiol 0,6 pg/mL (0,40-5,55 pg/mL), prolactina diluída 150 ng/mL (até 23 ng/mL), GH 0,4 mcg/L, IGF-1 normal para a idade, T4 livre 0,9 ng/dL (normal) e TSH 1,5 mUI/L (normal). Andrógenos e 17OH progesterona normais.
- Imagem: ressonância magnética com gadolínio – presença de lesão hipofisária intrasselar medindo 0,8 × 0,6 × 0,4 cm com hipossinal no corte coronal T1 sem contraste que apresenta captação tardia de contraste à direita sem invasão de seio cavernoso, ausência de hipersinal no corte coronal T2. A lesão não toca o quiasma óptico no corte sagital T1 (**Figura 1**).

CONDUTA/TRATAMENTO

- Indicado cabergolina 0,5 mg por semana contínuo.
- Dosagem de prolactina em 4 meses.
- Ressonância magnética com gadolínio controle em 4 meses de tratamento.

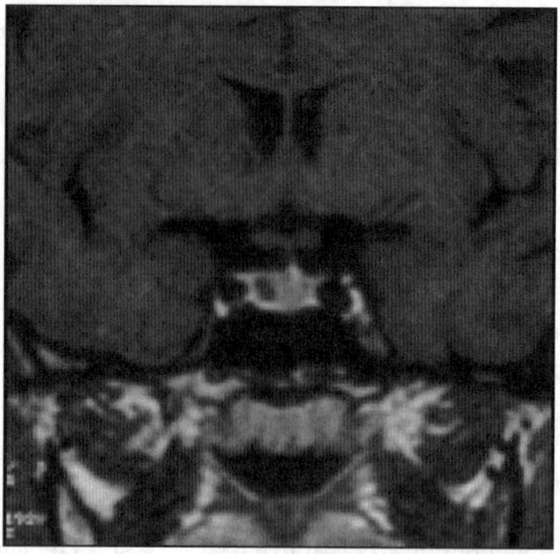

FIGURA 1 Ressonância magnética com gadolínio da região selar ao diagnóstico – corte coronal T1 com contraste. (Ver Encarte de imagens no final do livro.)

EVOLUÇÃO RESUMIDA

A evolução clínica ocorreu sem intercorrências. A paciente retornou em 4 meses sem galactorreia e apresentou 2 ciclos menstruais. Negava efeito colateral da medicação e cefaleia. Não apresentou redução de peso.

A ressonância magnética com gadolínio após 4 meses de tratamento demonstrou discreta redução da lesão hipofisária e mudança do sinal da lesão em T2 com áreas de hipersinal sugerindo pontos de sangramento no interior da lesão.

Exames hormonais: prolactina 22 ng/mL (até 23 ng/mL); LH: 2,5 mUI/mL; FSH: 2,0 mUI/mL, estradiol 4,2 (0,40-5,55 pg/mL).

Nessa consulta foi mantido o tratamento com cabergolina 0,5 mg por semana.

A paciente foi orientada a usar preservativo durante a relação sexual.

Com 1 ano de tratamento com cabergolina a paciente apresentava ciclos menstruais regulares e ausência de galactorreia. Houve normalização da prolactina e a lesão hipofisária reduziu mais de 50% do maior diâmetro tumoral.

DIAGNÓSTICOS DEFINITIVOS

- Hipogonadismo hipogonadotrófico.

- Microprolactinoma.

COMENTÁRIOS

Paciente de 15 anos com amenorreia secundária acompanhada de galactorreia bilateral apresentava hiperprolactinemia comprovada em exame hormonal, e a presença de microadenoma hipofisário sugeriu como principal hipótese diagnóstica um prolactinoma.

O quadro clínico específico, decorrente da hiperprolactinemia, compreende hipogonadismo hipogonadotrófico secundário principalmente à redução na pulsatilidade do GnRH, bem como a galactorreia.

Dentre as diversas causas de hiperprolactinemia (**Tabela 1**), a anamnese e o exame físico são capazes de guiar o raciocínio. Pelo fato de a paciente ser sintomática, a hipótese diagnóstica de macroprolactinemia pode ser excluída, uma vez que nessa entidade ocorre a presença de uma molécula de prolactina ligada a uma IgG (macroprolactina) que a torna inativa, fazendo com que os pacientes permaneçam assintomáticos. Outro fator a ser considerado foi o relato de que a paciente apresentava relações sexuais esporádicas, então a gravidez é uma hipótese diagnóstica plausível, sendo descartada pelo beta-HCB. A amamentação também é uma causa fisiológica de hiperprolactinemia.

Na anamnese a paciente negou uso de qualquer medicação, informação importante, uma vez que a causa mais comum de hiperprolactinemia não fisiológica é o uso de fármacos que atuam através de diferentes mecanismos:

TABELA 1 Causas de hiperprolactinemia

Fisiológica	Gravidez, lactação, atividade física, estimulação mamária
Farmacológica	Antipsicóticos, neurolépticos, antidepressivos, opiáceos, cocaína, anti-hipertensivos (verapamil, metildopa, reserpina), metoclopramida e domperidona, inibidores de protease e estrógenos
Patológica	Associada à doença crônica: insuficiência renal e hepática Associada à doença endócrina: hipotireoidismo e síndrome dos ovários policísticos Adenomas hipofisários: prolactinomas, tumores cossecretores (prolactina e GH; prolactina e ACTH), doença de Cushing, síndrome de Nelson e doença de Addison Desconexão de haste hipofisária: tumores hipofisários – adenoma clinicamente não funcionante; tumores não hipofisários – craniofaringioma, meningioma, germinoma, metástase; lesões infiltrativas – sarcoidose, histiocitose, linfoma e hipofisite; pós-operatório e radioterapia; aracnoidocele intrasselar (sela vazia); lesões em mama ou região torácica; macroprolactinemia ou idiopática

Fonte: adaptada de Glezer, Bronstein. J Clin Endocrinol Metab, 2012.

aumento da transcrição do gene da dopamina (estrogênios), antagonismo ao receptor da dopamina (neurolépticos, metoclopramida, sulpirida), depleção de dopamina (reserpina, metildopa), inibição da produção central de dopamina (verapamil, morfina, análogos da encefalina), inibição da recaptação de dopamina (antidepressivos tricíclicos, cocaína, anfetamina, inibidores da monoaminoxidase), inibição da recaptação de serotonina (opiáceos, fenfluramina, fluoxetina, paroxetina).

A principal causa de hiperprolactinemia patológica são os prolactinomas, que representam o adenoma hipofisário funcionante mais comum (40-60% dos casos). São classificados em micro (menor que 10 mm) ou macroadenomas (maior ou igual a 10 mm). Os microadenomas representam 90% dos casos em mulheres com menos de 50 anos; no entanto, em adolescentes e em indivíduos do sexo masculino, a frequência de tumores maiores e mais invasivos torna-se mais significativa.

Outros tumores da região selar e suprasselar podem também cursar com hiperprolactinemia, seja por produção aumentada da prolactina (adenomas hipofisários mistos produtores de prolactina e GH ou de prolactina e ACTH) seja por desconexão da haste hipotálamo-hipofisária (adenomas hipofisários clinicamente não funcionantes, craniofaringiomas, lesões infiltrativas, vasculares, pós-radioterapia e sela vazia), situação em que ocorre aporte inadequado de dopamina para a hipófise.

Hiperprolactinemia é encontrada em cerca de 40% dos pacientes com hipotireoidismo primário e em 30% dos casos de síndrome dos ovários policísticos (SOP). A paciente em questão apresenta sobrepeso e irregularidade menstrual desde a menarca, acne moderada em face, resistência à insulina e acantose *nigricans* sugerindo SOP. No entanto, não apresentava hiperandrogenismo sendo excluído hirsutismo (Ferriman 6), e os exames não demonstraram hiperandrogenemia.

Hiperprolactinemia neurogênica ocorre com a elevação reflexa da prolactina mediada pela ativação das vias aferentes que seguem através do cordão medular. Lesões em parede torácica como herpes-zóster, toracotomia, queimadura, mastectomia, uso de *piercing* nos mamilos e patologias do cordão medular (ependimoma cervical, seringomielia, *tabes dorsalis* e tumores extrínsecos) devem ser descartadas.

Em pacientes com cirrose hepática (20% dos casos) ou insuficiência renal, a prolactina pode estar elevada pela redução do *clearance* sérico.

A análise hormonal demonstrou que a paciente apresenta hiperprolactinemia associada a hipogonadismo hipogonadotrófico com função tireoidiana normal. Descartou doenças crônicas (função renal e hepáticas normais). Os níveis séricos de prolactina podem predizer o diagnóstico. Estudo brasileiro demonstrou que prolactina abaixo de 200 ng/dL sugere o diagnóstico de microprolactinoma, enquanto valores acima desse patamar sugerem macroprolactinomas. Além disso, valores abaixo de 100 ng/dL geralmente estão relacionados a outras causas de hiperprolactinemia que não incluem adenomas produtores de prolactina.

O próximo passo na investigação é a realização de ressonância magnética com contraste (gadolínio) (**Figura 2**), que demonstrou lesão hipofisária menor que 10 mm, diagnosticando um microprolactinoma.

Os objetivos do tratamento do prolactinoma são a normalização das concentrações de prolactina, com recuperação do eixo gonadotrófico, e resolução da galactorreia, bem como a redução das dimensões tumorais.

O uso de anticoncepcional nos casos de microprolactinoma com galactorreia em pequena quantidade é uma alternativa para resolução do hipogonadismo hipogonadotrófico sem normalização da prolactina. No entanto, trata-se apenas o sintoma, sem tratar definitivamente a doença. Posteriormente, quando a paciente desejar gestar, deverá iniciar o tratamento com agonistas dopaminérgicos (AD).

O uso de AD é a terapêutica de escolha. No Brasil, há disponíveis a bromocriptina, antagonista e agonista dos receptores dopaminérgicos tipo 1 (DRD1) e 2 (DRD2), respectivamente, e a cabergolina, agonista com afinidade seletiva ao DRD2. A normalização da prolactina ocorre em 80-90% dos microprolactinomas e em 70% dos macroprolactinomas com o uso da bromocriptina, além de haver restauração da função gonadal e redução do volume tumoral. A cabergolina, entretanto, promove a normalização nos níveis de prolactina em 92 e 77% dos pacientes com microprolactinoma e macroprolactinoma, respectivamente. Além disso, a cabergolina é capaz de promover redução tumoral de mais de 20% do volume inicial em 80% dos casos. Os efeitos colaterais mais comuns dos AD são náuseas (30%), vômitos (20%), hipotensão postural (25%) e vasoconstrição digital (30%). Distúrbios psiquiátricos, incluindo psicose, também foram descritos. A intolerância à medicação ocorre em cerca de 12% dos casos.

Apesar da grande eficácia dos agonistas dopaminérgicos, 10-20% dos pacientes com prolactinomas apresentam algum grau de resistência, sendo gênero masculino, macroadenoma e invasividade tumoral, fatores relacionados à falha do tratamento clínico. Na evolução clínica, a paciente apresentou critérios de sensibilidade à cabergolina como normalização da prolactina e redução de 50% do maior diâmetro tumoral com dose baixa de cabergolina a 0,5 mg/semana) e não apresentou efeito colateral. Na literatura, há divergência quanto à definição de resistência: alguns autores a definem como ausência de normalização da prolactina e de redução tumoral superior a 50%, em vigência do tratamento com

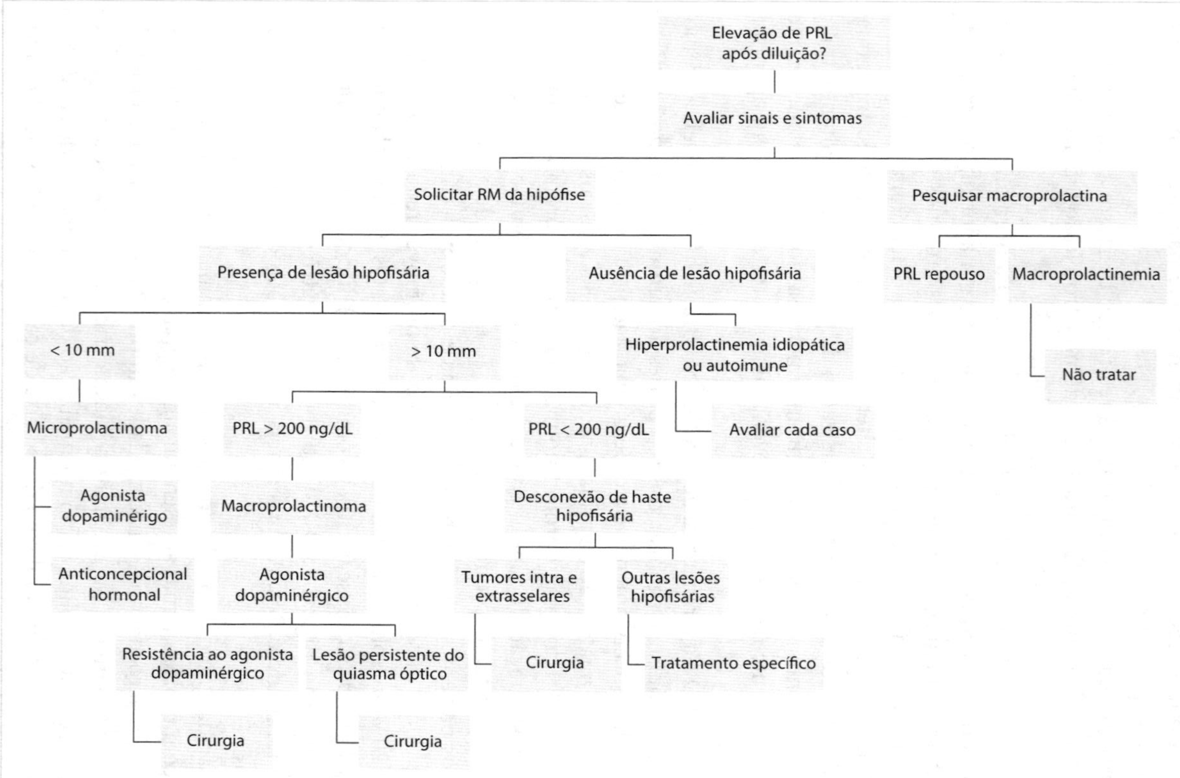

FIGURA 2 Algoritmo diagnóstico e tratamento da hiperprolactinemia.
PRL: prolactinemia; RM: ressonância magnética.
Fonte: adaptada de Glezer A, Bronstein MD. J Clin Endocrinol Metab. 2012.

BRC na dose de 15-30 mg por dia por, no mínimo, 3 meses. Sabe-se, porém, que uma resposta adicional ao tratamento clínico pode ser obtida a longo prazo, em especial com o uso de cabergolina. Para esse AD, também não há uniformidade na definição de resistência. Segundo alguns autores, a resistência foi definida pela não normalização dos níveis séricos de prolactina com doses de cabergolina acima de 3 mg por semana, por pelo menos 12 meses. Além de eficaz, o tratamento clínico pode levar à remissão da hiperprolactinemia, com manutenção de normoprolactinemia após a suspensão da medicação em 21% dos microprolactinomas e em 16% dos macroprolactinomas. Caso a paciente, com pelo menos 2 anos de tratamento, apresente níveis séricos de prolactina abaixo de 10 ng/mL e desaparecimento da lesão hipofisária, pode-se realizar o desmame lento da medicação e acompanhar com dosagem de prolactina sérica.

Em pacientes parcialmente resistentes aos AD, a cirurgia, com o intuito de remoção total ou parcial, é uma estratégia terapêutica interessante na tentativa de controle da hiperprolactinemia, podendo ser necessária a reintrodução de AD no pós-operatório.

Nos casos de tumores agressivos e/ou invasivos, em que não houve controle dos níveis de PRL e das dimensões tumorais com o uso de AD e de mais de um procedimento cirúrgico, a radioterapia para controle de crescimento tumoral pode ser indicada.

REFERÊNCIAS

1. Colao A. Pituitary tumours: the prolactinoma. Best Pract Res Clin Endocrinol Metab. 2009;23(5):575-96.
2. Colao A, Di Sarno A, Landi ML, Cirillo S, Sarnacchiaro F, Facciolli G, et al. Long-term and low-dose treatment with cabergoline induces macroprolactinoma shrinkage. J Clin Endocrinol Metab. 1997;82(11):3574-9.
3. Colao A, Di Sarno A, Landi ML, Scavuzzo F, Cappabianca P, Pivonello R, et al. Macroprolactinoma shrinkage during cabergoline treatment is greater in naive patients than in patients pretreated with other dopamine agonists: a prospective study in 110 patients. J Clin Endocrinol Metab. 2000;85(6):2247-52.
4. Dekkers OM, Lagro J, Burman P, Jørgensen JO, Romijn JA, Pereira AM. Recurrence of hyperprolactinemia after withdrawal of dopamine agonists: systematic review and meta-analysis. J Clin Endocrinol Metab. 2010;95(1):43-51.
5. Delgrange E, Daems T, Verhelst J, Abs R, Maiter D. Characterization of resistance to the prolactin-lowering effects of cabergoline in macroprolactinomas: a study in 122 patients. Eur J Endocrinol. 2009;160(5):747-52.
6. Duranteau L, Chanson P, Lavoinne A, Horlait S, Lubetzki J, Kuhn JM. Effect of the new dopaminergic agonist CV 205-502 on plasma prolactin levels and tumour size in bromocriptine-resistant prolactinomas. Clin Endocrinol (Oxf). 1991;34(1):25-9.
7. Glezer A, Bronstein MD. Approach to the patient with persistent hyperprolactinemia and negative sellar imaging. Clin Endocrinol Metab. 2012;97(7):2211-6.

8. Molitch ME. Dopamine resistance of prolactinomas. Pituitary. 2003;6(1):19-27.
9. Molitch ME. Pituitary. 2008;11(2):209-18.
10. Pellegrini I, Rasolonjanahary R, Gunz G, Bertrand P, Delivet S, Jedynak CP, et al. Resistance to bromocriptine in prolactinomas. J Clin Endocrinol Metab. 1989;69(3):500-9.
11. Vilar L, et al. Armadilhas diagnósticas da hiperprolactinemia. Arq Bras Endocrinol Metab. 2003;47/4:347-57.
12. Vilar L, et al. Diagnosis and management of hyperprolactinemia: results of a Brazilian multicenter study with 1234 patients. J. Endocrinol. Invest. 2008;31:436-4.
13. Verhelst J, Abs R, Maiter D, van den Bruel A, Vandeweghe M, Velkeniers B, et al. Cabergoline in the treatment of hyperprolactinemia: a study in 455 patients. J Clin Endocrinol Metab. 1999;84(7):2518-22.

Seção 5

Hipotireoidismo

Coordenação:

Osmar Monte

Caso 5.1.1

Marcia Giacom Giusti

HISTÓRIA

Menina, 19 dias de vida, natural e procedente de São Bernardo do Campo/SP. A família compareceu à consulta com a recém-nascida por ter sido convocada devido à alteração de TSH na triagem neonatal.

HPMA

A mãe refere que a recém-nascida apresenta obstipação intestinal (evacuação a cada 5-6 dias) e está "amarelinha". Em aleitamento materno exclusivo, com boa aceitação. Apresentou queda do cordão umbilical aos 15 dias de vida. Sem outras queixas.

Antecedentes

Parto cesáreo, IG 39 5/7 semanas, peso: 3.200 g, comprimento: 47,5 cm, perímetro cefálico: 33 cm, Apgar 9/9. Peso na alta = 3.090 g, RNT AIG.

Alta da maternidade com a mãe com 3 dias de vida.

Vacinação: adequada para a idade.

Mãe, 33 anos, IIGIIP0P, apresentou HA no último trimestre da gestação (medicada com metildopa).

Pai, 35 anos, saudável.

Irmã, 2 anos e 2 meses, saudável.

Nega consanguinidade na família.

EXAME FÍSICO

Peso: 3.550 g (p25); comprimento: 49,5 cm (p25); perímetro cefálico: 35 cm (p50). Hipoativa, hidratada, corada, acianótica, com discreta hipotonia.

Cabeça e pescoço: presença de mixedema em face e macroglossia. Choro rouco. Fontanela anterior 6 × 6 cm; fontanela posterior 1,5 × 1,0 cm.

Aparelho respiratório: murmúrio vesicular presente, bilateralmente, sem RA.

Aparelho cardiovascular: RCR em 2 tempos, sem sopros. Pulsos periféricos presentes e simétricos.

Abdome: globoso, flácido, indolor à palpação, fígado e baço não palpáveis. Ruídos hidroaéreos presentes e normais. Presença de hérnia umbilical.

Pele: seca, icterícia zona III, *livedo reticularis* presente. DNPM adequado.

DIAGNÓSTICO INICIAL

- Hipotireoidismo congênito.

EXAMES SUBSIDIÁRIOS

Resultados (tabela de referências):

- Hormonais basais: (papel filtro) TSH > 250 mUI/L; (soro) TSH = 579,5 mUI/L; T4 livre < 0,1.
- Bioquímicos: tireoglobulina < 0,1 ng/dL.
- Imagem: USG de tireoide: lojas tireoidianas de difícil caracterização, não sendo identificados os lobos tireoidianos em sua topografia habitual. Cintilografia de tireoide (Tecnécio 99m): ausência de imagem da tireoide em região cervical anterior.

DIAGNÓSTICOS DEFINITIVOS

- Hipotireoidismo congênito.
- Agenesia de tireoide.

CONDUTA/TRATAMENTO

Levotiroxina sódica 50 mcg ao dia (14 mcg/kg/dia).

EVOLUÇÃO RESUMIDA

Mostrada na **Figura 1**, na **Figura 2** e na **Figura 3**; ver **Tabela 1**.

TABELA 1

Idade Exames	19 dias	34 dias	49 dias	1a11m	4a4m
TSH neonatal (mUI/L)	> 250	–	–	–	–
TSH (mUI/L)	579,5	8,8	4,5	7,5	8,26
T4 livre (ng/dL)	0,1	0,8	1,2	1,4	1,16
Idade óssea	–	–	–	–	4a2m
Levotiroxina sódica (μg/dia)	50	50	50	62,5	75

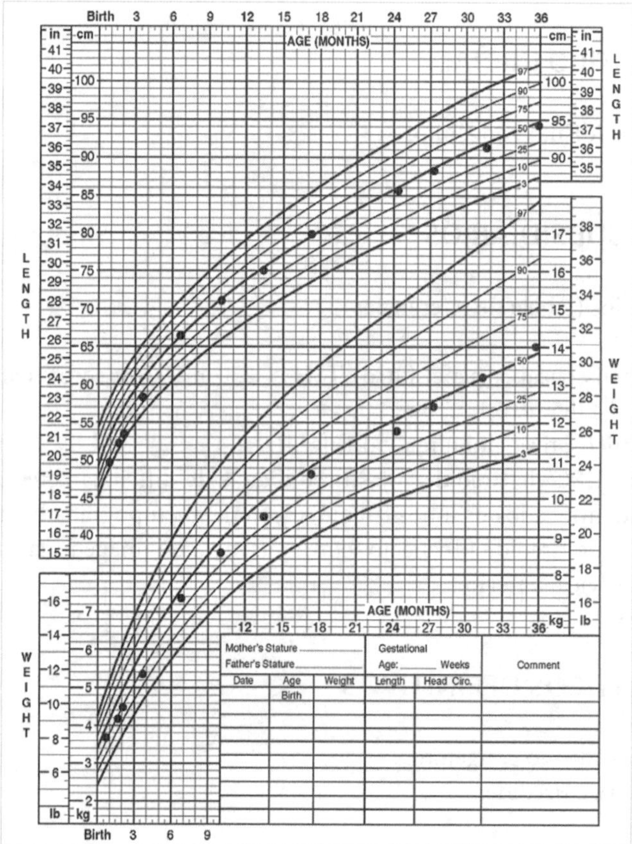

FIGURA 1
Fonte: National Center for Health Statistics and National Center for Chronic Disease Prevention and Health Promotion, 2000.
http://www.cdc.gov/growthcharts

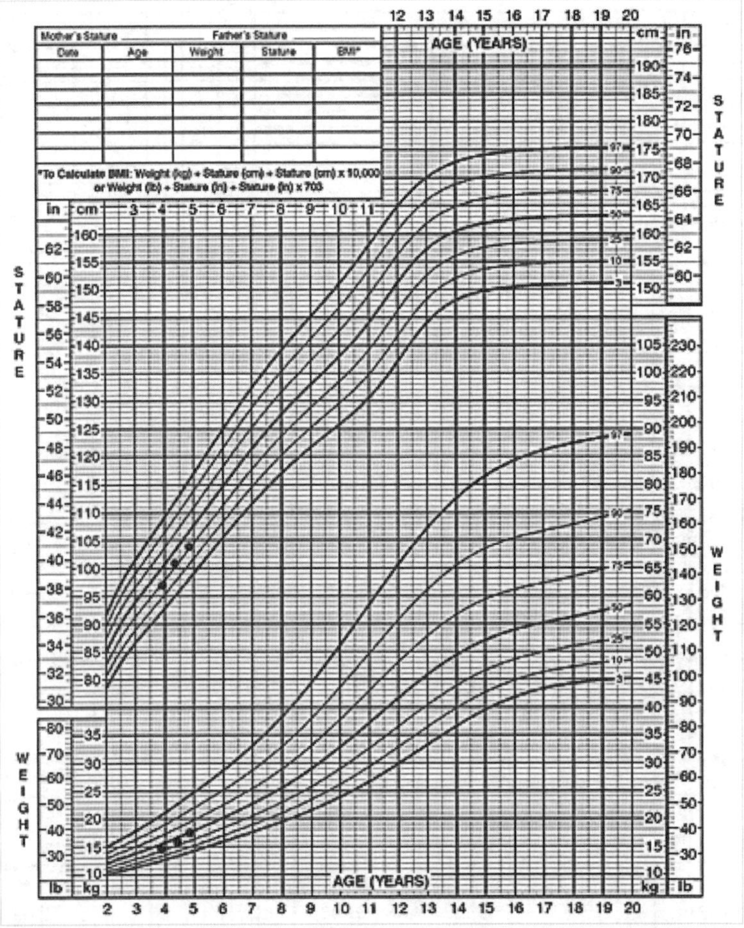

FIGURA 2
Fonte: National Center for Health Statistics and National Center for Chronic Disease Prevention and Health Promotion, 2000.
http://www.cdc.gov/growthcharts

1º retorno 15 dias após a primeira consulta: criança assintomática, ritmo intestinal 2 vezes ao dia, fezes pastosas. Em uso adequado de levotiroxina sódica 50 mcg ao dia. Ao exame físico, icterícia zona I, ativa, tônus normal, discreto mixedema em face e macroglossia, livedo melhorado. DNPM adequado. P = 4.000 g; C = 51 cm. Exames laboratoriais (*vide* **Tabela 2**)

Conduta: manter levotiroxina sódica 50 mcg ao dia. Retorno em 15 dias com exames (TSH e T4 livre).

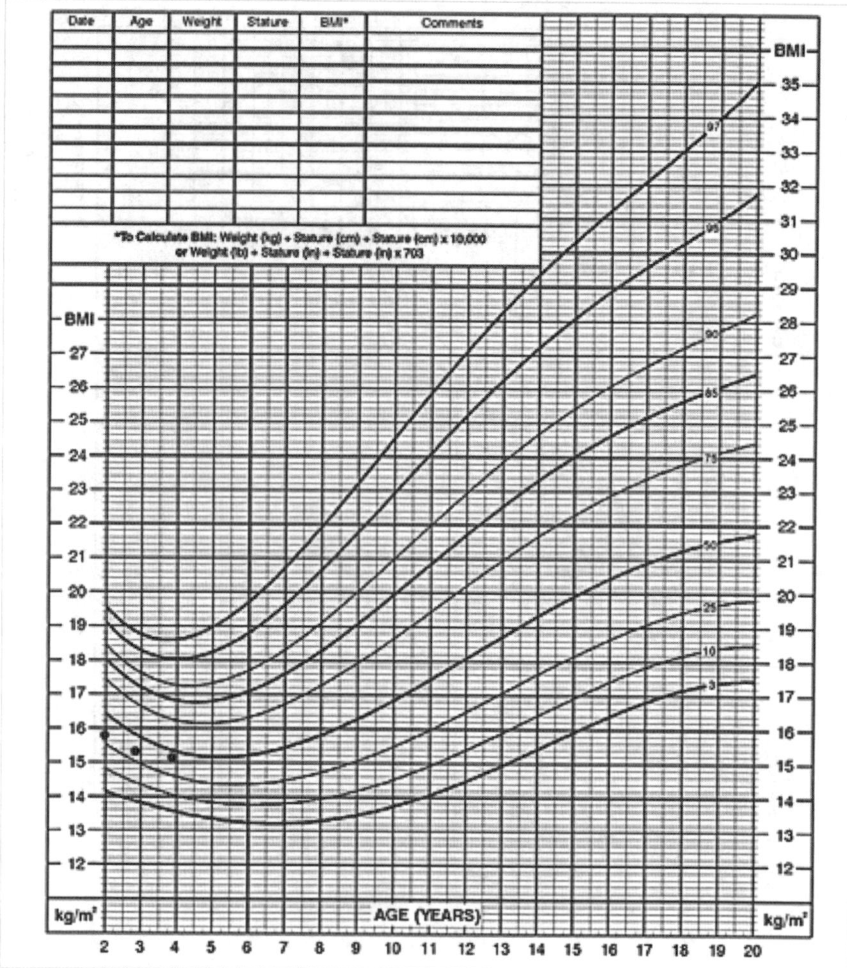

FIGURA 3

Fonte: National Center for Health Statistics and National Center for Chronic Disease Prevention and Health Promotion, 2000.
http://www.cdc.gov/growthcharts

2º retorno: criança assintomática, em uso adequado de levotiroxina sódica 50 mcg ao dia. Exame físico normal. DNPM adequado. P = 4.445 g; C = 53 cm. Exames laboratoriais (*vide* **Tabela 2**).

Conduta: manter levotiroxina sódica 50 mcg ao dia. Manter retornos trimestrais com novos exames (TSH e T4 livre).

A família foi orientada a comparecer com a criança nas consultas periodicamente para avaliação clínica e laboratorial (dosagem de TSH e T4 livre), mantendo uso regular de levotiroxina sódica.

Apresentou alteração de exames em duas consultas (com 1 ano e 11 meses e 4 anos e 4 meses de vida), sendo orientada a adequação na dose de levotiroxina sódica (*vide* **Tabela 2**).

TABELA 2

Exame/unidade	Material	Método	Idade	Valores de referência
TSH (mUI/L)	Sangue total (papel filtro)	Imunofluorimétrico	Até 28 dias	Até 15,0*
TSH (mUI/L)	soro	Imunofluorimétrico	Até 6 meses 6-11 meses 1-5 anos 6-10 anos 11-20 anos > 20 anos	0,8-8,0 0,8-6,3 0,7-6,0 0,6-5,4 0,5-4,7 0,6-4,0
T4 livre (ng/dL)	soro	Imunofluorimétrico	Até 1 ano Pré-púberes Púberes/adultos	0,9-2,6 0,8-2,2 0,8-1,5
Tireoglobulina (ng/mL)	soro	Quimioluminescência	–	3,5-77,0

* Em soro conversão.

COMENTÁRIOS

A sintomatologia do recém-nascido com hipotireoidismo congênito pode ser ausente ou bastante inespecífica. Os sinais que podem ser encontrados são: hipoatividade, hipotonia, sucção débil, baixo ganho de peso, congestão nasal, choro rouco, obstipação intestinal, distensão abdominal, hérnia umbilical, atraso na queda do coto umbilical, pele seca, palidez, icterícia prolongada, extremidades frias, *livedo reticularis*, fontanelas amplas, mixedema e macroglossia, atraso no desenvolvimento neuropsicomotor.

O diagnóstico e o tratamento precoces são essenciais para a prevenção de sequelas neurológicas.

Os programas de triagem neonatal para o hipotireoidismo congênito podem detectar crianças afetadas de forma precoce, antes mesmo de os sintomas e sinais se tornarem evidentes. O teste mais sensível para detecção do hipotireoidismo congênito é a determinação da concentração do TSH em papel filtro, de preferência entre 48-72 horas de vida do recém-nascido.

Os resultados alterados de triagem neonatal para hipotireoidismo congênito devem ser confirmados por meio das dosagens séricas de TSH e T4 total ou T4 livre. Valores de TSH acima de 10 mUI/mL confirmam o diagnóstico do hipotireoidismo primário, e as crianças deverão ser tratadas.

Alguns exames complementares são utilizados para estudar a etiologia do hipotireoidismo congênito, mas nunca devem postergar o início do tratamento. A ultrassonografia de tireoide é o exame inicial a ser realizado. Caso a tireoide esteja localizada em seu local habitual, a agenesia e a ectopia são descartadas. A dosagem de tireoglobulina é sensível para detectar tecido tireoidiano funcionante, e, associada à ultrassonografia, pode distinguir entre agenesia e ectopia glandular. Para confirmação da tireoide ectópica, a realização da cintilografia é indicada, pois a ultrassonografia é menos sensível para a detecção dessa etiologia.

O tratamento com levotiroxina sódica deve ser iniciado o mais rápido possível, idealmente até 14 dias de vida do recém-nascido. A dose recomendada é de 10-15 mcg/kg/dia.

Iniciado o uso de levotiroxina sódica, na dose recomendada, as concentrações de T4 livre ou T4 total retornam aos valores de normalidade em poucos dias e as de TSH, em 2-4 semanas.

É recomendado orientar retornos frequentes para avaliação clínica e laboratorial. O primeiro retorno deve ser feito 1-2 semanas após o início do tratamento, e os demais a cada 1-3 meses até 1 ano de vida, e a cada 3-12 meses até o crescimento se completar. Caso haja necessidade de alteração na dose de levotiroxina, nova avaliação deve ocorrer 4-6 semanas após.

É recomendado manter os níveis séricos de TSH dentro dos valores de referência para a idade, evitando valores indetectáveis de TSH, e manter concentrações séricas de T4 total ou T4 livre na metade superior dos valores de referência para a idade (**Tabela 2**).

A avaliação do desenvolvimento neuropsicomotor e a evolução do rendimento escolar devem ser monitoradas em todas as crianças com hipotireoidismo congênito.

REFERÊNCIAS

1. Léger, J et al. European Society for Paediatric Endocrinology Consensus Guidelines on Screening, Diagnosis, and Management of Congenital Hypothyroidism. J Clin Endocrinol Metab. 2014;99(2):363-84.
2. Maciel LMZ, et al. Hipotireoidismo congênito: recomendações do Departamento de Tireoide da Sociedade Brasileira de Endocrinologia e Metabologia. Arq Bras Endocrinol Metab. 2013;57/3.
3. Perry RJ, et al. Combined ultrasound and isotope scanning is more informative in the diagnosis of congenital hypothyroidism than single scanning. Arch Dis Child. 2006;91:972-6.
4. Peters, C. Diagnosis of endocrine disease: congenital hypothyroidism: update and perspectives. Eur J Endocrinol. 2018;179(6):R297-R317.

Caso 5.1.2

Marcia Giacom Giusti

HISTÓRIA

Menina, 22 dias de vida, natural e procedente do Guarujá/SP. A família compareceu à consulta com a recém-nascida por ter sido convocada devido a alteração de TSH na triagem neonatal.

HPMA

A mãe refere que a sua filha está bem, em aleitamento materno exclusivo, livre demanda, com boa aceitação. Apresenta evacuações após cada mamada. Sem outras queixas.

Antecedentes

Parto cesáreo, IG: 38 4/7 semanas, peso: 3.280 g, comprimento: 48 cm, perímetro cefálico: 33,5 cm, Apgar 8/9. Peso na alta: 2.930, RNT AIG. Alta da maternidade com a mãe com 3 dias de vida. Vacinação: adequada para a idade.

Mãe, 35 anos, IVGIIPIIP, saudável. Fez pré-natal, sem intercorrências. Pai, 37 anos, saudável. Irmão, 15 anos, saudável. Nega consanguinidade na família.

EXAME FÍSICO

- Peso: 3.300 g (p10); comprimento: 51 cm (p25); perímetro cefálico: 36 cm (p50). Ativa, hidratada, corada, acianótica, tônus adequado.
- Cabeça e pescoço: presença de discreto mixedema em face.
- Fontanela anterior 6,5 × 6 cm; fontanela posterior 2,0 × 2,0 cm.

- Aparelho respiratório: murmúrio vesicular presente, bilateralmente, sem RA.
- Aparelho cardiovascular: RCR em 2 tempos, sem sopros. Pulsos periféricos presentes e simétricos.
- Abdome: globoso, flácido, indolor à palpação, fígado e baço não palpáveis. Ruídos hidroaéreos presentes e normais. Presença de hérnia umbilical.
- Pele: seca, icterícia zona II, extremidades frias e livedo *reticularis* presente.
- DNPM adequado.

DIAGNÓSTICO INICIAL

- Hipotireoidismo congênito.

EXAMES SUBSIDIÁRIOS

- Resultados (ver tabela de referências).
- Hormonais basais: (papel filtro) TSH = 236 mUI/L; (soro) TSH > 100 mUI/L; T4 livre: 0,6 ng/dL.
- Bioquímicos: tireoglobulina: 9,5 ng/dL.
- Imagem: USG de tireoide: lobos tireoidianos não visualizados em sua posição habitual. Cintilografia de tireoide (^{99}Tecnécio): presença de imagem da tireoide em região sublingual

DIAGNÓSTICOS DEFINITIVOS

- Hipotireoidismo congênito.
- Ectopia de tireoide.

CONDUTA/TRATAMENTO

- Levotiroxina sódica 38 mcg/dia (11,5 mcg/kg/dia).

EVOLUÇÃO RESUMIDA

Mostrada nos anexos: **Figura 1**, **Figura 2**, **Figura 3** e **Tabela 1**.

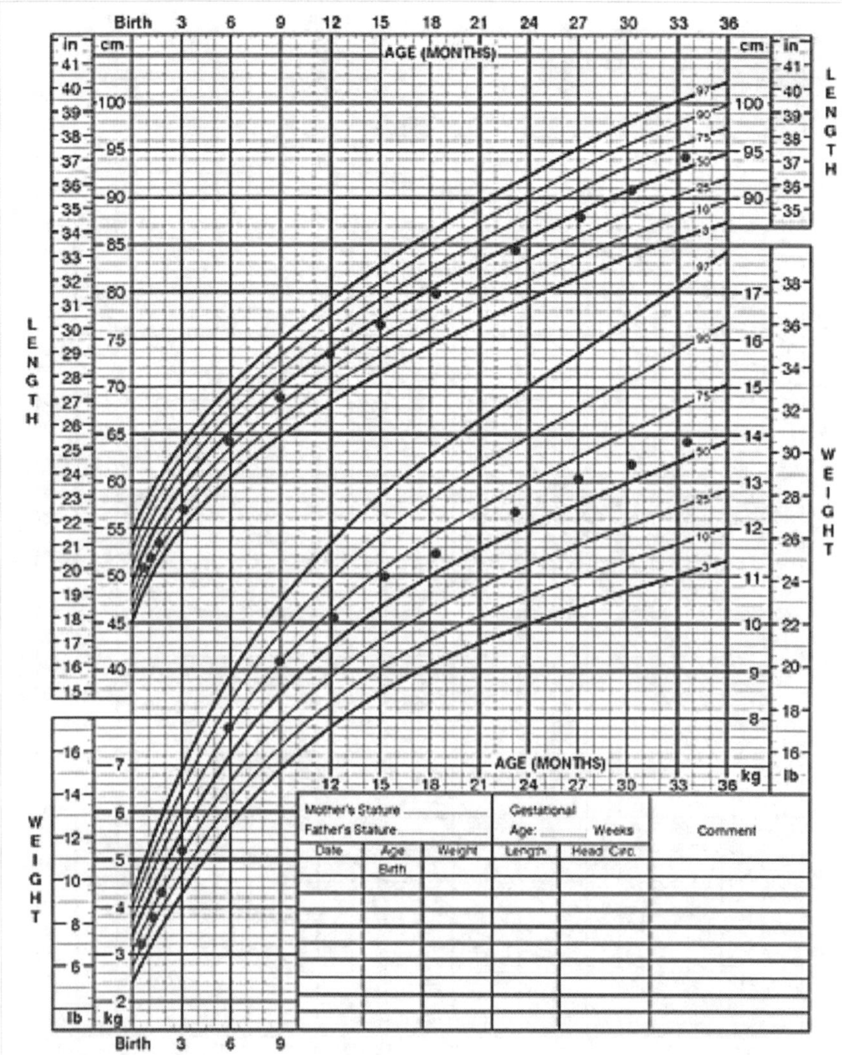

FIGURA 1

Fonte: National Center for Health Statistics and National Center for Chronic Disease Prevention and Health Promotion, 2000.
http://www.cdc.gov/growthcharts

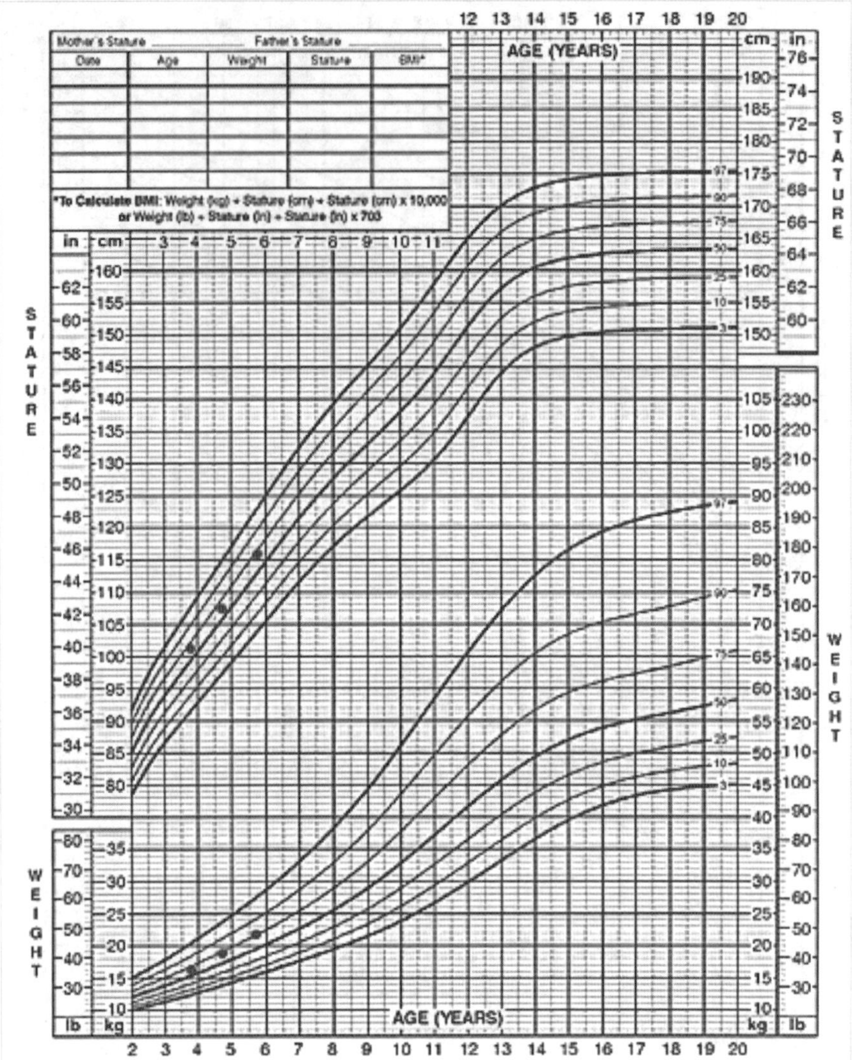

FIGURA 2
Fonte: National Center for Health Statistics and National Center for Chronic Disease Prevention and Health Promotion, 2000.
http://www.cdc.gov/growthcharts

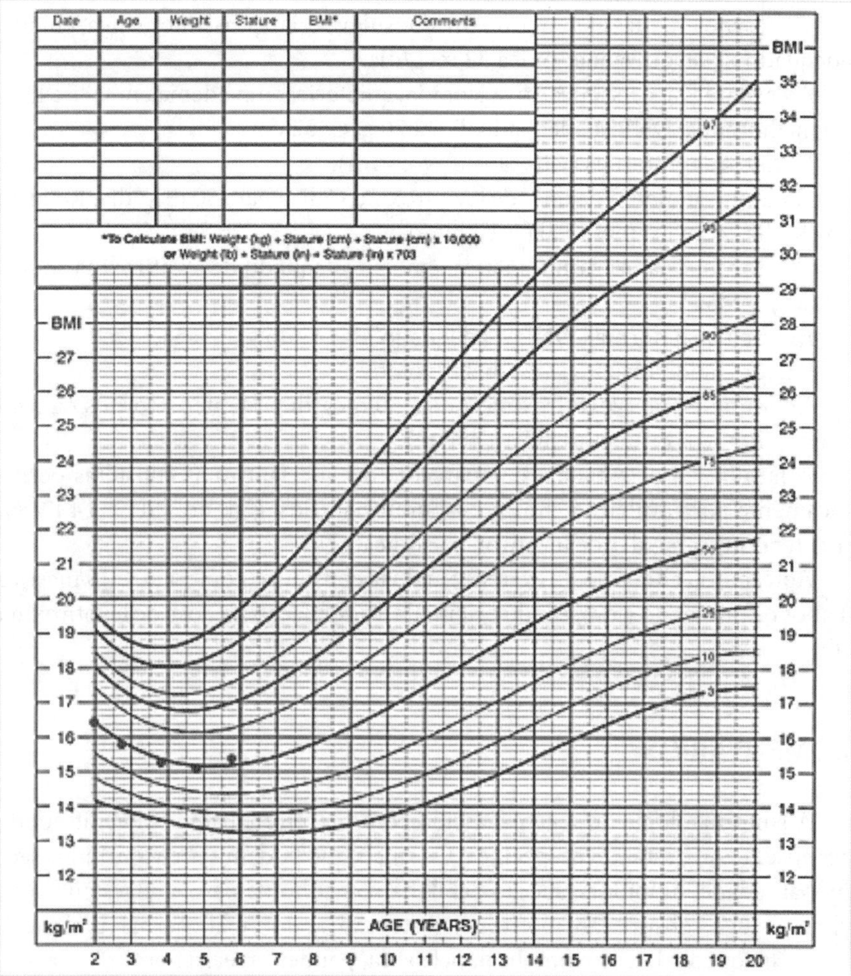

FIGURA 3

Fonte: National Center for Health Statistics and National Center for Chronic Disease Prevention and Health Promotion, 2000.
http://www.cdc.gov/growthcharts

TABELA 1

Idade Exames	22 dias	37 dias	52 dias	1a10m	4a7m
TSH neonatal (mUI/L)	> 250	–	–	–	
TSH (mUI/L)	> 100	25	1,3	7,2	6,3
T4 livre (ng/dL)	0,6	1,0	1,3	1,4	1,5
Idade óssea					4a2m
Levotiroxina sódica (μg/dia)	38	50	50	62,5	75

1º retorno (15 dias após a primeira consulta): criança assintomática, em uso adequado de levotiroxina sódica 38 mcg/dia.

Ao exame físico, criança ativa, corada, anictérica, mixedema em face e livedo melhorados. DNPM adequado. P: 3.870 g; C: 52 cm.

Exames laboratoriais (*vide* tabela evolutiva).

Conduta: aumento da dose de levotiroxina sódica para 50 mcg/dia. Retorno em 15 dias com exames (TSH e T4 livre).

2º retorno: criança assintomática, em uso adequado de levotiroxina sódica 50 mcg ao dia.

Exame físico normal. DNPM adequado. P = 4.445 g; C = 53,5 cm.

Exames laboratoriais (*vide* tabela evolutiva).

Conduta: manter levotiroxina sódica 50 mcg/dia. Manter retornos trimestrais com novos exames (TSH e T4 livre).

A família foi orientada a comparecer com a criança nas consultas periodicamente para avaliação clínica e laboratorial (dosagem de TSH e T4 livre), mantendo uso regular de levotiroxina sódica.

Apresentou alteração de exames em duas consultas (com 1 ano e 10 meses e 4 anos e 7 meses de vida), sendo orientada a adequação na dose de levotiroxina sódica.

COMENTÁRIOS

A sintomatologia do recém-nascido com hipotireoidismo congênito pode ser ausente ou bastante inespecífica. Os sinais que podem ser encontrados são: hipoatividade, hipotonia, sucção débil, baixo ganho de peso, congestão nasal, choro rouco, obstipação intestinal, distensão abdominal, hérnia umbilical, atraso na queda do coto umbilical, pele seca, palidez, icterícia prolongada, extremidades frias, livedo *reticularis*, fontanelas amplas, mixedema e macroglossia, atraso no desenvolvimento neuropsicomotor.

O diagnóstico e o tratamento precoces são essenciais para a prevenção de sequelas neurológicas.

Os programas de triagem neonatal para o hipotireoidismo congênito podem detectar crianças afetadas de forma precoce, antes mesmo de os sintomas e sinais se tornarem evidentes. O teste mais sensível para detecção do hipotireoidismo congênito é a determinação da concentração do TSH em papel filtro, de preferência entre 48-72 horas de vida do recém-nascido.

Os resultados alterados de triagem neonatal para hipotireoidismo congênito devem ser confirmados através das dosagens séricas de TSH e T4 total ou

T4 livre. Valores de TSH acima de 10 mUI/mL confirmam o diagnóstico do hipotireoidismo primário, e as crianças deverão ser tratadas (**Tabela 2**).

TABELA 2 Valores de referência de TSH neonatal, TSH, T4 livre e tireoglobulina

Exame/unidade	Material	Método	Idade	Valores de referência
TSH (mUI/L)	Sangue total (papel filtro)	Imunofluorimétrico	Até 28 dias	Até 15,0*
TSH (mUI/L)	soro	Imunofluorimétrico	Até 6 meses 6-11 meses 1-5 anos 6-10 anos 11-20 anos > 20 anos	0,8-8,0 0,8-6,3 0,7-6,0 0,6-5,4 0,5-4,7 0,6-4,0
T4 livre (ng/dL)	soro	Imunofluorimétrico	Até 1 ano Pré-púberes Púberes/adultos	0,9-2,6 0,8-2,2 0,8-1,5
Tireoglobulina (ng/mL)	soro	Quimioluminescência	–	3,50-77,00

* Em soroconversão.

Alguns exames complementares são utilizados para estudar a etiologia do hipotireoidismo congênito, mas nunca devem postergar o início do tratamento. A ultrassonografia de tireoide é o exame inicial a ser realizado. Caso a tireoide esteja localizada em seu local habitual, a agenesia e a ectopia são descartadas. A dosagem de tireoglobulina é sensível para detectar tecido tireoidiano funcionante, e, associada à ultrassonografia, pode distinguir entre agenesia e ectopia glandular. Para confirmação da tireoide ectópica, a realização da cintilografia é indicada, pois a ultrassonografia é menos sensível para a detecção dessa etiologia.

O tratamento com levotiroxina sódica deve ser iniciado o mais rápido possível, idealmente até 14 dias de vida do recém-nascido. A dose recomendada é de 10 a 15 mcg/kg/dia.

Iniciado o uso de levotiroxina sódica, na dose recomendada, as concentrações de T4 livre ou T4 total retornam aos valores de normalidade em poucos dias e as de TSH, em 2-4 semanas.

É recomendado orientar retornos frequentes para avaliação clínica e laboratorial. O primeiro retorno deve ser feito 1-2 semanas após o início do tratamento, e os demais a cada 1-3 meses até 1 ano de vida, e a cada 3-12 meses até o crescimento se completar. Caso haja necessidade de alteração na dose de levotiroxina, nova avaliação deve ocorrer 4-6 semanas após.

É recomendado manter os níveis séricos de TSH dentro dos valores de referência para a idade, evitando valores indetectáveis de TSH, e manter concentrações séricas de T4 total ou T4 livre na metade superior dos valores de referência para a idade.

A avaliação do desenvolvimento neuropsicomotor e a evolução do rendimento escolar devem ser monitoradas em todas as crianças com hipotireoidismo congênito.

REFERÊNCIAS

1. Léger J, et al. European Society for Paediatric Endocrinology Consensus guidelines on screening, diagnosis, and management of congenital hypothyroidism. J Clin Endocrinol Metab. 2014;99(2):363-84.
2. Maciel LMZ, et al. Hipotireoidismo congênito: recomendações do Departamento de Tireoide da Sociedade Brasileira de Endocrinologia e Metabologia. Arq Bras Endocrinol Metab. 2013;57/3.
3. Perry RJ, et al. Combined ultrasound and isotope scanning is more informative in the diagnosis of congenital hypothyroidism than single scanning. Arch Dis Child. 2006;91:972-6.
4. Peters C. Diagnosis of endocrine disease: congenital hypothyroidism: update and perspectives. Eur J Endocrinol. 2018;179(6):R297-R317.

Caso 5.1.3

Osmar Monte

HISTÓRIA

Feminina, 3 anos e 6 meses, natural e procedente de São Paulo. Aumento do volume cervical notado pelo pediatra há 3 meses.

HPMA

Mãe informa que levou a filha em consulta ao pediatra, pois notou que a criança estava comendo pouco, dormia muito, tinha o "intestino preso" e crescia pouco. Esses sintomas apareceram há algum tempo, não sabendo informar quando.

Antecedentes

Criança nasceu de parto cesariano, 38,5 semanas de gestação, peso: 3.280 g e comprimento: 48,5 cm. Teve alta com a mãe.

Teste do pezinho TSH: 6,5 mU/L (visto na consulta).

Pai com 28 anos, saudável, estatura 178 cm e peso 94 kg. Mãe com 25 anos, gesta 3, parto 2 (cesarianos), menarca aos 11 anos, estatura 158 cm e peso 62 kg. Não consanguíneos e negavam doenças tireoidianas.

EXAME FÍSICO

Bom estado geral, descorada + em 4+, acianótica, anictérica, estatura 90 cm (p = 3), peso 14,2 kg (p = 25), IMC = 17,53 (**Figura 1** e **Figura 2**), PA = 85/60 mmHg, FC = 68 bpm.

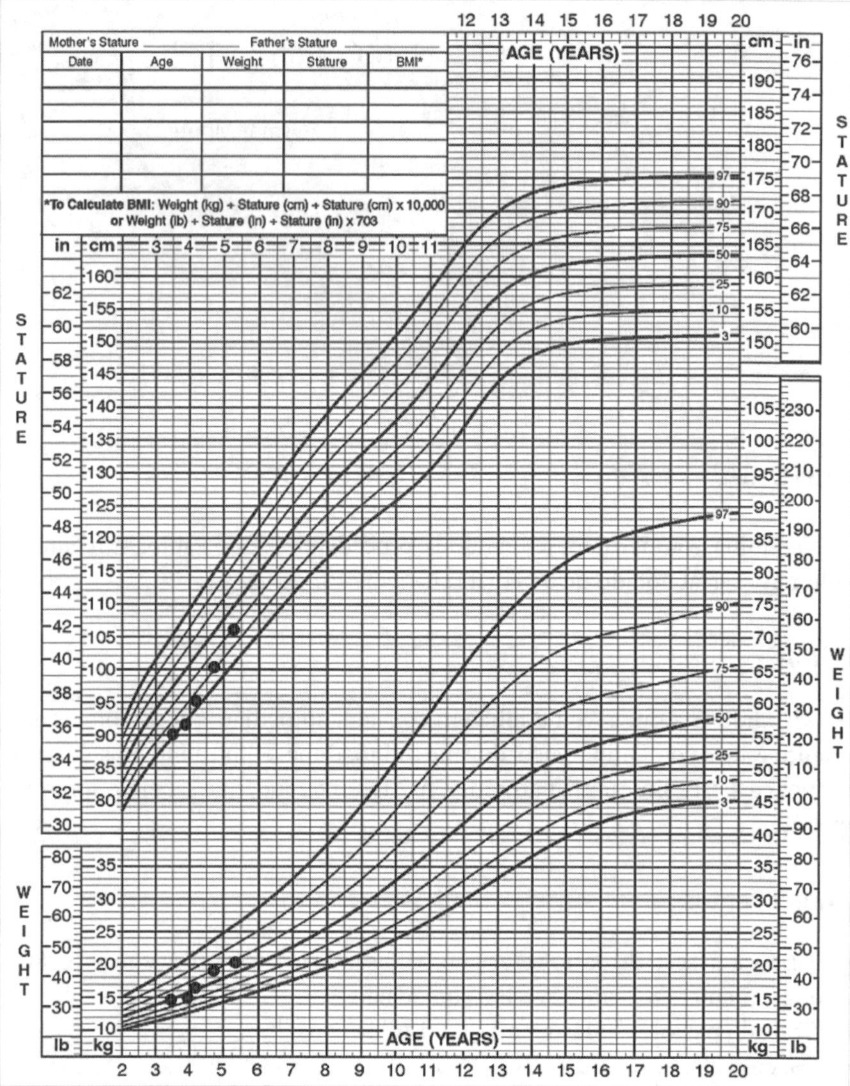

FIGURA 1

Fonte: National Center for Health Statistics and National Center for Chronic Disease Prevention and Health Promotion, 2000.
http://www.cdc.gov/growthcharts

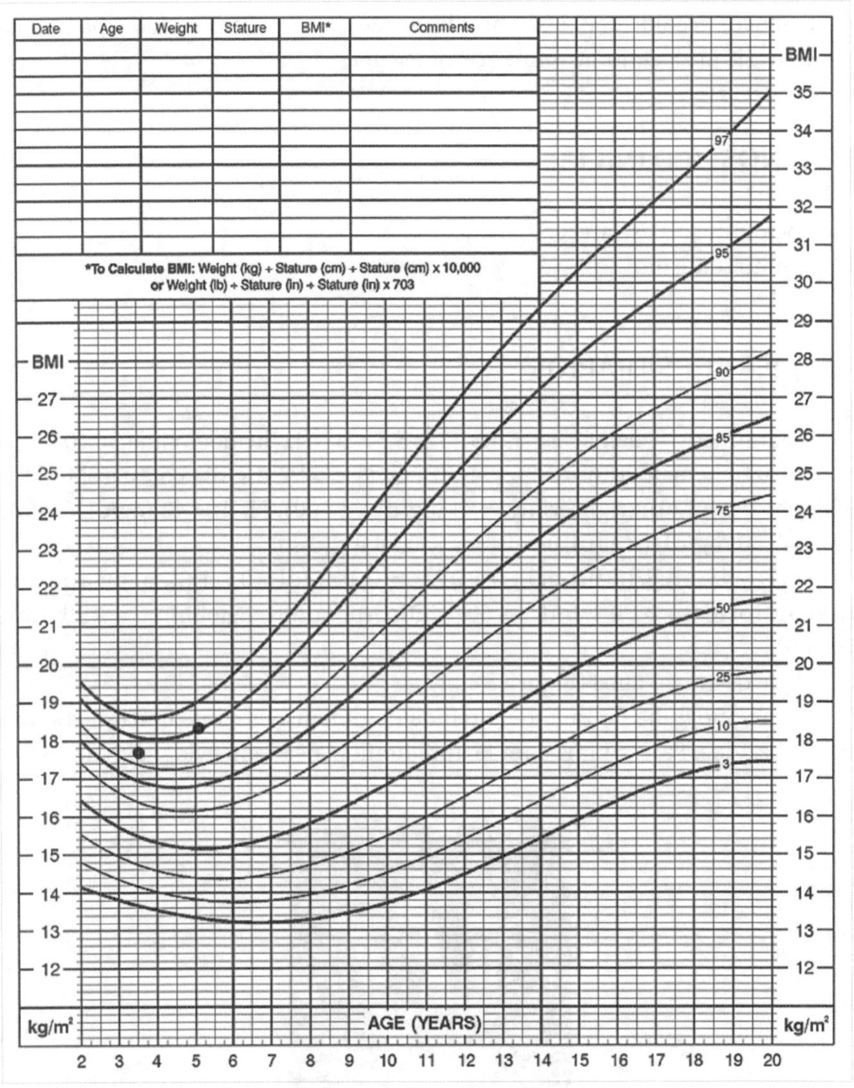

FIGURA 2

Fonte: National Center for Health Statistics and National Center for Chronic Disease Prevention and Health Promotion, 2000.

http://www.cdc.gov/growthcharts

Pescoço: tireoide com aumento difuso de volume, sem nódulos palpáveis. Coração rítmico, abdome sem visceromegalia.

DIAGNÓSTICO INICIAL

- Bócio difuso a esclarecer.
- Hipotireoidismo.

EXAMES SUBSIDIÁRIOS

Bioquímicos – hemácias = 3,8 (3,9-5,3) 10^{12}/L, hemoglobina = 10 g/dL (11,5-13,5), hematócrito = 32% (34-40), glicose = 92 mg/dL, colesterol total = 238 mg/dL (< 170), triglicérides = 84 mg/dL (< 100), HDL = 42 mg/dL (> 40), LDL = 130 mg/dL (< 110), creatinina = 0,68 mg/dL.

TSH = 48 mUI/L (0,4-4,5), T4 livre = 0,4 ng/dL (0,7-1,8), anticorpo antitireoperoxidase = 80 U/mL (< 60), anticorpo antitreoglobulina = 48 U/mL (< 100).

Idade óssea = 2 anos (**Figura 3**).

Ultrassonografia da tireoide: tireoide de dimensões aumentadas e contornos bocelados. Parênquima com textura homogênea, sem evidências de lesões

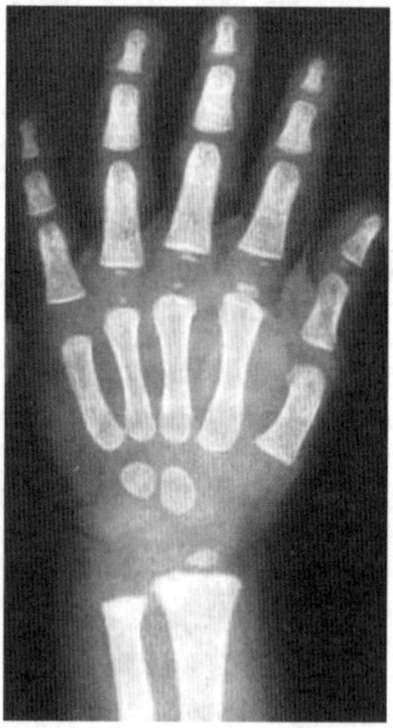

FIGURA 3 Idade óssea de 2 anos. (Ver Encarte de imagens no final do livro.)

nodulares sólidas ou císticas. Volume tiroidiano de 9,6 cc (normal 0,4 +/– 2,4 cc). Conclusão: Bócio difuso.

Captação do iodo após 24 horas = 46% (8-32).

Mapeamento da tireoide com ^{131}I (**Figura 4**): hipercaptação difusa e homogênea do radiotraçador.

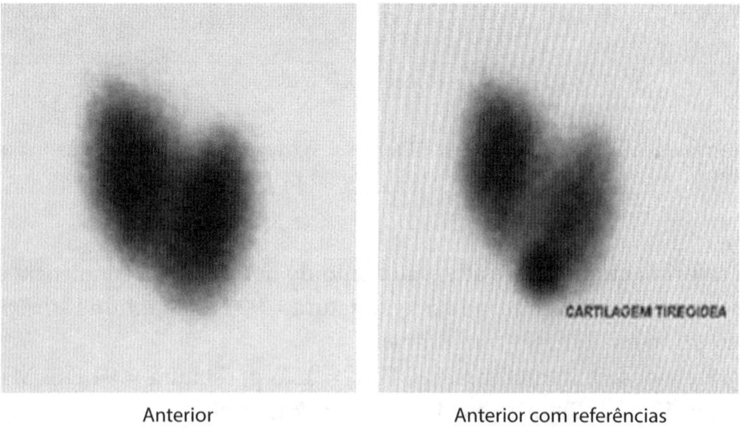

FIGURA 4 Mapeamento da tireoide com ^{131}I.

DIAGNÓSTICOS DEFINITIVOS

- Hipotireoidismo primário.
- Disormoniogênese.

CONDUTA/TRATAMENTO

- L-tiroxina na dose inicial de 25 mcg/dia administrada de manhã, em jejum e com água. Retorno em 15 dias com exames (**Tabela 1**).

EVOLUÇÃO RESUMIDA

Acompanhamento clínico:

1º retorno: mãe relata diminuição da sonolência. Aumentado a dose da L-tiroxina para 50 mcg. Retorno em 1 mês com exames.

TABELA 1

Exames	Basal	1º retorno	2º retorno	3º retorno	4º retorno	5º retorno	6º retorno
TSH (mUI/L)	48	25	12	1,2	2,1	6,1	1,3
T4 livre (ng/dL)	0,4	0,7	1,1	0,9	1,1	0,8	1,2
Anti-TPO	80			68			75
Colesterol	238			170			
Triglicérides	84			75			
HDL	42			45			
LDL	179			110			
VLDL	17						
Medicação (µg/dia)	Tiroxina 25	Tiroxina 50	Tiroxina 50	Tiroxina 50	Tiroxina 50	Tiroxina 62,5	Tiroxina 62,5

2º retorno: criança mais ativa, aumento do apetite, nega sonolência e função intestinal normal. Peso = 14,5 kg, estatura = 92 cm. Mantido L-tiroxina 50 mcg. Retorno em 2 meses com exames.

3º retorno: sem intercorrências. Peso = 15,3 g, estatura = 94 cm. Mantido L-tiroxina 50 mcg. Retorno em 4 meses com exames.

4º retorno: idade 4 anos e 1 mês. Sem queixas. Peso = 15,2 kg, estatura = 95 cm, VC = 5 cm/7meses. Mantido L-tiroxina 50 mcg. Retorno em 6 meses com exames.

5º retorno: idade 4 anos e 7 meses. Sem queixas. EF ndn, peso = 19 kg, estatura = 100,4 cm, VC = 10,4 cm/13 meses (**Figura 1** e **Figura 2**). Idade óssea = 4 anos. Aumentado a dose da L-tiroxina para 62 mcg. Retorno em 6 meses com exames.

6º retorno: idade 5 anos e 1 mês. Sem queixas. EF: sem alterações adicionais. Peso = 20,2 kg, estatura = 106 cm, VC = 6 cm/ano. Mantida a dose da L-tiroxina em 62,2 µg.

Após esses ajustes iniciais da dose da L-tiroxina, a paciente permanece em acompanhamento periódico com ajuste da dose de acordo com os resultados dos exames.

COMENTÁRIOS

Trata-se de uma criança de 3 anos e 6 meses com quadro clínico de hipotireoidismo e com um bócio difuso ao exame clínico. Na criança o hipotireoidismo cursa com desaceleração do crescimento e atraso da idade óssea, que se reverte com o tratamento.

Hipotireoidismo com bócio difuso pode ser encontrado na deficiência de iodo (zonas endêmicas), na doença tireoidiana autoimune (Hashimoto) e na disormoniogênese. Os exames laboratoriais revelam aumento do TSH com diminuição do T4 livre (hipotireoidismo primário), captação do iodo aumentada e anticorpos negativos.

O bócio endêmico nesse caso fica pouco provável, pois a paciente é natural e procedente da cidade de São Paulo. A captação do iodo na tireoidite de Hashimoto geralmente é diminuída, mas na disormoniogênese ela é aumentada. Um teste que ajudaria a esclarecer esse diagnóstico seria o teste do perclorato, não disponível atualmente.

A ultrassonografia da tireoide mostra um aumento do volume da tireoide e um padrão de ecotextura homogênea, sendo que no Hashimoto o padrão seria de ecotextura heterogênea, o que reforça o diagnóstico de disormoniogênese.

Disormoniogênese refere-se, principalmente, a defeitos em proteínas envolvidas diretamente na síntese dos hormônios tireoidianos, e, clinicamente, esses pacientes apresentam bócio. A manifestação clínica pode ser precoce (hipotireoidismo congênito), detectada no teste de triagem neonatal, ou se manifestar mais tardiamente, dependendo da mutação que irá determinar o grau de funcionamento da TPO.

Os defeitos de síntese correspondem cerca de 15% dos casos de hipotireoidismo congênito, sendo as mutações da TPO as mais frequentes, com prevalência de 1/40.000 nascimentos. São defeitos autossômicos recessivos.

O gene da TPO encontra-se no *locus* 2p25, e foram descritas mutações homozigóticas ou heterozigóticas compostas para esse gene. Essas mutações podem acarretar substituição, deleção ou adição de aminoácidos, determinando diminuição da atividade enzimática por alteração estrutural da proteína ou de sua localização no tireócito.

As disormoniogêneses são causas de hipotireoidismo permanente cujo tratamento consiste na reposição da tiroxina, cuja dose deve ser ajustada de acordo com o resultado dos exames laboratoriais.

REFERÊNCIAS

1. Maciel LMZ, et al. Hipotireoidismo congênito: recomendações do Departamento de Tireoide da Sociedade Brasileira de Endocrinologia e Metabologia. Arq Bras Endocrinol Metab [on-line]. 2013;57:3.
2. Perone D, et al. Aspectos genéticos do hipotireoidismo congênito. Arq Bras Endocrinol Metab [on-line]. 2004;48:1.
3. Ris-Stalpers C, Bikker H. Genetics and phenomics of hypothyroidism and goiter due to TPO mutations. Mol Cell Endocrinol. 2010;322:38-43.
4. Wassner AJ. Congenital hypothyroidism. Clin Perinatol. 2018;45(1):1-18.

Caso 5.2.1

Adriano Namo Cury

HISTÓRIA

Paciente do sexo feminino, 13 anos de idade, natural e procedente de Cotia/SP. Queixa de perda de peso, há 1 mês.

HPMA

A paciente compareceu acompanhada da mãe com queixa de perda de 5 kg no último mês, mesmo com aumento do apetite. Refere também ansiedade, palpitação, fadiga, intolerância ao calor, sudorese e insônia. Hábito intestinal preservado.

Antecedentes

Nasceu de parto cesárea, com 40 semanas de gestação, pesando 3.500 g e medindo 50 cm, sem intercorrências. Evoluiu com desenvolvimento neuropsicomotor adequado.

Sem história de doenças da infância e com vacinas em dia. Menarca aos 12 anos, com ciclos irregulares. Cursa o oitavo ano do ensino fundamental, com aproveitamento escolar adequado. Faz dieta balanceada e natação 3 vezes por semana.

Mãe de 40 anos, com menarca aos 12 anos, altura 164 cm e peso 60 kg; pai de 43 anos, com 179 cm e 78 kg. Irmão de 10 anos, hígido. Mãe e duas tias maternas com história de hipotireoidismo.

EXAME FÍSICO

Bom estado geral, hidratada, corada, anictérica, acianótica, afebril, pele quente e úmida. Ausência de sinais de orbitopatia. Tireoide discretamente aumentada, firme, indolor e sem nódulos palpáveis. FC = 112 bpm, PA = 120 × 60 mmHg.

Ausculta cardíaca e respiratória sem alterações e abdome dentro da normalidade. Extremidades bem perfundidas e sem edemas, com tremor fino em mãos. Tanner M4P4. Altura = 163 cm (p75), peso = 48 kg (p50), mostrados na **Figura 1** e na **Figura 2**.

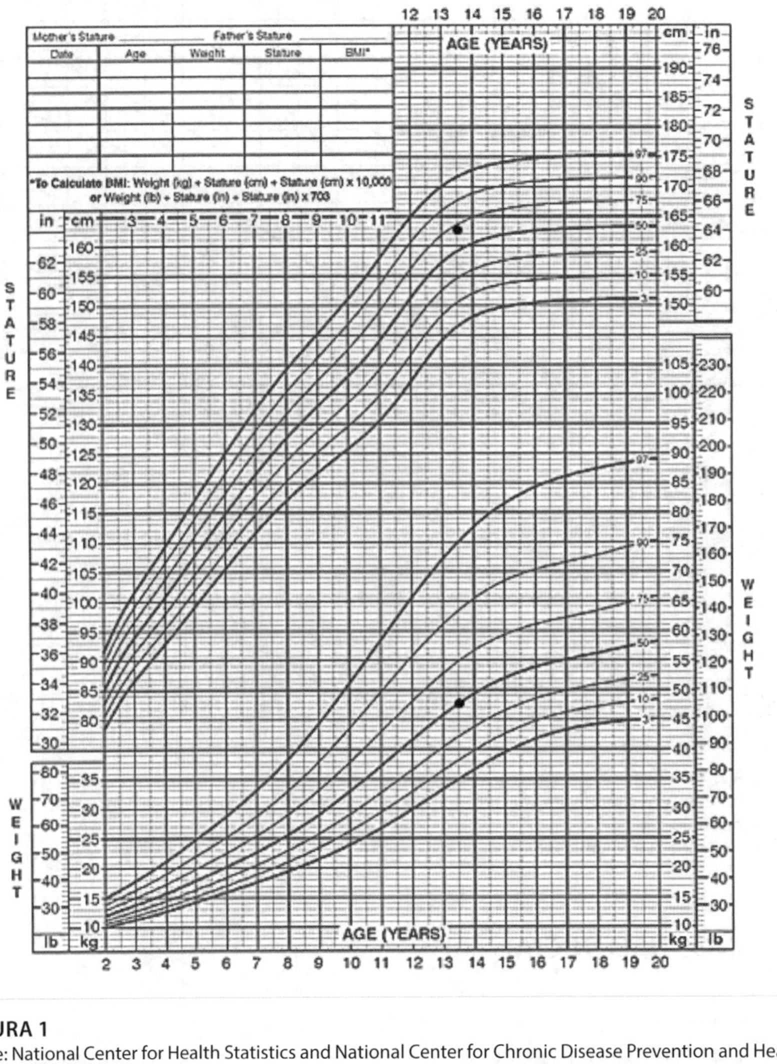

FIGURA 1
Fonte: National Center for Health Statistics and National Center for Chronic Disease Prevention and Health Promotion, 2000.
http://www.cdc.gov/growthcharts

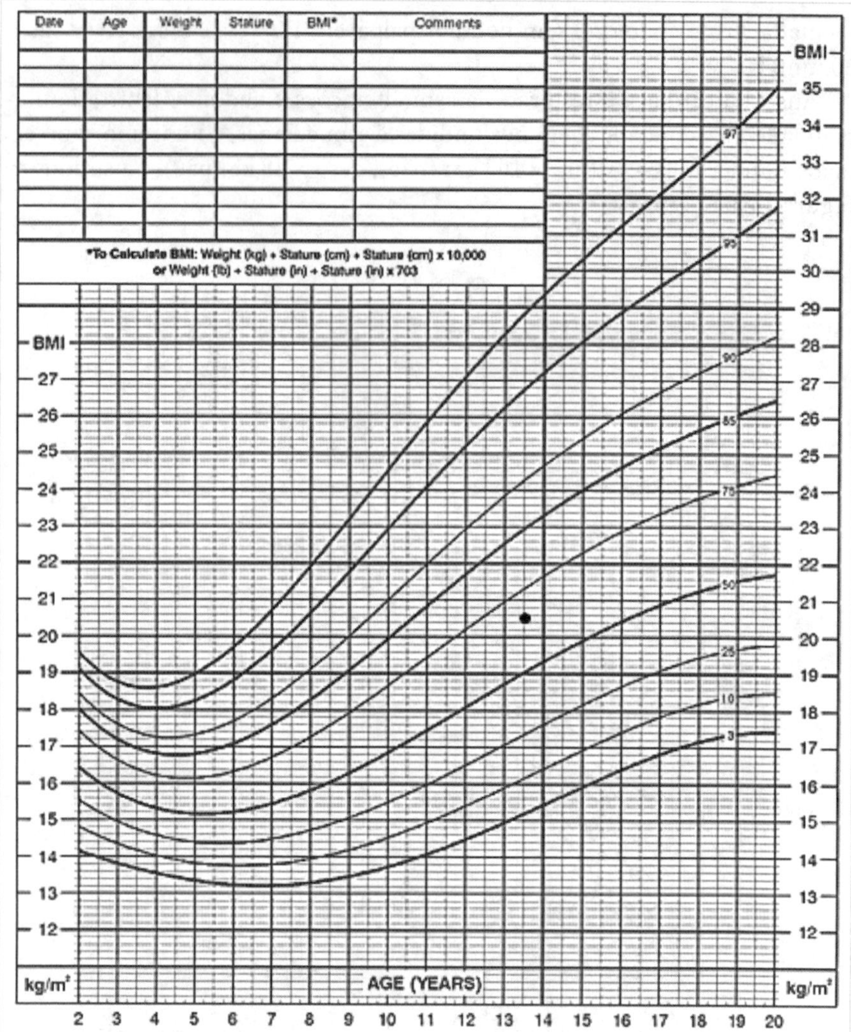

FIGURA 2
Fonte: National Center for Health Statistics and National Center for Chronic Disease Prevention and Health Promotion, 2000.
http://www.cdc.gov/growthcharts

DIAGNÓSTICO INICIAL

- Tireotoxicose.
- Hipertireoidismo por doença de Graves.
- Tireoidite autoimune.

EXAMES SUBSIDIÁRIOS

- Exames gerais: dentro da normalidade.
- Exames hormonais: TSH 0,05 mUI/L (VN 0,50-4,9); T4 livre 2,4 ng/dL (VN 0,6-1,1); T3 total 250 ng/dL (VN 72-214); T4 total 14,0 mcg/dL (VN 4,5-12); anticorpo anti-TPO 450 UI/mL (< 9); anticorpo anti-Tg 800 UI/mL (< 60).
- Cintilografia de tireoide com iodo: captação reduzida pelo radiofármaco. Captação em 2 h de 2% (1-8%) e em 24 h de 4% (3-23%).
- Ultrassonografia de tireoide com Doppler: tireoide de dimensões discretamente aumentadas, com ecotextura heterogênea, parênquima difusamente hipoecogênico, com vascularização diminuída ao Doppler, sem nódulos. Volume de 20 cm^3.

DIAGNÓSTICO DEFINITIVO

- Tireoidite autoimune (hashitoxicose).

CONDUTA/TRATAMENTO

- Propranolol 20 mg a cada 12 horas.

EVOLUÇÃO RESUMIDA

Após 4 semanas, a paciente apresentou melhora dos sintomas, com ganho de 3 kg, normalização do T4 livre e TSH ainda suprimido, sendo reduzida progressivamente a dose do propranolol até suspensão. Após 4 meses, procurou novamente o serviço com queixas de persistência da fadiga, pele seca, queda de cabelo, sonolência, dificuldade de concentração, edema em membros inferiores e constipação intestinal. Ao exame físico, apresentava frequência cardíaca de 64 bpm, pressão arterial de 100 × 70 mmHg, edema discreto em membros inferiores, sem sinal do cacifo. O exame laboratorial revelou TSH de 8,0 mUI/L e T4 livre de 0,5 ng/dL. Recebeu o diagnóstico de tireoidite de Hashimoto e foi iniciado o tratamento com levotiroxina, na dose de 125 mcg/dia.

COMENTÁRIOS

A tireoidite de Hashimoto (TH) é a tireoidite mais comum na população pediátrica. Tem prevalência de cerca de 3% em crianças, com pico na adolescência. É uma doença crônica autoimune, caracterizada pela presença de anticorpos antitireoidianos e parênquima glandular heterogêneo e hipoecogênico à ultrassonografia, com função tireoidiana alterada ou preservada.

É a principal causa de hipotireoidismo em áreas iodo-suficientes e tem como fatores de risco o gênero feminino, a presença de bócio, deficiência de selênio, infecção pelo vírus da hepatite C, síndrome de Down, síndrome de Turner, história familiar de tireoidopatia, exposição à radiação e exposição a drogas, tais como interferon-alfa e, mais recentemente, anticorpo monoclonal contra CTLA-4, imunoterápico usado no tratamento de doenças neoplásicas.

Além disso, a TH tem associação com outras doenças autoimunes, endócrinas ou não endócrinas, caracterizando a síndrome poliglandular autoimune, sendo a doença de Addison a mais comumente associada. A nossa paciente tinha como fatores de risco a idade, o gênero feminino e a história familiar importante de tireoidopatia.

A suscetibilidade à TH depende de uma combinação de fatores genéticos e ambientais, que determinam a quebra da tolerância imunológica, resultando no ataque autoimune contra a glândula. A concordância é de 29-55% em gêmeos monozigóticos, envolvendo os mesmos polimorfismos relacionados à doença de Graves (DG), com participação dos genes do receptor de TSH, HLA classes I e II, PTPN22, CTLA4, FCRL3, CD25, FOXE1, dentre outros.

O marcador histológico da TH é a infiltração linfocítica, principalmente de células T. As células T *helper* do tipo 2 (Th2) estimulam linfócitos B e plasmócitos a produzirem anticorpos específicos contra antígenos tireoidianos, como tireoglobulina (Tg), tireoperoxidase (TPO) e receptor de TSH. As células Th1, por sua vez, ativam linfócitos e macrófagos, levando à destruição folicular, atrofia gradual e fibrose. Células Th17 e células T reguladoras também participam do processo inflamatório.

O anticorpo anti-TPO está presente em 80-90% dos casos de tireoidite autoimune e em 50-60% dos casos de DG. É preditor de progressão do hipotireoidismo subclínico (SC) para o hipotireoidismo clínico e participa diretamente da patogênese da TH ao induzir citotoxicidade mediada por células *natural killer* e pelo complemento. O anticorpo anti-Tg está presente em 60-80% dos pacientes com tireoidopatia autoimune e 30-50% dos pacientes com DG. Tem uma sensibilidade de 30-50% para diagnóstico de tireoidite autoimune; entretanto, ao contrário do anticorpo anti-TPO, não se mostrou capaz de predizer a evolução de hipotireoidismo SC para clínico e não participa diretamente da patogênese da doença.

O anticorpo contra receptor de TSH (TRAb) pode estar presente em 20% das tireoidites autoimunes, com função de bloqueio do receptor. Pode ocasionalmente estimular o receptor de TSH, como ocorre na DG, resultando em um estado de alternância entre hipo e hipertireoidismo. Essa forma de apresentação é diferente do estado de hipertireoidismo que pode ocorrer no início do quadro da tireoidite autoimune, denominado hashitoxicose, secundário à destruição folicular e liberação do hormônio tireoidiano pré-formado, como no caso relatado.

Além da forma clássica da TH, existem outras variantes, como a tireoidite relacionada à IgG4, que é caracterizada por infiltração de plasmócitos IgG4 e fibrose acentuada e pode ser parte da doença sistêmica relacionada à IgG4, com fibrose de diversos órgãos e tecidos. Já a tireoidite fibrosa invasiva cursa com fibrose extensa da glândula e de tecidos adjacentes, apresentando bócio endurecido e sintomas compressivos.

A apresentação inicial depende do estágio da doença. A maioria das crianças é assintomática no momento do diagnóstico. A manifestação mais comum é o bócio, que pode provocar sintomas compressivos de disfonia, dispneia e disfagia. A forma atrófica é rara em idade jovem.

Na fase de hipotireoidismo, são achados comuns bradicardia, pele seca, rouquidão, lentidão da fala, distúrbios de concentração e memória, intolerância ao frio, anorexia, fadiga, câimbras, mialgia, constipação intestinal, macroglossia, queda de cabelo, unha quebradiça, edema facial e periférico, cardiomegalia, irregularidade menstrual, menometrorragia e perda do reflexo de Aquileu. Dependendo da duração da doença, pode ocorrer atraso no crescimento e na idade óssea. Pode haver também anemia normocítica (por redução da secreção renal de eritropoietina), microcítica (por deficiência de ferro) ou megaloblástica (por gastrite atrófica e deficiência de vitamina B12).

Na fase de hipertireoidismo, as manifestações são semelhantes às da DG, por hiperatividade adrenérgica. Em nosso relato, a paciente apresentou sintomas de hipertireoidismo no início do quadro, com perda de peso, polifagia, ansiedade, palpitação, fadiga, intolerância ao calor, sudorese, insônia e tremores, e evoluiu durante o acompanhamento com sintomas compatíveis com hipotireoidismo.

O diagnóstico da TH é confirmado pela presença dos anticorpos anti-TPO e anti-Tg e pela alteração do parênquima tireoidiano ao ultrassom, achados presentes em nosso relato. A avaliação da função tireoidiana é importante, já que os sintomas de hipotireoidismo são inespecíficos. O TSH sérico é o teste diagnóstico de primeira linha. Tem relação logarítmica inversa com o valor do T4 livre, de forma que pequenas reduções no T4 livre estão associadas a aumentos exponenciais no TSH.

A prevalência da função tireoidiana no momento do diagnóstico da TH varia entre os estudos, com predomínio do eutireoidismo (52,1%), seguido de hipotireoidismo (22%), hipotireoidismo SC (19,2%) e, mais raramente, hashitoxicose (6,5%).

O eutireoidismo, com TSH e T4 livre normais, é a apresentação mais comum da TH em crianças. Enquanto em adultos é observada uma progressão para hipotireoidismo SC ou clínico, em crianças e adolescentes essa evolução é variável. Em uma série de 5 anos de seguimento, 57,1% dos pacientes pediátricos permaneceram em eutireoidismo, 30,6% desenvolveram hipotireoidismo SC e 12,3% hipotireoidismo clínico, como demonstrado na **Figura 3**. Das crianças com hipotireoidismo SC, 40,6% evoluíram para hipotireoidismo clínico, mostrando que a evolução para hipotireoidismo é maior nos pacientes com hipotireoidismo SC quando comparado aos eutireoideos.

A apresentação como hipotireoidismo SC tem valores de TSH elevados, com T4 livre dentro da normalidade, enquanto no hipotireoidismo clínico o TSH está aumentado e o T4 livre, reduzido. Em crianças, a presença de bócio, anticorpo anti-Tg, anticorpo anti-TPO, TSH elevado e a coexistência com outras doenças autoimunes são preditores de progressão do hipotireoidismo SC para o clínico.

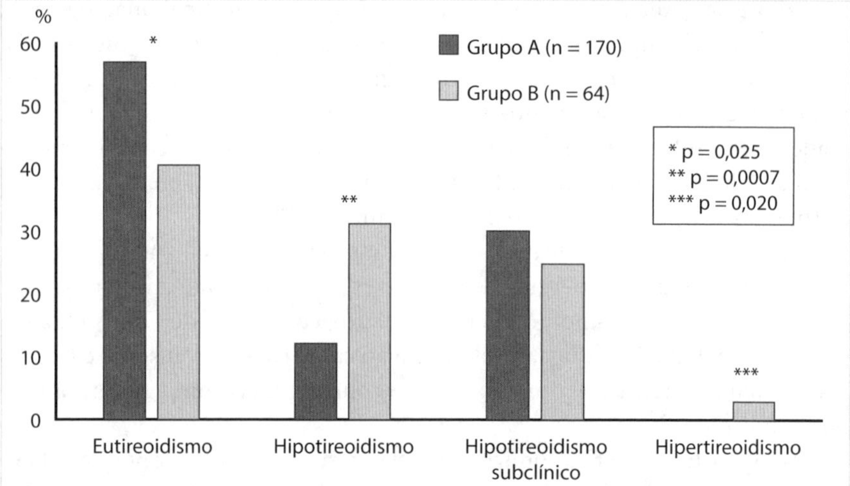

FIGURA 3 Prevalência das diferentes formas de apresentação da função tireoidiana após 5 anos de acompanhamento em 2 grupos de crianças com tireoidite de Hashimoto, inicialmente eutireoideas (Grupo A) ou com hipotireoidismo subclínico (Grupo B).
Fonte: adaptada de Aversa T, et al. Thyroid. 2016;26(10):1450-6.

Já na hashitoxicose, forma apresentada pela nossa paciente, o TSH está suprimido, com T4 livre elevado. Não é tão comum na idade pediátrica, apesar de ser a segunda causa de hipertireoidismo na infância, atrás da DG. Difere desta por não ter a presença do TRAb e por apresentar baixa captação de iodo radioativo na cintilografia, como demonstrado no relato. A relação entre T3 total e T4 total também é útil e sugere hashitoxicose quando é inferior a 20 (como no caso descrito) e DG quando superior. A fase de hipertireoidismo da TH dura cerca de 5 meses e é seguida de uma resolução definitiva para hipo ou eutireoidismo.

O ultrassom ajuda a identificar a autoimunidade da glândula, principalmente em pacientes com anticorpo negativo. Na TH, a glândula é geralmente aumentada, com parênquima heterogêneo, hipoecogênico e hipervascular. Na tireoidite crônica, predomina a atrofia da glândula.

O tratamento do hipotireoidismo franco é mandatório e urgente, principalmente em crianças muito novas, pelo risco permanente de disfunção neurocognitiva quando não tratado precocemente. A levotiroxina é a medicação de escolha, dada sua eficácia e segurança. Ela é convertida perifericamente em T3, hormônio ativo, pelas deiodinases 1 e 2. A sua meia-vida longa, de aproximadamente 7 dias, permite a administração diária. A dose varia conforme a idade do paciente: 10-15 mcg/kg/dia em recém-nascidos, 4-6 mcg/kg/dia de 1 a 3 anos, 3-5 mcg/kg/dia de 3 a 10 anos, 2-4 mcg/kg/dia de 10 a 16 anos e 1,6 a 1,8 mcg/kg/dia em adultos.

A absorção ocorre no jejuno e no íleo e é dependente do pH ácido, variando de 70-80% em adultos em jejum. É recomendado que a administração seja sempre no mesmo horário, 1 hora antes do café ou 3 horas após a última refeição. Deve ser longe de outros medicamentos que interferem na absorção, como sulfato ferroso, hidróxido de alumínio, carbonato de cálcio e colestiramina. Recomenda-se não variar entre as formulações, pois a mesma dose de produtos considerados bioequivalentes pode resultar em variações de TSH, principalmente na população pediátrica.

No Brasil, a forma de suspensão não está disponível, de modo que, em crianças pequenas, o comprimido pode ser macerado e misturado com água, fórmula sem soja ou leite materno. Se a dose necessária da levotiroxina estiver mais alta do que o previsto, deve-se investigar desordens gastrointestinais, como *Helicobacter pylori*, gastrite atrófica e doença celíaca. Entretanto, a má aderência ao tratamento é a causa mais comum de falha terapêutica.

O objetivo do tratamento é manter o eutireoidismo, com TSH na metade inferior do valor de referência, entre 0,5-2,0 mUI/L, e T4 livre na metade superior. A normalização ocorre em cerca de 2-4 semanas. O seguimento deve ser a cada 1-2 meses no primeiro ano, com menor frequência posteriormente. O crescimento e o desenvolvimento devem ser acompanhados de perto.

O uso da levotiroxina resulta na resolução dos sintomas na maioria dos pacientes. No entanto, uma pequena parcela não sente a restauração completa da qualidade de vida após a reposição. Estudos recentes têm sugerido que a insatisfação com a monoterapia com levotiroxina deve-se a variações genéticas nas deiodinases e nos transportadores de hormônios tireoidianos. Entretanto, faltam dados robustos sobre a eficácia e a segurança da reposição com o hormônio T3. Portanto, a American Thyroid Association contraindica o seu uso.

Em crianças com hipotireoidismo SC, falta consenso sobre quando iniciar o tratamento. Apesar de a evolução para hipotireoidismo clínico ser lenta e nem sempre presente, a vigilância é mandatória, com acompanhamento clínico e laboratorial. Não parece haver prejuízo em não tratar o hipotireoidismo SC em relação a crescimento, risco cardiovascular, desordem comportamental ou problemas cognitivos. O tratamento é recomendado quando o valor de TSH é acima de 10 mUI/L ou na presença de fatores de risco de progressão de doença, como bócio, anticorpos antitireoidianos e exposição à radiação. Nesses casos, o tratamento é considerado com a finalidade de evitar impacto no crescimento e desenvolvimento.

Na apresentação na forma de hipertireoidismo, o tratamento com betabloqueador é realizado apenas para controle dos sintomas. O metimazol pode ser usado em pacientes muito sintomáticos. O nosso caso reflete a importância do acompanhamento de perto em crianças com tireoidite autoimune, já que esses pacientes irão evoluir com progressão para eutireoidismo ou para hipotireoidismo.

REFERÊNCIAS

1. Aversa T, Corrias A, Salerno M, Tessaris D, et al. Five-year prospective evaluation of thyroid function test evolution in children with Hashimoto's thyroiditis presenting with either euthyroidism or subclinical hypothyroidism. Thyroid. 2016 Oct; 26(10):1450-6.
2. Jonklaas J, Bianco AC, Bauer AJ, Burman KD. Guidelines for the treatment of hypothyroidism: prepared by the American Thyroid Association Task Force on Thyroid Hormone Replacement. Thyroid. 2014 Dec 1;24(12):1670-751.
3. Özen S, Berk Ö, Şimşek DG, Darcan S. Clinical course of Hashimoto's thyroiditis and effects of levothyroxine therapy on the clinical course of the disease in children and adolescents. J Clin Res Pediatr Endocrinol. 2011;3:192-7.
4. Ragusa F, Fallahi P, Elia G, Gonnella D, et al. Hashimotos' thyroiditis: epidemiology, pathogenesis, clinic and therapy. Best Pract Res Clin Endocrinol Metab. 2019; Dec;33(6):101367.
5. Wasniewska M, Corrias A, Salerno M, Lombardo F, Aversa T, Mussa A, et al. Outcomes of children with hashitoxicosis. Horm Res Paediatr. 2012;77:36-40.

Caso 5.3.1

Marilza Leal Nascimento

HISTÓRIA

Sexo feminino, 12 dias, natural e procedente de Maracajá/SC.

Teste do pezinho com TSH alterado.

HPMA

Encaminhada para consulta médica, pois o valor do TSH na primeira coleta para triagem neonatal realizada com 4 dias de vida foi de 192 mcU/mL.

Dorme muito, necessita ser acordada para mamar, suga pouco, apresenta regurgitações frequentes. Refere choro rouco e constipação intestinal.

Antecedentes

Primeira gestação, poucos movimentos fetais. Realizou 7 consultas.

Parto vaginal, idade gestacional 41 semanas. Apgar 9/10.

Peso: 3.280 g. Comprimento: 49 cm. PC: 34 cm.

Icterícia necessitou fototerapia. Queda do coto umbilical no nono dia.

Pai mede 180 cm, hígido. Mãe mede 163 cm, menarca com 13 anos, hígida. Não consanguíneos. Desconhecem casos de doenças tireoidianas na família.

EXAME FÍSICO

- Peso: 3.350 g. Comprimento: 49 cm. PC: 34 cm.
- Hipoativa, hipotônica, choro rouco, fácies infitrada, fontanelas amplas, base nasal alargada, macroglossia, palidez cutaneomucosa ++/4+, icterícia

de face, tronco indo até raiz das coxas (zona 3 de Kramer), pele fria e descamativa, livedo reticular.

- ACP: bulhas rítmicas, normofonéticas, sem sopros. FC: 90 bpm.
- Abdome: distendido, sem visceromegalias ou massas palpáveis, hérnia umbilical com 1,5 cm.
- Genitália: feminina normal.
- Membros: pulsos presentes.

DIAGNÓSTICO INICIAL

- Hipotireoidismo congênito.

EXAMES SUBSIDIÁRIOS

- T4 livre: 0,2 ng/dL; TSH: 120 mcU/mL; tireoglobulina: 0,7 ng/dL; bilirrubinas totais: 14,02 mg/dL; bilirrubina direta: 0,5 mg/dL; bilirrubina indireta: 13,52 mg/dL.
- RX de joelho: ausência dos núcleos de ossificação do fêmur (**Figura 1**).
- Ultrassom de tireoide: glândula não visualizada (**Figura 2**).

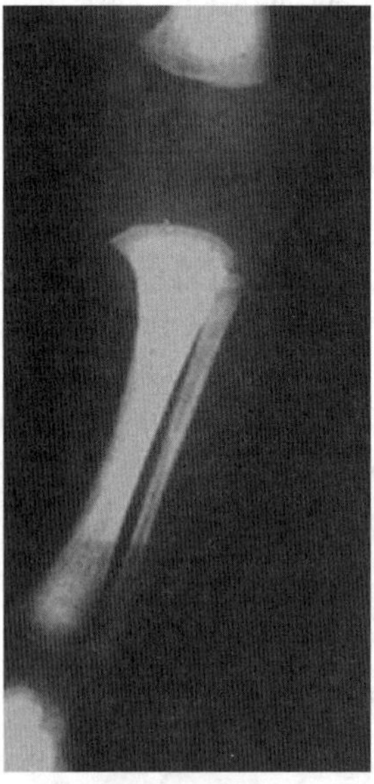

FIGURA 1 Ausência dos núcleos de ossificação do fêmur. (Ver Encarte de imagens no final do livro.)

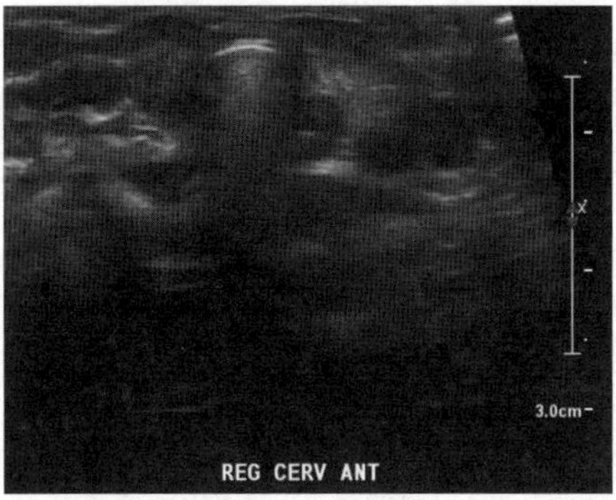

FIGURA 2 Atireose. Ausência da imagem da glândula tireoide em situação tópica ou ectópica. (Ver Encarte de imagens no final do livro.)

DIAGNÓSTICO DEFINITIVO

- Hipotireoidismo congênito (HC) por disgenesia tireoidiana – atireose.

CONDUTA/TRATAMENTO

Levotiroxina comprimido de 50 mcg, administrada em dose única pela manhã antes da primeira mamada. Aguardar 30 minutos antes de amamentar.

Próxima consulta em 4 semanas com nova dosagem de T4 livre e TSH e bilirrubinas.

EVOLUÇÃO RESUMIDA

Acompanhamento clínico

1º retorno: idade: 42 dias. Sem queixas. Aleitamento materno exclusivo. Refere uso regular da medicação. Peso: 4,4 kg, comprimento: 54 cm, PC: 35 cm. DNPM e crescimento adequados para a idade (**Figura 3**). Clinicamente eutireoidiana. Exames: TSH elevado e T4 livre adequado (**Tabela 1**). Mantida a dose de levotiroxina de 50 mcg/dia. Retorno em 1 mês com exames.

2º retorno: idade 3 meses. Sem queixas. Aleitamento materno exclusivo. Peso: 5,7 kg. Comprimento: 59 cm. PC: 36 cm. DNPM e pôndero-estatural adequados (**Figura 3**). Exames adequados (**Tabela 1**). Conduta: mantida a dose de levotiroxina. Retorno em 1 mês com exames.

3º retorno: idade 4 meses. Aleitamento materno exclusivo. Refere irritabilidade. DNPM adequado para a idade. Peso: 6 kg. Comprimento: 63,5 cm (**Figura 3**). PC: 36,5 cm. TSH: 0,31 mcU/mL e T4 livre 3,2 ng/mL (**Tabela 1**). Conduta: reduzida a dose de levotiroxina para 38 mcg/dia. Controle em 30 dias.

4º retorno: idade 5 meses. Sem queixas. Aleitamento materno exclusivo. Peso: 7 kg. Comprimento: 65 cm. PC: 37 cm. DNPM: adequado. TSH: 5,2

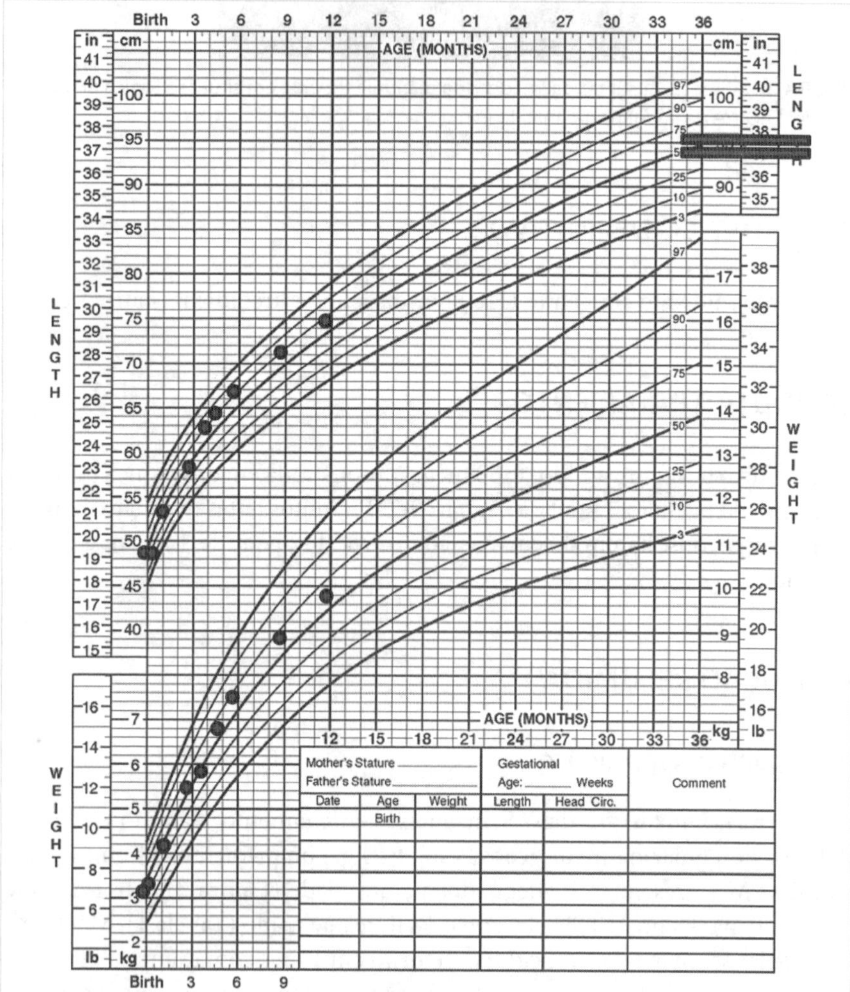

FIGURA 3
Fonte: National Center for Health Statistics and National Center for Chronic Disease Prevention and Health Promotion, 2000.
http://www.cdc.gov/growthcharts

TABELA 1

Exames	Basal	1º retorno	2º retorno	3º retorno	4º retorno	5º retorno	6 º retorno	7º retorno
TSH	120,0	9,3	0,61	0,3	5,2	2,14	2,5	2,85
T4livre	0,2	1,92	1,98	3,1	1,28	1,72	1,76	1,81
TG	1,2	–	–	–	–	–	–	–
BT	12,02	0,7	–	–	–	–	–	–
BI	11,52	0,6	–	–	–	–	–	–
BD	0,50	0,1	–	–	–	–	–	–
Medicação (mcg/dia)	Tiroxina 50	Tiroxina 50	Tiroxina 50	Tiroxina 50	Tiroxina 38	Tiroxina 50	Tiroxina 50	Tiroxina 50

Valores de referência: TSH: 0,70-8,21 mcU/mL (quimiluminescência).
T4 livre: 0,73-2,3 ng/dL (quimiluminescência).
Tireoglobulina (TG): 3,5-77 ng/mL (quimiluminescência).

mcU/mL e T4 livre 1,38 ng/mL. Conduta: aumentada a dose de levotiroxina para 50 mcg/dia. Controle em 30 dias.

5º retorno: idade 6 meses. Sem queixas. Aleitamento materno + alimentação complementar Peso: 7,50 kg. Comprimento: 68 cm. PC: 38 cm. Conduta: mantida a dose de levotiroxina em 50 mcg/dia. Retorno em 3 meses com exames.

6º retorno: idade 9 meses. Sem queixas. Aleitamento materno + alimentação complementar. Peso: 9 kg. Comprimento: 72 cm. PC: 38,5 cm. DNPM adequado. Velocidade de crescimento adequada (**Figura 3**). Mantido levotiroxina 50 mcg. Retorno em 3 meses com exames.

7º retorno: idade 12 meses. Clínica e laboratorialmente eutireoidiana. Peso: 10 kg. Comprimento: 75,5 cm. PC: 39,5 cm. DNPM e pôndero-estatural adequados. Mantido levotiroxina 50 mcg. Retorno em 3 meses com exames.

A paciente permanece em acompanhamento periódico com ajuste da dose de levotiroxina de acordo com os resultados dos exames. Desenvolvimento pôndero-estatural dentro do canal genético (**Figura 1**) e DNPM adequado para a idade.

COMENTÁRIOS

O hipotireoidismo congênito (HC) é o defeito endócrino metabólico congênito mais frequente e é a causa mais comum de deficiência mental passível de prevenção. O pronto reconhecimento e o tratamento são essenciais para o desenvolvimento neurocognitivo e o crescimento dos pacientes afetados.

No recém-nascido, o HC costuma ser assintomático ou cursar com manifestações inespecíficas e de instalação lenta, o que torna o diagnóstico clínico difícil. Programas de triagem neonatal foram desenvolvidos para possibilitar o diagnóstico e o tratamento em tempo hábil, a fim de evitar o retardo mental.

A medida do TSH por imunofluorimetria, em amostra de sangue em papel filtro colhida entre o 3º e o 5º dia de vida, é a rotina recomendada para a triagem neonatal. O nível de corte do TSH utilizado e de 6-10 mU/mL, após 48 horas de vida.

Este paciente apresentou TSH de 192 mcU/mL na triagem realizada com 4 dias de vida e manifestações clínicas de HC bem evidentes, como icterícia por elevação da bilirrubina indireta, macroglossia, mixedema, hipotonia, fontanelas amplas, hérnia umbilical; o que denota ser este um caso de HC grave.

O HC em 80% dos casos se deve a disgenesia da tireoide, que abrange ausência da glândula (atireose), localização anormal (ectopia) e redução do tecido tireoidiano (hipoplasia). Em 10% dos casos, ocorre disormoniogênese, alteração na síntese dos hormônios tireoidianos. Em 5-10% dos casos o HC é transitório. Mais raramente o HC tem origem em defeitos genéticos centrais, localizados no eixo hipotálamo-hipofisário ou em mutações do gene do TSH ou no receptor de TSH. O hipotireoidismo central geralmente é associado a outras deficiências hormonais (pan-hipopituitarismo).

A associação do valor da tireoglobulina e os achados do ultrassom (US) de tireoide (**Figura 2**) podem distinguir entre atireose e ectopia glandular **(Figura** 3). Se não for visualizado nenhum tecido tireoidiano ao US e os valores de T4 e tireoglobulina forem muito baixos, o diagnóstico etiológico do HC é atireose, o que foi observado nesta recém-nascida (RN).

A avaliação da idade óssea, obtida pela radiografia simples de joelhos, pode ser útil como um sinal de hipotireoidismo intrauterino e é um indicador de gravidade da doença. A ausência dos núcleos de ossificação distal do fêmur nesta RN colaborou para o diagnóstico de HC grave (**Figura 1**). O atraso na maturação esquelética ao nascer depende da gravidade da deficiência dos hormônios tireoidianos no pré-natal e, consequentemente, da quantidade de tecido tireoidiano funcionante.

A preparação hormonal de escolha para o tratamento é a levotiroxina (L-T4), já que a maior parte do hormônio tireoidiano nas células do SNC deriva da conversão local de T4 em T3. Devem ser utilizados comprimidos de L-T4, uma vez que não existe aprovação de soluções líquidas. O comprimido deve ser macerado e dissolvido com pequena quantidade de água ou leite materno e administrado, via oral, pela manhã, uma vez ao dia, em jejum. Manter 30 minutos sem alimentação. Em caso de vômitos imediatos, repetir a mesma dose. Se o jejum não for possível, a L-T4 poderá ser administrada no intervalo entre as mamadas. A dose recomendada para o tratamento de HC é de 10-15 mcg/kg/dia iniciada idealmente até 14 dias de vida (**Tabela 2**). Nesta paciente o tratamento com L-T4 comprimido de 50 mcg/dia (14,9 mcg/kg/dia) foi instituído no 12º dia de vida.

TABELA 2 Tratamento do hipotireoidismo congênito

- Iniciar o tratamento o mais cedo possível, idealmente até 14 dias de vida.
- Tratar com levotiroxina: 10-15 µg/kg/dia, via oral, 1 vez/dia.
- O comprimido de levotiroxina deverá ser triturado, misturado com um pouco de água ou leite materno imediatamente antes da administração. Não diluir na mamadeira.
- Se a criança vomitar logo em seguida recomenda-se repetir a mesma dose.
- Não administrar com leite de soja ou com suplementos com ferro e cálcio.
- Antiácidos (hidróxido de alumínio) e anticólicas (simeticona) interferem na absorção.
- Manter o aleitamento materno.

Após 4 semanas do início do tratamento foram repetidos os exames, as taxas de bilirrubinas já estavam normais, o T4 livre no nível ideal, entretanto o TSH ainda permanecia elevado.

Em alguns casos em que o TSH inicial é muito elevado, como neste, pode-se observar um tempo maior para atingir níveis normais de TSH, não estando muito clara a causa da demora na normalização do TSH. É possível que exista sensibilidade diminuída do *feedback* nessas crianças. Entretanto, deve-se sempre questionar nestas situações a subdosagem de L-T4 ou tratamento irregular.

Neste caso a mãe referia uso regular da medicação, o DNPM e pôndero-estatural estavam adequados. Interpretamos como sensibilidade diminuída do *feedback* e mantivemos a dose de 50 mcg. No 3º retorno, os níveis hormonais estavam adequados (**Tabela 1**), confirmando que provavelmente essa foi a razão para que o TSH inicialmente se mantivesse elevado.

No 3º retorno apresentava irritabilidade, TSH muito baixo e T4 livre acima do preconizado (**Tabela 1**). O ideal é manter os valores de T4 livre entre 1,4-2,3 ng/dL ou T4 total entre 10-16 mcg/dL e TSH entre 0,4-4 mcU/mL. Reduzimos a dose de L-T4 para 38 mcg/dia e no próximo retorno necessitamos voltar para a dose de 50 mcg/dia, pois os valores hormonais estavam inadequados (**Tabela 1**). Essas variações nos valores hormonais confirmam que no HC temos de manter uma monitorização clínica e laboratorial bem regular, pois são necessários ajustes frequentes no tratamento (**Tabela 3** e **Tabela 4**). Se a regularidade do tratamento for questionada ou se os valores hormonais forem anormais, o paciente deve ser visto a intervalos mais frequentes.

O objetivo do tratamento é assegurar o DNPM e o crescimento adequados, o mais próximo possível do potencial genético da criança (**Tabela 4**). Ao mesmo tempo, evitar tratamento excessivo por período prolongado, pois isso poderá levar a craniossinostose e a alterações no temperamento da criança.

A atireose é geralmente esporádica. No entanto, descobertas recentes apontam para a possibilidade de um componente genético. Cerca de 2% dos casos são familiares e podem ser causados por mutações nos genes *FOXE1, NKX2-1, NKX2-5* ou *PAX8* (9q22, 14q13, 5q34 e 2q12-q14). As mutações que resultam na inativação completa do gene *TSHR* (14q31) podem apresentar-se com atireose.

TABELA 3 Monitorização do T4L e TSH no tratamento do hipotireoidismo congênito

Dosar T4 livre e TSH: ▪ Em 2 e 4 semanas após o início da terapia ▪ Entre 0-6 meses de idade: a cada 1-2 meses ▪ Entre 6 meses-3 anos de idade: a cada 2-3 meses ▪ Em > 3 anos: a cada 6-12 meses Dosagens adicionais de T4 livre e TSH: ▪ 4 semanas após cada mudança de dose ▪ Se a regularidade do tratamento for questionada ▪ Se os valores hormonais forem anormais
A coleta de sangue deve ser feita antes de administrar a levotiroxina

TABELA 4 Metas do tratamento do hipotireoidismo congênito (primeiros 3 anos de vida)

- Assegurar crescimento e desenvolvimento adequados
- Manter T4 ou T4 livre dentro do valor de referência desejado:
  - T4 livre entre 1,4-2,3 ng/dL, ou
  - T4 total entre 10-16 mcg/dL
- Manter TSH dentro do valor de referência desejado:
  - TSH entre 0,4-4 mcU/mL

REFERÊNCIAS

1. Jacob H, Peters C. Screening, diagnosis and management of congenital hypothyroidism: European Society for Paediatric Endocrinology Consensus Guideline. Arch Dis Child Educ Pract Ed. 2015;100(5):260-3.
2. Léger J, Olivieri A, Donaldson M, Torresani T, Krude H, van Vliet G, et al. European Society for Paediatric Endocrinolog y consensus guidelines on screening, diagnosis, and management of congenital hypothyroidism. J Clin Endocrinol Metab. 2014;99:363-84.
3. Maciel LMZ, Kimura ET, Nogueira CR, Mazeto GMFS, Magalhães PKR, Nascimento ML, et al. Congenital hypothyroidism: recommendations of the Thyroid Department of the Brazilian Society of Endocrinology and Metabolism. Arq Bras Endocrinol Metabol. 2013 Apr;57(3):184-92.
4. Nascimento ML, Alves CAD, Cargnin KRN, Paula LCP, Pinto, Pinto RFA, et al. Hipotireoidismo congênito: triagem neonatal. Documento Científico do Departamento Científico de Endocrinologia da SBP, n. 5. [*online*]. Nov 2018.
5. Nascimento ML, Rabello FH, Ohira M, Simoni G, Cechinel E, Linhares RM, et al. Newborn screening program for congenital hypothyroidism of the State of Santa Catarina, Brazil: etiological investigation in the first visit. Arq Bras Endocrinol Metabol. 2012;56(9):627-32.

Caso 5.3.2

Marilza Leal Nascimento

HISTÓRIA

Masculino, 14 dias, natural e procedente de Lages/SC. Teste do pezinho com TSH alterado.

HPMA

Encaminhado para consulta médica, pois o valor do TSH na primeira coleta para triagem neonatal realizada com 5 dias de vida foi de 174 mcU/mL.

Dorme muito, necessita ser acordado para mamar, apresenta dificuldade às mamadas, com regurgitações frequentes. Relata constipação intestinal.

Antecedentes

RN nascido de parto vaginal, a termo. Apgar 9/9. Peso: 3.100 g. Comprimento: 49 cm. PC: 34 cm. Icterícia a partir do segundo dia de vida. Queda do coto umbilical com 10 dias.

Pais não consanguíneos. Pai mede 182 cm, hígido. Mãe mede 164 cm, menarca com 12 anos, com doença de Graves, usou PTU até o 5º mês de gestação. Irmão de 2 anos apresentou hipertireoidismo neonatal.

EXAME FÍSICO

Peso: 3.200 g. Comprimento: 50 cm. PC: 34,5 cm. BEG, discreto mixedema de face; icterícia de face, pescoço e tronco (Zona 3 na classificação de Kramer); pele seca; fontanelas amplas; discreta hipotonia.

ACP: bulhas rítmicas, normofonéticas. Sem sopros. FC: 100 bpm.

Abdome: distendido sem visceromegalias ou massas palpáveis, hérnia umbilical com 1 cm.

Genitália masculina normal, testículos tópicos T1. MM: sem particularidades, pulsos presentes.

DIAGNÓSTICO INICIAL

Hipotireoidismo congênito.

EXAMES SUBSIDIÁRIOS

T4 livre 0,4 ng/dL; TSH 120 mcU/mL; TRAb: positivo (40 UI/L) no RN e positivo (40 UI/L) na mãe. Tireoglobulina: 38 ng/dL; bilirrubinas totais: 9,8 mg/dL; bilirrubina direta: 0,5 mg/dL; bilirrubina indireta: 8,3 mg/dL.

RX de joelhos: presença dos núcleos de ossificação do fêmur (**Figura 1**).

US de tireoide: tireoide tópica, normal (**Figura 2**).

DIAGNÓSTICO DEFINITIVO

- Hipotireoidismo congênito transitório por passagem transplacentária de anticorpos maternos bloqueadores do receptor de TSH.

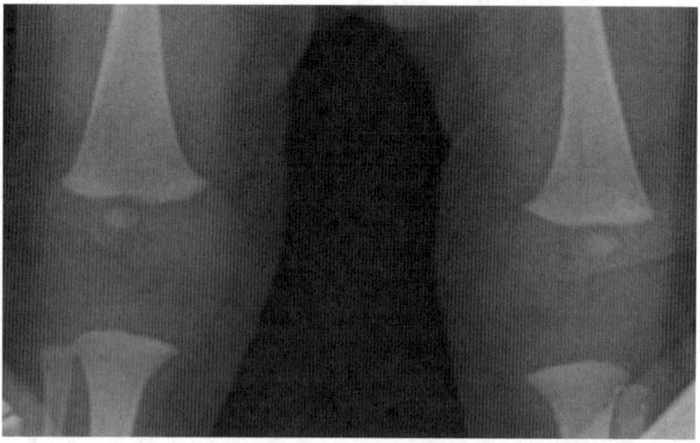

FIGURA 1 Presença dos núcleos de ossificação do fêmur. (Ver Encarte de imagens no final do livro.)

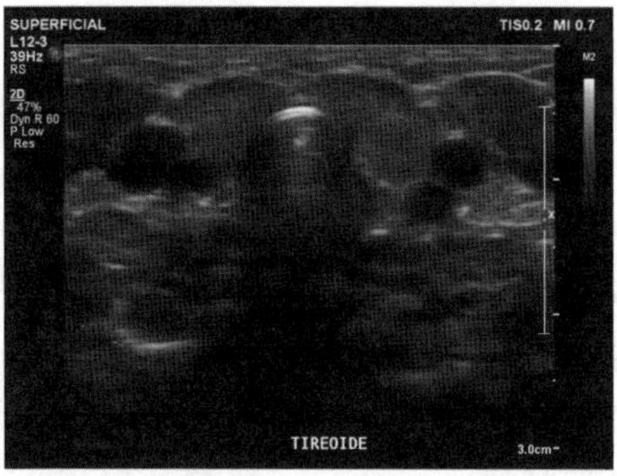

FIGURA 2 Glândula tireoide tópica e de aspecto ecográfico normal para recém-nascido. (Ver Encarte de imagens no final do livro.)

CONDUTA/TRATAMENTO

Levotiroxina comprimido de 50 mcg, administrada em dose única pela manhã antes da primeira mamada. Orientada para aguardar 30 minutos antes de amamentar. Próxima consulta em 4 semanas com nova medida de T4 livre e TSH.

EVOLUÇÃO RESUMIDA

1º retorno: idade 45 dias. Aleitamento materno exclusivo. Peso: 4,5 kg. Comprimento: 55 cm. PC: 35,5 cm. Clinicamente eutireoidiano. TSH e T4 livre adequados, TRAb com discreta redução (**Tabela 1**).

2º retorno: idade 3 meses. Aleitamento materno exclusivo. Peso: 6 kg. Comprimento: 61 cm. PC: 36,5 cm. Refere irritabilidade, dormindo pouco. TSH baixo e T4 livre acima do limite superior para o método. TRAb bem mais baixo, porém ainda positivo. Conduta: reduzida a dose de levotiroxina para 38 mcg/dia.

3º retorno: idade 6 meses. Aleitamento materno + alimentação complementar. Peso: 7,8 kg. Comprimento: 69 cm. PC: 38 cm. DNPM e pôndero-estatural adequados (**Figura 3**). TRAb negativo, T4 livre 2,2 ng/dL e TSH 0,1 mcU/mL. Reduzida levotiroxina para 25 mcg/dia.

4º retorno: idade 8 meses. Aleitamento materno + alimentação complementar. Peso: 9 kg. Comprimento: 72 cm. PC: 39 cm. DNPM e pôndero-estatural adequados. TRAb negativo, T4 livre 1,9 ng/dL e TSH 0,2 mcU/mL. Conduta: suspenso o tratamento com levotiroxina, reavaliar em 4 semanas.

5º retorno: idade 9 meses. Clinicamente eutireoidiano. Aleitamento materno + alimentação complementar. Peso: 9,4 kg. Comprimento: 74 cm. PC: 39,5

TABELA 1

Exames	Basal	1º retorno	2º retorno	3º retorno	4º retorno	5º retorno	6º retorno
TSH	120	2,4	0,3	0,1	0,2	1,12	1,2
T4 livre	0,4	1,8	2,3	2,2	1,9	1,7	1,6
TG	38	-	-	-	-	-	-
TRAb	40	30,2	2,5	0,8	0,5	0,5	-
Medicação (µg/dia)	Tiroxina 50	Tiroxina 50	Tiroxina 50	Tiroxina 38	Tiroxina 25	Tiroxina 0	Tiroxina 0

Valores de referência:
TSH: 0,70-8,21 mcU/mL (quimiluminescência).
T4 livre: 0,73-2,01 ng/dL (quimiluminescência).
Tireoglobulina (TG): 3,5-77 ng/mL (quimiluminescência).
TRAb: negativo: ≤ 1,0 UI/L.
Indeterminado: 1,01-1,5 UI/L.
Positivo: superior a 1,5 UI/L.
Sensibilidade analítica: 0,50 UI/L (enzimaimunoensaio).

cm. DNPM e pôndero-estatural adequados. TRAb negativo, T4 livre 1,7 ng/dL e TSH 1,12 mcU/mL. Conduta: mantido sem medicação. Reavaliar em 3 meses.

6º retorno: idade 12 meses: Eutireoidiano, DNPM e pôndero-estatural adequados. Peso: 10,4 kg. Comprimento: 76,5 cm. PC: 40,5 cm. T4 livre: 1,6 ng/dL e TSH: 1,2 mcU/mL.

CD: alta.

COMENTÁRIOS

O hipotireoidismo congênito (HC) pode ser transitório, em 5-10% dos casos, quando decorre do uso materno de medicamentos antitireoidianos, exposição materna ou neonatal a agentes iodados (p. ex., antissépticos, antitussígenos, contrastes), passagem transplacentária de anticorpos maternos que bloqueiam o receptor de TSH (TRAb), deficiência da ingestão de iodo, mutações em heterozigose nas enzimas DUOX1 (gene *DUOXA1*) ou DUOX2/THOX (gene *DUOX2*) e grandes hemangiomas hepáticos (aumento da atividade da desiodase tipo 3).

A passagem transplacentária de anticorpos maternos que bloqueiam o receptor de TSH é, segundo alguns autores, a segunda causa mais importante de HC transitório.

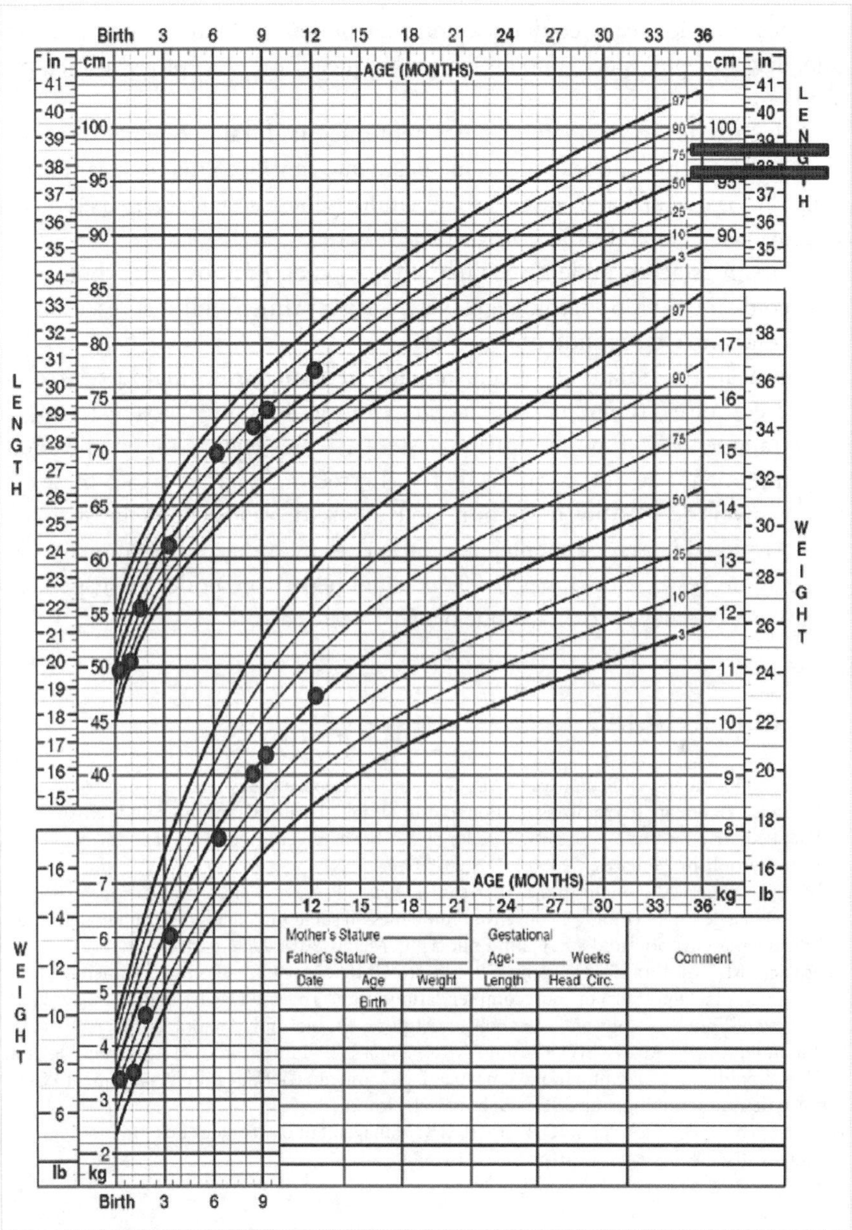

FIGURA 3

Fonte: National Center for Health Statistics and National Center for Chronic Disease Prevention and Health Promotion, 2000.
http://www.cdc.gov/growthcharts

Mães com doença tireoidiana autoimune podem ter mais de um filho afetado, devido à persistência do anticorpo bloqueador do receptor do TSH, por vários anos.

A doença de Graves materna geralmente atenua durante o terceiro trimestre da gestação, permitindo que os medicamentos antitireoidianos sejam interrompidos, o que ocorreu neste caso. Quando a doença materna não atenua, a tireotoxicose neonatal é mais provável de ocorrer.

As manifestações podem ser diferentes em cada um dos filhos: bócio, hipertireoidismo ou hipotireoidismo. Neste caso o primeiro filho apresentou hipertireoidismo e o segundo hipotireoidismo.

A função tireoidiana do recém-nascido geralmente normaliza dentro de 3-6 meses, que é o tempo necessário para redução dos anticorpos maternos.

O tratamento do hipotireoidismo nestes pacientes segue o mesmo protocolo de tratamento de outras causas de HC. Entretanto a partir de 3-6 meses de vida os níveis de TRAb vão diminuindo e a dose de reposição de levotiroxina deve ser reduzida gradualmente, de acordo com as avaliações hormonais. Geralmente no sexto, oitavo mês o TRAb estará negativo e pode ser suspenso o tratamento com levotiroxina, o que ocorreu neste caso.

REFERÊNCIAS

1. American Academy of Pediatrics (AAP). Section on Endocrinology and Committee on Genetics, and American Thyroid Association and the Public Health Committee and Lawson Wilkins Pediatric Endocrine Society. Update of newborn screening and therapy for congenital hypothyroidism. Pediatrics. 2006;117:2290-303.
2. Léger J, Olivieri A, Donaldson M, Torresani T, Krude H, van Vliet G, et al. European Society for Paediatric Endocrinolog y consensus guidelines on screening, diagnosis, and management of congenital hypothyroidism. J Clin Endocrinol Metab. 2014;99:363-84.
3. Maciel LMZ, Kimura ET, Nogueira CR, Mazeto GMFS, Magalhães PKR, Nascimento ML, et al. Congenital hypothyroidism: recommendations of the Thyroid Department of the Brazilian Society of Endocrinology and Metabolism. Arq Bras Endocrinol Metabol. 2013;57(3):184-92.
4. Nascimento ML, Alves CAD, Cargnin KRN, Paula LCP, Pinto, Pinto RFA, Garcia LS, et al. Hipotireoidismo congênito: triagem neonatal. Documento Científico do Departamento Científico de Endocrinologia da SBP, n. 5. [*on-line*]. Nov 2018.
5. Van der Kaay D, Wasserman JD, Palmert MR. Management of neonates born to mothers with Graves' disease. Pediatrics. 2016;137:e20151878.

Caso 5.3.3

Osmar Monte

HISTÓRIA

RN de 3 dias, feminino, natural e procedente de São Paulo. O médico neonatologista notou que o RN está com taquicardia.

HPMA

Criança nasceu de parto cesárea, pois o obstetra tinha notado que o feto estava apresentando frequência cardíaca alta e não estava ganhando peso.

Antecedentes

Nasceu de parto cesárea de 37 semanas. Peso: 2.200 g. Comprimento: 46 cm. Apgar 9 e 10.

Pai 32 anos, saudável, estatura: 172 cm. Mãe de 25 anos, estatura de 165 cm, menarca aos 12 anos. Aos 18 anos fez tratamento para doença de Graves por 1 ano com metimazol e depois foi submetida a radioiodoterapia, tendo desenvolvido hipotireoidismo e estava medicada com L-tiroxina. Durante a gravidez fez acompanhamento com o obstetra e com o endocrinologista, que acertou a dose da L-tiroxina durante a gestação, chegando a usar a dose de 175 mcg no momento do parto. Antes da gestação usava 125 mcg/dia.

EXAME FÍSICO

Peso: 2.000 g (**Figura 1**); estatura: 46 cm (**Figura 2**); FC: 180 bpm.

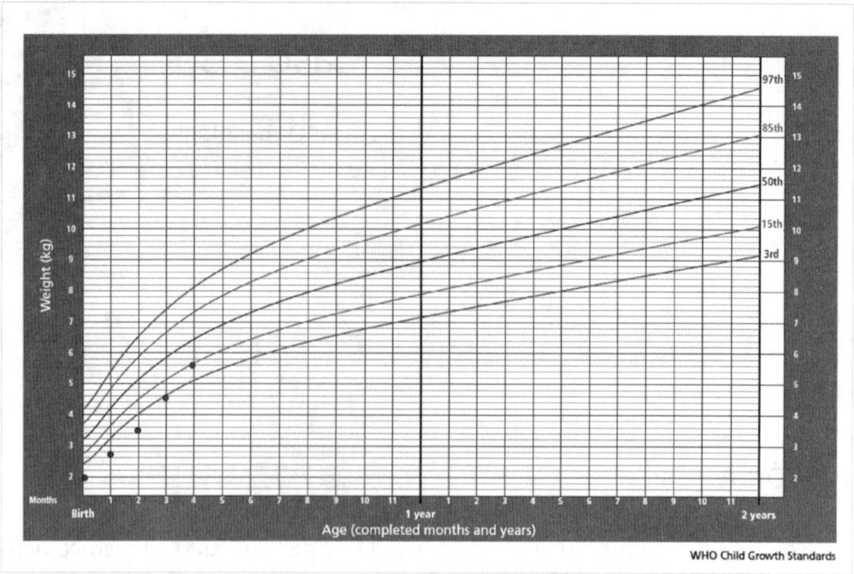

FIGURA 1

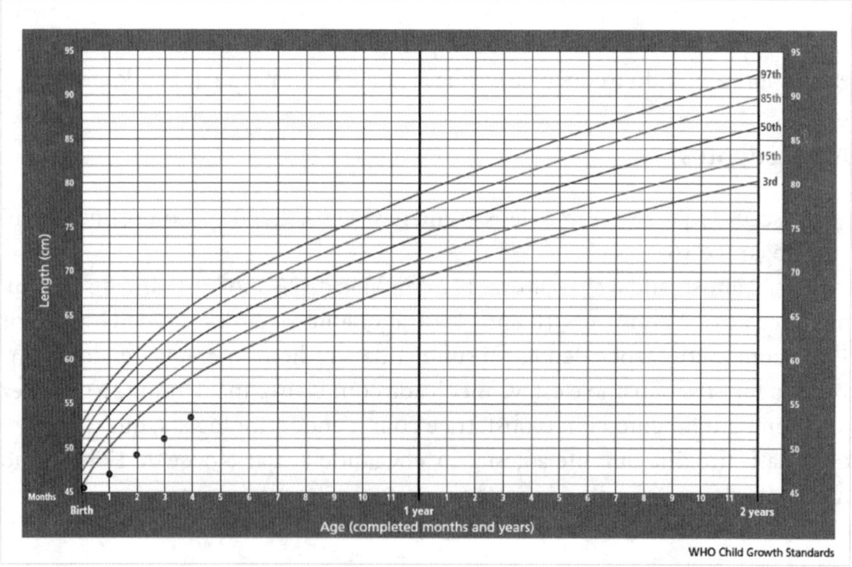

FIGURA 2

DIAGNÓSTICO INICIAL

- Hipertireoidismo neonatal.

EXAMES SUBSIDIÁRIOS

- Bioquímicos: TSH: < 0,01 mU/L; T4 livre: 3,2 ng/dL; TRAb; 5,5 UI/L (< 0,5). Exames colhidos no terceiro dia de vida.

DIAGNÓSTICO DEFINITIVO

- Hipertireoidismo neonatal.

CONDUTA/TRATAMENTO

- Metimazol 5 mg/dia; propranolol 10 mg, 2 vezes ao dia.

EVOLUÇÃO RESUMIDA

Acompanhamento clínico: 1º retorno 1 mês após. Criança assintomática. Peso 2.790 g (**Figura 1**), estatura 47 cm (**Figura 2**), FC 100 bpm. Suspenso o propranolol, mantido o metimazol 10 mg. Exames (**Tabela 1**). Retorno em 1 mês com exames.

TABELA 1

Exames	basal	1º retorno	2º retorno	3º retorno	4º retorno
TSH	< 0,01	0,1	0,9	1,2	2,1
T4 livre	3,2	2,1	1,8	1,1	1,2
TRAb	5,5	3,5	1,2	0,2	0,1
Medicação 1	Metimazol 10 mg	Metimazol 10 mg	Metimazol 5 mg	–	–
Medicação 2	Propranolol 20 mg	–	–	–	–

2º retorno: sem intercorrências. Peso: 3.440 g (**Figura 1**), estatura 49 cm (**Figura 2**), FC: 100 bpm. Exames (**Tabela 1**). Metimazol 5 mg. Retorno em 1 mês com exames.

3º retorno: sem intercorrências. Peso: 4.500 g (**Figura 1**), estatura: 51 cm (**Figura 2**), FC: 104 bpm. Exames (**Tabela 1**). Suspenso o metimazol. Retorno em 1 mês com exames.

4º retorno: criança assintomática. Peso: 5.400 g (**Figura 1**), estatura: 54 cm (**Figura 2**), FC: 100 bpm. Exames (**Tabela 1**). Alta.

COMENTÁRIOS

RN de mãe que foi tratada com terapia ablativa com radioiodo para doença de Graves desenvolveu hipotireoidismo e foi medicada com L-tiroxina. Durante a gestação, de acordo com sua informação, a dose da L-tiroxina foi sendo ajustada pelo endocrinologista. Não relata ter medido o TRAb durante a gestação, o que é muito importante, pois, quando o TRAb for positivo, há risco de o bebê desenvolver hipertireoidismo intraútero e neonatal.

O hipertireoidismo autoimune neonatal é um distúrbio raro, mas sério, geralmente transitório, ocorrendo apenas em filhos de mães com DG, causado pela passagem placentária do TRAb materno para o bebê. Estima-se a incidência menor que 2%. Recomenda-se medir o TRAb no segundo e terceiro trimestres da gestação, em mães com doença de Graves em tratamento com antitireoidianos ou que fizeram tratamento definitivo com cirurgia ou iodo radioativo e estão recebendo terapia substitutiva com L-tiroxina. O TRAb atravessa a placenta, e na fase final da gravidez a concentração do TRAb é similar no sangue materno e fetal.

O hipertireoidismo fetal se desenvolve quando os receptores de TSH fetais se tornam fisiologicamente responsivos ao TSH e ao TRAb durante a segunda metade da gestação, por volta da semana 20.

O TRAb materno é eliminado pela criança com meia-vida por volta de 2 semanas, mas pode estimular a tireoide por muitos meses. A supressão prolongada do TSH durante a fase de hipertireoidismo pode acarretar um período de hipotireoidismo central após o desaparecimento do TRAb da circulação da criança.

Se a mãe estiver tomando DAT durante a gestação, o hipertireoidismo pode se desenvolver em recém-nascidos dentro de 2-5 dias após o nascimento, se o TRAb que passou da mãe persistir após a eliminação dos DAT.

Os sinais de hipertireoidismo fetal intraútero inclui bócio (detectado por ultrassonografia fetal), taquicardia persistente > 160 bpm, oligodrâmnio, restrição de crescimento e ossificação, prematura podendo causar craniostenose.

O hipertireoidismo autoimune neonatal pode se desenvolver imediatamente após o nascimento. Taquicardia, hiperexcitabilidade, pouco ganho de peso

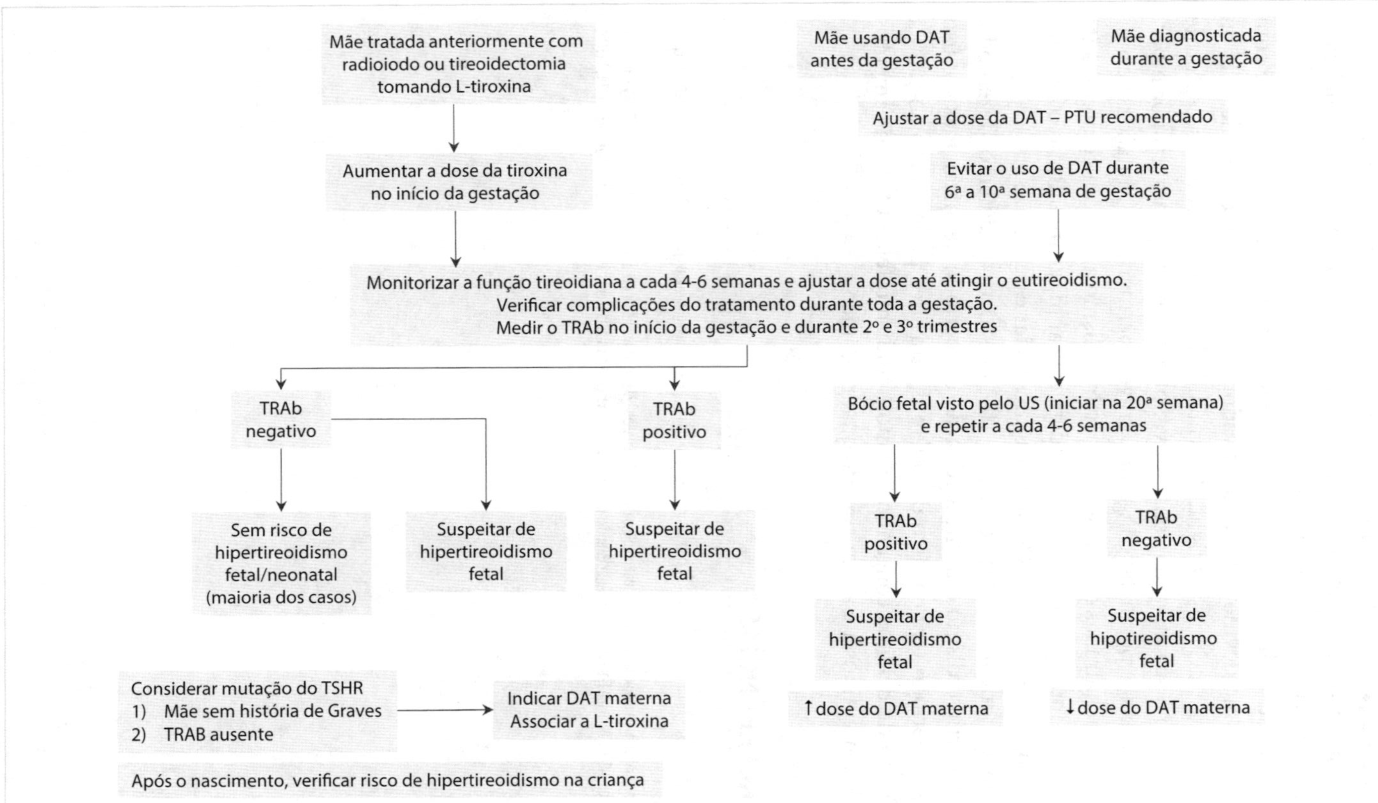

FIGURA 3 Manejo do hipertireoidismo fetal.
DAT: droga antitireoidiana; PTU: propiltiouracila; TRAb: anticorpo antirreceptor do TSH; US: ultrassom.
Fonte: adaptada de Léger J. Management of fetal and neonatal Graves' disease. Horm Res Paediatr. 2017;87(1):1-6.

em uma criança com apetite normal ou aumentado, bócio, fontanela anterior pequena, avanço da idade óssea são os sinais mais observados. Insuficiência cardíaca é um risco nessas crianças.

O diagnóstico diferencial do hipertireoidismo neonatal autoimune é com hipertireoidismo devido a mutação ativadora do gene do receptor de TSH ou a síndrome de McCune-Albright. Anormalidades moleculares do receptor de TSH, levando à sua ativação constitutiva, podem ser responsáveis por hipertireoidismo fetal e pós-natal congênito, grave e permanente. Mutações germinativas são encontradas em casos de hipertireoidismo autossômico dominante hereditário, e mutações de novo que podem causar hipertireoidismo congênito esporádico. A medida do TRAb ajuda a diferenciar esses casos.

Os medicamentos antitireoidianos (DAT) são o tratamento de escolha para o hipertireoidismo durante a gestação e o período neonatal, mas seu uso durante o período teratogênico do início da gravidez pode estar associado a maior risco de defeitos congênitos e hipotireoidismo fetal. Os medicamentos devem ser mantidos até a remissão do quadro clínico.

REFERÊNCIAS

1. Cooper DS, Laurberg P. Hyperthyroidism in pregnancy. Lancet Diabetes Endocrinol. 2013;1(3):238-49.
2. Léger J. Management of fetal and neonatal Graves' disease. Horm Res Paediatr. 2017;87(1):1-6.
3. Maciel MZ, Magalhães PKR. Tireoide e gravidez. Arq Bras Endocrinol Metab. 2008;52(7):1084-95.

Caso 5.3.4

Marilza Leal Nascimento

HISTÓRIA

Feminina, 14 dias, natural e procedente de São José/SC.
Teste do pezinho com TSH alterado.

HPMA

Encaminhada para consulta médica, pois o valor do TSH na primeira coleta para triagem neonatal realizada com 3 dias de vida foi de 6,06 e segunda coleta com 10 dias foi de 9,23 mU/L. Ritmo de sono e intestinal normal, suga bem, sem distúrbios de deglutição.

Antecedentes

Gesta II, para II, fez 6 consultas no pré-natal, cesárea, parto prematuro, idade gestacional 33 semanas. Ruptura prematura de bolsa. Peso: 1.980 g. Comprimento: 43 cm. PC: 30 cm. Apgar: 9/9. PNN: hipoglicemias com rápida resolução com aleitamento materno, icterícia a partir do 2º dia. Queda do coto umbilical com 7 dias.

Nega casos de doenças da tireoide na família. Nega consanguinidade.

Pai com 190 cm – hígido. Mãe com 170 cm – hígida. Menarca 11 anos.

Irmão de 3 anos: hígido.

EXAME FÍSICO

Peso: 2.000 g. Comprimento: 43,5 cm. PC: 31 cm. BEG, corada, sem bócio, icterícia de face, pescoço e parte superior do tronco (zona 2 de Kramer), fontanela anterior aberta, 2 polpas digitais, normotensa; fontanela posterior aberta 1 polpa digital.

ACP: sopro sistólico ++/4, audível na borda esternal esquerda. FC: 120 bpm.

Abdome: distendido, sem visceromegalias ou massas palpáveis, pequena hérnia umbilical.

Genitália: feminina normal. MM: sem particularidades, pulsos presentes.

Reflexos adequados para a idade.

DIAGNÓSTICO INICIAL

- Hipotireoidismo congênito.

EXAMES SUBSIDIÁRIOS

- TSH: 38,3 mU/L; T4L: 0,7 ng/dL; tireoglobulina: 38,5 ng/mL.
- Bilirrubinas totais: 8,8 mg/dL; bilirrubina direta: 0,4 mg/dL; bilirrubina indireta: 8,4 mg/dL.
- RX de joelho: ausência dos núcleos de ossificação do fêmur.
- Ultrassom de tireoide com Doppler: glândula não visualizada na região cervical, estando localizada na região sublingual (**Figura 1** e **Figura 2**).
- Ecocardiograma: pequena comunicação interventricular, sem repercussão hemodinâmica.

DIAGNÓSTICOS DEFINITIVOS

- Hipotireoidismo congênito por disgenesia tireoidiana – tireoide ectópica.
- Comunicação interventricular.

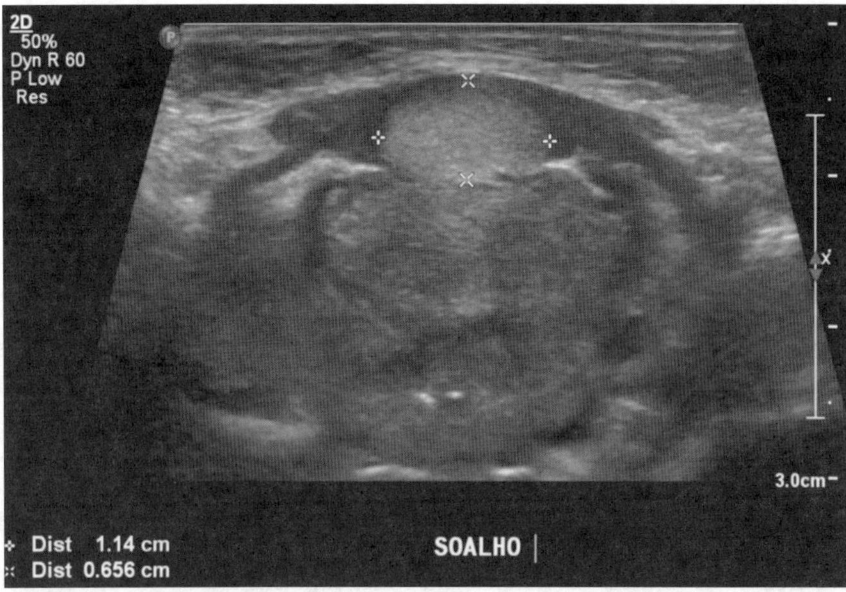

FIGURA 1 Glândula tireoide ectópica, identificada no soalho da boca. (Ver o Encarte de imagens no final do livro.)

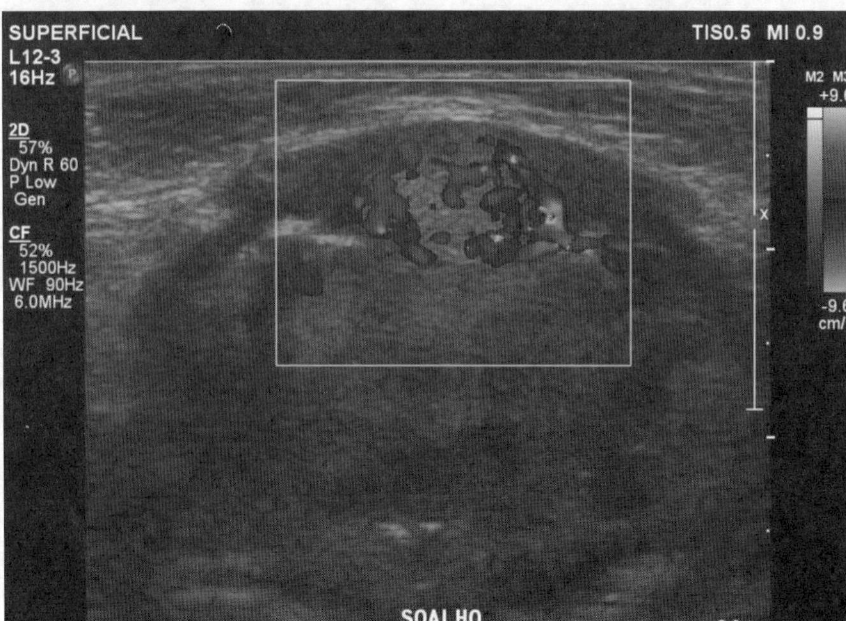

FIGURA 2 Ultrassom de tireoide com Doppler colorido. (Ver o Encarte de imagens no final do livro.)

CONDUTA/TRATAMENTO

- Levotiroxina comprimido de 25 mcg, administrada em dose única pela manhã antes da primeira mamada. Aguardar 30 minutos antes de amamentar.
- Suplementação de ferro após 30 dias de vida, sendo orientada administração no período da tarde. Próxima consulta em 4 semanas com nova medida de T4 livre e TSH.

EVOLUÇÃO RESUMIDA

Seguimento clínico

1º retorno: idade: 45 dias. Sem queixas. Aleitamento materno exclusivo. Peso: 4,5 kg. Comprimento: 50 cm. PC: 32 cm. DNPM e crescimento adequados para idade (**Figura 3**). Exames adequados (**Tabela 1**). Mantida a dose de levotiroxina de 25 mcg/dia. Retorno em 1 mês com exames.

TABELA 1

Exames	Basal	1º retorno	2º retorno	3º retorno	4º retorno	5º retorno	6 º retorno	7º retorno
TSH	38,3	2,3	4,1	1,2	2,14	5,14	2,08	1,35
T4 livre	0,7	1,6	0,94	1,4	1,5	0,81	1,76	1,45
BT	8,8	0,9	-	-	-	-	-	-
BI	8,4	0,6	-	-	-	-	-	-
BD	0,4	0,3	-	-	-	-	-	-
Medicação (µg/dia)	Tiroxina 25	Tiroxina 25	Tiroxina 25	Tiroxina 38	Tiroxina 38	Tiroxina 38	Tiroxina 50	Tiroxina 50

Valores de referência:
TSH: 0,70-8,21 mUI/L (quimiluminescência).
T4 livre: 0,73-2,3 ng/dL (quimiluminescência).
Tireoglobulina: 3,50-77 ng/mL (quimiluminescência).

2º retorno: idade: 3 meses. Sem queixas. Aleitamento materno exclusivo. Peso: 6 kg. Comprimento: 60 cm. PC: 39 cm. Elevação do TSH e diminuição do T4 livre. Conduta: Aumento da dose de levotiroxina para 38 mcg. Retorno em 1 mês com exames.

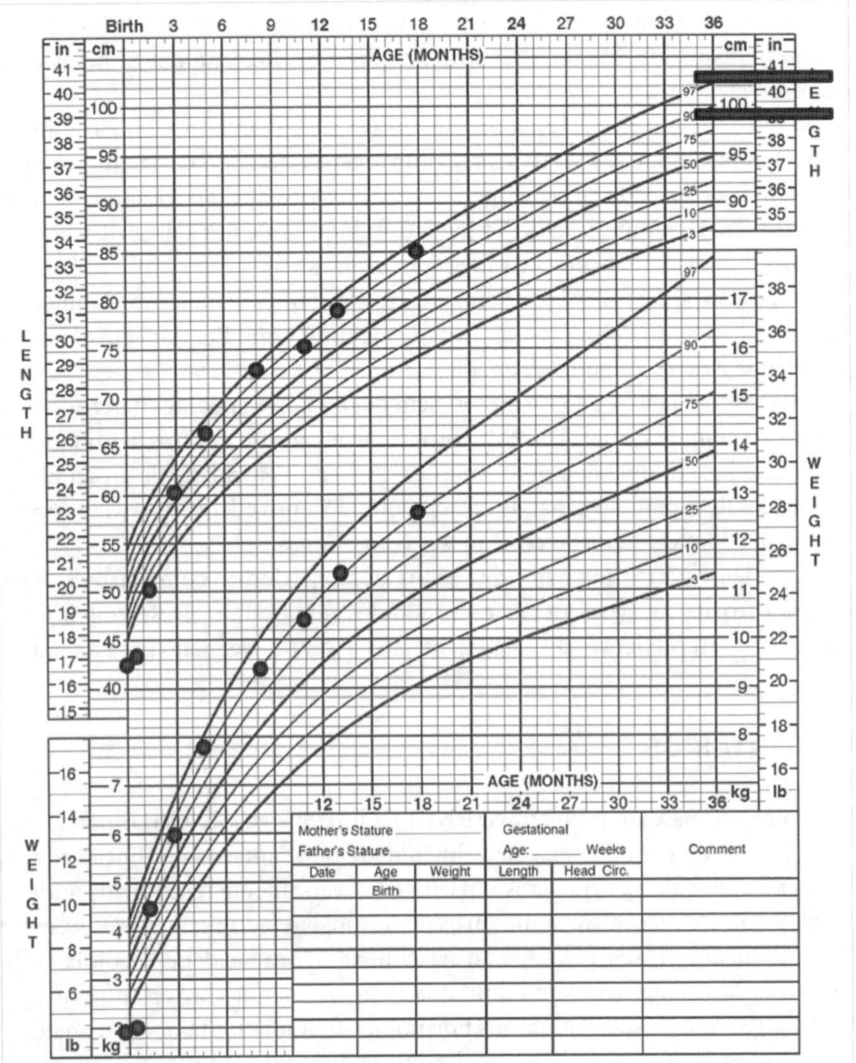

FIGURA 3
Fonte: National Center for Health Statistics and National Center for Chronic Disease Prevention and Health Promotion, 2000.

3º retorno: idade 5 meses. Sem queixas. Aleitamento materno exclusivo. DNPM adequado para a idade. Peso: 7,8 kg. Comprimento: 67 cm. PC: 41,5 cm. Exames adequados. Mantido levotiroxina 38 mcg.

4º retorno: idade: 8 meses e 13 dias. Sem queixas. Aleitamento materno + alimentação complementar desde o 6º mês. DNPM: senta sem apoio, engatinha, fica de pé com apoio. Peso: 9,5 kg. Comprimento: 73,5 cm. PC: 43,5 cm. Exames adequados. Mantido levotiroxina 38 mcg. Retorno em 2 meses com exames.

5º retorno: idade: 11 meses. Sem queixas. Aleitamento materno + alimentação complementar. Peso: 10,4 kg. Comprimento: 76 cm. PC: 44 cm. Análise: redução da velocidade de crescimento, mudança do canal de crescimento. Elevação do TSH e diminuição do T4 livre. Conduta: aumentar a dose de levotiroxina para 50 mcg. Retorno em 1 mês com exames.

6º retorno: idade: 13 meses. Sem queixas. Aleitamento materno + alimentação complementar. Peso: 11,4 kg. Comprimento: 79 cm. PC: 44,5 cm. Análise: velocidade de crescimento adequada.

7º retorno: idade: 1 ano e 6 meses. Sem queixas. Aleitamento materno + alimentação complementar. DNPM: corre, sobe escada, fala frases agramaticais. Peso: 12,8 kg. Comprimento: 85 cm. PC: 45,5 cm. Velocidade de crescimento adequada. Recuperou o canal de crescimento. Exames adequados. Mantido levotiroxina 50 mcg. Retorno em 3 meses com exames.

A paciente permanece em acompanhamento periódico com ajuste da dose de levotiroxina de acordo com os resultados dos exames. Desenvolvimento pôndero-estatural dentro do canal genético e DNPM adequado para a idade.

COMENTÁRIOS

No recém-nascido prematuro (RNPT) a imaturidade do eixo hipotálamo-hipófise-tireoide está associada à dificuldade de adaptação da função tireoidiana ao ambiente externo após o parto, e é inversamente relacionada à idade gestacional. Os mecanismos imaturos de termogênese limitam a produção de TSH, reduzindo o seu pico após o nascimento. A capacidade tireoidiana de produção hormonal também é limitada e ocorre menor conversão periférica de T4 a T3. A resposta tecidual aos hormônios tireoidianos também é imatura.

Os prematuros portadores de hipotireoidismo congênito (HC) podem apresentar resultados falso-negativos nos testes de triagem de hipotireoidismo, devido à elevação tardia do TSH.

Os valores de T4 livre também aumentaram progressivamente com a idade gestacional, sendo que, com 35 semanas de idade gestacional, são semelhantes aos dos recém-nascidos a termo.

A estratégia de triagem neonatal para HC recomendada para RN a termo não é tão eficaz para prematuros. No RNPT é recomendado repetir o teste de triagem com 1 mês de vida, ou na alta hospitalar (o que ocorrer primeiro); ou realizar a triagem tripla entre 3º e 5º, 10º e 30º dias de vida.

Neste caso ocorreu elevação tardia do TSH, e a repetição do teste de triagem com 10 dias de vida já denotou elevação do TSH, que se tornou bem evidente no 14º dia de vida (TSH: 38,3 mU/mL), o que possibilitou o diagnóstico de HC.

A associação do valor da tireoglobulina e a ultrassonografia podem distinguir entre atireose e ectopia glandular. Se não for visualizado nenhum tecido tireoidiano em localização normal e os níveis de T4 e tireoglobulina são mensuráveis, algum tecido funcional ectópico está presente, como foi evidenciado nesta recém-nascida, estabelecendo-se assim o diagnóstico de HC permanente por tireoide ectópica.

Nesta paciente o US permitiu a visualização do tecido tireoidiano sublingual (**Figura 1**), com vascularização habitual ao Doppler colorido. A ultrassonografia com Doppler colorido apresenta maior sensibilidade para diagnosticar tecido ectópico.

Aproximadamente, 10% dos pacientes com HC apresentam anomalias congênitas associadas, em contraste com uma frequência de 3% observada na população geral. As anomalias cardíacas (estenose pulmonar e defeitos do septo atrial ou ventricular) são as mais comumente observadas, seguidas de malformações do aparelho digestivo, trissomias cromossômicas, malformação do trato urogenital e do SNC, e defeitos múltiplos. Esta paciente apresenta comunicação interventricular.

Não existe um consenso quanto à realização de testes de triagem para anomalias congênitas em pacientes com HC. Entretanto, exame físico cuidadoso é importante, e, na presença de qualquer alteração, a criança deverá ser encaminhada para avaliação. O conhecimento precoce de outras malformações pode modificar o prognóstico dos pacientes.

A maioria dos recém-nascidos com HC mostra-se normal ao nascer. A observação clínica é de valor limitado na detecção do HC. O quadro clínico se estabelece lentamente, em semanas ou meses, porém a maior parte das manifestações é inespecífica. Alguns sinais e sintomas são: icterícia, letargia, constipação intestinal, sucção débil, dificuldade de deglutição, extremidades frias, pele pálida e seca, retardo no crescimento e atraso no desenvolvimento neuropsicomotor, podendo levar a deficiência mental grave se não for tratado precocemente. Esta paciente apresentava pequena hérnia umbilical e icterícia, que é uma das manifestações mais precoces e prevalentes de HC.

A idade ideal para início de tratamento é de até 14 dias de vida, visando assegurar um desenvolvimento neuropsicomotor (DNPM) adequado, o que ocorreu nesta paciente.

Esta paciente iniciou levotiroxina na dose de 25 mcg/dia (12,5 mcg/kg/dia). A dose preconizada é de 10-15 mcg/kg/dia.

A levotiroxina não deve ser administrada com outras substâncias que podem interferir na sua absorção, como soja, ferro ou cálcio. Neste caso a suplementação de ferro, que é necessária para esta paciente por ser prematura, foi orientada para ser administrada no período da tarde.

A monitorização do tratamento e adequação da dose de levotiroxina devem ser definidos com base no exame clínico (sinais de hipotireoidismo ou hipertireoidismo), velocidade de crescimento, ganho de peso, DNPM e dosagens de T4 livre e TSH. Manter T4 livre entre 1,4-2,3 ng/dL e TSH entre 0,4-4 mcU/mL.

É indicado medir o T4 livre e o TSH 2-4 semanas após o início da terapia; entre 0-6 meses de idade: a cada 1-2 meses; entre 6 meses e 3 anos de idade: a cada 2-3 meses. Em maiores de 3 anos: a cada 6-12 meses. Dosagens adicionais de T4 livre e TSH devem ser realizadas 4 semanas após cada mudança de dose, se a regularidade do tratamento for questionada e se valores hormonais forem anormais.

REFERÊNCIAS

1. Chao T, Wang JR, Hwang B. Congenital hypothyroidism and concomitant anomalies. J Pediatric Endocrinol Metab. 1997;10:217-21.
2. Léger J, Olivieri A, Donaldson M, Torresani T, Krude H, van Vliet G, et al. European Society for Paediatric Endocrinolog y consensus guidelines on screening, diagnosis, and management of congenital hypothyroidism. J Clin Endocrinol Metab. 2014;99:363-84.
3. McGrath N, Hawkes CP, Mayne P, Murphy NP. Optimal timing of repeat newborn screening for congenital hypothyroidism in preterm infants to detect delayed thyroid-stimulating hormone elevation. J Pediatr. 2019;205:77-82.
4. Nascimento ML, Alves CAD, Cargnin KRN, Paula LCP, Pinto RFA, Garcia LS, et al. Hipotireoidismo congênito: triagem neonatal. Documento Científico do Departamento Científico de Endocrinologia da SBP, n. 5. [*on-line*]. Nov 2018.
5. Neto Coelho JR, Nascimento ML, Guerra-Júnior G. Doenças da tireoide. In: Burns DAR, Campos Junior D, Silva LR, Borges WG (orgs.). Tratado de pediatria. 4.ed. Barueri: Manole; 2017, v.1. p.675-80.

Seção 6

Hipotireoidismo

Coordenação:

Osmar Monte

Caso 6.1

Adriano Namo Cury

HISTÓRIA

FB, feminino, 10 anos e 6 meses de idade, natural e procedente de São Paulo/SP. Queixa de coração acelerado e cansaço, há 2 semanas.

HPMA

Mãe refere que a filha tem se queixado de palpitação há cerca de 2 semanas, além de astenia e mialgia. Os pais observaram que a filha andava indisposta, irritando-se com facilidade e com dificuldade de concentração nas atividades escolares no último mês. Notaram também aumento repentino do apetite e da frequência de evacuações, sem diarreia e sem alteração do peso.

Antecedentes

Nasceu de parto normal, com 39 semanas de gestação, pesando 3.250 g e medindo 48 cm, sem intercorrências. Evoluiu com desenvolvimento neuropsicomotor adequado. Antecedente de doença celíaca há 1 ano. Sem história de doenças da infância e com calendário vacinal atualizado. Frequenta o quinto ano do ensino fundamental, com bom aproveitamento escolar. Faz dieta sem glúten e pratica balé 3 vezes por semana.

Mãe de 37 anos, com menarca aos 13 anos, altura de 160 cm e peso de 58 kg, e pai de 38 anos, com 177 cm e 75 kg, ambos hígidos. Avó materna com história de tireoidectomia por hipertireoidismo aos 30 anos de idade.

EXAME FÍSICO

Bom estado geral, hidratada, corada, anictérica, acianótica, afebril, pele quente e úmida. Ausência de sinais de orbitopatia. Tireoide de dimensões discretamente aumentadas e consistência elástica, indolor e sem nódulos palpáveis.

Ausculta cardíaca e respiratória sem alterações e abdome dentro da normalidade. Extremidades bem perfundidas e sem edemas, com tremor fino em mãos. Tanner M2P1. Altura = 140 cm (p50), peso = 35 kg (p50) (**Figura 1** e **Figura 2**). FC = 120 bpm, PA = 136 × 60 mmHg.

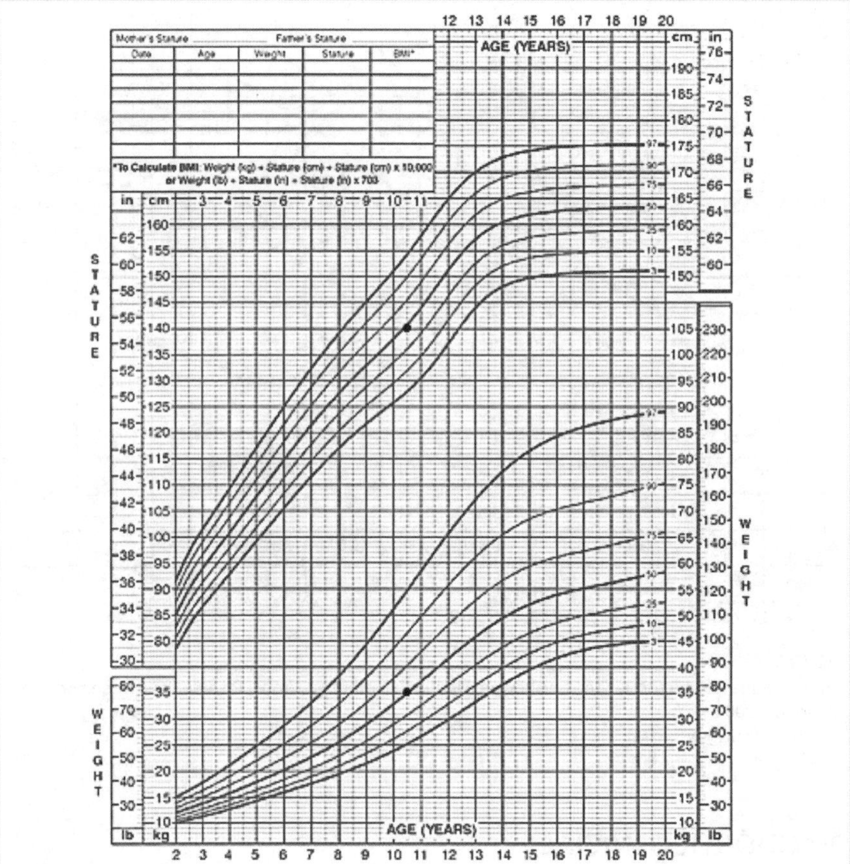

FIGURA 1

Fonte: National Center for Health Statistics and National Center for Chronic Disease Prevention and Health Promotion, 2000.
http://www.cdc.gov/growthcharts

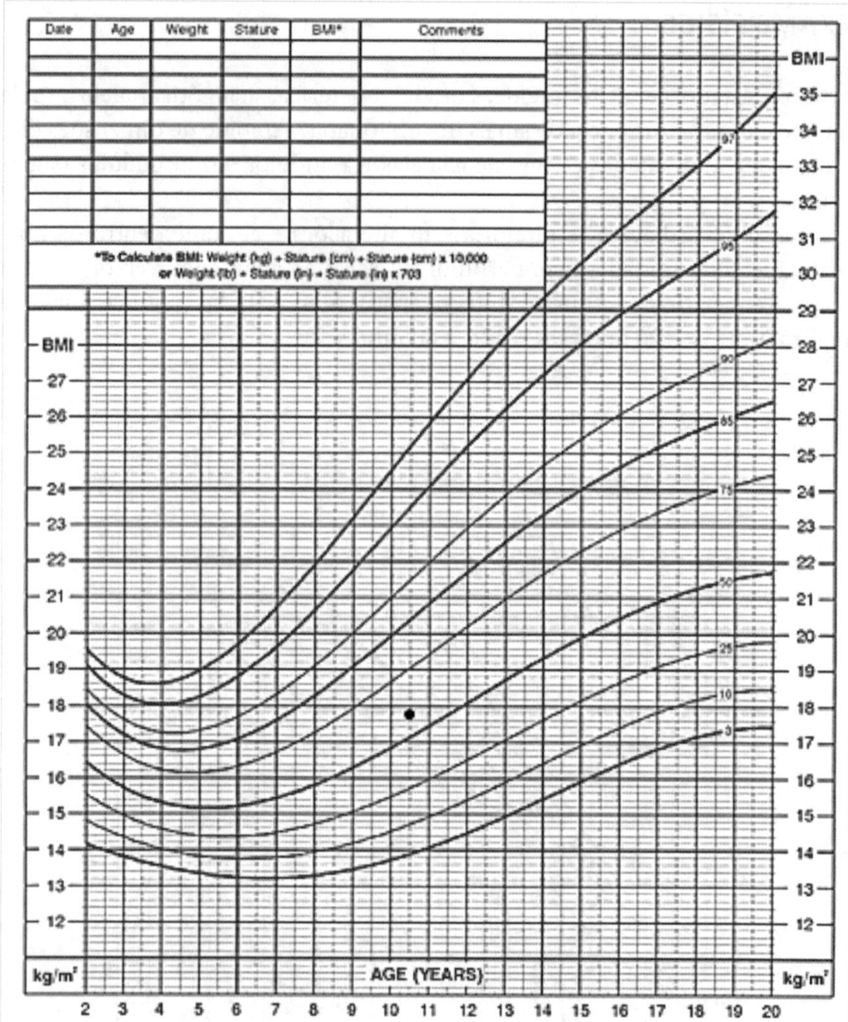

FIGURA 2

Fonte: National Center for Health Statistics and National Center for Chronic Disease Prevention and Health Promotion, 2000.
http://www.cdc.gov/growthcharts

DIAGNÓSTICO INICIAL

- Tireotoxicose.
- Hipertireoidismo por doença de Graves.
- Tireoidite subaguda indolor.

EXAMES SUBSIDIÁRIOS

- Exames gerais: sem alterações.
- Exames hormonais: TSH < 0,01 mUI/L (VN 0,50-4,9); T4 livre 4,0 ng/dL (VN 0,6-1,1); T3 total 420 ng/dL (VN 94-241); T4 total 14,8 mcg/dL (VN 6,4-13,3); TRAb 15 U/L (VN < 1,0).
- Cintilografia de tireoide com iodo (RAIU 24h): captação difusa pelo radiofármaco. Captação em 2 h de 10% (1-8%) e em 24 h de 30% (3-23%).

DIAGNÓSTICO DEFINITIVO

- Doença de Graves.

CONDUTA/TRATAMENTO

- Metimazol 10 mg uma vez por dia.
- Propranolol 20 mg a cada 12 horas.

EVOLUÇÃO RESUMIDA

Após 4 semanas, a paciente retorna com boa adesão à terapia e com melhora parcial dos sintomas, mantendo a queixa de astenia. FC de 84 bpm e PA de 105 × 60 mmHg. Exames com TSH suprimido e T4 livre em queda (**Tabela 1**). Optou-se por manter os medicamentos e repetir a função tireoidiana em 6 semanas.

A paciente evoluiu com melhora do quadro clínico, com FC de 72 bpm e PAS 100 × 60 mmHg, TSH de 0,05 mUI/L, T4 livre de 1,8 ng/dL e TRAb em queda. Foi realizado o desmame do propranolol pela melhora dos sintomas, e a dose de metimazol foi mantida. Após 6 semanas, a paciente retorna assintomática, com TSH de 0,25 mUI/L e T4 livre no limite superior da normalidade. Neste momento, a dose do metimazol foi reduzida para 7,5 mg/dia e o retorno foi espaçado para a cada 2-3 meses.

Durante o acompanhamento, a paciente apresentou sintomas de hipotireoidismo e elevação de TSH. A dose de metimazol foi reduzida para 5 mg/dia e, posteriormente, para 2,5 mg/dia. Após 1 ano e meio do controle da doença, o metimazol foi suspenso. No entanto, após 3 meses da suspensão, a paciente retornou com os mesmos sintomas do diagnóstico e com função tireoidiana

TABELA 1

Tempo (semanas)	TSH (mUI/L)	T4 livre (ng/dL)	TRAb (U/L)	Metimazol (MMZ)
Basal	< 0,01	4,0	15	10 mg/dia
4	< 0,01	2,8	–	10 mg/dia
10	0,05	1,8	12	10 mg/dia
16 *	0,25	1,1	8	7,5 mg/dia
24	6,0	0,7	–	5,0 mg/dia
36	3,5	0,8	5	2,5 mg/dia
48	2,6	1,0	2,5	2,5 mg/dia
60	2,5	1,0	1,4	2,5 mg/dia
72	2,8	0,9	1,0	2,5 mg/dia
84	2,5	1,0	1,0	Suspensão MMZ
96	0,1	1,9	2,5	5 mg/dia

* Início da dose de manutenção. TRAb: anticorpo antirreceptor de TSH.
Valores de referência: TSH: 0,5-4,9; T4 livre: 0,6-1,0; TRAb: < 1,0.

compatível com recidiva da doença. Foi reintroduzido o metimazol na dose de 5 mg/dia, porém a paciente apresentou artralgia e *rash* cutâneo, sem melhora com anti-histamínicos. A medicação foi suspensa e foi ofertado tratamento com cirurgia ou radioiodoterapia. Os pais optaram pela radioiodoterapia e a paciente recebeu a dose de 10 mCi. Evoluiu com hipotireoidismo após 4 meses, sendo iniciada reposição com levotiroxina.

COMENTÁRIOS

O termo tireotoxicose refere-se à síndrome clínica decorrente do excesso de hormônios tireoidianos nos tecidos. O hipertireoidismo é uma forma de tireotoxicose secundária à hiperatividade da glândula tireoide, e as suas principais causas são doença de Graves (DG), adenoma tóxico (AT) e bócio multinodular tóxico (BMNT).

A DG é a causa mais frequente de hipertireoidismo na infância, correspondendo a 15% das tireoidopatias nessa faixa etária. É uma desordem autoimune, provocada pela presença de anticorpos estimuladores do receptor do hormônio tireoestimulante (TRAb). É mais comum em adultos, e as crianças contribuem com 1-5% do total de casos. Pode acontecer em qualquer idade, com pico em crianças púberes. É mais frequente no gênero feminino, na presença de outras doenças autoimunes e de história familiar de doença tireoidiana autoimune. No caso relatado, a paciente apresenta como fatores de risco a idade, o gênero feminino, antecedente de doença autoimune e história familiar.

O BMNT e o AT ocorrem por uma mutação somática ativadora no receptor de TSH, levando ao crescimento e à autonomia de nódulos múltiplos ou de um nódulo único, respectivamente. São comuns em áreas carentes em iodo e raros na infância. A tireotoxicose pode ser transitória, por destruição folicular e liberação do hormônio tireoidiano pré-formado, como acontece nas tireoidites por processo infeccioso, ação direta de drogas (como a amiodarona) ou autoimunidade. A amiodarona também pode provocar um quadro de hipertireoidismo secundário ao excesso de iodo, substrato para produção dos hormônios tireoidianos (efeito Jod-Basedow).

A DG tem etiologia multifatorial, com interação de fatores genéticos, ambientais e do sistema imune. Cerca de 80% da suscetibilidade ocorre por influência genética e 20% por fator ambiental. É uma doença poligênica, com baixa penetrância (17-35% em gêmeos monozigóticos) e com participação dos genes do receptor de TSH, HLA classe II, PTPN22, CTLA-4, CD40, CD25, IL-23R, dentre outros. Quando manifestada em idade jovem, há participação dos mesmos polimorfismos genéticos, porém com efeito mais pronunciado. Além disso, foram identificados genes que predispõem à DG unicamente em jovens, como o BTNL2.

O TRAb liga-se ao receptor de TSH na superfície da membrana celular, provocando hipertrofia e hiperplasia folicular, hipervascularização, síntese e secreção excessivas de hormônios tireoidianos. A glândula tireoide sofre infiltração linfocítica, sem franca destruição folicular, e o balanço entre fatores pró-inflamatórios e anti-inflamatórios determina a amplitude e duração da resposta imune. Normalmente na DG identificam-se fatores antiapoptóticos com predomínio do estímulo folicular, sem predomínio da destruição do tireócito (contraponto do que ocorre na tireoidite de Hashimoto), mas sim com alteração da histologia folicular, como o consumo do coloide na fase de hipertireoidismo, sendo que a estrutura folicular volta ao normal com o reestabelecimento do eutireoidismo.

A orbitopatia de Graves também é imunomediada e ocorre por reação cruzada do TRAb com gordura, musculatura e fibroblastos orbitários, levando a um processo inflamatório local, com expressão de citocinas, adipogênese e produção de ácido hialurônico. O receptor de IGF-1, expresso nos fibroblastos orbitários, forma complexos físicos e funcionais com o receptor de TSH, contribuindo para a inflamação e o edema. A sua ocorrência é rara em crianças, porém acomete quase 40% dos adultos com DG.

O quadro clínico do hipertireoidismo é secundário ao estímulo adrenérgico e cursa com ansiedade, irritabilidade, labilidade emocional, fadiga, insônia, tremor fino de extremidades, intolerância ao calor, sudorese excessiva, palpitação, hiperdefecação e/ou diarreia, perda de peso e polifagia. Em pacientes mais jovens, pode ocorrer ganho de peso secundário ao aumento do apetite. São achados do exame físico: pele quente e úmida, taquicardia sinusal, hipertensão arterial sistólica, fraqueza proximal e hiper-reflexia. A nossa paciente tinha um quadro clínico sugestivo, com múltiplos dos sinais e sintomas mencionados.

Os sinais oculares de hiperatividade adrenérgica, como retração palpebral, olhar fixo assustado e sinal do *lid-lag* (retardo na descida da pálpebra superior ao desviar o olhar para baixo), não são específicos da DG e podem ocorrer em qualquer tipo de hipertireoidismo. A orbitopatia de Graves, por sua vez, pode cursar com hiperemia conjuntival e palpebral, edema palpebral, quemose, paralisia de músculos extraoculares e exoftalmia, sendo incomum e mais leve na infância.

A palpação da tireoide na DG revela um bócio difuso de tamanho variável, simétrico, sem nódulos e de consistência elástica, como no caso apresentado. O hiperfluxo sanguíneo pode levar ao aparecimento de sopro sobre a glândula, algumas vezes acompanhado de frêmitos. No BMNT, a tireoide é multinodular, assimétrica e de consistência endurecida, enquanto o AT apresenta um nódulo único, geralmente maior do que 2,5 cm. A tireoidite subaguda dolorosa vem acompanhada de dor espontânea ou à palpação.

Dependendo da duração do hipertireoidismo, pode haver aumento da velocidade de crescimento e idade óssea avançada, sem refletir na altura final quando adequadamente tratado. Também pode ocorrer perda de massa óssea, que geralmente é restaurada após 2 anos em eutireoidismo. Mixedema pré-tibial e crise tireotóxica são extremamente raros na infância.

Diante da suspeita clínica de hipertireoidismo, a avaliação inicial consiste na dosagem de TSH e T4 livre. O TSH costuma estar suprimido (< 0,1 mUI/L) e o T4 livre elevado, como demonstrado no nosso relato. Em alguns casos, o T4 livre pode estar normal com T3 total elevado, condição denominada T3-tireotoxicose. Em pacientes com bócio difuso, orbitopatia e hipertireoidismo moderado a grave, o diagnóstico de DG é estabelecido, sem necessidade de exames adicionais (**Figura 3**).

Na ausência de bócio ou orbitopatia, a medida do TRAb ou a captação de iodo radioativo por cintilografia (RAIU) ajudam a diferenciar a DG de outras etiologias. A escolha do teste depende do custo, da acessibilidade e da experiência do serviço. O TRAb está presente em 90% dos casos de DG e costuma estar mais elevado em menores de 5 anos e em apresentação clínica mais grave. É mais custo-efetivo, pois a sua positividade confirma o diagnóstico de DG. Porém, quando negativo, não diferencia entre as outras formas de hipertireoidismo e não exclui casos leves de DG.

A RAIU mede o percentual de iodo radioativo que se concentra na tireoide após um período de 24 horas. O tecnécio também pode ser utilizado como ra-

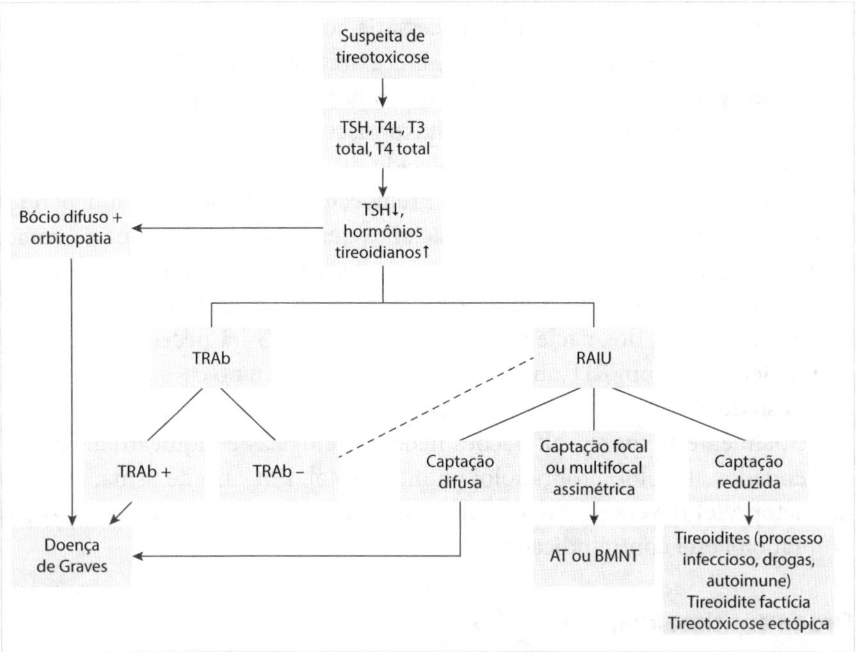

FIGURA 3 Fluxograma para diagnóstico de doença de Graves em crianças.
AT: adenoma tóxico; BMNT: bócio multinodular tóxico; RAIU: captação de iodo radioativo por cintilografia; TRAb: anticorpo estimulador do receptor do hormônio tireoestimulante.

diofármaco. Quando há dúvida diagnóstica entre DG e tireoidite ou quando a apresentação clínica sugere AT ou BMNT, a RAIU deve ser realizada. A captação é difusa na DG, focal com supressão do parênquima tireoidiano adjacente no AT e multifocal no BMNT, com focos de hipercaptação entremeados com áreas de hipocaptação. Na tireoidite, a captação tireoidiana fica próxima a zero. No caso relatado, como a paciente não tinha sinais de oftalmopatia ou bócio muito volumoso, a RAIU foi realizada para fazer o diagnóstico diferencial com tireoidite. O TRAb positivo corroborou o diagnóstico.

A relação entre T3 e T4 total também é útil na diferenciação entre DG e tireoidite. Na DG, ocorre maior produção de T3 pela hiperatividade da glândula, enquanto na tireoidite há um predomínio de T4, secundário à liberação do hormônio pré-formado. A relação T3/T4 total sugere DG quando superior a 20 e, quando inferior, tireoidite. No nosso caso, a relação dá um valor de 28,3, sugerindo DG. Outros exames que podem ser úteis são a dosagem de provas inflamatórias, que estão elevadas na tireoidite subaguda dolorosa, e a dosagem da tireoglobulina, quando há suspeita de tireoidite factícia.

A ultrassonografia de tireoide é necessária quando há nódulo palpável, mas também auxilia na diferenciação entre DG e tireoidite. Na DG, a glândula é iso ou hipoecogênica, com aumento difuso e hiperfluxo ao Doppler, diferente da tireoidite, que cursa com redução do fluxo vascular.

O tratamento da DG pode ser realizado de três formas: com droga antitireoidiana, radioiodoterapia (RIT) ou tireoidectomia. A escolha vai depender de múltiplos fatores, como idade do paciente, quadro clínico, volume do bócio, chances de remissão, preferência dos pais e dos pacientes e experiência do serviço. O tratamento clínico com droga antitireoidiana é a primeira escolha. No entanto, a maioria dos pacientes pediátricos com DG irá necessitar de tratamento definitivo com RIT ou cirurgia, como aconteceu no caso descrito.

O uso de betabloqueador é indicado na presença de sintomas adrenérgicos, principalmente tremores, alterações neuropsicológicas e taquicardia. São recomendados atenolol, propranolol ou metoprolol. Em caso de asma, atenolol ou metoprolol devem ser usados com cautela por serem cardiosseletivos e o propranolol está contraindicado.

Droga antitireoidiana

As drogas antitireoidianas agem na síntese do hormônio tireoidiano, inibindo a enzima tireoperoxidase e o processo de iodinação dos resíduos de tirosina da tireoglobulina. O metimazol (ou o seu precursor carbimazol, não disponível no Brasil) é a escolha em crianças.

Efeitos adversos acometem cerca de 5-25% das crianças, são dose-dependentes e geralmente aparecem nos três primeiros meses de tratamento. Na maioria das vezes, são leves e incluem artralgia, mialgia, *rash* cutâneo, urticária e efeitos gastrointestinais. Efeitos graves são agranulocitose, vasculite ANCA positivo e hepatotoxicidade. A agranulocitose é o mais grave e ocorre em 0,2-0,5% dos casos, tanto com propiltiouracil quanto com metimazol. O propiltiouracil deve ser evitado na infância pelo risco de hepatotoxicidade grave, com insuficiência hepática (1 caso a cada 2.000-4.000) e hepatite fulminante, que pode ser fatal. O metimazol também é hepatotóxico, porém de forma mais leve e com padrão mais colestático do que hepatocelular.

Antes de iniciar o tratamento, deve-se coletar hemograma com contagem de leucócitos, transaminases hepáticas, fosfatase alcalina e bilirrubinas. Em caso de febre, odinofagia, artralgia ou lesões orais, a medicação deve ser suspensa e o leucograma avaliado. Reações cutâneas leves podem ser tratadas com anti-histamínicos. Em casos graves, a mudança da terapia para RIT ou cirurgia é recomendada. O propiltiouracil é uma opção em casos muito selecionados, com eventos adversos graves com o metimazol, por um período curto até a terapia definitiva. A nossa paciente apresentou eventos adversos leves com o metimazol, que não melhoraram com sintomáticos, de forma que a terapia definitiva foi indicada.

As apresentações do metimazol são de 5 e 10 mg. A dose recomendada varia de 0,2-0,5 mg/kg/dia a 0,1-1,0 mg/kg/dia, com dose máxima de 30 mg/dia. A dose por idade é de 1,25 mg/dia para menores de 1 ano, 2,5-5,0 mg/dia entre 1-5 anos, 5-10 mg/dia de 5-10 anos e 10-20 mg/dia dos 10-18 anos. Em casos graves, a dose pode ser aumentada em 50-100%.

A função tireoidiana deve ser reavaliada após 2-6 semanas do início da terapia e, depois, a cada 4-6 semanas até a normalização do hormônio tireoidiano, a partir de quando a dose pode ser reduzida em 30-50% para manutenção do eutireoidismo, e a reavaliação pode ser espaçada para a cada 2 a 3 meses. O TSH pode ficar bloqueado por meses, como demonstrado no nosso caso, não sendo um bom parâmetro para avaliar a remissão da doença. Recomenda-se o uso do metimazol em doses baixas por 1-2 anos após o controle da doença ou até o tratamento definitivo, quando necessário. A manutenção do metimazol em doses altas em associação à levotiroxina (efeito *block-and-replace*) provocou mais eventos adversos do que a dose titulada e deve ser evitada, segundo as recomendações da American Thyroid Association (ATA).

Após 1-2 anos de tratamento, a chance de remissão em crianças varia de 20-30%, sendo a remissão definida como eutireoidismo após 1 ano do término da terapia. Ela é menor na presença de bócio volumoso (acima de 2,5 vezes o tamanho normal para idade), crianças menores de 12 anos, crianças não caucasianas, T4 livre muito elevado ao diagnóstico (acima de 4 ng/dL) e quando o TRAb permanece elevado durante a terapia. Entretanto, a principal causa da falha de tratamento é a má aderência. As taxas de recidiva são de cerca de 60% após 1 ano e 70% após 2 anos. O risco de recidiva diminui com a idade e com tempo de tratamento. Na ausência de remissão em 1-2 anos de uso do tratamento medicamentoso, RIT ou cirurgia devem ser consideradas.

Radioiodoterapia (RIT)

A RIT é efetiva na população pediátrica e pode ser considerada na ausência de remissão da doença após 1-2 anos de tratamento ou na presença de eventos adversos graves com o uso da droga antitireoidiana. Existem preocupações quanto ao risco de desenvolvimento de neoplasia tireoidiana associada à RIT. Portanto, deve ser evitada em crianças menores de 5 anos e é aceitável para crianças entre 5-10 anos quando a dose calculada for inferior a 10 mCi.

A ATA recomenda que crianças com DG com T4 total acima de 20 mcg/dL ou T4 livre acima de 5 ng/dL em programação de RIT recebam tratamento prévio com betabloqueador e metimazol até normalização do T4 total e/ou livre, com o objetivo de evitar tempestade tireoidiana após o procedimento. Nesse caso, o metimazol deve ser suspenso 2-3 dias antes da RIT. Essa conduta não foi necessária no relato acima.

Cirurgia

A tireoidectomia é a escolha em casos refratários ao tratamento clínico, quando a RIT está contraindicada pela idade, bócios muito volumosos, baixa captação relativa pelo radioiodo e por suspeita de nódulo maligno. É um tratamento efetivo, porém está associada a mais complicações em crianças quando comparado a adultos. Portanto, deve ser realizada por um cirurgião experiente. O preparo para cirurgia inclui pré-tratamento com droga antitireoidiana e betabloqueador. O iodeto de potássio ou o lugol são usados de 7-10 dias antes do procedimento cirúrgico com o objetivo de reduzir a vascularização da glândula, por meio do efeito de Wolff-Chaikoff induzido pelo excesso de iodo. A reposição com levotiroxina deve ser instituída logo após a cirurgia.

REFERÊNCIAS

1. Brown RS, Lombardi A, Hasham A, et al. Genetic analysis in young-age-of-onset Graves' disease reveals new susceptibility loci. J Clin Endocrinol Metab. 2014;99:E1387-E1391.
2. Léger J, et al. Graves' disease in children. Best Pract Res Clin Endocrinol Metab. 2014;28:233-43.
3. Léger J, Carel JC. Diagnosis and management of hyperthyroidism from prenatal life to adolescence. Best Pract Res Clin Endocrinol Metab. 2018;32(4):373-86.
4. Rabon S, Burton AM, White PC. Graves' disease in children: Long-term outcomes of medical therapy. Clin Endocrinol (Oxf). 2016;85(4):632-5.
5. Ross DS, Burch HB, Cooper DS, et al. American Thyroid Association guidelines for diagnosis and management of hyperthyroidism and other causes of thyrotoxicosis. Thyroid. 2016;26(10):1343-421.

Caso 6.2

Osmar Monte

HISTÓRIA

Paciente de 8 anos de idade, feminino, procedente de São Paulo, natural da Bahia.

Paciente deu entrada no PS com quadro de fratura no fêmur, foi tratada na emergência e encaminhada para o serviço de endocrinologia pediátrica.

HPMA

A mãe informava que a criança estava correndo, caiu e começou a chorar com dor na perna. Tinha notado também que as mamas da criança tinham aparecido havia 6 meses e que tinha consulta com o pediatra já agendada. Referia ainda que a criança estava muito agitada, tinha dificuldade para dormir e transpirava muito. Negava outras queixas.

Antecedentes

Nasceu de parto normal, 40 semanas de gestação, pesando 3.850 g, e media 49 cm. Era o quarto filho do casal não consanguíneo.

Pai saudável de 45 anos, estatura 168 cm (referida), mãe de 38 anos, menarca aos 13 anos, gesta 4, parto 4, estatura 158 cm, peso 65 kg, tomava remédio para colesterol alto.

EXAME FÍSICO

- Bom estado geral, corada, hidratada, acianótica e anictérica. PA 100/60 mmHg, FC 104 bpm, estatura 129 cm (p = 50), peso 30 kg (p=75) (**Figura 1**), M = 3 turgidas, P = 1.

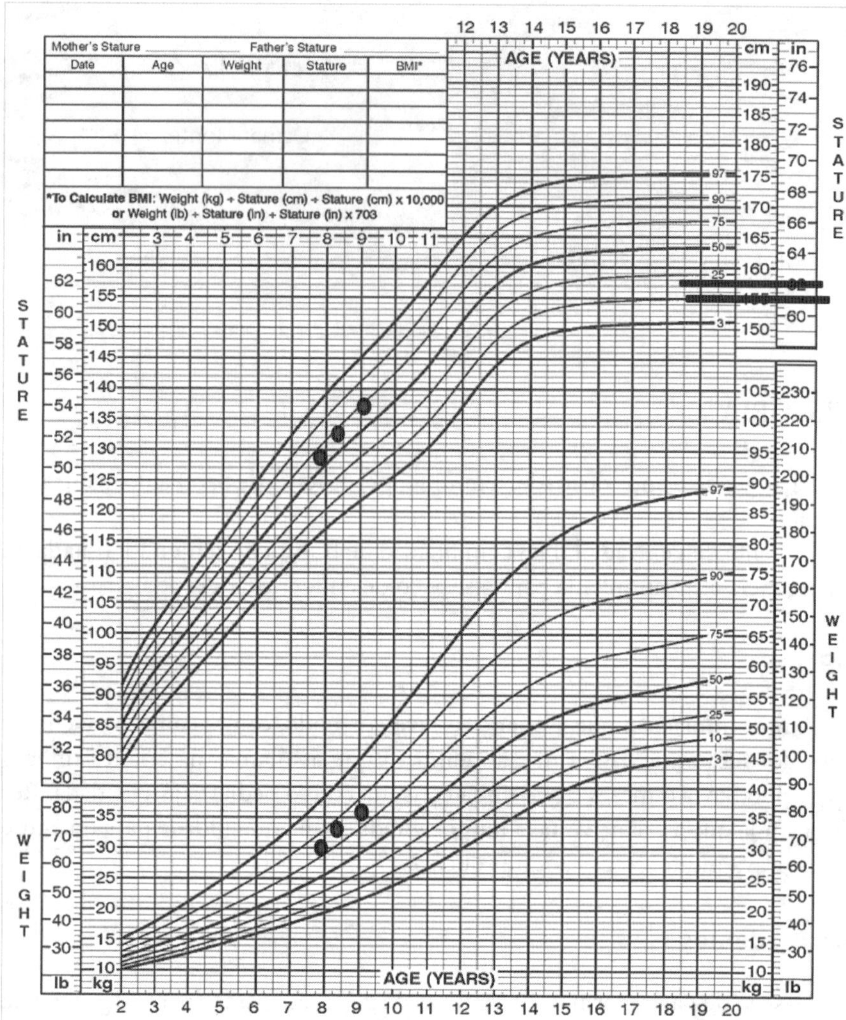

FIGURA 1

Fonte: National Center for Health Statistics and National Center for Chronic Disease Prevention and Health Promotion, 2000.
http://www.cdc.gov/growthcharts

- Pele: quente, úmida, com mancha café com leite na região cervical e abdominal posterior com bordas serrilhadas (**Figura 2**).
- Pescoço: tireoide com aumento difuso, com superfície irregular.
- Coração taquicárdico.
- Abdome ndn.

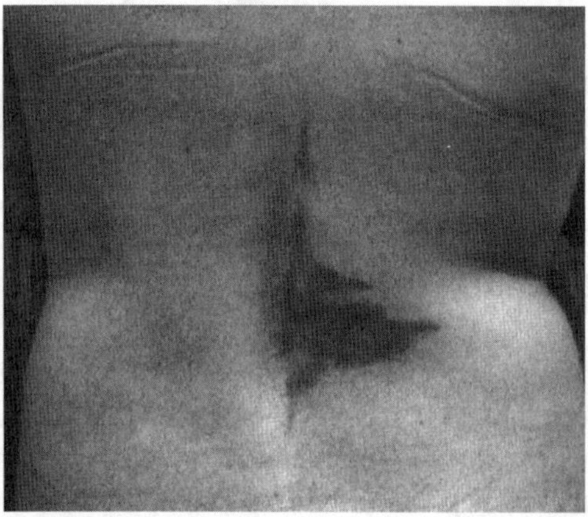

FIGURA 2 Mancha café com leite na região cervical e abdominal posterior. (Ver o Encarte de imagem no final do livro.)

DIAGNÓSTICO INICIAL

- Hipertireoidismo.
- Puberdade precoce.
- Síndrome de McCune-Albright.

EXAMES SUBSIDIÁRIOS

- Glicose 78 mg/dL, colesterol total 158 mg/dL, triglicérides 52 mg/dL, HDL 52 mg/dL, LDL 95 mg/dL, VLDL 10 mg/dL, creatinina 0,8 mg/dL.
- TSH: 0,01 mU/L, T4 livre: 2,8 ng/dL, TRAb = 0,5 U/L (< 1,5), anticorpos anti-TPO e antitireoglobulina negativos.
- Ultrassonografia da tireoide: tireoide de dimensões aumentadas e contornos bocelados. Parênquima com textura heterogênea e regiões hiperecoica e hipoecoica mal delimitadas. Volume tiroidiano de 6,5 cc (normal 0,4 +/– 2,4 cc).
- Idade óssea: 10 anos.

DIAGNÓSTICOS DEFINITIVOS

- Síndrome de McCune-Albright.
- Puberdade precoce.
- Hipertireoidismo.

CONDUTA/TRATAMENTO

- Tratamento do hipertireoidismo com metimazol 10 mg/dia (o tratamento da puberdade precoce será abordado em outro caso clínico).

EVOLUÇÃO RESUMIDA

1º retorno: 30 dias após a introdução do metimazol a paciente retornou ao ambulatório e não referia sintomas relacionados à tireoide. Trouxe os exames de controles (**Tabela 1**), tendo sido mantida a dose do metimazol em 10 mg. Hemograma e enzimas hepáticas foram normais. Novo retorno com exames em 2 meses.

TABELA 1

Exames	basal	1º retorno	2º retorno	3º retorno	4º retorno
TSH (um/L)	0,01	0,9	1,2	1,8	1,8
T4 livre (ng/dL)	2,8	1,5	0,9	1,1	1,1
T3 (ng/dL)	220	115	95	131	128
Medicação	Metimazol 10 mg	Metimazol 10 mg	Metimazol 10 mg	Metimazol 10 mg	Metimazol 10 mg

2º retorno: sem queixas em relação à tireoide. EF. Peso 32 kg, estatura 131,5 cm, VC 2,5 cm em 3 meses, M = 3, P = 1. Mantido metimazol 10 mg (**Tabela 1**).

3º retorno: sem queixas em relação à tireoide. EF. Peso 32,5 kg, estatura 132,5 (**Figura 1**), M = 3 flácidas, P = 1. Mantido metimazol 10 mg (**Tabela 1**). Nova avaliação em 6 meses com exames.

4º retorno: sem queixas em relação à tireoide. EF. Peso 35,5 kg, estatura 137 cm, VC = 6,8 cm/ano (**Figura 1**), M = 3 flácidas, P = 1. Mantido metimazol 10 mg (**Tabela 1**). Nova avaliação em 6 meses com exames.

Criança continua em tratamento com o metimazol 10 mg com boa adesão e não se descarta a indicação de cirurgia.

COMENTÁRIOS

A síndrome de McCune-Albright (MAS; OMIM # 174800) é uma doença esporádica rara causada por uma mutação somática ativadora pós-zigótica no gene da subunidade alfa da proteína de ligação guanina-nucleotídeo (*GNAS1),* que codifica a subunidade alfa da proteína G reguladora (Gs-alfa), cujo papel é acoplar hormônios a receptores de 7 alças transmembrana à adenililciclase, facilitando a produção de AMP cíclico intracelular. Consequentemente, a análise de mutação do gene *GNAS1* tem utilidade limitada; a análise genética em leucócitos exibe resultados positivos em apenas 8-46% dos casos, e a análise do tecido afetado, que pode atingir uma confiabilidade de até 90%, é muito invasiva. Assim, o diagnóstico é baseado principalmente no quadro clínico.

A MAS é definida classicamente pela tríade clínica de displasia óssea fibrosa poliostótica, hiperpigmentação da pele (manchas café com leite) e puberdade precoce (PP). A mutação pós-zigótica determina uma distribuição em mosaico de células portadoras de mutantes, resultando em uma apresentação clínica altamente variável, dependendo da distribuição das células afetadas e dos tecidos específicos envolvidos no mosaicismo. A PP é a manifestação endócrina mais comum da MAS e pode ser o sinal clínico único às vezes.

O hipertireoidismo é a segunda endocrinopatia mais comum na MAS, devendo ser investigado de rotina (**Figura 3**). Mais comumente, em até 63% dos pacientes observam-se valores suprimidos do TSH, acompanhados por aumento do T3 ou T4 livre e morfologia anormal da glândula tireoide ao US. Esse hipertireoidismo não é autoimune, sendo mais frequente em meninas, porém a disfunção tireoidiana pode ser clinicamente oculta e não rapidamente progressiva. Assim, todos os pacientes devem ter história e exame físico direcionados, medição de TSH, T4 livre e T3 total ou livre e US da tireoide para caracterizar o envolvimento subclínico consistente com o MAS. É importante notar que, na MAS, o hipertireoidismo é uma doença que pode ser causada pelo T3 devido ao aumento da atividade da desiodinase, de modo que a medição das proporções T3/T4 total é útil, sendo uma proporção > 20 indicativa de doença.

Medicações antitireoidianas podem ser usadas inicialmente para tentar controlar o quadro clínico e laboratorial. Confirmando-se o diagnóstico da síndrome, deve-se priorizar um tipo de tratamento mais definitivo, pois na retirada do medicamento o hipertireoidismo reaparece. Como tratamento definitivo dispomos da terapia ablativa com ^{131}Iodo ou tireoidectomia total, que é a preferida por muitos autores, dado que se trata de uma mutação constitutiva. A indicação tanto da radioiodoterapia como da cirurgia fica reservada para crianças acima de 5 anos. Os nódulos tireoidianos devem ter uma avaliação completa, de acordo com os consensos atuais, antes de se indicar a radioiodoterapia.

Para crianças abaixo de 10 anos, recomenda-se uma avaliação laboratorial (TSH, T3 e T4) e ultrassonográfica a cada 6-12 meses.

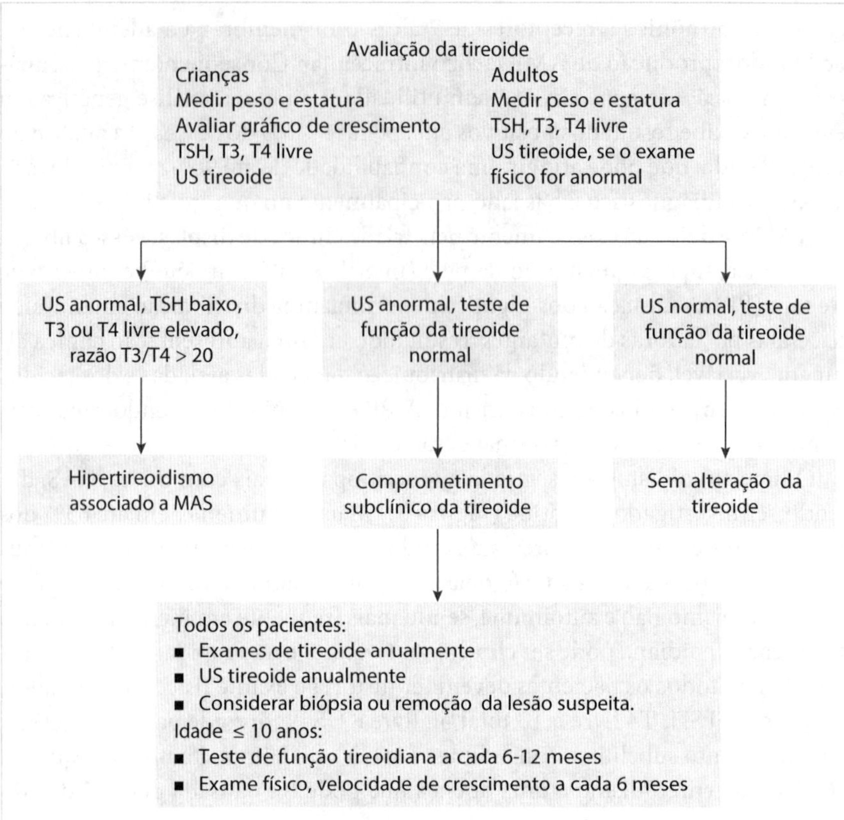

FIGURA 3 Investigação do hipertireoidismo.
Fonte: adaptado de Javaid et al. Best practice management guidelines for fibrous dysplasia/McCune--Albright syndrome: a consensus statement from the FD/MAS international consortium. Orphanet J Rare Dis. 2019;14:139.

REFERÊNCIAS

1. Congedo V, Celi FS. Thyroid disease in patients with McCune-Albright syndrome. Pediatr Endocrinol Rev. 2007;4 Suppl 4:429-33.
2. Feuillan PP, Shawker T, Rose SR, Jones J, Jeevanram RK, Nisula BC. Thyroid abnormalities in the McCune-Albright syndrome: ultrasonography and hormonal studies. J Clin Endocrinol Metab. 1990;71(6):1596-601. doi:10.1210/jcem-71-6-1596.
3. Javaid MA, et al. Best practice management guidelines for fibrous dysplasia/McCune-Albright syndrome: a consensus statement from the FD/MAS international consortium. Orphanet Journal of Rare Diseases. (2019);14:139.
4. Merchant N, Viau-Colindres JM, Hicks KA, et al. McCune-Albright syndrome with unremitting hyperthyroidism at early age: management perspective for early thyroidectomy. Glob Pediatr Health. 2019;6:2333794X19875153.

Seção 7

Nódulo de tireoide

Coordenação:

Osmar Monte

Caso 7.1

Mariana Mazeu B. Oliveira
Rosália do Prado Padovani
Carolina Ferraz

HISTÓRIA

Feminino, 5 anos de idade, natural e procedente de Recife/PE.

Paciente encaminhada do pediatra geral devido a "inchaço no pescoço" há aproximadamente 1 mês.

HPMA

Paciente sem comorbidades conhecidas, vem acompanhando com o pediatra geral e apresenta seu crescimento e desenvolvimento sem qualquer anormalidade. Há aproximadamente 1 mês apresentou o aparecimento de um nódulo palpável em região cervical em topografia da tireoide. Segundo a mãe, a paciente não apresentava qualquer outro sintoma, como irritabilidade, perda de peso, insônia ou febre.

Antecedentes

Nasceu de parto cesárea sem intercorrências, desproporção cefalopélvica, com 41 semanas de idade gestacional, pesou 3.110 g e mediu 51 cm. Triagem e testes neonatais normais. Recebeu alta após 3 dias do nascimento com a mãe. Andou aos 11 meses, e está com DNPM dentro da normalidade.

Mãe com 29 anos e pai com 37 anos hígidos. Nega história de câncer na família.

EXAME FÍSICO

- Bom estado geral, hidratada, corada, anictérica, acianótica. Altura 95 cm, peso 14,5 kg, IMC 16,1 kg/m^2, Tanner M1P1. Tireoide palpável, com presença de nódulo em lobo tireoidiano à direita/transição com istmo, de aproximadamente 1 cm, fibroelástico, móvel à deglutição, indolor, sem sinais flogísticos, não aderido a planos profundos. Ausência de linfonodomegalias palpáveis em região cervical.

DIAGNÓSTICO INICIAL

- Nódulo tireoidiano.
- Cisto dermoide.
- Cisto do ducto tireoglosso.

EXAMES SUBSIDIÁRIOS

Exames laboratoriais: TSH: 3,5 mU/L (0,27-4,2), T4 livre: 1,2 ng/dL (0,93-1,7), anti-TPO: 200 U/mL (< 15 U/mL), anti-TG: 1.550 U/mL (< 115 U/mL), Hb: 13,2 g/dL, Ht: 39,9% leucograma: 8.800/mm^3 (segmentado: 54,9% linfócitos: 32,5% eosinófilo: 7,8%), plaquetas: 301 mil/mm^3, ureia: 18 mg/dL, creatinina: 0,5 mg/dL, sódio: 136 mmol/L, potássio: 4,5 mmol/L, PCR: 0,1 mg/L, ALT: 21 U/L, AST: 12U/L, glicose: 78 mg/dL.

Ultrassonografia (USG) de tireoide: tireoide tópica com dimensões aumentadas à custa de nódulo misto de contornos regulares e sem calcificações, na transição lobo direito – istmo, medindo 1,3 × 0,7 × 1,2 cm, com o maior eixo paralelo à pele, circunscrito (**Figura 1**).

Punção aspirativa com agulha fina (PAAF) guiada por USG: fundo hemorrágico, notando-se moderado número de células foliculares dispostas princi-

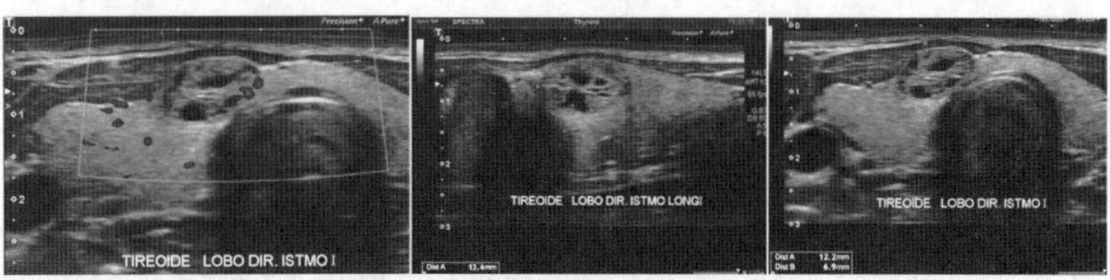

FIGURA 1 USG de tireoide: lobo direito e istmo. (Ver o Encarte de imagens no final do livro.)
Fonte: Imagem cedida pelo Dr. Bernardo Lopes Cançado Fonseca.

palmente em grupos tipo "favo de mel" além de poucos histiócitos fagocitando hemossiderina, em meio abundante de coloide.

Achado sugestivos de bócio coloide. Categoria de Bethesda: II – benigno.

DIAGNÓSTICO DEFINITIVO

- Nódulo coloide.

CONDUTA/TRATAMENTO

Foi indicado acompanhamento clínico com exame físico e USG de tireoide e nova PAAF em caso de mudança nas características do nódulo ou aumento rápido do seu tamanho.

EVOLUÇÃO RESUMIDA

Paciente evoluiu durante o seguimento clínico de 1 ano, sem aumento significativo do tamanho do nódulo ou mudança em suas características ultrassonográficas. Sem sintomas compressivos associados ou alteração da função tireoidiana (**Tabela 1**).

TABELA 1

Evolução dos exames	1° exame	2° exame 6 meses	3° exame 12 meses
TSH VR 0,27-4,2 mU/L	3,5	2,7	2,9
T4 livre VR 0,93-1,7 ng/dL	1,2	1,1	1,5
Tamanho do nódulo ao USG de tireoide (cm)	1,3 × 0,7 × 1,2	1,4 × 0,7 × 1,4	1,3 × 0,8 × 1,4

COMENTÁRIOS

Introdução e epidemiologia: com base em um grande estudo epidemiológico nos EUA em 1975, estimou-se que 1,8% das crianças apresentem nódulos palpáveis na tireoide. Mais recentemente, estudos ultrassonográficos em crianças revelaram uma prevalência variando de 0,2-5,1%.

As estimativas atuais sugerem que até 25% dos nódulos da tireoide em crianças são malignos, em comparação com 5% em adultos. Na revisão de Niedziela, na qual foram analisados dados de 16 artigos publicados entre 1960-2004, a incidência geral foi de 26,4%, variando de 9,2-50%. Portanto, apesar de não muito frequentes, quando presentes, possuem maior risco de malignidade e por isso devem ser investigados.

Embora nódulos tireoidianos tenham sido relatados em crianças pequenas e neonatos, o rápido aumento de uma lesão benigna é extremamente incomum.

Tipicamente, um nódulo se apresenta como uma massa palpável assintomática de aumento lento, benigna ou maligna. O crescimento rápido e indolor de um nódulo é suspeito de carcinoma e pode levar a uma decisão final de intervenção cirúrgica.

O diagnóstico diferencial de um nódulo tireoidiano palpável no exame físico pode incluir tireoidite, abscesso, cisto, nódulo coloide, hemiogênese (falha na formação de um lobo), tireoide ectópica, sangramento e outras várias condições benignas e malignas (**Tabela 2**).

TABELA 2 Diagnóstico diferencial de nódulo solitário de tireoide

Condições benignas	Condições malignas
Adenoma folicular tóxico	Carcinoma papilífero
Nódulo coloide	Carcinoma folicular
Tireoidite linfocítica crônica	Carcinoma medular
Cistos	Carcinoma anaplásico
Abscesso	Metástase de outros tipos de câncer
Agenesia de lobo	
Cisto do ducto tireoglosso intratireoidiano	

O exame físico perante a presença de um nódulo na região cervical deve ser a visualização do pescoço, observar movimentos e deglutição e palpação cuidadosa da tireoide e compartimentos cervicais. Os achados sugestivos de malignidade incluem nódulos firmes, fixação nas estruturas circundantes, paralisia das cordas vocais levando a rouquidão e presença de linfadenopatia. Um nódulo levemente compressível é consistente com um cisto.

Análise de fatores de risco: na abordagem inicial do nódulo de tireoide, é de extrema importância a investigação de históricos que aumentem a probabilidade de malignidade. Por isso, os fatores de risco devem ser questionados. Esses podem ser divididos em ambientais e genéticos. Entre os fatores ambientais encontram-se: exposição à radiação na região de cabeça, pescoço e tórax superior para tratamento de condições clínicas como acnes, hemangiomas, aumento de timo e tonsilas. O aumento de incidência nesse tipo de grupo específico está relacionado com a idade: quanto mais precoce a exposição, mais chance de desenvolver neoplasias malignas.

Pacientes expostos a acidentes nucleares, por exemplo, o de Chernobyl, sendo também mais prevalente em crianças abaixo dos 5 anos de idade.

Pacientes submetidos à radioterapia em região de cabeça e pescoço devido a linfoma de Hodgkin e não Hodgkin, especialmente tratados antes dos 10 anos.

Entre os fatores genéticos, encontra-se neoplasia endócrina múltipla tipo 2 (NEM 2), acarretando elevado risco de carcinoma medular de tireoide (CMT). E algumas síndromes, como síndrome de Cowden, complexo de Carney, polipose adenomatosa familiar, estas são mais raras e estão mais associadas a tumores não CMT (**Tabela 3**).

TABELA 3 Síndromes/tumores hereditários associados a nódulos/câncer de tireoide

Síndromes hereditárias	Gene	Tipo de neoplasia de tireoide
Polipose adenomatosa familiar	*APC*	PTC
Complexo de Carney	*PPKAR1A*	BMN, adenoma folicular e CDT
Síndrome DICER1	*Dicer1*	BMN e CDT
Síndrome de Cowder	*PTEN*	BMN e adenoma folicular
Síndrome de Werner	*WRN*	CDT

BMN: bócio multinodular; CDT: carcinoma diferenciado de tireoide.
Fonte: Gary L. Francis, Management Guidelines for Children with Thyroid Nodules and Differentiated Thyroid Cancer. 2015(8).

Patogênese dos nódulos e câncer de tireoide: a maioria das alterações genéticas associadas à patogênese dos nódulos e carcinoma diferenciado de tireoide (CDT) no adulto está baseada na ativação constitutiva da via de sinalização MAPK e da via fosfatidilnostol-3-cinase (PI3K).

Abordagem do nódulo de tireoide: de acordo com as diretrizes de nódulos e câncer de tireoide na população pediátrica, recomenda-se realizar exame físico anual e indicação de prosseguir a investigação com USG cervical caso haja nódulo palpável, tireoide assimétrica e/ou linfonodo anormal palpado em região cervical. Em pacientes com história familiar de CDT, deve-se encaminhar para grandes centros para aconselhamento genético (**Figura 2**).

Todo nódulo de tireoide deve ser inicialmente interpretado em conjunto com exame laboratorial de função da tireoide, e de início somente o TSH é suficiente. Caso venha um valor abaixo do limite inferior de normalidade, prosseguir a avaliação com T4 livre, T3 e anticorpos e com o exame de cintilografia tireoidiana. Perante valores normais ou elevado de TSH, a investigação do nódulo deve prosseguir com avaliação da necessidade de punção aspirativa com agulha fina (PAAF).

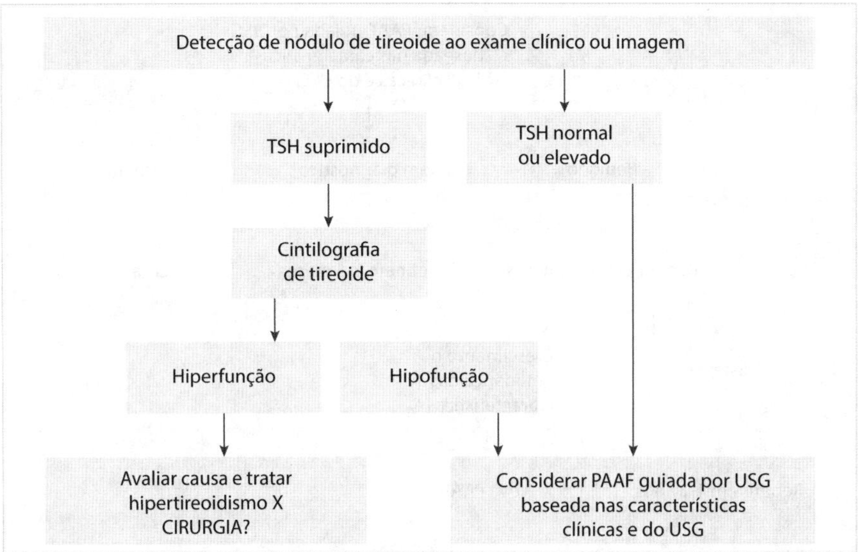

FIGURA 2 Abordagem de nódulo de tireoide.
Fonte: Gary L. Francis, Management Guidelines for Children with Thyroid Nodules and Differentiated Thyroid Cancer. 2015(8).

Em relação à avaliação da calcitonina sérica, não deve ser feita de forma rotineira, pois o CMT esporádico pediátrico é extremamente raro, além do fato de que os valores de referência de calcitonina nesse grupo de pacientes ainda não estão validados.

A avaliação da necessidade de PAAF de nódulo de tireoide em crianças e adolescentes é feita de forma semelhante ao recomendado para pacientes adultos, contudo há algumas particularidades, por exemplo, em relação ao tamanho do nódulo. Como há uma variação importante das dimensões da tireoide relativa à idade, este não pode de maneira isolada ser considerado um parâmetro para realização de PAAF. Recomenda-se, portanto, realizar PAAF de todos os nódulos sólidos ou parcialmente císticos acima ou igual a 1 cm ou, qualquer nódulo, independentemente do tamanho, com alguma característica suspeita de malignidade ao exame de ultrassonografia (USG): hipoecogenicidade, margens irregulares, vascularização central predominante, microcalcificação e linfonodomegalia cervical. Lembrando que, na faixa etária pediátrica, a PAAF sempre deve ser guiada por USG.

De acordo com a avaliação inicial do nódulo, realizamos o acompanhamento conforme ilustrado na **Figura 3**.

A avaliação citológica é feita pelo sistema Bethesda (**Tabela 4**), e, de acordo com o resultado citológico, os pacientes poderão ser acompanhados ou encaminhados para cirurgia.

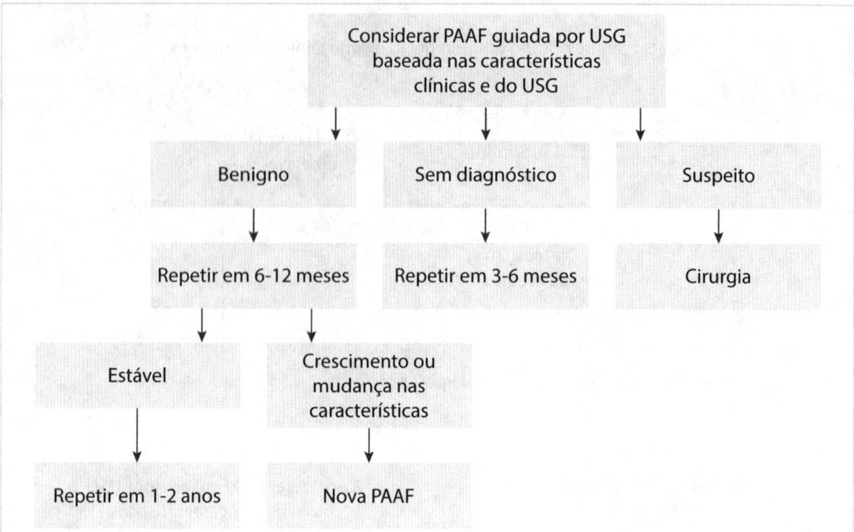

FIGURA 3 Acompanhamento de nódulo de tireoide.
Fonte: Gary L. Francis, Management Guidelines for Children with Thyroid Nodules and Differentiated Thyroid Cancer. 2015(8).

TABELA 4 Sistema Bethesda

Bethesda	Descrição	Conduta
II	Benigna	Repetir USG em 6-12 meses: ▪ Se estável de 1-2 anos ▪ Se crescimento nova PAAF e/ou cirurgia
III	Atipia ou lesão folicular de significado indeterminado	Lobectomia e istmectomia Análise genética?
IV	Neoplasia folicular ou suspeita para neoplasia folicular	Lobectomia e istmectomia Análise genética?
V	Sugestivo de malignidade	Lobectomia e istmectomia ou tireoidectomia total
VI	Confirmação de malignidade	Tireoidectomia total

Fonte: Cibas ES. Thyroid. 2009(10).
Monaco SE. Cancer Cyto-pathol. 2012(11).

Quanto à imunocitoquímica para diferenciar doenças tireoidianas benignas de malignas de um esfregaço citológico em amostras indeterminadas (classes Bethesda III e IV), entre eles galectina-3, HBME-1, citoqueratina-19, CD44v6 e telomerase são atualmente considerados os mais confiáveis na discriminação de CDT (**Tabela 5**). No entanto, a principal limitação dessa abordagem é que nenhum desses marcadores, por si só, atende inteiramente às necessidades do diagnóstico clínico. Portanto, é necessário um painel completo desses marcadores para se chegar a um diagnóstico mais confiável. Além disso, a maioria desses marcadores foi estudada em população adulta e poucos dados estão disponíveis em pacientes pediátricos.

Mais recentemente, a literatura concentrou-se no uso de marcadores moleculares na tentativa de melhorar o diagnóstico do nódulo tireoidiano maligno. Vários genes, que se sabe estarem frequentemente relacionados com o ciclo celular, foram relatados como mutantes em nódulos malignos da tireoide. Sabe-se, no entanto, que as mutações genéticas mais prevalentes no adulto, como a mutação BRAFV600E e RAS, são mais raras na infância, com predomínio dos rearranjos RET/PTC nessa faixa etária, embora sejam necessários mais estudos para refinar esses resultados, a abordagem molecular parece promissora no que diz respeito à sua relação custo-benefício. Por ora, nenhum dos testes moleculares comercialmente disponíveis no mercado é adequado para uso em amostras citológicas de crianças.

TABELA 5 Marcadores molecular preditores de carcinomas diferenciados de tireoide na punção aspirativa com agulha fina

Marcadores	expresso em adenoma	expresso em carcinoma
E-Caderina	+-	+
b/g Caterina	+-	+
Citoqueratina-19	-	+
B4 integrina	-	+
HMBGI (Y)	-	+
Fra-1	+	+
Ets-1	+	+
PAX8/PPARG	-	+
Topoisomerase II	-	+
Tireoperoxidase	+	-
HBME-1	-	+
Queratina-sulfatase	-	+
Galectina-3	-	+
CD44v6	-+	+

Fonte: Corrias A. Diagnostic features of thyroid nodules in pediatrics, 2010.

Conduta no nódulo benigno de tireoide: perante uma criança com nódulo com citologia benigna, o tratamento recomendado é o acompanhamento com USG seriadas a cada 6-12 meses. No entanto, a cirurgia pode ser considerada em casos de aumento do tamanho do nódulo, de aparecimento de sintomas compressivos, por razões estéticas ou por escolha do paciente ou responsável.

Geralmente, o acompanhamento somente com USG é suficiente. No entanto, caso o nódulo apresente crescimento significativo (definidos em adultos como um aumento de ≥ 50% no volume ou ≥ 20% de aumento em pelo menos duas dimensões, porém ainda não há definição estabelecida em crianças) ou nódulos que desenvolvam características suspeitas no USG, a repetição da PAAF deve ser realizada para reavaliação.

A PAAF de nódulos maiores de 4 cm parece ter sensibilidade reduzida para o diagnóstico de malignidade. Dada a alta taxa de falso-negativos em lesões grandes na PAAF e para simplificar o acompanhamento em longo prazo, a cirurgia deve ser considerada para nódulos benignos documentados pela PAAF maiores que 4 cm, especialmente se forem sólidos. Se a cirurgia for realizada, a lobectomia é preferida para minimizar o risco de complicações.

Novas tecnologias como ablação de nódulos benignos com radiofrequência já são usadas em adultos, porém ainda não há estudos desse tipo de tratamento em crianças.

REFERÊNCIAS

1. Arjmand E, Krishna P. Pediatric hemorrhagic thyroid nodule: a case report. Int J Ped Otorhinolaryngol. 1999;50(1);73-5.
2. Bhatti P, Veiga LHS, Ronckers C, Sigurdson AJ, Stovall M, Smith SA, et al. Risk of second primary thyroid cancer after radiotherapy for a childhood cancer in a large cohort study: an update from the Childhood Cancer Survivor Study. Radiation Res. 2010;174(6a);741-52.
3. Cibas ES, Ali SZ. (2009). The Bethesda system for reporting thyroid cytopathology. Thyroid. 2009;19(11):1159-65. doi:10.1089/thy.2009.0274.
4. Cordioli MICV, Moraes L, Cury AN, Cerutti JM. Are we really at the dawn of understanding sporadic pediatric thyroid carcinoma? Endocrine-Related Cancer. 2015;22(6):R311-R324.
5. Corrias A. Diagnostic features of thyroid nodules in pediatrics. Arch Ped Adolesc Med. 2010;164(8):714.
6. Francis GL, Waguespack SG, Bauer AJ, Angelos P, Benvenga S, Cerutti JM, et al. Management guidelines for children with thyroid nodules and differentiated thyroid cancer. Thyroid. 2015;25(7):716-59.
7. Halac I, Zimmerman D. Thyroid nodules and cancers in children. endocrinology and metabolism clinics of North America. 2005;34(3);725-44.
8. Monaco SE, Pantanowitz L, Khalbuss WE, Benkovich VA, Ozolek J, Nikiforova MN, Nikiforov YE. Cytomorphological and molecular genetic findings in pediatric thyroid fine-needle aspiration. Cancer Cytopathology. 2012;120(5):342-50.
9. Niedziela M. Pathogenesis, diagnosis and management of thyroid nodules in children. Endocrine Related Cancer. 2006;13(2);427-53.
10. Ron E, Lubin JH, Shore RE, Mabuchi K, Modan B, Pottern LM, et al. Thyroid cancer after exposure to external radiation: a pooled analysis of seven studies. Radiation Res. 1995;141(3);259.
11. Williams D. Radiation carcinogenesis: lessons from Chernobyl. Oncogene. 2008;27(S2);S9-S18.
12. Xing M. Molecular pathogenesis and mechanisms of thyroid cancer. Nature Reviews Cancer. 2013;13(3):184-99.

Caso 7.2

Mariana Mazeu B. Oliveira
Rosália do Prado Padovani
Carolina Ferraz

HISTÓRIA

Feminino, 13 anos de idade, natural e procedente de São Paulo.

Paciente procurou o pronto-socorro devido a "caroço no pescoço" percebido há 3 meses.

HPMA

Paciente refere cansaço aos médios esforços, afirmando se cansar antes dos colegas na atividade física. Refere sudorese, calores intensos e palpitações esporadicamente, achando tratar-se de ansiedade. Há aproximadamente 3 meses notou aparecimento de nódulo cervical à esquerda não doloroso. Nega perda de peso, febre ou quadro gripal nos dias anteriores ao aparecimento do nódulo.

Antecedentes

Nasceu de parto normal sem intercorrências, 36 semanas de idade gestacional, pesou 2.610 g e mediu 43 cm. Triagem e testes neonatais normais. Recebeu alta após 2 dias do nascimento com a mãe. Apresentou menarca há 8 meses (12 anos e 6 meses), com regularização do padrão menstrual nos últimos 3 ciclos.

Mãe com 39 anos, refere ter nódulo de tireoide. Pai com 37 anos, hígido, irmão de 17 anos, hígido. Nega história de câncer na família.

EXAME FÍSICO

Bom estado geral, hidratada, corada, anictérica, acianótica. Altura 160 cm, peso 53,9 kg, IMC: 20,8. Tanner M4P5, FC: 96 bpm. Tireoide palpável, de consistência fibrolelástica, presença de nódulo palpável em lobo esquerdo, de aproximadamente 3 cm, fibroelástico, móvel com a deglutição, indolor, sem sinais flogísticos, não aderido a planos profundos. Ausência de linfonodomegalias palpáveis em região cervical.

DIAGNÓSTICO INICIAL

- Nódulo tireoidiano de etiologia a esclarecer.

EXAMES SUBSIDIÁRIOS

Exames laboratoriais:

- TSH: < 0,005 mU/L (0,27-4,2), T4 livre: 2,12 ng/dL (0,93-1,7).
- TRAB < 0,3 U/L (< 1,5 U/L), anti-TPO: 7,3 U/mL (< 15 U/mL), anti-TG: 23,1 U/mL (< 115 U/mL).
- Hb: 13,2 g/dL, Ht 39,9%, leucograma 11.200/mm^3 (segmentado: 53,9%, linfócitos: 33,5%, eosinófilo: 7,8%), plaquetas: 296 mil/mm^3.
- Ureia: 27 mg/dL, creatinina: 0,7 mg/dL, sódio: 138 mmol/L, potássio: 5,4 mmol/L, PCR: 0,1 mg/L.
- Colesterol total: 144 mg/dL, triglicérides: 94 mg/dL, HDL: 38 mg/dL, LDL: 87 mg/dL, VLDL: 19 mg/dL.
- ALT: 19 U/L, AST: 16 U/L, glicose: 98 mg/dL.

Ultrassonografia de região cervical:

- Tireoide tópica, dimensões aumentadas à custa de nódulo sólido cístico, oval com maior eixo paralelo à pele, com margens bem definidas, halo hipoecogênico completo, medindo 3,5 × 3,0 × 2,0 cm com fluxo periférico e central, em lobo esquerdo da tireoide. Nota-se também magem nodular hipoecogênica, com fluxo central ao Doppler em nível VII, estendendo-se ao mediastino (linfonodo?), medindo 2,0 × 1,7 × 1,0 cm (**Figura 1**).

Cintilografia de tireoide:

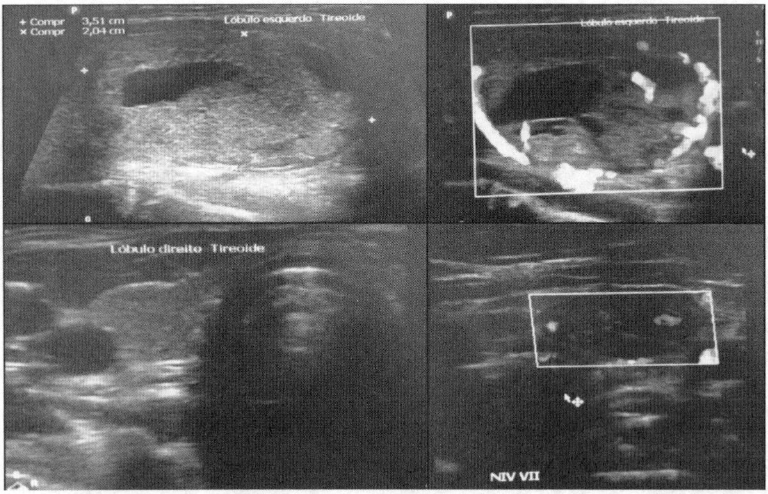

FIGURA 1 Ultrassonografia de tireoide com nódulo em lobo esquerdo. (Ver o Encarte de imagens no final do livro.)
Fonte: imagens cedida pela disciplina de endocrinologia pediátrica da Santa Casa de São Paulo.

- Captação tireoidiana de iodo em 24 h: 46% (VR 8-32%).
- Tireoide aumentada e heterogênea à custa de nódulo em lobo esquerdo hipercaptante em relação ao restante do parênquima glandular.
- Nódulo hipercaptante sugestivo de nódulo tóxico (**Figura 2** e **Figura 3**).

DIAGNÓSTICO DEFINITIVO

- Bócio uninodular tóxico.

CONDUTA/TRATAMENTO

- Metimazol (tapazol) 10 mg 1x ao dia, propranolol 20 mg a cada 12 horas.
- Programação cirúrgica.

EVOLUÇÃO RESUMIDA

No início do seguimento foi iniciado tapazol e propranolol para controle dos sintomas (**Tabela 1**).

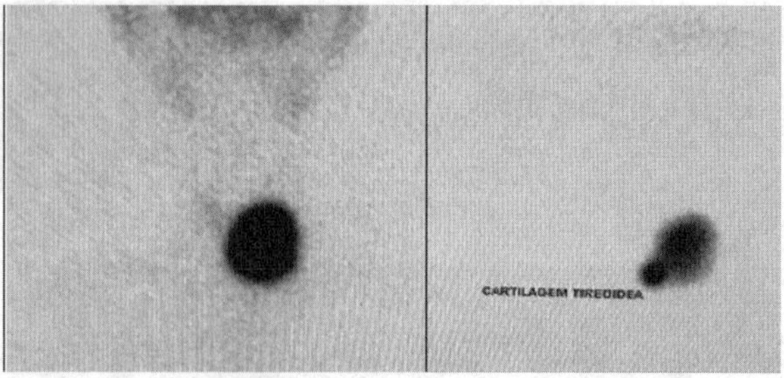

FIGURA 2 Cintilografia de tireoide mostrando imagem nodular com hipercaptação em lobo esquerdo de tireoide.
Fonte: imagem cedida pela Nuclimagem – Serviço de Medicina Nuclear.

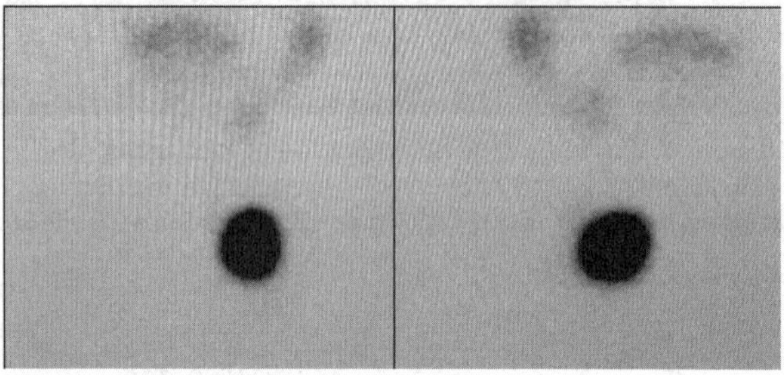

FIGURA 3 Cintilografia de tireoide. Captação oblíqua-anterior esquerda.
Fonte: Imagem cedida pela Nuclimagem – Serviço de Medicina Nuclear.

TABELA 1

Evolução dos exames	1º exame	2º exame 1 sem. após	3º exame 2 meses após	4º exame 4 meses após
TSH VR 0,27-4,2	< 0,005	0,01	0,01	0,03
T4 livre VR 0,93-1,7	2,12	2,21	1,64	0,99
	Iniciado tapazol 10 mg/dia			

A paciente foi encaminhada para cirurgia, já com o T4 livre dentro da normalidade. Foi realizada lobectomia à esquerda e o lobo direito, de aspecto normal, foi preservado.

Resultado do exame anatomopatológico:

- Macroscopia: nódulo solitário, encapsulado de 3,5 cm com cápsula fina, homogênea branca e acinzentada. Microscopia: nódulo com cápsula fibrosa, ausência de invasão vascular ou capsular. Hiperplasia folicular com proeminência de arquitetura papilífera, com predomínio de células colunares, núcleos bem delimitados basofílicos. Ausência de infiltração linfocítica.

- Imuno-histoquímica: tireoglobulina, citoqueratina, TTF1 e PAX8 positivos. Ki 67 < 5%.
- Conclusão: nódulo folicular benigno.

Paciente evoluiu estável e assintomática no pós-operatório, realizando reposição hormonal com levotiroxina 75 mcg por dia.

COMENTÁRIOS

Os tumores benignos são responsáveis por aproximadamente 70% de todos os nódulos de tireoide. Entre eles está o nódulo ou adenoma tóxico, também chamado de nódulo autônomo ou doença de Plummer, cuja importância proeminente se dá por sua relevância clínica e implicações terapêuticas.

Pacientes pediátricos com nódulos hiperfuncionantes são diagnosticados pelo TSH suprimido e aumento da captação na varredura de radioisótopos (pertecnetato de 99mTc ou iodo-131 ou -123). Essas lesões são mais frequentemente associadas a mutações somáticas ativadoras nos genes que codificam o receptor de TSH ou a subunidade Gs-alfa. Um estudo polonês mostrou que a ativação dessas vias pode ser resultante da uma exposição alimentar inicialmente pobre ao iodo e, posteriormente, com sua suplementação, levar ao aparecimento de casos de nódulos hiperfuncionantes.

O adenoma tóxico tem sido pouco caracterizado na literatura pediátrica por ser incomum nesse grupo etário, com prevalência estimada variando de 0,7-5% entre os nódulos tireoidianos. Além do mais, o quadro clínico é frustro, mas pode vir acompanhado de sintomas compressivos devido ao maior tamanho do nódulo quando comparado com nódulos atóxicos.

O diagnóstico diferencial de nódulos tireoidianos em crianças também deve incluir outras condições benignas da tireoide, como: hipotireoidismo congênito devido a disormonogênese ou ectopia, hemiogênese tireoidiana, cisto do ducto tireoglosso, bócio simples, lesão cística, hiperplasia nodular, adenoma folicular, doença de Graves e tireoidite de Hashimoto. Portanto, para melhorar o diagnóstico pré-operatório é necessária uma investigação cuidadosa.

Vale lembrar que o hipertireoidismo de início precoce pode estar associado à síndrome de McCune-Albright, uma síndrome caracterizada por displasia fibrosa poliostótica, múltiplas manchas "café com leite" e endocrinopatias hiperfuncionais. É mais comum em meninas, e a idade de início do hipertireoidismo é entre 3-12 anos. A doença da tireoide é a segunda endocrinopatia mais comum associada à síndrome de McCune-Albright. As endocrinopatias podem se apresentar como amplo espectro, desde nódulos tireoidianos assintomáticos detectados no

USG a bócio difuso, hipertireoidismo, que pode ser dependente de T3 bioquimicamente e raramente, como neoplasias tireoidianas. O diagnóstico do hipertireoidismo é importante, pois pode aumentar a idade óssea em crianças e acelerar a osteoporose em pacientes que já tiveram envolvimento ósseo por displasia fibrosa.

De acordo com a literatura, os adenomas tireoidianos hiperfuncionantes raramente evoluem para carcinoma, e alguns autores afirmam ainda que a malignidade não ocorre nesses tipos de nódulos ("nódulos quentes"). Por outro lado, Kneafsey et al. encontraram câncer em 17,5% de todos os nódulos frios e em 43,0% dos nódulos quentes examinados histologicamente, mostrando, portanto, que a cintilografia de tireoide não é capaz de diferenciar nódulos tireoidianos benignos de malignos, e sim, comprovar somente a capacidade do nódulo de produzir ou não hormônios tireoidianos.

Nos adultos, as opções de tratamento para nódulos autônomos incluem ablação com I131, ressecção cirúrgica ou injeção de etanol. Devido à preocupação com o efeito mutagênico do radioiodo no tecido tireoidiano normal, por relatos de que até 1/3 dos pacientes apresentou um carcinoma diferenciado da tireoide (CDT) descoberto incidentalmente associado a nódulos autônomos, a ressecção cirúrgica é a principal recomendação para a maioria dos pacientes pediátricos. Nessa faixa etária, a segurança da observação ou de tratamentos alternativos, com ablação por radiofrequência, ainda não foi muito estudada. No entanto, em pacientes assintomáticos com nódulo autônomo e hipertireoidismo subclínico, a cirurgia pode ser adiada, mas a PAAF deve ser considerada se o nódulo apresentar características sugestivas de CDT.

REFERÊNCIAS

1. Corrias A. Diagnostic features of thyroid nodules in pediatrics. Archives of Pediatrics & Adolescent Medicine. 2010;164(8):714. doi:10.1001/archpediatrics.2010.114.
2. Francis GL, Waguespack SG, Bauer AJ, Angelos P, Benvenga S, Cerutti JM, Yamashita S. Management guidelines for children with thyroid nodules and differentiated thyroid cancer. Thyroid. 2015;25(7):716-59. doi:10.1089/thy.2014.0460.
3. Kneafsey B, Gillen P, Brady MP. Limitations of thyroid scanning in solitary thyroid nodules. Ir J Med Sci. 1994;163, 451-4. https://doi.org/10.1007/BF02940564.
4. Mastorakos G, Mitsiades NS, Doufas AG, Koutras DA. Hyperthyroidism in McCune-Albright syndrome with a review of thyroid abnormalities sixty years after the first report. Thyroid. 1997;7(3):433-9. doi:10.1089/thy.1997.7.433.
5. Niedziela M, Breborowicz D, Trejster E, Korman E. Hot nodules in children and adolescents in Western Poland from 1996 to 2000: clinical analysis of 31 patients. J Ped Endocrinol Metab. 2002;15(6). doi:10.1515/jpem.2002.15.6.823.
6. Paul TV. Toxic thyroid adenoma in McCune-Albright syndrome. J Clin Diagn Res. 2014. doi:10.7860/jcdr/2014/6993.4083.
7. Schwab KO, Pfarr N, van der Werf-Grohmann N, Pohl M, Rädecke J, Musholt T, Pohlenz J. Autonomous thyroid adenoma: only an adulthood disease? J Ped. 2009;154(6):931-933.e2. doi:10.1016/j.jpeds.2008.12.019.

Caso 7.3

Mariana Mazeu B. Oliveira
Carolina Ferraz
Rosália do Prado Padovani

HISTÓRIA

Feminino, 14 anos de idade, natural e procedente de São Paulo.

Paciente encaminhada ao endocrinologista devido a nódulo palpável em região cervical.

HPMA

Paciente sem comorbidades conhecidas, refere notar nódulo palpável em região cervical, sem nenhum fator associado. Nega disfagia, nega sudorese, nega palpitações, nega perda de peso, nega dor local, nega história de exposição à radiação.

Antecedentes

Menarca aos 13 anos, com ciclos regulares. Refere cólicas eventuais que melhoram com o uso de analgésicos simples.

Mãe com 25 anos e pai com 31 anos, ambos hígidos. Nega história de distúrbios de tireoide e câncer na família.

EXAME FÍSICO

Bom estado geral, hidratada, corada, anictérica, acianótica e afebril. Altura 1,61 cm, peso 48,4 kg, IMC 18,8, Tanner M5P5. Presença de nódulo palpável em região cervical anterior, medindo aproximadamente 3 cm, fibroelástico, móvel à deglutição, indolor e não aderido a planos profundos. Ausência de sinais flogísticos e linfonodomegalias palpáveis.

DIAGNÓSTICO INICIAL

- Nódulo tireoidiano de etiologia a esclarecer.

EXAMES SUBSIDIÁRIOS

- Exames laboratoriais: TSH: 4,5 U mUI/L (0,27-4,2), T4 livre: 1,61 ng/dL (0,93-1,7), anti-TPO: 3 UI/mL (< 15 U/mL), anti-TG 5,3 UI/mL (< 115 UI/mL), Hb 12,3 g/dL, Ht 33,7%, leucograma 2.400/mm^3 (segmentado: 54,9%, linfócitos: 32,5%, eosinófilo: 7,8%), plaquetas 301.000/mm^3, ureia 12 mg/dL, creatinina 0,81 mg/dL, sódio 139 mmol/L, potássio 4,4 mmol/L, PCR 0,1 mg/L.
- Ultrassonografia cervical (USG): tireoide tópica, com dimensões aumentadas à custa de nódulo sólido medindo 2,9 × 3,0 × 2,2 cm, heterogêneo, isoecogênico, com microcalcificações de permeio, localizado no terço inferior do lobo esquerdo, com extensão para istmo e com margens anteriores indefinidas. doppler com vascularização periférica e central. Volume total da tireoide: 19 cm^3. Presença de linfonodos em cadeia VI menores do que 1 cm de características habituais, sendo um único maior de 1,2 cm, hiperecogênico, com perda de hilo central, com aumento da vascularização (**Figura 1**).
- PAAF (punção aspirativa com agulha fina) de nódulo tireoidiano guiada por USG: material representado por grande quantidade de célula em arranjo papilífero. Os núcleos são ovalados com discreto grau de anisocariose, cromatina irregular, nucléolos proeminentes, presença de dobras na membrana celular e pseudoinclusões. Conclusão: citologia maligna para carcinoma papilífero. Bethesda VI.
- PAAF de linfonodo de 1,2 cm em nível VI – citologia sugestiva de metástase de carcinoma papilífero da tireoide.

CONDUTA/TRATAMENTO

- Tireoidectomia total com esvaziamento recorrencial bilateral.
- Resultado do anatomopatológico: carcinoma papilífero variante clássica, medindo 3,3 × 3,0 × 1,8 cm, estendendo pelo lobo direito e istmo, limi-

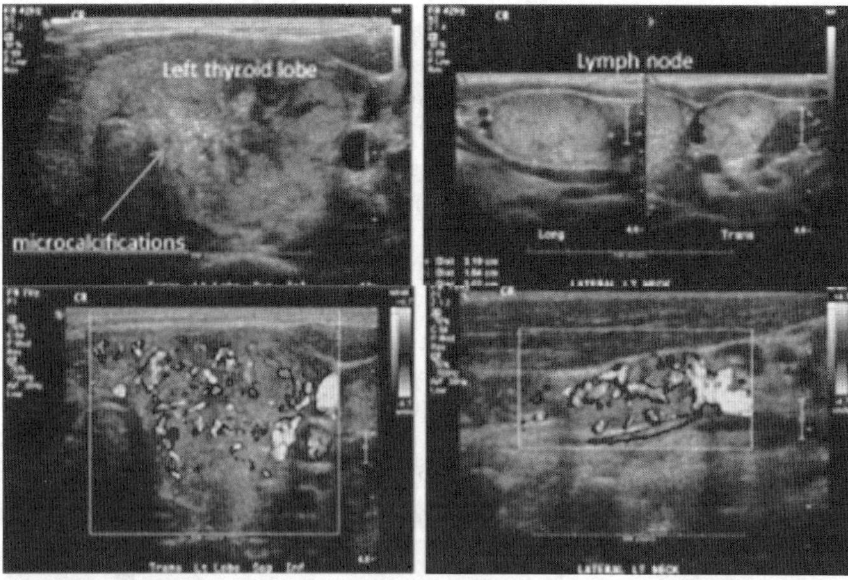

FIGURA 1 (Ver o Encarte de imagem no final do livro.)
Fonte: http://natividadefm.com.br/2017/05/08/ultrassonografia-da-tireoide-e-o-uso-do-doppler-colorido-saiba-mais-e-agende-avaliacao-na-clinica-reimagem/

tado à tireoide, ausência de invasão de tecidos moles, de vasos ou nervos. Comprometimento de 2 linfonodos de 0,7 e 1,2 cm, sem sinais de extensão extracapsular (2/10 linfonodos analisados)

- Exames complementares pós-operatórios: tomografia de tórax: parênquima pulmonar com atenuação normal. Exame dentro dos limites da normalidade.
- RM de coluna total: sem evidências de lesões secundárias.
- Estadiamento: pT2 pN1a pMx / cT2 cN1a cM0 – estádio I. Risco de recorrência: intermediário.

EVOLUÇÃO RESUMIDA

Acompanhamento: no 1º mês pós-operatório, o paciente apresentou, ao exame físico, linfonodo palpável em cadeia cervical esquerda nível IV. Solicitado USG de região cervical que evidenciou linfonodo de 1,2 × 0,9 × 0,6 cm, hipoecogênico, em nível IV à esquerda, com vascularização periférica e central. Realizado PAAF de linfonodo com presença de células neoplásicas e pesquisa de tireoglobulina positiva no lavado da agulha.

10 meses após a 1ª cirurgia, a paciente foi encaminhada para esvaziamento cervical à esquerda – níveis II a V. Anatomopatológico: presença de metástase de carcinoma papilífero de tireoide, sem sinais de extensão extracapsular, 1,1 cm e 0,7 cm em nível IV à esquerda (2/37 linfonodos analisados).

Encaminhamento para radioiodoterapia (RIT). Pesquisa de corpo inteiro com ^{131}I (PCI) pré-dose mostrou presença de tecido iodocaptante na região cervical. Captação cervical = 1,1%. TSH: 100 Um/L, antitireoglobulina: 7,39 U/mL (VR: < 115 U/mL), tireoglobulina (Tg): 2,51 ng/dL. Indicado radioiodoterapia: 150 mCi. PCI pós-dose: captação em região cervical anterior.

Pelo fato de a paciente estar acompanhando em um Centro Universitário, foi realizado um painel genético com pesquisa das mutações mais prevalentes nos CPT na faixa etária pediátrica: BRAF V600E, RET/PTC1, RET/PTC3, ETV6/NTRK3, AGK/BRAF. Foram encontradas o rearranjo RET/PTC1.

Em uso atualmente de levotiroxina 125 mcg ao dia pela manhã em jejum, uso adequado. Acompanhamento com exames laboratoriais e USG de cervical (**Tabela 1**).

TABELA 1 Seguimento e evolução dos exames laboratoriais e ultrassonografia cervical

Evolução dos exames realizados após esvaziamento cervical	3 meses após	6 meses após	12 meses após
TSH VR: 0,27-4,2 Um/L	100	0,04	0,01
T4 livre VR: 0,93-1,7 ng/dL	-	2,15	1,81
Antitireoglobulina VR: <4,11 U/mL	7,39	21,6	3,84
Tireoglobulina	2,51	0,04	0,04
USG de cervical	-	-	Ausência de linfonodomegalias
PCI	Presença de tecido iodocaptante em região cervical	-	-
RIT (mCi)	150	-	-

PCI: pesquisa de corpo inteiro; PO: pós-operatório; RIT: radioiodoterapia.

Após o 1º ano de acompanhamento, a paciente, inicialmente considerada de risco intermediário segundo critérios propostos pela ATA 2015 (*vide* comentários), evoluiu com Tg indetectável, com anticorpo antitireoglobulina negativo e exames de imagem sem alterações.

DIAGNÓSTICO DEFINITIVO

- Carcinoma papilífero de tireoide variante clássica com metástase linfonodal cervical; cT2cN1bcM0 – estádio I – risco intermediário.

COMENTÁRIOS

Comentários sobre carcinoma papilífero de tireoide com doença locorregional:

Introdução e epidemiologia: o carcinoma diferenciado de tireoide é uma doença relativamente rara na infância e adolescência (incidência: 0,54 caso por 100.000 pessoas). Entretanto, considerando todas as doenças malignas pediátricas, corresponde a 1,4% de todos os casos, sendo, portanto, justificada a sua relevância. Além disso, sua incidência vem aumentando significativamente nos últimos anos.

O carcinoma papilífero de tireoide (CPT), o mais frequente na população pediátrica, não mostra relação com o sexo em crianças pré-púberes. Contudo, com o aumento da idade, a sua incidência passa a aumentar e este passa ser mais prevalente em mulheres (**Tabela 2**).

TABELA 2 Incidência do carcinomas diferenciados de tireoide de acordo com a idade

Faixa etária	Idade (anos)	Prevalência (casos/milhão)
Crianças	0-4	0,04
	5-9	0,43
Adolescentes e adultos jovens	15-19	15,16
	20-24	37,47

Fonte: modificada de Vergamini LB. Increase in the Incidence of Differentiated Thyroid Carcinoma in Children, Adolescents, and Young Adults: A Population-Based Study. 2014(4).

Apresentação clínica: as diferenças de comportamento dos tumores diferenciados de tireoide entre crianças e adultos chamam muito a atenção. O achado de um linfonodo cervical pode ser a primeira manifestação do CPT nessa faixa etária. Assim, é de fundamental importância uma história clínica detalhada, seguida de um exame físico minucioso.

Na faixa etária infantil, os tumores de tireoide tendem a ser mais agressivos e com maior índice de metástases ao diagnóstico. Nesse sentido, quando necessário, uma terapia mais radical: tireoidectomia total e esvaziamento cervical seguida de complementação com radioiodoterapia deve ser indicada.

O local mais comum de metástase a distância em crianças é o pulmão (padrão de acometimento miliar), sendo poucos os casos com acometimento ósseo e sistema nervoso central (SNC).

Apesar de descritos em uma faixa etária única (faixa etária pediátrica), estudos mostram que os pacientes pré-púberes possuem maior taxa de invasão local, metástases a distância e maior risco de recorrência da doença.

Prognóstico: apesar de se mostrar em estágios mais avançados ao diagnóstico e de evoluir com maior taxa de recorrência, o prognóstico do CDT na infância é favorável, sendo a taxa de mortalidade extremamente baixa, chegando a 2% em longo prazo (sendo a dos adultos de 5,8-45%). Muitos dos casos mantêm uma doença avançada estável sem progressão.

Abordagem inicial: a avaliação pré-operatória do paciente com CPT pediátrico recém-diagnosticado é fundamental para otimizar o resultado cirúrgico e a terapia adjuvante. Em todos os casos, o USG detalhado da região cervical com Doppler deve ser realizado.

Em casos nos quais há presença de linfonodos suspeitos em região cervical, sugere-se a punção com agulha fina (PAAF) de tais linfonodos e posterior análise citológica e pesquisa de Tg no lavado da punção antes do procedimento cirúrgico.

Dada a alta taxa de metástases linfonodais cervicais em crianças com CPT, a identificação pré-operatória de linfonodos suspeitos oferece ao cirurgião a oportunidade de planejar cuidadosamente a dissecção de linfonodos no intraoperatório, quando necessária. Com isso, minimiza riscos cirúrgicos, diminui a taxa de recorrência e a necessidade de uma cirurgia adicional.

Em pacientes com massas tireoidianas grandes, fixas ou linfadenopatia metastática volumosa, a USG pode ser menos sensível na detecção de doença metastática em regiões profundas dos tecidos, como mediastino superior (nível VII), espaços retrofaríngeo, parafaríngeo e subclavicular, sendo necessária a utilização de métodos de imagens transversais, como tomografia computadorizada de tórax (TC) ou ressonância magnética (RM).

Radiografia e/ou TC de tórax podem ser considerados naqueles pacientes com doença importante dos linfonodos cervicais, nos quais a prevalência de metástases pulmonares é aumentada.

A TC rotineira do tórax não deve ser recomendada de rotina, visto que as metástases pulmonares, quando presentes, podem ser identificadas, na grande maioria das vezes, na cintilografia de corpo inteiro pós-dose. Felizmente, nos pacientes mais jovens, é muito provável que as metástases de CPT sejam ávidas por ^{131}I.

Tratamento e acompanhamento: o tratamento preconizado para a maioria dos pacientes pediátricos é a tireoidectomia total. A tireoidectomia subtotal está associada a maior risco de recorrência e persistência.

O esvaziamento cervical profilático de rotina não é preconizado em pacientes pediátricos, sendo apenas indicado em caso de evidência de linfonodos acometidos em exames de imagem pré-operatórios ou nos casos de tumores localmente mais invasivos. Para tumores não muito invasivos, o esvaziamento cervical só é recomendado se o tamanho da lesão primária for acima de 4 cm ou se, na avaliação intraoperatória, a biópsia de congelação for positiva para metástase em algum linfonodo suspeito ressecado.

As complicações cirúrgicas mais frequentes são hipoparatireoidismo persistente ou transitório e lesão de nervo laríngeo recorrente, podendo causar desde rouquidão até o fechamento completo das cordas vocais com necessidade de traqueostomia definitiva.

A classificação de TNM é feita para avaliação da abordagem e seguimento baseados no estudo sobre o *status* dos linfonodos (**Tabela 3**).

TABELA 3 Estraficação dos pacientes pediátricos de acordo com a ATA, baseado no TNM

Classificação do risco	Definição	Comentários
Baixo risco	Doença limitada a tireoide com NX ou N1 N1a – metástase microscópica em pequeno número de linfonodos	Menor risco de metástase a distância
Risco intermediário	N1a extensa ou doença mínima de N1b	Baixo risco de metástase a distância, mas apresentam maior risco de ressecção incompleta de linfonodos e doença cervical persistente
Alto risco	Doença regionalmente extensa (extensa N1b) ou doença localmente invasiva (tumores T4), com ou sem metástase distante	Maior risco de ressecção incompleta, doença persistente e metástase distante

Fonte: Gary L. Francis, Management Guidelines for Children with Thyroid Nodules and Differentiated Thyroid Cancer. 2015(3).

Crianças com CPT que apresentam doença linfonodal cervical importante ao diagnóstico têm maior probabilidade de ter doença multifocal (89% *vs.* 16%), aumento da incidência de metástase pulmonar (20% *vs.* nenhum) e aumento do risco de doença persistente (30% *vs.* 0%) e/ou doença recorrente (53% *vs.* 0%) em comparação com crianças sem doença linfonodal palpável.

O estadiamento pós-operatório deve ser realizado 12 semanas após a cirurgia. No paciente de risco intermediário e alto risco há necessidade de avaliar presença de doença locorregional persistente e identificar aqueles que se beneficiarão da RIT. Dessa maneira, deve ser realizada uma cintilografia de corpo inteiro (PCI), associada à dosagem de tireoglobulina estimulada (dosada na vigência de TSH > 30 Um/L) (**Figura 2**).

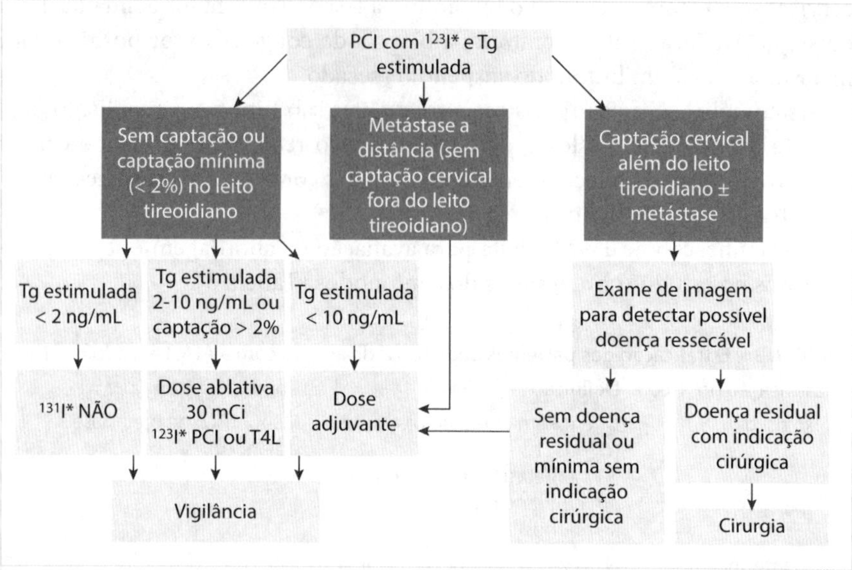

FIGURA 2
Fonte: Gary L. Francis, Management Guidelines for Children with Thyroid Nodules and Differentiated Thyroid Cancer. 2015(3).

A tireoglobulina (Tg), como já descrito anteriormente, na ausência de anticorpo antitireoglobulina (AcAtg), é altamente sensível e específica e, quando estimulada, pode apresentar maior sensibilidade.

A PCI é recomendada para realização do estadiamento de pacientes de risco intermediário e alto risco, e recomenda-se repeti-la após 1 ano da RIT para reavaliação. Uma vez negativa, deve-se seguir o acompanhamento com tireoglobulina e USG cervical, sem necessidade de repeti-la.

A RIT é utilizada como tratamento complementar à tireoidectomia total, e seu sucesso está diretamente relacionado ao volume de tecido ou doença remanescente.

O objetivo da RIT ablativa é eliminar tecidos residuais, aumentar a sensibilidade da Tg como biomarcador e diminuir o risco de doença recorrente. O sucesso da ablação é definido pela ausência de captação ou captação menor que 0,1-1% na PCI realizada 6-12 meses após o tratamento inicial (cirurgia e radioiodoterapia), associada a uma Tg acentuadamente diminuída ou indetectável sob estímulo do TSH.

Após o tratamento inicial, é recomendado que os pacientes se mantenham em uso contínuo de hormônio tireoidiano – terapia de supressão. De acordo com as diretrizes de nódulos e CDT publicado pela ATA em 2015, a meta do valor de TSH a ser atingida deve variar de acordo com o estadiamento inicial (**Tabela 4**).

TABELA 4 Estratificação de risco e recomendações de seguimento em curto e longo prazo para pacientes pediátricos com carcinomas diferenciados de tireoide

Nível de risco	Alvo TSH	Vigilância dos pacientes sem evidência de doença
Baixo	0,5-1 mUI/L	USG após 6 meses, depois anual, por 5 anos Tg sob supressão a cada 3-6 meses por 2 anos, depois anual
Intermediário	0,1-0,5 mUI/L	USG após 6 meses, depois a cada 6-12 meses por 5 anos Tg sob supressão a cada 3-6 meses por 3 anos, depois anual Tg estimulada e PCI a cada 1-2 anos tratados com I^{131}
Alto	< 0,1 mUI/L	USG após 6 meses, depois a cada 6-12 meses por 5 anos Tg sob supressão a cada 3-6 meses por 3 anos, depois anual Tg estimulada e PCI a cada 1-2 anos tratados com I^{131}

Fonte: Gary L. Francis, Management Guidelines for Children with Thyroid Nodules and Differentiated Thyroid Cancer. 2015(3).

Efeitos colaterais da radioiodoterapia: a curto prazo, os efeitos colaterais mais comuns da RIT são a sialoadenite, xerostomia, cárie dentária, estomatite, olho seco e obstrução do canal lacrimal. A longo prazo, a xerostomia permanente (rara) e as neoplasias de glândula salivar são os mais frequentes. A sialoadenite actínica é comum, principalmente em pacientes sem metástases ou restos tireoidianos. O comprometimento transitório da espermatogênese pode acontecer, porém o comprometimento permanente ocorre mais em pacientes com doses cumulativas altas. Aconselha-se armazenamento de espermatozoides nos casos em que a dose cumulativa de ^{131}I ultrapassa 400 mCi.

Aspectos moleculares do CPT: estudos vêm sugerindo que o espectro de mutações pode diferir entre tumores de pacientes pediátricos e de adultos. Além disso, alguns poucos estudos indicam que os CDT pediátrico esporádicos e expostos à radiação são diferentes tipos biológicos de câncer, ainda que apresentando a mesma histologia.

Nos adultos, as mutações nos genes *RAS* (*NRAS*, *KRAS* e *HRAS*) e *BRAF*, além de fusões do tipo *RET/PTC*, *-BRAF* e *-NTRK*, têm sido associadas à etiologia do CPT. Já no CPT pediátrico, o rearranjo RET/PTC é a principal alteração genética presente no CPT esporádico e exposto à radiação (41 e 58%, respectivamente). Em relação às isoformas, o rearranjo RET/PTC1 aparece com prevalência semelhante em tumores esporádicos e expostos à radiação, 20 e 18% respectivamente. Já o RET/PTC3 aparece com maior prevalência nos expostos à radiação, em comparação aos esporádicos (33% *vs.* 10%, respectivamente). Além disso, essa isoforma está relacionada a variantes histológicas mais agressivas, como as variantes sólida e esclerosante difusa.

A mutação BRAFV600E, principal mutação genética do CPT do adulto, apresenta menor prevalência no grupo pediátrico. Não há relatos, por enquanto, de crianças menores de 10 anos com mutação BRAFV600E. Isso colabora com a hipótese de que tal evento genético aumenta com a idade. Cordioli et al., em uma revisão bibliográfica em 2017, mostraram que a prevalência da mutação BRAFV600E varia de 0-8% (média de 3%) em pacientes pediátricos expostos à radiação e de 0-37% (média de 13%) em pacientes pediátricos com CPT esporádicos.

Recentemente, outros rearranjos foram descritos no CPT pediátrico, entre eles ETV6/NTRK3 e AGK/BRAF. Essas alterações foram descritas tanto nos casos esporádicos como nos expostos à radiação. Porém, a evolução e o prognóstico desses novos eventos ainda não são bem estabelecidos.

REFERÊNCIAS

1. Alessandri AJ, Goddard KJ, Blair GK, Fryer CJH, Schultz KR. Age is the major determinant of recurrence in pediatric differentiated thyroid carcinoma. Medical and Pediatric Oncology. 2000;35(1):41-6. doi:10.1002/1096-911x(200007)35:1<41::aid-mpo7>3.0.co;2-7.
2. Alzahrani AS, Alkhafaji D, Tuli M, Al-Hindi H, Sadiq, BB. Comparison of differentiated thyroid cancer in children and adolescents (≤ 20 years) with young adults. Clinical Endocrinology. 2015;84(4):571-77. doi:10.1111/cen.12845.
3. Cordioli MI, Moraes L, Bastos AU, Besson P, Alves MT, Delcelo R, et al. Fusion oncogenes are the main genetic events found in sporadic papillary thyroid carcinomas from children. Thyroid. 2017;27:182-8.
4. Cordioli MICV, Moraes L, Cury AN, Cerutti JM. Are we really at the dawn of understanding sporadic pediatric thyroid carcinoma? Endocrine-Related Cancer. 2015;22(6):R311-R324. doi:10.1530/erc-15-0381.
5. Francis GL, Waguespack SG, Bauer AJ, Angelos P, Benvenga S, Cerutti JM, et al. Management guidelines for children with thyroid nodules and differentiated thyroid cancer. Thyroid. 2015;25(7):716-59. doi:10.1089/thy.2014.0460.

6. Grigsby PW, Gal-or A, Michalski JM, Doherty GM. Childhood and adolescent thyroid carcinoma. Cancer. 2002;95(4):724-9. doi:10.1002/cncr.10725.
7. Handkiewicz-Junak D, Wloch J, Roskosz J, Krajewska J, Kropinska A, Pomorski L, et al. Total thyroidectomy and adjuvant radioiodine treatment independently decrease locoregional recurrence risk in childhood and adolescent differentiated thyroid cancer. Journal of Nuclear Medicine. 2007;48(6):879-88. doi:10.2967/jnumed.106.035535.
8. Hay ID. Brain metastases from papillary thyroid carcinoma. Archives of Internal Medicine. 1987;147(3):607-11.
9. Howlader N, Noone AM, Krapcho M, Miller D, Bishop K, Kosary CL, et al. (eds.). SEER Cancer statistics review, 1975-2014, National Cancer Institute. Bethesda, MD, https://seer.cancer.gov/csr/1975_2014/, based on November 2016 SEER data submission, posted to the SEER web site, Apr 2017.
10. Lazar L, Lebenthal Y, Steinmetz A, Yackobovitch-Gavan M, Phillip M. Differentiated thyroid carcinoma in pediatric patients: comparison of presentation and course between pre-pubertal children and adolescents. Journal of Pediatrics. 2009;154(5):708-14.
11. Lee YA, Jung HW, Kim HY, Choi H, Kim HY, Hah JH, et al. Pediatric patients with multifocal papillary thyroid cancer have higher recurrence rates than adult patients: a retrospective analysis of a large pediatric thyroid cancer cohort over 33 years. The Journal of Clinical Endocrinology & Metabolism. 2015;100(4):1619-29. doi:10.1210/jc.2014-3647.
12. Mazzaferri EL, Kloos RT. Clinical review 128: current approaches to primary therapy for papillary and follicular thyroid cancer. Journal of Clinical Endocrinology and Metabolism. 2001;86:1447-63.
13. Mazzaferri EL, Massoll N. Management of papillary and follicular (differentiated) thyroid cancer: new paradigms using recombinant human thyrotropin. Endocrine Related Cancer. 2002;9(4):227-47.
14. Rivkees SA, Mazzaferri EL, Verburg FA, Reiners C, Luster M, Breuer CK, et al. The treatment of differentiated thyroid cancer in children: emphasis on surgical approach and radioactive iodine therapy. Endocrine Reviews. 2011;32(6):798-826. doi:10.1210/er.2011-0011
15. Schneider R, Reiners C. The effect of levothyroxine therapy on bone mineral density: a systematic review of the literature. Experimental and Clinical Endocrinology & Diabetes. 2004;111(08):455-70. doi:10.1055/s-2003-44704.
16. van Santen HM, Aronson DC, Vulsma T, et al. Frequent adverse events after treatment for childhood onset differentiated thyroid carcinoma: a single institute experience. European Journal of Cancer. 2004;40(11):1743-51.
17. Vassilopoulou-Sellin R, Klein MJ, Smith TH, Samaan NA, Frankenthaler RA, Goepfert H, et al. Pulmonary metastases in children and young adults with differentiated thyroid cancer. Cancer. 1993;71(4):1348-52. doi:10.1002/1097-0142(19930215)71:4<1348::aid--cncr2820710429>3.0.co;2-3.
18. Verburg FA, Santen HMV, Luster M. Pediatric papillary thyroid cancer: current management challenges. OncoTargets and Therapy. 2017;10:165-75.
19. Vergamini LB, Frazier AL, Abrantes FL, Ribeiro KB, Rodriguez-Galindo C. Increase in the incidence of differentiated thyroid carcinoma in children, adolescents, and young adults: a population-based study. The Journal of Pediatrics. 2014;164(6):1481-5. doi:10.1016/j.jpeds.2014.01.059.

Caso 7.4

Mariana Mazeu B. Oliveira
Carolina Ferraz
Rosália do Prado Padovani

HISTÓRIA

Paciente do sexo feminino, 13 anos de idade, natural e procedente de Sergipe.

Encaminhada ao endocrinologista devido a nódulo palpável no pescoço.

HPMA

Paciente sem comorbidades conhecidas, refere notar nódulo palpável em região cervical, sem nenhum fator acompanhante. Nega disfagia, nega sudorese, nega palpitações, nega perda de peso, nega dor local.

Antecedentes

Nasceu de parto normal sem intercorrências, com 39 semanas de idade gestacional, pesou 3.020 g e mediu 47 cm. Triagem e testes neonatais normais. Alta após 2 dias do nascimento com a mãe. Menarca aos 11 anos, com ciclos regulares há 1 ano.

Mãe com 35 anos e pai com 37 anos hígidos. Nega história de câncer na família.

EXAME FÍSICO

Bom estado geral, hidratada, corada, anictérica, acianótica. Altura 158 cm, peso 65 kg, IMC: 26, Tanner M5P5. Tireoide palpável com presença de nódulo palpável em todo o lobo esquerdo de aproximadamente 5 cm, fibroelástico, móvel com a deglutição, indolor, sem sinais flogísticos, não aderido a planos profundos. Linfonodos cervicais não palpáveis.

DIAGNÓSTICO INICIAL

- Nódulo tireoidiano a esclarecer.

EXAMES SUBSIDIÁRIOS

- Exames laboratoriais: TSH: 4,74 mU/L (0,27-4,2), T4 livre: 0,83 ng/dL (0,93-1,7), anti-TPO: 200 U/mL (< 15 U/mL), anti-TG: 3.156, 7 U/mL (< 115 U/mL), Hb: 11,3g/dL, Ht: 33,7%, leucograma: 11.400/mm^3 (segmentado: 54,9% linfócitos: 32,5% eosinófilo: 7,8%), plaquetas: 301.000/mm^3, Ureia: 23 mg/dL, ceatinina: 0,71 mg/dL, sódio: 141 mmol/L, potássio: 4,9 mmol/L, PCR: 1,0 mg/L, ALT: 21 U/L, AST: 12 U/L, glicose: 90 mg/dL.
- Ultrassonografia de cervical (USG): tireoide tópica, com aumento de volume, à custa de nódulo que ocupa todo o lobo esquerdo. Nódulo com limites definidos, heterogêneo, isoecoico, de 5,5 × 3,5 × 2,7 cm. Lobo direito sem alterações, com dimensões preservadas, sem nódulos. Não há presença de linfonodomegalia. Estudo de Doppler mostrando fluxo sanguíneo predominantemente central no tumor (**Figura 1**).

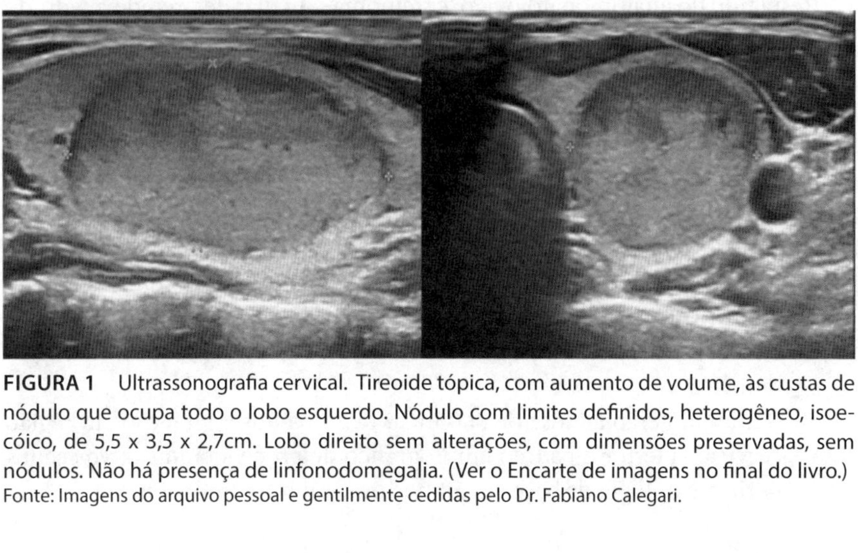

FIGURA 1 Ultrassonografia cervical. Tireoide tópica, com aumento de volume, às custas de nódulo que ocupa todo o lobo esquerdo. Nódulo com limites definidos, heterogêneo, isoecóico, de 5,5 x 3,5 x 2,7cm. Lobo direito sem alterações, com dimensões preservadas, sem nódulos. Não há presença de linfonodomegalia. (Ver o Encarte de imagens no final do livro.)
Fonte: Imagens do arquivo pessoal e gentilmente cedidas pelo Dr. Fabiano Calegari.

- PAAF (punção aspirativa com agulha fina) de nódulos de tireoide guiada por USG: esfregaço hipercelular com células foliculares monomórficas dispostas em um padrão arquitetural alterado caracterizado por placas sinciciais, e formação de microfolículos. Conclusão: suspeito de neoplasia folicular – Bethesda IV (**Figura 2**).

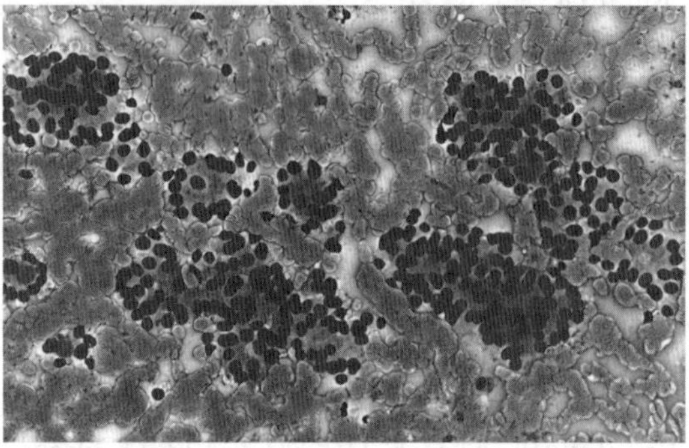

FIGURA 2 Citologia de material de punção aspirativa com agulha fina de nódulo tireodiano. Agrupamento sincicial de células foliculares com núcleos sobrepostos redondos com agrupamento microfolicular. (Ver o Encarte de imagens no final do livro.)
Fonte: Imagens do arquivo pessoal e gentilmente cedidas pelo Dr. Fabiano Calegari.

CONDUTA/TRATAMENTO

- Tratamento e estadiamento inicial: tireoidectomia total.
- Resultado do anatomopatológico: carcinoma folicular de tireoide, medindo 5,0 × 3,2,0 × 2,0 cm, localizado em toda a extensão do lobo esquerdo, com invasão vascular em 5 focos e de cápsula tumoral. Ausência de invasão extratireoidiana.
- Estadiamento inicial:
  - Tomografia de tórax (TC): múltiplos nódulos de padrão miliar dispersos por todo o parênquima pulmonar, de dimensões variadas, sendo os maiores de até 1 cm, sugerindo acometimento secundário (**Figura 3**).
  - Indicação de radioiodoterapia (RIT) com dosimetria: pesquisa de corpo inteiro (PCI) pré-dose: captação tireoidiana de 5,8%, TSH: 70 mU/L, anticorpo antitireoglobulina: 3.156 U/mL (VR < 115 U/mL), tireoglobulina: 32.
  - Radioiodoterapia: dose de 300 mCi. PCI pós-dose: captação em região cervical anterior e padrão cintilográfico de processo infiltrativo secundário a patologia de base em ambos os campos pulmonares.

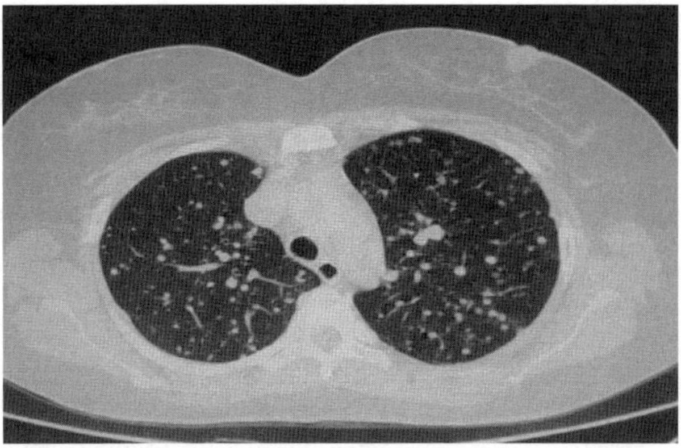

FIGURA 3 Tomografia computadorizada de tórax evidenciando múltiplos nódulos pulmonares bilaterais esparsos pelo parênquima, com tamanho inferior a 1,0 cm (padrão miliar). (Ver o Encarte de imagens no final do livro.)
Fonte: Imagem obtida do Ambulatório de doenças da tireoide – Santa Casa de São Paulo.

DIAGNÓSTICO DEFINITIVO

- Carcinoma folicular de tireoide amplamente invasivo com metástase pulmonar. Estádio: pT3pN0pMxcT3cN0cM1. Alto risco.

EVOLUÇÃO RESUMIDA

Paciente evoluiu no pós-operatório com hipoparatireodismo, com sintomas frequentes de parestesias em membros superiores e inferiores.

Em uso de: calcitriol 0,25 mcg, 2 ×/dia, carbonato de cálcio 500 mg, 3 ×/dia nas refeições, colecalciferol 14.000 UI/semana, levotiroxina 150 mcg, 1 ×/dia pela manhã em jejum, uso adequado. Alvo do TSH: < 0,1 mUI/L.

Recebeu 2 tratamentos com iodo radioativo – dose cumulativa de iodo de 600 mCI.

Evoluindo com doença persistente, porém estável (**Tabela 1**). Mantém valores de tireoglobulina próximos a 9,0 ng/mL com anti-Tg negativo e TSH suprimido (no valor almejado, ou seja, TSH < 0,1). Encontra-se em acompanhamento com exames laboratoriais e tomografia de tórax.

TABELA 1 Estratificação de risco e recomendações de seguimento em curto e longo prazo para pacientes pediátricos com CFT

Nível de risco	Alvo TSH	Vigilância dos pacientes sem evidência de doença
Baixo	0,5-1 mUI/L	USG após 6 meses, depois anual, por 5 anos Tg sob supressão a cada 3-6 meses por 2 anos, depois anual
Intermediário	0,1-0,5 mUI/L	USG após 6 meses, depois cada 6-12 meses por 5 anos Tg sob supressão a cada 3-6 meses por 3 anos, depois anual Tg estimulada e PCI a cada 1-2 anos tratados com I^{131}
Alto	< 0,1 mUI/L	USG após 6 meses, depois a cada 6-12 meses por 5 anos Tg sob supressão a cada 3-6 meses por 3 anos, depois anual Tg estimulada e PCI a cada 1-2 anos tratados com I^{131}

Fonte: Gary L. Francis, Management Guidelines for Children with Thyroid Nodules and Differentiated Thyroid Cancer. 2015(1).

COMENTÁRIOS

Epidemiologia e aspectos gerais: o CFT pediátrico é uma neoplasia rara e pouco estudada, com incidência anual ajustada à idade de 0,5 caso por milhão de habitantes. Atualmente, ele representa 10% ou menos dos casos de câncer de tireoide diagnosticados em crianças ou adultos jovens, e a prevalência do CFT parece estar diminuindo ao longo do tempo.

O CFT é mais comumente diagnosticado em adolescentes, e há menos preponderância entre os sexos quando comparado ao CPT.

A deficiência de iodo é o único fator de risco claro para o desenvolvimento da CFT, e os países com deficiência de iodo têm uma prevalência mais alta desse tumor comparada ao CPT. Diferente também do CPT, a influência da radiação ionizante na patogênese do tumor está bem menos clara.

Como o CFT é raro na faixa etária pediátrica (com menos de 100 casos espalhados pelas coortes de CDT relatadas), existem poucos estudos moleculares para esse grupo, principalmente correlacionando com evolução e prognóstico. As mutações mais frequentemente encontradas no CFT, mesmo assim ainda muito raras, foram as mutações pontuais de ativação do RAS (10-15%) e os rearranjos PAX8/PPARg (< 5%), lembrando, porém, que nenhuma dessas mutações é exclusiva do CFT. Os rearranjos parecem estar mais ligados à CFT expostos à radiação do que quando comparados com a forma. É importante lembrar que o CFT pode ser um componente da síndrome do tumor Hamartoma-PTEN (incluindo a síndrome de Cowden), que resulta da mutação da linha germinativa no PTEN. Portanto, deve-se suspeitar de mutação subjacente do PTEN em crianças com CFT, particularmente naquelas com macrocefalia, sardas penianas ou história familiar sugestiva.

Apresentação clínica: o CFT pediátrico é menos agressivo que o carcinoma papilífero de tireoide (CPT) e geralmente está associado a doenças menos avançadas e menor taxa de recorrência, exceto quando a variante for amplamente invasiva. É tipicamente um tumor unifocal que muito raramente apresenta metástase em linfonodos regionais, e pode ter função autônoma. No entanto, diferentemente do CPT, o CFT é propenso a metástases hematogênicas precoces, que ocorrem mesmo na ausência de comprometimento de linfonodos cervicais. Apesar disso, o CFT convencional apresenta um excelente prognóstico quando diagnosticado durante a infância, e a sobrevida em 10 anos é perto de 100%.

Classificação do CFT: dependendo da extensão da invasão, o CFT está atualmente subdividido em dois grupos principais: CFT minimamente invasivo e amplamente invasivo. Os tumores com invasão capsular microscópica isolada e/ou invasão vascular muito limitada são classificados como carcinomas minimamente invasivos, enquanto neoplasias mais invasivas que mostram infiltração generalizada nos vasos sanguíneos e/ou tecido tireoidiano adjacente e geralmente sem cápsula tumoral são consideradas CFT amplamente invasivas.

O CFT minimamente invasivo apresenta o menor risco de recorrência e/ou metástases, enquanto o CFT amplamente invasivo está associado a morbimortalidade significativa em adultos. A invasão vascular parece ser o indicador prognóstico mais importante, e qualquer grau de invasão vascular, principalmente se houver mais de três vasos sanguíneos acometidos, pode indicar doença mais avançada e pior prognóstico. No entanto, nem todos os estudos apoiam o impacto negativo da invasão vascular. Além disso, o tamanho do tumor primário parece ser um fator importante, com menor probabilidade de ocorrência de metástases em cânceres menores.

Diagnóstico: o CFT é tipicamente uma lesão encapsulada e de grandes dimensões. À PAAF, geralmente mostra um resultado indeterminado, ou seja, classes III ou IV do sistema Bethesda: atipia de significado indeterminado, lesão folicular de significado indeterminado, neoplasia folicular ou suspeito de neoplasia folicular.

O uso de um painel de mutações para ajudar a diferenciar nódulos benignos de malignos em citologias indeterminadas (Bethesda III e IV) já pode ser feito de rotina nos adultos, com comprovação de acurácia e redução do número de cirurgias diagnósticas. No entanto, nenhum desses painéis comercialmente disponíveis tem aplicação comprovada para crianças com citologia indeterminada, apesar de ser uma conduta sugerida pelo *guideline*. Quando não houver possibilidade de fazer pesquisa molecular, recomenda-se que pacientes com nódulos indeterminados de classe III repitam uma nova PAAF, enquanto pacientes com nódulos de classe IV sejam submetidos à excisão cirúrgica (lobectomia) para diagnóstico definitivo.

Portanto, como o diagnóstico das lesões de padrão folicular é baseado na identificação de invasão capsular e/ou vascular no tumor ressecado, a confirmação diagnóstica só poderá ser feita após a ressecção cirúrgica e um exame minucioso da cápsula e dos vasos do tumor.

Avaliação e conduta inicial: na prática clínica, a avaliação inicial e o tratamento da CFT em crianças são geralmente os mesmos do CPT. A tireoidectomia é a terapia definitiva, e, no mínimo, a criança com PAAF que demonstra lesão indeterminada deve ser submetida a lobectomia e istmectomia da tireoide. Diferentemente do CPT, a biópsia de congelação intraoperatória não pode distinguir de maneira confiável o CFT de doença benigna, por isso ela não é recomendada de rotina. No CFT minimamente invasivo, a lobectomia sozinha pode ser tratamento definitivo suficiente.

No entanto, se mais de três focos com invasão vascular forem identificados ou se o tumor for > 4 cm, a tireoidectomia total (TT) é recomendada devido ao maior risco de metástases a distância.

Em crianças que foram submetidas à TT, o estadiamento pós-operatório pode ajudar a identificar os pacientes com CFT que podem se beneficiar do tratamento com radioiodoterapia (RIT), além de definir o nível de supressão necessária para cada caso em intervalos entre as avaliações (**Tabela 2**).

TABELA 2 Estratificação de risco e recomendações de seguimento em curto e longo prazo para pacientes pediátricos com carcinoma folicular de tireoide (CFT)

Nível de risco	Alvo TSH	Vigilância dos pacientes sem evidência de doença
Baixo	0,5-1 mUI/L	USG após 6 meses, depois anual, por 5 anos Tg sob supressão a cada 3-6 meses por 2 anos, depois anual
Intermediário	0,1-0,5 mUI/L	USG após 6 meses, depois a cada 6-12 meses por 5 anos Tg sob supressão a cada 3-6 meses por 3 anos, depois anual Tg estimulada e PCI a cada 1-2 anos tratados com I^{131}
Alto	< 0,1 mUI/L	USG após 6 meses, depois a cada 6-12 meses por 5 anos Tg sob supressão a cada 3-6 meses por 3 anos, depois anual Tg estimulada e PCI a cada 1-2 anos tratados com I^{131}

Fonte: Gary L. Francis, Management Guidelines for Children with Thyroid Nodules and Differentiated Thyroid Cancer. 2015(1).

Uma diferença importante de acompanhamento dos pacientes com CPT e CFT é em relação à USG cervical realizado de forma rotineira no acompanhamento de CPT. No CFT, como são raras as metástases cervicais, a frequência de solicitação desse exame pode ser menor. No entanto, a USG intermitente em crianças que tiveram apenas lobectomia pode ser valiosa.

As metástases a distância foram encontradas em 7-30% dos pacientes pediátricos com CDT, em comparação a 2-9% dos adultos. A maioria dos pacientes pediátricos apresenta metástase a distância nos pulmões, mas poucos casos também foram relatados no cérebro, tecidos moles ou ossos.

O tratamento complementar com RIT em casos de metástases para linfonodos locorregionais e a distância já é bem estabelecida tanto para CPT como para CFT.

Acompanhamento de CDT metastático: todo paciente com CFT deve ser reavaliado após 6-12 meses do tratamento inicial. Nesse momento a dosagem de tireoglobulina (Tg), anticorpos antitireoglobulina (AcAtg) e exames de imagem como tomografia de tórax e USG cervical são de suma importância.

A Tg será o marcador para acompanhamento e o indicador mais confiável da atividade da doença para os CFT. Valores de Tg indetectáveis sob estímulo de TSH (> 30 U/mL) (com AcAtg negativo) identificam pacientes em remissão da doença com uma alta probabilidade de permanecerem completamente livres da doença durante o acompanhamento. Nesse grupo de pacientes, a intensidade da vigilância da doença e a magnitude da supressão do TSH devem ser relaxadas e a Tg pode ser avaliada com níveis de TSH em vigência de levotiroxina, não havendo necessidade de ficar avaliando os valores de Tg estimulados por TSH.

No entanto, nos pacientes, já submetidos a tratamento cirúrgico e RIT, que evoluem com valores de Tg detectáveis ou em ascensão; isso pode ser indicativo de doença persistente. Nesse momento, o paciente deve ser reavaliado quanto ao possível foco da doença por meio de exames de imagem e quanto à necessidade de um novo tratamento, seja cirúrgico ou uma nova dose de RIT (**Figura 4**). Tratamento do paciente pediátrico com doença residual/recorrente conhecida ou suspeita (metástases a distância desconhecidas). Esse algoritmo destina-se a ser usado em crianças que são conhecidas ou suspeitas de terem doença residual ou recorrente com base no valor suprimido de Tg e no conhecimento da extensão anterior da doença 6-12 meses após a conclusão de todas as terapias primárias.

É importante ter cautela na interpretação da Tg e não se precipitar em tratar o paciente sem uma doença estrutural confirmada. Muitas vezes, na doença bioquímica (valores de Tg detectáveis sem presença de doença estrutural), observamos uma queda gradual da Tg ao longo do tempo sem nenhuma terapia adicional. Para esses casos, o acompanhamento continuado com níveis de Tg e AcAtg em vigência de supressão de TSH são indicados (**Figura 5**).

Vale lembrar que o nível de Tg não pode ser interpretado da mesma forma em crianças com valores de AcAtg positiva. A presença de AcAtg positivo não significa necessariamente a presença de doença, salvo perante títulos muito al-

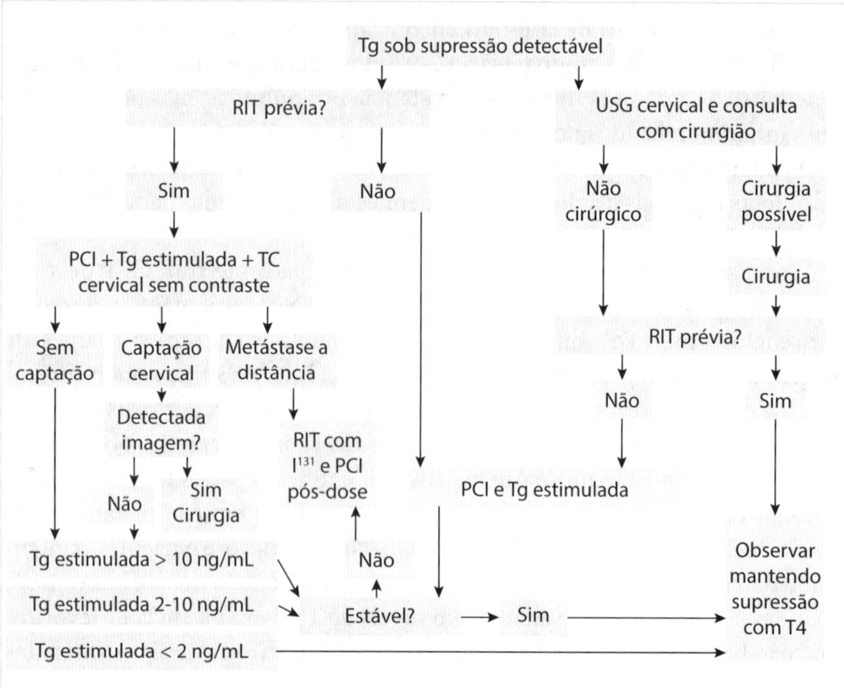

FIGURA 4 Reavaliação do carcinoma folicular de tireoide (CFT).
PCI: pesquisa de corpo inteiro; RIT: radioiodoterapia; TC: tomografia computadorizada; Tg: antitireoglobulina; USG: ultrassonografia.
Fonte: Francis GL. Management Guidelines for Children with Thyroid Nodules and Differentiated. Thyroid Cancer. 2015(1).

tos ou em ascensão. Na maioria dos casos, quando estão estáveis, podem significar doença estável. Nesses casos, a tendência do AcAtg pode ser usada como guia, porém sempre utilizando o mesmo ensaio laboratorial. Se a tendência de AcAtg estiver claramente subindo, é necessária uma avaliação adicional.

Como determinar a atividade terapêutica da RIT: existem duas maneiras principais para a escolha da atividade de ^{131}I apropriada para o tratamento com DTC em crianças: a aplicação de atividades baseada em protocolos dosimétricos (dosimetria de corpo inteiro ou dosimetria lesional) ou a administração de atividades fixas, também chamada de dosagens empíricas, que podem ou não ser baseadas no peso do paciente ou superfície corporal, por exemplo.

A dosagem empírica oferece a vantagem de ser mais simples e de ter menor custo. Entretanto, pode resultar em excesso ou subtratamento dos pacientes com DTC.

Para crianças com metástase pulmonar difusa ou a distância, para aquelas submetidas a múltiplos tratamentos com ^{131}I ou crianças que podem ter com-

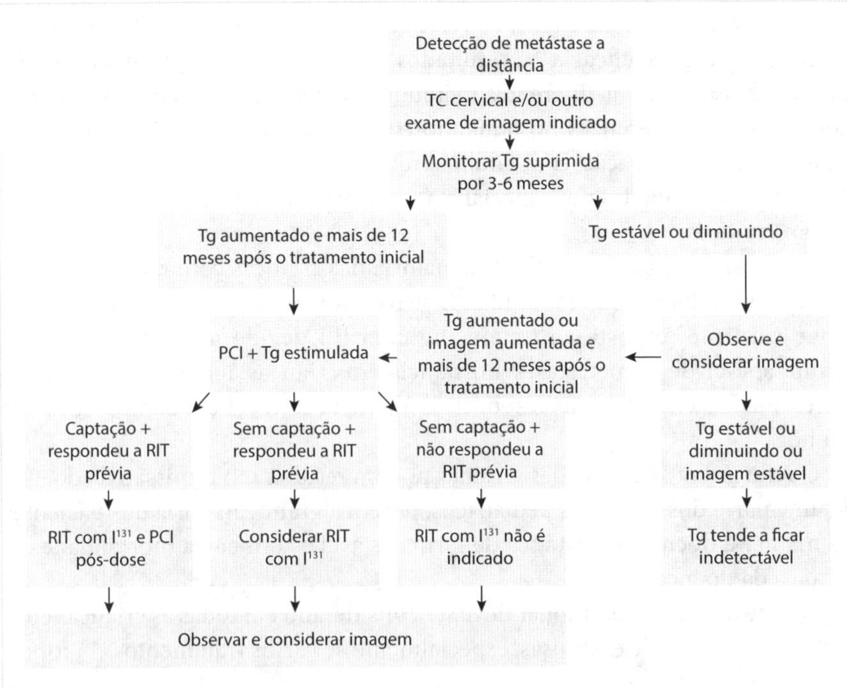

FIGURA 5 Acompanhamento continuado com níveis de Tg.
PCI: pesquisa de corpo inteiro; RIT: radioiodoterapia; TC: tomografia computadorizada; Tg: antitireoglobulina; USG: ultrassonografia.
Fonte: Francis GL. Management Guidelines for Children with Thyroid Nodules and Differentiated. Thyroid Cancer. 2015(1).

prometimento da reserva da medula óssea devido a tratamentos quimioterápicos ou radioterápicos prévios, a dosimetria de corpo inteiro pode ser usada para calcular a máxima atividade de ^{131}I segura que teoricamente pode ser administrada ao paciente. Nesses casos, calcula-se a máxima dose tolerada pelo paciente de maneira que a atividade absorvida no sangue não exceda 200 rads (cGy) e que, no corpo, a retenção 48 horas após a administração da dose não ultrapasse 4,44 GBq (120 mCi) na ausência de metástases pulmonares ou 2,96 GBq (80 mCi) na presença de metástases pulmonares difusas ávidas por iodo.

A dosimetria lesional também pode ser realizada para selecionar atividades efetivas de ^{131}I a serem prescritas para crianças com insuficiência pulmonar ou que apresentem grande envolvimento tumoral em locais distantes, como ossos. Nesses casos, calcula-se a atividade específica que irá resultar na ablação tumoral.

A grande desvantagem dos protocolos dosimétricos é o fato de serem extremamente trabalhosos, de alto custo e estarem disponíveis em poucos centros de tratamento.

De acordo com as diretrizes da ATA de 2015, não existem dados que comparem a segurança, eficácia ou resultados a longo prazo da administração ^{131}I em crianças usando os diferentes métodos citados anteriormente. Nesse sentido, devido às diferenças no tamanho corporal e na depuração de iodo em crianças em comparação com adultos, recomenda-se que todas as atividades de ^{131}I sejam calculadas por especialistas com experiência na administração de ^{131}I em crianças.

Metástase de pulmão do CDT: a maioria das crianças com metástases pulmonares tem doença micronodular. Esse padrão metastático geralmente apresenta excelente resposta ao tratamento com ^{131}I devido a sua alta captação. Assim, apesar de as metástases a distância em crianças aparentarem ser mais disseminadas, elas são mais responsivas à terapia com ^{131}I em comparação aos adultos.

Os tratamentos com doses seriadas podem resultar em remissão da doença de uma parte dos pacientes pediátricos, porém a grande maioria dos pacientes irá manter a doença metastática de forma estável e com baixa mortalidade específica da doença.

O teste da função pulmonar deve ser considerado em todas as crianças com metástases pulmonares difusas, especialmente se vários tratamentos ^{131}I forem planejados.

Doença metastática refratária à RIT: raramente crianças com câncer de tireoide desenvolvem doença sintomática progressiva e irresponsiva à RIT, com risco de vida. Nesses casos, a terapia sistêmica pode ser uma opção. No entanto, ainda não há ensaios clínicos específicos para crianças com CDT refratário a ^{131}I.

Alguns medicamentos com potencial eficácia ainda estão em estudos pediátricos de fase 1. A doxorrubicina permanece, por enquanto, como a única quimioterapia citotóxica aprovada pela FDA (Food and Drug Administration) dos Estados Unidos para essa indicação e está sendo usada como um agente único ou em combinação com cisplatina ou interferon-alfa, mas vem se mostrando ineficaz no tratamento do CDT avançado.

As terapias multiquinases com alvos moleculares trouxeram novas opções para o tratamento do câncer de tireoide refratário à ^{131}I em adultos. No entanto, a experiência pediátrica está limitada a relatos de casos publicados e experiência clínica anedótica, principalmente com sorafenibe, droga aprovada pela FDA para o tratamento de CDT refratário a iodo avançado em adultos.

Embora sejam necessários mais estudos sobre o uso desses agentes em crianças, principalmente com relação à dosagem e toxicidade, o uso dos inibidores multiquinase pode ser contemplado em raras situações em que uma criança merece tratamento sistêmico.

O desafio maior é definir a doença refratária ao iodo no CDT pediátrico e em progressão, já que o CDT refratário a iodo em crianças pode permanecer estável ao longo dos anos de acompanhamento. Por esse motivo, todas as crianças elegíveis para terapia antineoplásica sistêmica devem ser encaminhadas para centros familiarizados com o uso desses novos agentes terapêuticos. Em todos os casos, uma abordagem sistemática para avaliação de cuidados e toxicidade deve ser realizada.

Conclusão: pacientes com CFT e evidência de invasão vascular (mais de três vasos sanguíneos envolvidos), metástase a distância conhecida e/ou tamanho do tumor > 4 cm devem ser tratados com TT e devem ser estadiados quanto ao risco. Dessa maneira, fica mais clara a necessidade de indicação da RIT e de terapia supressiva do TSH. Os CFT minimamente invasivos, < 4 cm de tamanho e com invasão vascular mínima, devem ser avaliados caso a caso, mas a lobectomia isoladamente pode ser o suficiente. Em todas as crianças diagnosticadas com CFT, deve-se considerar o aconselhamento genético e os testes genéticos para mutações no PTEN da linha germinativa, particularmente na criança com macrocefalia ou com história familiar sugestiva da síndrome tumor do hamartoma-PTEN.

REFERÊNCIAS

1. Brose MS, Nutting CM, Jarzab B, Elisei R, Siena S, Bastholt L, et al. Sorafenib in radioactive iodine-refractory, locally advanced or metastatic differentiated thyroid cancer: a randomised, double-blind, phase 3 trial. Lancet. 2014;384:319-28.
2. Carhill AA, Cabanillas ME, Jimenez C, Waguespack SG, Habra MA, Hu M, et al. The noninvestigational use of tyrosine kinase inhibitors in thyroid cancer: establishing a standard for patient safety and monitoring. J Clin Endocrinol Metab. 2013;98:31-42.
3. Cibas ES, Ali SZ. The Bethesda system for reporting thyroid cytopathology. Thyroid. 2009;19(11):1159-65.
4. Ferraz C. Can current molecular tests help in the diagnosis of indeterminate thyroid nodule FNAB? Archives of Endocrinology and Metabolism. 2018;62(6):576-84.
5. Francis GL, Waguespack SG, Bauer AJ, Angelos P, Benvenga S, Cerutti JM, et al., S. Management guidelines for children with thyroid nodules and differentiated thyroid cancer. Thyroid. 2015;25(7):716-59.
6. Greenlee RT, Hill-Harmon MB, Murray T, Thun M. Cancer statistics. CA: A Cancer Journal for Clinicians. 2001;51(1):15-36.
7. Halac I, Zimmerman D. Thyroid nodules and cancers in children. Endocrinology and Metabolism Clinics of North America. 2005;34(3):725-44.
8. Handkiewicz-Junak D, Kropinska A. Efficacy and safety of radioiodine in the treatment of disseminated differentiated thyroid cancer in children. European Oncology. 2010;6(2):65-9.
9. Haugen BR, Sherman SI. Evolving approaches to patients with advanced differentiated thyroid cancer. Endocr Rev. 2013;34:439-55.

10. Iyer P, Mayer JL, Ewig JM. Response to sorafenib in a pediatric patient with papillary thyroid carcinoma with diffuse nodular pulmonary disease requiring mechanical ventilation. Thyroid. 2014;24:169-74.
11. Lin JD, Chao TC, Chen ST, Huang YY, Liou MJ, Hsueh C. Operative strategy for follicular thyroid cancer in risk groups stratified by pTNM staging. Surg Oncol. 2007;6:10-13 .
12. Machens A, Holzhausen HJ, Dralle H. The prognostic value of primary tumor size in papillary and follicular thyroid carcinoma. Cancer. 2005;103:2269-73.
13. Monaco SE, Pantanowitz L, Khalbuss WE, Benkovich VA, Ozolek J, Nikiforova MN, Nikiforov YE. Cytomorphological and molecular genetic findings in pediatric thyroid fine-needle aspiration. Cancer Cytopathology. 2012;120(5):342-50.
14. Mostoufi-Moab S, Labourier E, Sullivan L, LiVolsi V, Li Y, Xiao R, et al. Molecular testing for oncogenic gene alterations in pediatric thyroid lesions. Thyroid. 2018;28(1):60-7.
15. Rivkees SA, Mazzaferri EL, Verburg FA, Reiners C, Luster M, Breuer CK, et al. The treatment of differentiated thyroid cancer in children: emphasis on surgical approach and radioactive iodine therapy. Endocrine Reviews. 2001;32(6):798-826.
16. Sugino K, Ito K, Nagahama M, Kitagawa W, Shibuya H, Ohkuwa K, et al. Prognosis and prognostic factors for distant metastases and tumor mortality in follicular thyroid carcinoma. Thyroid. 2011;21:751-7.
17. Thompson LD, Wieneke JA, Paal E, Frommelt RA, Adair CF, Heffess CS. A clinicopathologic study of minimally invasive follicular carcinoma of the thyroid gland with a review of the English literature. Cancer. 2001;91:505-24.
18. Udelsman R, Westra WH, Donovan PI, Sohn TA, Cameron JL. Randomized prospective evaluation of frozen-section analysis for follicular neoplasms of the thyroid. Ann Surg. 2001;233:716-22.
19. Waguespack SG, Sherman SI, Williams MD, Clayman GL, Herzog CE. The successful use of sorafenib to treat pediatric papillary thyroid carcinoma. Thyroid. 2009;19:407-12.

Caso 7.5

José Viana Lima Junior
Gustavo Piech Ricardo

HISTÓRIA

Sexo feminino, 15 anos, natural e procedente de Guarulhos/SP, estudante.

HPMA

Paciente convocada para avaliação após diagnóstico paterno de carcinoma medular de tireoide (CMT), aos 30 anos, com pesquisa molecular evidenciando variante patogênica no códon 634 do gene *RET*.

Clinicamente assintomática, negando episódios de constipação ou diarreia, *flushing*, palpitações, crises de ansiedade, tontura, cefaleia e picos hipertensivos.

Antecedentes

Gestação a termo, adequada para idade gestacional (AIG), Apgar de nascimento adequado. Sem intercorrências. Desenvolvimento neuropsicomotor adequado. Sem comorbidades conhecidas, sem uso de medicações.

História materna: mãe sem comorbidades conhecidas. Avós maternos sem história de neoplasias e doenças cardiovasculares.

História paterna: pai com diagnóstico de CMT aos 30 anos com variante patogênica C634T do gene *RET*, acompanhado no ambulatório de endocrinologia da Santa Casa de São Paulo.

Tio paterno falecido durante indução anestésica para cirurgia de fratura exposta de fêmur aos 48 anos. Diagnosticado feocromocitoma bilateral em necrópsia.

Tia paterna com hipertensão de difícil controle, sem investigação.

Primo de primeiro grau apresentou morte súbita aos 20 anos, sem diagnóstico específico.

Avó paterna falecida por infarto do miocárdio aos 61 anos.

Avô paterno falecido aos 68 anos após acidente vascular encefálico. Era hipertenso e apresentava dislipidemia.

EXAME FÍSICO

- Antropometria: peso 43 kg; estatura 1,53 m (Z: –1,36); IMC 18,3 (Z: 0,57), envergadura 1,28 m.
- Ectoscopia: fáscies atípica, sem sinais sindrômicos.
- Pele e mucosas: presença de placa pruriginosa com pápulas hipercrômicas em região interescapular, segundo a mãe da paciente, desde criança com alteração nunca investigada (**Figura 1**).

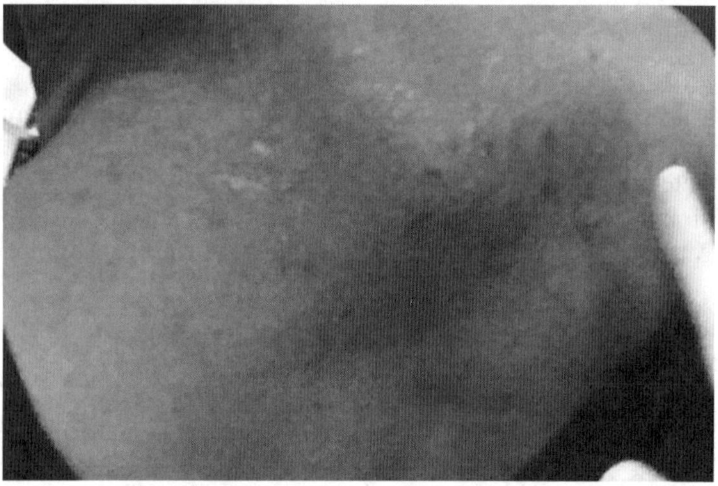

FIGURA 1 Líquen cutâneo amiloidótico. (Ver o Encarte de imagens no final do livro.)

- Tireoide: tópica, fibroelástica, sem nódulos ou linfonodos palpáveis.
- Cardiovascular: bulhas rítmicas, FC 80 bpm e PA 100 × 50 mmHg deitado, FC 86 bpm e PA 90 × 50 mmHg em pé.
- Respiratório sem alterações.
- Abdome: plano, sem massas palpáveis. Tanner: M5P5.
- Extremidades: aquecidas, sem edemas, sem alterações articulares.
- Estadiamento puberal de Tanner: M5P5

DIAGNÓSTICO INICIAL

- Rastreio para CMT familiar – neoplasia endócrina múltipla tipo 2A (NEM 2A)?
- Presença de lesão sugestiva de líquen cutâneo amiloidótico.
- História familiar de CMT e feocromocitoma com variante patogênica no gene *RET*.

CONDUTA INICIAL

Rastreio de doenças associadas a NEM 2A:

- CMT: solicitado calcitonina sérica, CEA, TSH, T4 livre, ultrassom (US) de região cervical.
- Hiperparatireoidismo primário: solicitado cálcio total, albumina, fosfatase alcalina, fósforo, PTH, vitamina D, creatinina e cálcio em urina de 24 horas.
- Feocromocitoma: solicitado metanefrinas plasmáticas.
- Pesquisa molecular no gene *RET*.

EXAMES SUBSIDIÁRIOS

- Resumidos na **Tabela 1**.
- Bioquímicos: cálcio total: 9,6 mg/dL (VR 8,6-10,3); PTH: 34 pg/mL (VR 10-65); albumina: 4,0 g/dL (VR 3,5-5,2); fósforo: 3,2 mg/dL (VR 2,5-4,5); vitamina D: 31 ng/mL; creatinina: 0,6 mg/dL (VR 0,6-1,1); fosfatase alcalina: 160 U/L (VR 129-417); cálcio em urina de 24 horas: 2,6 mg/kg (volume urinário: 2.100 mL); CEA: 5,1 mcg/L (VR < 3).
- Hormonais: calcitonina sérica: 11,8 pg/mL (VR < 9,8); metanefrinas plasmáticas negativas. Valores repetidos e confirmados. TSH: 2,1 mUI/mL (VR 0,5-4,4); T4 livre: 1,4 ng/dL (VR 0,54-1,6).
- Imagem: US de região cervical: tireoide tópica, com alteração textural difusa, sem nódulos ou linfonodos visualizados.
- Molecular: variante patogênica C634T do gene *RET*.

DIAGNÓSTICOS DEFINITIVOS

- Neoplasia endócrino múltipla tipo 2A (NEM 2A).
- Acometimentos:

- Líquen cutâneo amiloidótico;
- Calcitonina sérica elevada: hiperplasia de células "C"? Carcinoma medular de tireoide?
- Variante patogênica C634T do gene *RET*.

CONDUTA/TRATAMENTO

Paciente com variante patogênica no códon 634 do gene *RET*, aumento de calcitonina, história familiar de primeiro grau positiva para NEM 2A (ver heredograma na **Figura 2**) e idade superior a 3 anos, optado por:

- Tireoidectomia total com esvaziamento de cadeias linfonodais centrais.
- Envio de peça cirúrgica para anatomia patológica.
- Introdução de levotiroxina no pós-operatório imediato.

EVOLUÇÃO RESUMIDA

Paciente retorna para avaliação após 16 semanas da cirurgia mantendo-se assintomática. Resultado de calcitonina pós-operatória indetectável (< 2 pg/mL) e CEA normal.

TABELA 1 Exames laboratoriais do caso clínico

	Valores
Bioquímica	
Cálcio total[1]	9,6 mg/dL (VR 8,6-10,3)
Albumina[1]	4,0 g/dL (VR 3,5-5,2)
Fósforo[2]	3,2 mg/dL (VR 2,5-4,5)
PTH[3]	34 pg/mL (VR 10-65)
Creatinina[1]	0,6 mg/dL (VR 0,6-1,1)
Vitamina D[4]	31 ng/mL (VR > 20)
Hormonais	
Metanefrinas plasmáticas[5]	0,3 nmol/L (VR < 0,5)
Normetanefrinas plasmáticas[5]	0,5 nmol/L (VR < 0,9)
TSH[3]	2,1 mUi/mL (VR 0,5-4,4)
T4L[4]	1,4 ng/dL (VR 0,93-1,7)
CEA[3]	5,1 mcg/L (VR < 3)
Calcitonina sérica[3]	11,8 pg/mL (VR < 9,8)

1 – Colorimétrico; 2 – Fotométrico; 3 – Ensaio eletroquimioluminométrico; 4 – Imunoensaio competitivo quimioluminescente; 5 – HPLC com MS em Tandem.

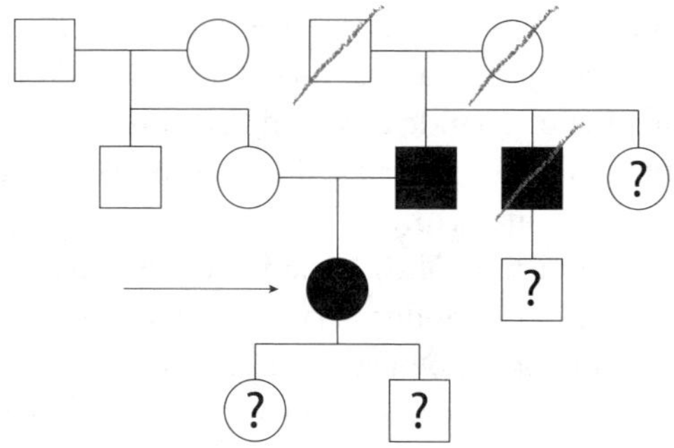

FIGURA 2 Heredograma. Paciente índice sinalizada.

Anatomopatológico descrevendo microcarcinoma medular de tireoide bilateral, 0,4 cm no lobo esquerdo e 0,3 cm no lobo direito, margens livres, sem invasão vascular e perineural. Parênquima tireoidiano com hiperplasia de células "C". Linfonodos livres. Imuno-histoquímica para CEA, calcitonina, cromogranina positivos.

Acompanhamento de NEM 2A:

- Realizado dosagens subsequentes de calcitonina e CEA, cálculo de *doubling time*, US cervical, metanefrinas plasmáticas e perfil bioquímico de cálcio, periodicamente. Até o momento, 2 anos após a cirurgia, a paciente encontra-se em remissão do CMT e sem evidência de outras doenças associadas a NEM 2A.
- Apresentou 2 gestações, sem intercorrências no pré-natal, e filhos têm programação de realizar análise molecular no gene *RET*.

COMENTÁRIOS

O carcinoma medular de tireoide (CMT) é um tumor de origem das células parafoliculares, ou células "C", responsável por até 5% de todos os casos de neoplasia da tireoide. Pode ser esporádico ou familiar, em 75 e 25% dos casos, respectivamente. Quando de origem familiar, geralmente está associado a outras doenças endócrinas, principalmente feocromocitoma, caracterizando a NEM 2. Nessa, há uma variante patogênica no gene *RET* de caráter autossômico dominante, e, a depender do códon acometido, pode-se ter associação com outras patologias, como o hiperparatireoidismo primário (NEM 2A) ou neuromas cutâneo-mucosos (NEM 2B).

O CMT está presente em 90% dos casos de NEM 2A, os quais podem ter agressividade intermediária ou alta, quando acometido o códon 634. Sua agressividade é ainda maior quando associado ao códon 918, caracterizando a NEM 2B. Representam a principal causa de morbimortalidade desses pacientes. Surgem, normalmente, na primeira década de vida e geralmente são multicêntricos, bilaterais, com tamanhos variados e envoltos por hiperplasia de células C. Metástases para linfonodos cervicais estão presentes já ao diagnóstico em grande parte dos casos, e metástases a distância para fígado, pulmão e ossos não são infrequentes. Apresentam-se como um ou mais nódulos na região cervical, podendo estar associados a sintomas de diarreia e *flushing*, típicos de aumento nos níveis de calcitonina, ou assintomáticos. Com a suspeita diagnóstica, a calcitonina sérica deve ser dosada. Valores acima de 100 pg/mL sugerem fortemente CMT, níveis abaixo de 10 ng/mL praticamente excluem essa possibilidade e para valores entre 10-100 pg/mL um teste de estímulo com gluconato de cálcio deve ser realizado. Entretanto, alguns estudos demonstram que, com a melhora da sensibilidade dos novos ensaios, a calcitonina basal e a estimulada apresentam similar acurácia, o que diminui a relevância do teste de estimulação em várias condições. Os valores de calcitonina, em crianças, apresentam grande variabilidade de acordo com o sexo e faixas etárias, com trabalhos demonstrando até 70% de amostras com valores inferiores a 2 pg/mL.

O quadro clínico da NEM 2A é caracterizado pela presença de CMT, como primeira manifestação da doença já nos primeiros anos de vida, feocromocitoma e hiperparatireoidismo primário, em 50 e 30% dos casos, respectivamente, com aparecimento na terceira a quarta décadas de vida. Outras manifestações, como líquen cutâneo amiloidótico e doença de Hirschprung, podem estar presentes, principalmente quando associados ao códon 634, porém em menor prevalência. Na **Figura 3** são descritos os principais acometimentos do *RET* e suas respectivas manifestações.

Os feocromocitomas costumam ser benignos, adrenais, bilaterais e produtores de catecolaminas, portanto sintomas de cefaleia, tremores, palpitações e picos hipertensivos são comuns. Seu diagnóstico deve ser pesquisado continuamente, uma vez que pacientes podem apresentar complicações cirúrgicas e anestésicas.

O hiperparatireoidismo primário, associado a NEM 2A, costuma ser mais brando quando comparado ao esporádico e ao da NEM 1. Seu diagnóstico e suas indicações cirúrgicas são as mesmas, independentemente da etiologia.

O diagnóstico da NEM 2A é feito por meio da presença de uma ou mais doenças associadas a síndrome, e, necessariamente, a pesquisa molecular de variantes patogênicas no gene *RET* (principalmente mutações no códon 634). Esse conjunto de doenças apresenta uma relação genótipo-fenótipo estreita,

RET receptor	Códon	Éxon	ATA risk	HPTH	PHEO	CLA	HD	MH/MG/MN/BL
Domínio extracelular – CD	533	8	MOD	–	+	A	A	A
	609	10	MOD	+	+/++	A	P	A
	611	10	MOD	+	+/++	A	P	A
	618	10	MOD	+	+/++	A	P	A
	620	10	MOD	+	+/++	A	P	A
	630	11	MOD	+	+/++	A	A	A
	631	11	MOD	–	+++	A	A	A
	634	11	H	++	+++	P	A	A
Domínio transmembrana – TM	666	11	MOD	–	+	A	A	A
Domínio intracelular – TK	768	13	MOD	–	–	A	A	A
	790	13	MOD	–	+	A	A	A
	804	14	MOD	+	+	P	A	A
	883	15	II	–	+++	A	A	A
	891	15	MOD	+	+	A	A	A
	912	16	MOD	–	–	A	A	A
	918	16	HST	–	+++	A	A	P

Figura 3 Manifestações clínicas associadas ao códon acometido do gene *RET 1*. Fonte: modificado de Viola D, Elisei R, 2018.

portanto a análise molecular deve ser sempre realizada, tanto para auxílio no diagnóstico quanto para avaliação prognóstica.

Classifica-se o risco do CMT de acordo com o códon acometido no gene *RET* e, a depender do nível de risco, propõe-se uma conduta para o início da realização de exames diagnósticos, como calcitonina, CEA e US cervical, além de definir o momento ideal para a realização de tireoidectomia total profilática. Em casos definidos como NEM 2A, por acometimento do códon 634, a tireoidectomia total profilática deve ser realizada, idealmente, até os 5 anos de idade, ou o mais precocemente possível após esse período (**Figura 4**).

Quando já existe história familiar positiva para CMT, feocromocitoma ou NEM 2A, o diagnóstico dessas doenças tende a ser mais precoce nas linhagens familiares. Porém, quando não há história familiar de acometimento prévio, o diagnóstico é mais tardio e, normalmente, já com presença de CMT metastático. Nesses casos, o paciente procura um especialista por achado de nódulo de tireoide em exame de imagem ou na própria palpação, sendo iniciada a investigação para nódulos de tireoide. Não há consenso em quais seriam as indicações na dosagem de calcitonina sérica na presença de um nódulo de tireoide. Alguns centros recomendam o rastreamento de CMT com dosagem de calcitonina sérica para todos os nódulos, outros não têm definida essa recomendação. Atualmente, os grandes centros de estudo de CMT indicam a dosagem de calcitonina sérica nos nódulos com citologia sugestiva, história fa-

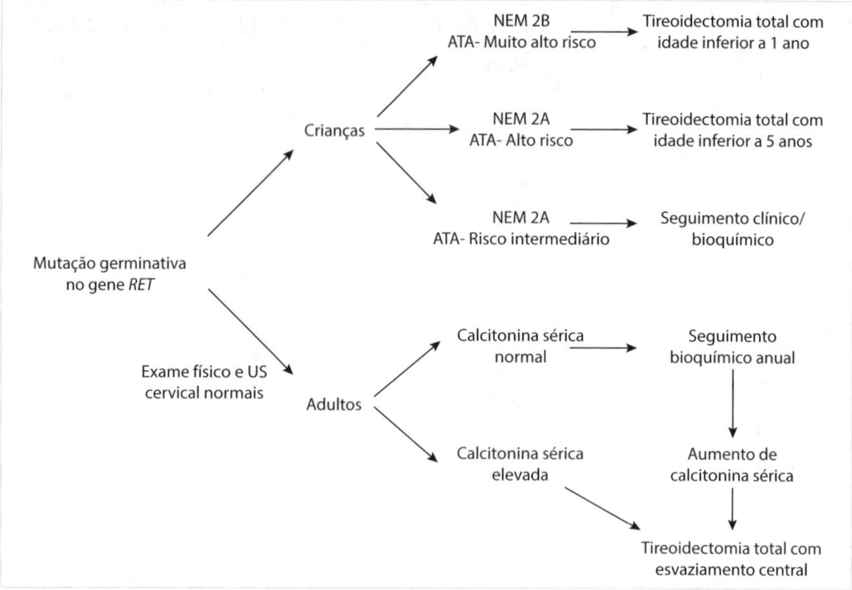

FIGURA 4 Classificação de risco e conduta no carcinoma medular de tireoide (CMT).
Fonte: modificado de Wells et al., 2015.

miliar positiva para CMT e feocromocitoma, além de casos de sintomas como diarreia e *flushing*.

Referente ao diagnóstico de feocromocitoma, as metanefrinas plasmáticas possuem maior sensibilidade para a doença e, portanto, devem ser solicitadas como exame inicial. Quando associados a NEM 2A, o *screening* deve ser feito, sempre, antes da realização de qualquer procedimento cirúrgico e, anualmente, a partir dos 8 anos de idade, com a dosagem das metanefrinas plasmáticas. Exames de imagem, como ressonância de adrenais e cintilografia de corpo inteiro com MIBG, não devem ser usados como exames de rastreio, apenas indicados quando os níveis séricos das metanefrinas plasmáticas encontram-se alterados.

O hiperparatireoidismo primário (HPP) associado a NEM 2A deve ser rastreado a partir dos 11 anos com dosagem sérica de cálcio total, albumina, creatinina, vitamina D, fósforo, PTH e cálcio em urina de 24 horas. O *screening* deve ser mantido anualmente ou até o diagnóstico dessa doença, quando a conduta será semelhante ao hiperparatireoidismo esporádico. Paratireoidectomia total com reimplante de paratireoide deve ser o tipo de cirurgia preferencial, visando evitar hipoparatireoidismo definitivo.

O tratamento da NEM 2A visa, principalmente, ao diagnóstico precoce das doenças associadas a essa síndrome, priorizando o CMT, responsável pela maior morbimortalidade dessa condição.

Crianças com história familiar de CMT, feocromocitoma ou NEM 2 devem realizar, o mais rápido possível, teste molecular para análise do gene *RET* e, se positivo, optar por tireoidectomia total profilática, após avaliação do nível de risco de desenvolvimento de CMT.

Pacientes sem história familiar de CMT, feocromocitoma ou NEM 2, que procuram atendimento médico para investigação de um nódulo de tireoide, diagnosticando CMT, devem ser submetidos a análise molecular do gene *RET*, excluir feocromocitoma, com a dosagem de metanefrinas plasmáticas, e realizar tireoidectomia total com esvaziamento cervical central bilateral e esvaziamento lateral, se US pré-operatória com evidência de acometimento linfonodal lateral.

Pacientes com diagnóstico de feocromocitoma devem ser submetidos a adrenalectomia unilateral, ou bilateral se acometimento em ambas as adrenais, idealmente videolaparoscópica, após preparo clínico com alfabloqueadores por um período mínimo de 4 semanas. Ressalta-se a importância de realizar essa cirurgia primeiro, antes da retirada do CMT, pelo risco intraoperatório de crises hipertensivas.

O seguimento da NEM 2A é realizado com *screening* periódico para CMT feocromocitoma e HPP. Nos pacientes com CMT prévio, deve-se solicitar dosagens de calcitonina, CEA, cálculo de *doubling time* (tempo para calcitonina e CEA dobrarem o valor sérico), acesso pelo *site* (www.thyroid.org/thyroid-physicians-professionals/calculators/thyroid-cancer-carcinoma) e US cervical, visando à avaliação de doença estrutural, a cada 6 meses. Nos casos pós-operatórios, quando o *doubling time* estiver inferior a 6 meses, a pesquisa de metástases locais e a distância estão indicadas por meio da solicitação de cintilografia óssea, US cervical ou tomografia cervical, tórax e ressonância de abdome total. Se doença localizada, pode-se optar pela ressecção cirúrgica. Doença estável, ou calcitonina indetectável, ou *doubling time* superior a 2 anos, pode ser observada. Doenças mais avançadas podem ser tratadas com inibidores de tirosinoquinase, quimioterapia ou radioterapia, com taxas de remissão baixas.

Importante convocar os familiares de primeiro grau do paciente acometido com NEM 2A para rastreio com pesquisa molecular no gene *RET*, visando a diagnóstico precoce das doenças associadas, além de aconselhamento genético familiar.

REFERÊNCIAS

1. Al-Salameh A, et al. Update on multiple endocrine neoplasia Type 1 and 2. Presse Med. 2018.
2. Lenders JWM, et al. Pheochromocytoma and paraganglioma: an Endocrine Society Clinical Practice guideline. J Clin Endocrinol Metab. 2014 Jun;99(6):1915-42.

3. Lima Junior JV, et al. Use of the big data strategy to determine the reference values of calcitonin in children and adolescents. Archives of Endocrinology and Metabolism, Journal of the Brazilian Society. 2019;63(02).
4. Viola D, Elisei R. Management of medullary thyroid cancer. Endocrinol Metab Clin N Am. 2018.
5. Wells, et al. Medullary Thyroid cancer: management guidelines of the American Thyroid Association. Thyroid. 2009;(6):565-612.
6. Wells, et al. Revised American Thyroid Association guidelines for the management of medullary thyroid carcinoma. Thyroid. 2015;(25)6.

Caso 7.6

Mariana Mazeu B. Oliveira
Rosália do Prado Padovani
Carolina Ferraz

HISTÓRIA

Feminino, 11 anos de idade, natural e procedente de São Paulo.

Encaminhada do pediatra devido hipotireoidismo e nódulo em USG de tireoide.

HPMA

A mãe da paciente refere diagnóstico de hipotireoidismo há 3 anos (na ocasião com sonolência e dificuldade de concentração na escola). Em acompanhamento com o pediatra geral, foi solicitado um USG de tireoide para avaliação da etiologia do hipotireoidismo e, nesse exame, foi evidenciado nódulo. Com isso, foi encaminhada ao endocrinologista para avaliação. Nega antecedentes de radiação, nega história familiar de câncer de tireoide.

Antecedentes

Nasceu de parto normal sem intercorrências, 38 semanas de idade gestacional, pesou 2.900 g e mediu 40 cm. Triagem e testes neonatais normais. Alta após 2 dias do nascimento com a mãe. Menarca há 1 mês (11 anos e 2 meses).

Mãe, 31 anos, refere ter cisto de tireoide e hipotireoidismo. Pai, 35 anos, hígido. Nega irmãos. Nega história de câncer na família.

Em uso de levotiroxina 37,5 mcg por dia. Uso adequado em jejum pela manhã.

EXAME FÍSICO

- Bom estado geral, hidratada, corada, anictérica, acianótica. Altura 155 cm; peso 49 kg; IMC 20,4; Tanner M4P5. Tireoide palpável com nódulo endurecido, móvel à deglutição em lobo direito de tireoide de aproximadamente 1 cm. Não se palpam linfonodomegalias cervicais.

EXAMES SUBSIDIÁRIOS

- Exames laboratoriais: TSH: 4,8 mUI/L (0,27-4,2), T4 livre: 1,2 ng/dL (0,93-1,7), Anti-TPO: 441 UI/mL (< 15 U/mL), Antitireoglobulina: 19,2 UI/mL (< 115 UI/mL). Restante dos exames gerais sem alterações.
- Ultrassonografia (USG) cervical: pele e subcutâneo sem particularidades, planos musculares conservados, lobos tireoidianos normais, com dimensões preservadas e contornos lobulados. Ecotextura heterogênea bilateral à custa de imagens pseudonodulares. Destaca-se em terço médio de lobo direito nódulo hipoecogênico, heterogêneo, contornos bem definidos, múltiplos focos hiperecogênicos puntiformes, sugestivos de microcalcificações, medindo 1,4 × 1,0 × 1,0 cm. Linfonodos bilaterais, de aspectos habituais, o maior em nível II, medindo 1,5 cm (**Figura 1**).
- PAAF (punção aspirativa com agulha fina) guiada por USG: material representado por grande quantidade de célula em arranjo papilífero. Os núcleos são ovalados com discreto grau de anisocariose, cromatina irregular, alguns poucos nucléolos proeminentes, dobras na membrana celular e algumas pseudoinclusões. Suspeito para malignidade. Bethesda V.

DIAGNÓSTICO INICIAL

- Nódulo de tireoide suspeito para malignidade.

CONDUTA/TRATAMENTO

- Tireoidectomia total.
- Resultado do anatomopatológico: carcinoma papilífero variante clássica, de 9 mm em lobo direito, unifocal sem invasões e extensões extratireoidianas, com tireoidite crônica no restante da glândula.

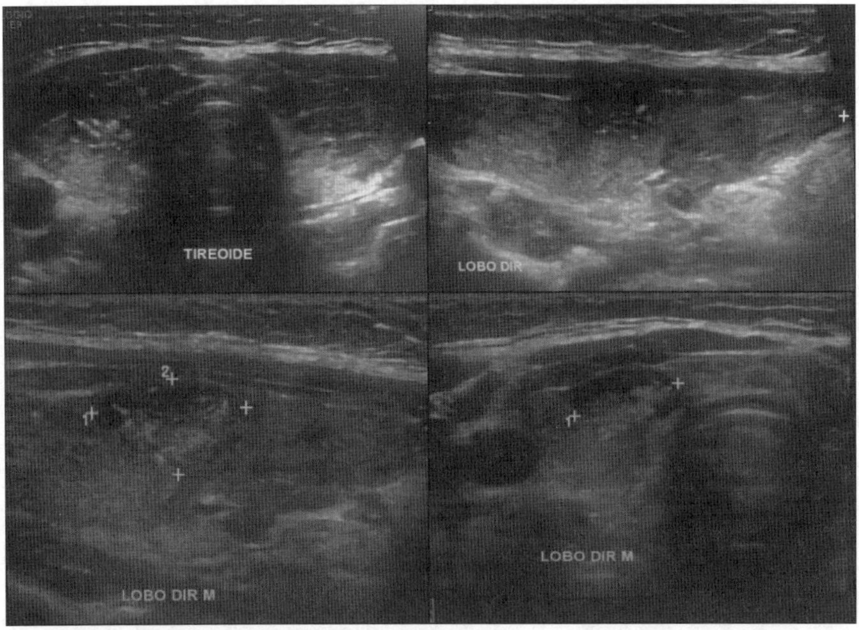

FIGURA 1 Ultrassonografia da tireoide. (Ver o Encarte de imagens no final do livro.)
Fonte: Imagens cedidas pelo Hospital Samaritano.

DIAGNÓSTICO DEFINITIVO

- Carcinoma papilífero de tireoide. Estádio: pT1aN0M0. Baixo risco.

EVOLUÇÃO RESUMIDA

Acompanhamento: paciente evoluiu no pós-operatório sem queixas. Sem sintomas de hipocalcemia, como parestesias ou cãibras. Cicatriz pós-operatória levemente hipertrófica. Em uso de levotiroxina 112 mcg por dia, uso adequado.

Devido ao fato de a paciente ser de baixo risco, não foi indicado tratamento complementar com radioiodoterapia (RIT). Mantendo alvo do TSH entre 0,5-1,0 UI/L.

Acompanhamento com exames laboratoriais e USG de cervical (**Tabela 1**).

TABELA 1 Seguimento e evolução dos exames laboratoriais e USG de cervical

Evolução dos exames	Pré--operatório	1º exame 40º dias PO	2º exame 2 meses PO	3º exame 6 meses PO	4º exame 12 meses PO
TSH VR 0,27-4,2 Um/L	3,8	32	1,1	2,2	0,3
T4 livre VR 0,93-1,7 ng/dL	0,8	0,8	1,2	0,8	1,0
Antitireoglobulina VR < 115 U/mL	Negativa	Negativa	Negativa	Negativa	Negativa
Tireoglobulina	5,1	Indetectável	Indetectável	Indetectável	Indetectável
Cálcio VR 8,5-10,2 mg/dL	-	10,1	9,9	-	-
PTH VR 12-75 pg/mL	-	34	-	-	-
USG cervical	*	-	-	-	Sem alterações

PO: pós-operatório. * *Vide* exames subsidiários.

COMENTÁRIOS

Introdução: na infância, o câncer de tireoide é uma patologia rara, sendo responsável por 1,5-3% de todos os carcinomas nessa faixa etária. O carcinoma diferenciado de tireoide (CDT) é o mais comum, principalmente o carcinoma papilífero de tireoide (CPT). Na faixa etária pediátrica, os fatores de risco mais importantes a serem considerados são história familiar de doença tireoidiana e exposição à radiação. Como já demonstrado em vários estudos, a incidência de câncer de tireoide está extremamente relacionada a exposição à radiação, principalmente após o acidente nuclear de Chernobyl.

Apresentação clínica: a forma de apresentação e evolução do câncer de tireoide na criança e no adolescente parece diferir da do adulto. No momento do diagnóstico, a apresentação tende a variar de acordo com a faixa etária, sendo tumores maiores na faixa etária mais jovem (< 20 anos). Tumores maiores que 4 cm recém-diagnosticados estão presentes em 36% das crianças, diferentemente do adulto, em que são apenas 15%. Já os tumores menores de 1 cm estão presentes em 9% nas crianças e 22% nos adultos, e, quando analisado ainda apenas os CPT, 1,5-3% dos tumores são menores que 1 cm ao diagnóstico.

Devido ao fato de as dimensões da tireoide da criança serem menores, além de o acometimento de cápsula e tecidos vizinhos serem mais precoces, o termo "microcarcinoma" de tireoide, designado no adulto como tumores menores de 1 cm, não é usado para essa faixa etária.

A multicentricidade, principalmente no CPT, e a extensão (acometimento linfonodal e metástase a distância) dos tumores de tireoide pediátricos são mais frequentes quando comparados aos adultos. Um estudo da Mayo Clinic, com 1.039 pacientes pediátricos, mostrou que, ao diagnóstico, uma porcentagem de 90% apresentava acometimento linfonodal e 7% de metástase a distância na população pediátrica. No adulto essas porcentagens são 35 e 2%, respectivamente.

O subtipo mais comum é o CPT, como já descrito, seguido do carcinoma folicular de tireoide (CFT) e por último dos indiferenciados insulares e anaplásico, que são extremamente raros.

Prognóstico: apesar de a taxa de recorrência na infância ser maior que nos adultos, a sobrevida é maior no primeiro grupo. Além disso, observa-se uma agressividade maior nos pacientes pré-púberes.

Abordagem inicial: a abordagem terapêutica inicial ainda é muito discutível, por se tratar de uma doença incomum na faixa etária pediátrica. Em 2015 foi formulada uma diretriz para nortear o melhor manejo e tratamento do câncer de tireoide na criança.

A avaliação pré-operatória do paciente recém-diagnosticado com CDT de tamanho menor que 1 cm associado a nenhum fator de risco (história familiar de CDT, exposição a radiação, história de crescimento rápido) é feita com USG da região cervical com Doppler, dispensando outros exames diagnósticos.

Tratamento e acompanhamento: o tratamento preconizado é a tireoidectomia total (TT). Tireoidectomia subtotal tem associação a maior risco de recorrência e persistência. Contudo, estudos vêm mostrando que talvez essa abordagem possa reduzir as complicações pós-cirúrgicas, como hipoparatireoidismo persistente ou transitório e lesão de nervo laríngeo recorrente (podendo causar desde rouquidão até o fechamento completo das cordas vocais com necessidade de traqueostomia definitiva).

A classificação de TNM, para descrever extensão e prognóstico na população adulta, é limitada para crianças, principalmente em relação a idade, tamanho do tumor, invasão e metástase. Apesar disso, é um excelente sistema para descrever a extensão da doença e estratificar uma abordagem de avaliação e manejo baseada no estudo sobre o *status* dos linfonodos (**Tabela 2**).

O estadiamento é feito dentro de 12 semanas do pós-operatório, tempo que mostra uma boa recuperação do paciente e familiares e não atrasa terapias adicionais. O objetivo do estadiamento pós-operatório é avaliar evidências de doença locorregional persistente e identificar pacientes que provavelmente se beneficiarão de terapia adicional com RIT com ^{131}I, como aqueles suspeitos ou conhecidos por terem metástases a distância.

TABELA 2 Categorização dos pacientes pediátricos de acordo com a ATA, baseado no TNM

Classificação do risco	Definição	Comentários
Baixo	Doença limitada a tireoide com NX ou N1 N1a – metástase microscópica em pequeno número de linfonodos	Menor risco de metástase a distância
Intermediário	N1a extensa ou doença mínima de N1b	Baixo risco de metástase à distância, mas apresentam maior risco de ressecção incompleta de linfonodos e doença cervical persistente
Alto	Doença regionalmente extensa (extensa N1b) ou doença localmente invasiva (tumores T4), com ou sem metástase distante	Maior risco de ressecção incompleta, doença persistente e metástase distante

Fonte: Francis GL, Management Guidelines for Children with Thyroid Nodules and Differentiated. Thyroid Cancer. 2015(15).

Para pacientes pediátricos de baixo risco pela ATA, o estadiamento pós--operatório inicial inclui apenas uma tireoglobulina (Tg) na vigência de um valor de TSH suprimido. E mais importante que o valor da Tg sérica isolada é a interpretação da tendência de seus níveis ao longo do acompanhamento.

Por outro lado, para pacientes de riscos intermediário e alto, geralmente são recomendadas Tg estimulada com TSH (dosada na vigência de TSH > 30 Um/L, obtida após suspensão da reposição hormonal com Levotiroxina por 14 dias) e Pesquisa de Corpo Inteiro (PCI), para estratificação de risco adicional e determinação do tratamento com radioiodoterapia com I^{131}.

A Tg é uma glicoproteína específica do tecido tireoidiano, sendo um importante marcador de doença residual ou recorrente. Associada ao USG cervical tem se mostrado eficiente e até mesmo melhor que a PCI no acompanhamento do paciente.

Recomenda-se que a dosagem de Tg seja sempre feita no mesmo laboratório, com ensaio imunométrico. Na ausência de anticorpos antitireoglobulina (AcAtg), a Tg é altamente sensível e específica, e aumenta mais a sensibilidade quando estimulada.

Na presença de AcAtg (20-25% dos pacientes com CDT) o valor da Tg pode ficar falseado, e com isso observa-se a tendência de AcAtg para acompanhamento.

A PCI é um exame de imagem feito com administração de I^{131} (nos EUA utiliza-se I123), realizado na vigência de Tg estimulada, com o objetivo de captar imagens ávidas por iodo e identificar metástase locorregional ou a distância de câncer de tireoide.

A PCI e consequentemente o tratamento complementar com a RIT são dispensados nos pacientes de baixo risco, já que parecem não demonstrar aumento de sobrevida livre de doença. Porém, estudos com crianças ainda são escassos e há controvérsias.

Os grupos que apoiam o tratamento com RIT alegam maior facilidade no acompanhamento com Tg, permitindo assim um diagnóstico mais precoce em caso de metástase. Já grupos mais conservadores alegam que há poucos dados que demonstrem benefício na RIT, além de trazer toxicidade a longo prazo.

Após a TT, a reposição com a levotiroxina deve ser iniciada no dia seguinte ao da cirurgia. O valor alvo do TSH deve variar entre < 0,1-1,0 de acordo com a estratificação de risco de cada paciente (**Tabela 3**). O objetivo dessa terapia de supressão é reduzir o risco de crescimento ou proliferação de células tumorais. Na faixa etária pediátrica há vários estudos provando a eficácia e ausência de efeitos colaterais.

TABELA 3 Estratificação de risco e recomendações de seguimento em curto e longo prazo para pacientes pediátricos com carcinomas diferenciados de tireoide

Nível de risco	Alvo TSH	Vigilância dos pacientes sem evidência de doença
Baixo	0,5-1 mIU/L	USG após 6 meses, depois anual, por 5 anos Tg sob supressão a cada 3-6 meses por 2 anos, depois anual
Intermediário	0,1-0,5 mIU/L	USG após 6 meses, depois a cada 6-12 meses por 5 anos Tg sob supressão a cada 3-6 meses por 3 anos, depois anual Tg estimulada e PCI a cada 1-2 anos tratados com I^{131}
Alto	< 0,1 mIU/L	USG após 6 meses, depois a cada 6-12 meses por 5 anos Tg sob supressão a cada 3-6 meses por 3 anos, depois anual Tg estimulada e PCI a cada 1-2 anos tratados com I^{131}

Fonte: Francis GL. Management Guidelines for Children with Thyroid Nodules and Differentiated. Thyroid Cancer. 2015(15).

Portanto, recomenda-se que pacientes pediátricos de baixo risco sejam avaliados durante o acompanhamento apenas com Tg suprimida. A terapia com levotiroxina visa a valores mais altos de TSH, entre 0,5-1,0 mIU/L. PCI e RIT são dispensados em um primeiro momento. E USG de cervical pode ser usado para definir com maior precisão a qualidade da resposta à terapêutica inicial.

REFERÊNCIAS

1. Barbaro D, Bon G, Meucci G, Simi U, Lapi P, Orsini P, Mariani G. Radioiodine treatment with 30 mCi after recombinant human thyrotropin stimulation in thyroid cancer: effectiveness for postsurgical remnants ablation and possible role of iodine content inl-thyroxine in the outcome of ablation. J Clin Endocrinol Metab. 2003;88(9):4110-5. doi:10.1210/jc.2003-030298.

2. Chow SM, Law SC, Mendenhall WM, et al. Differentiated thyroid carcinoma in childhood and adolescence: clinical course and role of radioiodine. Pediatric Blood and Cancer. 2004;42(2):176-83.
3. Dottorini ME, Vignati A, Mazzucchelli L, Lomuscio G, Colombo L. Differentiated thyroid carcinoma in children and adolescents: a 37-year experience in 85 patients. J Nuclear Medicine. 1997;38:669-75.
4. Francis GL, Waguespack SG, Bauer AJ, Angelos P, Benvenga S, Cerutti JM, et al. Management guidelines for children with thyroid nodules and differentiated thyroid cancer. Thyroid. 2015;25(7):716-59. doi:10.1089/thy.2014.0460.
5. Greenlee RT, Hill-Harmon MB, Murray T, Thun M. Cancer statistics, 2001. CA: A Cancer Journal for Clinicians. 2001;51(1):15-36. doi:10.3322/canjclin.51.1.15.
6. Handkiewicz-Junak D, Wloch J, Roskosz J, Krajewska J, Kropinska A, Pomorski L, Jarzab B. Total thyroidectomy and adjuvant radioiodine treatment independently decrease locoregional recurrence risk in childhood and adolescent differentiated thyroid cancer. Journal of Nuclear Medicine. 2007;48(6):879-88. doi:10.2967/jnumed.106.035535.
7. Hassoun AA, Hay ID, Goellner JR, Zimmerman D. Insular thyroid carcinoma in adolescents: a potentially lethal endocrine malignancy. Cancer. 1997;79(5)1044-8.
8. Hassoun AA, Hay ID, Goellner JR, Zimmerman D. Insular thyroid carcinoma in adolescents: a potentially lethal endocrine malignancy. Cancer. 1997;79(5):1044-8.
9. Jarzab B, Handkiewicz-Junak D, Włoch J. Juvenile differentiated thyroid carcinoma and the role of radioiodine in its treatment: a qualitative review. Endocrine Related Cancer. 2005;12(4):773-803.
10. Katoh R, Sasaki J, Kurihara H, Suzuki K, Iida Y, Kawaoi A. Multiple thyroid involvement (intraglandular metastasis) in papillary thyroid carcinoma: a clinicopathologic study of 105 consecutive patients. Cancer. 1992;70(6):1585-90.
11. Mazzaferri EL, Kloos RT. Clinical review 128: current approaches to primary therapy for papillary and follicular thyroid cancer. Journal of Clinical Endocrinology and Metabolism. 2001;86:1447-63.
12. Mazzaferri EL, Massoll N. Management of papillary and follicular (differentiated) thyroid cancer: new paradigms using recombinant human thyrotropin. Endocrine Related Cancer. 2002;9(4):227-47.
13. Oommen PT, Romahn A, Linden T, Frühwald MC, Bucsky P. UICC-2002 TNM classification is not suitable for differentiated thyroid cancer in children and adolescents. Pediatric Blood & Cancer. 2008;50(6):1159-62. doi:10.1002/pbc.21385.
14. Schlumberger M, Pacini F, Wiersinga W, Toft A, Smit J, Sanchez Franco F, Berg G. Follow--up and management of differentiated thyroid carcinoma: a European perspective in clinical practice. European Journal of Endocrinology. 2004;151(5):539-48. doi:10.1530/eje.0.151053.
15. Schneider R, Reiners C. The effect of levothyroxine therapy on bone mineral density: a systematic review of the literature. Experimental and Clinical Endocrinology & Diabetes. 2004;111(08):455-70. doi:10.1055/s-2003-44704.
16. Sugg SL, Zheng L, Rosen IB, Freeman JL, Ezzat S, Asa SL. Ret/PTC-1, -2, and -3 oncogene rearrangements in human thyroid carcinomas: implications for metastatic potential?. Journal of Clinical Endocrinology and Metabolism. 1996;81(9):3360-5.
17. Vaisman F Corbo R, Vaisman M. Thyroid carcinoma in children and adolescents: systematic review of the literature. Journal of Thyroid Research. 2001;2011:1-7. doi:10.4061/2011/845362.
18. Williams D. Radiation carcinogenesis: lessons from Chernobyl. Oncogene. 2008;27(S2):S9--S18. doi:10.1038/onc.2009.349.
19. Zimmerman, Hay ID, Goughetal IR. Papillary thyroid carcinoma in children and adults: long--term follow-up of 1039 patients conservatively treated at one institution during three decades. Surgery. 1988;104(6):1157-66.

Seção 8

Hiperplasia adrenal congênita

Coordenação:

Alexsandra C. Malaquias

Caso 8.1

Sofia Helena Valente Lemos-Marini
Mariana Zorrom

HISTÓRIA

Paciente do sexo masculino, 11 dias de vida, natural e procedente de Piracicaba/SP. Encaminhado ao pronto-socorro por alteração no teste do pezinho.

HPMA

Menor com 11 dias de vida, sem queixas, comparece ao pronto-socorro devido a convocação pelo serviço de referência em triagem neonatal (SRTN) por alteração da dosagem de 17OH-progesterona (17OHP) no teste do pezinho.

Antecedentes

Parto cesárea, com 36 semanas + 4 dias, Apgar 9/10, PN = 3.125 g (escore-Z= +0,62), comprimento 48 cm (escore-Z = +0,08), perímetro cefálico 33 cm (escore-Z= −0,03). Mãe apresentou diabetes gestacional, sem outras intercorrências no parto ou gestação. Alta da maternidade com 24 horas de vida, peso de alta de 2.810 g (perda ponderal 10% em relação ao peso de nascimento).

Evoluiu com quadro de icterícia neonatal, necessitando de internação para fototerapia com 6 dias de vida. Teve alta com 8 dias de vida, pesando 2.645 g.

Pais hígidos, não consanguíneos. Negavam casos de hiperplasia adrenal na família, perdas neonatais ou ambiguidade genital.

EXAME FÍSICO

Exame físico de entrada no pronto-socorro:

- FC = 150 bpm; peso = 2.580 g (perda 17% em relação ao peso de nascimento).
- Bom estado geral, ativo, reativo, irritado, desidratado +/4+, fontanela deprimida, pulsos finos, tempo de enchimento capilar de 3 segundos, ictérico +/4+ até zona II de Kramer.
- Genitália típica masculina, com gônadas palpáveis, discreta macrogenitossomia, bolsa escrotal hiperpigmentada (**Figura 1**). Estadiamento puberal de Tanner: P1G1. Restante do exame físico sem alterações.

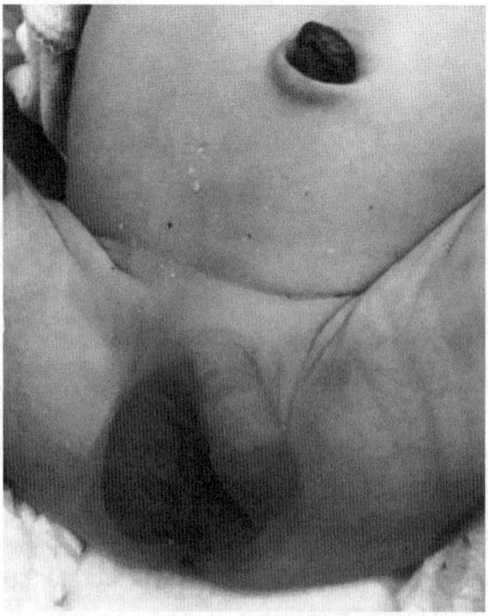

FIGURA 1 Macrogenitossomia + hiperpigmentação de bolsa escrotal. (Ver o Encarte de imagens no final do livro.)
Fonte: arquivo do autor, divulgação autorizada pelo responsável legal.

DIAGNÓSTICO INICIAL

- Recém-nascido pré-termo. Adequado para a idade gestacional. Filho de mãe diabética.
- Icterícia neonatal.
- Hiperplasia adrenal congênita forma perdedora de sal.
- Desidratação aguda.

EXAMES SUBSIDIÁRIOS

Triagem neonatal (teste do pezinho – coletado com 4 dias de vida):

17OHP: 520 ng/mL (papel-filtro – VR ≤ 50 ng/mL, correspondente a ≤ 2x p99,8 estratificado para peso de nascimento e idade na coleta (**Tabela 1**).

TABELA 1 Valores de referência para 17-OHP na triagem neonatal

Coleta	48-72 horas de vida		Após 72 horas de vida	
Cut off	> p99,8	≥ 2x p99,8	> p99,8	≥ 2x p99,8
Peso de nascimento				
< 1.500 g	≥ 80 ng/mL	≥ 160 ng/mL	≥ 172 ng/mL	≥ 344 ng/mL
1.501-2.000 g	≥ 75 ng/mL	≥ 150 ng/mL	≥ 76 ng/mL	≥ 152 ng/mL
2.001-2.500 g	≥ 37 ng/mL	≥ 74 ng/mL	≥ 63 ng/mL	≥ 126 ng/mL
> 2.500 g	≥ 20 ng/mL	≥ 40 ng/mL	≥ 25 ng/mL	≥ 50 ng/mL

Fonte: Hayashi G, Faure C, Brondi MF, Vallejos C et al. Weight adjusted neonatal 17-OH-progesterone cut off levels improve the efficiency of newborn screening for congenital adrenal hyperplasia. Arq Bras Endocrinol Metabol. 2011;55(8):632-7.

Bioquímicos:

- Gasometria venosa de entrada no pronto-socorro – pH 7,25 (7,35-7,45), HCO_3 22,8 mmol/L (18-23), Na 127 mmol/L (136-146), K 6,1 mmol/L (3,5-5,1), Gli 91 mg/dL, lactato 3,4 mmol/L (0,5-1,6), Hb 18,8 g/dL, Ht 57,4%.
- Gasometria venosa 7 horas após expansão volumétrica no pronto-socorro – pH 7,43 (7,35-7,45), HCO_3 17,1 mmol/L (18-23), Na 135 mmol/L (136-146), K 5,7 mmol/L (3,5-5,1), Gli 117 mg/dL, lactato 9,6 mmol/L (0,5-1,6), Hb 16,4 g/dL, Ht 50,2%.
- Hormonais basais: 17OHP (sérico confirmatório): > 160 ng/mL.
- Eletrocardiograma: sem alterações.
- Urocultura: negativa.

CONDUTA/TRATAMENTO

- Expansão volumétrica com soro fisiológico (60 mL/kg – 3 fases de 20 mL/kg).
- Glicose: 10 mL SG 50% cada 100 mL SF.
- Hidrocortisona EV dose de ataque 25 mg + manutenção EV 5 mg a cada 8 h (80 mg/m^2/dia).
- Acetato de fludrocortisona VO 50 mcg a cada 12 h.
- Aporte VO de água com sal 1%.
- Manutenção do aleitamento materno VO.

EVOLUÇÃO RESUMIDA

Na avaliação da equipe médica do pronto-socorro, o recém-nascido (RN) apresentava-se em aleitamento materno exclusivo com boa sucção, diurese clara, sem queixas. Negava vômitos ou outras intercorrências. Porém, no exame físico notou-se quadro de desidratação, sendo realizada expansão volumétrica e coleta de exames (17OHP sérica e gasometria venosa).

Apesar de a desidratação ser clinicamente considerada leve, foram necessárias 3 expansões (20 mL/kg) para sua melhora (diurese > 1 mL/kg/h). Não houve necessidade de correção da hiponatremia.

Durante a internação foi iniciado aporte VO de água com sal a 1%, mineralocorticoide (MC) e dose de manutenção de glicocorticoide (GC), após fase de reparação e dose de ataque de GC.

Na alta foi encaminhado para acompanhamento ambulatorial em serviço terciário. Os responsáveis foram orientados quanto à necessidade de aporte VO de água com sal a 1% e doses de estresse de GC. Após 50 dias do início do tratamento, apresentava-se com os exames a seguir: 17OHP 11,6 ng/mL; androstenediona 0,45 ng/mL (0,4-3,5); renina > 500 uUI/mL (2,8-39,9); testosterona total 3,42 ng/mL (< 0,025); Na 139 mEq/L (135-145); K 4,8 mEq/L (3,5-5,1).

Últimos exames com 12 meses de idade em uso de hidrocortisona (HC) 13 mg/m^2/dia e fludrocortisona 50 mcg a cada 12 h: 17OHP 1,91 ng/mL (até 1,7); androstenediona < 0,1 ng/mL (0,4-3,5); renina 3,7 uUI/mL (2,8-39,9); testosterona total < 0,12 ng/mL (< 0,025); Na 137 mEq/L (135-145); K 4,2 mEq/L (3,5-5,1).

DIAGNÓSTICOS DEFINITIVOS

- Distúrbio hidroeletrolítico agudo (desidratação + hiponatremia + hipercalemia) – crise de perda de sal.
- Hiperplasia adrenal congênita forma perdedora de sal por deficiência da enzima 21-hidroxilase.

COMENTÁRIOS

Nesse caso temos um paciente do sexo masculino com quadro de hiperplasia adrenal congênita (HAC) forma perdedora de sal (PS) identificada por meio da dosagem de 17OHP na triagem neonatal.

O RN recebeu alta precoce, já apresentando perda ponderal significativa. Não realizou a coleta do teste do pezinho na maternidade, devido ao tempo de vida na alta (24 horas de vida). Deu entrada no serviço médico de emergência com 11 dias de vida (data na qual obteve o resultado do teste do pezinho), devido a convocação pelo SRTN, sem queixas, mas com quadro de desidratação não identificada pela mãe.

No pronto-socorro já se tinha a hipótese diagnóstica de HAC forma PS devido à alteração da dosagem de 17OHP na triagem neonatal e à evolução ponderal. Com 10 dias de vida espera-se que o RN já tenha recuperado o peso de nascimento. No caso, com 11 dias de vida, o peso encontrava-se 545 g a menos que o peso ao nascer.

A hiponatremia acompanhada de hipercalemia praticamente confirma a hipótese diagnóstica, devendo a administração de GC, nesses casos, ser iniciada o mais rapidamente possível, de preferência via endovenosa (EV), ou intramuscular (IM), caso haja dificuldade de acesso venoso, mesmo sem a confirmação diagnóstica pela dosagem de 17OHP sérica.

O resultado do teste do pezinho ficou disponível após 1 semana da coleta, coincidindo com o período habitual da crise de perda de sal (7-14 dias de vida). Porém, em alguns casos o resultado da triagem neonatal pode ultrapassar esse período de descompensação, já que frequentemente ocorrem atrasos no envio do material, sendo crucial que a coleta ocorra entre 2-5 dias de vida, permitindo, dessa forma, que o resultado esteja disponível antes do período da crise de perda de sal, entidade essa com alto risco de letalidade.

O SRTN orienta às famílias procurar com urgência atendimento médico nos casos em que a 17OHP é superior a 2x o percentil 99,8, devido à potencial gravidade do quadro de crise de perda de sal. Em nosso serviço, a orientação é de procurar o pronto-socorro para o atendimento inicial.

Crianças com HAC podem não apresentar sinais e sintomas de desidratação clássica, como taquicardia, diminuição do turgor cutâneo, mucosas secas, olhos encovados, fontanelas deprimidas, letargia, oligúria e má perfusão periférica, devendo-se atentar à evolução ponderal, por se tratar do sinal precoce mais importante nos casos de descompensação da HAC forma PS.

A HAC é uma doença genética autossômica recessiva na qual ocorrem deficiências de enzimas envolvidas na esteroidogênese adrenal, sendo a enzima 21-hidroxilase (21OH) a mais frequentemente acometida. A 21OH é responsável pela conversão de 17OHP em 11-desoxicortisol, e progesterona em desoxicorticosterona, ambos produtos precursores do cortisol e aldosterona, respectivamente (**Figura 2**). O comprometimento na síntese de aldosterona pode levar ao choque hipovolêmico, hiponatremia, hipercalemia, retardo mental, déficits cognitivos e óbito (crise de perda de sal), caso o diagnóstico precoce não ocorra.

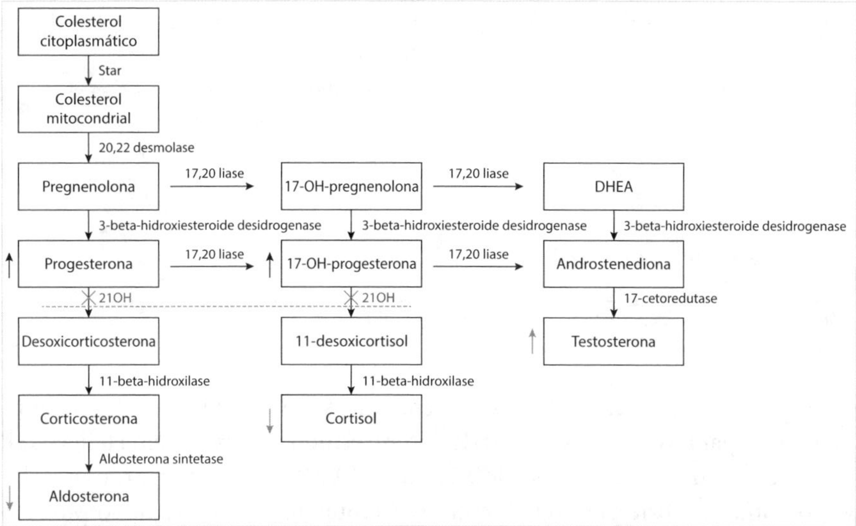

FIGURA 2 Esteroidogênese adrenal.

A triagem neonatal para HAC por meio da dosagem de 17OHP foi implementada pelo Ministério da Saúde a partir de 2013 com o objetivo de identificar precocemente os casos de HAC, principalmente as formas PS no sexo masculino, por apresentarem maior risco de evolução fatal, uma vez que os sinais clínicos podem estar ausentes ou pouco evidentes ao nascimento. Em alguns casos, como no apresentado, pode-se observar macrogenitossomia, em decorrência do aumento de andrógenos adrenais (**Figura 1**). A hiperpigmentação ao nascimento secundária ao aumento de melanocortina (MSH) é regra, podendo atenuar-se mesmo que o tratamento não ocorra. No caso do sexo feminino, ocorre virilização dos genitais, variando desde clitoromegalia até uma genitália com aparência masculina, porém sem gônadas palpáveis. Como a HAC é a causa mais comum de virilização de genitália sem gônadas palpáveis, deve-se coletar material para dosagem sérica de 17OHP no berçário, e estar atento para quadros de hipoglicemia (deficiência de cortisol).

A coleta do sangue para a realização do teste do pezinho deve ser feita em papel-filtro, idealmente de 2-5 dias após o nascimento. Os níveis de 17OHP geralmente são elevados ao nascimento e diminuem durante os primeiros dias pós-natais em crianças sem HAC. Crianças com mais de 28 dias de vida devem realizar a coleta de 17OHP no soro, e não em papel-filtro.

Prematuridade e baixo peso ao nascer podem ocasionar resultados falso-positivos (**Tabela 2**). Dessa forma, os níveis de 17OHP da triagem neonatal devem ser estratificados por idade gestacional ou peso de nascimento, e idade na época da coleta (**Tabela 1**).

TABELA 2 Resultados falso-positivo e falso-negativo da 17-OHP na triagem neonatal

Falso-positivo	Falso-negativo
Prematuridade	Uso de corticoide pela mãe ou pelo paciente
Baixo peso (< 2.500 g)	Transfusão sanguínea (coletar após 5 dias)
Desidratação	Coleta precoce (< 48 h de vida)
Icterícia	
Estresse	
Método de análise (reação cruzada com outros esteroides)	

Fonte: modificada do Departamento científico de Endocrinologia. Guia prático de atualização em hiperplasia adrenal congênita: triagem neonatal, 2017. p.16.

Segundo o Ministério da Saúde, o percentil 99 deve ser utilizado como ponto de corte para os valores de 17OHP. Porém, estudo realizado pelo HCFMUSP em parceria com STRN do estado São Paulo (APAE-SP) demonstrou que elevar o ponto de corte para o percentil 99,8 ampliou o valor preditivo positivo sem implicar resultados falso-negativos. Por esse motivo, o estado de São Paulo adota o percentil 99,8 para a dosagem de 17OHP em papel-filtro. O algoritmo de diagnóstico e conduta para triagem neonatal da HAC no estado de São Paulo é apresentado na **Figura 3**.

A confirmação da HAC deve ser realizada pela dosagem sérica da 17OHP, e a perda de sal, pelas concentrações de sódio e potássio. A avaliação da glicemia é importante, pois a hipoglicemia é um evento frequente. Por esse motivo, em nosso serviço, inicialmente coletamos gasometria venosa, que possibilita a análise de eletrólitos e glicemia, além da coleta de 17OHP sérica. Os outros exames preconizados pelo Programa Nacional de Triagem Neonatal (PNTN) são coletados em um segundo momento, uma vez que o RN se encontra em crise adrenal, habitualmente apresentando dificuldade na coleta de sangue. Realizamos também coleta para urocultura, pois a infecção do trato urinário é comum, podendo ser um motivo adicional para baixo ganho ponderal em recém-nascidos.

Pacientes com resultados falso-positivos em papel-filtro, mesmo que assintomáticos, devem ter acompanhamento clínico com pediatra para eventuais sinais de virilização precoce por poder se tratar de outras formas de HAC, como a clássica virilizante simples ou a não clássica.

Pacientes portadores de HAC não são capazes de produzir quantidade adequada de cortisol em condições de estresse, devendo receber orientações sobre aumento na dose de GC nessas situações.

Segundo o *guideline* da Endocrine Society, exercício físico, estresse emocional e estresse mínimo (febre pós-vacinal, quadro infeccioso viral leve, trauma leve) sem comprometimento do estado geral ou vômitos, com manutenção da

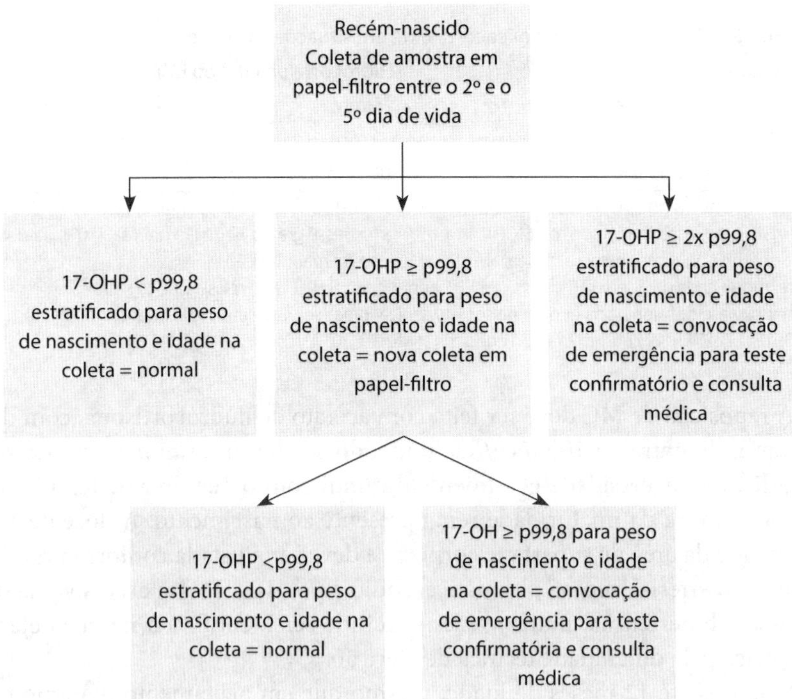

Teste confirmatório sérico: 17-OHP, cortisol, androstenediona, testosterona total, sódio e potássio. Atentar-se para valores de testosterona aumentados em decorrência de minipuberdade dependendo da faixa etária na época da coleta dos exames.

FIGURA 3 Algoritmo de diagnóstico e conduta da triagem neonatal para hiperplasia adrenal congênita (HAC).
Fonte: Executivo, Caderno 1, Diário Oficial do Estado de São Paulo de 30/07/2015 [disponível em: https://www.jusbrasil.com.br/diarios/96834243/dosp-executivo-caderno-1-30-07-2015-pg-46.

aceitação oral, não justificam ajustes de dose de GC. Em caso de estresse leve, as doses podem ser aumentadas em 50% ou dobradas, podendo ser administradas a cada 6 ou 8 horas. Em caso de vômitos ou ingestão oral comprometida, o GC deverá ser administrado EV, IM ou subcutâneo (SC), com a finalidade de prevenir as crises adrenais (**Tabela 3**). O jejum deve ser evitado na vigência de doenças agudas devido ao risco de hipoglicemia. A dose de MC não deve ser aumentada. Doses habituais deverão ser retomadas quando da estabilização do quadro.

TABELA 3 Dose de ataque de glicocorticoide em situações de estresse

Faixa etária	Hidrocortisona (IM ou EV)
Lactente e pré-escolares	25 mg
Escolares	50 mg
Adolescentes e adultos	100 mg

Após a dose de ataque, na necessidade de manter hidrocortisona EV ou IM, utilizar a dose de 30-50 mg/m^2/dia (estresse moderado) ou 50-100 mg/m^2/dia (estresse grave). Redução gradual (50%) da dose deve ocorrer conforme melhora clínica, até atingir a dose de manutenção.
Fonte: modificada de Speiser PW, Arlt W, et al. Congenital Adrenal Hyperplasia due to steroid 21-hydroxylase deficiency: na endocrine society clinical practice guideline. J Clin Endocrinol Metab. 2018;103(11):4043-88. Erratum in J Clin Endocrinol Metab. 2019, 104(1):39- 40.

A reposição de MC deve ser feita com acetato de fludrocortisona, com doses variando entre 50-100 mcg/dia, podendo-se chegar a um máximo de 200 mcg/dia. Sua necessidade geralmente diminui com o decorrer de tempo, devido à melhora da imaturidade renal presente ao nascimento. A dose de MC independe da área de superfície corporal e deve ser ajustada conforme valores de pressão arterial, renina plasmática, sódio e potássio. Doses excessivas associam-se à hipertensão, muitas vezes difícil de ser identificada na faixa etária pediátrica pela dificuldade técnica de aferição.

Crianças até 12 meses de idade, mesmo que em aleitamento materno exclusivo, devem receber aporte de cloreto de sódio a 1% (1 g de sal de cozinha diluído em 100 mL de água) entre as mamadas, conforme aceitação. Não se deve colocar o sal no leite ou em outros líquidos. A criança aceitará o sal conforme a necessidade, e quando mais velha terá autonomia para acrescentá-lo a suas refeições.

O tratamento da fase aguda da crise de perda de sal consiste na administração de GC (preferencialmente hidrocortisona) e hidratação, que pode ser feita via oral na ausência de vômitos e/ou queda do estado geral. Crianças com vômitos e/ou recusa alimentar, mesmo que clinicamente hidratadas, especialmente lactentes, deverão ser mantidas em observação com soro de manutenção, por um período mínimo de 2-4 horas, para avaliação de sinais e sintomas de desidratação. Em caso de vômitos, queda do estado geral, desidratação moderada ou grave, realizar hidratação EV, que deve ser dividida em 3 fases: reparação, reposição e manutenção (*vide* a seguir). Não há a necessidade de correção da hiponatremia. A normalização dos eletrólitos deve ocorrer de forma lenta e progressiva.

Fase de reparação oral:

1. Administrar 50-100 mL/kg de soro de reidratação oral ou soro caseiro, no período de 4-6 horas, de forma constante e fracionada em pequenos volumes. Apresentações de soro adicionado de potássio não devem ser administradas em crianças virgens de tratamento, e, naquelas já em tratamento, somente em casos que não apresentem hipercalemia.
2. Sempre avaliar o peso da criança antes do início da terapia de reidratação. Reavaliação clínica a cada hora. Se ocorrerem vômitos, ausência de melhora clínica ou má aceitação VO, iniciar terapia de hidratação endovenosa. Hidratação endovenosa:
   - Fase de reparação: infundir 20 mL/kg de soro fisiológico (SF) e repetir a expansão a cada 20 minutos até que o paciente apresente diurese > 1 mL/kg/h (acrescentar 10 mL da solução de glicose a 50% para cada 100 mL de SF).
   - Fases de reposição e manutenção:
   1. Reavaliar eletrólitos após a hidratação e administração de hidrocortisona (dose de ataque – **Tabela 3**).
   2. Iniciar o uso de fludrocortisona assim que o paciente tiver condições de ingestão oral.
   3. Habitualmente não há necessidade de usar quelante de potássio.

REFERÊNCIAS

1. Araújo J, Goldbeck A. Triagem neonatal: hiperplasia adrenal congênita. Ministério da Saúde, Secretaria de Atenção à Saúde, Departamento de Atenção Especializada e Temática. Brasília: Ministério da Saúde, 2015.
2. Departamento Científico de Endocrinologia. Guia prático de atualização Hiperplasia adrenal congênita: triagem neonatal, 2017. p.16.
3. DO. Executivo, Caderno 1, Diário Oficial do Estado de São Paulo de 30.7.2015 2015 [Available from: https://www.jusbrasil.com.br/diarios/96834243/dosp-executivo-caderno-1--30-07-2015-pg-46].
4. El-Maouche D, Arlt W, Merke DP. Congenital adrenal hyperplasia. Lancet. 2017 Nov 11;390(10108):2194-210. doi: 10.1016/S0140-6736(17)31431-9. Epub 2017 May 30. Erratum in: Lancet. 2017 Nov 11;390(10108):2142. PMID: 28576284.
5. Hayashi G, Faure C, Brondi MF, Vallejos C, Soares D, Oliveira E, et al. Weight-adjusted neonatal 17OH-progesterone cutoff levels improve the efficiency of newborn screening for congenital adrenal hyperplasia. Arq Bras Endocrinol Metabol. 2011;55(8):632-7.
6. Speiser PW, Arlt W, Auchus RJ, Baskin LS, Conway GS, Merke DP, et al. Congenital adrenal hyperplasia due to steroid 21-hydroxylase deficiency: an Endocrine Society Clinical Practice guideline. J Clin Endocrinol Metab. 2018 Nov 1;103(11):4043-88. doi: 10.1210/jc.2018-01865. Erratum in: J Clin Endocrinol Metab. 2019 Jan 1;104(1):39-40. PMID: 30272171; PMCID: PMC6456929.

Caso 8.2

Sofia Helena Valente Lemos-Marini
Mariana Zorrom

HISTÓRIA

Paciente do sexo feminino, 23 meses, natural e procedente de Pedreira/SP. Queixa principal: pubarca há 3 meses.

HPMA

Paciente encaminhada aos 23 meses de idade por quadro de pubarca e clitoromegalia há 3 meses, sem outras queixas. Negava telarca, uso de medicamentos, inclusive tópicos, pela criança ou familiares, no último ano.

Antecedentes

Parto cesárea por pré-eclâmpsia, a termo (*sic*), Apgar 9/10, PN 3.700 g, comprimento 49 cm, perímetro cefálico 37 cm. Negava virilização materna durante a gestação. Sem outras intercorrências no parto ou gestação. Pai referia uso de pomada para desfazer sinéquia de pequenos lábios aos 7 meses de idade.

Pais hígidos, não consanguíneos. Negavam casos de hiperplasia adrenal na família, perdas neonatais ou ambiguidade genital.

Altura mãe: 157,2 cm.

Altura pai: 153,1 cm.

Média canal familiar: 148,65 cm (z escore CDC, 2.000 = –2,26).

EXAME FÍSICO

Peso 15,6 kg (p99, z escore +2,48 – CDC, 2.000). Altura 94,5 cm (> p99, z escore +2,76 – CDC, 2.000).

Genitália Prader II, clitóris de 3 cm de comprimento, uretra perineal, gônadas não palpáveis, discreta fusão labial posterior (**Figura 1**). Estadiamento puberal de Tanner M1P2. Restante do exame físico sem alterações.

A **Tabela 1** mostra a evolução clínica da paciente.

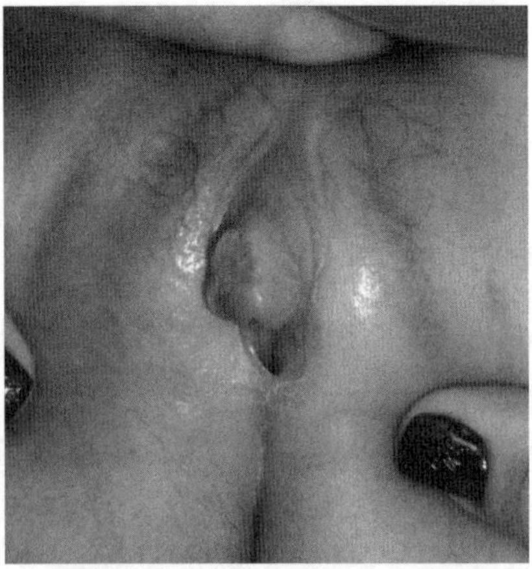

FIGURA 1 Prader II + pubarca. (Ver o Encarte de imagens no final do livro.)
Fonte: arquivo do autor. Divulgação autorizada pelo responsável legal.

DIAGNÓSTICO INICIAL

- Puberdade precoce periférica heterossexual.
- Tumor adrenal virilizante.
- Tumor ovariano virilizante.
- Hiperplasia adrenal congênita (HAC).

EXAMES SUBSIDIÁRIOS

Hormonais basais:

- 23 meses de idade: 17-OH-progesterona (17OHP) 206,8 ng/mL (até 2), androstenediona > 10 ng/mL (0,4-2), DHEA 4,82 ng/mL (até 2,5), SDHEA 144 mcg/dL (até 140), ACTH 75,7 pg/mL (até 46), renina 186,6 pg/mL (3,2-32,6).
Imagem (figura + laudo):
- 23 meses de idade: ultrassonografia (USG) de abdome – útero 1 cm^3, ovário direito 0,4 cm^3, ovário esquerdo 0,7 cm^3, não foram visualizadas massas adrenais.

TABELA 1 Evolução clínica da paciente

Idade (meses)	24	34	46,5	60,5	71,5	86,5
Estadiamento puberal (Tanner)	M1P2	M1P1	M1P1	M1P1	M1P1	M1P1
Peso (z escore CDC, 2000)	2,38	1,69	1,27	0,69	1,05	0,41
Altura (z escore CDC, 2000	2,61	1,76	0,8	0,01	0,3	0,03
Idade óssea (TW20)	5,1	5,9	6,6	7	7	8
Medicação 1	Prednisolona (4,7 mg/m²/dia)	Hidrocortisona (19 mg/m²/dia), substituída por prednisolona	Prednisolona (3 mg/m²/dia), substituída por hidrocortisona	Hidrocortisona (15 mg/m²/dia)	Hidrocortisona (15 mg/m²/dia)	Hidrocortisona (16 mg/m²/dia)
Medicação 2	–	Fludrocortisona 50 mcg/dia	Fludrocortisona 50 mcg/dia	Fludrocortisona 50 mcg/dia	Fludrocortisona 25 mcg/dia	Fludrocortisona 25 mcg/dia

- RX idade óssea 5,1 anos (TW20), idade cronológica 1,9 anos.
  Molecular:
- 23 meses de idade: cariótipo de sangue periférico, banda G – 46,XX[20].
- Estudo molecular do gene *CYP21A2* em heterozigose composta: alelo paterno perdedor de sal p.[Leu308Phefs*6; Gln318*; Arg356Trp]; alelo materno não perdedor de sal p.Ile172Asn.

CONDUTA/TRATAMENTO

- Após resultados dos exames, iniciado reposição com hidrocortisona e acetato de fludrocortisona.
- Orientações sobre ajuste de dose da hidrocortisona em situações de estresse.

EVOLUÇÃO RESUMIDA

Paciente do sexo feminino encaminhada por quadro de pubarca e clitoromegalia há 3 meses, sem outras queixas. Devido ao quadro de virilização, foi necessário descartar as hipóteses de tumor adrenal e tumor ovariano virilizantes. Após os resultados dos exames, realizou-se o diagnóstico de HAC forma virilizante simples (VS), sendo iniciado glicocorticoide (GC) em dose de manutenção (18,75 mg/m^2/dia - dose correspondente em hidrocortisona) e mineralocorticoide (MC), na dose de 50 mcg/dia, devido ao aumento de renina sérica.

Após 45 dias de tratamento apresentava-se com valores séricos de 17OHP de 20,04 ng/mL (até 1,7) e androstenediona de 0,91 ng/mL (0,4-3,5).

Com 34 meses de idade, a hidrocortisona (HC) foi substituída por prednisolona devido à má adesão com consequente mau controle da doença. Um ano e meio após a troca por prednisolona, optamos por retornar com a hidrocortisona por diminuição na velocidade de crescimento (**Figura 2**).

Aos 5 anos de idade foi identificado aumento da pressão arterial no exame físico (120 × 80 mmHg), sendo reduzida a dose de fludrocortisona para 25 mcg/dia.

Paciente foi submetida a clitoroplastia aos 5,5 anos de idade, sem intercorrências, e mantém acompanhamento médico em serviço terciário com boa resposta clínica e laboratorial ao tratamento.

Últimos exames com 7 anos e 8 meses de idade em uso de hidrocortisona 16,54 mg/m^2/dia: 17OHP 4,5 ng/mL (até 1,7), androstenediona 0,21 ng/mL (0,4-3,5), renina 8,5 uUI/mL (2,8-39,9), testosterona total < 0,12 ng/mL (< 0,025).

RX idade óssea 9,6 anos (TW20), idade cronológica 8 anos.

DIAGNÓSTICO DEFINITIVO

- Hiperplasia adrenal congênita forma virilizante simples por deficiência da enzima 21-hidroxilase.

COMENTÁRIOS

Relatamos o caso de uma paciente do sexo feminino com alta estatura, encaminhada pelo pediatra por quadro de virilização (pubarca + clitoromegalia) há 3 meses. Apesar de tumores adrenais e ovarianos virilizantes não serem tão frequentes, devido à sua gravidade, devem ser descartados. No caso acima foi realizado USG abdominal, que descartou massa adrenal e ovariana. A dosagem de SDHEA apresentava-se discretamente elevada, mas compatível com a idade óssea.

Nos tumores adrenais, apesar de poder haver um aumento na velocidade de crescimento, caso o tumor seja predominantemente virilizante, esse incremento geralmente não é tão acentuado como o observado no caso relatado, uma vez que, habitualmente, há produção concomitante de cortisol.

Devido ao fato de a paciente apresentar alta estatura (z escore +2,48), principalmente quando comparado ao canal familiar (média do canal no z escore –2,26), foi considerada a hipótese de HAC. Contudo, na forma clássica VS, geralmente ocorre uma ambiguidade genital evidente, enquanto na forma não clássica a pubarca costuma ser mais tardia, e raramente há a presença de clitoromegalia.

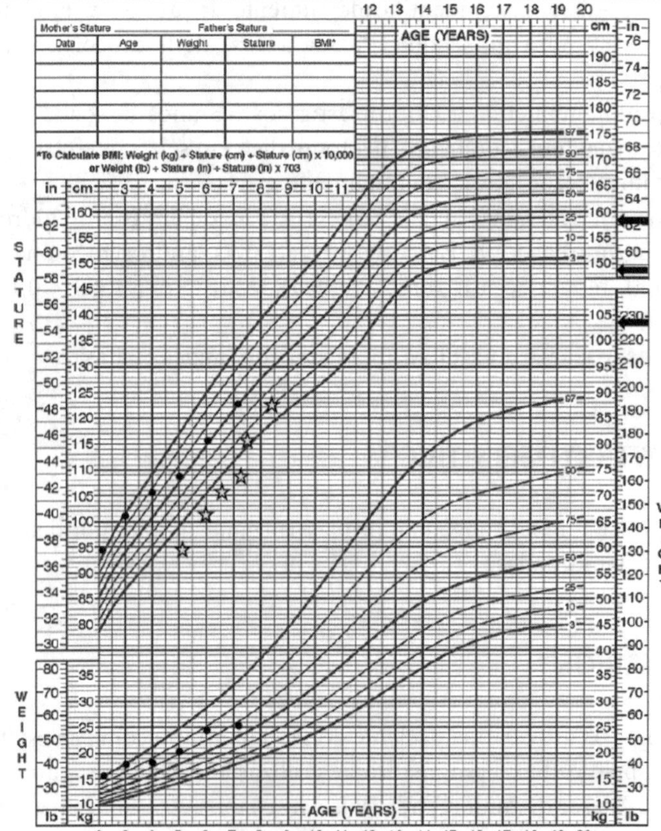

FIGURA 2 Gráfico de altura e peso para idade. Previsão de altura adulta sinalizada com seta preta. Idade óssea: ☆

Fonte: National Center for Health Statistics and National Center for Chronic Disease Prevention and Health Promotion, 2000.

http://www.cdc.gov/growthcharts

No caso acima, o valor basal de 17OHP encontra-se compatível com as formas clássicas de HAC. O estudo molecular identificou uma mutação para forma perdedora de sal (PS) e outra para forma VS, definindo o genótipo como VS. A manifestação clínica segue o alelo que resulta na enzima mais funcional, havendo frequentemente uma boa correlação genótipo-fenótipo.

O valor basal elevado de 17OHP sérica associado à clínica de virilização em uma menina (USG com visualização de útero e ovários + cariótipo 46,XX) possibilitou a realização do diagnóstico de HAC forma VS, já que a criança encontrava-se com 23 meses de idade sem quadro anterior de crise de perda de sal. Na época de nascimento desta paciente o teste de triagem neonatal para HAC não estava disponível.

Com o diagnóstico de HAC forma VS, novo interrogatório complementar foi realizado. A família relatou a presença de hiperpigmentação genital e clitoromegalia ao nascimento com posterior regressão espontânea, indicando exposição a andrógenos intraútero. A fusão labial posterior também estava presente desde o nascimento, porém foi interpretada pelo pediatra como uma sinéquia de pequenos lábios. Podemos evidenciar, dessa forma, a importância de um exame físico detalhado dos genitais ao nascimento, que já poderia identificar a presença de ambiguidade genital.

A HAC é uma doença genética autossômica recessiva causada por mutações nos genes que codificam as enzimas envolvidas esteroidogênese adrenal. Em mais de 95% dos casos as mutações ocorrem no gene *CYP21A2*, localizado cromossomo 6 (6p21.3), que codifica a enzima 21-hidroxilase (21OH). As manifestações clínicas dependem do tipo de enzima envolvida e da severidade da deficiência. Na forma clássica VS tem-se uma atividade residual da 21OH de 3-7%, caracterizando-se por virilização da genitália externa, que pode variar, no sexo feminino, desde clitoromegalia isolada até uma aparência semelhante à de uma genitália masculina, porém sem a presença de gônadas palpáveis; no sexo masculino, observa-se o aumento progressivo do pênis, sem aumento de volume testicular. Em ambos os sexos, caso não haja diagnóstico e tratamento precoces, pode ocorrer pubarca precoce, acne, além de um incremento na velocidade de crescimento, e avanço da idade óssea, que resultará em fechamento epifisário precoce com consequente baixa estatura na vida adulta.

Seu tratamento consiste na reposição dos hormônios deficientes, no caso da forma VS, glicocorticoides (GC), com o objetivo de controlar os efeitos androgênicos e substituir os hormônios deficitários. Exames laboratoriais e de imagem podem orientar o tratamento medicamentoso, porém a avaliação clínica deve sempre ser considerada.

Na infância é preconizado o uso de GC de curta ação e com algum efeito mineralocorticoide (hidrocortisona), por via oral. Muitas vezes, iniciamos com doses maiores (cerca de 20 mg/m²/dia) até que se atinja o controle adequado da doença de base, sempre monitorando sinais clínicos de virilização (pubarca, ereção, aumento peniano/clitóris, acne) e velocidade de crescimento. Embora a HAC forma VS por deficiência de 21OH tenha alguma produção de aldosterona, observa-se uma insuficiência relativa, sendo recomendado o uso de fludrocortisona (principalmente quando há aumento de renina), que também permite uma redução na dose de GC, proporcionando melhores resultados na altura final.

No caso relatado, devido à dificuldade de adesão ao tratamento proposto com hidrocortisona (HC), optou-se por modificar o GC para prednisolona, uma vez que sua administração é a cada 12 horas em vez de a cada 8 horas, porém houve diminuição na velocidade de crescimento, retornando-se o uso de HC. Após o término do crescimento, GC de longa duração podem ser administrados, embora a HC permaneça como tratamento preferencial.

17OHP e androstenediona são os exames laboratoriais utilizados para controle do tratamento da HAC, porém não se deve esperar normalização da 17OHP sérica para considerar que o tratamento esteja adequado (**Tabela 2**).

TABELA 2 Referência para exames laboratoriais de controle da HAC

Idade	Analitos	Avaliação	Valores em relação aos valores de referência
Todas as idades	Renina plasmática	*Status* volumétrico	Normal a baixo
	Sódio	Reposição de GC e mineralocorticoide	Dentro da faixa de normalidade
	Potássio	Reposição de mineralocorticoide	Dentro da faixa de normalidade
	Testosterona total	Total de andrógenos	Dentro da faixa ou próximo ao valor de normalidade
	Androstenediona	Produção principalmente adrenal	Dentro da faixa ou próximo ao valor de normalidade
	17-OH-progesterona	Produção principalmente adrenal	Valores normais indicam supertratamento
Adultos	LH/FSH	Eixo gonadal	Valores baixos indicam mau controle

Fonte: modificada Speiser PW, Arlt W, et al. Congenital adrenal hyperplasia due to steroid 21-hydroxylase deficiency: na endocrine society clinical practice guideline. J Clin Endocrinol Metab. 2018;103(11):4043-88. Erratum in J Clin Endocrinol Metab. 2019;104(1):39-40.

O principal desafio no tratamento da HAC é um difícil ponto de equilíbrio entre hiperandrogenismo e hipercortisolismo. A altura adulta de pacientes com HAC correlaciona-se negativamente com a dose de GC administrado no início da puberdade, devendo-se sempre buscar o tratamento com a menor dose possível de GC. As complicações a longo prazo incluem crescimento e desenvolvimento anormais, efeitos adversos sobre o osso, sistema cardiovascular e infertilidade.

O acompanhamento clínico-laboratorial-radiológico de pacientes com HAC e as doses de manutenção de GC são apresentados na **Tabela 3** e na **Tabela 4**.

TABELA 3 Acompanhamento clínico-laboratorial-radiológico de pacientes com hiperplasia adrenal congênita (HAC)

Idade	Frequência das consultas médicas	Exames
0-6 meses	Mensal	▪ 17-OHP, androstenediona, testosterona total: a cada 3 a 4 meses ▪ Atividade de renina plasmática: semestral ou anual ▪ Sódio e potássio: semanal nas primeiras semanas, a cada 3-4 meses após ▪ RX de idade óssea (após 2 anos de idade): anual
6-12 meses	A cada 2 meses	
> 12 meses	A cada 3 a 4 meses	

Fonte: modificada do Departamento científico de endocrinologia. Guia prático de atualização em hiperplasia adrenal congênita: triagem neonatal, 2017. p. 16.

TABELA 4 Doses de manutenção de glicocorticoide na hiperplasia adrenal congênita (HAC)

Medicamento	Dose diária	Frequência de administração
Terapia de manutenção durante a fase de crescimento		
Hidrocortisona (cp)	10-15 mg/m²/dia	3 x/dia
Cortisona (cp)	18-20 mg/m²/dia	3 x/dia
Fludrocortisona (cp)	50-200 mcg/dia	1-2 x/dia
Terapia de manutenção após o término da fase de crescimento		
Hidrocortisona (cp)	15-25 mg/dia	2-3 x/dia
Prednisona	7-7,5 mg/dia	2 x/dia
Prednisolona	4-6 mg/dia	2 x/dia
Metilprednisolona	4-6 mg/dia	2 x/dia
Dexametasona	0,25-0,5 mg/dia	1 x/dia
Fludrocortisona (cp)	50-200 mcg/dia	1-2 x/dia

Fonte: modificada de Speiser PW, Arlt W, et al. Congenital Adrenal Hyperplasia due to steroid 21-hydroxylase deficiency: na endocrine society clinical practice guideline. J Clin Endocrinol Metab. 2018;103(11):4043-88. Erratum in J Clin Endocrinol Metab. 2019;104(1):39- 40.

Com relação à correção cirúrgica, em nosso serviço, realizamos a genitoplastia feminilizante precoce nos casos de HAC, se possível até a idade de 2 anos, desde que a paciente esteja bem controlada da doença de base, devido a riscos de descompensação durante o ato cirúrgico, e de nova virilização após a cirurgia, caso haja mau controle da doença. As principais complicações das cirurgias feminilizantes estão relacionadas a resultados funcionais e cosméticos imperfeitos, como incontinência urinária, estenose vaginal, dores no clitóris, cicatriz labial ou introital, perda da função sexual e fístulas uretrovaginais.

REFERÊNCIAS

1. Acre Moura-Massari VO, Cunha FS, Gomes LG, Bugano Diniz Gomes D, et al. The presence of clitoromegaly in the nonclassical form of 21-hydroxylase deficiency could be partially modulated by the CAG polymorphic tract of the androgen receptor gene. PLoS One. 2016 Feb 5;11(2):e0148548. doi: 10.1371/journal.pone.0148548. PMID: 26848581; PMCID: PMC4744051.
2. Departamento Científico de Endocrinologia. Guia prático de atualização hiperplasia adrenal congênita: triagem neonatal, 2017. p.16.
3. El-Maouche D, Arlt W, Merke DP. Congenital adrenal hyperplasia. Lancet. 2017 Nov 11;390(10108):2194-210. doi: 10.1016/S0140-6736(17)31431-9. Epub 2017 May 30. Erratum in: Lancet. 2017 Nov 11;390(10108):2142. PMID: 28576284.
4. Speiser PW, Arlt W, Auchus RJ, Baskin LS, et al. Congenital adrenal hyperplasia due to steroid 21-hydroxylase deficiency: an Endocrine Society Clinical Practice Guideline. J Clin Endocrinol Metab. 2018 Nov 1;103(11):4043-88. doi: 10.1210/jc.2018-01865. Erratum in: J Clin Endocrinol Metab. 2019 Jan 1;104(1):39-40. PMID: 30272171; PMCID: PMC6456929.

Caso 8.3

Alexsandra C. Malaquias
Barbara Faria de Arruda

HISTÓRIA

Feminino, 7 anos, procedente de São Paulo/SP.
Veio por queixa de aparecimento de pelos pubianos.

HPMA

Paciente acompanhada da mãe, que referia surgimento de pelos pubianos há aproximadamente 6 meses. Negava a presença de pelos ou odor axilar e aparecimento de mamas. Não notou hipertrofia muscular ou engrossamento da voz. Negava uso de medicações regulares, como pomadas e xaropes.

Antecedentes

Criança nascida a termo (não sabe idade gestacional), PN 3.470 g, CN 50 cm, sem intercorrências perinatais. Teve alta junto com a mãe. Aleitamento materno exclusivo até 6 meses.

DNPM: adequado.

Rinite alérgica, sem acompanhamento.

Negava cirurgias e/ou internações.

Pais – primos de 3º grau. Mãe, G2P2A0, saudável, altura adulta 165 cm (z-altura +0,26). Pai, saudável, altura adulta 192 cm (z-altura +2,14). TH 172 cm (z-TH +1,34).

EXAME FÍSICO

- Criança em bom estado geral, corada, acianótica, anictérica, hidratada.
- Ausência de hipertrofia muscular.
- P: 32,3 kg (Z +1,78). Est: 134,5 cm (Z+ 2,18). IMC 17,9 (Z +1,13). SI/SS = 0,9. Envergadura: 129 cm. AR: MV+ bilateralmente, SRA, eupneica. ACV: RCR, 2T, BNF, sem sopros, PA: 100 × 60 mmHg. ABD: plano, flácido, sem distensão, sem VMG ou massas. Genitália: feminina típica, sem aumento de clitóris. Estadiamento puberal: M1P2.

DIAGNÓSTICO INICIAL

Pubarca precoce a esclarecer secundário a:

- Hiperplasia adrenal congênita forma não clássica.
- Tumor adrenal.
- Idiopática.

EXAMES SUBSIDIÁRIOS

- Bioquímicos: normais (hemograma, glicemia, colesterol total e triglicerídeos).
- Hormonais basais: 17OHP = 6 ng/mL; androstenediona = 1,3 ng/mL; DHEAS = 1.220 ng/mL; testosterona = 34 ng/dL.
- Testes hormonais: teste da cortrosina (ACTH) – ver resultado na **Tabela 1**.

TABELA 1 Teste do ACTH exógeno (cortrosina, 250 mcg, EV)

Teste de estímulo ACTH	Basal	Após 60 minutos
17 OHP (ng/mL)	4,8	15,4
Androstenediona (ng/mL)	1,3	1,7
DHEA-S (ng/mL)	1360	-
Testosterona (ng/dL)	20	39
Cortisol (mcg/dL)	17,5	24,5

- Imagem: RX idade óssea: 8 anos e 10 meses (IC = 6a6m).

CONDUTA/TRATAMENTO

- Após a primeira consulta da triagem, a paciente voltou, 2 meses depois, com os exames basais solicitados.
- Foram, então, solicitados testes da cortrosina (ACTH) para confirmação do diagnóstico.
- Avaliação molecular: a análise do gene *CYP21A2* por PCR alelo específica seguida de *Southern blot* ou MLPA mostrou a variante patogênica p.V281L, em homozigose. A mãe foi testada e apresenta a mesma variante patogênica, em heterozigose. Pai não foi testado.

DIAGNÓSTICO DEFINITIVO

- Hiperplasia adrenal congênita por deficiência de 21OH – forma não clássica.

EVOLUÇÃO RESUMIDA

- A evolução resumida da paciente está indicada na **Tabela 2** e na **Tabela 3**.
- O gráfico de crescimento para altura/idade está mostrado na **Figura 1**.

COMENTÁRIOS

A paciente veio por queixa de pubarca precoce notada 2 meses antes da primeira consulta. Apresentava, também, aceleração do crescimento com alta estatura e avanço de idade óssea. A adrenarca bioquímica (elevação de deidroepiandrostenediona e do DHEAS) é um processo fisiológico que ocorre por volta dos 5-8 anos de idade, mas esse processo não é acompanhado pelo aparecimento de caracteres sexuais secundários. O aparecimento de pelos pubianos, odor/pelos axilares ou acne antes dos 8 anos de idade na menina e dos 9 anos no menino é definido como pubarca/adrenarca precoces. Diante de um quadro de pubarca/adrenarca precoces, os dois diagnósticos principais para serem excluídos, inicialmente, são hiperplasia adrenal congênita (HAC) forma não clássica (paciente não tinha genitália ambígua) e tumor adrenal. Os exames solicitados confirmaram o diagnóstico de HAC.

TABELA 2 Características clínicas e conduta médica durante seguimento da paciente

Idade	Estatura (cm)	Estatura (escore Z)	Peso (kg)	IMC (kg/m^2)	IMC (escore Z)	Tanner	Idade óssea	Medicamentos
7anos	134,5	+2,18	32,3	17,9	+1,14	M1P2	8a10m (IC: 6a6m)	-
7a2m	135	+2,07	32,8	18	+1,13	M1P2	-	-
7a5m	137	+2,11	33,7	18	+1,07	M1P3	11a (IC 7a5m)	Hidrocortisona 12,5 mg/m^2/dia
7a9m	139,6	+2,16	36,5	18,7	+1,21	M1P3	-	Hidrocortisona 15 mg/m^2/dia
8a2m	142	+2,13	38,6	19,1	+1,23	M1P3	11a (IC 8a1m)	Hidrocortisona 15 mg/m^2/dia
8a6m	143,5	+2,04	40,5	19,7	+1,31	M1P3	-	Hidrocortisona 15 mg/m^2/dia
9a	146,4	+2,04	41,8	19,5	+1,14	M2P3	12a (IC 9a)	Leuprorrelina 3,75 Hidrcortisona 13 mg/m^2/dia
9a6m	150	+2,13	45,8	20,4	+1,25	M2P3	-	Leuprorrelina 3,75 Hidrcortisona 13 mg/m^2/dia
9a11m	152,4	+2,11	49,3	21,2	+1,33	M2P3	-	Leuprorrelina 11,25 Hidrcortisona 12 mg/m^2/dia
10a3m	153,4	+1,95	52,5	22,3	+1,48	M3P3	12a (IC 10a3m)	Leuprorrelina 11,25 Hidrcortisona 12 mg/m^2/dia
10a5m	157	+2,29	53,0	21,5	+1,29	M3P4	-	Leuprorrelina 11,25 Hidrcortisona 5 mg/m^2/dia
11a1m	158	+1,79	56,5	22,6	+1,38	M4P4	-	Prednisolona 2,84 mg/m^2/dia
11a8m	163	+1,89	62	23,3	+1,40	M4P4	13a (IC 11a8m)	Prednisolona 2,69 mg/m^2/dia
12a7m	167,6	+1,77	70,6	25,1	+1,54	menarca com 12a	-	Prednisolona2,5 mg/m^2/dia
13a	169	+1,71	74,6	26,1	+1,62	M5P5	-	Prednisolona 2,5 mg/m^2/dia
13a7m	169,7	+1,10	76,8	26,7	+1,78	M5P5	-	Prednisolona 2,5 mg/m^2/dia
13a10m	170,5	+1,66	78,1	26,9	+1,65	M5P5	16a (IC 13a10m)	Prednisolona 2,3 mg/m^2/dia

TABELA 3 Dosagens hormonais no diagnóstico e durante o seguimento ambulatorial

Idade	17OHP (ng/mL)	DELTA4 (ng/mL)	DHEA-S (ng/Ml)	TT (ng/dL)
7anos	-	-	-	-
7a2m	6	1,3	1.220	34
7a5m	4,8/Pós-ACTH: 15	1,3/Pós-ACTH: 1,7	1.360	20/Pós-ACTH: 38
7a9m	9,8	1,5	-	70
8a2m	2,5	0,7	-	< 20
8a6m	-	0,7	1.030	22
9a	-	0,9	710	30
9a6m	-	-	-	-
9a11m	2,1	-	-	-
10a3m	-	-	-	-
10a5m	2,59	1,3	-	24
11a1m	1,17	-	129,9	9,43
11a8m	1,86	1,3	-	36
12a7m	1,17	1,3	132	21
13a	1,61	2	194	37
13a7m	1,2	2,98	-	37
13a10m	-	-	-	-

Os distúrbios da esteroidogênese adrenal compreendem doenças autossômicas recessivas que afetam enzimas do córtex adrenal envolvidas na produção de glicocorticoides (GC), mineralocorticoides (MC) e andrógenos adrenais (AA) e levam, consequentemente, ao excesso de ACTH e hiperplasia das adrenais. A hiperplasia adrenal congênita (HAC) é considerada uma doença rara e o tipo mais comum é causado por deficiência da enzima 21-hidroxilase (21OH; gene *CYP21A2*; OMIM #201910), responsável por 90-95% dos casos de HAC. Defeitos na 21OH resultam em síntese deficiente de GC e MC e levam ao acúmulo dos esteroides precursores do bloqueio enzimático, principalmente 17OH progesterona (17OHP; **Figura 2**). A produção deficiente de GC leva a ausência de *feedback* negativo e a aumento do ACTH. O estímulo contínuo do córtex adrenal pelo ACTH leva à produção excessiva de AA. A HAC por deficiência da 21OH pode se manifestar clinicamente por duas formas, dependendo do grau de comprometimento enzimático: a forma clássica (FC) e a forma não clássica.

A FC, que é a forma mais grave da doença, tem incidência de 1:10.000-15.000 e é subdividida em forma clássica perdedora de sal (FC-PS; 75%) e forma clássica virilizante simples (FC-VS; 25%). A FC-PS é causada por inativação completa da enzima 21OH e deficiência de GC e MC. Manifesta-se

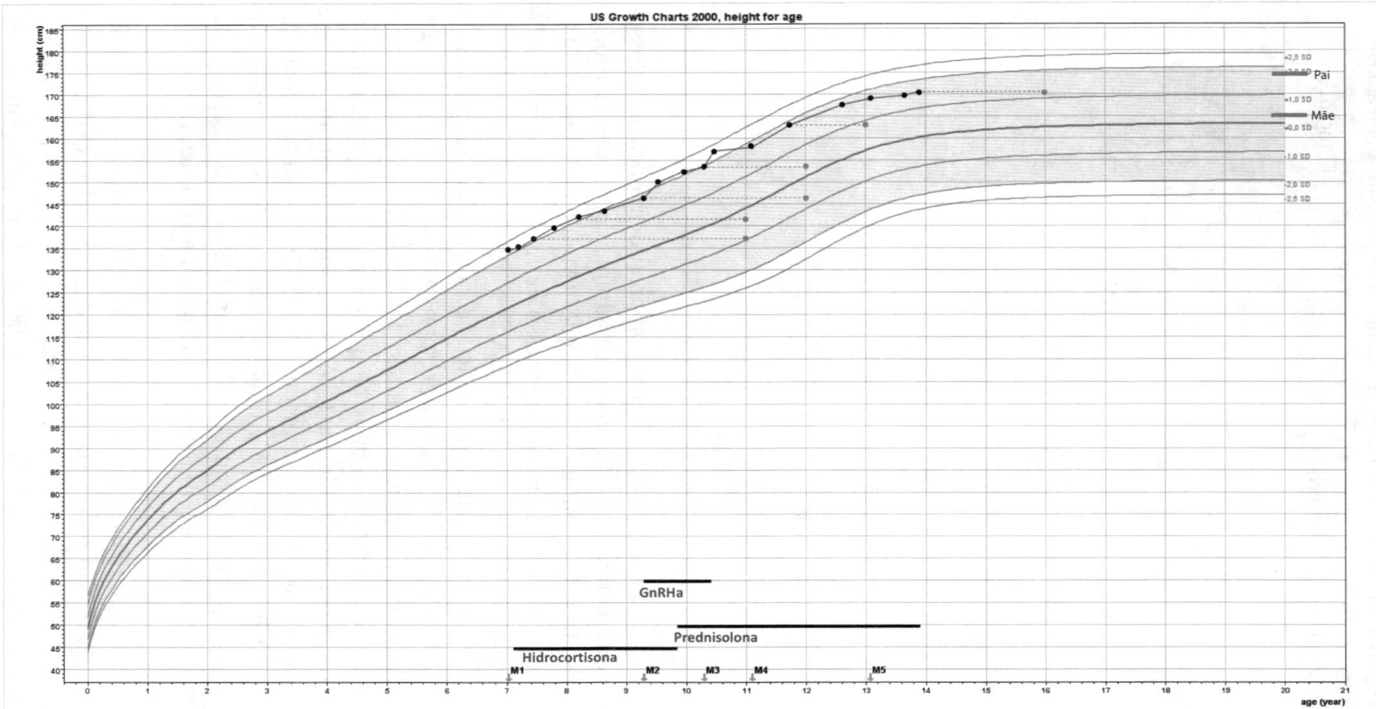

FIGURA 1 Gráfico altura/idade mostrando a altura para a idade cronológica (pontos pretos) e para idade óssea (pontos correspondentes em cinza). A duração do uso das medicações está plotado como uma linha preta em relação à idade cronológica. Estadiamento puberal está indicado pelas setas. A altura da mãe (165 cm) e a altura do pai corrigida (179 cm) estão indicadas como linhas cinzas.

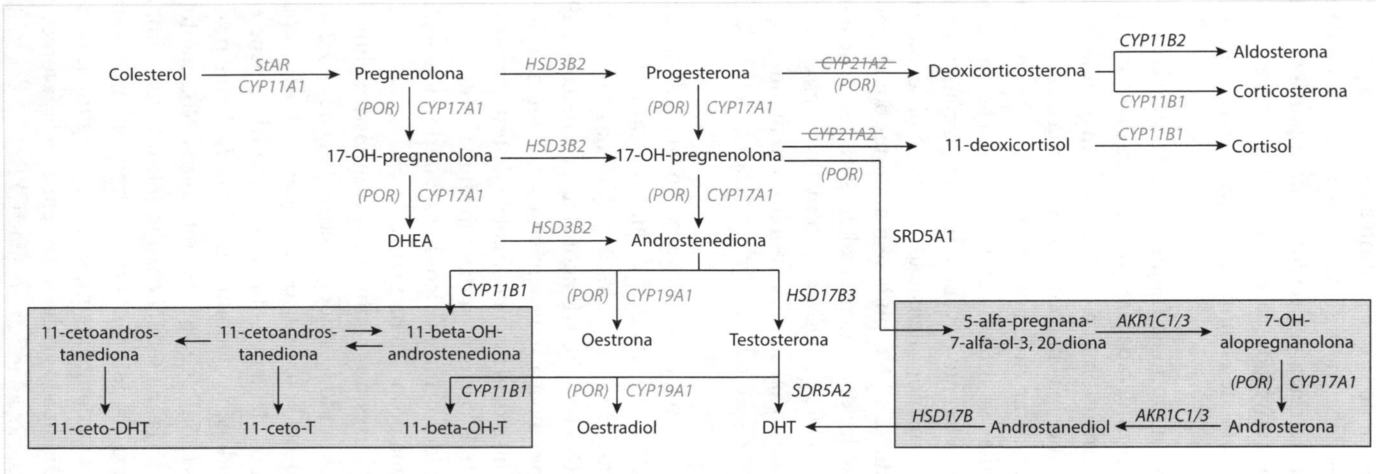

FIGURA 2 Esteroidogênese adrenal. O colesterol é o precursor comum para todos os esteroides. Para iniciar a esteroidogênese, o colesterol livre é mobilizado do citosol para dentro da mitocôndria, onde acontece todo o processo. A enzima StAR é responsável por transportar o colesterol para dentro da mitocôndria que é a etapa limitante na esteroidogênese. A enzima CYP11A1 é responsável por clivar o colesterol na membrana interna da mitocôndria para produzir pregnenolona.
A pregnenolona é substrato para duas enzimas: a HSD3B2 e a CYP17A1. A HSD3B2 participa da síntese de mineralocorticoides (MC), glicocorticoides (GC) e andrógenos (AA), enquanto a CYP17A1 participa da síntese de GC e AA. A CYP17A1 tem afinidade maior pela 17preg do que pela 17prog e a produção de AA é feita preferencialmente pela conversão de 17preg em DHEA. O DHEA pode ser sulfatado e convertido em DHEAS ou pode ser convertido em androstenediona para formar testosterona depois. Em situações de excesso de 17OHP, vias alternativas podem colaborar para o excesso de produção de AA. Traço preto indica deficiência da enzima CYP21A2 (21OH). Círculo verde mostra o precursor imediato ao bloqueio enzimático. Em amarelo, estão sinalizadas as vias alternativas de produção de andrógenos.
Fonte: adaptado de: El Maouche D et al. Lancet. 2017;390(10108):2194-210.

clinicamente por virilização pré-natal no sexo feminino e virilização pós-natal progressiva em ambos os sexos. A deficiência de MC leva a crise de perda de sal no primeiro mês de vida, caracterizada por desidratação hiponatrêmica e hipercalêmica. A FC-VS apresenta atividade da enzima 21OH entre 1-2% e caracteriza-se por virilização pré-natal de meninas e progressão da virilização na vida pós-natal em ambos os sexos.

A forma não clássica (FNC) é muito mais frequente na população e tem incidência de 1:100-1000, sendo considerada uma das doenças autossômicas recessivas mais comuns. É a forma mais branda da doença, com atividade enzimática em torno de 20-60%. As meninas nascem com genitália externa normal, e ambos os sexos podem apresentar virilização progressiva com início na infância, puberdade ou idade adulta. Na infância, o quadro caracteriza-se por pubarca precoce, aceleração do crescimento e avanço de IO, com comprometimento da altura adulta, porém com menor intensidade do que o observado na FC. Na adolescência e na idade adulta, a FNC pode se manifestar por amenorreia primária ou secundária, irregularidade menstrual, hirsutismo, acne e infertilidade. Em alguns pacientes, a FNC pode ser assintomática. Nesses casos, os pacientes apresentam perfil laboratorial alterado, porém sem manifestações clínicas. Geralmente o diagnóstico é feito durante investigação genética da família.

O diagnóstico laboratorial é feito com a comprovação do aumento do precursor imediato ao bloqueio (17OHP) e o excesso de andrógenos adrenais. É recomendada triagem neonatal para HAC em todos os recém-nascidos, colhida entre o 3º e o 5º dia de vida. RN com 17OHP neonatal ≥ ao percentil 99,8 na 1ª ou 2ª amostra (de acordo com o peso ao nascimento e a idade na coleta) devem ser encaminhados para centro de referência e coleta de teste confirmatório com dosagem basal de 17OHP, cortisol, androstenediona, testosterona, sódio e potássio séricos. Em indivíduos sintomáticos após o período neonatal, é recomendado seguir o fluxograma posposto na **Figura 3**.

Na era da biologia molecular, buscamos confirmar o diagnóstico clínico e hormonal, quando necessário, realizando o estudo genético do gene *CYP21A2*. O gene *CYP21A2* está localizado no braço curto do cromossomo 6, dentro do *locus* dos genes que codificam os elementos do HLA classe III. O gene ativo, *CYP21A2*, apresenta um pseudogene, denominado *CYP21A2*, que possui 98% de homologia nas sequências exônicas e 96% nas intrônicas. No entanto, o pseudogene possui variações deletérias na sequência nucleotídica que o impedem de codificar uma proteína ativa. Os dois genes se localizam em uma região de genes duplicados que se alternam, conforme mostrado na **Figura 4**. O alto grau de identidade desses genes duplicados e dispostos em cadeia favorece os erros de recombinação. A distribuição, ao longo do gene *CYP21A2*, das muta-

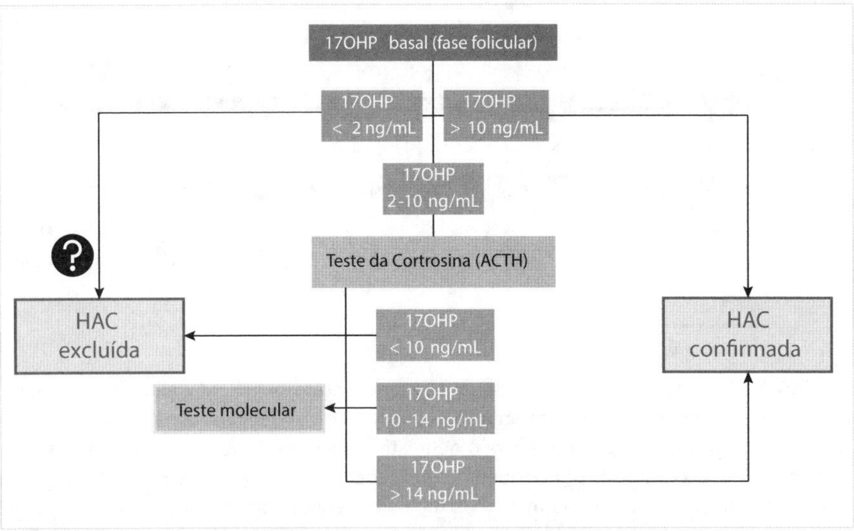

FIGURA 3 Fluxograma para diagnóstico laboratorial de hiperplasia adrenal congênita (HAC) por deficiência de 21OH. Pacientes com forma não clássica (FNC) podem apresentar dosagem basal de 17OHP < 2 ng/mL e, por isso, é recomendado realizar o teste da cortrosina em indivíduos com basal normal e quadro clínico sugestivo.
Fonte: adaptado de Speiser PW et al. J Clin Endocrinol Metab. 2018;103(11):4043-88.

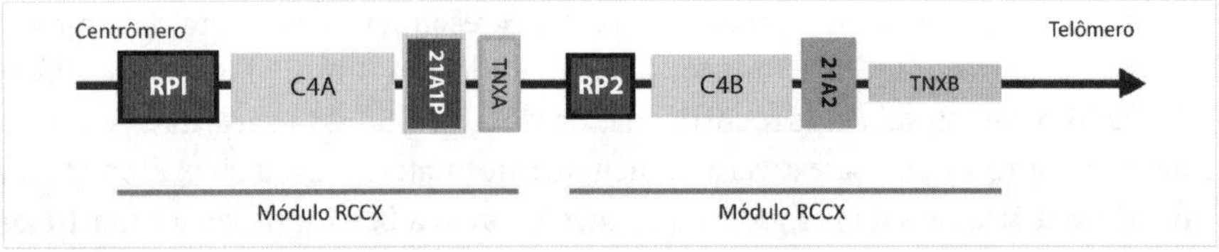

FIGURA 4 O gene *CYP21A2* e seu pseudogene duplicado (*CYP21A1P*) estão separados por 30 kb e localizados na região HLA classe III, no *locus* do MHC, no braço curto do cromossomo 6 (banda 6p21.3) e compartilham aproximadamente 98% de homologia na sequência. Ambos os genes são organizados em cadeia com os genes *C4A, C4B, RP2* e *TNXB* e outros 2 pseudogenes, *RP1* e *TNXA*. Os genes *RP, TNX, C4* e *CYP21* juntos compõem o bimódulo RCCX (RP1-C4-CYP21A1P-TNXA-RP2-C4-CYP21A2-TNXB).

ções mais comuns, transferidas por conversão genética e sua associação com o fenótipo de gravidade clínica, é mostrada na **Figura 5**. A pesquisa molecular é recomendada quando o diagnóstico laboratorial é inconclusivo ou para aconselhamento genético.

O tratamento da HAC por deficiência de 21OH é indicado nos casos da FC e na FNC sintomática. A crise aguda de perda de sal é tratada durante a infância com hidrocortisona – 50 mg/m² –, dose de ataque em *bolus*, seguida da mesma

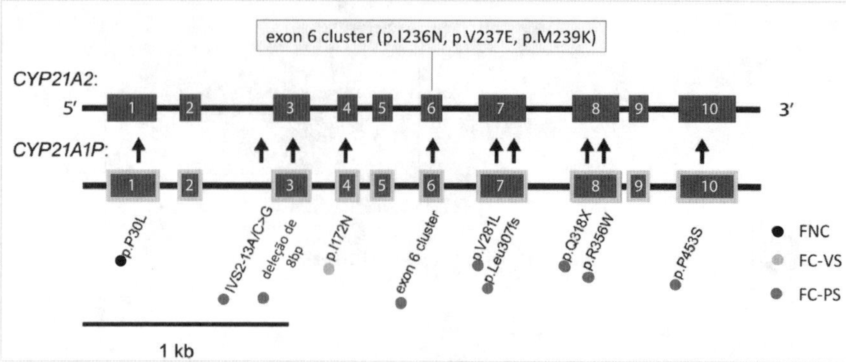

FIGURA 5 O alto grau de homologia de sequência entre o *CYP21A2* e seu pseudogene, *CYP21A1P*, permite erros de recombinação que resultam em deleções e na transferência de sequência pseudogênica deletéria para o gene ativo em mais de 95% dos casos. Aproximadamente 75% são causadas por pequenas conversões (microconversões quando envolvem a troca de um nucleotídeo). As mutações mais frequentemente encontradas no *CYP21A2* são mostradas: p.P30L; IVS2-13A / C> G; deleção de 8pb; p.I172N; *cluster* do éxon 6 (p.I236N, p.V237E, p.M239K); p.V281L; p.Leu307fs; p.Q318X; p.R356W; p453S. O restante das 20-25% das alterações encontradas no gene *CYP21A2* são resultado de macroconversões.
Fonte: adaptada de Hannah-Shmouni F et al. Endocrinol Metab Clin North Am. 2017; 46(2):435-58.

dose nas 24 horas subsequentes. O GC de escolha para o tratamento de manutenção durante o período neonatal e a fase de crescimento é o acetato de hidrocortisona, na dose de 10-15 mg/m^2/dia, dividido em 3 tomadas. Na FC-PS, é associado o MC, 9-alfa-fludrocortisona, na dose de 150-200 mcg/dia, pela manhã. Enquanto a criança estiver em aleitamento materno exclusivo, é oferecida uma dose diária de sal (1-2 g/dia) que corresponde a 0,5-1 g de sal a cada 10 kg de peso corporal, diluído em 100-200 mL de água e oferecido entre as mamadas. A dose de MC pode ser reduzida durante a fase de crescimento para 50-150 mcg/dia. Os critérios para o controle hormonal são: valores pré-púberes da androstenediona e da testosterona (medidos às 8 h, antes da ingestão do GC) e normalização dos valores de sódio e potássio, com valores de atividade de renina plasmática variando entre a média e o limite superior do método.

Nos pacientes que não apresentam bom controle hormonal ou boa aderência ao tratamento, é possível utilizar um GC de longa duração como a prednisolona na dose de 2-6 mg/m^2/dia, em 1 tomada ou dividida em 2 doses diárias. Os GC de longa duração podem afetar mais a altura adulta e não são recomendados como primeira escolha. Pacientes adultos com HAC-FC apresentam altura adulta, em média, 10 cm menor que os indivíduos na população geral. Essa diferença é resultado dos efeitos antagônicos da exposição prévia a andrógenos, causando aceleração do crescimento na infância e fechamento prematuro das epífises dos ossos longos, e o efeito da supressão de doses excessivas de GC na secreção do hormônio do crescimento.

Pacientes com HAC-FNC têm maior predisposição de desenvolver complicações metabólicas na vida adulta, como obesidade e resistência à insulina e, consequentemente, doenças cardiovasculares. Esses pacientes podem apresentar maior risco de espessura arterial de íntima-média aumentada, possivelmente relacionada ao hipercortisolismo iatrogênico intermitente, e resistência à insulina secundária. É recomendada triagem para alterações metabólicas e suas complicações seguindo a mesma orientação feita para a população geral. Efeitos na densidade mineral óssea e osteoporose são bem estabelecidos em pacientes com HAC-FC. No entanto, não são constantes e dependem do sexo e da dose/tipo de GC usado em pacientes com HAC-FNC. É recomendada triagem com densitometria mineral óssea em pacientes adultos que tenham sido expostos a altas doses de GC ou que tenham sofrido fraturas não traumática.

REFERÊNCIAS

1. Baranowski ES, Arlt W, Idkowiak J. Monogenic disorders of adrenal steroidogenesis. Horm Res Paediatr. 2018;89(5):292-310.
2. de Carvalho DF, Miranda MC, Gomes LG, Madureira G, Marcondes JA, Billerbeck AE, et al. Molecular CYP21A2 diagnosis in 480 Brazilian patients with congenital adrenal hyperplasia before newborn screening introduction. Eur J Endocrinol. 2016;175(2):107-16.
3. Macut D, Zdravković V, Bjekić-Macut J, Mastorakos G, Pignatelli D. Metabolic perspectives for non-classical congenital adrenal hyperplasia with relation to the classical form of the disease. Front Endocrinol (Lausanne). 2019;10:681.
4. Pignatelli D, Carvalho BL, Palmeiro A, Barros A, Guerreiro SG, Macut D. The complexities in genotyping of congenital adrenal hyperplasia: 21-hydroxylase deficiency. Front Endocrinol (Lausanne). 2019;10:432.
5. Speiser PW, Arlt W, Auchus RJ, Baskin LS, Conway GS, Merke DP, et al. Congenital Adrenal hyperplasia due to steroid 21-hydroxylase deficiency: an Endocrine Society Clinical Practice Guideline. J Clin Endocrinol Metab. 2018;103(11):4043-88.

Caso 8.4

Margaret de Castro
Lívia Mermejo

HISTÓRIA

Masculino, 5 anos e 11 meses, procedente de Piumhi/MG.
Pubarca aos 3 anos de idade.

HPMA

Macrogenitossomia desde o nascimento.

Há 1 ano a mãe relatava aumento da velocidade de crescimento e aumento do tamanho peniano. A pubarca foi concomitante ao aparecimento de odor e pelos axilares. Mãe negou diarreia, vômitos ou episódios de desidratação.

Antecedentes

Nasceu de parto normal a termo, peso 3.500 g. Apresentou desenvolvimento neuropsicomotor adequado.

Nega consanguinidade e casos semelhantes na família. Tem dois irmãos (17 e 18 anos) hígidos.

EXAME FÍSICO

- Peso 37,9 kg, estatura 143,5 cm (z-escore = 5,93), IMC 18,4 kg/m^2 (z-escore: 1,68).
- PA: 140 × 90 mmHg. FC: 80 bpm.
- Acne em face e tronco. Hipertrofia muscular generalizada.
- Presença de odor axilar.

Estadiamento de Tanner: P3-> 4. Pênis 12,4 × 3,6 cm. Testículo direito: 2,8 × 1,5 cm. Testículo esquerdo: 2,8 × 1,4 cm.

DIAGNÓSTICO INICIAL

Pubarca precoce + avanço da idade óssea + hipertensão arterial:

- Hiperplasia adrenal congênita por deficiência da 21-hidroxilase (D21OH)?
- Hiperplasia adrenal congênita (HAC) por deficiência da 11-beta-hidroxilase?
- Tumor adrenal misto?

EXAMES SUBSIDIÁRIOS

- 17-OH-progesterona (17OHP): 312 ng/dL (VR: 10-200 ng/dL).
- Testosterona: 235 ng/dL (VR < 10 ng/dL).
- DHEAS: 54 mcg/dL (VR < 300 mcg/dL).
- Androstenediona: 1.888 ng/dL (VR 20-100 ng/dL).
- LH < 0,12 mU/mL (VR < 0,2 mU/mL).
- Cortisol basal: 6,7 mcg/dL (VR: 5-20 mcg/dL).
- Na: 145 mEq/L (VR: 135-145 mEq/L).
- K: 3,5 mEq/L (VR: 3,5-5 mEq/L).
- RX mãos e punhos: idade óssea de 14 anos (idade cronológica: 5a11m).

DIAGNÓSTICOS DEFINITIVOS

Avanço importante da velocidade de crescimento e da idade óssea com sinais de hiperandrogenismo, confirmados pelas elevadas concentrações de androstenediona e testosterona. Diante de uma discreta elevação de 17OHP e na presença de hipertensão arterial, a hipótese de tumor adrenal misto, secretor de andrógenos/cortisol/mineralocorticoides, deve ser aventada. Para descartar a hipótese de tumor adrenal misto, foi realizado teste de supressão com dexametasona 0,5 mg a cada 6 horas por 5 dias, e a dosagem de ACTH plasmático, conforme mostrado na **Tabela 1**.

TABELA 1 Supressão com dexametasona

	Basal	Após dexametasona
DHEAS (mcg/dL)	34	3,9
Androstenediona (ng/dL)	1875	142
Testosterona (ng/dL)	425	22
Cortisol (mcg/dL)	12	< 1,2

Como houve supressão maior do que 50% de todos os andrógenos e do cortisol, e diante de níveis elevados de ACTH (300 pg/mL, VR 10-50 pg/mL), foi descartado tumor adrenal misto e tornou-se obrigatório e necessário investigar HAC. Cumpre destacar que o paciente apresentava hiperandrogenismo de longa data (macrogenitossomia desde o nascimento), o que tornava a hipótese de tumor adrenal mais remota e a de HAC mais plausível.

O próximo passo foi realizar teste com ACTH exógeno (cortrosina 250 mg EV) com dosagem basal e após 60 minutos para investigar HAC. Devido à presença de hipertensão arterial, foi também solicitada a dosagem plasmática de 11 desoxicortisol (**Tabela 2**).

TABELA 2 Teste do ACTH exógeno (cortrosina)

	Basal	Após ACTH
17OHP (ng/dL)	381	400
11-desoxicortisol (ng/dL)	16.200 (VR: 15-55)	17.400 (VR: 40-180)
Cortisol (mcg/dL)	8,4	9,6

Diante dos resultados muito elevados de 11-desoxicortisol no basal e pós-ACTH, foi confirmado o diagnóstico de hiperplasia adrenal congênita por deficiência da 11-beta-hidroxilase. Realizado estudo molecular e encontrada a variante p.Q318X no gene *CYP11B1*.

CONDUTA/TRATAMENTO

Iniciado acetato de cortisona 15 mg/m^2/dia. O paciente evoluiu com melhora dos andrógenos. Após 1 mês de tratamento, a androstenediona diminuiu de 1.800 para 661 ng/dL, porém em média permaneceu em torno de 100 ng/dL após os ajustes da dose de glicocorticoide. Após 1 ano de tratamento, o paciente apresentou puberdade precoce central de origem periférica, sendo necessário realizar bloqueio com acetato de leuprorrelina dos 7-12 anos de idade. Houve melhora da pressão arterial após o início do tratamento com o acetato de cortisona, e foi necessário associar um anti-hipertensivo na idade adulta. Foi introduzida a nifedipina e obtido um controle pressórico regular após isso.

EVOLUÇÃO RESUMIDA

O paciente evoluiu bem, atualmente encontra-se com 24 anos de idade, porém apresenta na vida adulta retinopatia hipertensiva. No último retorno, estava em uso de dexametasona 0,25 mg/dia intercalado com 0,125 mg/dia, e nifedipina 10 mg a cada 12 h. A pressão arterial estava controlada (110 × 80 mmHg) e a androstenediona estava 130 ng/L (VR 60-250).

Realizada ultrassonografia de testículos, que não evidenciou tumores testiculares de restos adrenais (TART).

COMENTÁRIOS

A deficiência da 11-beta-hidroxilase (D11-beta-OH; OMIM 202010) corresponde a 5-8% dos casos de HAC, com frequência em torno de 1:100.000 nascimentos. Foi descrita por Bongiovanni e Eberlein em 1956, sendo a segunda forma mais comum de HAC nos países europeus. Em contraste com a D21OH, a D11-beta-OH não está incluída em programas de triagem neonatal, embora valores de 17OHP discretamente elevados durante a triagem possam sugerir essa forma de HAC.

Na D11-beta-OH, 11-desoxicortisol e desoxicorticosterona (DOC) não são convertidos eficientemente em cortisol e corticosterona, respectivamente. A diminuição da produção de glicocorticoides resulta em elevação da secreção de ACTH, que estimula a zona fasciculada a produzir esteroides proximais ao bloqueio (**Figura 1**). Portanto, a forma clássica de D11-beta-OH é caracterizada por ambiguidade genital em meninas e hiperandrogenismo pós-natal em ambos os sexos, resultando em pseudopuberdade precoce com rápido crescimento somático, aceleração da idade óssea e hipertensão em cerca de 2/3 dos pacientes (**Tabela 3**). O paciente apresentado exibia os sinais de hiperandrogenismo e hipertensão arterial.

Enquanto o aspecto clínico da genitália de uma criança afetada por D11-beta-OH pode ser completamente sobreponível aos encontrados na HAC por D21OH, a presença de hipertensão arterial com alcalose hipocalêmica devido ao excesso de produção de DOC é uma das características clínicas que distingue as duas formas de HAC, estando presente apenas na D11-beta-OH. Entretanto, a hipertensão arterial pode ou não estar presente, sendo observada

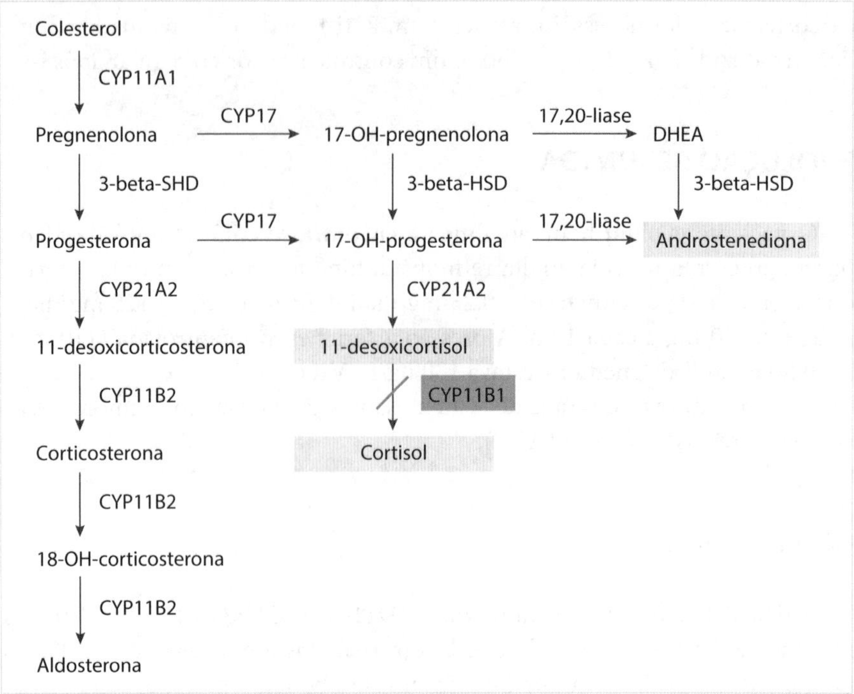

FIGURA 1 Esteroidogênese adrenal. Na deficiência da 11-β-hidroxilase, a 11-desoxicortisol e a desoxicorticosterona não são convertidas eficientemente a cortisol e a corticosterona, respectivamente. A diminuição da produção de glicocorticoides resulta em elevação da secreção de ACTH, que estimula a zona fasciculada a produzir esteroides proximais ao bloqueio.

em 60% dos casos. A hipertensão, muitas vezes, só se manifesta nas fases mais tardias da infância ou adolescência e é atribuída ao excesso de DOC.

O valor basal extremamente elevado de 11-desoxicortisol é fundamental para a definição do diagnóstico laboratorial de D11-beta-OH, tornando desnecessários seus valores após teste de estímulo com ACTH exógeno. Outros parâmetros laboratoriais observados são: cortisol plasmático basal baixo ou no limite inferior do normal; valores de ACTH muito acima da normalidade, assim como os compostos androgênicos plasmáticos, androstenediona e testosterona. A atividade da renina plasmática é marcadamente suprimida devido à ação agonista de mineralocorticoides da DOC. É importante salientar que os valores para 17-OHP basais estão aumentados, porém não nos níveis que caracterizam a forma clássica de D21-OH. Em face da clínica compatível com a forma clássica e valores de 17OHP discretamente elevados, a dosagem de 11-desoxicortisol é imprescindível e deve ser solicitada.

TABELA 3 Principais achados clínicos e bioquímicos das formas raras de hiperplasia adrenal congênita

Nome	Deficiência de 11-β-hidroxilase
OMIM	202010
Incidência	1:100.000 (5-8% das HAC)
Enzima	P450c11β
Gene mutado	*CYP11B1*
Locus cromossômico	8q21
Quadro clínico	
Genitália ambígua	presente (sexo ♀)
Desenvolvimento sexual	pubarca precoce e virilização (ambos os sexos)
Hipertensão	presente (2/3 dos casos)
Crise adrenal	rara; apenas no período neonatal
Alterações laboratoriais	
Sódio	aumentado
Potássio	diminuído
pH	alcalose
Produção hormonal	
Precursor/androgênios elevados	11-desoxicortisol, 11-desoxicorticosterona (DOC), Androstenediona, testosterona
Glicocorticoide	diminuído
Mineralocorticoides	aumentado

Mutações no gene *CYP11B1*, que codifica a enzima 11-beta-hidroxilase, são encontradas nos pacientes com D11-beta-OH. No Brasil, a variante p.Q356X foi encontrada em pacientes negros não relacionados, indicando um possível efeito fundador nesse grupo étnico na população brasileira; essa mutação havia sido anteriormente descrita em pacientes americanos também de origem africana. Essa alteração molecular também foi encontrada no paciente acima descrito.

O tratamento consiste na reposição com glicocorticoide, com consequente diminuição da secreção de DOC e normalização da atividade da renina plasmática. A redução do ACTH também diminui a secreção dos precursores da aldosterona com efeito agonista de mineralocorticoides e melhora, dessa forma, a hipertensão arterial. Hidrocortisona oral (10-15 mg/m^2/dia) ou acetato de cortisona (15-20 mg/m^2/dia), divididas em 2 ou 3 tomadas, são utilizadas na criança em crescimento. Em pacientes adultos com maturação das epífises ósseas, glicocorticoides de meia-vida maior, como a prednisona ou a dexametasona, podem ser utilizados. A terapêutica na criança deve ser monitorizada periodicamente pela avaliação do crescimento linear, avaliação da idade óssea e o aparecimento de puberdade precoce secundária, que deve ser tratada com agonistas do GnRH.

Terapêutica adjuvante com drogas anti-hipertensivas pode ser necessária para completa normalização da pressão arterial. Doses pequenas de espironolactona ou amiloride podem corrigir a hipocalemia e tratar hipertensão leve. Entretanto, às vezes há necessidade de associar bloqueadores de canais de cálcio. Inibidores de enzima conversora geralmente não melhoram a retenção de sódio e a hipertensão desses pacientes. Bloqueadores beta-adrenérgicos também não são indicados nesta situação clínica, pois sua ação é dependente da redução da secreção de renina, que estará supressa em tal condição. Em pacientes 46,XY com tratamento irregular foram descritos TART.

A adequação do tratamento pode ser aferida pelo bom controle da hipertensão, desbloqueio da atividade de renina plasmática e normalização das concentrações de androstenediona e testosterona para idade e o sexo. Em situações de estresse ou infecção, a dose de glicocorticoides deve ser aumentada por alguns dias. Em situações de grandes procedimentos ou risco de morte, hidrocortisona via endovenosa deve ser administrada a cada 6 horas com hidratação adequada.

REFERÊNCIAS

1. Breil T, Yakovenko V, Inta I, Choukair D, Klose D, Mittnacht J, et al. Typical characteristics of children with congenital adrenal hyperplasia due to 11β-hydroxylase deficiency: a single-centre experience and review of the literature. J Pediatr Endocrinol Metab. 2019;32(3):259-67.
2. Mello MP, Penachioni JY, Amaral FC, Castro M. Deficiência da 11beta-hidroxilase. Arq Bras Endocrinol Metab. 2004;48(5):713-23.
3. Miller WL. Mechanisms in endocrinology: rare defects in adrenal steroidogenesis. Eur J Endocrinol. 2018;179(3):R125-R41.
4. Nimkarn S, New MI. Steroid 11beta-hydroxylase deficiency congenital adrenal hyperplasia. Trends Endocrinol Metab. 2008;19(3):96-9.
5. White PC, Curnow KM, Pascoe L. Disorders of steroid 11 beta-hydroxylase isozymes. Endocrine Rev. 1994;15(4):421-38.

Seção 9

Doença de Cushing

Coordenação:

Carlos A. Longui

Caso 9.1

Carlos A. Longui

HISTÓRIA

Menina, 9 anos e 5 meses, natural de São Paulo. Encaminhada por ganho de peso excessivo há 1 ano.

HPMA

Mãe refere que a paciente apresentou ganho de 20 kg no último ano, sendo que há 4 meses está fazendo dieta com redução calórica, mas sem perda de peso.

Nega uso de medicações sistêmicas na pele, ouvidos ou nariz, em especial nega uso de qualquer glicocorticoide no último ano.

Aos 4 anos, internação em UTI por broncoespasmo, refere asma intermitente, última crise há 6 meses, mas que melhorou com inalações e sem uso de glicocorticoides.

Antecedentes

Gestação com descolamento prematuro de placenta e hematoma placentário, nasceu a termo, sem intercorrências, PN 3.630 g, estatura 51 cm. Realizada fototerapia por 1 dia.

Cefaleia sem outros sintomas associados, que melhora com analgésico.

Refere espinhas em face; estrias principalmente em abdome e coxas; lesões em MMII hipercrômicas; inchaço de MMII; "furúnculos" em virilha.

Cansaço ao caminhar longos trechos ou subir ladeiras; sem outras queixas.

Pais eutróficos; não consanguíneos; mãe com 32 anos, G1P1; litíase renal e mioma; menarca aos 13 anos, estatura 162 cm (~p50). Pai com 51 anos, sobrepeso, refere ter gota; estatura 170 cm (p25), referindo estirão puberal aos 14 anos. TH 159,5 cm (p10). Avó materna com câncer de mama. Família materna com vários obesos; avó paterna e tio paterno com hipertensão arterial sistêmica e DM tipo 2.

EXAME FÍSICO

Peso: 59,9 kg (> p97); CA 97 cm (CA/E = 0,7); IMC 29,7 kg/m^2 (Z: +2,45); estatura 142 cm (Z: +1,03).

BEG, corada, hidratada, aaa. Face cushingoide. BRNF 2t s/S; PA 150 × 110 mmHg. MV+ SRA; gibosidade dorsocervical leve. Abdome globoso, flácido, sem visceromegalias ou massas, RHA+, indolor. Estrias violáceas em flanco, mamas em região interna das coxas; acantose *nigricans* cervical leve. Genital feminino normal, clitóris normal, Tanner P3M3.

DIAGNÓSTICO INICIAL

- Obesidade centrípeta.
- Hipertensão arterial sistêmica.
- Antecipação puberal.
- Síndrome de Cushing.

EXAMES SUBSIDIÁRIOS

- Bioquímicos: colesterol total: 142 mg/dL; TG 112 mg/dL; glicemia: 67 mg/dL.
- Hormonais: trouxe de outro serviço dosagens hormonais após teste de supressão com dexametasona (dose não descrita): ACTH 27,5 pg/mL; cortisol: 1,4 ug/dL; cortisol urinário (24 h): 291,2 ug/24 h (VT 1.440 mL); DHEA 3,9 ng/mL; DHEA-S: 124,2 ng/mL; LH: 0,07 mUI/mL; FSH 0,6 mUI/mL; TSH 1,39 mUI/mL; T4L 1,65 ng/dL. Idade óssea: 10 anos (IC 9,5 anos). RNM de crânio normal.
- Considerações feitas no primeiro atendimento: paciente obesa em puberdade, com história familial de HAS e diabetes tipo 2, que apresentou supressão do cortisol após dexametasona. Orientadas dieta e melhora da atividade física. Solicitados reavaliação clínica e exames controle evolutivo.

EVOLUÇÃO RESUMIDA

Segunda consulta (IC 9a11m):

Refere persistir com ganho excessivo de peso, aumento das estrias e de padrão mais violáceo (**Figura 1**).

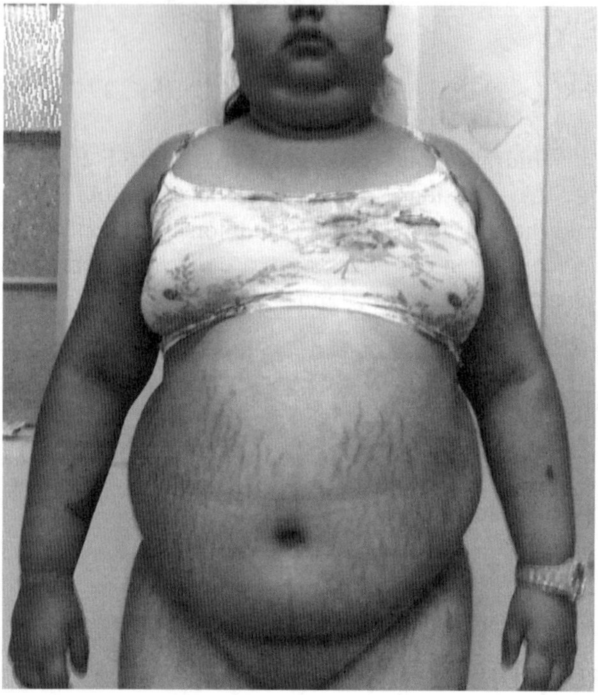

FIGURA 1 (Ver o Encarte de imagens no final do livro.)

Cefaleia frequente, sem outros sintomas associados.

Ao exame: peso 72,6 kg (+13,3 kg); E 143 cm (+1 cm/6 meses); CA 104,5 cm; IMC 36,3 kg/m^2; PA 160/120 mmHg; mantendo Tanner P3M3.

Exames laboratoriais: colesterol total 163; HDL 58; LDL 88; VLDL 7; TG 88; glicemia 74; insulina 12; TSH 1,22; T4L 1,2; TGO 22; TGP 40; IO 10 anos.

HD: síndrome de Cushing.

Consideração feita no segundo atendimento: paciente com piora do quadro, aspecto clínico sugestivo de Cushing. Internação hospitalar para controle dos níveis pressóricos e exame de imagem: RNM hipófise. Solicitado também USG adrenal, ECG, Na e K.

Terceira consulta (IC: 10a1m), após a alta hospitalar.

A paciente ficou internada por 5 dias, mantendo a pressão arterial no limite superior da normalidade, mantendo queixa de cefaleia. Ao exame: Peso 71,6 kg (−1 kg/1 m); E 143,2 cm (mantida); PA: 130/90 mmHg.

Exames realizados na internação: ECG normal; USG de adrenais normal; Na 142 mEq/L; K 4,5 mEq/L. Esteroides adrenais basais, cortisol em urina de 24 h, testes de supressão com dexametasona dose baixa e dose alta mostrados na **Tabela 1**. Também realizados RNM hipófise com cortes dinâmicos (FLAIR) após contraste (com resultado normal); teste CRHo (**Tabela 2**); cateterismo do seio petroso inferior (SPi) após estímulo com CRHo (**Tabela 3** e **Tabela 4**).

TABELA 1 Testes supressão com dexametasona (Dex)

	Basais	Dose baixa de Dex	Dose alta de Dex
Cortisol (Fs)	24,6	11,0	<1,8
ACTH	–	21,7	10
Cortisol urina (FU)	248,0	197,9	35,0
DHEAS	972	1.120	1.720
17OHP	0,5	–	–
Androstenediona	3,2	–	–
Testosterona T	32	–	–

Fs: cortisol sérico (mcg/dL); FU: cortisol urina 24 h (mcg/dL); ACTH (pg/mL); DHEAS (ng/mL); dose baixa (DEX-20 mcg/dia); Dose alta (DEX-80 mcg/dia).

TABELA 2 Teste de estímulo CRHo
Amostras plasmáticas após CRHo (75 µ IV *bolus*)

Tempos	ACTH (pg/mL)	Cortisol (µg/dL)
Pré	29	17,8
10 min	82	20,8
20 min	194	24,3
30 min	229	38,9

TABELA 3 Amostra de seio petroso inferior
Teste de estímulo com CRHo (75 µ IV *bolus*)

	Periférico ACTH	Periférico PRL	SP direito ACTH	SP direito PRL	SP esquerdo ACTH	SP esquerdo PRL
Pré	100	13,5	78	14,1	475	27,2
1 min	81	14,1	20	14,1	129	17,6
3 min	19	12,9	58	13,2	307	19,4
5 min	20	14,0	27	13,3	500	18,8

ACTH (pg/mL); PRL (ng/mL).

TABELA 4 Amostras ao final do teste CRHo (75 μ IV *bolus*)

Concentração em diferentes segmentos	ACTH (pg/mL)
ACTH jugular	212
ACTH periférico	99.3
ACTH subclávia	189,0
ACTH periférico	121,0
ACTH tronco-torácico	117,0
ACTH periférico	166,0

DIAGNÓSTICO DEFINITIVO

- Doença de Cushing.

CONDUTA/TRATAMENTO

- Iniciado uso de cetoconazol com aumento progressivo a cada 7 dias: 400 mg/dia, 600 mg/dia e 800 mg/dia. Realizados controles quinzenais de AST/ALT/GGT/FA/CPK.
- Cirurgia programada: abordagem transesfenoidal para identificação de adenoma produtor de ACTH.

COMENTÁRIOS

Paciente com 9,5 anos e história de obesidade com piora há 1 ano. Obesidade com predomínio em tronco, acompanhada de hipertensão arterial. Fez uso prévio de glicocorticoides por asma intermitente, mas não no último ano, quando houve piora do quadro. Adicionalmente apresenta acne e estrias violáceas. Essa apresentação clínica é compatível com a hipótese de síndrome de Cushing. Nessa faixa etária, a etiologia mais provável é o adenoma hipofisário produtor de ACTH, enquanto em idades inferiores a 5 anos os tumores adrenais produtores de cortisol, frequentemente associados a sintomas de virilização, são mais prováveis.

A redução da velocidade de crescimento e o atraso da idade óssea são achados comuns. Nesta paciente, observou-se início puberal no limite inferior da normalidade (aos 9,5 anos já era M3P3, com laboratório já mostrando elevação do DHEAS e do LH). Essa junção de quadro inicial sugestivo de síndrome de Cushing e de puberdade limítrofe pode mesclar os sintomas dos dois quadros, explicando o pequeno ganho estatural em relação ao alvo familial mesmo em presença da obesidade e da antecipação puberal. O mesmo ocorre com a idade óssea, que se apresenta apenas 6 meses avançada em relação à idade cronológica.

História familial positiva para hipertensão, obesidade e DM tipo 2, nascimento pré-termo limítrofe, grande para a idade gestacional, pode sugerir que a mãe tenha tido diabetes gestacional, quadro este que pode se associar a aumento de peso na infância, antecipação puberal e evolução para síndrome metabólica em longo prazo.

A avaliação inicial incluiu parâmetros metabólicos e medida de insulina e glicemia, mas foi predominantemente direcionada à investigação do quadro de Cushing. Observou-se supressão adequada do cortisol sérico (< 1,8 mcg/dL) após dexametasona, o que fala contra o diagnóstico de Cushing. Essa interpretação deve ser feita com cuidado, pois uma limitação importante do exame foi a não descrição da dose de dexametasona. Dose excessiva poderia mascarar o diagnóstico. Outra limitação é não ter o valor basal de cortisol para demonstrar que já não estava baixo antes da oferta da dexametasona, situação esta sugestiva de uso exógeno de glicocorticoides que não cruzam no imunoensaio do cortisol, como a dexametasona, betametasona etc.

Por outro lado, o resultado de cortisol em urina de 24 horas está elevado (VR 50-75 mcg/m^2/24 h), apontando para o quadro de hipercortisolismo. Enquanto em adultos o hipercortisolismo requer afastar os quadros de pseudo-Cushing encontrados em dependentes de álcool, estresse crônico, entre outros, na infância o pseudo-Cushing é uma situação rara.

Embora tenha havido dúvida no quadro clínico inicial motivada pelos aspectos acima descritos, na segunda consulta, realizada 6 meses depois, o quadro clínico mostrado na **Figura 1** foi característico da síndrome de Cushing, a hipertensão arterial e a cefaleia apontaram para uma complicação neurológica e a paciente foi internada para controle pressórico e investigação etiológica do quadro. Observe que a RM realizada previamente era de crânio, e o resultado normal não afasta a possibilidade de síndrome de Cushing.

A síndrome de Cushing é uma condição na qual três padrões fisiológicos primordiais são perdidos:

Ritmo circadiano: o cortisol é mais produzido no final da madrugada e pela manhã, decaindo à tarde e tornando-se quase indetectável entre 23-3 h. Pacientes com Cushing perdem a variabilidade diária do cortisol e apresentam concentrações pouco elevadas, mas sem significante variabilidade. O ritmo pode ser identificado pela quantificação de cortisol sérico ou salivar (8-18-24 h), ou mesmo só pela medida de concentração do cortisol entre 23-24 h, quando deve apresentar seu menor valor. Nesta paciente o ritmo circadiano não foi investigado, por limitações técnicas.

Produção diária de cortisol: a quantidade de cortisol produzida nas 24 horas pode ser determinada pela medida do cortisol urinário de 24 horas, preferencialmente o cortisol livre, em que o cortisol ligado a proteínas tenha sido separado. É preciso preservação adequada da amostra para impedir sua degradação. O hipercortisolismo é uma das características intrínsecas da síndrome de Cushing. Sua presença aponta para a produção endógena do cortisol, afastando o Cushing iatrogênico. Se quantificado em mais de uma amostra, permite identificar a variabilidade diária na secreção de cortisol. No caso desta paciente, o hipercortisolismo foi identificado, com valores significantemente elevados.

Feedback *negativo*: a elevação da concentração sérica de cortisol exerce um *feedback* negativo sobre as células hipofisárias produtoras de ACTH, modulando sua secreção. Em adenomas hipofisários produtores de ACTH existe uma resistência ao *feedback* negativo, exigindo que concentrações altas de glicocorticoide (dexametasona) sejam usadas para que a produção de ACTH seja inibida. Em tumores da camada fasciculada do córtex adrenal existe a produção autônoma de cortisol, independentemente de ACTH, além de não expressarem receptores de glicocorticoides e por isso não sofrerem efeitos negativos durante a produção de dexametasona. Assim, o teste de sensibilidade de supressão do ACTH/cortisol após dexametasona é uma ferramenta útil na investigação dos quadros de Cushing, auxiliando na identificação da origem do quadro, se hipofisária ou adrenal.

Na investigação da síndrome de Cushing, a quantificação de ACTH plasmático também pode ser útil. Cuidados técnicos na obtenção e preservação da amostra são excepcionalmente importantes, pois a molécula é rapidamente degradada por enzimas. A inibição da degradação enzimática pode ser feita com a constante preservação da amostra em baixas temperaturas.

A quantificação adequada do ACTH permite inferir, mesmo em amostras basais, se o quadro é ACTH dependente (adenomas hipofisários; tumores ectópicos produtores de ACTH). A perda de um ou mais dos padrões fisiológicos citados acima, associada à concentração "normal" ou elevada de ACTH, é sugestiva de Cushing ACTH-dependente, que na infância é frequentemente associada à doença de Cushing, visto serem muito raros nessa faixa etária os tumores ectópicos produtores de ACTH. Nesta paciente, mesmo após dexametasona o ACTH permaneceu detectável e no limite superior do normal para o método.

A avaliação do ACTH pode ser ainda realizada após estímulo com CRH (ovino ou humano; dose 1 mcg/kg) e/ou DDAVP (que em pacientes com adenoma hipofisário é capaz de estimular a liberação de ACTH). A avaliação também pode ser feita durante o cateterismo de seio petroso inferior, que tem os seguintes objetivos: 1) identificar a origem cefálica do ACTH (diferenciando-a dos quadros de origem torácica e abdominal); 2) identificar, nos casos hipofisários, a lateralização da produção de ACTH, o que permite ao neurocirurgião direcionar o procedimento e tornar a remoção do adenoma menos invasiva. Este último objetivo pode não ser atingido por limitantes como: dificuldade em cateterizar o seio petroso de forma adequada nos dois lados; presença de circulação variante, com mistura da drenagem dos lados. A lateralização durante o cateterismo do seio petroso inferior também pode ser sensibilizada pelo estímulo com o CRH e/ou DDAVP. Os valores de ACTH do seio petroso inferior são sempre comparados aos valores simultaneamente obtidos de sangue periférico, bem como corrigidos para os valores de outra trofina hipofisária (geralmente a prolactina).

Durante a internação, a paciente realizou o controle pressórico e os exames gerais, incluindo a avaliação de função miocárdica. Esse cuidado é necessário, pois o hipercortisolismo crônico pode determinar miocardiopatia dilatada, com evolução para insuficiência cardíaca, e cursar com maior risco de arritmias. Como descritos na **Tabela 1**, os testes de Liddle clássicos com uso de 2 dias de dexametasona em dose baixa (20 mcg/kg) e 2 dias em dose alta (80 mcg/kg) também foram realizados e mostraram padrão de falha de supressão com dose baixa (confirmando o diagnóstico de Cushing) e supressão após dose alta (sugestiva do diagnóstico de doença de Cushing por adenoma hipofisário). Esse teste apresenta diversas variantes com aparente sensibilidade e especificidade similares, como o uso de dexametasona *overnight* em dose única (em substituição aos 2 dias do teste clássico), ou como a quantificação de cortisol salivar ou cortisol sérico (em substituição ao cortisol urinário medidos nos 2 dias do teste clássico).

Além disso, a paciente realizou o teste de estímulo com CRH ovino descrito na **Tabela 2**. O valor de ACTH apresentou significante incremento após estímulo (> 20% de elevação), novamente sugestivo de adenoma hipofisário produtor de ACTH.

A ressonância magnética utilizou protocolo dinâmico de aquisição de imagem (sequência FLAIR), que permite reconhecer a velocidade de enchimento do parênquima hipofisário pelo gadolínio. Quando existe um adenoma, a hipercelularidade retarda o tempo de enchimento, delimitando em tempos precoces o adenoma como hipocaptante em relação ao parênquima normal. Exames clássicos em que a aquisição da imagem é feita em tempo superior a 60 segundos após a infusão do contraste não identificam a fase hipocaptante do adenoma. Um exemplo da utilidade desse protocolo é mostrado na **Figura 2**, tendo como exemplo outro caso em que a RM-FLAIR identificou o adenoma hipofisário.

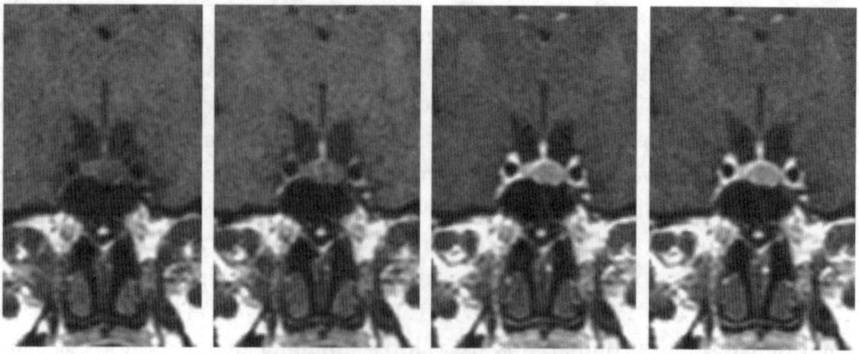

FIGURA 2 Ressonância magnética da hipófise. Aquisição dinâmica após contraste. Sequência FLAIR. (Ver o Encarte de imagens no final do livro.)
* cuidado: aquisições tardias não permitem visualizar atraso no "enchimento" do nódulo.

Em nossa paciente, a RM foi normal. Isso não afasta a hipótese de adenoma de hipófise, pois na faixa pediátrica cerca de 30% dos casos são causados por microadenomas não detectados à RM. Tem sido descrito nesses casos que a associação do estímulo com CRH possa sensibilizar a captação durante aquisição de imagem por 18-F-FDG-PET. Além disso, os valores obtidos de seio petroso inferior demonstram a significante elevação de ACTH após infusão de CRH ovino, bem como a lateralização com secreção predominante do lado esquerdo. Esse achado foi utilizado pelo neurocirurgião no planejamento da abordagem transesfenoidal, priorizando o lado esquerdo na identificação do microadenoma.

Nesta paciente, um período de 2 meses em uso de cetoconazol (200 mg 3 ×/dia no primeiro mês e 200 mg 2 ×/dia a seguir) foi realizado para melhora do quadro de hipercortisolismo e controle da pressão arterial e da volemia. Seguiu-se uma ressecção hipofisária parcial (predomínio esquerda) com aparente remoção de microadenoma. Não houve tração significante de haste hipofisária; não houve evolução com diabetes *insipidus* no pós-operatório. Observou-se redução significante do cortisol sérico já nas primeiras 24 horas do pós-operatório, e doses substitutivas de cortisol (25 mg/m^2) foram oferecidas nos primeiros 5 dias, com redução a 15 mg/m^2, utilizado por 6 meses. Nessa época os sinais de hipercortisolismo já haviam apresentado melhora clínica significante (**Figura 3**).

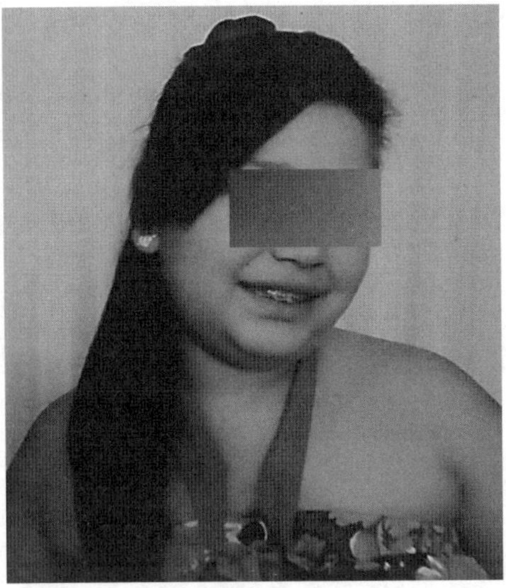

FIGURA 3

REFERÊNCIAS

1. Boyle J, Patronas NJ, Smirniotopoulos J, et al. CRH stimulation improves 18F-FDG-PET detection of pituitary adenomas in Cushing's disease. Endocrine. 2019;65(1):155-65.
2. Chatain GP, Patronas N, Smirniotopoulos JG, et al. Potential utility of FLAIR in MRI-negative Cushing's disease. J Neurosurg. 2018;129(3):620-8.
3. Costenaro F, Rodrigues TC, Rollin GA, Czepielewski MA. Avaliação do eixo hipotálamo-hipófise adrenal no diagnóstico e na remissão da doença de Cushing [Assessment of the hypothalamic-pituitary-adrenal axis in Cushing's disease diagnosis and remission] [published correction appears in Arq Bras Endocrinol Metabol. 2013;57(7):575]. Arq Bras Endocrinol Metabol. 2012;56(3):159-67.
4. Lodish MB, Keil MF, Stratakis CA. Cushing's Syndrome in pediatrics: an update. Endocrinol Metab Clin North Am. 2018;47(2):451-62.
5. Nankova A, Yaneva M, Elenkova A, et al. Cushing's syndrome: a historic review of the treatment strategies and corresponding outcomes in a single tertiary center over the past half-century. Horm Metab Res. 2018;50(4):280-9.
6. Nieman LK, Biller BM, Findling JW, et al. Treatment of Cushing's syndrome: an Endocrine Society Clinical Practice guideline. J Clin Endocrinol Metab. 2015;100(8):2807-31.
7. Pasternak-Pietrzak K, Moszczyńska E, Roszkowski M, et al. Long-term outcome in patients after treatment for Cushing's disease in childhood. PLoS One. 2019;14(12):e0226033.
8. Wędrychowicz A, Hull B, Tyrawa K, Kalicka-Kasperczyk A, Zieliński G, Starzyk J. Cushing disease in children and adolescents: assessment of the clinical course, diagnostic process, and effects of the treatment – experience from a single paediatric centre. Pediatr Endocrinol Diabetes Metab. 2019;25(3):127-43.
9. Young J, Bertherat J, Vantyghem MC, et al. Hepatic safety of ketoconazole in Cushing's syndrome: results of a compassionate use programme in France. Eur J Endocrinol. 2018;178(5):447-58.

Seção 10

Insuficiência adrenal primária

Coordenação:

Alexsandra C. Malaquias

Caso 10.1

José Viana Lima Junior
Gustavo Piech Ricardo

HISTÓRIA

Sexo feminino, 17 anos, natural e procedente de São Paulo, estudante.

HPMA

Paciente encaminhada ao serviço de endocrinologia da Santa Casa de São Paulo por apresentar, há 6 meses, queixa de fadiga crônica, náuseas, descamação cutânea e perda de peso de 6 kg no período. Trazia resultado de exame laboratorial de função tireoidiana demonstrando TSH: 26 mUI/L (VR 0,5-4,4) e T4 livre: 0,7 ng/dL (VR 0,6-1,1 – 3 a 19 anos).

Relato de ida ao pronto-socorro, nesse período, devido a dor abdominal inespecífica associada a náuseas e tontura. Na ocasião, excluídas causas cirúrgicas e tratada para verminose, com melhora parcial dos sintomas.

Nega queixas respiratórias e contato com regiões agrícolas. Sem outras queixas.

Antecedentes

Gestação a termo, adequada para a idade gestacional (AIG), Apgar de nascimento adequado. Sem intercorrências. Teste do pezinho sem alterações.

Desenvolvimento neuropsicomotor adequado. Atualmente paciente cursa o sexto ano do ensino fundamental.

Menarca aos 12 anos, ciclos regulares, sem vida sexual ativa.

Mãe sem comorbidades, avós maternos saudáveis, sem história de neoplasia na família.

História paterna desconhecida.

Sem irmãos.

EXAME FÍSICO

- Antropometria: peso: 50 kg; altura: 1,63 m (escore-Z = 0,02); IMC: 18,8 (escore-Z= –0,79); envergadura: 1,48 m.
- Ectoscopia: fácies atípica, sem sinais sindrômicos.
- Pele e mucosas: hiperpigmentação palmar bilateral e de gengiva. Sem descamação cutânea, mostrados na **Figura 1** e na **Figura 2**.
- Tireoide: tópica, fibroelástica, sem nódulos ou linfonodos palpáveis.
- Cardiovascular: bulhas rítmicas, FC 70 bpm e PA 100 × 60 mmHg deitada, FC 98 bpm e PA 90 × 50 mmHg em pé.
- Respiratório sem alterações.
- Abdome: plano, sem massas palpáveis. Indolor.
- Extremidades: aquecidas, sem edemas, sem alterações articulares.
- Estádio puberal de Tanner M5P5.

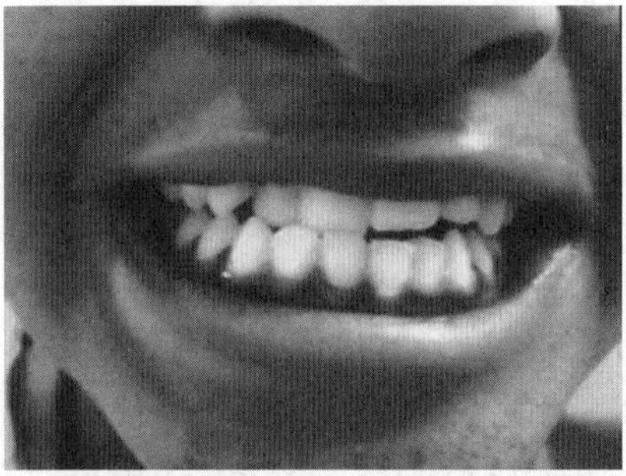

FIGURA 1 Hiperpigmentação de gengiva. (Ver o Encarte de imagens no final do livro.)

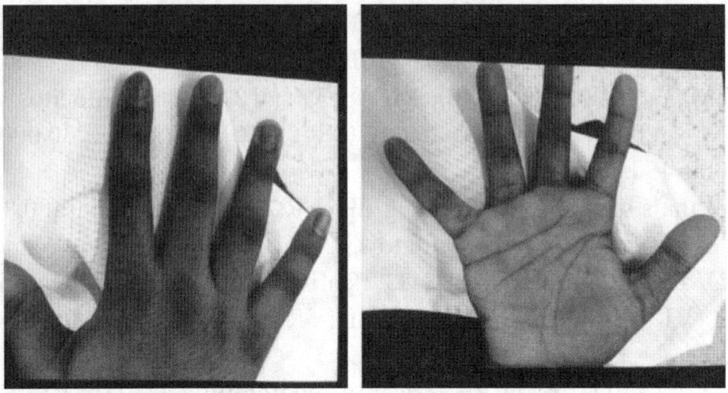

FIGURA 2 Hiperpigmentação palmar. (Ver o Encarte de imagens no final do livro.)

DIAGNÓSTICO INICIAL

- Insuficiência adrenal primária.
- Hipotireoidismo autoimune.
- Síndrome poliglandular autoimune tipo 2.

CONDUTA INICIAL

- Rastreio bioquímico: hemograma, sódio, potássio, creatinina, cálcio total, albumina, fósforo, fosfatase alcalina, vitamina D, cálcio em urina de 24 horas, glicose de jejum e hemoglobina glicada (HBA1C).
- Rastreio hormonal: ACTH, cortisol basal às 8 horas da manhã, DHEA sulfato, aldosterona, atividade plasmática de renina, PTH, TSH, T4 livre.
- Anticorpo anti-21-hidroxilase, se confirmada a insuficiência adrenal primária.
- Solicitado anticorpos contra tireoide (anti-TPO e anti-TG).
- Radiografia de mão esquerda (idade óssea).

EXAMES SUBSIDIÁRIOS

- Bioquímicos: sódio 132 mEq/L (VR 135-145); potássio 6,5 mEq/L (VR 3,5-5,1); cálcio total 9,3 mg/dL (VR 8,6-10,3); PTH 24 pg/mL (10-65); albumina 4,0 g/dL (VR 3,5-4,2); fósforo 3 mg/dL (VR 2,5-4,5); vitamina D 34 ng/mL (VR > 20); creatinina 0,6 mg/dL (VR 0,6-1,1); fosfatase alcalina 78 U/L (VR 35-104); cálcio em urina de 24 horas – 2,2 mg/kg (volume urinário 2.000 mL); glicose 58 mg/dL (VR 75-99); HBA1C 4,9% (VR < 5,7%).
- Hemograma: hemoglobina 10,8 g/dL (VR 12-16); VCM 88 fL (VR 80-100); CHCM 33 g/dL (VR 31-36); RDW 13% (VR 10-16); linfócitos 4.800 uL (VR 900-4.000); eosinófilos 850 uL (VR 0-500); plaquetas 230.000 uL (VR 140.000-450.000).
- Hormonais basais: ACTH 680 pg/dL (VR 7-63); cortisol basal 0,8 mcg/dL (VR 5-18mcg/dL); DHEA sulfato < 15 mcg/dL (VR 65-368); aldosterona 1,2 ng/dL (VR em repouso 1,8-23,2); atividade plasmática de renina 20 ng/mL/h (VR 0,3-5,8); TSH 30 mUI/mL (VR 0,5-4,4); T4 livre 0,7 ng/dL (0,6-1,1).
- Anti-TPO 230 U/mL (VR < 60); antitireoglobulina 283 U/mL (VR < 60).
- Anticorpo anti-21-hidroxilase: reagente (VR não reagente).
- Idade óssea: 17 anos.

DIAGNÓSTICOS DEFINITIVOS

- Síndrome poliglandular autoimune tipo 2.
- Acometimentos: insuficiência adrenal primária e hipotireoidismo autoimune.

CONDUTA/TRATAMENTO

Para a insuficiência adrenal primária: iniciada reposição de glicocorticoide (prednisolona 5 mg pela manhã) e mineralocorticoide (fludrocortisona 0,1 mg pela manhã). Cartão de insuficiência adrenal.

Para o hipotireoidismo: paciente com TSH > 10 mUI/L, além de anticorpos positivos, com indicação de tratamento. Iniciar levotiroxina na dose de 1 mcg/kg após 24 horas do início do glicocorticoide, com o intuito de evitar uma crise adrenal. Acompanhamento clínico e bioquímico.

EVOLUÇÃO RESUMIDA

Paciente retornou após 3 meses do início do tratamento com melhora completa de sintomas relatados na primeira consulta. Sem sinais de hipotensão postural no exame físico. Ganho de 3 kg no período.

Após 6 meses houve normalização nos valores de atividade plasmática de renina e função tireoidiana, além de melhora de distúrbios hidreletrolíticos (**Tabela 1**).

COMENTÁRIOS

A insuficiência adrenal (IA) representa uma síndrome clínica decorrente da perda parcial ou completa da secreção de esteroides adrenais. Classifica-se em primária, quando a causa encontra-se na própria glândula adrenal, ou secundária, quando o acometimento está na região hipotálamo-hipófise.

Dentre as etiologias da IA secundária, o uso exógeno de glicocorticoides, adenomas hipofisários, craniofaringeomas, hipofisites e hipofisectomias costuma ser a principal causa, que irá desencadear redução na produção de esteroides adrenais pela diminuição nos níveis de (ACTH). Em relação à IA primária, a adrenalite autoimune, com produção de anticorpos contra o córtex da adrenal, representa a principal etiologia, seguida por infecções como tuberculose e paracoccidioidomicose, quando a redução de secreção dos esteroides adrenais ocorre pela destruição do córtex adrenal, região produtora desses hormônios, mantendo níveis de ACTH elevados. No sexo masculino, vale a pena lembrar que a adrenomieloleucodistrofia (AMLD) é a terceira causa de IA primária (**Tabela 2**).

TABELA 1 Seguimento laboratorial do caso

	Inicio	Atual
Bioquímica		
Cálcio total[1]	9,3 mg/dL (VR 8,6-10,3)	9,5 mg/dL (VR 8,6-10,3)
PTH[2]	24 pg/mL (VR 10-65)	
Creatinina[1]	0,6 mg/dL (VR 0,6-1,1)	
Sódio[1]	132 mEq/L (VR 135-145)	137 mEq/L (VR 135-145)
Potássio[1]	6,5 mEq/L (VR 3,5-5,1)	4,7 mEq/L (VR 3,5-5,1)
Hormonais		
Cortisol basal[2]	0,8 mcg/dL (5-18)	
ACTH[2]	450 pg/mL (7-63)	
DHEA sulfato[2]	<15 mcg/dL (65-368)	
Aldosterona[3]	1,2 ng/dL (1,8-23,2)	
Atividade plasmática de renina[4]	20 ng/mL/h (0,3-5,8)	5,1 ng/mL/h (0,3-5,8)
TSH[2]	30 mUI/L (0,5-4,4)	3,5 mUI/L (0,5-4,4)
T4L[3]	0,7 ng/dL (0,6-1,1 – pela idade)	0,9 ng/dL (0,6-1,1 – pela idade)

1 – colorimétrico; 2 – ensaio eletroquimioluminométrico; 3 – imunoensaio competitivo quimioluminescente; 4 – HPLC com MS em Tandem.

TABELA 2 Principais etiologias de insuficiência adrenal primária

Genéticas	Adquiridas
Adrenalite autoimune isolada	Infecções*
SPA 1 ou 2	Medicações**
AMLD	Hemorragias
Hiperplasia adrenal congênita	Cirurgias na adrenal
Hipoplasia adrenal congênita	Vasculites
Doenças de depósito***	
Doença mitocondrial	

Fonte: modificada de Longui, CA (2004).

SPA: síndrome poliglandular autoimune; AMLD: adrenomieloleucodistrofia, * tuberculose, paracoccidioidomicose, HIV, histoplasmose, blastomicose; ** etomidato, cetoconazol, metirapona, rifampicina, renitoína; *** amiloidose hemocromatose.

O quadro clínico geral apresenta sintomas de náuseas, vômitos, descamação cutânea, hipotensão postural, hipoglicemias, fadiga e perda de peso. Na insuficiência adrenal primária, pela destruição do córtex da adrenal, é comum haver distúrbios hidroeletrolíticos, com hiponatremia e hipercalemia, além de acidose metabólica, pela redução na produção e secreção de aldosterona, com altos níveis de atividade plasmática de renina. Outros sinais presentes na IA primária que não aparecem na etiologia secundária envolvem a presença de altos valores de ACTH e pró-opiomelanocortina (POMC), os quais atuam em receptores de melanócitos na pele e nas mucosas, principalmente em áreas mais expostas ao sol, gerando hiperpigmentação cutânea.

Para o diagnóstico de insuficiência adrenal, após suspeita clínica, solicita-se dosagem de cortisol basal entre 7-9 horas da manhã ou até 2 horas depois do despertar habitual. Pode-se coletar também uma amostra em um momento crítico e, após essa coleta, iniciar o tratamento com glicocorticoide. Caso não seja possível a coleta no momento crítico, deve-se iniciar o tratamento com glicocorticoide e deixar a investigação laboratorial para um segundo tempo. Valores de cortisol abaixo de 3 mcg/dL confirmam o diagnóstico, enquanto valores acima de 15 mcg/dL excluem. Para resultados entre 3-15 mcg/dL indica-se um teste de estímulo, sendo o teste de estímulo com ACTH sintético (250 mcg por via endovenosa em *bolus* com dosagens de cortisol no tempo 0 e 60 minutos) o padrão-ouro. Se após o teste o valor de cortisol estiver acima de 18 mcg/dL, exclui-se a insuficiência adrenal.

A dosagem de DHEA sulfato pode contribuir para os casos duvidosos, tendo resultados baixos em ambas as etiologias.

Após a confirmação de IA, faz-se necessária a dosagem de ACTH para avaliar o local de acometimento da doença. Valores de ACTH acima de 100 pg/mL confirmam a etiologia primária, e valores inferiores sugerem fortemente etiologia secundária. Tal dosagem tem a finalidade de guiar os exames a serem solicitados para melhor avaliação de etiologia. Nos casos de IA secundária, realiza-se ressonância magnética de sela turca buscando adenomas ou outras alterações hipotálamo-hipofisárias.

Nos casos de IA primária, solicita-se a dosagem de anticorpos anticórtex adrenal, anti-21-hidroxilase e anti-17-hidroxilase, visando à confirmação autoimune. Pode-se avaliar a presença de outras doenças autoimunes associadas, como tireoidopatias autoimunes, DM autoimune, vitiligo e anemia perniciosa, pois a probabilidade de causa imunológica acometendo o córtex da adrenal aumenta. Se anticorpos negativos, solicita-se tomografia computadorizada de adrenais para melhor avaliação do seu parênquima. A presença de granulomas e calcificações sugere causa infecciosa. Se TC de adrenais sem alterações e paciente do sexo masculino, solicita-se a pesquisa de ácidos graxos de cadeia muito longa (VLCFA) para diagnóstico de AMLD. A **Figura 3** descreve um fluxograma sugerido na investigação das causas primárias.

Com o diagnóstico de adrenalite autoimune, esta pode ser isolada ou associada a uma síndrome poliglandular autoimune (SPA), na maioria dos casos, sendo necessário rastreio de outras doenças autoimunes. Apresenta uma história natural da doença característica (**Figura 4**).

A SPA pode ser classificada de acordo com as doenças relacionadas. Tratando-se de acometimento adrenal, destacam-se a do tipo 1 e a do tipo 2. A SPA tipo 1, menos frequente, de herança autossômica recessiva, engloba candidíase mucocutânea, hipoparatireoidismo e insuficiência adrenal primária. Para o diagnóstico, são necessárias a presença de duas das três doenças e a pesquisa molecular da mutação no gene *AIRE*.

A SPA tipo 2 representa a maior parcela dos casos e envolve tireoidopatias autoimunes, DM tipo 1, insuficiência adrenal primária, vitiligo e outras doenças menos frequentes. Sua herança não é tão bem conhecida, possivelmente poligênica, envolvendo HLA-DR3 e HLA DR-4. As tireoidopatias são frequentes e associadas à insuficiência adrenal e só devem ter seu tratamento iniciado após o tratamento da IA, evitando-se crises de insuficiência adrenal com o uso de levotiroxina.

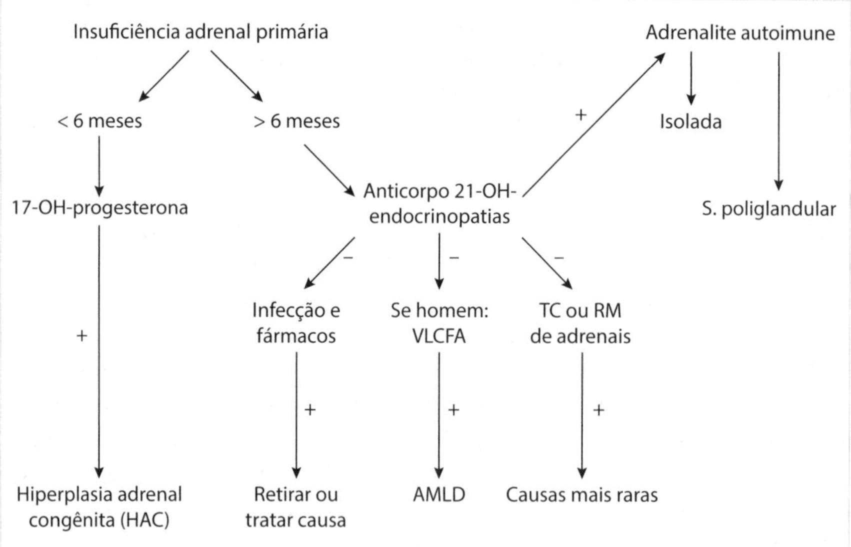

FIGURA 3 Fluxograma de investigação de insuficiência adrenal primária.
Fonte: modificada de Bornstein SR et al. (2016).
RM: ressonância magnética; TC: tomografia computadorizada; AMLD: adrenomieloleucodistrofia; VLCFA: ácido graxo de cadeia muito longa.

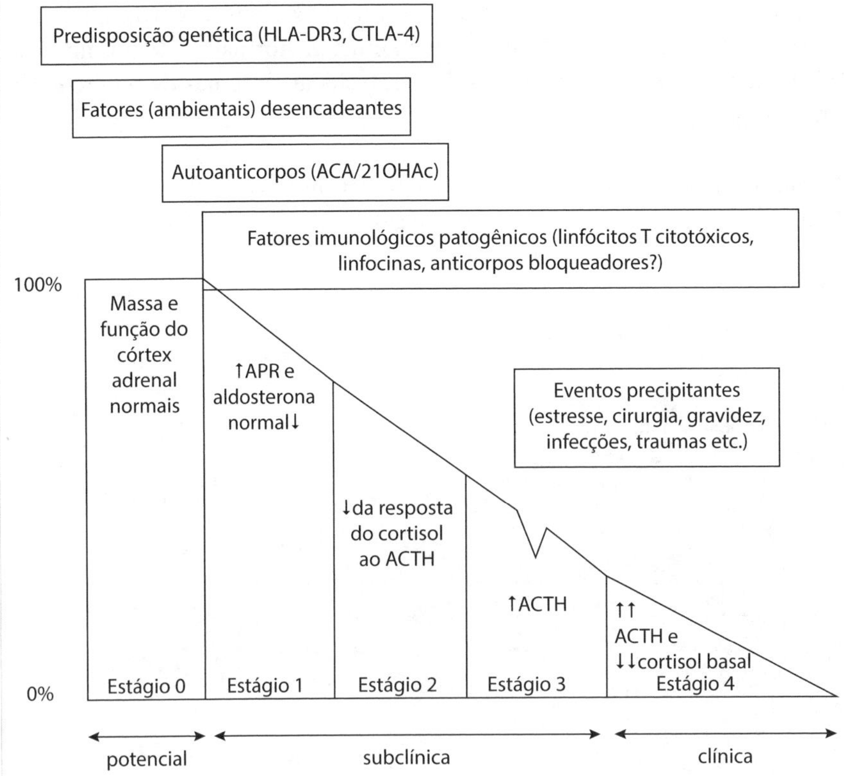

FIGURA 4 História natural da adrenalite autoimune.
Fonte: sugerido por Silva RC et al. (2004).

Com relação à SPA tipo 2, as outras doenças autoimunes devem ser sempre investigadas, periodicamente, e, uma vez diagnosticadas, deve-se iniciar tratamento semelhante aos casos isolados (**Tabela 3**).

O tratamento da IA envolve, primariamente, a reposição de glicocorticoides, com associação de mineralocorticoides, se primária, com o objetivo de melhora completa dos sintomas. A escolha do glicocorticoide para o tratamento deve ser individualizada. Em crianças a escolha ideal deve ser a hidrocortisona, e no nosso serviço optamos pela prednisolona, podendo ser substituída após o fechamento da cartilagem de crescimento. Além disso, o paciente deve portar o cartão (cartinha) da IA, que explica a necessidade de aumentar a dose da medicação em situações de estresse, como infecções, traumas e procedimentos cirúrgicos. A **Figura 5** demonstra um modelo de carta de insuficiência adrenal.

O acompanhamento desses pacientes deve ser clínico, com avaliação de sinais e sintomas de IA, além de bioquímico, com dosagens de eletrólitos e atividade plasmática de renina, se IA primária. Dosagens de cortisol não deve ser realizada de rotina, e o tratamento não objetiva normalização nos níveis de ACTH, uma vez que tal medida pode desencadear sintomas de hipercortisolismo exógeno.

TABELA 3 Frequência de associação das doenças autoimunes na SPA

Doença	SPA 1 (%)	SPA 2 (%)
Insuficiência adrenal	86	100
Hipoparatireoidismo	77	Desconhecida*
Insuficiência ovariana	60	7
Insuficiência testicular	14	Desconhecida*
DM1	8	41
Doença tireoidiana autoimune	8	69
Hipófisite	1	Desconhecida*
Diabetes insipidus	Desconhecida*	Desconhecida*
Candidíase	87	
Hipoplasia do esmalte dentário	77	
Distrofia ungueal	52	
Ceratopatia	35	
Calcificação timpânica	33	
Alopecia	29	1
Vitiligo	30	5
Má absorção intestinal	20	
Anemia perniciosa	13	30
Doença de Crohn		Desconhecida*
Hepatite crônica	12	2

Fonte: modificada de Longui, CA (2004).
* Associado a SPA, porém sua frequência é desconhecida.

Carta de insuficiência adrenal

O paciente ____________________ faz uso crônico da medicação ______________ na dose de __________, por apresentar diagnóstico de insuficiência adrenal.

Diante de situações de estresse, como infecções, procedimentos cirúrgicos ou traumas, a dose da medicação deve ser aumentada seguindo as orientações abaixo:

1 – Extração dentária, processos febris leves ou trauma leve: dobrar a dose.

2 – Extrações dentárias múltiplas ou cirurgias sobre anestesia local: aplicar 50 mg IM ou EV de hidrocortisona 2 horas antes do procedimento e dobrar a dose do corticoide oral no dia do procedimento.

3 – Infecções sistêmicas ou traumas severos: aplicar 50 a 100 mg de hidrocortisona EV a cada 6 a 8 horas, até melhora do quadro.

4 – Se vômitos frequentes: aplicar 50 mg hidrocortisona IM.

5 – Para cirurgias eletivas sob anestesia geral:

Infundir 100 mg de hidrocortisona EV durante o ato cirúrgico.

Nos dois dias após a cirurgia, usar o triplo da dose (equivalente) na forma IM ou EV.

No terceiro dia, usar o dobro da dose (equivalente) na forma IM, EV ou via oral, se boa aceitação do paciente.

A partir do quarto dia, retornar com a dosagem habitual da medicação.

6 – Para cirurgias de urgência:

Infundir 100 mg EV de hidrocortisona antes do ato operatório.

Manter 100 mg EV de hidrocortisona durante todo o ato operatório.

Após a cirurgia, seguir os passos subsequentes do item anterior.

FIGURA 5 Modelo de Carta de insuficiência adrenal do ambulatório de Endocrinologia da Santa Casa de São Paulo.

REFERÊNCIAS

1. Bornstein SR, et al Guidelines on primary adrenal insufficiency. J Clin Endocrinol Metab. 2016;101(2):364-89.
2. Engelen M, Salzman R, Kemp Stephan. Facts on ALD. ALD Info. 2019. Disponível em: https://adrenoleukodystrophy.info/clinical-diagnosis/facts-on-ald.
3. Fleseriu M, et al. Hormonal replacement in hypopituitarism in adults: an Endocrine Society Clinical Practice Guideline. J Clin Endocrinol Metab. 2016;101(11):3888-921.
4. Longui CA. Insuficiência adrenal primária na infância. Arq Bras Endocrinol Metab. 2004;48(5).
5. Silva RC, et al. Insuficiência adrenal primária no adulto: 150 anos depois de Addison. Arq Bras Endocrinol Metab. 2004;48(5).

Caso 10.2

Luis Eduardo P. Calliari

HISTÓRIA

Masculino, 3 anos e 6 meses, com queixa de hiperpigmentação em dobras das palmas da mão.

HPMA

Primeiros sintomas apareceram com 30 dias de vida, quando apresentou desidratação e vômitos, evoluindo com choque hipovolêmico, necessitando intubação traqueal e 15 dias de UTI. A dosagem de 17-OH-progesterona veio baixa e foi feita uma hipótese de acidose tubular renal, sendo tratado com bicarbonato de sódio e Sorcal®. Até os 3 anos de idade era uma criança hipoativa, que requereu várias admissões hospitalares, geralmente por doenças simples como amigdalite, quando recebia infusão de solução salina e apresentava melhora.

Após os 3,5 anos, começou a desenvolver hiperpigmentação de pele, quando foi trazido para avaliação.

Antecedentes

Sem consanguinidade na família.

EXAME FÍSICO

Estatura e peso no percentil 50-75, hiperpigmentação de dobras em palmas da mão, PA 80/50 mmHg.

DIAGNÓSTICO INICIAL

Insuficiência adrenal primária.

EXAMES SUBSIDIÁRIOS

Na 133 mEq/L; K 5,5 mEq/L; ACTH 18.000 pg/mL (10-60 pg/mL - *chemoluminescence*); cortisol 1,0 mcg/dL (5,4-25 mcg/dL - RIA).

Anticorpo antiadrenal: negativo.

Avaliação molecular: mutação no éxon 1 do gene *DAX1/NR0B1*, consistindo em uma troca de bases C > T base, determinando um *stop codon* na posição 359 (Q359X) (**Figura 1**).

DIAGNÓSTICOS DEFINITIVOS

- Insuficiência adrenal primária.
- Mutação no gene *DAX1/NR0B1*.

CONDUTA/TRATAMENTO

- Hidrocortisona (Cortef): 2,5 mg cedo – 2,5 mg à noite, VO.
- Fludrocortisona – 50 mcg/dia VO.

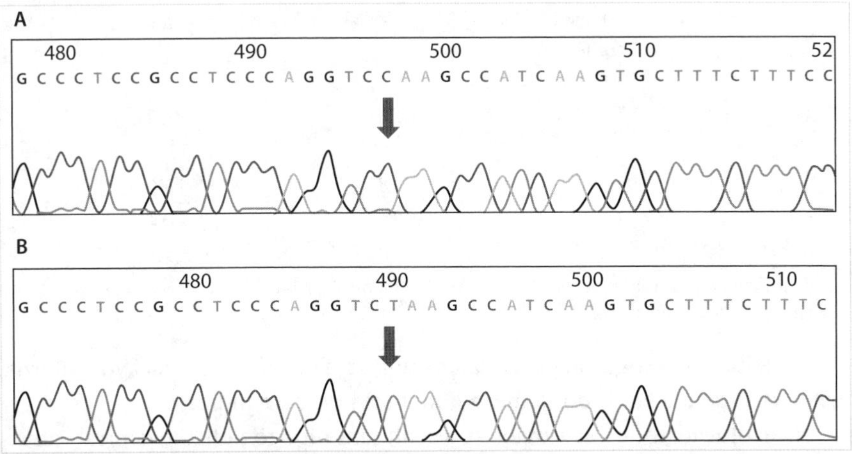

FIGURA 1 Sequenciamento do éxon 1 do gene *DAX*. (A) Controle. (B) Caso índice.

EVOLUÇÃO RESUMIDA

Após o início do tratamento apresentou progressiva regressão da hiperpigmentação e da disposição para atividade física.

Logo após o diagnóstico houve o nascimento do irmão mais novo do caso índice, um RN do sexo masculino, que aos 29 dias de vida procurou pronto-socorro com quadro de discreta perda de peso e aumento de diurese (percebido pelo peso das fraldas). Devido ao quadro do irmão foi imediatamente investigado, apresentando os seguintes exames laboratoriais: Na 114 mEq/L, K 5,8 mEq/L, ACTH 560 pg/mL (10-60 pg/mL - *chemoluminescence*), cortisol 11,0 mcg/dL (5,4-25 mcg/dL - RIA), aldosterona 6,0 ng/dL (1-16 ng/dL - RIA), renina 81 ng/ mL (0,3-0,7 ng/mL - RIA). Foi confirmado, então o quadro de insuficiência adrenal primária. Foi admitido em UTI e iniciado tratamento com glicocorticoide e mineralocorticoide, com boa recuperação.

Após o diagnóstico de dois irmãos, foi feita a investigação do irmão mais velho, de 8 anos. Não havia queixas exceto por ser tímido, hipoativo e se cansar facilmente com atividades físicas. Ao EF constatou-se uma leve hiperpigmentação em palmas de mãos. Exames laboratoriais mostraram: Na 133 mEq/L, K 3,8 mEq/L, ACTH 4.000 pg/mL (10-60 pg/mL - *chemoluminescence*), cortisol 3,9 mcg/dL (5,4-25 mcg/dL - RIA), aldosterona < 1,0 ng/dL (1-16 ng/dL - RIA). Introdução do tratamento com glicocorticoide e mineralocorticoide obteve significativa melhora nas atividades físicas e hiperpigmentação (**Tabela 1**).

TABELA 1 Características clínicas e laboratoriais

	Caso 1 (*index*)	Caso 2	Caso 3
IC diagnóstico	4 anos	29 dias de vida	8 anos e 9 meses
IC sinais/sintomas	30 dias de vida	29 dias de vida	6 anos
Sinais/sintomas	Desidratação, vômitos, intubação, choque	Desidratação, perda de peso	Escurecimento da pele
Testículos	Tópicos	Tópicos	Tópicos
Sódio	133	114	133
Potássio	5,5	5,8	3,8
ACTH (pg/mL)	18.000	800	4.000
Cortisol (µg/dL)	1,0	11,0	3,9

IC: idade cronológica; valores de referência: ACTH: 10-50 pg/mL (quimioluminescência); cortisol: 5,4-25,0 µg/dL (radioimunoensaio).

Foi feita a investigação genética nos dois irmãos, na mãe e na avó materna, sendo constatada em todos a mesma mutação do caso índice.

Na evolução, todos os irmãos apresentaram hipogonadismo central, caracterizado por não entrada espontânea na puberdade, com testosterona, LH e

FSH baixos. A puberdade foi induzida com testosterona, que vem sendo mantida na fase final da puberdade e início da vida adulta.

COMENTÁRIOS

A maioria dos pacientes com mutação no gene *DAX1/NR0B1* apresenta insuficiência adrenal, associada ou não a hipogonadismo hipogonadotrópico. O que chamou a atenção nessa família foi a discrepância da apresentação clínica entre os irmãos, apesar da presença da mesma mutação. Essa variabilidade fenotípica é descrita e pode dificultar o estabelecimento do diagnóstico. Pelo menos 200 mutações já foram descritas no gene *DAX1*.

A transmissão ligada ao X foi confirmada pela presença da mutação na mãe e na avó, assintomáticas. O diagnóstico do caso índice gerou a pesquisa da mutação nos outros dois irmãos. Essa investigação acelerou o diagnóstico de quadro grave no RN e possibilitou a pesquisa no irmão mais velho, que tinha sintomas leves e provavelmente seria diagnosticado mais tardiamente. Todos foram tratados com glicocorticoide e mineralocorticoide.

O tratamento permitiu o crescimento e desenvolvimento normais até a puberdade, que não ocorreu espontaneamente. Todos os irmãos desenvolveram hipogonadismo hipogonadotrófico, compatível com as descrições da importância da ação do gene *DAX1* para o desenvolvimento normal do eixo hipotálamo-hipófise-gonadal.

REFERÊNCIAS

1. Calliari LE, Longui CA, Rocha MN, Faria CDC, Kochi C, Melo MR, et al. A novel mutation in DAX1 gene causing different phenotypes in three siblings with adrenal hypoplasia congenita. Genetics and Molecular Research. 2007;6(2):277-83.
2. Calliari LE, Rocha MN, Monte O, Longui CA. Mild adrenal insufficiency due to a NROB1 (DAX1) gene mutation in a boy presenting an association of hypogonadotropic hypogonadism, reduced final height and attention deficit disorder. Arq Bras Endocrinol Metabol. 2013 Oct;57(7):562-5.
3. Guo W, Burris TP, Zhang YH, Huang BL, et al. Genomic sequence of the DAX1 gene: an orphan nuclear receptor responsible for X-linked adrenal hypoplasia congenita and hypogonadotropic hypogonadism. J Clin Endocrinol. Metab. 1996;81:2481-6.
4. Muscatelli F, Strom TM, Walker AP, Zanaria E, et al. Mutations in the DAX-1 gene give rise to both X-linked adrenal hypoplasia congenita and hypogonadotropic hypogonadism. Nature. 1994;372:672-6.
5. Suthiworachai C, Tammachote R, Srichomthong C, et al. Identification and functional analysis of six DAX1 mutations in patients with X-linked adrenal hypoplasia congenita. J Endocr Soc. 2018;3(1):171-80. Published 2018 Dec 12. doi:10.1210/js.2018-00270.

Seção 11

Tumor virilizante adrenal

Coordenação:

Alexsandra C. Malaquias

Caso 11.1

Rosana Marques Pereira

HISTÓRIA

Menino, 1 ano e 1 mês, procedente de Capitão Leônidas Marques/PR, com queixa de surgimento de pelos pubianos e aumento do pênis há 7 meses.

HPMA

Pubarca aos 6 meses de vida, associada ao aumento do tamanho e calibre do pênis. Na evolução surgiu acne na face, aumento dos pelos nas pernas, finos e claros, irritabilidade e aumento no ritmo de crescimento.

Antecedentes

Nega doenças ou hospitalização.

Nasceu de uma gestação com 40 semanas de duração, via cesariana, com peso de 3.680 g (Z = 0,24) e comprimento de 50 cm (Z = –0,52). Apgar 9/10 e alta da maternidade com 48 horas, em boas condições.

É o terceiro filho do casal. Os irmãos são saudáveis. Não há consanguinidade. O pai tinha 27 anos e mede 168 cm (Z = –1,23); a mãe tinha 28 anos e mede 152,3 cm (Z = –1,7). Avó materna faleceu por câncer hepático.

EXAME FÍSICO

Peso: 13.700 g. Comprimento: 85 cm (escore-Z = 2,74) (**Figura 1**).

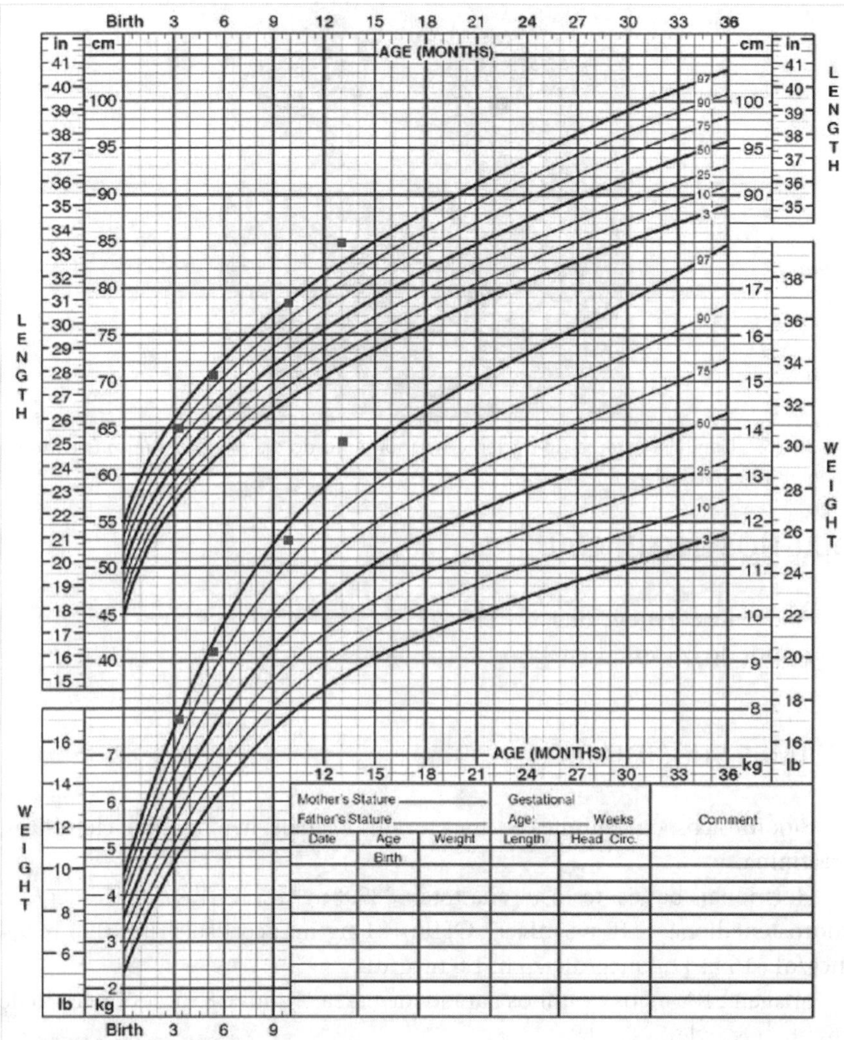

FIGURA 1 Gráfico de peso e altura para idade.
Fonte: National Center for Health Statistics and National Center for Chronic Disease Prevention and Health Promotion, 2000.
http://www.cdc.gov/growthcharts

PA: 98/62 mmHg; FC: 98 bpm; FR: 24 mpm.

Paciente irritado ao exame, ativo, corado e hidratado. Acne grau I na face.

Abdome: globoso, RHA normais, flácido, indolor e sem visceromegalias ou massas palpáveis. Lanugem nas pernas. Hipertrofia muscular.

Exame da genitália: pênis com 6,5 cm, calibre aumentado. Estádio puberal: P3 e testículos com 2 mL (**Figura 2**).

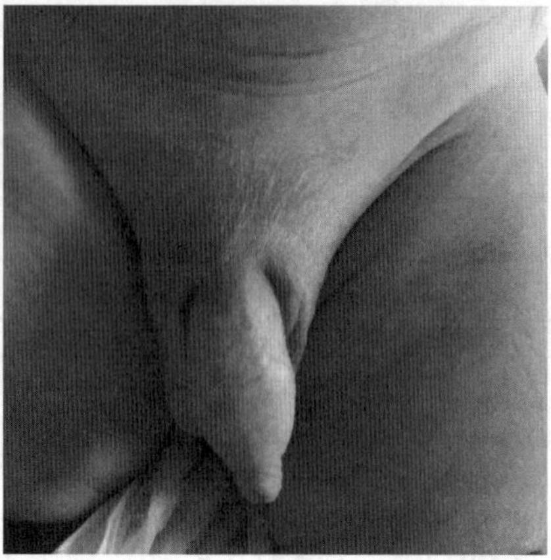

FIGURA 2 Genitália externa do paciente no momento do diagnóstico. (Ver o Encarte de imagens no final do livro.)

DIAGNÓSTICO INICIAL

- Síndrome adrenogenital.
- Tumor do córtex adrenal.

EXAMES SUBSIDIÁRIOS

Bioquímicos: os seguintes exames foram normais: hemograma, eletrólitos, creatinina.

Hormonais basais: testosterona total: 883,8 ng/dL; DHEA-S: 460 mcg/dL; androstenediona: > 10 ng/mL; 17 OHP: 181 ng/mL; cortisol (ritmo): 8 h: 9,4 mcg/dL; 16 h: 11,4 mcg/dL; 23 h: 1,8 mcg/dL.

Imagem: RX mãos e punhos para idade óssea: 2 anos e 8 meses (método de Greulich & Pyle).

Tomografia de abdome total: lesão expansiva sólida e heterogênea localizada na glândula adrenal esquerda, contendo calcificações e áreas de baixa atenuação no seu interior, que podem corresponder a necrose ou a liquenificação central. A massa apresenta realce heterogêneo pelo meio de contraste, mede cerca de 35 × 30 × 40 m (AP × LL × CC) e determina compressão sobre o polo superior do rim esquerdo. Não são observados trombos na veia renal esquerda nem na veia cava inferior. Glândula adrenal direita de aspecto anatômico. Observam-se ainda alguns linfonodos retroperitoneais na cadeia para-aórtica esquerda, menores que 7 mm no seu maior eixo (**Figura 3**). Tomografia de tórax: normal.

Molecular: mutação R337H do gene *TP53*.

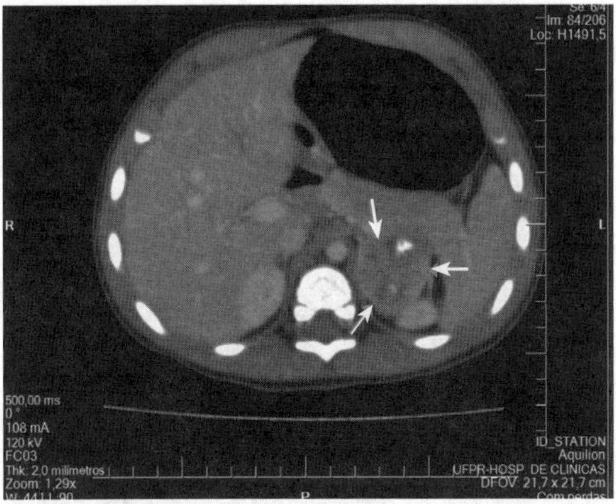

FIGURA 3 Tomografia computadorizada de abdome mostrando tumor da adrenal à esquerda. (Ver o Encarte de imagens no final do livro.)

DIAGNÓSTICOS DEFINITIVOS

- Tumor do córtex adrenal, virilizante.
- Estadiamento clínico: estádio 1.

CONDUTA/TRATAMENTO

Submetido a ressecção do tumor da adrenal esquerda. Cirurgia sem intercorrências, tumor retirado sem rotura da cápsula. Ressecção de linfonodos periaórticos.

Exame anatomopatológico: neoplasia adrenal cortical – carcinoma adrenocortical. Linfonodos e tecidos adjacentes sem invasão tumoral.

EVOLUÇÃO RESUMIDA

Acompanhamento clínico:

O paciente está em acompanhamento clínico e laboratorial há 4,5 anos, sem recidiva do tumor. O estádio puberal (Tanner) na última avaliação foi: P1, com testículos com 2 mL. O desenvolvimento pôndero-estatural está apresentado na **Figura 4**.

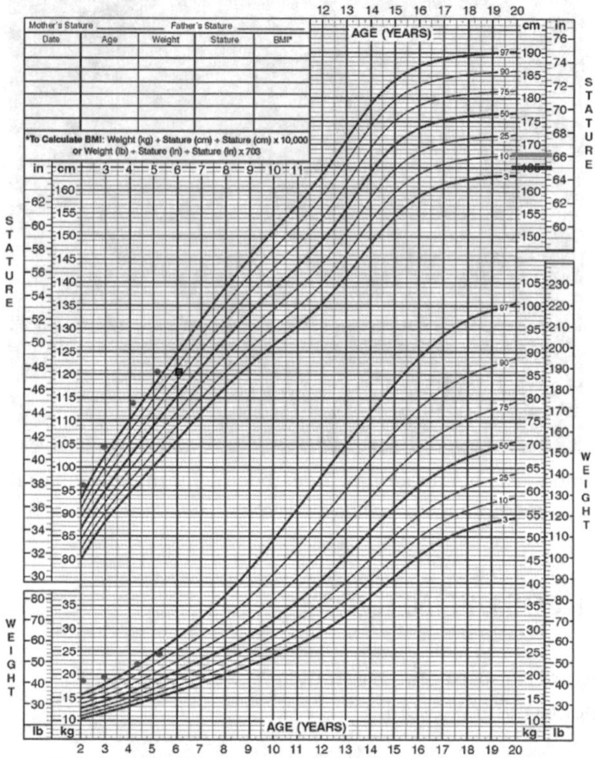

FIGURA 4 Gráfico de peso e altura para a idade. Dados antropométricos durante o seguimento ambulatorial. Os pontos mostram altura e peso para idade. O quadrado mostra altura para a idade óssea correspondente. Altura do pai (168 cm) está sinalizada em cinza e a altura da mãe corrigida (165,3 cm), em preto.

Fonte: National Center for Health Statistics and National Center for Chronic Disease Prevention and Health Promotion, 2000.
http://www.cdc.gov/growthcharts

Os resultados laboratoriais do acompanhamento estão apresentados na Tabela 1.

TABELA 1 Exames laboratoriais ao diagnóstico e durante seguimento ambulatorial no pós-operatório (PO)

	Ao diagnóstico	2° mês PO	8° mês PO	1 ano PO	2 anos PO	3 anos PO	4 anos PO
DHEA-S (µg/dL)	460	9,3	11	14,2	18,8	29	35
Testosterona total (ng/dL)	883,8	< 12,98	< 12,98	< 12,98	< 12,8	< 10	<10

A idade óssea na última avaliação clínica, aos 5 anos e 2 meses, foi de 6 anos.

COMENTÁRIOS

O tumor do córtex adrenal na infância (TCA) é mais frequente em meninas, com um pico de incidência na faixa etária menor que 4 anos. Apesar de os meninos serem menos afetados, em uma distribuição de 4 meninas : 1 menino, este paciente apresentou o quadro clínico observado na maioria dos pacientes, as manifestações de excesso de androgênios. Infelizmente, apesar da presença de vários sinais que poderiam alertar a família e os profissionais dos serviços de saúde responsáveis pelo acompanhamento de puericultura, como aceleração do ritmo de crescimento e ganho de peso, demonstrados na **Figura 1** e na **Figura 4**, aumento do pênis, pubarca e acne, houve um intervalo grande entre o início dos sintomas e o diagnóstico.

Devido à maior incidência de TCA nas crianças das regiões Sul e Sudeste do Brasil, relacionadas à presença da mutação R337H do gene *TP53*, toda criança que apresenta sinais clínicos de virilização ou de síndrome de Cushing deve ser prontamente investigada quanto à possibilidade dessa doença. A hiperplasia adrenal congênita por deficiência da 21-hidroxilase, forma virilizante simples, e da 11-hidroxilase, que são condições para o diagnóstico diferencial do TCA na infância, habitualmente não se apresenta com manifestações tão intensas no primeiro ano de vida.

Além do exame de imagem, as dosagens de DHEA-S e testosterona são importantes tanto para o diagnóstico como no acompanhamento pós-operatório, para avaliar a possibilidade de recidiva tumoral ou o surgimento de metástases a distância, porque frequentemente estão alteradas nesses pacientes.

A investigação clínica e laboratorial obrigatoriamente deve incluir a confirmação ou não da presença de hipercortisolismo. Mesmo naqueles pacientes que não apresentam manifestações da síndrome de Cushing, o excesso de cortisol pode ser detectado na investigação laboratorial, que pode incluir: o ritmo de cortisol, como foi realizado neste paciente, a dosagem de cortisol livre em urina de 24 horas e o teste de supressão com baixa dose de dexametasona (1 mg *overnight* ou 20 mcg/kg de peso corporal). Essa avaliação é fundamental para orientar a necessidade de reposição de glicocorticoide durante a cirurgia e no período de recuperação pós-operatório, com o objetivo de prevenir a ocorrência de crise adrenal aguda secundária à supressão do eixo hipotálamo-hipófise-adrenal.

REFERÊNCIAS

1. Marques-Pereira R, DeLacerda L, Lacerda HM, et al. Childhood adrenocortical tumor: a review. Hered Cancer Clin Pract. 2006;4(2):81-9.
2. Melo-Leite AF, Elias PCL, Teixeira SR, et al. Adrenocortical neoplasms in adulthood and childhood distinct presentation: review of the clinical, pathological and imaging characteristics. J Ped Endocrinol Metab. 2017;30(3):253-76.
3. Stratakis CA. Diagnosis and clinical genetics of Cushing syndrome in pediatrics. Endocrinol Metab Clin N Am. 2016;45:311-28.

Caso 11.2

Rosana Marques Pereira

HISTÓRIA

Menina, 9 meses, procedente de Mandaguari/PR, queixa de pelos pubianos e aumento de peso.

HPMA

Há 3 meses pubarca e aumento de pelos na face, associados a ganho de peso importante e odor forte no suor.

Antecedentes

Nega doenças e hospitalizações.

Nasceu via cesárea, de gestação com 40 semanas, apresentação cefálica. Peso de nascimento de 3.665 g (escore-Z = 0,48) e comprimento 50 cm (escore-Z = –0,19). Apgar 9/10.

Filha única. Pais saudáveis. Pai mede 178 cm (escore-Z = 0,16), e a mãe mede 160 cm (escore-Z = –0,51).

EXAME FÍSICO

- Comprimento: 71 cm (escore-Z = 0,67); peso 12 kg (**Figura 1**).
- PA: 130/70 mmHg.
- Fácies arredondada. Aumento da pilificação na face.
- Aumento da gordura com distribuição generalizada.
- Genitália externa: P2 com clitóris visível entre os grandes lábios (~2,5 cm).

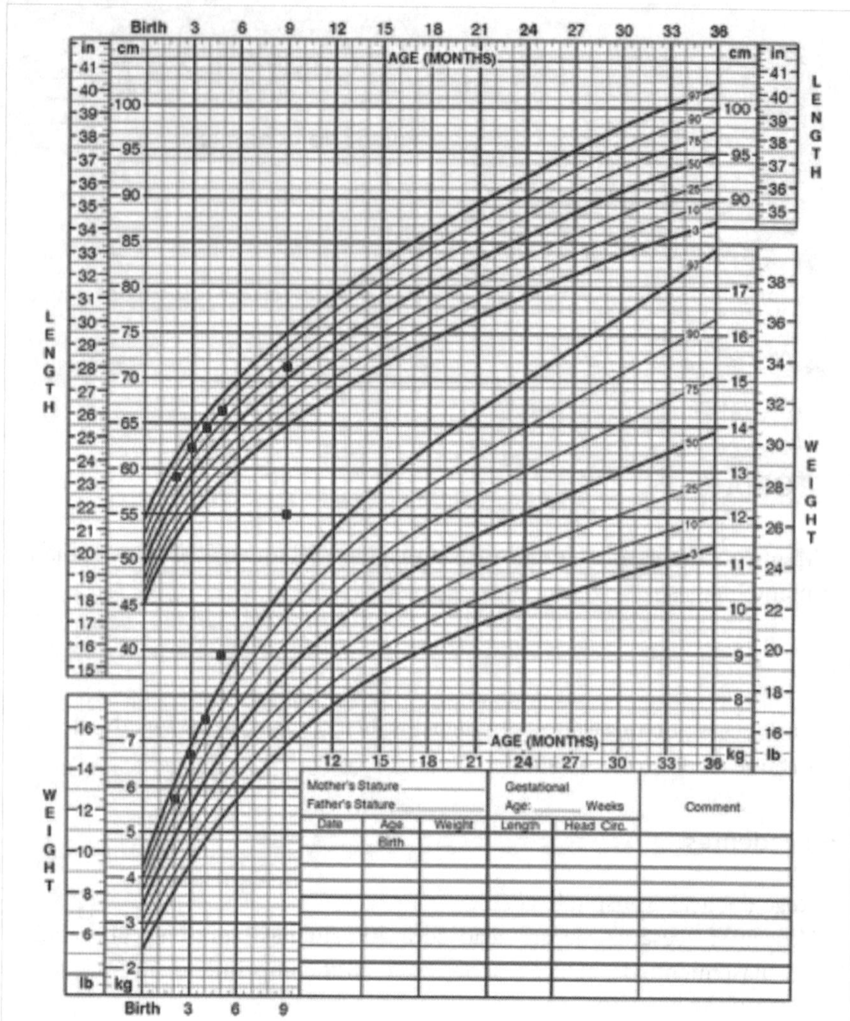

FIGURA 1 Gráfico de peso e altura para idade.
Fonte: National Center for Health Statistics and National Center for Chronic Disease Prevention and Health Promotion, 2000.
http://www.cdc.gov/growthcharts

DIAGNÓSTICO INICIAL

- Síndrome de Cushing.
- Síndrome adrenogenital.
- Tumor do córtex adrenal.

EXAMES SUBSIDIÁRIOS

- Bioquímicos: hemograma: Hg: 10,5; VCM: 66,4; plaquetas: 539.000; leucócitos: 4.790. Eletrólitos: normais; LDH: 536 U/L (125-220); cortisol (ritmo): 8 h: 15,8 mcg/dL; 16 h: 15,2 mcg/dL; 23 h: 15,1 mcg/dL (VR < 4,8 mcg/dL).
- DHEA-S: > 1.000 mcg/dL; testosterona: 512,12 ng/dL.
- Testes hormonais (**Tabela 1**).

TABELA 1 Exames laboratoriais ao diagnóstico e durante acompanhamento ambulatorial no pós-operatório (PO)

	Ao diagnóstico	2° mês PO	6° mês PO	8° mês PO
DHEA-S (mcg/dL)	> 1.000	2	< 15	< 15
Testosterona total (ng/dL)	512,2	1,73	7	7
Cortisol (mcg/dL)	15,1 (23 h)		11,01 (8 h)	-

- Imagem: ultrassom de abdome total: massa sólida no recesso hepatorrenal direito, com 67 × 56 × 46 cm, hipoecogênica, heterogênea, bem delimitada, com íntima relação com bordo hepático e terço médio do rim direito.
- Tomografia axial de abdome: massa volumosa, com atenuação heterogênea e tênues calcificações periféricas de permeio, localizada no flanco direito. Medidas: 60 × 50 × 67 mm.
- Tomografia de tórax: normal.

DIAGNÓSTICOS DEFINITIVOS

- Tumor do córtex da adrenal direita.
- Síndrome mista: síndrome de Cushing e virilização.

CONDUTA/TRATAMENTO

- Tratamento da hipertensão arterial com captopril.
- Ressecção completa do tumor adrenal por laparotomia.
- Exame anatomopatológico: neoplasia da cortical adrenal (critérios de Weiss: 5). Peso: 110 g.
- Estadiamento clínico: estádio 1.
- Reposição de glicocorticoide durante o ato cirúrgico (hidrocortisona) e nos 2 meses após a cirurgia (prednisolona), com diminuição gradual da dose de glicocorticoide até a suspensão completa.

EVOLUÇÃO RESUMIDA

Houve perda de peso, normalização dos níveis pressóricos, restabelecimento do padrão típico de crescimento e diminuição nos pelos faciais e corporais.

A paciente encontra-se no segundo ano de seguimento após a cirurgia, sem sinais de recidiva tumoral.

COMENTÁRIOS

Paciente com quadro clínico típico da síndrome de Cushing, com ganho de peso importante, queda do ritmo de crescimento, hipertensão arterial e aumento da pilificação facial. Esse quadro, associado aos sinais de virilização (pubarca e aumento do clitóris), é associado aos tumores adrenocorticais, mais comuns em meninas menores de 4 anos. Essa associação, que caracteriza uma síndrome mista, deve sempre direcionar a investigação para identificar qual das adrenais está acometida pelo tumor, sem possibilidades de diagnósticos diferenciais.

A investigação laboratorial confirmou a elevação dos androgênios (DHEA-S e testosterona total), bem como o hipercortisolismo, identificado pela ausência do ritmo circadiano do cortisol.

A cirurgia por laparotomia é o tratamento de escolha para esses pacientes no nosso serviço. A cirurgia por laparoscopia, apesar de ser indicada para outras doenças adrenais, não tem sido realizada para o TCA na infância no nosso serviço, devido ao maior risco de rotura da cápsula do tumor durante a cirurgia, fato que influencia o prognóstico destes tumores. É importante enfatizar a necessidade da reposição com glicocorticoide durante o ato cirúrgico e no pós-operatório, para prevenir a ocorrência de crise adrenal causada pela supressão do eixo hipotálamo-hipófise-adrenal.

A evolução favorável desses pacientes, sem recidiva do tumor, é observada na maioria dos casos com estádio clínico (EC) 1, baseado na classificação de Sandrini e colaboradores. Nessas crianças o tumor tem peso menor que 200 g e não há evidências de metástases. A sobrevida acima de 5 anos ocorre em cerca de 97% dos pacientes. No entanto, naqueles pacientes com tumores maiores (EC 2), irressecáveis (EC 3) ou com metástases (EC 4), a sobrevida diminui significativamente. No protocolo seguido no nosso serviço, o tratamento adjuvante estará indicado para os pacientes com EC 3 e 4 ou naqueles que apresentam recidiva do tumor.

REFERÊNCIAS

1. Marques-Pereira R, Michalkiewicz E, Pianovski MA, et al. Tratamento do tumor do córtex adrenal na infância. Arq Bras Endocrinol Metab. 2005 Oct;49(5).
2. Michalkiewicz E, Sandini R, Figueiredo B, et al. Clinical and outcome characteristics of children with adrenocortical tumors: a report from the International Pediatric Adrenocortical Tumor Registry. J Clin Oncol. 2004;22(5):838-45.
3. Pinto EM, Rodriguez-Galindo C, Pounds SB. Identification of Clinical and biologic correlates associated with outcome in children with adrenocortical tumors without germline TP53 mutations: A St Jude Adrenocortical Tumor Registry and Children's Oncology Group study. J Clin Oncol. 2017;35(35):3956-63.

Seção 12

Distúrbios de diferenciação sexual

Coordenação:

Carlos A. Longui

Caso 12.1

Andréa Trevas Maciel-Guerra

HISTÓRIA

Menino, 3,5 meses, natural e procedente do interior de São Paulo, encaminhado por ambiguidade genital.

HPMA

Ambiguidade genital percebida ao nascimento; a criança foi encaminhada já com registro civil masculino.

Antecedentes

Gestação a termo, sem intercorrências, parto cesáreo; pesou 2.420 g, mediu 47 cm (**Figura 1**), perímetro cefálico de 31 cm, Apgar 10 no 5º minuto. Bom desenvolvimento neuromotor e sem intercorrências clínicas dignas de nota, exceto ter sido submetido a herniorrafia inguinal bilateral.

Era o mais novo dos três filhos de casal não consanguíneo, e não havia referência a casos semelhantes na família.

EXAME FÍSICO

Exame geral sem alterações. Peso: 5,4 kg; comprimento: 60,3 cm, mostrados na **Figura 1**, perímetro cefálico de 40 cm. Não havia quadro dismórfico evidente, e nos genitais externos observavam-se falo de 1,5 cm (< p3), com *chordee*, hipospadia penoescrotal, gônada esquerda não palpável e gônada direita de cerca de 1 cm^3 palpável em saliência labioescrotal.

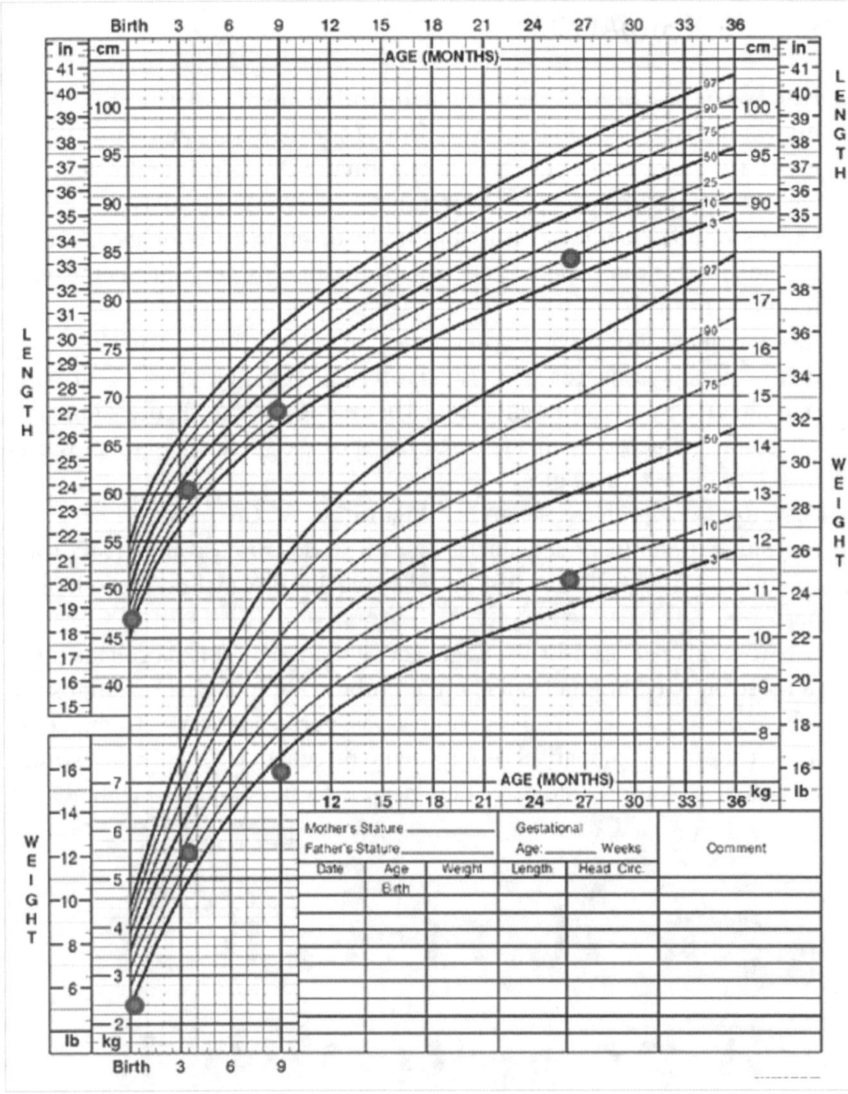

FIGURA 1 Estatura nos primeiros anos de vida, curva para o sexo masculino.
Fonte: National Center for Health Statistics and National Center for Chronic Disease Prevention and Health Promotion, 2000.
http://www.cdc.gov/growthcharts

DIAGNÓSTICO INICIAL

- Ambiguidade genital com gônada palpável de etiologia a esclarecer.

EXAMES SUBSIDIÁRIOS

- Hormonais basais: aos 2 meses de idade (minipuberdade), FSH: 7,17 mUI/mL (limite superior), LH: 3,60 mUI/mL (normal), testosterona total: 121 ng/dL (limite inferior), 17-OH-progesterona: 5,27 ng/mL, androstenediona: 0,30 ng/mL e deidroepiandrosterona: 2,70 ng/mL (normais).
- Outros exames laboratoriais: a partir do diagnóstico etiológico, função tireoidiana, função hepática, glicemia: mensurados periodicamente, com resultado normal.
- Imagem: ultrassom pélvico: aos 3 meses, aparelho urinário sem alterações, útero e gônada esquerda não visualizados; aos 14 anos: aparelho urinário sem alterações, útero presente, com volume de 1,8 cm^3. Ecocardiograma: valva aórtica bicúspide. Idade óssea: 13 anos e 6 meses (aos 13 anos e 11 meses de idade cronológica).
- Cariótipo: 45,X[19]46,X,+mar[11] (**Figura 2**).
- Molecular: pesquisa de sequências específicas do cromossomo Y: SRY (braço curto), DYZ3 (centrômero) e TSPY (região proximal do braço longo): positivos.
- Laparoscopia para estudo histológico das gônadas: biópsia da gônada direita mostrou parênquima testicular com túbulos seminíferos revestidos por células de Sertoli, sem células germinativas, permeados por estroma de células fusiformes, compatível com testículo disgenético; à esquerda, estroma fibroso denso desprovido de células germinativas, compatível com gônada

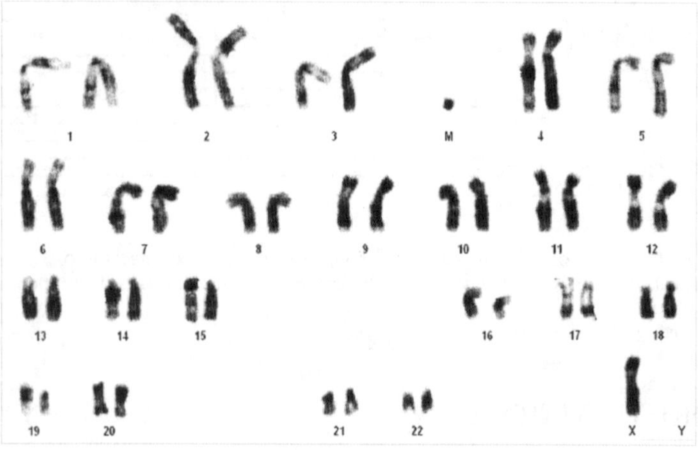

FIGURA 2 Cromossomos metafásicos do paciente mostrando a linhagem 46,X,+mar, em que se observa um cromossomo X e um fragmento cromossômico (M) de origem indefinida (cromossomo marcador).

disgenética. Realizado segundo procedimento para gonadectomia bilateral: estudo histológico mostrou os mesmos resultados encontrados nas biópsias; útero não visualizado durante a cirurgia.

- Outros: audiometria realizada periodicamente, com resultado normal.

CONDUTA/TRATAMENTO

A pedido dos pais, foi elaborado laudo médico-legal para mudança de registro civil, e aos 2 anos de idade a criança foi submetida a genitoplastia feminizante. O acompanhamento foi feito com o mesmo protocolo utilizado na síndrome de Turner (**Tabela 1**). A criança não apresentou déficit de crescimento na infância; em idade próxima à puberdade foi oferecida à família a possibilidade de terapêutica com hormônio de crescimento (GH), porém optaram por não fazer uso da medicação. Aos 12 anos foi iniciada terapia de reposição estrogênica.

TABELA 1 Recomendações para *screening* de pacientes com linhagem 45,X em sua constituição cromossômica (síndrome de Turner ou disgenesia gonadal mista) no momento do diagnóstico e durante o seguimento clínico.

Exame	Ao diagnóstico	Infância	Vida adulta
Peso/IMC e medida da pressão arterial	+	Em cada consulta	Em cada consulta
Função tireoidiana	+	Anual	Anual
Perfil lipídico			+
Função hepática e hemoglobina glicada ± glicemia de jejum		Anual > 10 anos	Anual
Pesquisa de doença celíaca		A cada 2 anos	A juízo clínico
Ecocardiograma	+	A cada 5 anos (se houver alterações, no mínimo anual)	A cada 5 ou 10 anos (se houver alterações, no mínimo a cada 2 a 3 anos)
Ultrassom de rins	+		
Audiometria	+	A cada 3 anos	A cada 5 anos
Densitometria óssea			A cada 5 anos

DIAGNÓSTICOS DEFINITIVOS

- Distúrbio da diferenciação do sexo por anomalia de cromossomos sexuais.
- Disgenesia gonadal mista.

EVOLUÇÃO RESUMIDA

Desde a primeira consulta a mãe mostrou-se angustiada em relação ao sexo de criação, questionando a possibilidade de mudança de sexo e referindo que achava melhor "criar como menina". Uma vez confirmado pelo estudo histológico o diagnóstico de disgenesia gonadal mista, os pais foram acompanhados pelo psicólogo do serviço para definição do sexo de criação, e aos 11 meses tomaram a decisão final pelo sexo feminino, sendo então elaborado o laudo médico-legal para mudança de registro. Aos 2 anos de idade a paciente foi então submetida a gonadectomia bilateral, clitoroplastia e labioplastia; a reconstrução vaginal foi postergada para a adolescência.

A criança passou a ser acompanhada no ambulatório de endocrinologia pediátrica, com bom desenvolvimento neuropsicomotor e sem intercorrências clínicas relevantes. Em vista da presença de valva aórtica bicúspide, houve também seguimento cardiovascular anual. Como mostra a **Figura 3**, ela se manteve, na infância, entre os percentis 10-25 para o sexo feminino, perdendo altura próximo da puberdade; nesse momento foi proposta terapêutica com GH, porém a família optou por não fazer uso da medicação.

Aos 12 anos foi iniciada terapia de reposição estrogênica, com telarca e pubarca ocorridas no mesmo ano; aos 14 anos e 10 meses o estadiamento puberal era M4P4 e ainda não havia ocorrido a menarca. A adolescente e a família estão cientes de que, antes que ela inicie sua vida sexual, será necessária reconstrução vaginal. Na última consulta, o ganho ponderal havia levado o IMC a 25.

COMENTÁRIOS

Considerando a presença de ambiguidade genital, a liberação do registro civil sem investigação prévia foi inadequada. A conduta ideal é explicar à família que é necessário postergar esse registro até que se chegue ao diagnóstico sindrômico e, sempre que possível, ao diagnóstico etiológico. Isso permite estabelecer o prognóstico em termos de desenvolvimento puberal, fertilidade, necessidade de remoção de gônadas por risco de neoplasias e perspectivas cirúrgicas, além de trazer, em casos específicos, informações sobre o conhecimento atual sobre a identidade sexual em casos semelhantes. Além disso, o diagnóstico preciso permite o estabelecimento do risco de recorrência familial.

O exame de cariótipo indicou, desde o início, a presença de mosaicismo de cromossomos sexuais. Além do cariótipo 45,X/46,XY, podem também ser encontrados na disgenesia gonadal mista outros cariótipos, como 45,X/47,XYY e mosaicos contendo uma linhagem 45,X e outra com alterações estruturais do

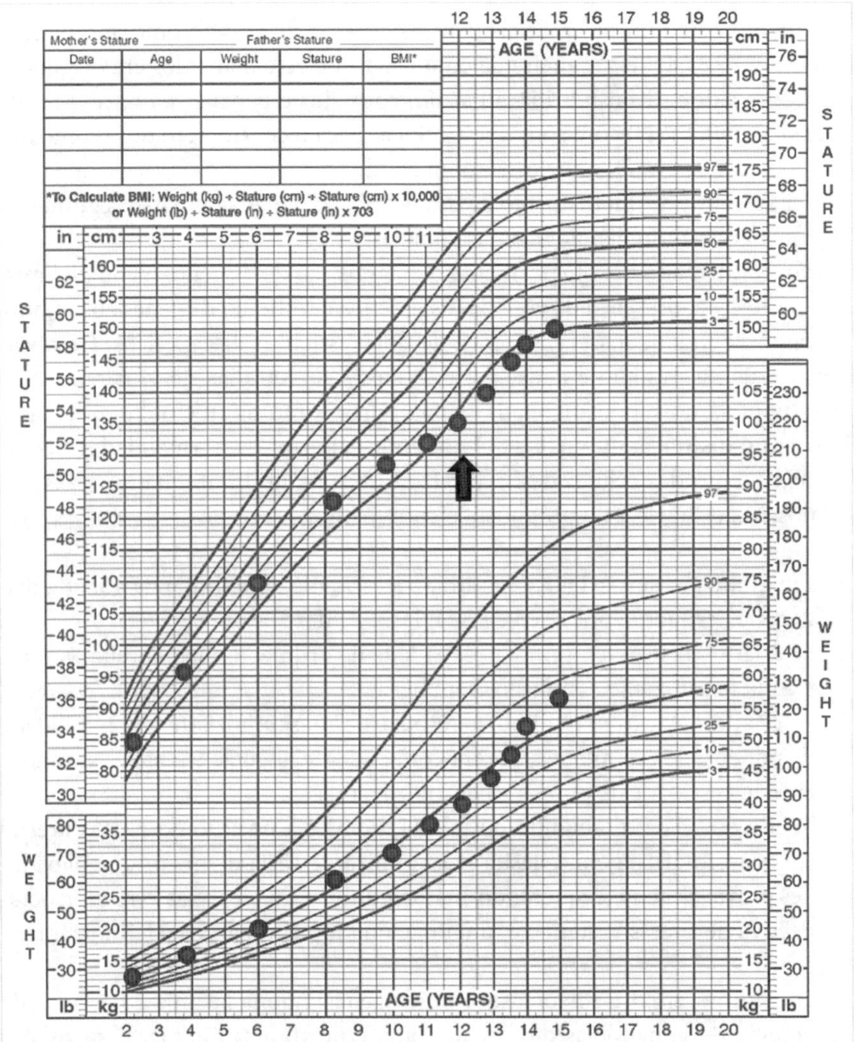

FIGURA 3 Estatura a partir do terceiro ano de vida, curva para o sexo feminino (CDC,2000). A seta indica o momento do início da reposição estrogênica.
Fonte: National Center for Health Statistics and National Center for Chronic Disease Prevention and Health Promotion, 2000.
http://www.cdc.gov/growthcharts

cromossomo Y, como deleções [46,X,del(Yq)], anéis [46,X,r(Y)] e isocromossomos [46,X,idic(Yq); 46,X,i(Yp)].

No entanto, para confirmação de que o fragmento cromossômico de origem indefinida observado no exame da criança (cromossomo marcador, ou "mar") era originário de um cromossomo Y, foi necessário estudo molecular;

este identificou a presença de sequências específicas desse cromossomo (SRY, TSPY e DYZ3). Outra maneira de confirmar que esse marcador era originário de Y teria sido utilizar hibridação *in situ* com fluorescência (*fluorescent in situ hybridization*, FISH) com sondas específicas para o centrômero dos cromossomos sexuais, X e Y. Diante dessa anomalia de cromossomos sexuais, que indicava a presença de um distúrbio da diferenciação gonadal, o passo seguinte foi biópsia para estudo histológico das gônadas.

Foi confirmado histologicamente o diagnóstico de disgenesia gonadal mista – neste caso, presença de gônada disgenética e testículo disgenético, embora outra possibilidade fosse a presença de dois testículos disgenéticos. Os níveis hormonais na minipuberdade, período entre 30-100 dias de vida em que o eixo hipotálamo-hipófise-gônada se comporta como no início da puberdade, indicaram disfunção tubular (FSH no limite superior da normalidade) e comprometimento das células de Leydig (testosterona no limite inferior). Assim, foi possível estabelecer o prognóstico com melhor precisão:

A. Em ambos os sexos, baixa estatura, necessidade de retirada da gônada disgenética esquerda por risco de neoplasia e infertilidade.
B. Se criado no sexo feminino, necessidade de orquiectomia à direita, genitoplastia feminizante e indução da puberdade.
C. Se criado no sexo masculino, genitoplastia masculinizante e possibilidade de puberdade espontânea, porém com risco de falência testicular secundária e necessidade de reposição de andrógenos.
D. Tendo em vista o tamanho do falo (1,5 cm) e a posição do meato uretral (penoescrotal), a genitoplastia masculinizante seria de maior complexidade, provavelmente requerendo maior número de cirurgias e menor perspectiva de sucesso estético e funcional quando comparada à feminizante.

Quanto ao risco de neoplasias, na disgenesia gonadal mista há risco de ocorrência de gonadoblastoma, seminoma e/ou disgerminoma. Esse risco é maior nas gônadas em fita que nos testículos disgenéticos intra-abdominais, sendo mais raro em gônadas localizadas nas saliências labioescrotais. Quando o sexo de criação é o masculino e há manutenção de testículo(s) disgenético(s) com grau leve de disgenesia e localização na bolsa escrotal, essa gônada deve ser avaliada periodicamente com exames de imagem e ao menos uma biópsia após a puberdade para detecção de lesões pré-malignas.

Em casos como este, com diagnóstico precoce e ausência de consenso sobre o sexo de criação mais adequado para a condição específica, este deve ser discutido caso a caso. A decisão dos pais sobre mudança do registro civil para o sexo feminino foi tomada após esclarecimento sobre os prós e contras da criação como menino ou menina e acompanhamento psicológico ao longo de 6 meses. O laudo médico-legal para mudança de registro deve conter todos os elementos para que o juiz compreenda o quadro clínico da criança, a origem do problema e seu prognóstico, e deve ser assinado não só por um dos médicos da equipe que acompanha a criança, mas também por um médico-legista.

Embora, a rigor, o termo "síndrome de Turner" não possa ser aplicado neste caso pela presença de diferenciação testicular e ambiguidade genital ao nascer, a existência de uma linhagem 45,X pode determinar a ocorrência dos mesmos sinais encontrados nessa síndrome: baixa estatura e anomalias congênitas e adquiridas. É fundamental, portanto, aplicar ao acompanhamento das crianças com disgenesia gonadal mista, independentemente do sexo de criação, o mesmo protocolo empregado na síndrome de Turner e mostrado na **Tabela 1**, bem como fazer uso do hormônio de crescimento para aumento da altura final quando indicado. Assim como em meninas com essa síndrome, pacientes com disgenesia gonadal mista têm quadro dismórfico muito variável, desde pequeno número de dismorfismos discretos até quadros muito evidentes.

A terapia de reposição estrogênica permitiu, ao longo de quase 3 anos, um desenvolvimento mamário adequado (estádio M4P4), porém a ausência da menarca e o pequeno volume uterino observado em ultrassom feito após 2 anos de reposição (1,8 cm^3) sugerem que se trate apenas de resquício mülleriano, que não chegou a ser visualizado quando a criança foi submetida à laparoscopia. Tão logo se complete a indução da puberdade, caso um novo ultrassom mostre a manutenção desse volume uterino, está indicada a retirada dessa estrutura.

A estatura próxima à final mostrada na **Figura 3** e considerando o grau de desenvolvimento puberal na última consulta (M4P4) deve se situar pouco acima no percentil 3 para o sexo feminino. Houve aumento acentuado do peso durante a indução puberal, o que deve levar a reforço das medidas dietéticas e estímulo à atividade física para evitar a obesidade.

REFERÊNCIAS

1. Andrade JGR, Fabbri-Scallet H, Dos Santos AP, et al. Clinical findings and follow-up of 46,XY and 45,X/46,XY testicular dysgenesis. Sex Dev. 2019;13(4):171-7.
2. Gravholt CH, Andersen NH, Conway GS, et al. Clinical practice guidelines for the care of girls and women with Turner syndrome: proceedings from the 2016 Cincinnati International Turner Syndrome Meeting. Eur J Endocrinol. 2017;177(3,):G1-G70.
3. Maciel-Guerra AT. Distúrbios da Diferenciação gonadal: disgenesia gonadal mista e parcial XY. In: Maciel-Guerra AT, Guerra-Junior G. (org.). Menino ou menina? Os distúrbios da diferenciação do sexo. 3.ed.Curitiba: Appris; 2019. v.1. p.157-70.

Caso 12.2

Andréa Trevas Maciel-Guerra

HISTÓRIA

Menina, 16 anos, natural e procedente do interior da Bahia, encaminhada por falta de desenvolvimento puberal.

HPMA

Avaliada inicialmente na Bahia e, há 6 meses, em hospital universitário no interior de São Paulo por falta de desenvolvimento mamário e amenorreia primária.

Antecedentes

Comparece sem acompanhantes, sabe referir apenas ter nascido de parto normal hospitalar. Não tem informações sobre seu desenvolvimento neuropsicomotor, porém refere ter o ensino fundamental completo. Não tem queixas relacionadas aos diversos aparelhos e nega doenças crônicas.

É a mais velha dos 8 filhos de casal não consanguíneo (6 irmãs e 1 irmão). Duas irmãs já haviam tido a menarca (uma aos 10 anos e a outra aos 13 anos); as demais tinham entre 6-12 anos no momento da consulta. Não há referência a casos semelhantes na família.

EXAME FÍSICO

Exame geral sem alterações. Peso: 42,4 kg; estatura: 157,5 cm. Não há quadro dismórfico, e os genitais externos são tipicamente femininos, sem gônadas palpáveis, sendo o estadiamento puberal M1P3 de Tanner.

DIAGNÓSTICO INICIAL

- Atraso puberal de etiologia a esclarecer.

EXAMES SUBSIDIÁRIOS

- Hormonais basais: FSH: 168 mUI/mL, LH: 42,27 mUI/mL, estradiol: 2,8 pg/mL, testosterona total: 0,61 ng/mL, T4 livre: 1,32 ng/dL e TSH: 1,13 mUI/L.
- Imagem: ultrassom pélvico de útero e ovários não visualizados.
- Cariótipo: 46,XY [50].
- Laparoscopia: observados cordões fibrosos bilateralmente em posição sugestiva de gônada; realizada ressecção dessas estruturas. Exame histológico: estroma ovariano destituído de folículos, compatível com gônada em fita bilateralmente; presença de gonadoblastoma microscópico (2 × 2 mm) à direita; trompas hipoplásicas.
- Molecular: sequenciamento do gene *SRY*: variante c.361G>A, p.Glu89Lys dentro do HMB-box; estudos *in vitro* mostram que essa variante, que está ausente no pai e no irmão da paciente, abole a capacidade de ligação da proteína SRY ao DNA.

CONDUTA/TRATAMENTO

A paciente foi orientada pela equipe interdisciplinar, incluindo psicólogo, a respeito dos diversos aspectos de sua condição, incluindo o sexo genético masculino. Foi iniciada terapia de reposição estrogênica com 1,25 mg/dia de estrógenos conjugados.

DIAGNÓSTICOS DEFINITIVOS

- Hipogonadismo hipergonadotrófico.
- Distúrbio da diferenciação do sexo 46,XY.
- Disgenesia gonadal pura 46,XY por variante patogênica "de novo" no gene *SRY*.

EVOLUÇÃO RESUMIDA

A paciente voltou à cidade de origem, onde foi acompanhada por ginecologista local, e retornou ao serviço referindo menarca 12 meses após o início do tratamento, com sangramentos mensais em pequena quantidade; nesse momento foi acrescentada progesterona. Aos 18 anos media 167,3 cm e pesava 48,4 kg (**Figura 1**), estadiamento puberal M3P4.

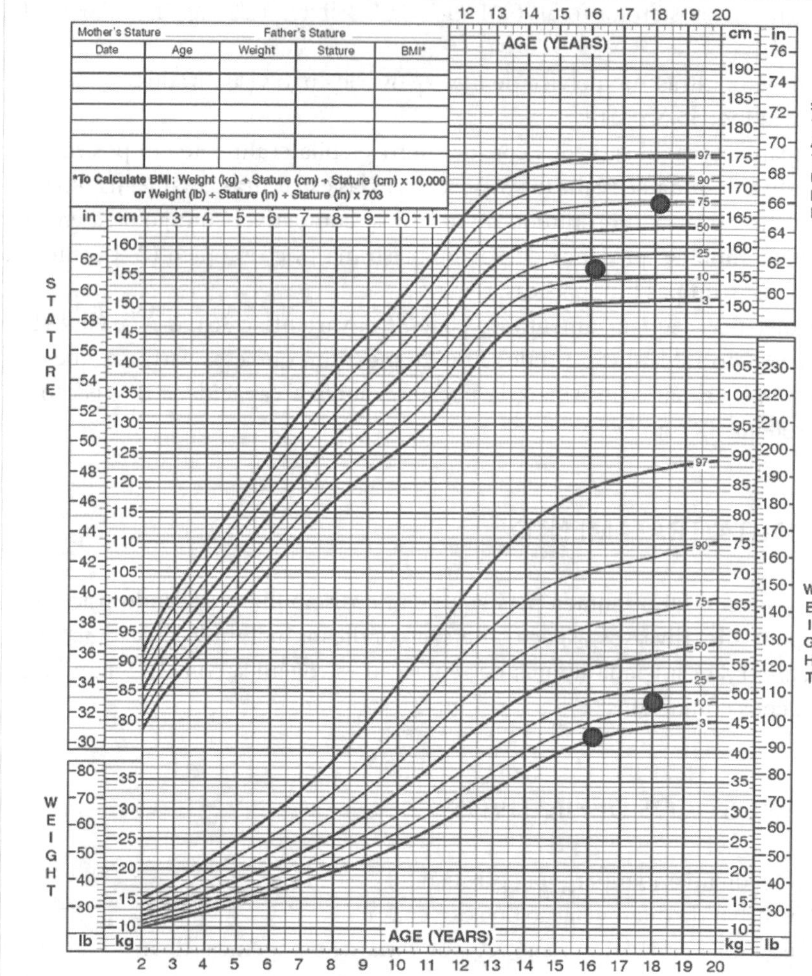

FIGURA 1

Fonte: National Center for Health Statistics and National Center for Chronic Disease Prevention and Health Promotion, 2000.

http://www.cdc.gov/growthcharts

COMENTÁRIOS

Paciente encaminhada aos 16 anos com atraso puberal, sem antecedentes familiais de consanguinidade ou recorrência. O exame físico mostrou que não havia baixa estatura nem sinais dismórficos sugestivos da síndrome de Turner, e que os genitais externos eram tipicamente femininos, ou seja, não havia ambiguidade genital.

A mensuração de FSH, LH, estradiol e testosterona indicou que o hipogonadismo era hipergonadotrófico. O cariótipo revelou a constituição cromossômica 46,XY em 50 células analisadas, o que, juntamente com a estatura normal e a ausência de quadro dismórfico, afasta com alta probabilidade a hipótese de síndrome de Turner.

Uma vez que o ultrassom não havia visualizado útero, em um primeiro momento as hipóteses diagnósticas incluíam, além da disgenesia gonadal pura 46,XY (na qual há derivados müllerianos), distúrbios da diferenciação do sexo (DDS) 46,XY nos quais há diferenciação testicular levando à regressão dos dutos de Müller e também ausência de desenvolvimento puberal e genitais externos femininos. Entre eles está o agonadismo, uma das síndromes de regressão testicular em que o testículo se diferencia, porém desaparece precocemente, após a secreção de hormônio antimülleriano pelas células de Sertoli, mas antes da secreção de testosterona pelas células de Leydig.

Também não seria possível descartar, em um primeiro momento, um defeito no receptor LH/hCG ou um defeito enzimático da síntese de testosterona. Seriam, porém, menos prováveis, uma vez que são raros os casos com genitais externos tipicamente femininos e que nesses casos seria esperado um predomínio do LH sobre o FSH, este último também aumentado devido ao longo tempo de permanência das gônadas na cavidade pélvica.

Em um caso como esse, de uma paciente com 16 anos, 46,XY, com fenótipo feminino e gônadas na cavidade pélvica, a retirada das gônadas era mandatória pelo risco de transformação neoplásica, fossem gônadas disgenéticas (gônadas em fita ou *streaks*) ou testículos. O passo seguinte, portanto, foi a laparoscopia com gonadectomia. O achado de gônadas disgenéticas reforçou a hipótese de disgenesia gonadal pura 46,XY e afastou as demais. Infelizmente, o laudo da laparoscopia não incluía informação sobre presença de útero; assim, o diagnóstico sindrômico definitivo foi obtido com a confirmação da presença deste pela ocorrência da menarca.

De fato, o diagnóstico de disgenesia gonadal pura 46,XY depende da presença de duas gônadas disgenéticas, constituídas somente por estroma fibroso vascularizado, sem secreção hormonal nem produção de gametas o que determina o atraso puberal e infertilidade associadas à presença de genitais internos e externos femininos. A presença de útero decorre da ausência células de Sertoli, secretoras do hormônio antimülleriano, e a falta de masculinização dos genitais externos, mesmo nos indivíduos 46,XY, é resultado da ausência de células de Leydig.

A análise histológica das gônadas revelou também a presença de um gonadoblastoma à direita. Tumores de células germinativas (gonadoblastomas e disgerminomas) são observados em cerca de 40% dos casos de disgenesia gonadal pura 46,XY, o que determina a realização de gonadectomia profilática assim que for feito o diagnóstico, uma vez que já foram encontrados tumores até mesmo antes da adolescência.

Variantes patogênicas no gene *SRY* são a causa mais frequente da disgenesia gonadal pura 46,XY; sua frequência varia, na literatura, de 20-70% dos casos. São quase sempre, como neste caso, mutações "de novo" (não herdadas), o que faz com que o risco de recorrência dessa condição na família seja muito baixo.

Além da gonadectomia profilática, o tratamento consiste em reposição hormonal para desenvolvimento e manutenção de caracteres sexuais secundários, além de induzir o estirão puberal e a aquisição de massa óssea. Uma reposição que permita o desenvolvimento de um bom volume uterino faz com que essas pacientes possam ainda se beneficiar de procedimentos de fertilização assistida com doação de óvulos. Como neste caso o diagnóstico foi feito mais tardiamente, a terapêutica foi iniciada com a dose plena de reposição, com evolução adequada do desenvolvimento puberal.

A revelação, para a família e para a própria paciente, de que o sexo genético é masculino deve ser feita de maneira cuidadosa e acompanhada de todas as explicações necessárias para que não reste dúvida a respeito do fato de que o fenótipo é feminino e que a identidade feminina é a regra nesses casos.

REFERÊNCIAS

1. Cunha JL, Soardi FC, Bernardi RD, Oliveira LE, Benedetti CE, Guerra-Junior G, et al. The novel p.E89K mutation in the SRY gene inhibits DNA binding and causes the 46,XY disorder of sex development. Braz J Med Biol Res. 2011;44(4):361-5.
2. Maciel-Guerra AT. Distúrbios da diferenciação gonadal: disgenesias gonadais puras. In: Maciel-Guerra AT, Guerra-Junior G. (org.). Menino ou menina? Os distúrbios da diferenciação do sexo. 3.ed.Curitiba: Appris; 2019, v.1. p.153-6.
3. Rocha VB, Guerra-Júnior G, Marques-de-Faria AP, de Mello MP, Maciel-Guerra AT. Complete gonadal dysgenesis in clinical practice: the 46,XY karyotype accounts for more than one third of cases. Fertil Steril. 2011;96(6):1431-4.

Caso 12.3

Durval Damiani

HISTÓRIA

Sexo masculino, 15 anos e 7 meses, proveniente de Lucélia/SP.

Refere aumento de mamas e há 3 anos inchaço nos testículos.

HPMA

Ao nascer foi encaminhado para o Hospital Universitário de Marília para investigação de genitália atípica. Registrado precocemente como menino.

Realizou 4 cirurgias para correção da atipia genital (relato verbal). Última com 13 anos e 7 meses. Não sabe informar sobre biópsia gonadal.

Refere ginecomastia desde os 12 anos de idade, que prejudica as atividades sociais. Usa faixa para esconder as mamas e evita relações sexuais com a namorada.

Nota edema em bolsa testicular bilateral intermitente, para o qual já recebeu tratamento várias vezes (suspeita de "orquite"). Nega ejaculações. Nega sangramentos exteriorizados.

Saúde geral boa com rinite alérgica e asma para os quais usa beclometasona e dexclorfeniramina (Polaramine®).

Antecedentes

História de traumatismo cranioencefálico, inespecífico.

Nascido de parto normal, sem intercorrências, mãe G3P3A0, termo. Não sabe sobre peso e comprimento ao nascimento. Boas condições de nascimento.

DNPM: normal.

A mãe realizou ultrassom obstétrico, mas não houve definição de sexo nesse exame. Durante a gestação, a mãe nega sinais de virilização.

Durante a gestação, a mãe fez uso de aminofilina, dexametasona, salbutamol, para tratamento de asma brônquica.

Filho de pais não consanguíneos.

Mãe com 43 anos de idade, altura de 149 cm, com história de asma e hipertensão arterial sistêmica. Menarca aos 11 anos.

Pai com 43 anos, saudável, com altura de 1,60 m.

Irmãos hígidos.

Avó materna com HAS.

EXAME FÍSICO

BEG, hidratado, corado, eupneico, afebril, anictérico, acianótico; ACV: sem alteração; AR: sem alteração; abdome: sem alteração; extremidades: sem alterações. Peso 50,9 kg; estatura 152 cm (percentil 7); IMC 22 kg/m^2 (percentil 86) – alvo estatural familiar em percentil 2.

Desenvolvimento mamário bilateral, equivalente ao estádio M4 de Tanner (T4) Indolor à palpação.

Genitália com aspecto masculino, G4P4 (Tanner).

Pênis 5 cm, testículo direito tópico, com volume de 10 mL e testículo esquerdo tópico, com 8 mL, bolsa escrotal pigmentada, fusão labioescrotal completa com hipospádia em glande (hipospádia distal).

Os achados de exame físico são mostrados na **Figura 1**, na **Figura 2** e na **Figura 3**.

DIAGNÓSTICO INICIAL

Ginecomastia em adolescente pode ser manifestação de várias condições clínicas, como excesso de estrógenos (exógenos ou produzidos pelo organismo, como em DSD ovotesticular, tumores adrenais, situações de excesso de aromatase, por exemplo), deficiência de andrógenos como em hipogonadismo hipergonadotrófico, sídrome de Klinefelter, insensibilidade androgênica, hermafroditismo verdadeiro, uso de drogas (cimetidina, teofilina, flutamida, maconha, dentre outras).

Esse "edema" testicular que se repete com certa ciclicidade levanta a possibilidade da presença de tecido ovariano, produzindo ciclicamente folículos e sua ruptura, com sangramento local e dor. Nessas condições, pode-se supor que haja um ovotestis nesse lado direito da bolsa escrotal e que este menino seja portador de DSD ovotesticular (hermafroditismo verdadeiro).

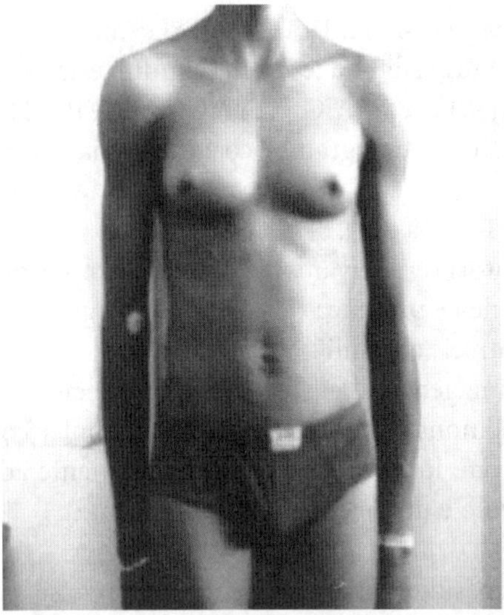

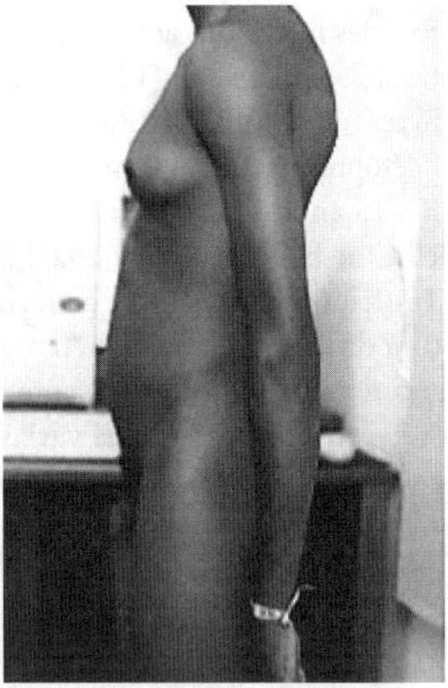

FIGURA 1 Aspecto da ginecomastia. (Ver o Encarte de imagens no final do livro.)

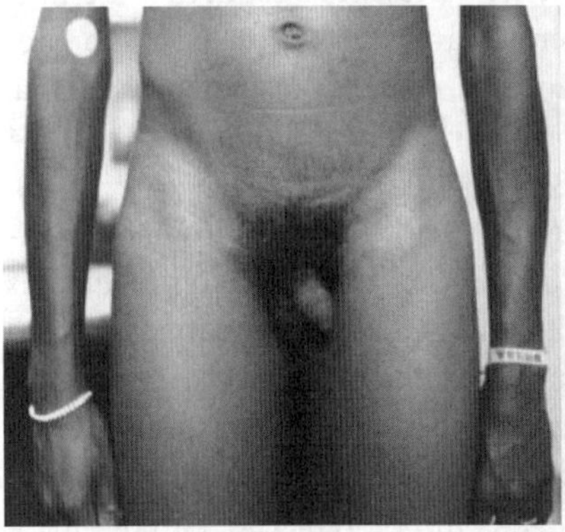

FIGURA 2 Aspecto da genitália externa. (Ver o Encarte de imagens no final do livro.)

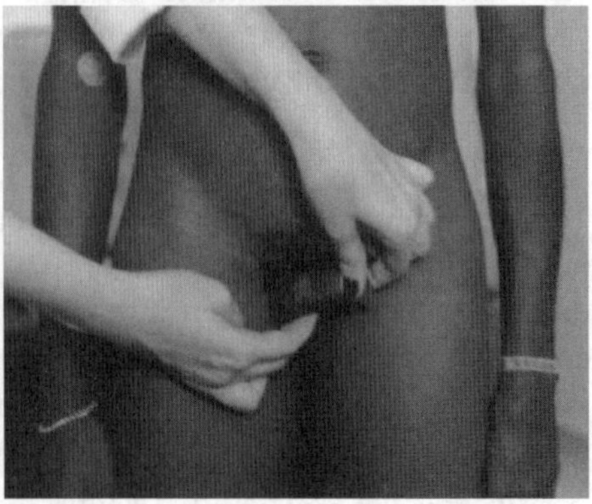

FIGURA 3 Gônada direita com suspeita de "orquite" em paciente com DSD. (Ver o Encarte de imagens no final do livro.)

EXAMES SUBSIDIÁRIOS

Trouxe exames que já haviam sido realizados em outro serviço:

- Cariótipo 46,XX[50]; testosterona 156 ng/dL; estradiol 73,4 pg/mL; FSH:9,5U/L; LH:14,9U/L.

- Exames realizados aos 15 anos e 9 meses: LH: 18,1 UI/L; FSH: 22,2 UI/L; estradiol: 23,9 pg/mL (VR até 42,6); testosterona total: 191 ng/dL; testosterona livre: 168 pmol/L; SHBG: 18,7 nmol/L; beta-hCG: 0,1 mcUI/mL (VR < 1); alfafetoproteína: 1,4 ng/mL (VR até 100); hemograma e coagulograma normais.
- IO: 18 anos (IC = 15a9m).
- USG de bolsa testicular 29.04.2014 (15a 8m).
- Testículo direito tópico, com contorno relativamente definido, com ecotextura difusa e finamente heterogênea e presença de múltiplas imagens hiperecogênicas puntiformes, compatíveis com microlitíase.
- Adjacente ao testículo há várias imagens císticas, separadas por tecido mais ecogênico (septações?), o qual demonstra vascularização ao Doppler colorido, medindo em conjunto 2,7 cm, localizadas predominantemente adjacentes ao polo superior do testículo e uma pequena inferiormente.

Provável testículo esquerdo tópico, situado na região anterior da bolsa, com pequenas dimensões, contorno pouco definido, ecotextura fina e difusamente heterogênea e presença de algumas imagens puntiformes hiperecogênicas, compatíveis com microlitíase. Contiguamente ao testículo esquerdo, identifica-se formação nodular sólida, com numerosas áreas císticas de permeio, medindo 2,2 × 2,0 × 1,7 cm. Observam-se também, na bolsa testicular esquerda, várias imagens císticas, a maior com morfologia bem nodular, medindo 2,4 × 2,0 cm. Dimensões: testículo direito 1,8 × 1,3 × 1,0 cm (volume = 1,1 mL). Testículo esquerdo 1,7 × 1,0 × 0,6 cm (volume: 0,5 mL). Epidídimos não identificados com aspecto habitual. Impressão diagnóstica: testículos com pequenas dimensões e presença de provável microlitíase. Formação nodular sólida com áreas císticas de permeio na bolsa testicular esquerda. Imagens císticas na bolsa testicular, bilateralmente, podendo corresponder, entre outras hipóteses, a hidrocele septada; cistos de epidídimo e/ou espermatoceles

USG pélvico 29.04.2014 (15a8m): bexiga com boa repleção, parede fina e conteúdo anecogênico. Estrutura tubuliforme localizada posteriormente à bexiga, que mede aproximadamente 3,4 × 1,0 × 1,2 cm. Ovários não visualizados. Não há evidência de líquido livre ou coleções na cavidade pélvica. Impressão diagnóstica: estrutura tubuliforme pélvica, que pode corresponder a útero rudimentar ou vagina em fundo cego.

RNM pelve maio de 2014 (15a9m): bexiga com boa repleção, de paredes regulares e conteúdo homogêneo. Presença de útero hipoplásico e alongado, lateralizado para a esquerda, de contornos regulares. Miométrio com sinal homogêneo. Zona juncional caracterizada. Imagem linear hiperintensa compatível com endométrio. Vagina com pequena distensão líquida. O introito vaginal de aproxima do orifício uretral, com questionável comunicação entre eles.

Espaço vesicuterino livre. Observam-se nas bolsas testiculares imagens sólido--císticas, com focos de hipersinal em T1 à direita, compatível com conteúdo hemático.

Em correlação com dados clínicos e com US realizado dia 29.04.2014 pode corresponder a "ovotestis", com cisto de aspecto hemorrágico à direita. Na base da bexiga e em torno da uretra há pequena estrutura globular, que pode corresponder a próstata de dimensões reduzidas. Mínima quantidade de líquido livre no fundo de saco posterior.

DIAGNÓSTICO DEFINITIVO

- DDS ovotesticular

EVOLUÇÃO RESUMIDA

Aos 16 anos e 1 mês: apresentou primeira relação sexual, com ejaculação. Solicitado espermograma, sem sucesso na coleta. Em acompanhamento psicológico: identifica-se claramente com o gênero masculino.

Abordagem cirúrgica em 14.01.2015 (16 anos e 5 meses): mastectomia bilateral + gonadectomia E + ressecção da porção ovariana do ovotestis D + orquidopexia à D derivados müllerianos de tamanho insignificantes, optado por não retirar. Não caracterizado útero. Refere melhora da autoestima após a cirurgia.

Anatomopatológico: ovotestis E: fragmento de tecido fibroso exibindo estruturas foliculares envoltas por estroma de padrão ovariano. Há também túbulos seminíferos revestidos por epitélio ciliado e estrutura que se assemelha à *rete testis*. Ausência de atipias nesse material. Parte ovariana do ovotestis: fragmento de tecido exibindo estruturas foliculares envoltas por estroma de padrão ovariano, associado a cisto do corpo lúteo hemorrágico; notam-se também túbulos semíniferos e área semelhante a parênquima testicular.

Ausência de atipias nesse material. Eixo vascular dentro dos limites da normalidade. Conclusão: ovotestis bilaterais, com retirada do lado esquerdo e preservação da porção testicular do lado direito (removida a porção ovariana direita).

Exames em 22.04.2015 (16a9m): restosterona total: 118 ng/dL; estradiol: 15,2 pg/mL; FSH: 29,9 UI/L (até 12,4); LH: 31,7 UI/L.

Conduta: apesar de concentrações elevadas de gonadotrofinas e de concentrações baixas de testosterona, nesta consulta não se fez a opção de iniciar com testosterona exógena (conduta discutível neste momento, já que deveríamos ter iniciado a reposição já nesta hora).

Aos 17 anos 3 meses: testosterona: 145 ng/dL; estradiol: 19,6 pg/mL; LH: 24 U/L; FSH: 33,4 U/L.

Optado por iniciar testosterona 200 mg/IM 1x/mês. Após uso da medicação, notou aumento de ereções e ejaculações, mantendo atividade sexual regular.

USG de bolsa testicular externa (11.03.2017) (17a7m):

TD contornos regulares e ecotextura homogênea, medindo 2,5 × 0,8 × 1,6 cm Volume 1,7 cc. Epidídimo direito com contornos regulares, ecotextura homogênea. TE não visualizado (removido cirurgicamente).

Optado pelo paciente não realizar cirurgia de colocação de prótese testicular à esquerda. Razão: medo de outra abordagem cirúrgica e não se sente insatisfeito. Ficou 5 meses sem uso da testosterona.

Aos 19 anos e 11 meses: má adesão ao acompanhamento, reforçada importância de coleta de espermograma e de exames laboratoriais. Orientado reiniciar tratamento com testosterona.

COMENTÁRIOS

Na história deste adolescente chama a atenção o fato de ele ter sido investigado, já ao nascimento, por uma atipia genital. Não constam detalhes dessa investigação ou de eventual diagnóstico, mas foi submetido a "correção cirúrgica" e foi criado no sexo masculino.

A queixa atual deste adolescente e de sua mãe é de ginecomastia desde os 12 anos de idade, lembrando que ginecomastia ocorre normalmente na maioria (60-70%) dos adolescentes masculinos. Devido à aromatização da testosterona e à produção de estradiol, é comum certo desenvolvimento mamário uni ou bilateral, às vezes um pouco doloroso e que tende, no decurso do tempo, a desaparecer. Em algumas situações, no entanto, essa ginecomastia é bastante pronunciada, incomodando esteticamente e criando constrangimentos ao adolescente. No caso de nosso adolescente, o estadiamento era T4, ou seja, uma mama bastante volumosa e que tem indicação de remoção cirúrgica.

Quando suspeitamos de uma ginecomastia patológica, especialmente pelo volume mamário bem aumentado, precisamos descartar algumas situações descritas na **Tabela 1**.

TABELA 1 Causas de ginecomastia

Fisiológicas
Neonatal
Puberal
Senil
Patológicas
Excesso de estrógenos
- Administração de estrógenos exógenos
  - iatrogênica, cremes, loções
- Síntese estrogênica aumentada
  - tumor de células de Leydig e de Sertoli
  - tumores adrenocorticais feminizantes
- Aumento da aromatização de andrógenos a estrógenos
  - obesidade
  - cirrose hepática
  - hipertireoidismo
  - tumor secretor de hCG
- Causas genéticas
  - síndrome de excesso de aromatase
  - síndrome de Peutz-Jeghers
  - complexo de Carney
  - hiperplasia adrenal congênita (def. 3-beta-HSD II, CYP17A1, POR)
  - DSD ovotesticular
  - desreguladores endócrinos
- Deficiência de andrógenos
  - hipogonadismo hipergonadotrófico
  - síndrome de Klinefelter (50% dos casos)
  - anorquia, trauma testicular
  - agentes quimioterápicos
  - radiação testicular, Infecções
  - DSD 46,XY
  - defeitos genéticos de síntese de testosterona
  - def. 17-beta-HSD III (35%)
  - hipogonadismo hipogonadotrófico
  - causas genéticas e adquiridas
  - deficiência da ação androgênica
  - defeitos genéticos no receptor androgênico (AR)
  - insensibilidade androgênica completa e parcial
  - expansão das repetições CAG no gene do AR (sd. Kennedy)
  - induzida por drogas

Ao lado da queixa de aumento de volume mamário, há referência a "orquites" de repetição, com inchaço em testículos, aparentemente de forma cíclica. Esse dado chama muito a atenção para a eventual presença de tecido ovariano nesses testículos e, em uma criança em puberdade, poderia estar havendo estimulação ovariana, com amadurecimento de folículos, daí a dor "testicular".

Juntando-se atipia genital ao nascimento, ginecomastia na puberdade e "orquites de repetição" (para a qual sofreu vários tratamentos), a possibilidade de um DSD ovotesticular se impõe.

Na investigação citogenética vem um cariótipo 46,XX[50], que praticamente fecha o diagnóstico: com gônadas palpáveis, um cariótipo 46,XX deixa duas possibilidades diagnósticas – DSD ovotesticular (antigo hermafroditismo verdadeiro) ou um DSD testicular (antigo homem XX). Um dado que auxilia nessa diferenciação é que, em geral, no DSD testicular não há derivados müllerianos (útero), enquanto na DSD ovotesticular o útero está geralmente presente. Em nosso caso, havia derivados müllerianos pouco desenvolvidos e que não necessitaram ser removidos cirurgicamente.

Neste caso, com a suspeita de que haja tecido ovariano nas gônadas que estão em bolsa escrotal, a presença de ovotestis é a explicação para o quadro deste adolescente.

A apresentação de um DSD ovotesticular é muito variada. Em nosso meio, 60% dos casos se apresentam com cariótipo 46,XX, e a maioria deles (90%) é SRY negativo, o que coloca em ação outros mecanismos de determinação testicular que não os convencionais. Ou seja, é possível diferenciar tecido testicular em ausência de cromossomo Y e em ausência de SRY.

O quadro clínico é muito variável, desde uma genitália feminina normal até uma genitália masculina normal, passando por todos os graus intermediários de diferenciação. Portanto, o diagnóstico clínico é sempre muito difícil, e, para a confirmação diagnóstica de um DSD ovotesticular é obrigatória a constatação histológica de tecido testicular (túbulos seminíferos ou espermatozoides ou espermatogônias) em concomitância a tecido ovariano (folículos ou *corpora albicante*). Em algumas situações, podemos evidenciar tecido ovariano com estímulo de FSH e dosagem de estradiol e inibina A, que é própria de ovário, enquanto a demonstração de tecido testicular (mais especificamente de células de Leydig) é feita pelo estímulo de gonadotrofina coriônica e dosagem de testosterona.

No paciente aqui apresentado, temos várias características que já fecham o diagnóstico, mesmo antes do estudo histológico das gônadas, mas essa é uma situação pouco comum nos casos de DSD ovotesticular. Em geral, o diagnóstico só é concretamente estabelecido por meio do estudo histológico das gônadas, que mostra a concomitância de tecidos testicular e ovariano.

REFERÊNCIAS

1. Damiani D. Disorders of sexual development: still a big challenge! [editorial]. J Pediatr Endocrinol Metab. 2007;20:749-50.
2. Damiani D, Guedes DR, Damiani D, Setian N, Maciel-Guerra AT, Mello MP, Guerra-Júnior G. Hermafroditismo verdadeiro: experiência com 36 casos. Arq Bras Endocrinol Metab. 2005;49(1):71-8.
3. Faria AG, Latronico AC, Brito VN. Ginecomastia na infância e adolescência. In: Endocrinologia pediátrica Nuvarte Setian: da fisiologia à prática clínica. 2020. No prelo.
4. Lee PA, Houk CP, Ahmed SF, Hughes IA, International Consensus Conference on Intersex organized by the Lawson Wilkins Pediatric Endocrine Society and the European Society for Paediatric Endocrinology. Consensus statement on management of intersex disorders. Pediatrics. 2006;118(2):488-500.
5. Ramsay M, Pfaffenzeller W, Kotze E, Bhengu L, Essop F, De Ravel T. Chimerism in black southern African patients with true hermaphroditism 46,XX/47XY,+21 and 46,XX/46,XY. Annals of the New York Academy of Sciences. 2009;151:68-76.
6. Steinmetz L, Rocha MN, Longui CA, Damiani D, Dichtchekenian V, Setian N, et al. Inhibin A production after gonadotropin stimulus: a new method to detect ovarian tissue in ovotesticular disorder of sex development. Horm Res. 2009;71(2):94-9.

Caso 12.4

Gil Guerra-Júnior

HISTÓRIA

Menina, 74 dias de vida, natural e procedente do interior de São Paulo. Encaminhada para investigação de ambiguidade genital.

HPMA

Sem nenhuma outra queixa. Aleitamento materno exclusivo. Sorriso social e começando a sustentar a cabeça. Vacinação em dia.

Antecedentes

Gestação sem intercorrências; parto cesáreo a termo; peso: 3.180 g; comprimento: 47 cm; perímetro cefálico: 34 cm; Apgar 9 e 10.

Pais saudáveis, jovens e não consanguíneos. Primeira filha do casal. Sem casos semelhantes nas famílias de ambos os pais.

EXAME FÍSICO

Peso: 6 kg; comprimento: 59 cm; perímetro cefálico: 40 cm.

Exame geral e especial sem alterações, exceto genitália apresentando falo com 2 cm de comprimento, com *chordee*, abertura perineal única, com gônadas de cerca de 0,5-1 cm^3 palpáveis bilateralmente em região inguinal média [Prader grau 3; *vide* **Figura 1**] [EMS = 2; *vide* **Figura 2**].

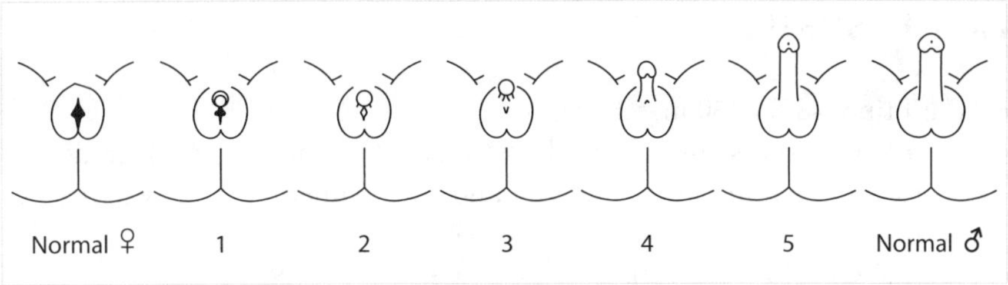

FIGURA 1 Graus de ambiguidade genital de acordo com Prader e cols.

Grau 1: genitália de aspecto feminino, com apenas aumento do falo em relação ao sexo feminino.

Grau 2: maior aumento do falo, associado à fusão labioescrotal posterior, sem presença de seio urogenital.

Grau 3: importante aumento do falo, com fusão labioescrotal quase completa, abertura única perineal (seio urogenital).

Grau 4: falo de aspecto peniano, fusão labioescrotal completa, abertura única entre a base do falo e a glande.

Grau 5: genitália de aspecto masculino, podendo ter apenas ou falo de tamanho diminuído para o sexo masculino ou ausência de gônadas palpáveis.

No caso em questão foi grau 3.

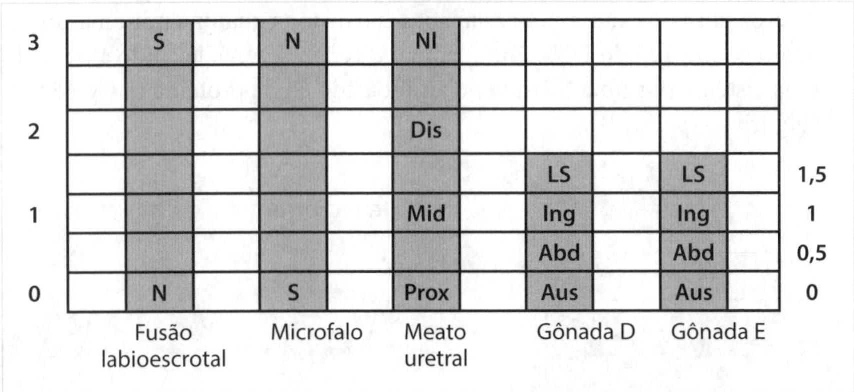

FIGURA 2 EMS (*External Masculinization Score*) avalia o grau de masculinização da genitália externa em indivíduos 46,XY [Ahmed e cols.)]. O valor mínimo é zero e o máximo é 12. No caso em questão foi 2: zero pela ausência de fusão labioescrotal completa; zero pela presença de micropênis; zero pela presença de hipospadia grave proximal e apenas 1 ponto por cada gônada na região inguinal.

Abd: abdominal; Aus: ausente; D: direita; Dis: distal; E: esquerda; Ing: inguinal; LS: labioescrotal; Mid: mediana; N: não; Nl: normal; Prox: proximal; S: sim.

DIAGNÓSTICO INICIAL

- Distúrbio da diferenciação do sexo (DDS) com ambiguidade genital e com ambas as gônadas palpáveis.

EXAMES SUBSIDIÁRIOS

- Cariótipo: 46,XY [50 metáfases].
- Hormonais basais [os valores de referência (VR) foram considerados de acordo com a minipuberdade = estádio 3 de Tanner e para o sexo masculino):
- LH: 2,8 UI/L (VR 1,2-7,9).
- FSH: 11,9 UI/L (VR 0,8-5,7); testosterona total: 50 ng/dL (VR > 150); progesterona: 0,5 ng/mL (VR 0,1-1,2); androstenediona: 1,1 ng/mL (VR 0,8-2,1); di-hidrotestosterona (DHT): 30 pg/mL (VR > 50); ultrassonografia (US) abdominal: normal.
- US pélvico: não evidenciados derivados müllerianos.
- Biópsia gonadal (aos 18 meses de idade): parênquima testicular bilateral com túbulos seminíferos revestidos basicamente apenas por células de Sertoli e com importante grau de fibrose de permeio aos túbulos.
- Molecular: sequenciamento de Sanger do gene *NR5A1* mostrou variante (deletéria segundo os *sites* de predição PolyPhen, SIFT, Aling-GVGD) em heterozigose no éxon 3, com a substituição de uma guanina por uma adenina no códon 195 do DNA complementar (c.195G > A), levando à troca de uma cisteína por uma tirosina no aminoácido 65 da proteína (p.Cys65Tyr) (**Figura 3** – painel B).

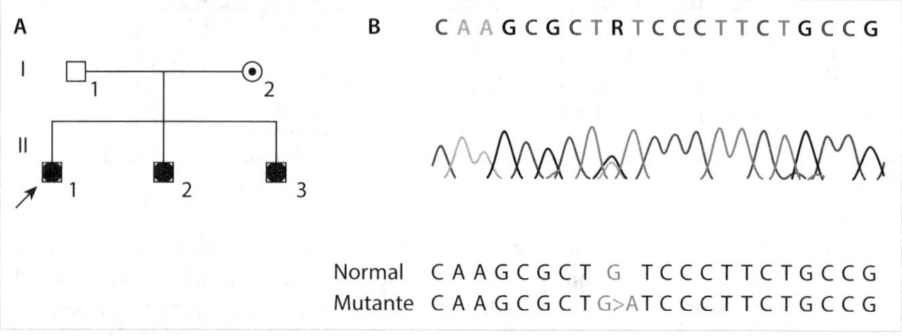

FIGURA 3 (A) Heredograma do núcleo familiar afetado. (B) Eletroferograma mostrando a troca de guanina (G) por adenosina (A) no códon 195 do gene *NR5A1*.

CONDUTA/TRATAMENTO

Após explicado todo o caso, a família optou por mudança de sexo civil para masculino e correção da hipospadia e da criptorquidia.

DIAGNÓSTICO DEFINITIVO

- DDS 46,XY de origem gonadal: disgenesia gonadal parcial 46,XY por mutação no gene *NR5A1*.

EVOLUÇÃO RESUMIDA

Após o conhecimento dos resultados dos exames de cariótipo, da presença de tecido testicular (apesar de disgenético) e da ausência de útero (não é a regra nas disgenesias gonadais - o mais comum é haver derivados müllerianos), os pais questionaram a possibilidade de mudança de registro para sexo masculino, o que foi realizado, após acompanhamento psicológico dos pais no serviço. Foram realizadas duas cirurgias para correção da hipospadia, com excelente resultado e na primeira também realizada a orquidopexia bilateral. Durante a infância necessitou de dois ciclos (aos 2 e aos 6 anos de idade) de testosterona (50 mg por mês, intramuscular, por 3 meses, cada) com normalização do tamanho peniano. Desenvolveu puberdade espontânea e normal (é possível que isso ocorra nas disgenesias gonadais parciais e mistas criados no sexo masculino com manutenção do tecido testicular). Atualmente está com 20 anos de idade, com LH e testosterona normais, FSH aumentado, volume testicular bilateral de 8 cm^3 e azoospermia. Nesse período os pais tiveram mais dois filhos, ambos com ambiguidade genital e com quadro semelhante (mesma mutação no gene *NR5A1*). A mãe é portadora da mesma mutação e desenvolveu a partir dos 33 anos de idade quadro de irregularidade menstrual e aumento do FSH (**Figura 3** - painel A). Os três meninos e a mãe realizam dosagem de ACTH e cortisol anual sempre normais.

COMENTÁRIOS

Definição de DDS

Segundo o Consenso de 2006, o termo DDS deve ser considerado em toda situação na qual o sexo cromossômico, gonadal ou anatômico é atípico. O presente caso preenche dois desses critérios: a genitália externa é ambígua (sexo anatômico atípico) e a biópsia gonadal mostrou a presença de dois testículos disgenéticos (sexo gonadal atípico). Ainda segundo o Consenso de 2006, deve-se investigar a causa de DDS em todo paciente que apresente: (a) ambiguidade genital evidente; (b) genitália externa aparentemente feminina com aumento do clitóris e/ou fusão labial parcial ou total e/ou massa em região inguinal ou labial; (c) genitália externa aparentemente masculina com diminuição do tamanho do pênis e/ou testículos não palpáveis e/ou hipospádia proximal; (d) história familiar de DDS; (e) discordância entre a genitália e o cariótipo pré ou pós-natal. Esses critérios são aplicados para recém-nascidos. O presente caso preenche os critérios (a), (b) (todos) e (c) (micropênis e hipospadia proximal), não deixando dúvida quanto a se tratar de um DDS com ambiguidade genital evidente. No caso de crianças maiores, adolescentes ou adultos, pode-se acrescentar os seguintes critérios para investigação de DDS: (a) ambiguidade genital que passou desapercebida no recém-nascido; (b) hérnia inguinal em menina; (c) puberdade atrasada ou incompleta; (d) virilização em menina; (e) amenorreia primária; (f) ginecomastia e/ou hematúria cíclica em meninos; (g) falência ovariana primária; (h) infertilidade em ambos os sexos.

Diagnóstico etiológico de DDS

A partir do Consenso de 2006, os DDS passaram a ser classificados de acordo com o cariótipo (**Tabela 1**). No presente caso, com cariótipo 46,XY, as possibilidades diagnósticas se restringiam a: (a) distúrbio no desenvolvimento gonadal, como disgenesia gonadal parcial ou DDS ovotesticular. A possibilidade de disgenesia gonadal pura foi afastada, pois cursa obrigatoriamente com a presença de genitália feminina típica e com útero normal, e a de regressão testicular foi afastada, pois não teria ambos os testículos palpáveis; (b) distúrbio na síntese ou ação de andrógenos. Entre essas etiologias, antes das dosagens hormonais, todas seriam possíveis, exceto a insensibilidade completa aos andrógenos (ICA), pois tem genitália externa feminina, e persistência dos dutos de Müller, que tem genitália externa masculina, sem micropênis ou hipospadia, mas com criptorquidia uni ou bilateral.

Portanto, o passo seguinte na investigação de um DDS com cariótipo 46,XY é saber se existe produção normal ou não de testosterona e dos demais andrógenos (DHEA, androstenediona e DHT). Como esta criança ainda estava na minipuberdade (entre 30-100 dias de vida) e nessa fase as dosagens hormonais basais se comportam compatíveis com o estádio 3 de Tanner para o sexo genético, foi possível avaliar, além da testosterona basal, os valores de LH e FSH. Como a criança apresentou valores aumentados de FSH e diminuídos de testosterona, com LH normal, pensou-se num quadro de disgenesia gonadal parcial XY. O FSH aumentado sugere alteração estrutural da gônada, e a testosterona diminuída poderia ser por alteração estrutural ou defeito de síntese de andrógenos. Como o LH estava normal, torna-se menos provável o defeito de síntese de andrógenos, bem como o defeito no receptor LH/hCG.

TABELA 1 Classificação dos DDS Segundo o Consenso de Chicago

Anomalia de cromossomos sexuais	DDS 46,XY	DDS 46,XX
(A) 45,X – síndrome de Turner e variantes	(A) Distúrbios do desenvolvimento gonadal	(A) Distúrbios do desenvolvimento gonadal
(B) 47,XXY – síndrome de Klinefelter e variantes	1. Disgenesia gonadal completa	1. Disgenesia gonadal completa
(C) 45,X/46,XY – Disgenesia gonadal mista ou DDS ovotesticular	2. Disgenesia gonadal parcial	2. DDS ovotesticular
(D) 46,XX/46,XY – DDS ovotesticular	3. Síndrome de regressão testicular	3. DDS ovotesticular
	4. DDS ovotesticular	
	(B) Distúrbios na síntese ou ação dos andrógenos (testicular) 1. Defeito na biossíntese dos andrógenos (ex: deficiência da 17-β-OH-esteroide desidrogenase 3, deficiência da 5-α-redutase 2, mutações na StaR) 2. Defeito na ação androgênica (ICA, IPA) 3. Defeito no receptor de LH (hipoplasia ou aplasia das células de Leydig) 4. Distúrbios do HAM ou de seu receptor (persistência dos dutos de Müller) (C) Outros	(B) Excesso de andrógenos (ovariano) 1. Fetal (ex: deficiência da 21-OHase, deficiência da 11-OHase) 2. Fetoplacentária (deficiência da aromatase placentária, deficiência da POR 3. Materno (tumor, exógeno) (C) Outros: extrofia da cloaca, atresia da vagina, MURCS, outras síndromes

Fonte: modificada de Lee et al., 2006.
DDS: distúrbio da diferenciação do sexo; HAM: hormônio antimülleriano; ICA: insensibilidade completa aos andrógenos; IPA: insensibilidade parcial aos andrógenos; MURCS: *Mullerian duct aplasia + unilateral renal agenesis + cervicothoracic somite anomalies*; OHase: hidroxilase; POR: P450 oxidorredutase.

As disgenesias gonadais (**Tabela 2**) são classificadas em: pura ou completa (XX ou XY), parcial (XY) ou mista (X/XY). No presente caso, o diagnóstico foi de disgenesia gonadal parcial XY, confirmado pelo achado de testículos disgenéticos bilateralmente.

TABELA 2 Diagnóstico diferencial das disgenesias gonadais

Características	Disgenesia gonadal pura	Disgenesia gonadal parcial	Disgenesia gonadal mista
Cariótipo	46,XX ou 46,XY	46,XY	45,X/46,XY ou variantes
Genitália externa	Feminina	Ambígua	Ambígua ou masculina*
Útero	Presente e normal	Presente, hipoplásico ou ausente	Presente, hipoplásico ou ausente
Gônadas	Ambas disgenéticas (fita)	Testículos disgenéticos (TD) bilateral ou TD + fita	TD bilateral ou TD + fita
Estatura	Normal para sexo genético	Normal masculino	Normal baixa ou baixa
Dismorfismos	Em geral ausentes	Em geral ausentes	Em geral presentes da linhagem 45,X
Risco de neoplasia gonadal	Alto (15-35%) na 46,XY	Possível	Moderado (cerca de 12%)

* No caso de genital feminino é chamado de síndrome de Turner.

As causas genéticas das disgenesias gonadais XY são em geral diferentes. Nas formas completas ou puras predominam as mutações no gene *SRY* (OMIM *480000 – Yp11.2) variando de 10-70%. Nas formas completas ou puras das disgenesias gonadais, o cariótipo 46,XY corresponde a cerca de 1/3 dos casos e o XX ao restante. Nas disgenesias gonadais parciais XY, as mutações no gene *NR5A1* (OMIM *184757 – 9q33.3) correspondem a cerca de 20% dos casos, e no gene *DHX37* (OMIM *617362 – 12q24.31) a cerca de 15%. No presente caso, foi estudado inicialmente o gene *NR5A1* por sequenciamento direto por Sanger, e observada a substituição de uma guanina por uma adenina no códon 195 do DNA complementar (c.195G > A) em heterozigose no éxon 3, levando à troca de uma cisteína por uma tirosina no aminoácido 65 da proteína (p.Cys65Tyr) (*vide* **Figura 3**). Tal região é extremamente conservada em várias espécies e por diversos *sites* de predição se confirmou deletéria, sendo, portanto, considerada a causa da ambiguidade genital no paciente com DDS 46,XY por disgenesia gonadal parcial. O perfil de manifestações clínicas das mutações no gene *NR5A1* tanto em indivíduos 46,XX como XY, é muito variado (**Figura 4**),

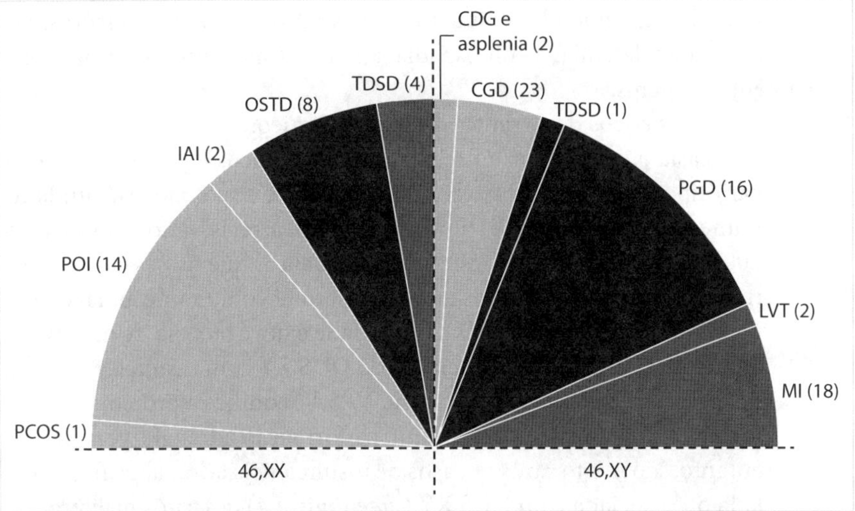

FIGURA 4 Espectro fenotípico associado à mutação no gene *NR5A1* relatados na literatura [adaptada de Fabbri-Scallet e cols., 2020], incluindo cariótipos 46,XX e 46,XY. Em cinza claro estão representados os pacientes com genitália feminina; em cinza escuro estão aqueles com genitália masculina; e em preto estão aqueles com ambiguidade genital. Dos 236 casos descritos na literatura, oito com DDS ovotesticular XX (OTDSD), cinco com DDS testicular XX (TDSD), 25 com disgenesia gonadal completa XY (CGD) (incluindo dois casos com asplenia), dois casos com insuficiência adrenal (IAI) XX, dois casos com regressão testicular tardia XY (LVT), 18 com infertilidade masculina (MI), 161 com disgenesia gonadal parcial XY (PGD), 1 com síndrome de ovários policísticos (PCOS) e 14 com falência ovariana primária (POI).

predominando a disgenesia gonadal parcial nos XY e a falência ovariana primária nos XX, como observado nesta família.

Tratamento e acompanhamento de casos de DDS por disgenesia gonadal parcial XY por mutação no gene *NR5A1*:

A. A definição do sexo de criação: no presente caso, apesar da gravidade da hipospadia, a presença de testículos e a ausência de útero e o cariótipo 46,XY foram pontos decisivos na escolha da família pela mudança do sexo social feminino para masculino. Tal mudança foi possível por meio de um processo judicial de mudança de registro civil que se resolveu rapidamente, em menos de 3 meses. Além disso, atualmente se sabe que mutações no gene *NR5A1* que levam a disgenesia gonadal parcial XY podem ter puberdade de evolução espontânea e normal com produção normal de testosterona. Em geral, esses casos evoluem com FSH aumentado, testículos de volume diminuído e infertilidade, como observado no presente caso.

B. Correção da ambiguidade genital: foi realizada com a correção cirúrgica da criptorquidia bilateral e da hipospadia, além do tratamento hormonal para aumento do pênis.

C. Estabelecer os riscos decorrentes deste diagnóstico:

C1. neoplasia gonadal: por ter testículos disgenéticos e presença de Y no cariótipo. Apesar de possível (**Tabela 2**), esse risco não está ainda totalmente determinado, e, por esse motivo, a revisão do Consenso de 2006, publicada em 2016, estabelece (**Tabela 3**) que nesses casos os testículos devem ser mantidos na bolsa escrotal com exame anual de palpação, ultrassonografia após a puberdade e nova biópsia, se necessário;

C2. insuficiência adrenal: a associação de DDS XY com insuficiência adrenal primária é possível, pois o gene *NR5A1* codifica a proteína SF1 (fator esteroidogênico 1), importante na formação adrenal e gonadal. No entanto, são muito raros os casos de insuficiência adrenal primária isolada ou associada com DDS XY (*vide* **Figura 4**) descritos na literatura. No presente caso (e no nosso serviço) optou-se por realizar dosagem anual de ACTH e cortisol que sempre foram normais.

D. Risco de recorrência e aconselhamento genético: a pesquisa de mutação no gene *NR5A1* somente foi realizada após o nascimento do segundo filho do casal, o que permitiu a pesquisa dos pais e que mostrou que a mutação foi herdada da mãe (o que já era esperado pois o pai tem genitália normal e é

TABELA 3 Orientação para biópsia e gonadectomia em DDS 46,XY por disgenesia gonadal ou com subvirilização da genitália externa

DDS	Sexo masculino	Sexo feminino	Sexo não definido
Disgenesia gonadal (45,X/46,XY ou 46,XY)	Testículo não descido ▪ Orquidopexia e biópsia ▪ Autoexame ▪ US anual após puberdade ▪ Com base US e 1ª biópsia: nova biópsia ▪ Se CIS ou GB: gonadectomia	Gonadectomia bilateral ao diagnóstico	Gonadectomia depende da definição do sexo
Subvirilização (46,XY: IPA, ICA, defeito de síntese de testosterona	Semelhante ao anterior Repetir biópsia aos 10 anos idade Considerar gonadectomia para evitar ginecomastia ou se estivem em suplementação com testosterona	IPA e defeito de síntese de testosterona: gonadectomia pré-puberal ICA: gonadectomia pós-puberal ou acompanhamento	IPA e defeito de síntese de testosterona: biópsia bilateral

Fonte: adaptada de Lee et al., 2016.

CIS: carcinoma *in situ*; GB: gonadoblastoma; ICA: insensibilidade completa aos andrógenos; IPA: insensibilidade parcial aos andrógenos; USG: ultrassonografia.

fértil). Com esses dados pode-se orientar a mãe pelo risco de falência ovariana primária (o que ocorreu aos 33 anos) após o nascimento do terceiro filho. A família já havia sido orientada para o fato de que o risco de ter um filho ou uma filha com a mutação era de 50% (doença autossômica dominante).

Mensagens finais

Investigar todo recém-nascido com ambiguidade genital antes de permitir o registro civil.

Tentar estabelecer o mais preciso possível o diagnóstico etiológico.

Manter-se atualizado na literatura com os novos conhecimentos e informações, em especial nas situações de doenças raras.

REFERÊNCIAS

1. Ahmed SF, Khwaja O, Hughes IA. The role of a clinical score in the assessment of ambiguous genitalia. BJU Int. 2000;85(1):120-4.
2. Andrade JGR, Fabbri-Scallet H, Dos Santos AP, Cools M, Werner R, Hiort O, et al. Clinical findings and follow-up of 46,XY and 45,X/46,XY testicular dysgenesis. Sex Dev. 2019;13(4):171-7.
3. Buonocore F, Clifford-Mobley O, King TFJ, Striglioni N, Man E, Suntharalingham JP, et la. Next-generation sequencing reveals novel genetic variants (SRY, DMRT1, NR5A1, DHH, DHX37) in adults with 46,XY DSD. J Endocr Soc. 2009;3(12):2341-60.
4. Fabbri HC, de Andrade JG, Soardi FC, de Calais FL, Petroli RJ, Maciel-Guerra AT, et al. The novel p.Cys65Tyr mutation in NR5A1 gene in three 46,XY siblings with normal testosterone levels and their mother with primary ovarian insufficiency. BMC Med Genet. 2014;15:7.
5. Fabbri-Scallet H, de Sousa LM, Maciel-Guerra AT, Guerra-Junior G, de Mello MP. Mutation update for the NR5A1 gene involved in DSD and infertility. Hum Mutat. 2020;41(1):58-68.
6. Prader A. Genital findings in the female pseudo-hermaphroditism of the congenital adrenogenital syndrome; morphology, frequency, development and heredity of the different genital forms. Helv Paediatr Acta. 1954;9(3):231-484.
7. Lee PA, Houk CP, Ahmed SF, Hughes IA; International Consensus Conference on Intersex organized by the Lawson Wilkins Pediatric Endocrine Society and the European Society for Paediatric Endocrinology. Consensus statement on management of intersex disorders. International Consensus Conference on Intersex. Pediatrics. 2006;118(2):e488-500.
8. Lee PA, Nordenström A, Houk CP, Ahmed SF, Auchus R, Baratz A, et al., Global DSD Update Consortium. Global Disorders of Sex Development Update since 2006: perceptions, approach and care. Horm Res Paediatr. 2016;85(3):158-80.
9. Rocha VB, Guerra-Junior G, Marques-de-Faria AP, de Mello MP, Maciel-Guerra AT. Complete gonadal dysgenesis in clinical practice: the 46,XY karyotype accounts for more than one third of cases. Fertil Steril. 2011;96(6):1431-4.
10. Tantawy S, Lin L, Akkurt I, Borck G, Klingmüller D, Hauffa BP, et al. Testosterone production during puberty in two 46,XY patients with disorders of sex development and novel NR5A1 (SF-1) mutations. Eur J Endocrinol. 2012;167(1):125-30.

Caso 12.5

Gil Guerra-Júnior

HISTÓRIA

Menina, 15 anos, natural e procedente do interior da Bahia. Encaminhada para investigação de ambiguidade genital. A paciente se considera homossexual, pois tem um relacionamento afetivo com uma menina. Adora jogar futebol, sendo considerada a melhor jogadora do time feminino da sua cidade.

HPMA

Sem nenhuma outra queixa. Alimentação adequada e saudável. Desenvolvimento neurológico normal. Bom aproveitamento escolar. Vacinação em dia.

Antecedentes

Gestação sem intercorrências; parto normal a termo; peso 2.950 g; comprimento 48 cm; perímetro cefálico 34 cm; Apgar 9 e 10.

Pais saudáveis e primos em 1º grau. Foi a primeira gestação do casal. A segunda gestação foi uma menina sem alteração na genitália (13 anos de idade), a terceira gestação foi uma menina com ambiguidade genital (8 anos) e a quarta gestação é um menino sem alteração na genitália (4 anos). Não há outros casos semelhantes nas famílias de ambos os pais.

EXAME FÍSICO

Peso: 55 kg; estatura: 175 cm.

Exame geral e especial sem alterações, apresentando genitália externa com falo de 7,0 cm de comprimento (medido sem ereção), com *chordee*, abertura uretral perineal, com gônadas na região inguinal baixa de cerca de 8 cm^3 bilateralmente [Prader = 3 – *vide* **Figura 1**] [EMS = 2 – *vide* **Figura 2**]. Sem mamas palpáveis e com estádio 5 de pilificação pubiana.

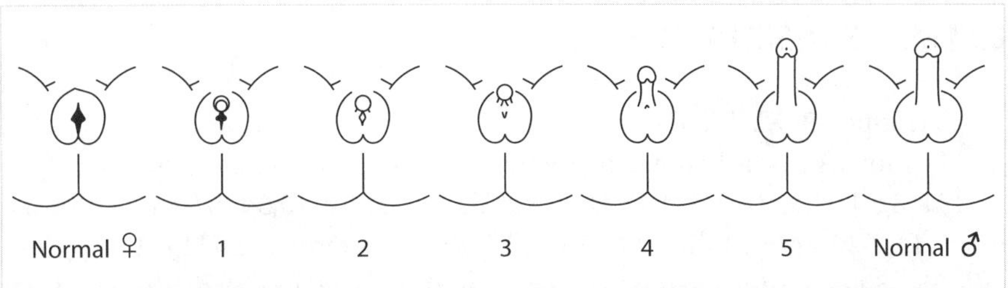

FIGURA 1 Graus de ambiguidade genital de acordo com Prader e cols.
Grau 1: genitália de aspecto feminino, com apenas aumento do falo em relação ao sexo feminino.
Grau 2: maior aumento do falo, associado à fusão labioescrotal posterior, sem presença de seio urogenital.
Grau 3: importante aumento do falo, com fusão labioescrotal quase completa, abertura única perineal (seio urogenital).
Grau 4: falo de aspecto peniano, fusão labioescrotal completa, abertura única entre a base do falo e a glande.
Grau 5: genitália de aspecto masculino, podendo ter apenas ou falo de tamanho diminuído para o sexo masculino ou ausência de gônadas palpáveis.
No caso em questão foi Grau 3.

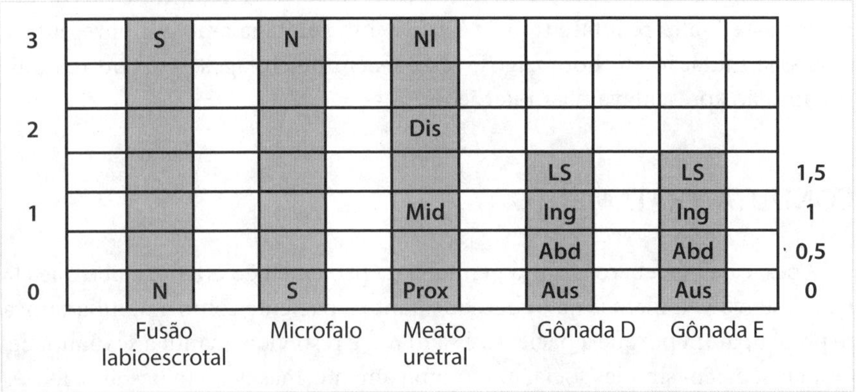

FIGURA 2 EMS (*External Masculinization Score*) avalia o grau de masculinização da genitália externa em indivíduos 46,XY [Ahmed e cols.)]. O valor mínimo é zero e o máximo é 12. No caso em questão foi 2: zero pela ausência de fusão labioescrotal completa; zero pela presença de micropênis; zero pela presença de hipospadia grave proximal e apenas 1 ponto por cada gônada na região inguinal.
Abd: abdominal; Aus: ausente; D: direita; Dis: distal; E: esquerda; Ing: inguinal; LS: labioescrotal; Mid: mediana; N: não; NI: normal; Prox: proximal; S: sim.

DIAGNÓSTICO INICIAL

- Distúrbio da diferenciação do sexo (DDS) com ambiguidade genital, com ambas as gônadas palpáveis, com caso semelhante na irmandade e consanguinidade entre os pais.

EXAMES SUBSIDIÁRIOS

Cariótipo: 46,XY [50 metáfases].

Hormonais basais [valores de referência (VR) para homens adultos]:

LH: 8,5 UI/L (VR 1,5-9,3); FSH: 9,8 UI/L (VR 1,4-10,5 UI/L); testosterona total (T): 520 ng/dL (VR 120-550); di-hidrotestosterona (DHT): 130 pg/mL (VR 250-800); androstenediona (Δ4): 1,8 ng/mL (VR 0,6-3,7); deidrepiandrosterona (DHEA): 6,5 ng/mL (VR 1,8-10,7); progesterona: 1,0 ng/mL (VR 0,8-1,3); T/DHT: 40 (VR < 10); T/Δ4: 2,9 (VR > 0,8).

Ultrassonografia pélvica: não evidenciados derivados müllerianos e próstata.

Molecular: sequenciamento de Sanger do gene *SRD5A2* mostrou variante em homozigose no éxon 2, com a substituição de uma adenina por uma guanina no códon 379 do DNA complementar (c.379A > G), levando à troca de uma glutamina por uma arginina no aminoácido 126 da proteína (p.Gln126Arg). Essa variante já foi descrita na literatura como deletéria em outros casos de deficiência de 5-alfa-redutase tipo 2. A irmã com genitália ambígua apresentava a mesma mutação em homozigose, os pais em heterozigose e os outros dois irmãos não apresentavam a mutação.

CONDUTA/TRATAMENTO

Apesar de perceberem que a genitália da paciente não era normal e que ela não desenvolveu mamas na puberdade, tanto a paciente como a família nunca se preocuparam porque a paciente é saudável e resolvida quanto à sexualidade. Os pais são bem simples social e economicamente, mas ficaram bastante felizes e aliviados de entender a causa da ambiguidade genital da paciente e a associação com sua orientação sexual. A paciente, ao ser explicada dos seus exames, prontamente questionou a equipe médica sobre a possibilidade de mudança de registro civil para o sexo masculino. Após 6 meses de acompanhamento psicológico da paciente e da família, foi feito um laudo médico-legal para mudança de registro civil, o que ocorreu definitivamente mais 6 meses após. Necessitou de três procedimentos cirúrgicos para correção da hipospadia e no primeiro procedimento também foi realizada a orquidopexia bilateral e a correção do *chordee*. A pedido dos pais, o estudo molecular do gene *SRD5A2* foi realizado neles e nos outros 3 filhos. Como esperado, os pais eram heterozigotos para a mutação, os dois filhos com genitália normal não apresentaram a mutação e a outra menina com ambiguidade genital era homozigota para a mutação. Tendo vivenciado a experiência do caso em questão na família, essa irmã também demonstrou desejo em mudar de sexo civil, o que foi realizado, além da realização da genitoplastia masculinizante. Ela ainda não iniciou a puberdade.

DIAGNÓSTICO DEFINITIVO

- DDS 46,XY por distúrbio da secreção dos andrógenos – deficiência de 5-alfa-redutase tipo 2 com mutação confirmada no gene *SRD5A2*.

EVOLUÇÃO RESUMIDA

Com o diagnóstico definitivo do caso, a família e a paciente se sentiram mais seguros, assim como a outra irmã afetada. No presente caso, além da mudança de registro civil e da genitoplastia masculinizante, foi proposto um acompanhamento clínico e psicológico, que vem ocorrendo. A namorada aceitou plenamente a situação e já tiveram relação sexual sem qualquer problema. Atualmente, o paciente não se sente incomodado com o pênis pequeno (entre 9-10 cm ereto) [*vide* **Tabela 1**]. O irmão afetado está em acompanhamento clínico e psicológico com boa evolução. Foi realizado um ciclo de testosterona (50 mg, intramuscular, 1 vez ao mês por 3 meses seguidos) aos 10 anos com aumento do pênis de 4 para 5 cm de comprimento.

COMENTÁRIOS

Definição de DDS

Segundo o Consenso de 2006, o termo DDS deve ser considerado em toda situação na qual o sexo cromossômico, gonadal ou anatômico é atípico. Ainda segundo o Consenso de 2006, deve-se investigar a causa de DDS em todo paciente que apresente: (a) ambiguidade genital evidente; (b) genitália externa aparentemente feminina com aumento do clitóris e/ou fusão labial parcial ou

TABELA 1 Valores de referência de tamanho peniano médio e de tamanho considerado micropênis para cada idade com o pênis medido completamente esticado ou ereto

Idade (anos)	Média	Desvio-padrão (DP)	Micropênis (média – 2,5 DP)
0-1	47	8	27
1	51	8	31
2	55	8	35
3	61	9	38
4	63	9	40
5	67	9	44
6	67	9	44
7	69	10	44
8	70	10	45
9	70	10	45
10	74	11	46
11	78	12	48
12	86	12	56
13	101	12	71
14	115	13	82
15	129	15	91
16	133	15	95
17	143	16	103
18	145	16	105

Fonte: adaptada de Gabrich et al., 2007.

total e/ou massa em região inguinal ou labial; (c) genitália externa aparentemente masculina com diminuição do tamanho do pênis e/ou testículos não palpáveis e/ou hispospadia proximal; (d) história familiar de DDS; (e) discordância entre a genitália e o cariótipo pré ou pós-natal. Esses critérios são aplicados para recém-nascidos. O presente caso deveria ter sido diagnosticado ao nascimento, pois preenchia o critério de ambiguidade genital por diversas maneiras: (a) ambiguidade genital evidente; (b) uma genitália de aspecto feminino com aumento de clitóris, fusão labial parcial e massa inguinal bilateral; (c) em uma genitália de aspecto masculino com micropênis e hipospadia proximal grave. No caso de crianças maiores, adolescentes ou adultos, pode-se acrescentar os seguintes critérios para investigação de DDS: (a) ambiguidade genital que passou desapercebida no recém-nascido; (b) hérnia inguinal em menina; (c) puberdade atrasada ou incompleta; (d) virilização em menina; (e) amenorreia primária; (f) ginecomastia e/ou hematúria cíclica em meninos; (g) falência ovariana primária; (h) infertilidade em ambos os sexos. Novamente, o presente caso preenche o critério já na investigação por história de ambiguidade genital e na evolução por ter apresentado virilização e amenorreia primária na puberdade.

Diagnóstico etiológico de DDS (*vide* **Tabela 2** e **Tabela 3**):

TABELA 2 Classificação dos DDS segundo o Consenso de Chicago

Anomalia de cromossomos sexuais	DDS 46,XY	DDS 46,XX
A. 45,X – síndrome de Turner e variantes	A. Distúrbios do desenvolvimento gonadal	A. Distúrbios do desenvolvimento gonadal
B. 47,XXY – síndrome de Klinefelter e variantes	1. Disgenesia gonadal completa	1. Disgenesia gonadal completa
C. 45,X/46,XY – Disgenesia gonadal mista ou DDS ovotesticular	2. Disgenesia gonadal parcial	2. DDS ovotesticular
D. 46,XX/46,XY – DDS ovotesticular	3. Síndrome de regressão testicular	3. DDS ovotesticular
	4. DDS ovotesticular	
	B. Distúrbios na síntese ou ação dos andrógenos (testicular) 1. Defeito na biossíntese dos andrógenos (ex: deficiência da 17-β-OH-esteroide desidrogenase 3, deficiência da 5-α-redutase 2, mutações na StaR) 2. Defeito na ação androgênica (ICA, IPA) 3. Defeito no receptor de LH (hipoplasia ou aplasia das células de Leydig) 4. Distúrbios do HAM ou de seu receptor (persistência dos dutos de Müller) C. Outros	B. Excesso de andrógenos (ovariano) 1. Fetal (ex: deficiência da 21-OHase, deficiência da 11-OHase) 2. Fetoplacentária (deficiência da aromatase placentária, deficiência da POR) 3. Materno (tumor, exógeno) C. Outros: extrofia da cloaca, atresia da vagina, MURCS, outras síndromes

Fonte: modificada de Lee et al., 2006.

DDS: distúrbio da diferenciação do sexo; HAM: hormônio antimülleriano; ICA: insensibilidade completa aos andrógenos; IPA: insensibilidade parcial aos andrógenos; MURCS: *Mullerian duct aplasia + unilateral renal agenesis + cervicothoracic somite anomalies*; OHase: hidroxilase; POR: P450 oxidorredutase.

TABELA 3 Características clínicas e laboratoriais das principais causas de DDS com cariótipo 46,XY

Diagnóstico	Genitália externa	Gônadas	Útero	Puberdade espontânea	Sexo criação	Testo	Marcador hormonal
Disgenesia gonadal completa	F	D/D	+	-	F	B	FSH
Disgenesia gonadal parcial	A/M	D/TD	+/-	M	M?	B	FSH
DDS ovotesticular	A	T/O/OT	+	F	F	N/B	-
Síndrome de regressão testicular	A/M	Ŧ	-	-	M?	B	FSH
Defeito do receptor LH/hCG	A/F	T	-	-	F?	B	LH
Deficiência da StAR	F	T	-	-	F	B	-
Deficiência da P450scc	F	T	-	-	F	B	-
Deficiência da HSDB2	A	T	-	-/M	M?	B	DHEA
Deficiência da CYP17A1	A/F	T	-	-	F	B	Progesterona
Deficiência da HSD17B3	A	T	-	M	M	B	T/Androstenediona
Insensibilidade total andrógenos	F	T	-	F	F	E	LH, estradiol
Insensibilidade parcial andrógenos	A/M	T	-	F/M	F/M	E	T/DHT
Deficiência de 5-α-redutase tipo 2	A/F	T	-	M	M	E	T/DHT
Defeito de produção/ação do HAM	M	T	-	M	M	N	HAM

A: ambígua; B: baixa; D: disgenética; E: elevada; F: feminino; M: masculino: N: normal; O: ovário; OT: ovotestis; T: testículo;

Ŧ: testículo regredido; TD: testículo disgenético; Texto: testosterona; +: presente; -: ausente ou nenhum.

A partir do Consenso de 2006, os DDS passaram a ser classificados de acordo com o cariótipo. No presente caso, com cariótipo 46,XY, genitália ambígua e testículos palpáveis e sem útero, as possibilidades diagnósticas poderiam ser várias. Dentre os distúrbios do desenvolvimento gonadal XY não poderiam ser disgenesia gonadal completa XY, pois nessa condição a genitália é feminina típica, há útero e não há gônadas palpáveis; também não poderia ser a síndrome de regressão testicular, que por definição não tem gônadas palpáveis; e também não poderia ser o DDS ovotesticular, pois nessa situação a parte ovariana em geral é mais funcionante que a testicular, e a puberdade tende a ocorrer com aumento de mamas e hematúria cíclica. Ainda entre os distúrbios do desenvolvimento gonadal, em um primeiro momento não poderia ser descartada a disgenesia gonadal parcial, pois cursa com ambiguidade genital e em geral com gônadas palpáveis, podendo ter ou não útero e com virilização na puberdade. Também não poderia ser o distúrbio de secreção ou de ação do hormônio antimülleriano, no qual por definição há genitália masculina normal com útero. Restam ainda os defeitos de secreção e de ação dos andrógenos.

A. Defeitos de secreção de andrógenos: em geral não há produção normal de testosterona. Além disso, nos defeitos associados a hiperplasia adrenal, como o defeito na StAR (OMIM *201710 - 8p11.23) ou na P450scc (OMIM #613743 - 15q24.1), há insuficiência adrenal grave que teria se manifestado nos primeiros meses de vida com perda de sal, além de genitália feminina típica ou muito pouco virilizada; e na deficiência da 3-beta-OH-esteroide-desidrogenase tipo 2 (*HSDB2* - OMIM #201910 - 1p12) o quadro é de ambiguidade genital, com risco aumentado de perda de sal nos primeiros meses de vida e virilização lenta, mas progressiva na infância, o que não ocorreu no presente caso. Portanto, essas condições foram afastadas clinicamente na avaliação inicial. Outra possibilidade de defeito na secreção de andrógenos é a deficiência da 17-alfa-hidroxilase, cujo gene *CYP17A1* (OMIM *609300 - 10q24.32) codifica as enzimas 17-alfa-hidroxilase e 17-20 liase, ambas necessárias para a síntese de andrógenos. Esse defeito leva à hiperplasia adrenal por deficiência de cortisol e excesso de mineralocorticoide com hipertensão arterial grave e de início precoce. Em geral, a genitália é francamente feminina ou pouco virilizada e não corre nem virilização nem feminização na puberdade, diferente do que foi visto no presente caso. Todas essas situações de hiperplasia adrenal associadas a defeito na secreção de andrógenos são de herança autossômica recessiva. Outra condição dentre os defeitos de secreção de andrógenos que poderia ser excluída inicialmente é o defeito no receptor LH/hCG (*LHCGR* - *152790 - 2p16.3), também de herança autossômica recessiva, que em geral cursa com genitália feminina ou pouco virilizada, gônadas palpáveis e ausência de útero, mas com virilização ausente ou escassa na puberdade. Outro defeito na secreção de andrógenos, porém sem deficiência de cortisol, é a deficiência de 17-beta-OH-esteroide desidrogenase tipo 3 (*HSD17B3* - OMIM *605573 - q22.32), responsável pela conversão de androstenediona em testosterona e de estrona em estradiol, de herança autossômica recessiva, que cursa com genitália completamente feminina ou pouco virilizada, ausência de útero, e com gônadas palpáveis e com virilização na puberdade, sendo de herança autossômica recessiva. Portanto, esse diagnóstico só foi possível excluir após as dosagens hormonais, que, no presente caso, mostraram produção normal de testosterona e a relação entre testosterona e androstenediona acima de 0,8 (nessa deficiência a produção de testosterona seria baixa e a relação entre testosterona e androstenediona < 0,8). Ainda dentre os defeitos na secreção de andrógenos, a única condição que cursa com aumento de testosterona, mas diminuição da DHT (necessária para a diferenciação da genitália externa masculina intraútero), é a deficiência de 5-alfa-redutase tipo 2 (*SRD5A2* - OMIM *264600 - 2p23.1), na qual predomina a ambiguidade genital, associada à presença de gônadas palpáveis e ausência de útero, porém com virilização na puberdade e sem ginecomastia. Sua herança é autossômica recessiva. Tanto na deficiência de 17-beta-OH-esteroide desidrogenase tipo 3 como na deficiência de 5-alfa-redutase tipo 2, em pacientes criados no sexo feminino, ocorre virilização física e psicológica na puberdade, sendo mais frequente na segunda condição (+ de 80% dos casos) que na primeira (cerca de 50% dos casos). Portanto, são condições muito parecidas clinicamente, ambas de herança autossômica recessiva e que no presente caso só puderam ser diferenciadas pela avaliação hormonal.

B. Nos defeitos de ação dos andrógenos: não seria possível a insensibilidade completa aos andrógenos (ICA), pois a genitália deveria ser feminina. Na infância, a IPA tem um quadro clínico indistinguível da deficiência de 5-alfa-redutase tipo 2, porém no presente caso a história de consanguinidade e a falta de desenvolvimento mamário na puberdade tornam menos provável a possibilidade diagnóstica de IPA.

Portanto, o passo seguinte na investigação de um DDS com cariótipo 46,XY é saber se existe produção normal ou não de testosterona e dos demais andrógenos (DHEA, androstenediona e DHT). Como esta criança apresentou produção normal de testosterona e relação entre testosterona e DHT elevada, o passo seguinte era fazer o diagnóstico diferencial entre IPA e deficiência de 5-alfa-redutase tipo 2, o que só é possível, na maioria dos casos, por meio do sequenciamento direto dos genes *AR* e *SRD5A2*. Com a história de consanguinidade entre os pais, a importante virilização física e psicológica na puberdade e a elevada relação entre testosterona e DHT, o sequenciamento do gene *SRD5A2* foi priorizado. No presente caso, foi observada a variante em homozigose no éxon 2, com a substituição de uma adenina por uma guanina no códon 379 do DNA complementar (c.379A > G) levando à troca de uma glutamina por uma arginina no aminoácido 126 da proteína (p.Gln126Arg). Essa variante já foi descrita na literatura como deletéria em outros casos de deficiência de 5-alfa-redutase tipo 2. A irmã com genitália ambígua apresentava a mesma mutação em homozigose, os pais em heterozigose e os outros dois irmãos não apresentavam a mutação.

C. Tratamento e acompanhamento de casos de DDS por deficiência de 5-alfa-redutase tipo 2 com mutação no gene *SRD5A2*: há consenso na literatura que independe da gravidade da ambiguidade genital ao nascimento. O sexo masculino deve ser o indicado para criação na deficiência de 5-alfa-redutase tipo 2, tendo em vista a importante virilização física e a identidade frequentemente masculina que ocorrem nesses casos na puberdade e produção normal a aumentada de testosterona. Os sinais e sintomas decorrentes da deficiência de secreção de DHT podem ser a escassez de pelos corporais e faciais, a ausência de retração temporal dos cabelos e a ausência ou diminuição importante da próstata, este último dado observado na ultrassonografia do presente caso. Apesar de não incomodar a paciente e a família, sua orientação sexual homossexual denotava a identidade masculina predominante nessa condição. O entendimento da família e da paciente dos resultados de exames, da produção normal de testosterona e da ausência de útero foram fundamentais para que a paciente, apoiada pela família, solicitasse a mudança de registro civil para o sexo masculino. Tal procedimento legal foi realizado com sucesso seguido da genitoplastia masculinizante. O mesmo ocorreu com a irmã mais nova, que apresentava também ambiguidade genital por deficiência de 5-alfa-redutase tipo 2. Deve-se destacar que a ausência de útero e a presença de hipoplasia da vagina ocorrem pela ação normal do hormônio antimülleriano, responsável pela regressão dos dutos de Müller (útero e trompas) e da parte superior da vagina.

Mensagens finais

Investigar todo recém-nascido com ambiguidade genital antes de liberar o registro civil.

Estar atento a mudanças de orientação sexual na puberdade.

O diagnóstico preciso permite um aconselhamento genético adequado.

Estar disponível o tempo todo do acompanhamento para esclarecer dúvidas da família e do(a) paciente, assim como propor opções terapêuticas.

REFERÊNCIAS

1. Ahmed SF, Khwaja O, Hughes IA. The role of a clinical score in the assessment of ambiguous genitalia. BJU Int. 2000;85(1):120-4.
2. Cohen-Kettenis PT. Gender change in 46,XY persons with 5α-reductase type 2 deficiency and 17β-hydroxysteroid dehydrogenase type 3 deficiency. Arch Sex Behav. 2005;34:399-410.
3. Gabrich PN, Vasconcelos JSP, Damião R, Silva EA. Penile anthropometry in Brazilian children and adolescents. J Pediatr (Rio J). 2007;83(5):441-6.
4. Hackel C, Oliveira LEC, Toralles MB, Nunes-Silva D, Tonini MMO, Ferraz LFC, et al. 5α-reductase type 2 deficiency: experiences from Campinas (SP) and Salvador (BA). Arq Bras Endocrinol Metab. 2005;49(1):103-11.
5. Lee PA, Houk CP, Ahmed SF, Hughes IA; International Consensus Conference on Intersex organized by the Lawson Wilkins Pediatric Endocrine Society and the European Society for Paediatric Endocrinology. Consensus statement on management of intersex disorders. International Consensus Conference on Intersex. Pediatrics. 2006;118(2):e488-500.
6. Lee PA, Nordenström A, Houk CP, Ahmed SF, Auchus R, Baratz A, et al, Global DSD Update Consortium. Global disorders of sex development update since 2006: perceptions, approach and care. Horm Res Paediatr. 2016;85(3):158-80.
7. Prader A. Genital findings in the female pseudo-hermaphroditism of the congenital adrenogenital syndrome; morphology, frequency, development and heredity of the different genital forms. Helv Paediatr Acta. 1954;9(3):231-48.

Caso 12.6

Gil Guerra-Júnior

HISTÓRIA

Menino, 8 anos, natural e procedente do interior da Bahia. Encaminhado para investigação de ambiguidade genital.

HPMA

Sem nenhuma outra queixa. Alimentação adequada e saudável. Desenvolvimento neurológico normal. Bom aproveitamento escolar. Vacinação em dia.

Antecedentes

Gestação sem intercorrências; parto cesáreo a termo; peso 3.440 g; comprimento 50 cm; perímetro cefálico 35 cm; Apgar 9 e 10.

Pais saudáveis e não consanguíneos. Segunda gestação do casal. A primeira gestação foi há 10 anos de uma menina saudável. Tem um tio materno adulto que apresentou hipospadia corrigida cirurgicamente na infância, desenvolveu ginecomastia na puberdade, tem micropênis e infertilidade. Tem duas primas maternas em idade fértil e saudáveis. Tem quatro primos paternos em idade fértil e saudáveis.

EXAME FÍSICO

Peso 30 kg; estatura 135 cm.

Exame geral e especial sem alterações, apresentando genitália externa com falo de 3,5 cm de comprimento [> –2,5 DP – **Tabela 1**], sem *chordee*, abertura uretral balânica (segundo os pais, antes da cirurgia era penoescrotal e com *chordee*), com gônadas na bolsa escrotal com 2 cm^3 bilateralmente [Prader = 4 - **Figura 1**] [EMS = 6 –**Figura 2**]. Sem pilificação pubiana.

TABELA 1 Valores de referência de tamanho peniano médio e de tamanho considerado micropênis para cada idade com o pênis medido completamente esticado ou ereto

Idade (anos)	Média	Desvio-padrão (DP)	Micropênis (média – 2,5 DP)
0-1	47	8	27
1	51	8	31
2	55	8	35
3	61	9	38
4	63	9	40
5	67	9	44
6	67	9	44
7	69	10	44
8	70	10	45
9	70	10	45
10	74	11	46
11	78	12	48
12	86	12	56
13	101	12	71
14	115	13	82
15	129	15	91
16	133	15	95
17	143	16	103
18	145	16	105

Fonte: adaptada de Gabrich et al., 2007.

DIAGNÓSTICO INICIAL

- Distúrbio da diferenciação do sexo (DDS) com ambiguidade genital, com ambas as gônadas palpáveis e recorrência familial do quadro pelo lado materno.

EXAMES SUBSIDIÁRIOS

- Cariótipo: 46,XY [50 metáfases].
- Hormonais basais e após estímulo com gonadotrofina coriônica humana de urina de mulher menopausada (uhCG). Foi aplicada uma ampola (1.500

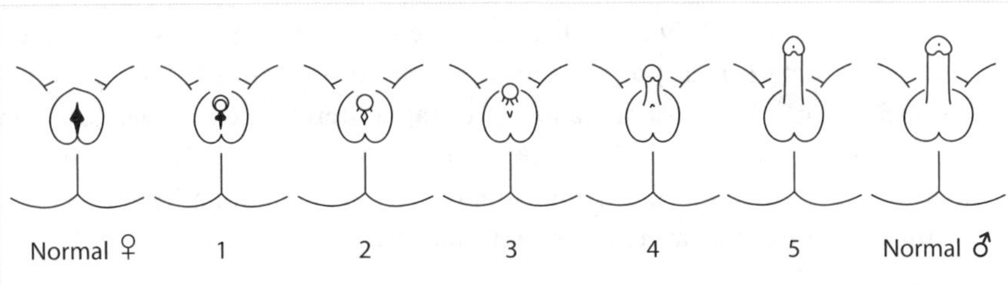

FIGURA 1 Graus de ambiguidade genital de acordo com Prader e cols.

Grau 1: genitália de aspecto feminino, com apenas aumento do falo em relação ao sexo feminino.

Grau 2: maior aumento do falo, associado à fusão labioescrotal posterior, sem presença de seio urogenital.

Grau 3: importante aumento do falo, com fusão labioescrotal quase completa, abertura única perineal (seio urogenital).

Grau 4: falo de aspecto peniano, fusão labioescrotal completa, abertura única entre a base do falo e a glande.

Grau 5: genitália de aspecto masculino, podendo ter apenas ou falo de tamanho diminuído para o sexo masculino ou ausência de gônadas palpáveis.

No caso em questão foi grau 4.

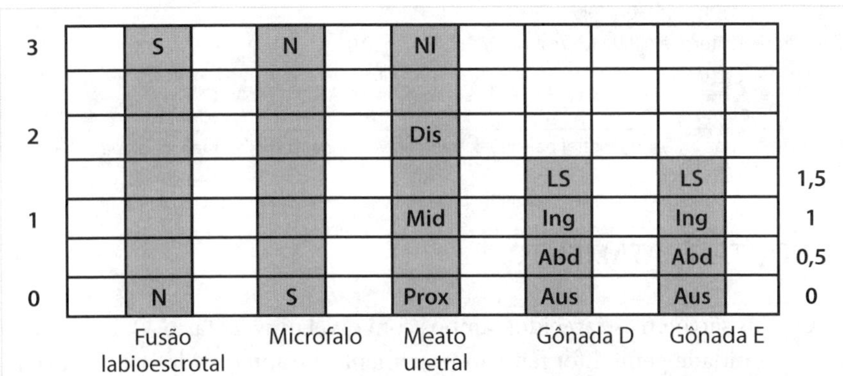

FIGURA 2 EMS (*External Masculinization Score*) avalia o grau de masculinização da genitália externa em indivíduos 46,XY [Ahmed e cols.)]. O valor mínimo é zero e o máximo é 12. No caso em questão foi 6: 3 pontos pela fusão labioescotal completa; zero pela presença de micropênis; zero pela presença de hipospadia grave proximal e 1,5 ponto por cada gônada na região escrotal.

Abd: abdominal; Aus: ausente; D: direita; Dis: distal; E: esquerda; Ing: inguinal; LS: labioescrotal; Mid: mediana; N: não; Nl: normal; Prox: proximal; S: sim.

UI) de uhCG intramuscular, 1 vez ao dia, por 3 dias consecutivos e dosados os hormônios antes da primeira aplicação e 24 horas após a última (**Tabela 2**).

- Ultrassonografia pélvica: não evidenciados derivados müllerianos.
- Molecular: sequenciamento de Sanger do gene *AR* mostrou variante em hemizigose no éxon 3, com a substituição de uma citosina por uma

guanina no códon 1.794 do DNA complementar (c.1794C > G) levando à troca de uma serina por uma arginina no aminoácido 597 da proteína (p.Ser597Arg). Essa variante já foi descrita na literatura como deletéria em outros casos de insensibilidade parcial aos andrógenos (IPA). A mãe e o tio materno afetado apresentam a mesma mutação, enquanto a irmã e as duas primas maternas não apresentam a mutação.

TABELA 2 Dosagens hormonais antes e após aplicação de uhCG

	Antes do uhCG	Após uhCG
LH (UI/L)	0,1	NR
FSH (UI/L)	1,2	NR
Beta-hCG (UI/L)	< 2,0	120,0
Testosterona total (T) (ng/dL)	< 10	220,0
Desidroepiandrosterona (DHEA) (ng/mL)	0,4	NR
Progesterona (ng/mL)	0,8	NR
Androstenediona (Δ4) (ng/mL)	0,3	0,7
Di-hidrotestosterona (DHT) (pg/mL)	30,0	180,0
T/DHT (VR < 10)	NR	12,2
T/Δ4 (VR > 0,8)	NR	3,1

NR: não referido; uhCG: gonadotrofina coriônica humana de urina de mulher menopausada.

CONDUTA/TRATAMENTO

Os pais são bem esclarecidos, ambos com nível universitário. O diagnóstico da ambiguidade genital foi feito ao nascimento no interior da Bahia e orientado o registro masculino pela presença de gônadas palpáveis. Foi operado da hipospadia aos 3 anos de idade, necessitando de duas cirurgias reparadoras. Dos 5-7 anos de idade morou na Itália (durante estágio de pós-doutoramento do pai), quando foi aventada a hipótese de IPA pelo quadro clínico e pela recorrência do quadro no tio materno. Apesar disso, não foi feita a confirmação molecular, o que gerou muita angústia nas duas primas maternas, que, apesar de casadas, optaram por não ter filhos até o estudo molecular definitivo.

DIAGNÓSTICO DEFINITIVO

- DDS 46,XY por distúrbio da ação dos andrógenos – IPA com mutação confirmada no gene *AR*.

EVOLUÇÃO RESUMIDA

Com o diagnóstico definitivo do caso, a família e o paciente se sentiram mais seguros, assim como as duas primas maternas, que agora pretendem ter filhos. No presente caso, antes da puberdade foi feito um ciclo com testosterona (50 mg, intramuscular, 1 vez ao mês por 3 meses) com aumento do tamanho do pênis para 4,7 cm de comprimento. Iniciou a puberdade espontânea aos 12 anos e 6 meses. Um ano após, em estádio 3 de genital (pênis com 7 cm de comprimento, volume testicular de 8 cm^3 bilateral) e estádio 2 de pelos pubianos, desenvolveu ginecomastia evidente (grau 3), que o incomodava muito. Foi sugerido o uso inibidor de aromatase com o objetivo de aumentar a secreção de testosterona (para compensar a resistência androgênica) e diminuir a conversão para estradiol. Atualmente está com 14 anos e 6 meses (12 meses de uso do inibidor de aromatase), com genital 4 (pênis com 9 cm de comprimento flácido e 11 cm ereto, testículos com 10 cm^3) e estatura de 165 cm (já tendo alcançado o limite inferior do canal familial) (**Tabela 3**).

COMENTÁRIOS

Definição de DDS

Segundo o Consenso de 2006, o termo DDS deve ser considerado em toda situação na qual o sexo cromossômico, gonadal ou anatômico é atípico. Ainda segundo o Consenso de 2006, deve-se investigar a causa de DDS em todo

TABELA 3 Evolução clínica e laboratorial do caso durante a puberdade

	12 anos e 6 meses	13 anos e 6 meses	14 anos e 6 meses
Pênis flácido (cm)	6,0	7,0	9,0
Testículos (cm^3)	4,0	7,0	10,0
Pelos pubianos (estádio)	2	2	3
Mamas (estádio)	1	3	1
Estatura (cm)	150,0	155,0	165,0
Inibidor de aromatase	–	Iniciado	+
LH (UI/L)	15,0	18,0	25,0
FSH (UI/L)	9,0	10,0	13,0
Testosterona total (ng/dL)	450,0	650,0	980,0
Estradiol (pg/mL)	30,0	50,0	< 10,0
Idade óssea (GP-anos)	13	14	14

GP: método de Greulich & Pyle.

paciente que apresente: (a) ambiguidade genital evidente; (b) genitália externa aparentemente feminina com aumento do clitóris e/ou fusão labial parcial ou total e/ou massa em região inguinal ou labial; (c) genitália externa aparentemente masculina com diminuição do tamanho do pênis e/ou testículos não palpáveis e/ou hispospadia proximal; (d) história familiar de DDS; (e) discordância entre a genitália e o cariótipo pré ou pós-natal. Esses critérios são aplicados para recém-nascidos. O presente caso teve diagnóstico de DDS no período de recém-nascido, pois apresentava ambiguidade genital evidente (com hipospadia proximal e provavelmente micropênis) e história de DDS na família. No caso de crianças maiores, adolescentes ou adultos, pode-se acrescentar os seguintes critérios para investigação de DDS: (a) ambiguidade genital que passou desapercebida no recém-nascido; (b) hérnia inguinal em menina; (c) puberdade atrasada ou incompleta; (d) virilização em menina; (e) amenorreia primária; (f) ginecomastia e/ou hematúria cíclica em meninos; (g) falência ovariana primária; (h) infertilidade em ambos os sexos. Novamente, o presente caso preenche o critério já na investigação por história de ambiguidade genital e na evolução, por ter apresentado importante ginecomastia.

Diagnóstico etiológico de DDS (Tabela 4 e Tabela 5)

A partir do Consenso de 2006, os DDS passaram a ser classificados de acordo com o cariótipo. No presente caso, com cariótipo 46,XY, genitália ambígua e testículos palpáveis e sem útero, as possibilidades diagnósticas poderiam ser várias. Dentre os distúrbios do desenvolvimento gonadal XY, não poderiam ser disgenesia gonadal completa XY, pois a genitália é feminina típica, tem útero e não tem gônadas palpáveis; e a síndrome de regressão testicular que por definição não tem gônadas palpáveis. A disgenesia gonadal parcial XY e o DDS ovotesticular, em um primeiro momento, não poderiam ser descartados, pois cursam com ambiguidade genital e em geral com gônadas palpáveis. No entanto, nestas duas últimas situações a presença de útero é relativamente frequente. Também não poderiam ser os distúrbios de secreção ou ação do hormônio antimülleriano, que por definição têm genitália masculina normal com útero. Restam ainda os defeitos de secreção e de ação dos andrógenos.

A. Nos defeitos de secreção de andrógenos: não haveria produção normal de testosterona após hCG (a resposta seria inferior a 150 ng/dL). Além disso, nos defeitos associados a hiperplasia adrenal, como defeito na StAR (OMIM *201710 – 8p11.23) ou na P450scc (OMIM #613743 – 15q24.1), há insuficiência adrenal grave que teria se manifestado nos primeiros meses de vida com perda de sal, além de genitália feminina típica ou muito pouco virilizada; e na

TABELA 4 Classificação dos DDS segundo o Consenso de Chicago

Anomalia de cromossomos sexuais	DDS 46,XY	DDS 46,XX
A. 45,X – síndrome de Turner e variantes	A. Distúrbios do desenvolvimento gonadal	A. Distúrbios do desenvolvimento gonadal
B. 47,XXY – síndrome de Klinefelter e variantes	1. Disgenesia gonadal completa	1. Disgenesia gonadal completa
C. 45,X/46,XY – Disgenesia gonadal mista ou DDS ovotesticular	2. Disgenesia gonadal parcial	2. DDS ovotesticular
D. 46,XX/46,XY – DDS ovotesticular	3. Síndrome de regressão testicular	3. DDS ovotesticular
	4. DDS ovotesticular	
	B. Distúrbios na síntese ou ação dos andrógenos (testicular) 1. Defeito na biossíntese dos andrógenos (ex: deficiência da 17-β-OH-esteroide desidrogenase 3, deficiência da 5-α-redutase 2, mutações na StaR) 2. Defeito na ação androgênica (ICA, IPA) 3. Defeito no receptor de LH (hipoplasia ou aplasia das células de Leydig) 4. Distúrbios do HAM ou de seu receptor (persistência dos dutos de Müller) C. Outros	B. Excesso de andrógenos (ovariano) 1. Fetal (ex: deficiência da 21-OHase, deficiência da 11-OHase) 2. Fetoplacentária (deficiência da aromatase placentária, deficiência da POR) 3. Materno (tumor, exógeno) C. Outros: extrofia da cloaca, atresia da vagina, MURCS, outras síndromes

Fonte: modificada de Lee et al., 2006.
DDS: distúrbio da diferenciação do sexo; HAM: hormônio antimülleriano; ICA: insensibilidade completa aos andrógenos; IPA: insensibilidade parcial aos andrógenos; MURCS: *Mullerian duct aplasia + unilateral renal agenesis + cervicothoracic somite anomalies*; OHase: hidroxilase; POR: P450 oxidorredutase.

deficiência da 3-beta-OH-esteroide-desidrogenase tipo 2 (*HSDB2* – OMIM #201910 – 1p12) o quadro é de ambiguidade genital pelo aumento da DHEA, com risco aumentado de perda de sal nos primeiros meses de vida e virilização lenta mas progressiva na infância, o que não ocorreu no presente caso. Outra possibilidade de defeito na secreção de andrógenos é a deficiência da 17-alfa--hidroxilase, cujo gene *CYP17A1* (OMIM *609300 – 10q24.32) codifica as enzimas 17-alfa-hidroxilase e 17-20 liase, ambas necessárias para a síntese de andrógenos. Esse defeito também leva à hiperplasia adrenal por deficiência de cortisol e excesso de mineralocorticoide com hipertensão arterial grave e de início precoce. Em geral, a genitália é francamente feminina ou pouco vi-

TABELA 5 Características clínicas e laboratoriais das principais causas de DDS com cariótipo 46,XY

Diagnóstico	Genitália externa	Gônadas	Útero	Puberdade espontânea	Sexo criação	Testo	Marcador hormonal
Disgenesia gonadal completa	F	D/D	+	-	F	B	FSH
Disgenesia gonadal parcial	A/M	D/TD	+/-	M	M?	B	FSH
DDS ovotesticular	A	T/O/OT	+	F	F	N/B	-
Síndrome de regressão testicular	A/M	Ŧ	-	-	M?	B	FSH
Defeito do receptor LH/hCG	A/F	T	-	-	F?	B	LH
Deficiência da StAR	F	T	-	-	F	B	-
Deficiência da P450scc	F	T	-	-	F	B	-
Deficiência da HSDB2	A	T	-	-/M	M?	B	DHEA
Deficiência da CYP17A1	A/F	T	-	-	F	B	Progesterona
Deficiência da HSD17B3	A	T	-	M	M	B	T/Androste-nediona
Insensibilidade total andrógenos	F	T	-	F	F	E	LH, estradiol
Insensibilidade parcial andrógenos	A/M	T	-	F/M	F/M	E	T/DHT
Deficiência de 5-α-redutase tipo 2	A/F	T	-	M	M	E	T/DHT
Defeito de produção/ação do HAM	M	T	-	M	M	N	HAM

A: ambígua; B: baixa; D: disgenética; E: elevada; F: feminino; M: masculino: N: normal; O: ovário; OT: ovotestis; T: testículo;

Ŧ: testículo regredido; TD: testículo disgenético; Texto: testosterona; +: presente; -: ausente ou nenhum.

rilizada e não corre nem virilização nem feminização na puberdade, diferente do que foi visto no presente caso. Todas essas situações de hiperplasia adrenal associadas a defeito na secreção de andrógenos são de herança autossômica recessiva. Portanto, essas condições foram afastadas clinicamente na avaliação inicial. O outro quadro de defeito na secreção de andrógenos é a deficiência de 17-beta-OH-esteroide desidrogenase tipo 3 (*HSD17B3* – OMIM *605573 – q22.32), responsável pela conversão de androstenediona em testosterona e de estrona em estradiol, de herança autossômica recessiva, que pode cursar com genitália completamente feminina ou pouco virilizada, ausência de útero e com gônadas palpáveis. Portanto, esse diagnóstico, só foi possível excluir após o teste com uhCG, que mostrou produção normal de testosterona e a relação entre testosterona e androstenediona acima de 0,8 (nessa deficiência a produção de testosterona seria < 150 ng/dL, e a relação entre testosterona e androstenediona < 0,8). A única situação dentre os defeitos de secreção de andrógenos que não poderia ser excluída inicialmente seria o defeito no receptor LH/hCG (*LHCGR* - *152790 - 2p16.3), também de herança autossômica recessiva, que pode cursar com genitália feminina ou pouco virilizada, gônadas palpáveis e ausência de útero. No entanto, nesse caso o teste de estímulo com uhCG também não teria mostrado aumento na produção de testosterona. Uma condição que cursa com aumento de testosterona, mas diminuição da DHT (necessária para a diferenciação da genitália externa masculina intraútero), é a deficiência de 5-alfa-redutase tipo 2 (*SRD5A2* - OMIM *264600 - 2p23.1) na qual predomina a ambiguidade genital, associada à presença de gônadas palpáveis e ausência de útero, porém com virilização na puberdade e sem ginecomastia. Sua herança é autossômica recessiva.

B. Nos defeitos de ação dos andrógenos: não seria possível a insensibilidade completa aos andrógenos (ICA), pois a genitália deveria ser feminina. Na infância, a IPA tem um quadro clínico indistinguível da deficiência de 5-alfa-redutase tipo 2, porém no presente caso a recorrência de caso pelo lado materno e a falta de consanguinidade entre os pais sugere herança recessiva ligada ao X (IPA) e não autossômica recessiva (deficiência de 5-alfa-redutase tipo 2). Na puberdade, em geral, na IPA ocorre ginecomastia e menor virilização e na deficiência de 5-alfa-redutase tipo 2 não ocorre ginecomastia e há maior virilização. Ambas têm boa produção de andrógenos após uhCG, e a relação entre testosterona e DHT tende a ser mais alta (acima de 30) na deficiência de 5-alfa-redutase tipo 2, porém esse achado não é obrigatório. Portanto, o passo seguinte na investigação de um DDS com cariótipo 46,XY é saber se existe produção normal ou não de testosterona e dos demais andrógenos (DHEA, androstenediona e DHT). Como esta criança apresentou produção normal de testosterona e relação entre testosterona e DHT elevada, o passo seguinte era fazer o diagnóstico diferencial entre IPA e deficiência de 5-alfa-redutase tipo 2, o que só é possível, na maioria dos casos, por meio do sequenciamento direto dos genes *AR* e *SRD5A2*. Como a recorrência familial pelo lado materno sugeria mais provavelmente IPA, o sequenciamento do gene *AR* foi priorizado. No presente caso, foi observada a variante em hemizigose no éxon 3, com a substituição de uma citosina por uma guanina no códon 1.794 do DNA complementar (c.1794C > G), levando à troca de uma serina por uma arginina no aminoácido 597 da proteína (p.Ser597Arg). Essa variante já foi descrita na literatura como deletéria em outros casos de IPA. A mãe e o tio materno afetado apresentam a mesma mutação, enquanto a irmã e as duas primas maternas não apresentam a mutação. O gene *AR* (OMIM *313700) localiza-se em Xq12; como o paciente tem apenas um cromossomo X, a mutação se manifesta em hemizigose.

C. Tratamento e acompanhamento de casos de DDS por IPA com mutação no gene *AR:* não há consenso na literatura a respeito do melhor sexo de criação em IPA. Existem descrições de inadequação da orientação sexual e insatisfação naqueles criados tanto no sexo masculino como no feminino. A tendência é seguir pela gravidade da ambiguidade genital e pelo desejo dos pais. Quando for optado pelo sexo feminino, deve ser feita a gonadectomia bilateral, a genitoplastia feminizante, a reposição estrogênica na puberdade e a ampliação vaginal quando a paciente desejar ter relação sexual. Deve-se destacar que a ausência de útero e a presença de hipoplasia da vagina ocorrem pela ação normal do hormônio antimülleriano, responsável pela regressão dos dutos de Müller (útero e trompas) e da parte superior da vagina. Quando for optado pelo sexo masculino (como no presente caso), os testículos devem ser levados à bolsa (existe um risco aumento de neoplasia gonadal em IPA com gônadas não escrotais) (**Tabela 6**), deve ser realizada a genitoplastia masculinizante, o estímulo hormonal para crescimento peniano na infância e o tratamento da ginecomastia na puberdade, quando necessário.

TABELA 6 Orientação para biópsia e gonadectomia em DDS 46,XY por disgenesia gonadal ou com subvirilização da genitália externa

DDS	Sexo masculino	Sexo feminino	Sexo não definido
Disgenesia gonadal (45,X/46,XY ou 46,XY)	Testículo não descido ▪ Orquidopexia e biópsia ▪ Autoexame ▪ US anual após puberdade ▪ Com base US e 1ª biópsia: nova biópsia ▪ Se CIS ou GB: gonadectomia	Gonadectomia bilateral ao diagnóstico	Gonadectomia depende da definição do sexo
Subvirilização (46,XY: IPA, ICA, defeito de síntese de testosterona	Semelhante ao anterior Repetir biópsia aos 10 anos de idade Considerar gonadectomia para evitar ginecomastia ou se estivem em suplementação com testosterona	IPA e defeito de síntese de testosterona: gonadectomia pré-puberal ICA: gonadectomia pós-puberal ou acompanhamento	IPA e defeito de síntese de testosterona: biópsia bilateral

CIS: carcinoma *in situ*; GB: gonadoblastoma; ICA: insensibilidade completa aos andrógenos; IPA: insensibilidade parcial aos andrógenos; USG: ultrassonografia.
Fonte: modificada por Lee et al., 2016.

Mensagens finais

Investigar todo recém-nascido com ambiguidade genital antes de liberar o registro civil.

O diagnóstico preciso permite um aconselhamento genético adequado.

Estar disponível o tempo todo do acompanhamento para esclarecer dúvidas da família e do(a) paciente, assim como propor opções terapêuticas.

REFERÊNCIAS

1. Ahmed SF, Khwaja O, Hughes IA. The role of a clinical score in the assessment of ambiguous genitalia. BJU Int. 2000;85(1):120-4.
2. Bertelloni S, Russo G, Baroncelli GI. Human chorionic gonadotropin test: old uncertainties, new perspectives, and value in 46,XY disorders of sex development. Sex Dev. 2018;12(1-3):41-9.
3. Gabrich PN, Vasconcelos JSP, Damião R, Silva EA. Penile anthropometry in Brazilian children and adolescents. J Pediatr (Rio J). 2007;83(5):441-6.
4. Giwercman YL, Ivarsson SA, Richthoff J, Lundin KB, Giwercman A. A novel mutation in the D-box of the androgen receptor gene (S597R) in two unrelated individuals Is associated with both normal phenotype and severe PAIS. Horm Res. 2004;61(2):58-62.
5. Lee PA, Houk CP, Ahmed SF, Hughes IA; International Consensus Conference on Intersex organized by the Lawson Wilkins Pediatric Endocrine Society and the European Society for Paediatric Endocrinology. Consensus statement on management of intersex disorders. International Consensus Conference on Intersex. Pediatrics. 2006;118(2):e488-500.
6. Lee PA, Nordenström A, Houk CP, Ahmed SF, Auchus R, Baratz A, et al., Global DSD Update Consortium. Global Disorders of SexDevelopment Update since 2006: perceptions, approach and care. Horm Res Paediatr. 2016;85(3):158-80.
7. Prader A. Genital findings in the female pseudo-hermaphroditism of the congenital adrenogenital syndrome; morphology, frequency, development and heredity of the different genital forms. Helv Paediatr Acta. 1954;9(3):231-48.

Caso 12.7

Gil Guerra-Júnior

HISTÓRIA

Menina, 8 anos e 10 meses, natural e procedente do interior de São Paulo. Encaminhada para investigação de hérnia inguinal bilateral.

HPMA

Sem nenhuma outra queixa. Alimentação adequada e saudável. Desenvolvimento neurológico normal. Bom aproveitamento escolar. Vacinação em dia.

Antecedentes

Gestação sem intercorrências; parto cesáreo a termo; peso 3.290 g; comprimento 50 cm; perímetro cefálico 35 cm; Apgar 9 e 10.

Pais saudáveis e não consanguíneos. Primeira gestação do casal. A segunda gestação foi há 3 anos, gemelar, ambas as meninas saudáveis. Sem casos semelhantes nas famílias de ambos os pais.

EXAME FÍSICO

Peso 35 kg; estatura 140 cm.

Exame geral e especial sem alterações, apresentando genitália tipicamente feminina, com palpação de nodulação de consistência gonadal em região inguinal baixa, bilateral, com cerca de 2 cm^3 [EMS = 2 – *vide* **Figura 1**].

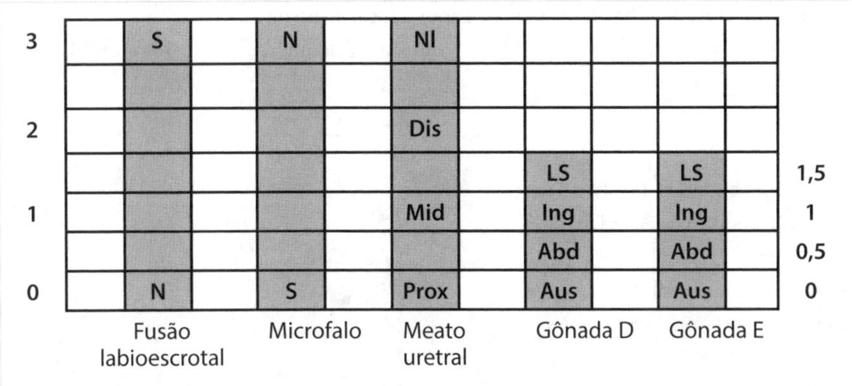

FIGURA 1 EMS (*External Masculinization Score*) avalia o grau de masculinização da genitália externa em indivíduos 46,XY [Ahmed e cols.)]. O valor mínimo é zero e o máximo é 12. No caso em questão foi 2: zero pela ausência de fusão labioescrotal completa; zero pela presença de micropênis; zero pela presença de hipospadia grave proximal e apenas 1 ponto por cada gônada na região inguinal.

Abd: abdominal; Aus: ausente; D: direita; Dis: distal; E: esquerda; Ing: inguinal; LS: labioescrotal; Mid: mediana; N: não; Nl: normal; Prox: proximal; S: sim.

DIAGNÓSTICO INICIAL

Distúrbio da diferenciação do sexo (DDS) com genitália feminina e com ambas as gônadas palpáveis.

EXAMES SUBSIDIÁRIOS

Cariótipo: 46,XY [50 metáfases].

Hormonais basais e após estímulo com gonadotrofina coriônica humana de urina de mulher menopausada (uhCG). Foi aplicada uma ampola (1.500 UI) de uhCG intramuscular, 1 vez ao dia, por 3 dias consecutivos e dosados os hormônios antes da primeira aplicação e 24 horas após a última (*vide* **Tabela 1**).

Ultrassonografia pélvica: não evidenciados derivados müllerianos.

Biópsia gonadal: parênquima testicular normal pré-puberal bilateral.

Molecular: sequenciamento de Sanger do gene *AR* mostrou variante em hemizigose no éxon 4, com a substituição de uma timina por uma citosina no códon 2.024 do DNA complementar (c.2024T > C), levando à troca de uma isoleucina por uma treonina no aminoácido 681 da proteína (p.Ile681Thr).

Essa variante já foi descrita na literatura como deletéria em outros casos de insensibilidade completa aos andrógenos (ICA). Tanto a mãe como as irmãs

TABELA 1 Dosagens hormonais antes e após aplicação de uhCG

	Antes do uhCG	Após uhCG
LH (UI/L)	0,2	NR
FSH (UI/L)	0,8	NR
Beta-hCG (UI/L)	< 2,0	150
Testosterona total (T) (ng/dL)	< 10	350
Deidroepiandrosterona (DHEA) (ng/mL)	0,5	NR
Progesterona (ng/mL)	0,7	NR
Androstenediona (Δ4) (ng/mL)	0,2	0,8
Di-hidrotestosterona (DHT) (pg/mL)	30,0	200
T/DHT (VR < 10)	NR	17,5
T/Δ4 (VR > 0,8)	NR	4,4

NR: não referido; uhCG: gonadotrofina coriônica humana de urina de mulher menopausada.

(gêmeas) não apresentam a mutação, sendo, portanto, considerada *de novo* (ou seja, primeira geração com essa mutação na família).

CONDUTA/TRATAMENTO

Após explicado todo o caso, os pais compreenderam o motivo de a criança ter cariótipo 46,XY, testículos, produção normal de andrógenos e não ter genitália masculinizada nem útero. Optaram por manutenção dos testículos na região labial (havia sido feita a orquidopexia no mesmo tempo cirúrgico da biópsia) para reavaliação na época da puberdade.

DIAGNÓSTICO DEFINITIVO

- DDS 46,XY por distúrbio da ação dos andrógenos – ICA com mutação confirmada no gene *AR*.

EVOLUÇÃO RESUMIDA

Após o conhecimento dos resultados dos exames de cariótipo, da presença de tecido testicular bilateral, da produção normal de andrógenos, da ausência de útero, os pais entenderam completamente que a mutação no gene *AR* era a responsável por esse quadro, bem como a possibilidade de desenvolvimento futuro de caracteres sexuais femininos espontâneos com a manutenção dos testículos devido à transformação da testosterona testicular em estradiol. Também entenderam que não há dúvida sobre o sexo civil e social feminino deste caso, uma vez que a paciente nunca terá ação androgênica. Os pais e a criança foram seguidos no serviço com acompanhamento médico e psicológico. Aos 12 anos e 6 meses, a paciente iniciou desenvolvimento mamário que se completou (estádio 5) aos 15 anos, sem menstruação (não tem útero) e sem qualquer pilificação (estádio 1) [*vide* **Figura 2** – estádio 7 de Quigley e cols.]. Neste momento, a família solicitou orquiectomia bilateral e introdução de reposição estrogênica. Atualmente, com 18 anos de idade, a paciente está com 175 cm de estatura (acima da média para o sexo masculino para o padrão familial) e com massa óssea normal. A seu pedido e dos familiares, foi explicada toda a condição clínica à paciente (inclusive o cariótipo 46,XY), com excelente aceitação e entendimento. Há 1 ano iniciou um relacionamento afetivo heterossexual e agora pediu para avaliar a ampliação e dilatação da vagina, pois pretende iniciar atividade sexual.

COMENTÁRIOS

Definição de DDS

Segundo o Consenso de 2006, o termo DDS deve ser considerado em toda situação na qual o sexo cromossômico, gonadal ou anatômico é atípico. Ainda segundo o Consenso de 2006, deve-se investigar a causa de DDS em todo paciente que apresente: (a) ambiguidade genital evidente; (b) genitália externa aparentemente feminina com aumento do clitóris e/ou fusão labial parcial ou total e/ou massa em região inguinal ou labial; (c) genitália externa aparente-

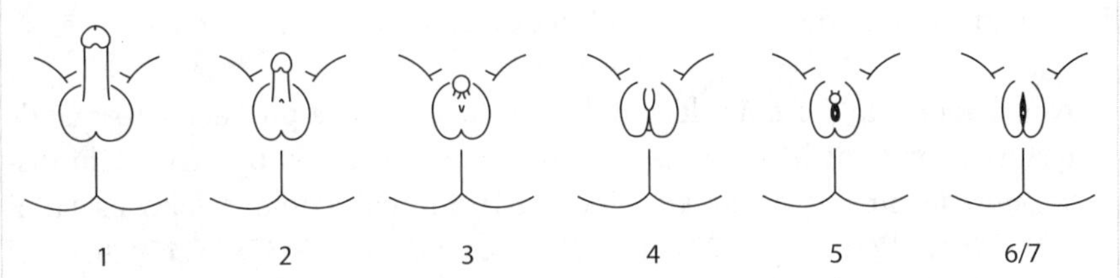

FIGURA 2 Classificação dos estádios de desenvolvimento da genitália externa em pacientes com insensibilidade aos andrógenos.

Grau 1: genitália masculina típica com pilificação normal, mas com ginecomastia e/ou infertilidade. Grau 2 ao 5: diversos graus de ambiguidade genital. Grau 6: genitália feminina com pilificação pubiana. Grau 7: genitália feminina sem pilificação pubiana. O grau 1 corresponde à insensibilidade leve aos andrógenos (ILA), os graus 2 a 6 à insensibilidade parcial aos andrógenos (IPA), e o grau 7 à insensibilidade completa aos andrógenos (ICA). O presente caso apresenta grau 7.

mente masculina com diminuição do tamanho do pênis e/ou testículos não palpáveis e/ou hispospadia proximal; (d) história familiar de DDS; (e) discordância entre a genitália e o cariótipo pré ou pós-natal. Esses critérios são aplicados para recém-nascidos. O presente caso já devia apresentar as massas inguinais no período neonatal que não foram percebidas. Preencheria o critério de ambiguidade genital por ter genitália aparentemente feminina com massa inguinal (ou labial). No caso de crianças maiores, adolescentes ou adultos, podem-se acrescentar os seguintes critérios para investigação de DDS: (a) ambiguidade genital que passou desapercebida no recém-nascido; (b) hérnia inguinal em menina; (c) puberdade atrasada ou incompleta; (d) virilização em menina; (e) amenorreia primária; (f) ginecomastia e/ou hematúria cíclica em meninos; (g) falência ovariana primária; (h) infertilidade em ambos os sexos. Novamente, o presente caso preenche o critério já na investigação (hérnia inguinal em menina) e na evolução por amenorreia primária.

Diagnóstico etiológico de DDS (Tabela 2 e Tabela 3)

A partir do Consenso de 2006, os DDS passaram a ser classificados de acordo com o cariótipo. No presente caso, com cariótipo 46,XY, genitália feminina e testículos palpáveis e sem útero, as possibilidades diagnósticas se restringiam a distúrbios da produção ou ação da testosterona. Não poderia ser um distúrbio do desenvolvimento gonadal XY, pois: na disgenesia gonadal completa XY, apesar da genitália feminina típica, existe útero e não há gônadas palpáveis; na disgenesia gonadal parcial XY há ambiguidade genital ou genitália mais masculinizada; na síndrome de regressão testicular, por definição, não há gônadas palpáveis; no DDS ovotesticular, em geral, há ambiguidade genital e útero. Também não poderiam ser os distúrbios de secreção ou ação do hormônio antimülleriano, que por definição têm genitália masculina normal com útero. Portanto, restam os defeitos de secreção e de ação dos andrógenos.

A. Nos defeitos de secreção de andrógenos: não haveria produção normal de testosterona após hCG (a resposta seria inferior a 150 ng/dL). Além disso, nos defeitos associados a hiperplasia adrenal, como defeito na StAR (OMIM *201710 – 8p11.23) ou na P450scc (OMIM #613743 – 15q24.1), há insuficiência adrenal grave que teria se manifestado nos primeiros meses de vida com perda de sal; e na deficiência da 3-beta-OH-esteroide-desidrogenase tipo 2 (*HSDB2* – OMIM #201910 – 1p12) o quadro é de ambiguidade genital pelo aumento da DHEA, com risco aumentado de perda de sal nos primeiros meses de vida e virilização lenta mas progressiva na infância. Portanto, essas condições foram afastadas clinicamente na ava-

TABELA 2 Classificação dos DDS segundo o Consenso de Chicago

Anomalia de cromossomos sexuais	DDS 46,XY	DDS 46,XX
A. 45,X – síndrome de Turner e variantes	A. Distúrbios do desenvolvimento gonadal	A. Distúrbios do desenvolvimento gonadal
B. 47,XXY – síndrome de Klinefelter e variantes	1. Disgenesia gonadal completa	1. Disgenesia gonadal completa
C. 45,X/46,XY – Disgenesia gonadal mista ou DDS ovotesticular	2. Disgenesia gonadal parcial	2. DDS ovotesticular
D. 46,XX/46,XY – DDS ovotesticular	3. Síndrome de regressão testicular	3. DDS ovotesticular
	4. DDS ovotesticular	
	B. Distúrbios na síntese ou ação dos andrógenos (testicular) 1. Defeito na biossíntese dos andrógenos (ex: deficiência da 17-β-OH-esteroide desidrogenase 3, deficiência da 5-α-redutase 2, mutações na StaR) 2. Defeito na ação androgênica (ICA, IPA) 3. Defeito no receptor de LH (hipoplasia ou aplasia das células de Leydig) 4. Distúrbios do HAM ou de seu receptor (persistência dos dutos de Müller) C. Outros	B. Excesso de andrógenos (ovariano) 1. Fetal (ex: deficiência da 21-OHase, deficiência da 11-OHase) 2. Fetoplacentária (deficiência da aromatase placentária, deficiência da POR) 3. Materno (tumor, exógeno) C. Outros: extrofia da cloaca, atresia da vagina, MURCS, outras síndromes

Fonte: modificada de Lee et al., 2006.
DDS: distúrbio da diferenciação do sexo; HAM: hormônio antimülleriano; ICA: insensibilidade completa aos andrógenos; IPA: insensibilidade parcial aos andrógenos; MURCS: *Mullerian duct aplasia + unilateral renal agenesis + cervicothoracic somite anomalies*; OHase: hidroxilase; POR: P450 oxidorredutase.

liação inicial. Outra possibilidade de defeito na secreção de andrógenos é a deficiência da 17-alfa-hidroxilase, cujo gene *CYP17A1* (OMIM *609300 – 10q24.32) codifica as enzimas 17-alfa-hidroxilase e 17-20 liase, ambas necessárias para a síntese de andrógenos. Esse defeito leva à hiperplasia adrenal por deficiência de cortisol e excesso de mineralocorticoide com hipertensão arterial grave e de início precoce. Em geral, a genitália é francamente feminina ou pouco virilizada e não ocorre nem virilização nem feminização na puberdade, diferente do que foi visto no presente caso, além da ausência de hipertensão arterial. Existem formas de deficiência somente

TABELA 3 Características clínicas e laboratoriais das principais causas de DDS com cariótipo 46,XY

Diagnóstico	Genitália externa	Gônadas	Útero	Puberdade espontânea	Sexo criação	Testo	Marcador hormonal
Disgenesia gonadal completa	F	D/D	+	-	F	B	FSH
Disgenesia gonadal parcial	A/M	D/TD	+/-	M	M?	B	FSH
DDS ovotesticular	A	T/O/OT	+	F	F	N/B	-
Síndrome de regressão testicular	A/M	Ŧ	-	-	M?	B	FSH
Defeito do receptor LH/hCG	A/F	T	-	-	F?	B	LH
Deficiência da StAR	F	T	-	-	F	B	-
Deficiência da P450scc	F	T	-	-	F	B	-
Deficiência da HSDB2	A	T	-	-/M	M?	B	DHEA
Deficiência da CYP17A1	A/F	T	-	-	F	B	Progesterona
Deficiência da HSD17B3	A	T	-	M	M	B	T/Androstenediona
Insensibilidade total andrógenos	F	T	-	F	F	E	LH, estradiol
Insensibilidade parcial andrógenos	A/M	T	-	F/M	F/M	E	T/DHT
Deficiência de 5-α-redutase tipo 2	A/F	T	-	M	M	E	T/DHT
Defeito de produção/ação do HAM	M	T	-	M	M	N	HAM

A: ambígua; B: baixa; D: disgenética; E: elevada; F: feminino; M: masculino: N: normal; O: ovário; OT: ovotestis; T: testículo;
Ŧ: testículo regredido; TD: testículo disgenético; Testo: testosterona; +: presente; -: ausente ou nenhum.

da 17-20 liase, que acarretam quadro gonadal semelhante, mas sem hiperplasia e sem hipertensão arterial. Portanto, na investigação inicial se poderia pensar nesse diagnóstico, que seria afastado após o teste com uhCG, que mostrou produção normal de testosterona. Todas essas situações de hiperplasia adrenal associadas a defeito na secreção de andrógenos são de herança autossômica recessiva. Outra condição dentre os defeitos de secreção de andrógenos que não poderia ser excluída inicialmente é o defeito no receptor LH/hCG (*LHCGR* – *152790 – 2p16.3), também de herança autossômica recessiva, que em geral cursa com genitália feminina ou pouco virilizada, gônadas palpáveis e ausência de útero, mas com virilização ausente ou escassa na puberdade e sem aumento de testosterona com o teste do uhCG. O outro quadro de defeito na secreção de andrógenos é a deficiência de 17-beta-OH-esteroide desidrogenase tipo 3 (*HSD17B3* - OMIM *605573 - q22.32), responsável pela conversão de androstenediona em testosterona e de estrona em estradiol, de herança autossômica recessiva, que pode cursar com genitália completamente feminina ou pouco virilizada, ausência de útero, mas com gônadas palpáveis. Portanto, esse diagnóstico também só foi possível excluir após o teste com uhCG que mostrou produção normal de testosterona e a relação entre testosterona e androstenediona acima de 0,8 (nessa deficiência a produção de testosterona seria menor que 150 nd/dL e a relação entre testosterona e androstenediona menor que 0,8), e a evolução do caso não mostrou virilização (ao contrário, apresentou feminização) na puberdade esperada para essa condição. Ainda dentre os defeitos na secreção de andrógenos, uma condição que cursa com aumento de testosterona, mas diminuição da DHT (necessária para a diferenciação da genitália externa masculina intraútero), é a deficiência de 5-alfarredutase tipo 2 (*SRD5A2* - OMIM *264600 - 2p23.1), na qual predomina a ambiguidade genital, associada à presença de gônadas palpáveis e ausência de útero, e virilização na puberdade e sem ginecomastia. Sua herança é autossômica recessiva. Portanto, as deficiências da 17-20 liase isolada e 17-beta-OH-esteroide desidrogenase tipo 3, além do defeito no receptor LH-hCG, apesar de poderem ter quadro clínico semelhante, são de herança autossômica recessiva (no presente caso não havia consanguinidade entre os pais), e na investigação houve aumento da testosterona após o teste com uhCG (nessas três condições não há aumento da testosterona); na evolução houve feminização na puberdade (nessas três condições, a 1ª e a 3ª em geral não fazem puberdade e a 2ª cursa com virilização na puberdade).

B. Nos defeitos de ação dos andrógenos: tanto a forma completa (ICA) quanto a parcial (IPA) [grau 6 de Quigley et al. - *vide* **Figura 2**] seriam possíveis. A IPA e a ICA têm herança recessiva ligada ao X, e ambas podem ter feminização na puberdade (*vide* **Tabela 4**). Portanto, o passo seguinte na investigação de um DDS com cariótipo 46,XY é saber se existe produção normal ou não de testosterona e dos demais andrógenos (DHEA, androstenediona e DHT). Como esta criança apresentou produção normal de testosterona e relação entre testosterona e DHT elevada, o passo seguinte era fazer o diagnóstico diferencial entre IPA, ICA ou, menos provavelmente, deficiência de 5-alfarredutase tipo 2 (*vide* **Tabela 4**), o que só é possível, na maioria dos casos, por meio do sequenciamento direto dos genes AR e SRD5A2. Como o quadro clínico sugeria mais provavelmente IPA [forma grave - grau 6

TABELA 4 Diagnóstico diferencial entre os quadros de insensibilidade aos andrógenos e a deficiência da 5α-redutase tipo 2

	ICA	IPA	ILA	D5AR2
Cariótipo	46,XY	46,XY	46,XY	46,XY
Herança	HRLX	HRLX	HRLX	HAR
Gene	*AR*	*AR*	*AR*	*SRD5A2*
Genitália externa	F	A	M	A
Posição dos testículos	I/E	I/E	E	I/E
Útero	–	–	–	–
Mamas	+++	+	+	–
Pelos pubianos	–	+	+++	++
Infertilidade	+	+	+	+
Neoplasia gonadal	+	++	–	–
Orientação sexual	F	M/F	M	M

A: ambígua; D5AR2: deficiência de 5α-redutase tipo 2; E: escrotal; F: feminina; HAR: herança autossômica recessiva; HRLX: herança recessiva ligada ao X; I: inguinal; ICA: insensibilidade completa aos andrógenos ; ILA: insensibilidade leve aos andrógenos; IPA: insensibilidade parcial aos andrógenos; M: masculina; –: ausente; +: presente.

de Quigley e cols.] ou ICA, o sequenciamento do gene *AR* foi priorizado. No presente caso, foi observada a variante em hemizigose no éxon 4, com a substituição de uma timina por uma citosina no códon 2.024 do DNA complementar (c.2024T > C), levando à troca de uma isoleucina por uma treonina no aminoácido 681 da proteína (p.Ile681Thr). Essa variante já foi descrita na literatura como deletéria em outros casos de ICA. Tanto a mãe como as irmãs (gêmeas) não apresentam a mutação, sendo esta, portanto, considerada de novo. O gene *AR* (OMIM *313700) localiza-se em Xq12; como a paciente tem apenas um cromossomo X, diz-se que a mutação está em hemizigose.

C. Tratamento e acompanhamento de casos de DDS por ICA com mutação no gene *AR*: no presente caso, deve-se destacar que a ausência de útero e a presença de hipoplasia da vagina ocorreu pela ação normal do hormônio antimülleriano, responsável pela regressão dos dutos de Müller (útero e trompas) e da parte superior da vagina. A manutenção dos testículos é decisiva para o desenvolvimento espontâneo ou não dos caracteres sexuais secundários. Se os testículos são mantidos, na puberdade ocorre uma produção testicular expressiva de testosterona estimulada pelo aumento importante do LH não suprimido pela ausência do retrocontrole negativo da testosterona devido à deficiência completa na ligação da testosterona ao seu receptor. Isso faz com a testosterona seja convertida em estradiol e a feminização ocorre de forma completa na puberdade, com desenvolvimento de mamas, crescimento em estatura e ganho de massa óssea; somente não ocorre a menstruação, pois não há útero. No caso de retirada dos testículos antes da puberdade, há a necessidade de indução desta com estrógeno exógeno. O risco de neoplasia gonadal na ICA é muito baixo (próximo de zero) na infância e aumenta um pouco após a puberdade, não devendo ser negligenciado. Portanto, a opção dessa família foi a de manter os testículos até a puberdade e depois realizar orquiectomia (**Tabela 5**). Outro aspecto importante do acompanhamento e tratamento dos casos de ICA é quando informar sobre a doença para a paciente. Recomenda-se que deva ocorrer em um processo gradual (ausência de útero, infertilidade, ausência de ovários e por último o cariótipo), de acordo com a escolaridade e o grau de entendimento da paciente e quando esta questiona sobre sua condição clínica. O aconselhamento genético é desnecessário, pois a mutação é *de novo* e a paciente infértil (sem útero e sem gônadas).

TABELA 5 Orientação para a biópsia e a gonadectomia em DDS 46,XY por disgenesia gonadal ou com subvirilização da genitália externa

DDS	Sexo masculino	Sexo feminino	Sexo não definido
Disgenesia gonadal (45,X/46,XY ou 46,XY)	Testículo não descido ▪ Orquidopexia e biópsia ▪ Autoexame ▪ US anual após puberdade ▪ Com base US e 1ª biópsia: nova biópsia ▪ Se CIS ou GB: gonadectomia	Gonadectomia bilateral ao diagnóstico	Gonadectomia depende da definição do sexo
Subvirilização (46,XY:IPA, ICA, defeito de síntese de testosterona	Semelhante ao anterior Repetir biópsia aos 10 anos de idade Considerar gonadectomia para evitar ginecomastia ou se estivem em suplementação com testosterona	IPA e defeito de síntese de testosterona: gonadectomia pré-puberal ICA: gonadectomia pós-puberal ou acompanhamento	IPA e defeito de síntese de testosterona: biópsia bilateral

CIS: carcinoma *in situ*; GB: gonadoblastoma; ICA: insensibilidade completa aos andrógenos; IPA: insensibilidade parcial aos andrógenos; USG: ultrassonografia.
Fonte: adaptada de Lee et al., 2016.

Mensagens finais

Investigar toda menina com hérnia inguinal e toda mulher com amenorreia primária.

Saber orientar as possibilidades terapêuticas e riscos em cada fase da vida.

Estar disponível o tempo todo do acompanhamento para esclarecer dúvidas da família e do(a) paciente.

REFERÊNCIAS

1. Ahmed SF, Khwaja O, Hughes IA. The role of a clinical score in the assessment of ambiguous genitalia. BJU Int. 2000; 85(1):120-4.
2. Batista RL, Costa EMF, Rodrigues AS, Gomes NL, Faria JA Jr, Nishi MY, et al. Androgen insensitivity syndrome: a review. Arch Endocrinol Metab. 2018;62(2):227-35.
3. Bertelloni S, Russo G, Baroncelli GI. Human chorionic gonadotropin test: old uncertainties, new perspectives, and value in 46,XY Disorders of sex development. Sex Dev. 2018;12(1-3):41-9.
4. Cools M, Looijenga L. Update on the pathophysiology and risk factors for the development of malignant testicular germ cell tumors in Complete Androgen Insensitivity Syndrome. Sex Dev. 2017;11(4):175-81.
5. Ledig S, Jakubiczka S, Neulen J, Aulepp U, Burck-Lehmann U, Mohnike K, et al. Novel and recurrent mutations in patients with androgen insensitivity syndromes. Horm Res. 2005;63:263-9.
6. Lee PA, Houk CP, Ahmed SF, Hughes IA; International Consensus Conference on Intersex organized by the Lawson Wilkins Pediatric Endocrine Society and the European Society for Paediatric Endocrinology. Consensus statement on management of intersex disorders. International Consensus Conference on Intersex. Pediatrics. 2006;118(2):e488-500.
7. Quigley CA, De Bellis A, Marschke KB, El-Awady MK, Wilson EM, French FS. Androgen receptor defects: historical, clinical, and molecular perspectives. Endocr Rev. 1995;16(3):271-321.

Caso 12.8

Leandra Steinmetz

HISTÓRIA

Menino, 3 anos e 2 meses, natural e procedente de Barreiras/BA.

Encaminhado do pediatra por ausência de testículos palpáveis notada em consulta de rotina aos 2 anos e 6 meses.

HPMA

Paciente previamente hígido, sem traumas ou uso de medicação, encaminhado por pediatra que notou ausência de testículos na bolsa sem outras alterações de genitália. Negava história de trauma ou torção testicular, cirurgia inguinal, traumatismo craniano, irradiação craniana ou qualquer procedimento neurocirúrgico.

Antecedentes

Gestação sem intercorrências; parto cesárea, termo. PN: 2.740 g; CN: 48 cm; Apgar 9 e 9. Boa ingestão alimentar.

Nega internações ou doenças crônicas. Vacinação regular. Nega uso crônico de medicações.

Nega consanguinidade na família. Pai, 28 anos, saudável, altura: 173 cm. Mãe, 25 anos, saudável altura: 162 cm; menarca: 12 anos. Irmã de 1 ano, saudável.

EXAME FÍSICO

Exame geral sem alterações. Peso: 15 kg (Z: 0,16); estatura: 96 cm (Z: –0,37).

P1G1, bolsa escrotal rasa, sem testículos palpáveis, uretra tópica e pênis 3 cm. **Figura 1**. Comparado com comprimento peniano normal para a idade mostrado na **Tabela 1**.

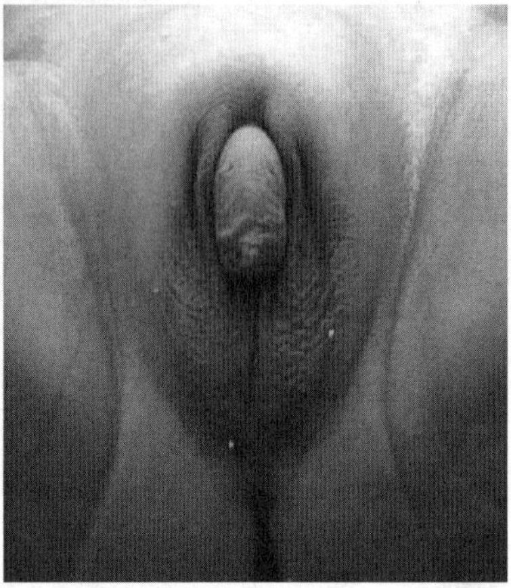

FIGURA 1 Genitais do paciente mostrando bolsa rasa. (Ver o Encarte de imagens no final do livro.)

DIAGNÓSTICO INICIAL

- Criptorquidia bilateral.
- Micropênis.

EXAMES SUBSIDIÁRIOS

Hemograma completo, teste de função hepática, testes de função renal e eletrólitos séricos estavam dentro do limite normal.

Hormonais: descritos na **Tabela 2**.

Cariótipo 46,XY com 30 células.

A ultrassonografia do abdome, pelve e escrotal não revelou nenhuma estrutura sugestiva de gônada. Isso também foi confirmado por ressonância magnética (RM) do abdome, pelve e região inguinoescrotal que não conseguiu identificar nenhum remanescente testicular.

Laparoscopia para avaliação dos órgãos genitais internos: ausência de gônadas intra-abdominais com presença de cordão espermático.

TABELA 1 Referência para a média do comprimento do pênis e o comprimento considerado micropênis para cada idade

Idade	Média (mm)	± DP (mm)	Micropênis (mm) Média –2,5 DP
0-12 meses	47	8	27
1 ano	51	8	31
2 anos	55	8	35
3 anos	61	9	38
4 anos	63	9	40
5 anos	67	9	44
6 anos	67	9	44
7 anos	69	10	44
8 anos	70	10	45
9 anos	70	10	45
10 anos	74	11	46
11 anos	78	12	48
12 anos	86	12	56
13 anos	101	12	71
14 anos	115	13	82
15 anos	129	15	91
16 anos	133	15	95
17 anos	143	16	103
18 anos	145	16	105

DP: desvio-padrão.
Fonte: Gabrich PN, et al. Penile anthropometry in Brazilian children and adolescents.

TABELA 2 Exames hormonais

Hormônio	Resultado
FSH(U/L)	4,1
LH (U/L)	0,1
Testosterona basal (ng/dL)	< 12
Testosterona após hCG	< 12
Inibina B (pg/mL)	Indetectável

CONDUTA/TRATAMENTO

Paciente recebeu 2 ciclos de testosterona 50 mg por mês por 3 meses cada e evoluiu com aumento do tamanho peniano. Encaminhado para a cirurgia para colocação de prótese testicular.

Segue acompanhamento para a indução da puberdade em momento oportuno.

DIAGNÓSTICO DEFINITIVO

- Testículos evanescentes ou síndrome da regressão testicular.

COMENTÁRIOS

O paciente apresenta criptorquidia bilateral, com desenvolvimento normal de genitália externa, mostrando que houve produção de testosterona no início da gestação.

A identificação e a diferenciação precoce da causa da criptorquidia são essenciais do ponto de vista terapêutico. Além dos estudos de imagem, a avaliação hormonal desempenha um papel crucial no estabelecimento do diagnóstico. Níveis diferentes de inibina B colaboram na diferenciação. É necessário fazer o diagnóstico diferencial com testículos não descidos, presentes em 3% dos recém-nascidos masculinos a termo e 0,8% dos meninos com 1 ano de vida. A exploração cirúrgica, demonstrando a ausência de testículos, é necessária para confirmação diagnóstica em alguns casos.

O diagnóstico diferencial desse paciente deve ser feito com outras causas de DDS 46,XY sem gônadas palpáveis, e está ilustrado no fluxograma da **Figura 2**.

Inicialmente, na avaliação da criptorquidia bilateral no período neonatal, sugere-se a obtenção de cariótipo, eletrólitos e 17-hidroxiprogesterona para excluir uma menina com virilização por HCSR (46,XX). O próximo passo será avaliar a presença de tecido testicular funcional com dosagens de testosterona e inibina B/hormônio antimülleriano. Como nosso paciente estava com 3 anos, optamos por realizar a dosagem de testosterona com estímulo de hCG.

Nosso paciente apresenta um fenótipo masculino normal sem a presença de estruturas müllerianas. Portanto, os testículos fetais estavam presentes durante o desenvolvimento inicial (8-16 semanas de gestação), produzindo níveis suficientes de androgênios para o desenvolvimento da genitália externa masculina e hormônio antimülleriano adequado para permitir a regressão do útero, trompas e o terço superior da vagina, levando a um diagnóstico de testículos evanescentes ou síndrome da regressão testicular (SRT).

A SRT é rara (prevalência 1 em 20.000 nascimentos masculinos) e ocorre devido a atrofia e regressão dos testículos na vida fetal em indivíduos 46,XY. A presença de cordões espermáticos mostra que o desenvolvimento testicular

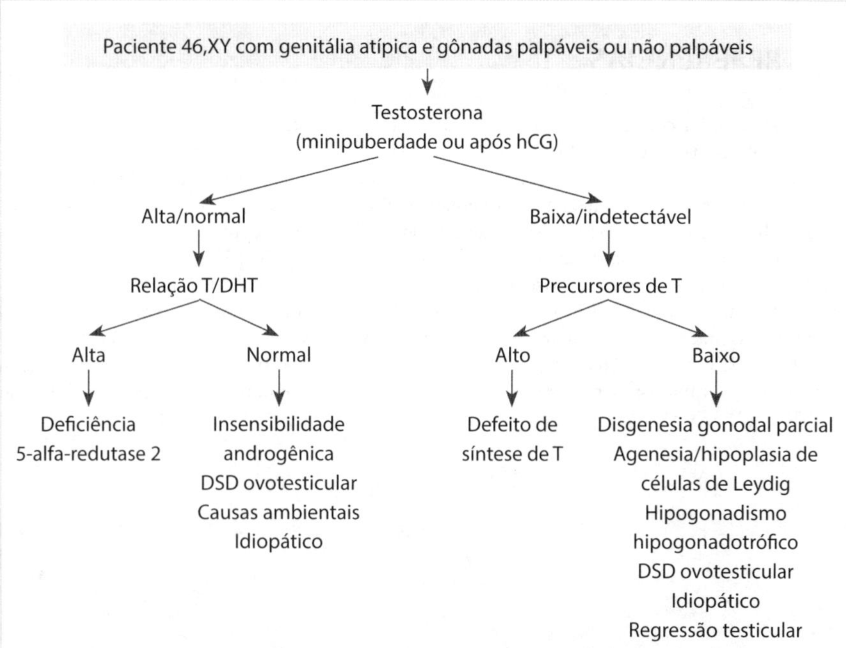

FIGURA 2 Diagnóstico diferencial de distúrbios de diferenciação sexual (DDS).

foi aparentemente normal durante a vida fetal inicial. Os pacientes geralmente apresentam fenótipo masculino normal, mas apresentação de genitália atípica ou micropênis podem acontecer.

A etiologia da SRT ainda não está completamente elucidada, podendo ser secundária a torção testicular ou evento vascular. Não há mutação genética definitivamente relacionada a SRT, apesar de existirem genes suspeitos. Na maioria dos casos, a genitália é masculina típica (exceto pela criptorquidia), o que indica a presença de função testicular até pelo menos a 12ª semana de gestação.

As avaliações hormonais são bastante úteis no diagnóstico. Laboratorialmente, há hipogonadismo hipergonadotrófico, ausência de resposta ao teste do hCG e níveis indetectáveis de AMH e inibina B, o que é importante na diferenciação das causas de criptorquidia.

Uma vez estabelecido o diagnóstico de SRT, vários aspectos médicos e psicossociais do atendimento precisam ser abordados. Esses pacientes terão hipogonadismo hipergonadotrópico, levando à necessidade de terapia de reposição de testosterona no período da puberdade para garantir o desenvolvimento de características sexuais secundárias, saúde óssea, crescimento linear e bem-estar psicossocial. A infertilidade é universal e é um tema que deverá ser abordado em época oportuna com a família e o paciente.

REFERÊNCIAS

1. Gabrich PN, Vasconcelos JS, Damião R, Silva EA. Penile anthropometry in Brazilian children and adolescents. J Pediatr (Rio J). 2007;83(5):441-6.
2. Hegarty PK, Mushtaq I, Sebire NJ. Natural history of testicular regression syndrome and consequences for clinical management. J Pediatr Urol. 2007;3(3):206-8.
3. Heksch RA, Matheson MA, Tishelman AC, et al. Testicular regression syndrome: practice variation in diagnosis and management. Endocr Pract. 2019;25(8):779-86.
4. McElreavey K, Jorgensen A, Eozenou C, Merel T, Bignon-Topalovic J, Tan DS, et al. Pathogenic variants in the DEAH-box RNA helicase DHX37 are a frequent cause of 46,XY gonadal dysgenesis and 46,XY testicular regression syndrome. Genet Med. 2020;22(1):150-9.
5. Nataraja RM, Yeap E, Healy CJ, et al. Presence of viable germ cells in testicular regression syndrome remnants: is routine excision indicated? A systematic review. Pediatr Surg Int. 2018;34(3):353-61.

Seção 13

Obesidade

Coordenação:

Cristiane Kochi

Caso 13.1

Louise Cominato

HISTÓRIA

Menino, 11 anos, natural e procedente de São Paulo. Ganho de peso há 3 anos.

HPMA

Mãe relata que o filho apresentou aumento do apetite após os 7 anos de idade. Refere ser ansioso e "desconta" na comida. Desde pequeno restringe o consumo de frutas, legumes e verduras. Costuma repetir o prato nas refeições principais. Faz vários pequenos lanches entre as refeições. Sem atividade física regular, passa 6 horas por dia em frente a telas (TV, computador ou celular).

Antecedentes

Gestação sem intercorrências. Parto: cesárea, PN: 3 kg, CN: 49,5 cm. Desmame precoce (aos 2 meses de vida). DNPM normal. Apresenta asma leve, sem história de internação prévia ou uso de medicação profilática. Vacinação regular. Nega uso crônico de medicações. Refere dispneia esporádica aos médios esforços há 6 meses.

Mãe: 40 anos asma leve, obesa, DM gestacional nas 2 gestações. Pai: 36 anos, obeso. Irmã 7 anos saudável.

Avó materna: DM2 e obesidade. Avô paterno: DM2 e hipercolesterolemia.

EXAME FÍSICO

Bom estado geral, corado, hidratado, eupneico, ativo. Ausculta pulmonar e cardíaca normais. Sem edemas. G2P1, testículos tópicos bilateralmente. Acantose *nigricans* moderada em região de pescoço e axilas.

Peso 57,3 kg; estatura 142 cm; IMC 28.4, mostrados nas **Figura 1** e na **Figura 2**.

PA: 100 × 60 mmHg.

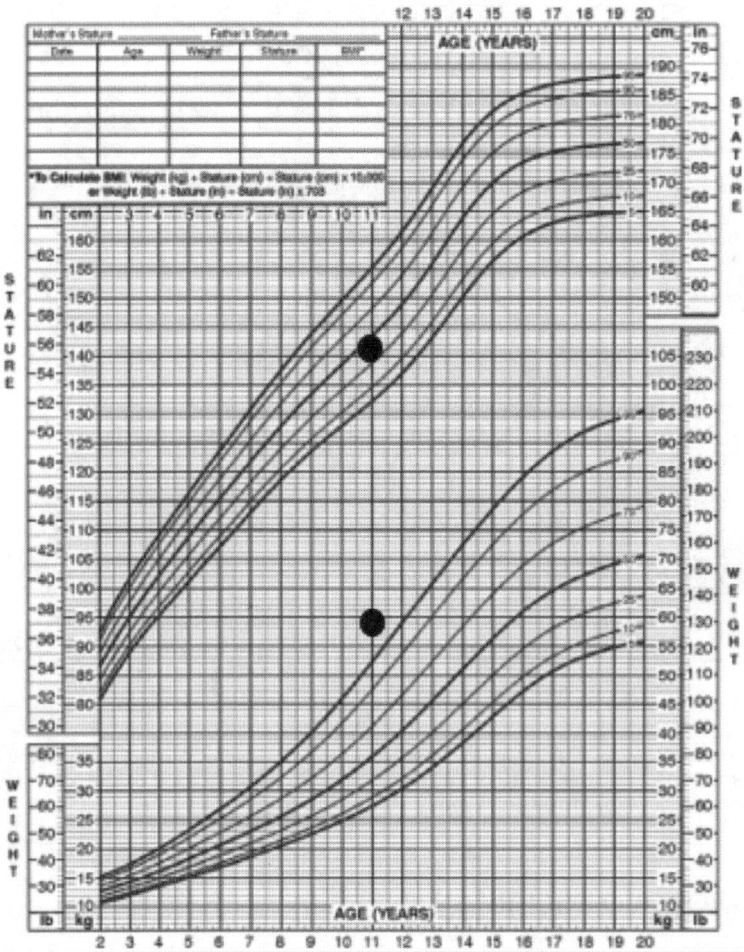

FIGURA 1

Fonte: National Center for Health Statistics and National Center for Chronic Disease Prevention and Health Promotion, 2000.
http://www.cdc.gov/growthcharts

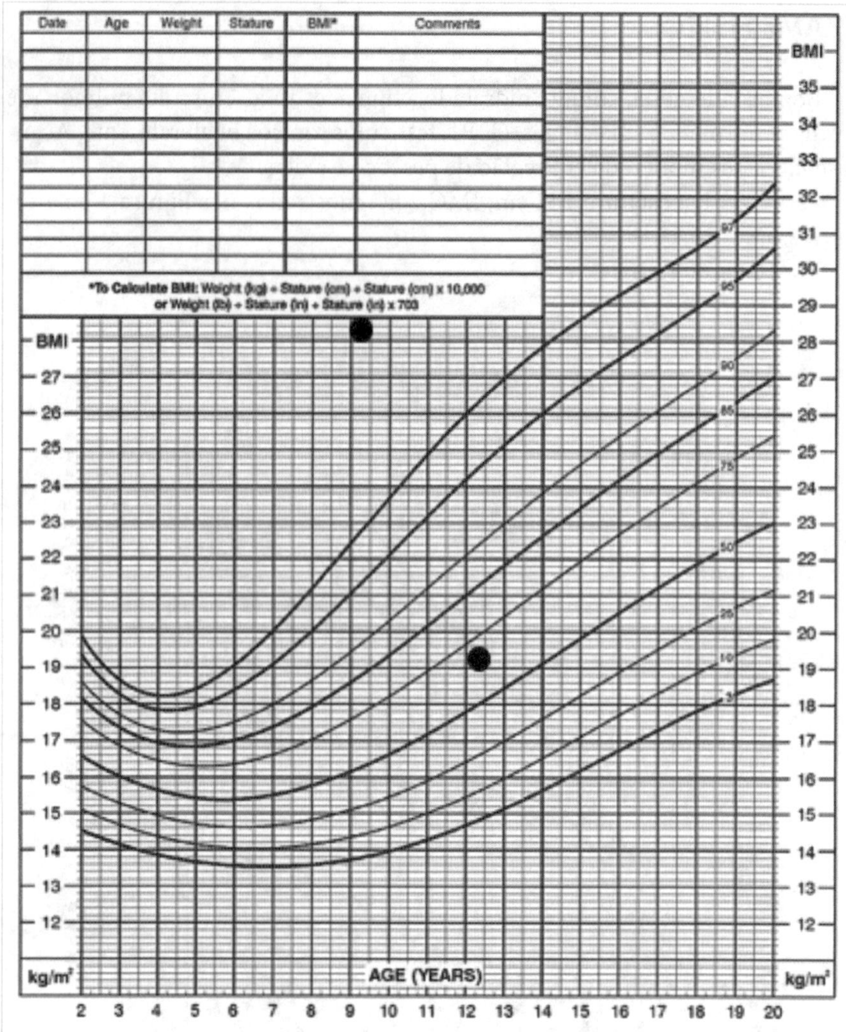

FIGURA 2
Fonte: National Center for Health Statistics and National Center for Chronic Disease Prevention and Health Promotion, 2000.
http://www.cdc.gov/growthcharts

DIAGNÓSTICO INICIAL

- Obesidade grave.

EXAMES SUBSIDIÁRIOS

- Colesterol total: 138 mg/dL; LDL: 81 mg/dL; HDL: 63 mg/dL.
- Triglicérides: 130 mg/dL.
- TSH: 4,29 mcIU/mL; T4L: 1,25 ng/dL.
- ECG/ECO: normais.
- AST: 13 U/L; ALT: 11 U/L.
- USG abdome normal.
- Insulina: 32,2 mcU/mL.
- Hb glicada: 6,6%.

Curva glicêmica:

Tempo#	0	30	60	90	120
Glicemia*	101	145	177	214	219

minutos ; * mg/dL.

DIAGNÓSTICOS DEFINITIVOS

- Obesidade grave.
- DM tipo 2.

CONDUTA/TRATAMENTO

Iniciado acompanhamento no ambulatório de obesidade infantil, com acompanhamento médico, orientação nutricional e incentivo à atividade física. Visitas frequentes, a cada 30-45 dias. Prescrita metformina 2 g/dia.

EVOLUÇÃO RESUMIDA

Paciente apresentou boa adesão ao tratamento medicamentoso, assim como às orientações de mudança de estilo de vida. O envolvimento familiar, presente durante todo o tratamento, foi fundamental para o sucesso terapêutico.

Após 6 meses, o paciente havia perdido 12,3 kg. P: 45 kg; E: 144 cm; IMC: 21,7.

Glicemia: 90 mg/dL, Hb glicada: 5,6%. Insulina basal: 8,9 mcU/mL.

Após 1 ano de acompanhamento intensivo, o paciente apresentava exames normais e mantinha perda de peso progressiva, boa alimentação e atividade física regular. Passou a ser acompanhado a cada 3-4 meses e a metformina foi reduzida e, posteriormente, suspensa.

Aos 14 anos, mantinha-se eutrófico, ativo, sem intercorrências clínicas, sem uso de medicações. P: 52,5 kg, E: 165 cm, IMC: 19,2 kg/m^2 (**Figura 2**).

Exames laboratoriais normais, glicemia: 89 mg/dL e Hb glicada de 5,2%.

COMENTÁRIOS

A obesidade infantil é um grande problema de saúde pública e deve ser diagnosticada e tratada precocemente. Uma criança filha de pais obesos tem grande chance de se tornar obesa, como esse paciente. Crianças com essa história deveriam ser acompanhadas de perto durante toda a infância para evitar o ganho de peso precoce.

O desmame precoce e o parto cesárea também são fatores de risco para desenvolvimento de obesidade. Hoje, correlaciona-se o aleitamento materno e o parto normal a uma microbiota mais "saudável", menos obesogênica.

Nosso paciente procurou o serviço de saúde com 11 anos, porém, na anamnese mais detalhada, observou-se que ele já era obeso desde os 5 anos, porém nunca fora alertado para isso.

No exame físico a presença de acantose *nigricans* nos chama a atenção para provável resistência à insulina. O cálculo do IMC e a utilização de curvas de percentil ou escore Z são fundamentais para o diagnóstico de obesidade na infância e adolescência. IMC acima do percentil 99,9 ou acima do escore Z +3 é considerado obesidade grave.

A obesidade em crianças e adolescentes está associada a várias comorbidades. Quanto maior a gravidade da obesidade, maiores os riscos de doenças cardiometabólicas associadas. As comorbidades mais frequentes são: dislipidemia, hipertensão arterial, problemas ortopédicos, esteatose/esteato-hepatite não alcoólica, resistência insulínica, síndrome metabólica e diabetes tipo 2. Essas comorbidades devem sem procuradas ativamente na consulta médica.

Nosso paciente apresentou aumento de insulina, alteração na glicemia de jejum e Hb glicada aumentada no início do acompanhamento. O diagnóstico de DM foi confirmado por meio do teste de tolerância oral à glicose, com glicemia acima de 200 mg/dL no tempo 120'. A história da mãe com diabetes gestacional e avós diabéticos também são fatores de alerta para desenvolvimento de DM2.

O tratamento de escolha para obesidade infantil é a mudança de hábito de vida. Esse adolescente apresentava erros alimentares que foram corrigidos durante o acompanhamento, como excesso de lanches entre as refeições, abuso de comidas hipercalóricas e frituras, assim como a ingestão de sucos açucarados e refrigerantes em todas as refeições. O sedentarismo também foi combatido, inicialmente com atividade leve (caminhada) que evoluiu com a prática regular de esportes. Atualmente é skatista e pratica a atividade física regularmente.

O tratamento do diabetes tipo 2 na adolescência está associado à melhora da obesidade. Ele recebeu metformina inicialmente, porém foi possível a retirada da medicação após a mudança de hábito de vida e a perda de peso.

Orientação sobre práticas alimentares saudáveis e estímulo à atividade física são as peças fundamentais no tratamento de crianças e adolescentes com sobrepeso e obesidade e devem ser reforçados e estimulados em todas as consultas médicas. Tratar a obesidade infantil é um grande desafio, requer empatia e envolvimento de toda a equipe médica em conjunto com a família do paciente.

REFERÊNCIAS

1. Al-Khudairy L, Loveman E, Colquitt JL, Mead E, Johnson RE, Fraser H, et al. Diet, physical activity and behavioural interventions for the treatment of overweight or obese adolescents aged 12 to 17 years. Cochrane Database Syst Rev. 2017;6:Cd012691.
2. Damiani D, Kuba VM, Cominato L, Dichtchekenian V, Menezes Filho HC. Metabolic syndrome in children and adolescents: doubts about terminology but not about cardiometabolic risks. Arq Bras Endocrinol Metabol. 2011;55(8):576-82.
3. Jastreboff AM, Kotz CM, Kahan S, Kelly AS, Heymsfield SB. Obesity as a disease: the Obesity Society 2018 Position Statement. Obesity (Silver Spring). 2019;27(1):7-9.
4. Sadeghi A, Mousavi SM, Mokhtari T, Parohan M, Milajerdi A. Metformin therapy reduces obesity indices in children and adolescents: a systematic review and meta-analysis of randomized clinical trials. Child Obes. 2020.
5. Styne DM, Arslanian SA, Connor EL, Farooqi IS, Murad MH, Silverstein JH, et al. Pediatric obesity-assessment, treatment, and prevention: an Endocrine Society Clinical Practice Guideline. J Clin Endocrinol Metab. 2017;102(3):709-57.

Caso 13.2

Cristiane Kochi

HISTÓRIA

Menino, 13 anos, natural e procedente de São Paulo. Encaminhado por excesso de peso.

HPMA

Mãe refere que sempre ganhou mais peso, mas com piora há cerca de 2 anos. Refere ser ansioso e, em alguns momentos, ingere grande quantidade de comida. Tem hábito beliscador e não pratica atividade física, sendo que o tempo de tela (computador, televisão, celular) é ao redor de 6 h/dia. Notou também escurecimento da pele há 2 anos, principalmente em região cervical e axilar.

Antecedentes

Gestação sem intercorrências; parto normal; idade gestacional de 39 semanas, com PN: 2.450 g; CN: 44 cm; Apgar 9 e 10. Nega doenças crônicas. Vacinação regular. Nega uso crônico de medicamentos por via oral ou tópica. Frequenta o 8º ano do ensino fundamental, sem dificuldades.

Alimentação: não toma café da manhã; ingere sucos artificiais durante as refeições, alto consumo de carboidratos e não ingere verduras, legumes ou frutas. No inquérito de compra por mês: 10 kg de arroz; 4 litros de óleo, 5 kg de açúcar refinado. Realizado recordatório alimentar de 24 horas por nutricionista, que mostrou ingestão de 2.650 kcal/dia, com 68% do valor calórico consumido na forma de carboidratos.

Pais eutróficos; estatura mãe: 159 cm (p25), IMC = 30 e menarca aos 12,5 anos; estatura pai: 176 cm (p50), IMC = 23. Nega consanguinidade na família. Refere vários casos na família de DM tipo 2, obesidade e hipertensão.

EXAME FÍSICO

Exame geral sem alterações. Peso: 80 kg (> p97); estatura: 166,5 cm (p90; Z: +1,4), mostrados na **Figura 1**, IMC: 28,86 (z: +2,7, **Figura 2**).

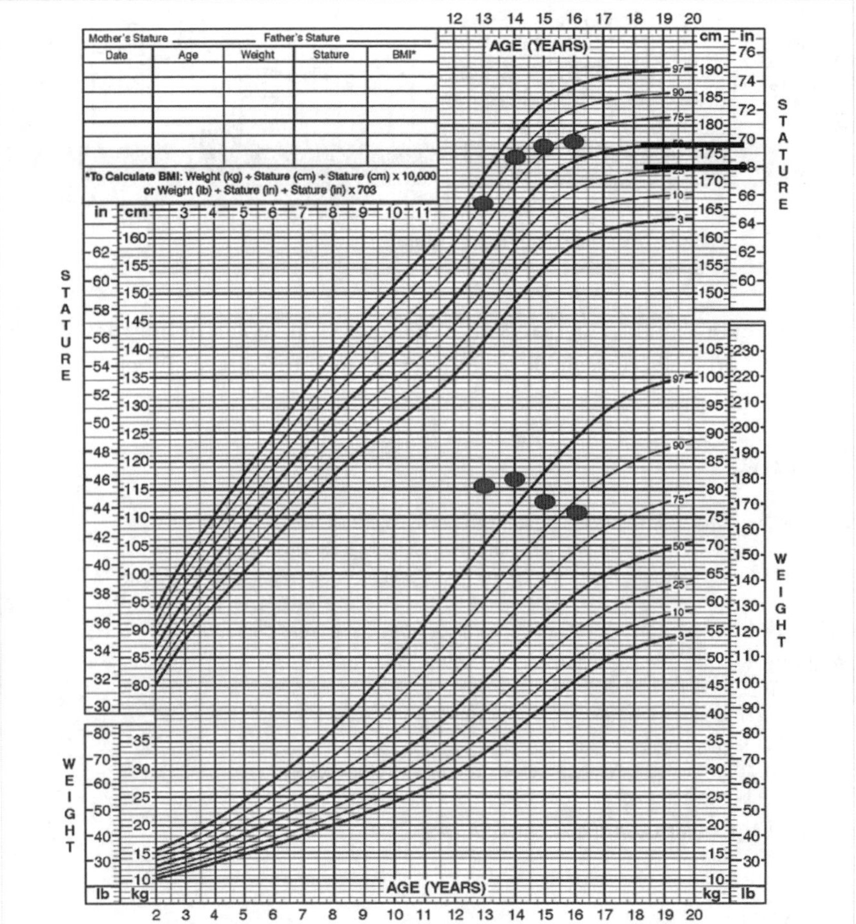

FIGURA 1 Evolução pôndero-estatural.
Fonte: National Center for Health Statistics and National Center for Chronic Disease Prevention and Health Promotion, 2000.
http://www.cdc.gov/growthcharts

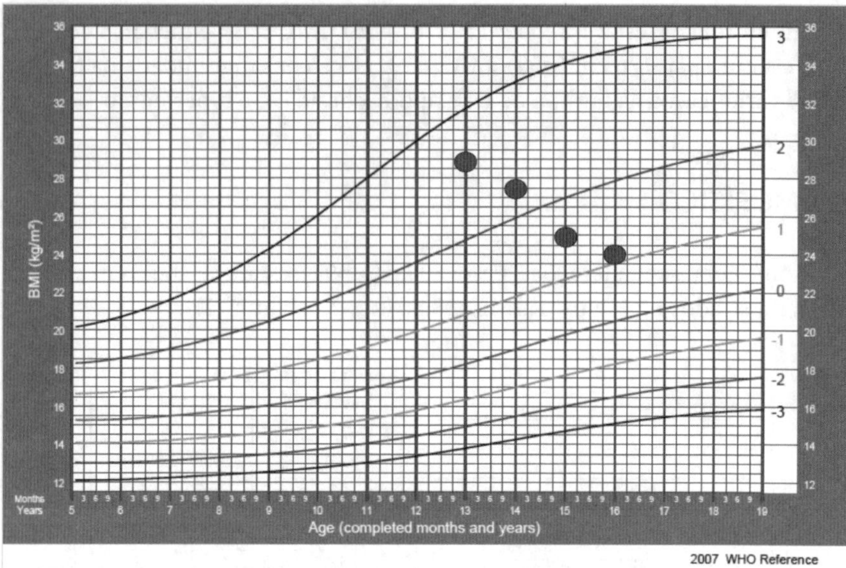

FIGURA 2 Evolução do índice de massa corporal.

Apresenta acantose *nigricans* em região cervical, axilar, dobras flexoras do cotovelo e do joelho (escala de acantose = 9 – acantose grave, **Tabela 1**).

TABELA 1 Escala quantitativa de acantose *nigricans*

PESCOÇO:
0. Ausente
1. Visível à observação minuciosa, extensão não mensurável
2. Limitado à nuca e ausente na parte lateral do pescoço. Máximo de 7,5 cm
3. Estende-se às margens laterais do pescoço, não visível com o paciente de frente. Mede entre 7,5-15 cm
4. Extensão lateral e anterior do pescoço, maior que 15 cm, vista de frente
AXILA:
0. Ausente
1. Visível à observação minuciosa, extensão não mensurável
2. Localizada na porção central da axila
3. Envolve toda a fossa axilar, não visível com o braço fechado
4. Visto de frente e de costas, mesmo com o braço fechado
ARTICULAÇÕES METACARPOFALANGEANAS:
0. Ausente
1. Presente
COTOVELOS:
0. Ausente
1. Presente

(continua)

TABELA 1 Escala quantitativa de acantose *nigricans* (*continuação*)

JOELHOS:
0. Ausente
1. Presente
TEXTURA DO PESCOÇO:
0. Pele fina sem diferença da pele normal à palpação
1. Pele mais grossa à palpação
2. Pele espessada e irregular. Elevada com relação à pele normal
3. Pele extremamente irregular, "montanhas e vales", aspecto verrucoide
ESCORE TOTAL:
1-3: acantose leve
4-7: acantose moderada
8-11: acantose severa

Fonte: modificada de Burke JP, et al. Quantitative scale of acanthosis nigricans. Diabetes Care. 1999;22:10; 655-9.

PA: 130 × 90 mmHg (> p90, **Tabela 2**, de acordo com a Academia de Pediatria, 2017).

TABELA 2 Valores de pressão arterial para meninos, por idade e percentil de estatura

Idade (anos)	Percentil PA	Pressão sistólica (mmHg)							Pressão diastólica (mmHg)						
		Percentil de estatura ou estatura medida							Percentil de estatura ou estatura medida						
		5%	10%	25%	50%	75%	90%	95%	5%	10%	25%	50%	75%	90%	95%
8	Estatura (in)	47.8	48.6	50	51.6	53.2	54.6	55.5	47.8	48.6	50	51.6	53.2	54.6	55.5
	Estatura (cm)	121.4	123.5	127	131	135.1	138.8	141	121.4	123.5	127	131	135.1	138.8	141
	50th	95	96	97	98	99	99	100	57	57	58	59	59	60	60
	90th	107	108	109	110	111	112	112	69	70	70	71	72	72	73
	95th	111	112	112	114	115	116	117	72	73	73	74	75	75	75
	95th + 12 mm Hg	123	124	124	126	127	128	129	84	85	85	86	87	87	87
9	Estatura (in)	49.6	50.5	52	53.7	55.4	56.9	57.9	49.6	50.5	52	53.7	55.4	56.9	57.9
	Estatura (cm)	126	128.3	132.1	136.3	140.7	144.7	147.1	126	128.3	132.1	136.3	140.7	144.7	147.1
	50th	96	97	98	99	100	101	101	57	58	59	60	61	62	62
	90th	107	108	109	110	112	113	114	70	71	72	73	74	74	74
	95th	112	112	113	115	116	118	119	74	74	75	76	76	77	77
	95th + 12 mm Hg	124	124	125	127	128	130	131	86	86	87	88	88	89	89
10	Estatura (in)	51.3	52.2	53.8	55.6	57.4	59.1	60.1	51.3	52.2	53.8	55.6	57.4	59.1	60.1
	Estatura (cm)	130.2	132.7	136.7	141.3	145.9	150.1	152.7	130.2	132.7	136.7	141.3	145.9	150.1	152.7
	50th	97	98	99	100	101	102	103	59	60	61	62	63	63	64

(*continua*)

TABELA 2 Valores de pressão arterial para meninos, por idade e percentil de estatura (*continuação*)

Idade (anos)	Percentil PA	Pressão sistólica (mmHg)							Pressão diastólica (mmHg)						
		Percentil de estatura ou estatura medida							Percentil de estatura ou estatura medida						
		5%	10%	25%	50%	75%	90%	95%	5%	10%	25%	50%	75%	90%	95%
	90th	108	109	111	112	113	115	116	72	73	74	74	75	75	76
	95th	112	113	114	116	118	120	121	76	76	77	77	78	78	78
	95th + 12 mm Hg	124	125	126	128	130	132	133	88	88	89	89	90	90	90
11	Estatura (in)	53	54	55.7	57.6	59.6	61.3	62.4	53	54	55.7	57.6	59.6	61.3	62.4
	Estatura (cm)	134.7	137.3	141.5	146.4	151.3	155.8	158.6	134.7	137.3	141.5	146.4	151.3	155.8	158.6
	50th	99	99	101	102	103	104	106	61	61	62	63	63	63	63
	90th	110	111	112	114	116	117	118	74	74	75	75	75	76	76
	95th	114	114	116	118	120	123	124	77	78	78	78	78	78	78
	95th + 12 mm Hg	126	126	128	130	132	135	136	89	90	90	90	90	90	90
12	Estatura (in)	55.2	56.3	58.1	60.1	62.2	64	65.2	55.2	56.3	58.1	60.1	62.2	64	65.2
	Estatura (cm)	140.3	143	147.5	152.7	157.9	162.6	165.5	140.3	143	147.5	152.7	157.9	162.6	165.5
	50th	101	101	102	104	106	108	109	61	62	62	62	62	63	63
	90th	113	114	115	117	119	121	122	75	75	75	75	75	76	76
	95th	116	117	118	121	124	126	128	78	78	78	78	78	79	79
	95th + 12 mm Hg	128	129	130	133	136	138	140	90	90	90	90	90	91	91
13	Estatura (in)	57.9	59.1	61	63.1	65.2	67.1	68.3	57.9	59.1	61	63.1	65.2	67.1	68.3
	Estatura (cm)	147	150	154.9	160.3	165.7	170.5	173.4	147	150	154.9	160.3	165.7	170.5	173.4
	50th	103	104	105	108	110	111	112	61	60	61	62	63	64	65
	90th	115	116	118	121	124	126	126	74	74	74	75	76	77	77
	95th	119	120	122	125	128	130	131	78	78	78	78	80	81	81
	95th + 12 mm Hg	131	132	134	137	140	142	143	90	90	90	90	92	93	93
14	Estatura (in)	60.6	61.8	63.8	65.9	68.0	69.8	70.9	60.6	61.8	63.8	65.9	68.0	69.8	70.9
	Estatura (cm)	153.8	156.9	162	167.5	172.7	177.4	180.1	153.8	156.9	162	167.5	172.7	177.4	180.1
	50th	105	106	109	111	112	113	113	60	60	62	64	65	66	67
	90th	119	120	123	126	127	128	129	74	74	75	77	78	79	80
	95th	123	125	127	130	132	133	134	77	78	79	81	82	83	84
	95th + 12 mm Hg	**135**	**137**	**139**	**142**	**144**	**145**	**146**	**89**	**90**	**91**	**93**	**94**	**95**	**96**

- Circunferência abdominal (CA) = 98 cm; relação CA/estatura: 0,58.
- G4, volume testicular de 12 mL bilateralmente, P4.
- Discretas estrias nacaradas em dorso.

DIAGNÓSTICO INICIAL

- Obesidade.
- Acantose *nigricans*.

EXAMES SUBSIDIÁRIOS

Bioquímicos: glicemia de jejum: 80 mg/dL; insulinemia de jejum: 35 mUI/L; colesterol total: 193, TG: 236; LDL:110; HDL: 36.

TGO: 27; TGP: 38; gama-GT:34 u/L (todos normais).

Testes hormonais – GTTo: (0,75 g/kg)					
Tempo (min)	0	30	60	90	120
Glicemia (mg/dL)	81	126	134	105	115
Insulina (mUI/L)	34	201	224	232	264

Imagem: idade óssea: 14 anos (IC: 13 anos).

US abdominal: compatível com esteatose hepática.

Composição corporal por DXA (absorciometria de dupla emissão de raios x): porcentagem de gordura corporal total: 44,8; gordura de tronco: 46,2% (**Figura 3**).

CONDUTA/TRATAMENTO

- Orientação dietética e atividade física, controle da pressão arterial.

DIAGNÓSTICOS DEFINITIVOS

- Síndrome metabólica.
- Esteatose hepática.

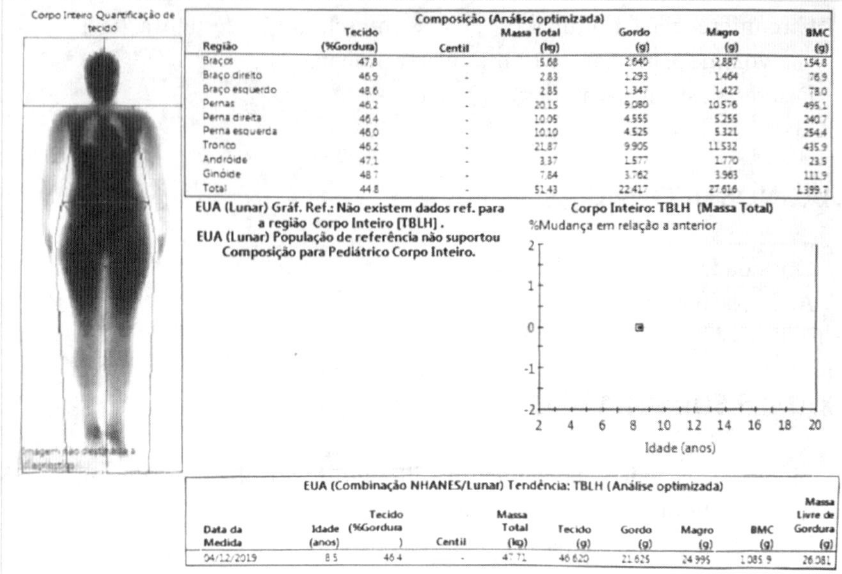

Corpo Inteiro Quantificação de tecido

Composição (Análise optimizada)						
Região	Tecido (%Gordura)	Centil	Massa Total (kg)	Gordo (g)	Magro (g)	BMC (g)
Braços	47.8	-	5.68	2.640	2.887	154.8
Braço direito	46.9	-	2.83	1.293	1.464	76.9
Braço esquerdo	48.6	-	2.85	1.347	1.422	78.0
Pernas	46.2	-	20.15	9.080	10.576	495.1
Perna direita	46.4	-	10.05	4.555	5.255	240.7
Perna esquerda	46.0	-	10.10	4.525	5.321	254.4
Tronco	46.2	-	21.87	9.905	11.532	435.9
Andróide	47.1	-	3.37	1.577	1.770	23.5
Ginóide	48.7	-	7.84	3.762	3.963	111.9
Total	44.8	-	51.43	22.417	27.616	1.399.7

EUA (Lunar) Gráf. Ref.: Não existem dados ref. para a região Corpo Inteiro [TBLH].
EUA (Lunar) População de referência não suportou Composição para Pediátrico Corpo Inteiro.

EUA (Combinação NHANES/Lunar) Tendência: TBLH (Análise optimizada)									
Data da Medida	Idade (anos)	Tecido (%Gordura)	Centil	Massa Total (kg)	Tecido (g)	Gordo (g)	Magro (g)	BMC (g)	Massa Livre de Gordura (g)
04/12/2019	8.5	46.4	-	47.71	46.620	21.625	24.995	1.085.9	26.081

FIGURA 3 Composição corporal do paciente por DXA (absorciometria de dupla emissão de raio X).

EVOLUÇÃO RESUMIDA

O paciente iniciou mudança do estilo de vida, com reeducação alimentar e atividade física. Porém, referiu que alguns dias ficava mais ansioso por problemas na escola (*bullying*), e, nesses dias, apresentava maior ingestão de comida, principalmente de carboidratos. Foi encaminhado ao serviço de psicologia. Com os resultados de exames alterados, especialmente o ultrassom hepático, a família inteira resolveu aderir ao tratamento, com mudança do estilo de vida, retirando as bebidas adocicadas da dieta, aumentando o consumo de vegetais, legumes e frutas. Também receberam a orientação de não "pular" nenhuma grande refeição. Assim, o paciente conseguiu perder peso e reduzir o escore zIMC (**Figuras 1 e 2**). Com essas medidas, houve normalização dos exames laboratoriais e ultrassonográfico.

COMENTÁRIOS

Paciente encaminhado para avaliação de excesso de peso. Apresenta estatura acima do alvo genético, que é achado frequente em pacientes com obesidade exógena. As crianças obesas apresentam aumento da estatura na fase pré-puberal, podem antecipar o início da puberdade, porém têm crescimento menor durante o período puberal. Portanto, a estatura final fica dentro da estatura alvo.

Outro dado importante da história é o fato de ter nascido pequeno para a idade gestacional. Esses pacientes, quando apresentam rápida recuperação ponderal, principalmente nos primeiros 6 meses, têm maior risco de evolução para obesidade e síndrome metabólica. Fatores epigenéticos durante a gestação estão implicados no risco metabólico dessas crianças.

Apresenta consumo exagerado de carboidratos e de bebidas adocicadas, sendo que o aumento do consumo dessas bebidas está associado ao aumento da prevalência de obesidade e síndrome metabólica.

Também tem hábito sedentário, com tempo de tela elevado. O ideal é reduzir para menos de 2 horas/dia.

Esse paciente apresentava obesidade, com aumento da obesidade visceral (relação circunferência abdominal/estatura > 0,5), aumento dos valores de triglicérides, aumento da pressão arterial. O conjunto desses fatores sugere o diagnóstico de síndrome metabólica. Existem várias definições para síndrome metabólica, sendo uma delas a definição da Federação Internacional de Diabetes (IDF – **Tabela 3**).

TABELA 3 Critérios diagnósticos de síndrome metabólica de acordo com a Federação Internacional de Diabetes

Idade (anos)	Obesidade (CQ)	Triglicérides (mg/dL)	HDL-colesterol (mg/dL)	PA (mmHg)	Glicemia (mg/dL)
6-10	≥ Percentil 90				
10-16	≥ Percentil 90 ou ponto de corte adultos	≥ 150	< 40	Sistólica > 130 ou Diastólica > 85	> 100 ou DM2
> 16	CQ ≥ 94 cm (M) CQ ≥ 80 cm (F)	≥ 150	< 40 (M) < 50 (F)	Sistólica > 130 ou Diastólica > 85	> 100 ou DM2

Síndrome metabólica não pode ser diagnosticada em menores de 6 anos, mas medidas repetidas e seguimento clínico devem ser realizados, considerando a história familiar. Também são sugeridos limites diferentes de PA adaptados à etnia.

DM2: diabetes *mellitus* tipo 2; CQ: circunferência do quadril; F: feminino; M: masculino; PA: pressão arterial.

Modificado de Zimmet P et al. IDF consensus group. Pediatr Diabetes. 2007;8:6.

Apesar de a resistência à insulina (RI) ser o fator central de importância na etiopatogenia da síndrome metabólica, os critérios não utilizam nenhum marcador de resistência à insulina.

Existem vários índices para diagnóstico de resistência à insulina, desde valores basais (insulinemia de jejum, HOMA-IR, QUICK) até cálculos baseados em testes de provocação, como o teste oral de tolerância à glicose (área sob a curva da insulina, Matsuda). O padrão-ouro para definir RI é pelo *clamp* euglicêmico hiperinsulinêmico, que mede a captação de glicose enquanto o indivíduo recebe insulina exógena, o que gera um estado hiperinsulinêmico. Os indivíduos sensíveis à insulina vão necessitar de quantidades de infusão de glicose maiores para se manterem euglicêmicos. Esse teste necessita de infusão de glicose e insulina e de coletas seriadas para controlar o estado euglicêmico e hiperinsulinêmico. Portanto, é teste de difícil realização na prática clínica e de custo elevado.

O problema é a ausência de pontos de corte bem definidos, de acordo com o gênero e a idade. Recente revisão de van der Aa et al., avaliando os métodos descritos na literatura para RI, mostrou que a grande diversidade de métodos e pontos de corte utilizados levou a uma variação da prevalência de RI de 5,5-72,3%. Esse fato enfatiza a necessidade de estabelecer um consenso para essa definição. Ainda nesse estudo, foram identificados 25 pontos de corte diferentes para o HOMA-IR, e até agora ainda não está claro qual o melhor valor a ser usado em crianças e adolescentes.

Alguns estudos sugerem que a relação triglicérides/HDL maior que 3 seria um bom marcador de RI. O adolescente desse caso apresenta relação de 6,5, muito elevada, o que reforça a hipótese de RI.

É importante lembrar que fisiologicamente ocorre uma resistência à ação da insulina durante a puberdade. Portanto, o ideal seria ter curvas de valores desses índices de acordo com o gênero e a fase puberal. Peplies et al. publicaram valores de glicemia, insulinemia de jejum, A1c, HOMA-IR em crianças pré-púberes de 3-10 anos (**Figura 4**).

Em 2010, em reunião de várias sociedades internacionais de endocrinologia pediátrica para elaborar consenso sobre RI na infância, chegou-se à conclusão de que ainda não há critério adequado para diagnóstico de RI, portanto não se justifica a pesquisa de RI em todas as crianças e adolescentes com excesso de peso na prática clínica. Além disso, a presença de RI não muda o tratamento, que deve ser baseado na mudança de estilo de vida. O tratamento medicamentoso deve ser reservado a situações específicas.

O quadro clínico de RI inclui: acantose *nigricans*, estrias, hipertensão arterial, alta estatura, esteatose hepática, aumento de triglicérides e, em meninas, síndrome de ovários policísticos.

Apesar da ausência de consenso em relação à definição de RI, esse paciente apresentou, ao quadro clínico, aumento da relação circunferência abdominal/estatura e alto percentual de gordura de tronco no DXA (ambos sugerindo

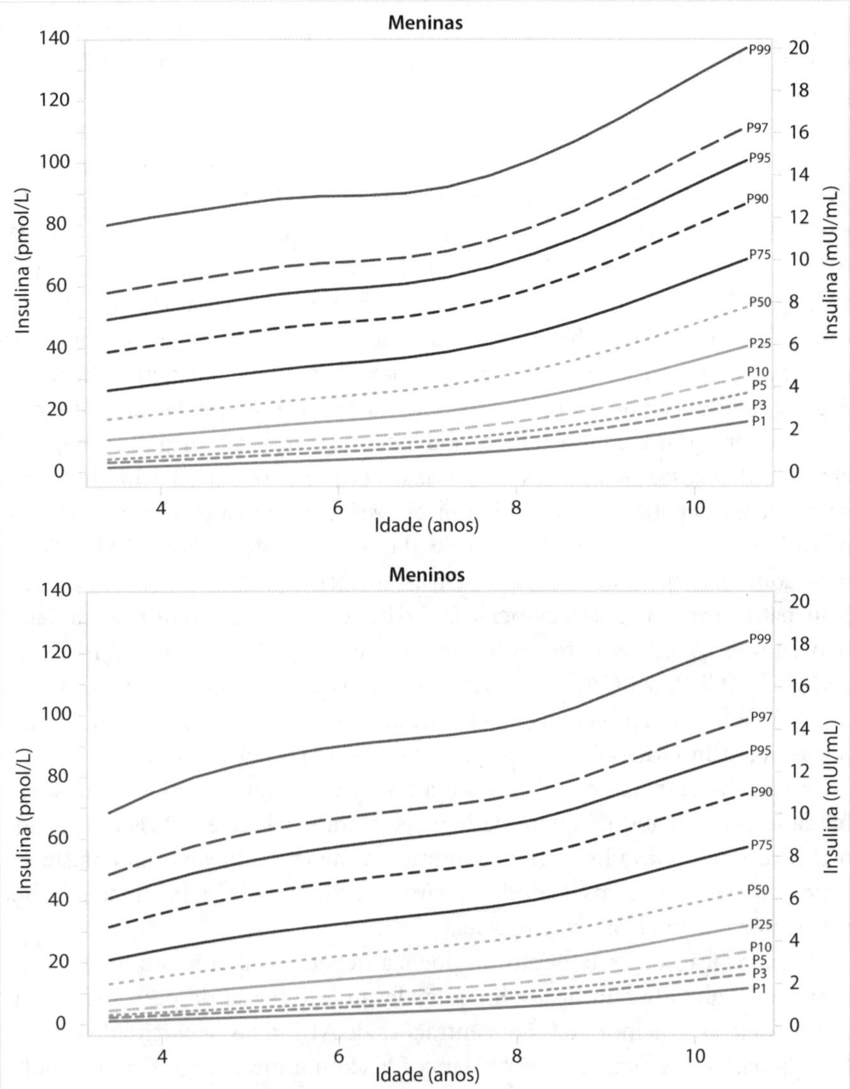

FIGURA 4 Valores de insulina basal (eletroquimioluminescência) em crianças eutróficas, pré-púberes da coorte IDEFICS (2007-2010).
Fonte: Peplies J, et al. Percentiles of fasting serum insulin, glucose, HbA1c and HOMA-IR in pre-pubertal normal weight European children from the IDEFICS cohort. Int J Obesity. 2014;38:S39-47.

aumento de gordura visceral), escore de acantose grave, que, embora não esteja presente apenas em quadros de RI, é bastante sugestiva dessa situação. Do ponto de vista laboratorial, a curva glicêmica está normal, porém com valores elevados de insulina, tanto no basal quanto após sobrecarga oral de glicose e relação TG/HDL muito elevada. Além disso, apresentou esteatose hepática não alcoólica ao exame de ultrassonografia. Todos esses dados sugerem que ele tem RI.

A doença hepática gordurosa não alcoólica é a causa mais frequente de doença hepática crônica, tanto em adultos como em crianças. De acordo com vários dados epidemiológicos, a prevalência global de doença hepática gordurosa é de 7,6% (95% CI 5,5-10,3%) na população pediátrica geral e de 34,2% (95% CI 27,8-41,2%) em crianças com obesidade. A esteatose hepática é definida quando há acúmulo de gordura em mais de 5% dos hepatócitos; a esteato-hepatite ocorre quando há inflamação e necrose do tecido hepático, com lesão do hepatócito, podendo evoluir para fibrose, cirrose e insuficiência hepática. Alguns estudos também sugerem associação com carcinoma hepatocelular.

O quadro clínico é inespecífico, podendo ocorrer hepatomegalia à palpação em 50% dos casos. A acantose *nigricans* está presente em 33-50% dos casos com esteato-hepatite comprovada por biópsia. Na prática clínica, o marcador preditivo mais usado é a dosagem de alanina aminotransferase (ALT-TGP), mas, como não há ponto de corte bem estabelecido para diagnóstico de esteato-hepatite, preconiza-se a associação da dosagem de ALT ao ultrassom hepático. Fatores genéticos, como polimorfismos em alguns genes (p. ex., *PNPLA3*, *TM6SF2*, *GCKR*, *MBOAT7*, *IFNL4*), associados a fatores epigenéticos (alguns miRNA) e fatores ambientais, parecem ser responsáveis pelo risco de doença hepática gordurosa, assim como sua evolução para quadros mais graves.

A técnica de imagem mais utilizada é a ultrassonografia, porém tem sensibilidade baixa quando a quantidade de gordura hepática é < 30% ou quando o IMC é muito elevado. Portanto, ultrassom hepático normal não afasta esteatose hepática. Outros métodos incluem a tomografia, espectroscopia por ressonância magnética e elastografia.

Com relação ao tratamento da doença hepática, alguns estudos têm demonstrado que a reeducação alimentar levando à perda de peso persistente está associada à melhora das concentrações de ALT, da ecogenicidade e histologia hepáticas. A dieta deve ser balanceada, com mínima ingestão de bebidas adocicadas ou outros alimentos com alta adição de frutose.

Alguns tratamentos, como suplemento de vitamina E, metformina e ômega 3, ainda estão em estudo.

Portanto, o tratamento de crianças e adolescentes com RI e obesidade deve estar baseado na mudança de estilo de vida e deve ser multiprofissional. No entanto, como os resultados em quase todos os grupos não são satisfatórios, algumas medicações têm sido estudadas nesse grupo de pacientes. Uma delas é a metformina. A metformina, um hipoglicemiante oral liberado para tratamento de DM2 a partir dos 10 anos de idade, está associada a reduções de peso, porém mais modestas. Os estudos de eficácia em adolescentes são predominantemente limitados a períodos de acompanhamento de 6 meses, e apenas poucos estudos avaliaram períodos maiores, até 2 anos. Lentferink et al. avaliaram adolescentes obesos com RI e os medicaram com metformina por 18 meses. Observaram que em 6 meses houve redução do IMC e do HOMA-IR, porém esse efeito não foi mantido até o final do acompanhamento. No entanto, o número de pacientes foi pequeno, e discutem que a baixa adesão ao tratamento e a baixa dose de metformina poderiam justificar esse efeito insuficiente. Em recente metanálise, publicada por Sun et al., foi sugerido que o tratamento com metformina melhorou os valores de LDL (mecanismo não definido), mas não mostrou melhora significante no HOMA-IR, glicemia de jejum ou HDL. Portanto, ainda não há na literatura estudos que comprovem a eficácia no longo prazo da metformina no tratamento de pacientes com obesidade e RI.

REFERÊNCIAS

1. Flynn JT, Kaelber DC, Baker-Smith CM, et al. Clinical practice guideline for screening and management of high blood pressure in children and adolescents. Pediatrics. 2017;140(3):e20171904.
2. Lentferink YE, van der Aa MP, van Mill EGAH, Knibbe CAJ, van der Vorst MMJ. Long-term metformin treatment in adolescents with obesity and insulin resistance, results of an open label extension study. Nutrition and Diabetes. 2018;8:47.
3. Levy-Marchal C, Arslanian S, Cutfield W, Sinaiko A, Druet C, Marcovecchio ML, et al.; ESPE-LWPES-ISPAD-APPES-APEG-SLEP-JSPE; Insulin Resistance in Children Consensus Conference Group. Insulin resistance in children: consensus, perspective, and future directions. J Clin Endocrinol Metab; 2010;95(12):5189-98.
4. Nobili V, Alisi A, Valenti L, Miele L, Feldstein AE, Alkhouri N. NAFLD in children: new genes, new diagnostic modalities and new drugs. Nat Rev Gastroenterol Hepatol. 2019;16(9):517-30.
5. Peplies J, Jiménez-Pavón D, Savva SC, Buck C, Günther K, Fraterman A, et al., on behalf of the IDEFICS consortium. Percentiles of fasting serum insulin, glucose, HbA1c and HOMA-IR in pre-pubertal normal weight European children from the IDEFICS cohort. Int J Obesity. 2014;38:S39-47.
6. Sun J, Wang Y, Zhang X, He H. The effects of metformin on insulin resistance in overweight or obese children and adolescents: a PRISMA-compliant systematic review and meta-analysis of randomized controlled trials. Medicine (Baltimore). 2019;98(4):e14249.
7. van der Aa MP, Knibbe CAJ, de Boer A, van der Vorst MMJ. Definition of insulin resistance affects prevalence rate in pediatric patients: a systematic review and call for consensus. J Pediatr Endocrinol Metab. 2017;30(2):123-31.

Caso 13.3

Marcio C. Mancini
Maria Edna de Melo

HISTÓRIA

Menina, 9 anos e natural de Mauá/SP. Foi encaminhada pelo pediatra por excesso de peso.

HPMA

Apresenta excesso de peso desde os primeiros meses de vida, com piora progressiva e comprometimento de relacionamento na escola, onde sofre *bullying*. Já fez acompanhamento nutricional por duas ocasiões, durante 3 e 5 meses, sem sucesso. A mãe informa que desde o período de amamentação a criança apresenta fome acima do habitual, tendo dificuldade para alcançar a saciação. A alimentação é diversificada, tem boa aceitação de frutas, verduras e legumes, mas o consumo nas refeições é volumoso. O consumo de alimentos ultraprocessados é comum, especialmente em lanches e finais de semana.

Refere tempo de tela de 3 horas por dia, um pouco mais nos finais de semana. Participa das aulas de atividade física da escola 2 vezes por semana e faz natação por 1 hora 3 vezes por semana.

Antecedentes

Nascida de parto a termo sem complicações após uma gestação sem intercorrências. Peso ao nascimento: 3.230 g; CN: 50 cm; Apgar: 8 e 10. Foi amamentada até os 11 meses de idade, mas com aleitamento misto desde o início. Desenvolvimento neuropsicomotor normal. Traz cartão de vacinas atualizado.

É ansiosa e faz acompanhamento com psicóloga 1 vez por semana há 1 ano.

Tem asma, com crises mais frequentes no inverno. Atualmente está sem uso de medicamentos, mas usou corticoide inalatório há cerca de 1 ano.

Pai e mãe com obesidade classe 2 sem comorbidades. Avó materna também tem obesidade, DM tipo 2 e hipertensão. Avô paterno tem sobrepeso, dislipidemia e infartou aos 42 anos. Tia materna de 49 anos tem obesidade e está em tratamento para câncer de mama.

Estatura da mãe: 1,62 m; estatura do pai: 1,76 m. Estatura alvo familiar: 1,62 m. Pais com desenvolvimento puberal adequado.

EXAME FÍSICO

- Bom estado geral e ausência de estigmas que sugiram doença sindrômica. Presença de acúmulo de gordura predominante em região central.
- Peso: 52 kg; estatura: 134 cm, Z-IMC = +3,33. Estágio puberal: P1M1. Pressão arterial: 102 × 67 mmHg (< p90), FC: 78 bpm.
- Ausculta cardiopulmonar, palpação de região abdominal e cervical normais.
- Membros superiores e inferiores sem anormalidades.

DIAGNÓSTICO INICIAL

- Obesidade infantil.

EXAMES SUBSIDIÁRIOS

- Hemograma, creatinina, TGO, TGP, gama-GT, TSH e T4 livre normais.
- Glicemia: 84 mg/dL; insulina: 16 mU/L; colesterol total: 180 mg/dL; HDL: 39 mg/dL; LDL: 110 mg/dL; triglicerídeos: 155 mg/dL.
- Ultrassonografia de abdome: esteatose hepática leve.

CONDUTA/TRATAMENTO

- Encaminhada para orientação nutricional.
- Acompanhamento a cada quatro semanas.

DIAGNÓSTICOS DEFINITIVOS

- Obesidade infantil.
- Esteatose hepática.
- Dislipidemia.

EVOLUÇÃO RESUMIDA

A orientação nutricional consistiu em recomendações para controle de estímulos, como redução da exposição regular a alimentos muito palatáveis, além de correção de alguns erros alimentares, respeitando a rotina e preferências da paciente com aumento significativo do volume de vegetais com baixa densidade energética, considerando o padrão hiperfágico da paciente.

Embora no primeiro mês a paciente tenha evoluído com melhora do estado nutricional, nos 3 meses seguintes foi observada piora progressiva. A paciente continuou referindo muita fome, o que dificultava a aderência às orientações nutricionais. Nesse mesmo período, ao exame físico foi observado início do desenvolvimento puberal e aparecimento de acantose *nigricans* em regiões cervical e axilar.

A paciente foi tratada com metformina 1,5 g/dia e sibutramina 10 mg/dia, com boa tolerância aos medicamentos. Evolui com melhora da acantose e do estado nutricional, conforme apresentado na **Figura 1** e na **Figura 2**.

COMENTÁRIOS

Paciente aos 9 anos de idade apresenta escore Z do IMC > +3, condizente com diagnóstico de obesidade grave na infância. O diagnóstico e o monitoramento da evolução do tratamento da obesidade nessa população devem ser realizados também por meio de gráfico de IMC para idade, específico para cada gênero. Os gráficos da Organização Mundial da Saúde (OMS) são os adotados atualmente no Brasil. A OMS também disponibiliza em seu *site* o aplicativo Growth Analyser, ferramenta útil que pode substituir o gráfico impresso. Os valores críticos para classificação do estado nutricional estão apresentados na **Tabela 1** e na **Tabela 2**.

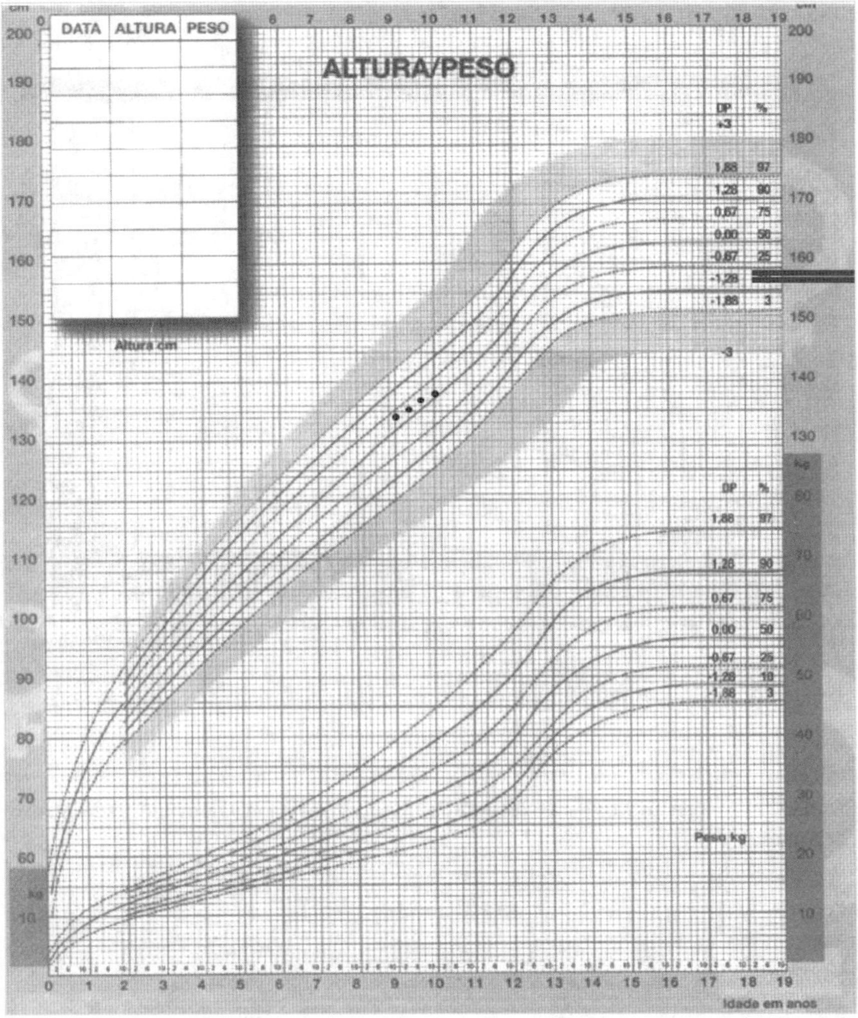

FIGURA 1

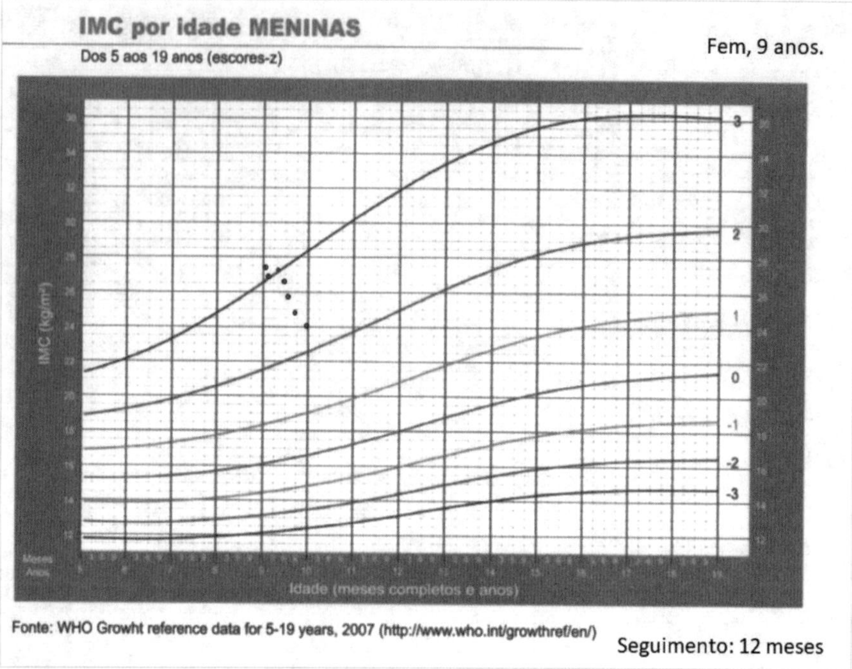

FIGURA 2

TABELA 1 Valores críticos para o diagnóstico nutricional em indivíduos com idade abaixo de 5 anos

Valores críticos		Diagnóstico
Percentil	Escore-z	
< 0,1	< −3	Magreza acentuada
≥ 0,1 e < 3	≥ −3 e ≤ −2	Magreza
≥ 3 e ≤ 85	≥ −2 e ≤ +1	Eutrofia
> 85 e ≤ 97	> +1 e ≤ +2	Risco de sobrepeso
> 97 e ≤ 99,9	> +2 e ≤ +3	Sobrepeso
> 99,9	> +3	Obesidade

Fonte: OMS, 2006.

TABELA 2 Valores críticos para o diagnóstico nutricional em indivíduos com idade entre 5 e 19 anos

Valores críticos		Diagnóstico
Percentil	Escore-z	
< 0,1	< −3	Magreza acentuada
≥ 0,1 e < 3	≥ -3 e < −2	Magreza
> 3 e ≤ 85	≥ −2 e ≤ +1	Eutrofia
> 85 e ≤ 97	> +1 e < +2	Sobrepeso
> 97 e ≤ 99,9	≥ +2 e ≤ +3	Obesidade
> 99,9	> +3	Obesidade grave

Fonte: OMS, 2007.

Durante o acompanhamento de pacientes com obesidade na infância e adolescência, é importante não esquecer que eles geralmente estão em fase de crescimento e a avaliação isolada do peso não é adequada, assim também como é inadequado o uso do IMC isoladamente. O acompanhamento deve ser sempre feito pelo escore Z do IMC, seja no gráfico impresso ou em meio eletrônico.

A paciente apresenta um comportamento alimentar hiperfágico, o que muitas vezes é observado em consultório. Por outro lado, a diversidade de alimentos nas suas refeições e a boa aceitação de frutas, verduras e legumes são bem mais raras. A obesidade ocorre em indivíduos com vulnerabilidade biológica, expostos ao nosso atual ambiente obesogênico. Na rotina é importante entender o comportamento alimentar, pesquisando hiperfagia, presença de transtorno de compulsão alimentar e erros alimentares.

A avaliação do consumo alimentar deve pesquisar o consumo das bebidas açucaradas, inclusive dos sucos naturais, dos alimentos ultraprocessados, das preparações culinárias fritas e daquelas que possuam em sua composição excesso de açúcar, gordura e/ou sal. Os hábitos relacionados com a alimentação, como o uso de telas durante as refeições, também devem ser investigados.

A ausência de estigmas sugestivos de síndromes genéticas ou de síndrome de Cushing, desenvolvimento neuropsicológico normal e crescimento dentro do esperado afastam o diagnóstico de obesidade secundária ou de causa sindrômica.

A pesquisa de causa genética tende a ser infrutífera, até mesmo pesquisando os genes com mutações mais comuns, como o que codifica o receptor de melanocortinas tipo 4 (MC4R).

Como observado na paciente, valores baixos de colesterol HDL e elevados de triglicerídeos representam o padrão típico de dislipidemia associada com obesidade. Na infância e adolescência, a obesidade também está associada com doenças metabólicas, sendo as mais frequentes a dislipidemia e a hipertensão arterial. Embora descrito em populações norte-americanas, o DM tipo 2 não é frequentemente observado, mas a resistência à insulina é comum e associada com acantose *nigricans* acentuada, especialmente no período de desenvolvimento puberal. Os valores críticos para o diagnóstico de dislipidemia e percentis de pressão arterial, bem como a tabela para identificação de percentis de hipertensão arterial, estão apresentados na **Tabela 3**, na **Tabela 4** e na **Tabela 5**.

TABELA 3 Valores de referência de lípides na infância e na adolescência

Lípides	Desejáveis (mg/dL)	Limítrofes (mg/dL)	Aumentados (mg/dL)
CT	< 150	150-169	≥ 170
LDL-C	< 100	100-129	≥ 130
HDL-C	≥ 45		
TG	< 100	100-129	≥ 130

Fonte: I Diretriz de Prevenção da Aterosclerose na Infância e na Adolescência, 2005.

TABELA 4 Valores de referência de percentis de pressão arterial na infância e na adolescência

Nomenclatura	Critério
Pré-hipertensão	PAS e PAD em percentis* < 90
HAS estágio 1	PAS e/ou PAD em percentis* > 90 e < 95 ou sempre que PA > 120/80 mmHg
HAS estágio 2	PAS e/ou PAD em percentis* entre 95 e 99 acrescido de 5 mmHg
	PAS e/ou PAD em percentis* > 99 acrescido de 5 mmHg

Fonte: I Diretriz de Prevenção da Aterosclerose na Infância e na Adolescência, 2005.
* Para idade, sexo e percentil de altura, em três ocasiões diferentes. PAD: pressão arterial diastólica; PAS: pressão arterial sistólica.

TABELA 5 Percentis de pressão arterial, conforme idade, percentil de estatura para crianças e adolescentes do gênero feminino

Idade (anos)	Percentil PA	PAS (mmHg) Percentil e estatura							PAS (mmHg) Percentil e estatura						
		5	10	25	50	75	90	95	5	10	25	50	75	90	95
1	90	97	97	98	100	101	102	103	52	53	53	54	55	55	56
	95	100	101	102	104	105	106	107	56	57	57	58	59	59	60
	99	108	108	109	111	112	113	114	64	64	65	65	66	67	67
2	90	98	99	100	101	103	104	105	57	58	58	59	60	61	61
	95	102	103	104	105	107	108	109	61	62	62	63	64	65	65
	99	109	110	111	112	114	115	116	69	69	70	70	71	72	72
3	90	100	100	102	103	104	106	106	61	62	62	63	64	64	65

(continua)

TABELA 5 Percentis de pressão arterial, conforme idade, percentil de estatura para crianças e adolescentes do gênero feminino (*continuação*)

Idade (anos)	Percentil PA	PAS (mmHg) Percentil e estatura							PAS (mmHg) Percentil e estatura						
		5	10	25	50	75	90	95	5	10	25	50	75	90	95
	95	104	104	105	107	108	109	110	65	66	66	67	68	68	69
	99	111	111	113	114	115	116	117	73	73	74	74	75	76	76
4	90	101	102	103	104	106	107	108	64	64	65	66	67	67	68
	95	105	106	107	108	110	111	112	68	68	69	70	71	71	72
	99	112	113	114	115	117	118	119	76	76	76	77	78	79	79
5	90	103	103	105	106	107	109	109	66	67	67	68	69	69	70
	95	107	107	108	110	111	112	113	70	71	71	72	73	73	74
	99	114	114	116	117	118	120	120	78	78	79	79	80	81	81
6	90	104	105	106	108	109	110	111	68	68	69	70	70	71	72
	95	108	109	110	111	113	114	115	72	72	73	74	74	75	76
	99	115	116	117	119	120	121	122	80	80	80	81	82	83	83
7	90	106	107	108	109	111	112	113	69	70	70	71	72	72	73
	95	110	111	112	113	115	116	116	73	74	74	75	76	76	77
	99	117	118	119	120	122	123	124	81	81	82	82	83	84	84
8	90	108	109	110	111	113	114	114	71	71	71	72	73	74	74
	95	112	112	114	115	116	118	118	75	75	75	76	77	78	78
	99	119	120	121	122	123	125	125	82	82	83	83	84	85	86
9	90	110	110	112	113	114	116	116	72	72	72	73	74	75	75
	95	114	114	115	117	118	119	120	76	76	76	77	78	79	79
	99	121	121	123	124	125	127	127	83	83	84	84	85	86	87
10	90	112	112	114	115	116	118	118	73	73	73	74	75	76	76
	95	116	116	117	119	120	121	122	77	77	77	78	79	80	80
	99	123	123	125	126	127	129	129	84	84	85	86	86	87	88
11	90	114	114	116	117	118	119	120	74	74	74	75	76	77	77
	95	118	118	119	121	122	123	124	78	78	78	79	80	81	81
	99	125	125	126	128	129	130	131	85	85	86	87	87	88	89
12	90	116	116	117	119	120	121	122	75	75	75	76	77	78	78
	95	119	120	121	123	124	125	126	79	79	79	80	81	82	82
	99	127	127	128	130	131	132	133	86	86	87	88	88	89	90
13	90	117	118	119	121	122	123	124	76	76	76	77	78	79	79
	95	121	122	123	124	126	127	128	80	80	80	81	82	83	83
	99	128	129	130	132	133	134	135	87	87	88	89	89	90	91
14	90	119	120	121	122	124	125	125	77	77	77	78	79	80	80
	95	123	123	125	126	127	129	129	81	81	81	82	83	84	84
	99	130	131	132	133	135	136	136	88	88	89	90	90	91	92

(continua)

TABELA 5 Percentis de pressão arterial, conforme idade, percentil de estatura para crianças e adolescentes do gênero feminino (*continuação*)

Idade (anos)	Percentil PA	PAS (mmHg) Percentil e estatura							PAS (mmHg) Percentil e estatura						
		5	10	25	50	75	90	95	5	10	25	50	75	90	95
15	90	120	121	122	123	125	126	127	78	78	78	79	80	81	81
	95	124	125	126	127	129	130	131	82	82	82	83	84	85	85
	99	131	132	133	134	136	137	138	89	89	90	91	91	92	93
16	90	121	122	123	124	126	127	128	78	78	79	80	81	81	82
	95	125	126	127	128	130	131	132	82	82	83	84	85	85	86
	99	132	133	134	135	137	138	139	90	90	90	91	92	93	93
17	90	122	122	123	125	126	127	128	78	79	79	80	81	81	82
	95	125	126	127	129	130	131	132	82	83	83	84	85	85	86
	99	133	133	134	136	137	138	139	90	90	91	91	92	93	93

Fonte: I Diretriz de Prevenção da Aterosclerose na Infância e na Adolescência, 2005.

O prejuízo psicossocial da obesidade na infância e adolescência deve ser sempre pesquisado. As crianças com obesidade apresentam escores de qualidade de vida piores que aquelas com doenças hematológicas, como leucemia. Assim, devem ser pesquisados sintomas de ansiedade, depressão e *bullying* praticado por outras crianças; principalmente, familiares devem ser identificados e os pacientes, "empoderados" para lidar com tais situações. Em algumas situações o suporte psicológico é mandatório.

A paciente foi inicialmente tratada com tratamento dietético, atentando para o fato de que ela já mantinha uma rotina de atividade física adequada (1 hora por dia). Infelizmente, na maioria das vezes essa abordagem não é suficiente ou sustentável, o que leva ao abandono do tratamento e frustração. O acompanhamento com visitas mais frequentes, quinzenais ou semanais, tende a produzir melhores resultados, uma vez que facilita a identificação de situações que dificultam a evolução.

O tratamento baseado em mudanças de estilo de vida, apesar de pouco efetivo (leva a redução média de 0,3 ponto de escore Z do IMC), é o único consenso. No entanto, diante da gravidade da situação do paciente, medicamentos e cirurgia bariátrica podem ser uma opção, sempre levando em consideração a relação risco-benefício para os pacientes. O único medicamento aprovado para o tratamento da obesidade em adolescentes é o orlistate. A sibutramina possui estudos em adolescentes, chegou a ser aprovada para adolescentes acima de 16 anos, mas hoje seu uso é *off-label*. A liraglutida já é aprovada para adolescentes com DM2 pelo FDA e tem estudos em adolescentes com obesidade, sendo seu uso também *off-label*. A metformina reduz a resistência à insulina, e uma metanálise de seu uso na perda de peso em obesidade infantil mostra resultados discretos, mas significativos.

A cirurgia bariátrica é aprovada para adolescentes acima de 16 anos, desde que acompanhados em centros especializados. Abaixo dessa idade, pode ser realizada apenas em centros de pesquisa com protocolos científicos devidamente aprovados. Estudos mostram resultados impactantes na perda de peso. No entanto, o procedimento deve ser indicado apenas para casos muito graves, sem sucesso no tratamento clínico e na presença de um bom suporte familiar para o paciente.

A paciente está em acompanhamento há 1 ano, com visitas mensais ainda em uso dos dois medicamentos. A programação em curto prazo é a suspensão da metformina, uma vez que, com a perda de peso, a sensibilidade à insulina melhorou. A manutenção da sibutramina dependerá da estabilidade do estado nutricional na redução da dose na suspensão da medicação.

REFERÊNCIAS

1. Fernandes AE, de Melo ME, Fujiwara CT, Pioltine MB, Matioli SR, Santos A, et al. Associations between a common variant near the MC4R gene and serum triglyceride levels in an obese pediatric cohort. Endocrine. 2015;49(3):653-8.
2. Ho M, et al. Effectiveness of lifestyle interventions in child obesity: systematic review with meta-analysis. Pediatrics. 2012 Dec;130(6):e1647-e1671.
3. I Diretriz de Prevenção da Aterosclerose na Infância e na Adolescência. Arq. Bras. Cardiol. São Paulo, v.85, supl.6, p.3-36, Dec. 2005.
4. Pont SJ, Puhl R, Cook SR, Slusser W; Section on Obesity; Obesity Society. Stigma experienced by children and adolescents with obesity. Pediatrics. 2017;140(6):e20173034.
5. Styne DM, Arslanian SA, Connor EL, et al. Pediatric obesity-assessment, treatment, and prevention: an Endocrine Society Clinical Practice Guideline. J Clin Endocrinol Metab. 2017;102(3):709-57.
6. Varni JW. Impaired health-related quality of life in children and adolescents with chronic conditions: a comparative analysis of 10 disease clusters and 33 disease categories/severities utilizing the PedsQL™ 4.0 Generic Core Scales Health and Quality of Life Outcomes 2007, 5:43.

Caso 13.4

Ruth Rocha Franco

HISTÓRIA

Masculino, 11 anos, natural e procedente de São Paulo. Encaminhado devido a ganho peso excessivo.

HPMA

Paciente iniciou acompanhamento aos 4 anos de idade com equipe de nutrologia devido a ganho de peso progressivo que teve início aos 3 meses de vida. Recebeu aleitamento materno exclusivo até 2 meses. A introdução alimentar foi feita aos 5 meses; porém, como a criança era muito seletiva e não aceitava as papinhas que eram oferecidas, os alimentos passaram a ser batidos (pois a criança não comia alimentos sólidos). A alimentação sempre foi inadequada e a família, muito resistente a fazer as mudanças propostas. Desde que começou a andar (com 1 ano), sempre foi menos ativo que as crianças da mesma idade. Na infância não praticava nenhum esporte e não gostava muito de brincar; ficava a maior parte do dia assistindo TV. Apresentava sonolência durante o dia e havia necessidade de dormir todos os dias após o almoço. No acompanhamento com a equipe de nutrologia, foram orientadas mudanças na rotina e na qualidade da dieta, porém as orientações nunca foram colocadas em prática e o ganho de peso continuou aumentando progressivamente. Aos 8 anos de idade foi constatada alteração nas enzimas hepáticas e no ultrassom (esteatose hepática), além de elevação de LDL colesterol. Foi encaminhado a hepatologia, que indicou biópsia hepática para elucidar o diagnóstico. A biópsia realizada constatou esteato-hepatite grau 2 e foi iniciado ursacol e vitamina E. Não houve nenhuma melhora na redução ou estabilização do peso durante o acompanhamento com a equipe de nutrologia, sendo então encaminhado para a equipe de endocrinologia a fim de dar continuidade ao tratamento da obesidade.

Antecedentes

A mãe apresentou ganho de peso de 30 kg na gestação; parto cesáreo; PN: 3.350 g; CN: 50 cm; Apgar 8 e 9. Aleitamento materno exclusivo até 2 meses de vida; consumo de grande quantidade de alimentos industrializados com elevada densidade calórica; a maioria dos alimentos ingeridos era de ultraprocessados e com excessiva quantidade de carboidratos simples, como bolos, pudins, bolachas, doces, macarrão instantâneo, sucos em pó e leite integral com achocolatado. A dieta não continha frutas, hortaliças ou carne.

Fazia uso de ursacol 150 mg a cada 12 h; vitamina E 400 mg/dia.

Nega uso de outras medicações.

Pai obeso com DM2 e hipertensão arterial sistêmica (estatura 175 cm; peso: 125 kg); mãe sem doenças prévias (estatura 158 cm; peso: 56 kg). Três primos paternos com obesidade grave. Nega consanguinidade na família ou outras doenças crônicas.

EXAME FÍSICO

Peso: 81 kg (Z: +2,99); estatura: 154 cm (Z: +1,06 – p85 – **Figura 1**), IMC: 34,3 kg/m² (Z: +2,90 – **Figuras 2 e 3**); PA: 100 × 60 mmHg (p50); circunferên-

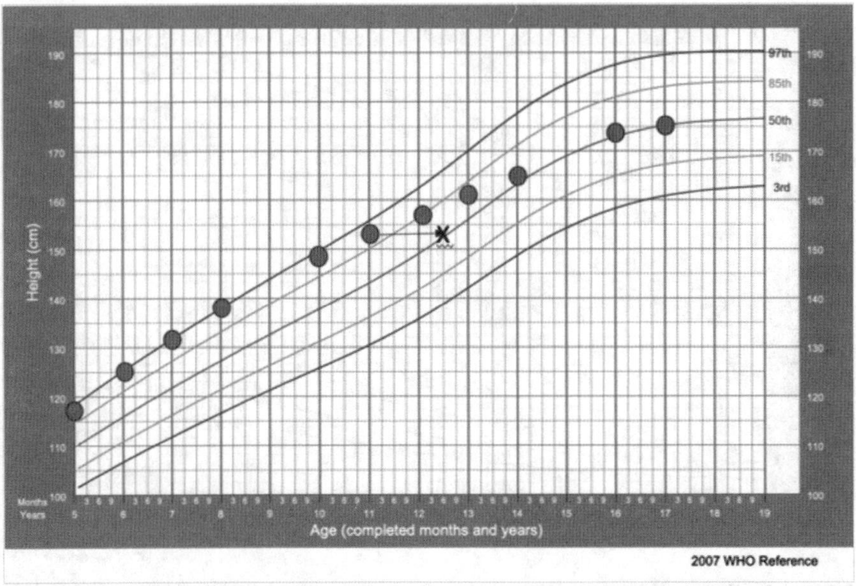

FIGURA 1 Evolução estatura até cirurgia bariátrica (CB). Estatura pré-CB: 177 cm.

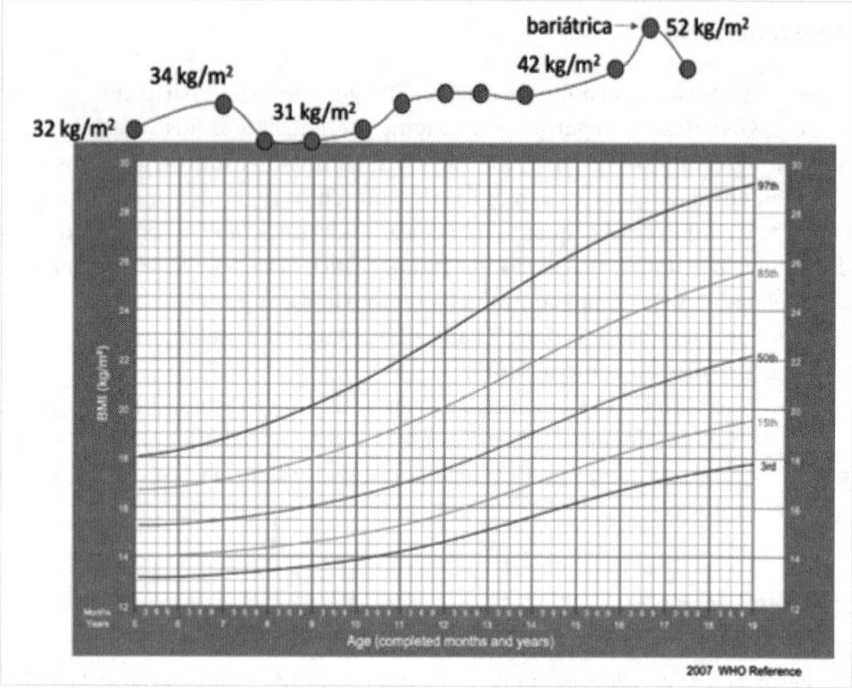

FIGURA 2 Evolução do IMC até cirurgia bariátrica (CB). Peso pré-CB: 164 kg e IMC: 52 kg/m^2.

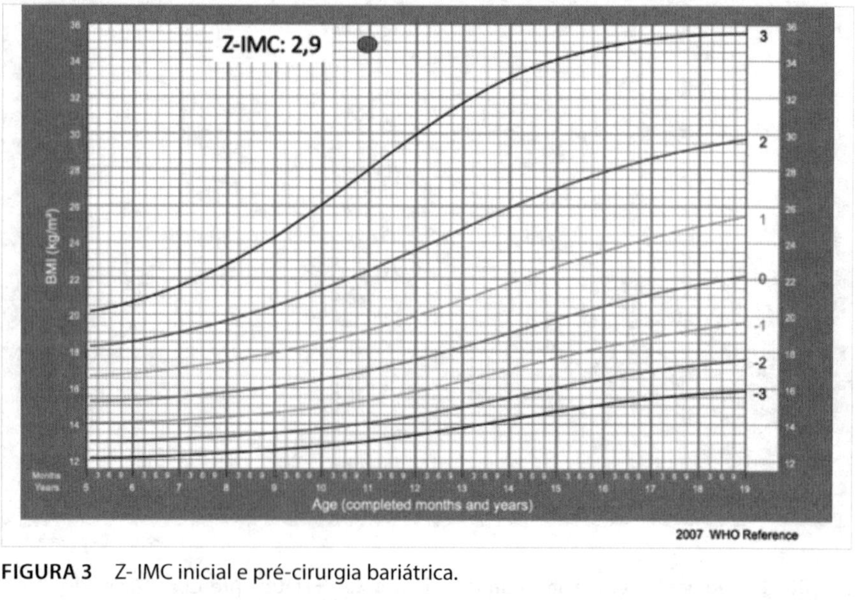

FIGURA 3 Z- IMC inicial e pré-cirurgia bariátrica.

cia abdominal: 113 cm (> p90), *acanthosis nigricans* no pescoço e axilas, estágio puberal G1P1, fígado palpável a 5 cm do rebordo costal direito; outros órgãos e sistemas sem alterações.

Exames laboratoriais iniciais e evolutivos estão nas **Tabelas 1 a 3** e o percentil de circunferência abdominal na **Tabela 4**.

EXAMES SUBSIDIÁRIOS

- Bioquímicos: hemograma, ureia e creatinina: normais.
- Hormonais: leptina 47 ng/mL; (VR homens: IMC 18-25 kg/m² = 2,0-5,6 ng/mL).
- Imagem: idade óssea: 12 anos (IC: 11 anos).
- Ecocardiograma: hipertrofia concêntrica de VE.

TABELA 1 Exames iniciais (11 anos) e pré-operatórios (16 anos)

	Iniciais	Pré-CB
Glicose (mg/dL)	78	210
Hemoglobina glicada (%)	5,5	6,7
Insulina (mUI/mL)	433	45
CT/HDL/LDL (mg/dL)	157/50/46	152/36/90
Triglicérides (mg/dL)	139	172
TGO/TGP/GGT (mg/dL)	68/108/175	37/108/83
Leptina (ng/mL)	47	-
Ácido úrico (mg/dL)	6,4	7
PCR (mg/L; VR < 5)	23	14
TSH (mUI/L)/T4L (ng/dL)	3/1,2	3/1,2
Vitamina D (U)	25	27

CB: cirurgia bariátrica; CT: colesterol total.

TABELA 2 Teste tolerância oral a glicose inicial

Tempo	0′	30′	60′	90′	120′
Glicose (mg/dL)	78	96	90	106	83
Insulina (mUI/mL)	22	123	71	433	68

TABELA 3 Teste tolerância oral a glicose pré-cirurgia bariátrica

Tempo	0′	30′	60′	90′	120′
Glicose (mg/dL)	83	90	113	141	205
Insulina (mUI/mL)	77	78	222	359	551

TABELA 4 Distribuição em percentis da circunferência abdominal segundo gênero e idade

	Brancos						Negros					
	Meninos			Meninas			Meninos			Meninas		
	Percentil			Percentil			Percentil			Percentil		
Idade	N	50	90	N	50	90	N	50	90	N	50	90
5	28	52	59	34	51	57	36	52	56	34	52	56
6	44	54	61	60	53	60	42	54	60	52	53	59
7	54	55	61	55	54	64	53	56	61	52	56	67
8	95	59	75	75	58	73	54	58	67	54	58	65
9	53	62	77	84	60	73	53	60	74	56	61	78
10	72	64	88	67	63	75	53	64	79	49	62	79
11	97	68	90	95	66	83	58	64	79	67	67	87
12	102	70	89	89	67	83	60	68	87	73	67	84
13	82	77	95	78	69	94	49	68	87	64	67	81
14	88	73	99	54	69	96	62	72	85	51	68	92
15	58	73	99	58	69	88	44	72	81	54	72	85
16	41	77	97	58	68	93	41	75	91	34	75	90
17	22	79	90	42	66	86	31	78	101	35	71	105

- Polissonografia: eficiência do sono reduzida (67%); pausas respiratórias de índice moderadamente elevado 10/h); saturação média de oxiemoglobina: 95%, ronco ausente.

DIAGNÓSTICO INICIAL

- Obesidade grave.
- Esteato-hepatite (confirmada por biópsia).
- Resistência insulínica.
- Dislipidemia.
- Apneia obstrutiva do sono moderada (AOS).
- Hipertrofia VE (HVE).

CONDUTA/TRATAMENTO

Instituído acompanhamento com equipe multiprofissional (nutrição, psicologia, educador físico). Foram orientados dieta balanceada e aumento de atividade física.

EVOLUÇÃO RESUMIDA

O paciente manteve acompanhamento no ambulatório de obesidade, porém nunca foi aderente ao tratamento. Além das mudanças propostas, foi iniciado sibutramina 10 mg/dia aos 11 anos e 6 meses. Inicialmente houve boa resposta e chegou a perder peso, porém a aderência à medicação era muito ruim e voltou a ganhar peso progressivamente. Foi então aumentada a dose de sibutramina para 15 mg/dia; topiramato 50 mg/dia e metformina 850 mg 2× dia. Não houve redução significativa do peso com as medicações prescritas. Aos 15 anos (peso de 130 kg; IMC: 42,4 kg/m^2) foi feito diagnóstico de hipertensão arterial pelo MAPA e iniciado anti-hipertensivo. Aos 16 anos (peso de 164 kg e IMC: 49 kg/m^2) apresentou quadro de cetoacidose diabética e permaneceu internado por 5 dias. Teve alta com insulina NPH e insulina regular, mas durante o acompanhamento ambulatorial foi possível a redução de insulina e permaneceu somente com insulina NPH 12 UI à noite. Foram dosados anticorpos (anti-ilhotas-ICA, anti-IA2 e anti-GAD 65 – todos negativos); peptídeo C: 3,8 ng/mL (VR 1,1-4,4 ng/mL). Devido à piora do quadro clínico e à falha do tratamento clínico/medicamentoso para obesidade, foi encaminhado para cirurgia bariátrica (CB) aos 16 anos.

Diagnósticos pré-CB:

Obesidade grave; esteato-hepatite; DM2, HAS; HVE; dislipidemia; AOS.

Exames pré-operatórios: hemograma, perfil osteometabólico e micronutrientes (ferro, ferritina, zinco, ácido fólico; vitamina B12) normais; demais exames seguem nas **Tabelas 1 e 3**.

Foi realizada gastrectomia vertical laparoscópica (GVL) aos 16 anos e 6 meses. A cirurgia ocorreu sem intercorrências. Durante a CB foi realizada nova biópsia hepática para acompanhar a evolução da esteato-hepatite. Resultado confirmou fibrose periportal. No segundo dia de pós-operatório a insulina NPH foi suspensa. Teve alta após 3 dias de internação e manteve acompanhamento ambulatorial com equipe multidisciplinar. Iniciada reposição de polivitamínico 15 dias após CB. Em 15 meses após CB perdeu 35 kg, porém o peso não continuou diminuindo e foi indicada segunda abordagem cirúrgica – *bypass* gástrico em *Y-de*-Roux.

Evolução do peso após CB mostrado na **Tabela 5** e exames com 6 meses e 12 meses após CB na **Tabela 6**.

DIAGNÓSTICOS DEFINITIVOS

- Obesidade grave.

- Pós-operatório de GVL (aguarda 2º tempo de CB).
- DM2 (resolvido após CB).
- Dislipidemia (resolvido após CB).
- Esteato-hepatite grau 3 com fibrose portal.
- HAS.

COMENTÁRIOS

Este caso descreve a evolução de uma criança com obesidade grave que não respondeu ao tratamento clínico e medicamentoso e necessitou de CB para resolução de suas comorbidades. A história de obesidade teve início precoce,

TABELA 5 Evolução ponderal após cirurgia bariátrica

Tempo (meses)	Peso (kg)
Pré-operatório	165
1 m PO	146
2 m PO	142
6 m PO	132
12 m PO	134
15 m PO	132

PO: pós-operatório.

TABELA 6 Evolução exames após cirurgia bariátrica

	6 meses PO	12 meses PO
Glicose mg/dL	70	84
Hemoglobina glicada %	4,9%	5%
Insulina mUI/mL	26	24
Colesterol total/HDL/LDL (mg/dL)	182/50/127	159/47/95
Triglicérides (mg/dL)	82	81
TGO/TGP/GGT (mg/dL)	30/35/70	23/25/62
Ácido úrico (mg/dL)	7,6	6,3
PCR (mg/L) (VR < 5)	27	18
TSH (mUI/L) T4L (ng/dL)	2,5/1,1	3/1,2
Vitamina D (ng/mL)	25	27
Vitamina B12 (pg/mL)	336	361
Ácido fólico (ng/mL)	4,2	7,7
Hemoglobina (g/dL)	14,6	13,7
Ferro (ug/dL)	57	60

PO: pós-operatório.

antes dos 5 anos de idade. Havia história familiar de obesidade (pai e primos obesos), além de ganho excessivo de peso na gestação. A história clínica confirma que o fator genético foi potencializado pelo ambiente obesogênico (grave erro alimentar e muita inatividade física).

A avaliação de uma criança com obesidade é conduzida por uma história cuidadosa, incluindo: fatores pré-natais, história familiar, alimentação; atividade física; problemas do sono (uma história de sonolência diurna ou roncos pode ser um grande indicativo de AOS), família e cultura; expectativas, local e horário das refeições, *bullying*; isolamento social, motivação e capacidade da família de fazer modificações e finalmente restrições financeiras. Além de o interrogatório inicial descartar cirurgias no SNC, assim como irradiação nessa área, é importante para afastar as causas de obesidade hipotalâmica, assim como o uso de medicações que podem induzir o ganho de peso, como os antipsicóticos e corticoides. Não se deve esquecer que toda criança com obesidade grave que teve início antes dos 5 anos de idade deve ter incluído como diagnósticos diferenciais as causas monogênicas da obesidade, como: deficiência de leptina, deficiência do receptor de leptina, *MCR4*, *POMC*, deficiência de pró-convertase-1. Essas causas são extremamente raras < 5% das causas de obesidade; mas devem ser lembradas e sempre que possível investigadas. A possibilidade de essa criança apresentar obesidade monogênica, apesar de ser remota, foi investigada somente com dosagem de leptina. A leptina sérica pode ser um exame útil em pacientes com obesidade grave de início precoce que apresente quadros infecciosos de repetição, atopias e atraso puberal. A leptina sérica indetectável é altamente sugestiva de deficiência congênita de leptina. No caso em questão a leptina estava elevada.

Quanto ao exame físico, uma avaliação completa de todos os sistemas deve ser realizada; mas deve-se ficar atento a: *acanthosis nigricans* (um marcador cutâneo associado à hiperinsulinemia, que é frequentemente percebida pelos pais ou pela criança como sujeira ou eczema); celulite, acne, infecções fúngicas, estrias, hirsutismo e furunculose. Entre as complicações ortopédicas, podem-se destacar: genu valgo, epifisiólise da cabeça do fêmur, doença de Blount e escoliose. Avaliar adequadamente a estatura e a velocidade de crescimento ajuda na investigação da causa da obesidade. Crianças com obesidade endógena têm o crescimento normal ou acelerado. Essas crianças podem normalmente apresentar avanço de idade óssea em mais de 2 desvios-padrão. Por outro lado, uma criança com obesidade que tem alguma endocrinopatia subjacente normalmente terá diminuição do crescimento linear, além de outros sinais clínicos. Deficiência de hormônio de crescimento, hipotireoidismo e síndrome de Cushing são raros em crianças e adolescentes como causa de obesidade. Dessa forma, a avaliação hormonal não deve ser feita de rotina a menos que o paciente esteja com baixa estatura ou velocidade de crescimento ruim.

Os exames para triagem da criança obesa têm como objetivo identificar precocemente as comorbidades que podem decorrer da obesidade, tais como pré-diabetes e DM2, portanto deve-se analisar a glicemia de jejum; teste de tolerância oral a glicose e hemoglobina glicada. A dosagem de insulina de jejum ainda é muito questionada e controversa sob alguns aspectos. Na adolescência existe a resistência à insulina transitória relacionada à própria puberdade; outro fator é que a medição da insulina é dificultada pela falta de ensaios padronizados de insulina e baixa reprodutibilidade, assim como limitações relacionadas à raça/etnia e reatividade cruzada entre insulina e pró-insulina. Diferentes estudos propõem diferentes pontos de corte para valores de resistência à insulina, e isso dificulta a interpretação dos valores encontrados. Neste caso a insulina inicial era extremamente elevada e havia o sinal clínico de *acanthosis nigricans,* o que permitiu o diagnóstico de RI. Para a doença hepática gordurosa não alcoólica – DHGNA –, deve-se solicitar inicialmente ultrassom de abdome e enzimas hepáticas; para dislipidemia, colesterol total e frações e triglicérides; para AOS, a polissonografia. No caso apresentado a avaliação laboratorial aos 8 anos de idade já evidenciou algumas comorbidades graves, como esteato-hepatite, dislipidemia, apneia obstrutiva do sono e resistência à insulina. O acompanhamento com medidas adequadas de pressão arterial deve ser feito em todas as consultas, e o MAPA deve ser realizado para que se confirme o diagnóstico de HAS nos casos duvidosos. No paciente em questão, a HAS foi confirmada aos 15 anos pelo MAPA.

Dentre as várias complicações relacionadas à obesidade, destaca-se neste caso a doença hepática gordurosa não alcoólica (DHGNA), um espectro de doenças hepáticas que pode resultar em doença hepática terminal e na necessidade de transplante de fígado. A DHGNA é altamente prevalente nas crianças com sobrepeso e obesidade. Dessa forma, os efeitos deletérios da obesidade sobre a saúde hepática não devem ser ignorados, principalmente durante a infância. Ainda não está claro se a esteatose hepática é consequência ou causa dos desarranjos metabólicos, mas é evidente que esta representa uma preocupação maior em crianças e adolescentes obesos e deve ser pesquisada sistematicamente – de início por meio da ultrassonografia abdominal e de enzimas hepáticas – para que possam ser instituídas medidas terapêuticas antes que lesões irreversíveis se estabeleçam. A biópsia hepática é o único método para confirmar o diagnóstico e a severidade da doença. Porém, mesmo sendo o padrão-ouro, ainda tem limitações (risco do procedimento, dificuldade técnica em obesos graves, doença heterogênea e dificuldade de conseguir um fragmento adequado para a análise); portanto, a biópsia só documenta o momento e não é definitiva. A biópsia hepática deve ser considerada para a avaliação do DHGNA em crianças com risco aumentado de NASH e/ou fibrose avançada. Os fatores de risco clínicos conhecidos para NASH e fibrose avançada incluem pan-hipopituitarismo e diabetes tipo 2. Os sinais clínicos potenciais de aumento do risco de fibrose em crianças com NASH podem incluir TGP mais alto (> 80 U/L), esplenomegalia e TGO/TGP > 1.

O surgimento do DM2 depende do aumento contínuo do peso e tem efeito sobre os níveis glicêmicos, independentemente de mudanças na sensibilidade insulínica ou na demanda da célula beta. DM2 foi confirmado neste adolescente aos 16 anos de idade após episódio de cetoacidose. Cerca de 33% dos pacientes apresentam cetonúria ao diagnóstico, e 5-25% podem evoluir para cetoacidose. Quase 50% dos adolescentes com diabetes tipo 2 evoluem para a necessidade de terapia com insulina. Assim, o diabetes tipo 2 na adolescência parece ser uma doença mais agressiva, com perda mais rápida da função das células beta e maior taxa de falha glicêmica em comparação com o diabetes no adulto. Nos adolescentes com DM2, geralmente os autoanticorpos não estão presentes, e os níveis de peptídeo C estão comumente normais ou elevados, apesar de não tão elevados como esperado para o grau de hiperglicemia.

A perda de peso é o tratamento mais efetivo para todas as comorbidades relacionadas à obesidade, porém o tratamento convencional costuma falhar na maioria das vezes. O tratamento inicial da obesidade infantil deve ser feito com as mudanças de estilo de vida, incluindo a modificação da dieta e o aumento da atividade física. As intervenções multidisciplinares são as mais apropriadas para o manejo da obesidade infantil, pois contribuem para diminuir o peso e melhorar a qualidade de vida. Mas esse tipo de intervenção raramente leva a significativa perda de peso em longo prazo. Quanto mais grave a obesidade, menos eficaz é o tratamento clínico. O tratamento medicamentoso da obesidade ainda gera controvérsias sobre seu uso na população pediátrica, e a maior preocupação é quanto à segurança e à eficácia. Atualmente, a única medicação aprovada pela FDA para o tratamento da obesidade na adolescência é o orlistate. Ainda não há consenso sobre quanto tempo os medicamentos devem ser mantidos. Uma meta inicial de perda de 5-10% do peso inicial em 6 meses é factível. A perda de peso sustentada de 3-5% do peso pode levar a melhora significativa em alguns fatores de risco cardiovasculares. Quando a resposta é insatisfatória, outra opção terapêutica deve ser considerada. Se o peso ideal é atingido, a retirada deve ser feita, porém, para evitar o reganho de peso, o acompanhamento frequente deve ser mantido. No caso apresentado a falha nas mudanças de estilo de vida associada a gravidade clínica impôs o início de sibutramina (*off label*). Inicialmente houve perda de peso que não se sustentou ao longo do tempo, e a opção foi aumentar a dose de sibutramina e associar o topiramato (*off label*). Este paciente não apresentou resposta ao tratamento clínico/medicamentoso após tentativa de alguns medicamentos, por isso foi indicado CB aos 16 anos. A CB é hoje o tratamento mais eficaz, principalmente nos casos graves. Desde 2004, o consenso da American Society of Bariatric Surgery incluiu os adolescentes como um grupo de pacientes que poderia se beneficiar do tratamento cirúrgico da obesidade. Muitos grupos já publicaram diretrizes para CB em adolescentes obesos. O objetivo da CB é uma evolução clínica satisfatória, tanto do ponto de vista psicológico e de sua readaptação social como da volta à normalidade de sua composição corporal com adoção de hábitos alimentares mais saudáveis. Hoje se considera a CB uma boa opção terapêutica para adolescentes obesos extremos.

Os critérios para propor a cirurgia bariátrica em adolescentes são:

IMC > 35 kg/m^2 com comorbidades ou IMC > 40 kg/m^2 em qualquer circunstância (**Tabela** 7).

TABELA 7 Comorbidades para indicação de cirurgia bariátrica

- DM 2
- Apneia obstrutiva do sono moderada ou grave (IAH > 15 eventos/h)
- Pseudotumor cerebral
- Esteatose hepática grave
- Apneia obstrutiva do sono leve (IAH > 5 eventos/h)
- Hipertensão arterial
- Resistência à insulina
- Intolerância oral à glicose
- Dislipidemia
- Qualidade de vida comprometida
- Habilidade de realizar atividades diárias comprometida

DM 2: *diabetes mellitus* tipo 2; IAH: índice apneia-hipopneia.

Novas técnicas de CB mais conservadoras têm sido propostas para adolescentes. A GVL é uma técnica cirúrgica inicialmente usada como primeiro passo de outras técnicas cirúrgicas em pacientes com risco cirúrgico elevado. Atualmente a GVL vem sendo utilizada como procedimento único, com perda de peso de 50-60%. As vantagens da GVL são a efetiva perda de peso sem a necessidade de um corpo estranho (como o balão gástrico) ou a dissociação do trato gastrointestinal. Quando realizada de forma isolada sem outras intervenções intestinais (como forma de tratamento precoce e de baixo impacto na fisiologia normal), gera melhor qualidade de vida e minimiza a síndrome de *dumping* devido à manutenção do piloro. A frequente observação da má aderência ao uso de polivitamínicos e oligoelementos no pós-operatório de CB de adolescente torna a GVL uma boa alternativa, pois as deficiências nutricionais são baixas. Essas vantagens são importantes quando se trata de adolescentes, nos quais a má absorção é totalmente indesejável. Por tudo isso a GVL é hoje a técnica mais realizada em adolescentes no mundo. Porém, deve-se lembrar que a GVL tem menor efetividade (principalmente em pacientes com obesidade grave) quando comparada a outras técnicas que abordam vias intestinais. Muitas vezes, com a GVL a perda de peso pode ser insuficiente ou até mesmo a recuperação do peso acontecer mais precocemente. Contudo, a GVL permite a opção de ser transformada na sequência em *bypass* gástrico em *Y-de*-Roux (como um segundo tempo cirúrgico) e assim potencializar a perda de peso.

As complicações de curto prazo da CB em adolescentes são comparáveis aos dados de adultos. A morbidade hospitalar varia de 4,2-5,9%. A saúde mental dos adolescentes antes e após a cirurgia, bem como alterações a longo prazo na psicopatologia, incluindo o risco de suicídio, abuso de álcool e drogas, deve ser considerada, pois há um risco aumentado.

Neste paciente, após a CB houve resolução do DM2 e da dislipidemia; porém, apesar da perda de peso significativa, ele manteve a HAS, e a esteato-hepatite progrediu para fibrose hepática portal (condição irreversível e grave). Apesar da perda de 33 kg em 15 meses, o paciente ainda continuava com obesidade e por isso foi indicado o segundo tempo de CB na tentativa de atingir o peso adequado e resolver ou melhorar as comorbidades ainda existentes.

REFERÊNCIAS

1. Black JA, et al. Bariatric surgery for obese children and adolescents: a systematic review and meta-analysis. Obesity Reviews. 2013;14.8:634-44.
2. Diabetes mellitus tipo 2 no jovem. Diretrizes SBD., 2014-2015. Disponível em: https://www.diabetes.org.br/profissionais/images/pdf/diabetes-tipo-2/009-Diretrizes-SBD-Diabetes-Mellitus-Jovem-pg71.pdf.
3. Franco RR, et al. Laparoscopic sleeve gastrectomy in severely obese adolescents: effects on metabolic profile. Archives of Endocrinology and Metabolism. 2017;61.6:608-13.
4. Rajjo T, et al. Treatment of pediatric obesity: an umbrella systematic review. The Journal of Clinical Endocrinology & Metabolism. 2017;102.3:763-75.
5. Shi X, Karmali S, Sharma AM, Birch DW. A review of laparoscopic sleeve gastrectomy for morbid obesity. Obesity Surgery. 2010;20(8):1171-7.
6. Sociedade Brasileira de Pediatria. Departamento de Nutrologia. Manual de orientação: obesidade na infância e adolescência. 3.ed. Disponível em: https://www.sbp.com.br/fileadmin/user_upload/Manual_de_Obesidade_-_3a_Ed_web_compressed.pdf.
7. Styne DM, et al. Pediatric obesity: assessment, treatment, and prevention: an Endocrine Society Clinical Practice guideline. The Journal of Clinical Endocrinology & Metabolism. 2017;102.3:709-57.
8. Vos MB, et al. NASPGHAN clinical practice guideline for the diagnosis and treatment of nonalcoholic fatty liver disease in children: recommendations from the Expert Committee on NAFLD (ECON) and the North American Society of Pediatric Gastroenterology, Hepatology and Nutrition (NASPGHAN). Journal of Pediatric Gastroenterology and Nutrition.2017;64.2:319.

Caso 13.5

Cristiane Kochi

HISTÓRIA

Menina de 8 anos de idade, natural e procedente de São Paulo. Veio encaminhada por ganho de peso desde 1 ano de idade.

HPMA

A mãe refere que notou ganho ponderal excessivo a partir de 1 ano de vida. Refere que come muito. Além de ganhar muito peso, refere que também cresce bastante, sendo a mais alta das amigas da mesma idade. Nega uso de medicamentos por via oral ou tópica.

Antecedentes

Nascida de parto normal, IG: 39 semanas, peso de nascimento 3.250 g, comprimento de nascimento 49 cm, teve alta com a mãe, sem intercorrências.

Nega doenças anteriores, internações ou cirurgias.

Refere DNPM adequado.

Mãe: 43 anos, G1P1A0, saudável, menarca aos 12 anos, estatura 157 cm, P: 55 kg.

Pai: 43 anos, saudável, estatura 175 cm, P: 98 kg.

Nega consanguinidade na família.

Refere casos de obesidade na família (**Figura 1**).

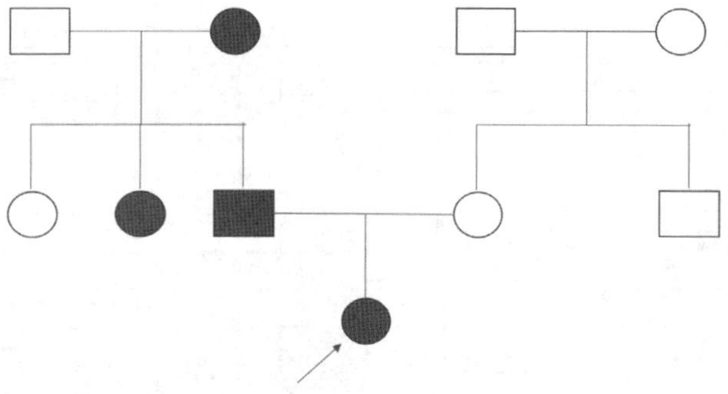

FIGURA 1 Heredograma da paciente com obesidade monogênica.
Preenchido em azul: pacientes com obesidade.

EXAME FÍSICO

Bom estado geral, hidratada, corada, anictérica, acianótica. EF geral: sem anormalidades.

PA: 80 × 40 mmHg

Altura = 138 cm (Z estatura: +1,9), peso = 50 kg (> p97), IMC: 26,25 (zIMC: +3,3), mostrados na **Figura 2** e na **Figura 3**.

M 1, PP: 1, sem clitoromegalia.

Tireoide: normopalpável.

Acantose *nigricans* em regiões cervical e axilar (escore 5 – acantose moderada, **Tabela 1**).

Circunferência abdominal: 80 cm; relação CA/estatura: 0,57.

DIAGNÓSTICO INICIAL

- Obesidade grave.

EXAMES SUBSIDIÁRIOS

- Idade óssea: 8 anos e 10 meses.

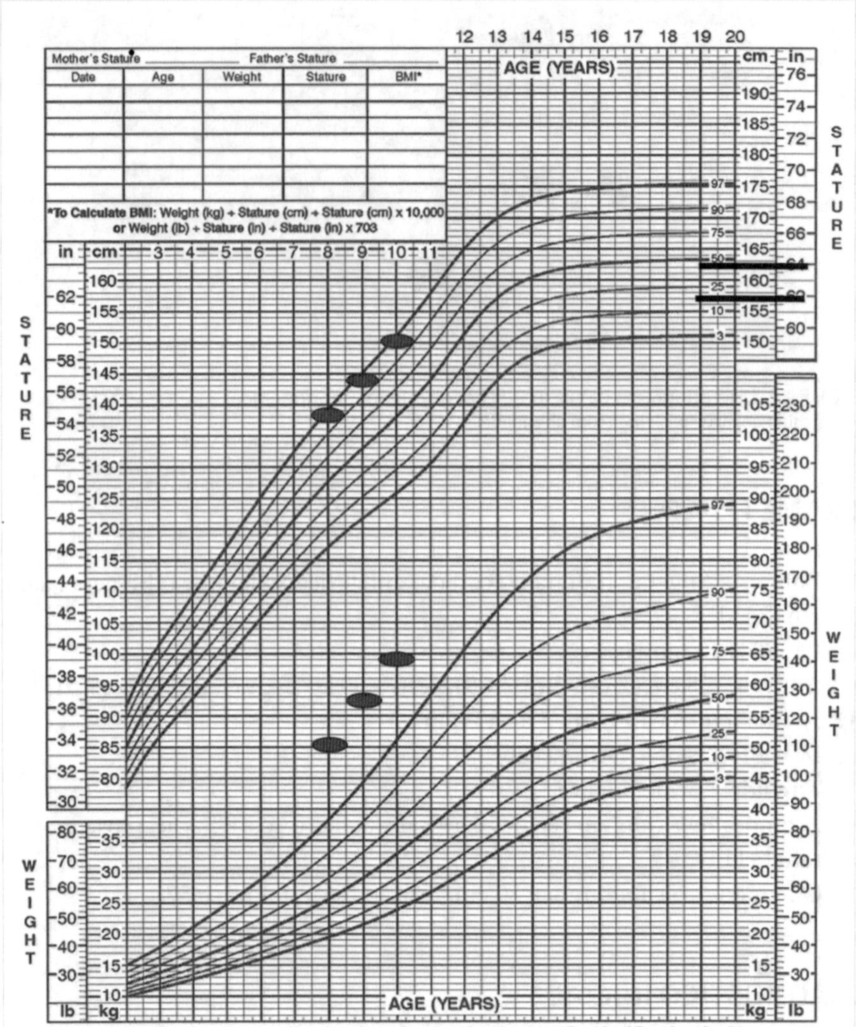

FIGURA 2 Evolução estatural.

Fonte: National Center for Health Statistics and National Center for Chronic Disease Prevention and Health Promotion, 2000.

http://www.cdc.gov/growthcharts

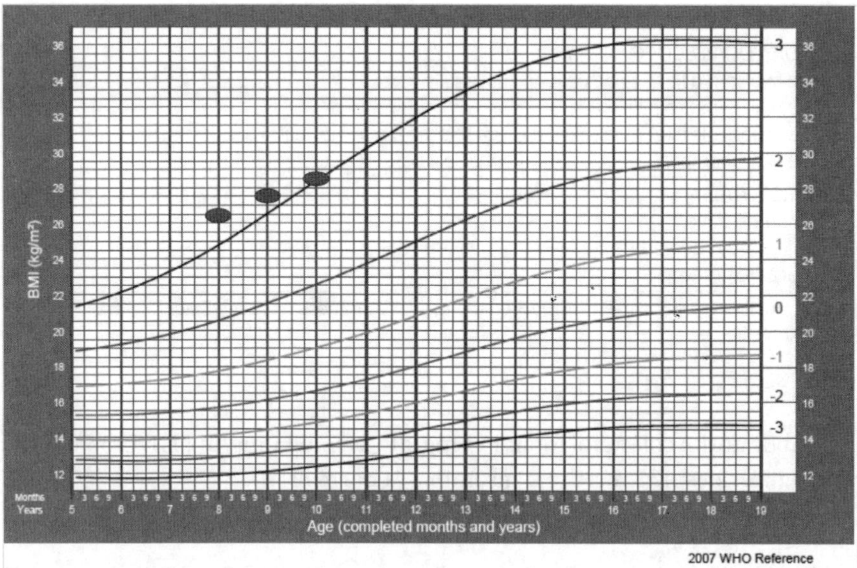

FIGURA 3 Evolução do índice de massa corporal.

TABELA 1 Escala quantitativa de acantose *nigricans*
PESCOÇO: 0. Ausente 1. Visível à observação minuciosa, extensão não mensurável 2. Limitado à nuca e ausente na parte lateral do pescoço. Máximo de 7,5 cm 3. Estende-se às margens laterais do pescoço, não visível com o paciente de frente. Mede entre 7,5-15 cm 4. Extensão lateral e anterior do pescoço, maior que 15 cm, vista de frente
AXILA: 0. Ausente 1. Visível à observação minuciosa, extensão não mensurável 2. Localizada na porção central da axila 3. Envolve toda a fossa axilar, não visível com o braço fechado 4. Visto de frente e de costas, mesmo com o braço fechado
ARTICULAÇÕES METACARPOFALANGEANAS: 0. Ausente 1. Presente
COTOVELOS: 0. Ausente 1. Presente
JOELHOS: 0. Ausente 1. Presente

(continua)

TABELA 1 Escala quantitativa de acantose *nigricans* (continuação)

TEXTURA DO PESCOÇO: 0. Pele fina sem diferença da pele normal à palpação 1. Pele mais grossa à palpação 2. Pele espessada e irregular. Elevada com relação à pele normal 3. Pele extremamente irregular, "montanhas e vales", aspecto verrucoide
ESCORE TOTAL: 1-3: acantose leve 4-7: acantose moderada 8-11: acantose severa

Fonte: modificada de Burke JP, et al. Quantitative scale of acanthosis nigricans. Diabetes Care. 1999;22:10; 655-9.

- Laboratório: colesterol total: 173 mg/dL; LDL: 111 mg/dL; HDL: 36 mg/dL; triglicérides: 132 mg/dL; transaminases normais.
- Relação TG/HDL: 3,66.

Testes hormonais testes – GTTo: (1,75 g/kg de glicose VO)					
Tempo (min)	0	30	60	90	120
Glicemia (mg/dL)	80	123	119	114	100
Insulina (mUI/L)	28	100	250	240	110

CONDUTA/TRATAMENTO

- Orientação de mudança de estilo de vida.

DIAGNÓSTICO DEFINITIVO

- Obesidade monogênica.

EVOLUÇÃO RESUMIDA

A paciente evoluiu sem intercorrências, porém com dificuldade de seguir as orientações de reeducação alimentar e realização de atividade física. Durante o acompanhamento manteve o ganho ponderal e o IMC elevado (**Figura 2** e **Figura 3**).

COMENTÁRIOS

A paciente do caso iniciou com quadro de obesidade em idade muito precoce (ao redor de 1 ano de idade) e atualmente apresenta obesidade grave. Um dos critérios utilizados para definir obesidade grave é o da Organização Mundial da Saúde (OMS), quando o escore z IMC é maior do que 3, em crianças (acima dos 5 anos) e adolescentes. Além disso, também apresenta sinais sugestivos de resistência à insulina (circunferência abdominal aumentada, com relação circunferência abdominal/estatura > 0,5; acantose *nigricans* moderada, relação TG/HDL > 3 e concentração de insulina basal elevada).

A obesidade tem herança poligênica e multifatorial, mas, em casos de obesidade grave e de início precoce, deve-se pensar em causa monogênica. Dentre as causas monogênicas, a mais frequente é a mutação do gene *MC4R* (OMIM*155541). O gene *MC4R*, localizado no cromossomo 18q21.3, codifica a proteína do receptor tipo 4 da melanocortina. Esse é um de membrana acoplado à proteína G e expresso em várias regiões do SNC, incluindo o hipotálamo (núcleo paraventricular). A ativação do MC4R pelo alfa-MSH (hormônio estimulador de melanócitos) aumenta a sinalização de saciedade.

Após ingestão alimentar, os adipócitos secretam a leptina, que vai agir em seus receptores localizados em neurônios da POMC (núcleo arqueado). A POMC sofre processamento por enzimas, dentre elas a proconvertase tipo 1 (PCSK1), originando alguns peptídeos (alfa-MSH e beta-MSH). O alfa-MSH se liga aos receptores MC4R, estimulando a saciedade e o gasto energético (**Figura 4**).

Portanto, mutações em genes dessa via leptina/MC4R estão associadas à obesidade monogênica (**Tabela 2**).

As mutações no gene *MC4R* são a principal causa de obesidade monogênica grave de início precoce, sendo sua prevalência descrita em cerca de 2-6% dos casos de obesidade precoce, dependendo da população estudada. A maioria dos pacientes é heterozigoto para a mutação e a herança é autossômica dominante, porém pacientes homozigotos e heterozigotos compostos também foram descritos, e esses apresentam quadro mais grave de obesidade em relação aos heterozigotos.

Estudo realizado no Brasil por Fonseca et al. avaliou a presença de mutações no *MC4R* em 157 adultos com obesidade grave, de início na infância, encontrando prevalência de 5,4% nessa casuística.

Na infância, os pacientes portadores da mutação apresentam hiperfagia, maior escore z de estatura, maior porcentagem de massa gorda, de massa magra, maior densidade mineral óssea e hiperinsulinemia. Quando esses pacientes chegam à fase de adolescência, o hiperinsulinismo reduz e, quando adultos,

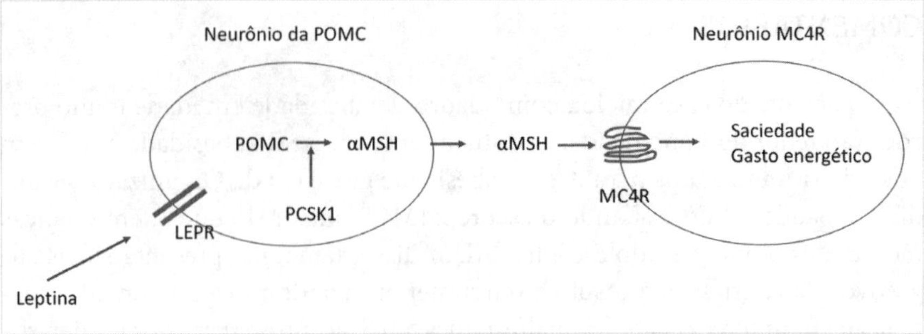

FIGURA 4 Via leptina/MC4R: a leptina produzida pelos adipócitos se alia a seu receptor (LEPR) e estimula o processamento da pro-opiomelanocortina (POMC), pela pró-convertase tipo 1 (PCSK1), em alfa-MSH. O alfa-MSH vai atuar no receptor de membrana acoplado à proteína G (MC4R), aumentando a produção de AMPc e ativando os sinais de saciedade e gasto energético.

Fonte: modificada de Ayers KL, et al. Melanocortin 4 receptor pathway dysfunction in obesity: patient stratification aimed at MC4R agonist treatment. J Clin Endocrinol Metab. 2018;103:2601-12.

TABELA 2 Genes associados à obesidade de início precoce e grave e suas características clínicas

Gene	Nome completo	Localização	Características associadas
ADCY3	Adenilato ciclase 3	22p23.3	DM2
BDNF	*Brain-derived neurotrophic factor*	11p14.1	Hiperfagia, hiperatividade, disfunção cognitiva
LEP	Leptina	7q32.1	Hiperfagia, hipogonadismo hipogonadotrófico, alterações metabólicas e imunes
LEPR	Receptor da leptina	1p31.3	Hiperfagia, hipogonadismo hipogonadotrófico, alterações metabólicas e imunes
MC4R	Receptor da melanocortina tipo 4	18q21.32	Aumento da velocidade de crescimento e alta estatura final, hiperinsulinemia de jejum
PCSK1	Pró-proteína convertase subtilisina/kexina tipo 1	5q15	Hiperfagia, alteração do metabolismo da glicose, menor velocidade de crescimento, hipotireoidismo, hipogonadismo hipogonadotrófico, hipocortisolismo
POMC	Pro-opiomelanocortina	2p23.3	Obesidade de início nos primeiros meses de vida, deficiência de ACTH, cabelos ruivos e palidez cutânea

Fonte: modificada de Fairbrother U, et al. Genetics of Severe Obesity. Curr Diabetes Reports. 2018;18:85.

não apresentam maior risco de DM2 em relação às outras causas de obesidade. Além disso, nessa fase a hiperfagia também diminui e a taxa metabólica basal fica semelhante à dos indivíduos eutróficos. Não apresentam alterações hormonais e não há evidência de maior prevalência de transtorno alimentar compulsivo nesses pacientes. A perda de peso não é eficaz com mudança do estilo de vida, e atualmente a cirurgia bariátrica é a única opção de tratamento de sucesso. Porém, quando realizada em pacientes homozigotos, não tem impacto na perda de peso em longo prazo.

O tratamento com setmelanotida, que é um agonista seletivo do MC4R, poderia ser uma opção terapêutica nesses casos, assim como em mutações de outros genes da via do MC4R/leptina. Os estudos têm demonstrado eficácia na perda de peso, sem efeitos colaterais cardiovasculares.

REFERÊNCIAS

1. Ayers KL, et al. Melanocortin 4 receptor pathway dysfunction in obesity: patient stratification aimed at MC4R agonist treatment. J Clin Endocrinol Metab. 2018;103:2601-12.
2. Baldini G, Phelan KD. The melanocortin pathway and control of appetite- progress and therapeutic implications. J Endocrinol. 2019;241(1):R1-R33.
3. Collet TH, et al. Evaluation of a melanocortin-4 receptor (MC4R) agonist (setmelanotide) in MC4R deficiency. Molecular Metabolism. 2017;6:1321-9.
4. Fairbrother U, Kidd E, Malagamuwa T, Walley A. Genetics of severe obesity. Current Diabetes Reports. 2018;18:85.
5. Fonseca ACP, Abreu GM, Zembrzuski VM, Campos Junior M, Carneiro JRI, Magno FCCM et al. Identification of the MC4R start lost mutation in a morbidly obese Brazilian patient. Diabetes, Metabolic Syndrome and Obesity: Targets and Therapy. 2019:12 257-66.

Seção 14

Diabetes *mellitus*

Coordenação:

Luis Eduardo P. Calliari

Caso 14.1

Luis Eduardo P. Calliari

HISTÓRIA

Sexo masculino, 5 anos, natural e procedente de São Paulo, vem ao serviço de emergência com história de poliúria e polidipsia há 2 semanas.

HPMA

O paciente procurou o PS infantil com história de polidipsia e poliúria por 2 semanas, enurese noturna, perda de peso referida de 1-2 kg. Nas últimas 6 horas apresentou 4 episódios de vômitos e queda do estado geral.

Antecedentes

Pai e mãe saudáveis, não consanguíneos. Irmã mais velha saudável.

EXAME FÍSICO

Ao exame físico paciente encontrava-se em mau estado geral, desidratado (perda estimada de ~10%), taquidispneico (respiração de Kussmaul), taquicárdico, acianótico, afebril. Hálito cetônico.

FC = 120 bpm; FR = 50 mpm. Estatura: 112,5 cm (p50-75).

Peso: 21,4 kg (p75-90). Estatura alvo: p50.

DIAGNÓSTICO INICIAL

- Poliúria e polidipsia a esclarecer.

- Cetoacidose diabética.

EXAMES SUBSIDIÁRIOS

Glicemia capilar realizada à entrada no PS = 450 mg/dL.
Foram solicitados exames:

- Glicemia (não em jejum) = 540 mg/dL.
- K 4,0 mE/L (3,5-5,0), Na 132 mEq/L (135-145).
- pH 7,15; Bic = 7 mmol/L.
- Cloro 100 mEq/L (97-107).
- Cetonemia 3,2 mmol/L (< 0,6).
- Glicosúria 4+/cetonúria 3+.

DIAGNÓSTICO DEFINITIVO

- Cetoacidose diabética – gravidade moderada– primodescompensação.

CONDUTA/TRATAMENTO

Encaminhado à UTI pediátrica, entrou no protocolo de tratamento de CAD. Após 10 horas a glicemia estava em torno de 250 mg/dL e após 22 horas houve a negativação da cetonúria. Na manhã do primeiro dia após a suspensão do soro de hidratação foi introduzida insulina Glargina e insulina Asparte, ambas por via subcutânea, e encaminhado à enfermaria para acompanhamento do controle glicêmico.

EVOLUÇÃO RESUMIDA

Ficou internado durante 5 dias na enfermaria, período no qual foram adquiridos insumos para programar a alta (glicosímetro, lancetador, lancetas, seringas/canetas aplicadoras, insulina). Durante a internação foi feito treinamento com equipe de educação em diabetes para aplicação de insulina e realização de glicemias capilares, bem como orientação pela equipe de nutrição.

COMENTÁRIOS

O paciente apresentou quadro de CAD de moderada gravidade. Pelos critérios atuais a CAD é definida quando há glicemia acima de 200 mg/dL, pH menor que 7,3 e cetonemia ou cetonúria positiva. A gravidade da cetoacidose é definida pelo grau de acidose: leve: pH venoso: < 7,3 ou bicarbonato < 15 mmol/L; moderada: pH venoso: < 7,2 ou bicarbonato < 10 mmol/L, e grave: pH venoso: < 7,1 ou bicarbonato < 5 mmol/L.

Os sintomas que o trouxeram à emergência são típicos da hiperglicemia progressiva que ocorre ao diagnóstico. A CAD ao diagnóstico tem uma frequência muito variável, de 15-70%, dependendo do local onde é feito o levantamento. Dados nacionais mostram percentuais em torno de 42% de CAD ao diagnóstico. Em nosso serviço, esse número gira em torno de 60% dos pacientes.

A coleta de exames inicial obrigatória inclui: hemograma; glicemia; gasometria venosa – pH, bicarbonato e CO_2; cetonemia (beta-hidroxibutirato) ou cetonúria (acetoacetato); eletrólitos sódio (Na) e potássio (K); ureia e creatinina.

O paciente foi encaminhado para UTI devido à necessidade de local com pessoal médico e paramédico treinado, pois o quadro metabólico é grave, instável e envolve vários distúrbios metabólicos associados e evolutivos.

As medidas iniciais de suporte incluem: garantir permeabilidade de vias aéreas, acesso venoso periférico, monitorização cardíaca, uso de oxigênio se houver choque ou alterações circulatórias graves, uso de antibióticos quando indicado e cateterização vesical se necessário (lactentes ou crianças graves).

Durante o acompanhamento, é obrigatória a monitorização cuidadosa devido a múltiplos controles e necessidade frequente de ajuste do tratamento de acordo com a evolução. É recomendado o uso de uma folha de evolução, com anotações hora a hora da evolução clínica, laboratorial, medicações e fluidos utilizados, assim como de resultados laboratoriais.

Controles que devem ser feitos de hora em hora: clínico: sinais vitais [frequência cardíaca (FC), frequência respiratória (FR), pressão arterial (PA), observação neurológica (cefaleia, vômitos recorrentes, irritabilidade, confusão, sonolência, paralisia de pares cranianos, escore de Glasgow); glicemia capilar; infusão e perdas hídricas]. Controlar a cada 2-4 horas (dependendo da gravidade): glicemia, Hb/Hto, gasometria venosa, Na e K, cetonemia (se disponível); detonúria às micções.

O tratamento envolve reposição volêmica, insulina e correção dos distúrbios eletrolíticos. Cada serviço deve ter um protocolo para guiar as condutas, já que a CAD não é frequente em pediatria e os riscos do tratamento são elevados.

As condutas a seguir seguem o protocolo atual da Pediatria da Santa Casa.

Deve-se realizar uma expansão inicial com soro fisiológico (SF) 0,9%: 10 mL/kg em 1 hora, podendo ser repetido a critério médico. Exceção seria a presença de choque, indicando a necessidade de expansão mais rápida, ou se já for detectada hipocalemia (K < 4,5 mEq/L) à chegada do paciente, na vigência de acidose (com diurese presente), quando está indicado o uso de potássio 40 mEq/L já na expansão.

O volume a ser infundido deve assumir perda de 10% do volume para todos os pacientes, e o cálculo é feito por meio do acréscimo de 10% às necessidades basais do paciente, calculado pela regra de Holliday-Segar. O volume calculado deve objetivar reidratar o paciente lentamente em 36 horas, sendo metade em 12 horas e a outra metade nas 24 horas subsequentes.

Acrescentar glicose para manter um soro com concentração de glicose a 5%, se houver queda de glicemia superior a 90 mg/dL/h, ou glicemia ≤ 250 mg/dL.

A reposição de potássio é necessária, independentemente dos valores de potássio sérico, utilizando 40 mEq/L, na forma de KCl. O início da reposição depende dos valores iniciais de potássio. De K < 4,5 mEq/L, iniciar no momento da introdução do volume de expansão; se K > 4,5 e < 6,5 mEq/L, iniciar após a expansão inicial; se K > 6,5 mEq/L, aguardar a presença de diurese antes de iniciar a reposição.

A insulina deve ser iniciada após a primeira expansão. O esquema utilizado é por via intravenosa (IV), com insulina regular (IR) na dose 0,1 UI/kg/h. Sugere-se a seguinte diluição: 100 UI de insulina regular em 100 mL de SF 0,9% para obter concentração de 1 UI/mL e a velocidade em bomba de infusão ficar equivalente a 0,1 mL/kg/h. Não administrar dose de ataque (*bolus*). Utilizar essa dose de insulina até a glicemia ≤ 250 mg/dL, ou se houver queda da glicemia superior a 90 mg/dL/h. Nessas situações a dose deve ser reduzida para 0,05 UI/kg/h. Manter infusão de insulina IV enquanto não houver resolução da acidose (pH > 7,3, HCO_3 > 15 mmol/L) e negativação de cetonemia/cetonúria.

Não há benefício clínico do uso de bicarbonato de sódio na maioria dos casos, devendo ser utilizado excepcionalmente em CAD grave (pH < 6,9) ou em hipercalemia que ameace a vida (com repercussão cardíaca), na dose 1-2 mEq/kg em 1 hora.

Atenção para as complicações do tratamento, principalmente edema cerebral, hipocalemia e hipoglicemia.

O paciente em questão recebeu tratamento seguindo esse protocolo, com duração de 22 horas até a suspensão do soro e início da insulinoterapia subcutânea.

A CAD é a maior causa de óbito em crianças e adolescentes com DM1, e seu tratamento induz a riscos que devem ser evitados por meio da utilização de protocolos e monitorização constante.

REFERÊNCIAS

1. Dabelea D, Rewers A, Stafford JM, et al. Trends in the prevalence of ketoacidosis at diabetes diagnosis: the SEARCH for Diabetes in Youth Study. Pediatrics. 2014;133(4):e938-945.
2. Kuppermann N, Ghetti S, Schunk JE, Stoner MJ, Rewers A, McManemy JK, et al.; Pecarn DKA Fluid Study Group. Clinical Trial of Fluid Infusion Rates for Pediatric Diabetic Ketoacidosis. N Engl J Med. 2018 Jun 14;378(24):2275-87.
3. Negrato CA, Cobas RA, Gomes MB, Group BTDS. Temporal changes in the diagnosis of type 1 diabetes by diabetic ketoacidosis in Brazil: a nationwide survey. Diabet Med. 2012;29(9):1142-7.
4. Wolfsdorf JI, Glaser N, Agus M, Fritsch M, Hanas R, Rewers A, et al. ISPAD Clinical Practice Consensus guidelines 2018: diabetic ketoacidosis and the hyperglycemic hyperosmolar state. Pediatr Diabetes. 2018 Oct;19 Suppl 27:155-77.

Caso 14.2

Luis Eduardo P. Calliari

HISTÓRIA

Paciente de 14 anos, sexo masculino, veio em consulta médica acompanhado da mãe, com diagnóstico de DM tipo 1 (DM1) desde 8 anos de idade por apresentar dificuldade em controlar a glicemia.

HPMA

Aos 8 anos de idade apresentou polidipsia e poliúria por 20 dias. Foi levado ao pronto-socorro, onde foi detectada glicemia de 410 mg/dL e confirmado o diagnóstico de DM1. Não apresentava cetoacidose no momento da internação. Ficou 5 dias internado para melhora do quadro e início da terapia com insulina. Fez avaliação de anticorpos anti-GAD e ICA 512, com resultado positivo.

Durante o primeiro ano ficou muito bem controlado, com HbA1c abaixo de 7%, e depois manteve-se com HbA1c entre 7-8,5%. Nos últimos anos, na tentativa de melhorar o controle, que vinha ficando mais elevado, começou a apresentar episódios de hipoglicemia. A principal queixa da família no momento da primeira consulta foi relacionada à variabilidade glicêmica.

Com a entrada na puberdade, o manejo do diabetes se tornou mais complexo, e houve piora das variações no controle glicêmico, que a família associa a mudança de hábitos e também à insulinoterapia.

Estava em uso de insulina glargina, 31 U ao dia, e utilizava insulina asparte com doses fixas ou estimadas.

Antecedentes

Internação por descompensação apenas ao diagnóstico. Mãe apresenta tireoidite, em uso de levotiroxina 100 mcg. Pai apresenta dislipidemia, em uso de sinvastatina 40 mg/d.

Irmã mais nova saudável.

EXAME FÍSICO

- Paciente apresentava estatura no percentil 50 e peso entre p25-50.
- Estadiamento de Tanner G4 P4. PA 110/70 mmHg.
- Tireoide de tamanho normal, consistência pouco endurecida.
- Lipodistrofia em abdome.

DIAGNÓSTICO INICIAL

- DM tipo 1: variabilidade glicêmica.

EXAMES SUBSIDIÁRIOS

- HbA1c = 8,9%.
- TSH = 2,3 U/L; T4 livre = 1,0 ng/dL; AC anti-TPO= 110 U/mL (< 60); AC anti- TG = 132 U/mL (< 100).
- AC antitransglutaminase tecidual: negativo.
- Colesterol total = 169 mg/dL; LDLc = 95 mg/dL; TG =76 mg/dL.
- Microalbuminúria em amostra isolada de urina: negativa.
- Fundo de olho: sem alterações.
- Sensor glicose subcutâneo (FreeStyle Libre) > **Figuras 1, Figura 2** e **Figura 3**.

DIAGNÓSTICOS DEFINITIVOS

- DM tipo 1 com elevada variabilidade glicêmica.
- Tireoidite de Hashimoto em eutireoidismo.

CONDUTA/TRATAMENTO

- Orientações gerais: melhorar alimentação, fazer rodízio no local da aplicação, intensificar atividades físicas.
- Iniciar uso de sensor de glicose – FreeStyle Libre – para avaliação das variações glicêmicas.
- Trocada insulina basal por insulina degludeca.
- Insulina rápida foi mantida, com orientação parar iniciar contagem de carboidratos, sendo estabelecidas razão insulina/carboidratos, meta glicêmica e sensibilidade insulínica (fator de correção).
- Encaminhado à nutricionista para acompanhamento conjunto.

EVOLUÇÃO RESUMIDA

Ao avaliar esses resultados, optou-se pela troca da insulina basal de glargina 31 U para degludeca, com redução de dose em 20%, para 25 U.

Em relação à insulina rápida foi mantida a asparte, foi introduzido uso de caneta de 0,5 U, orientação para aplicar 15 minutos antes da refeição, e orientado a fazer contagem de carboidratos e utilizar fator de correção.

Com o tempo a dose de degludeca foi estabilizada, levando em consideração principalmente o período noturno, e as doses de asparte foram ajustadas com base nos controles glicêmicos.

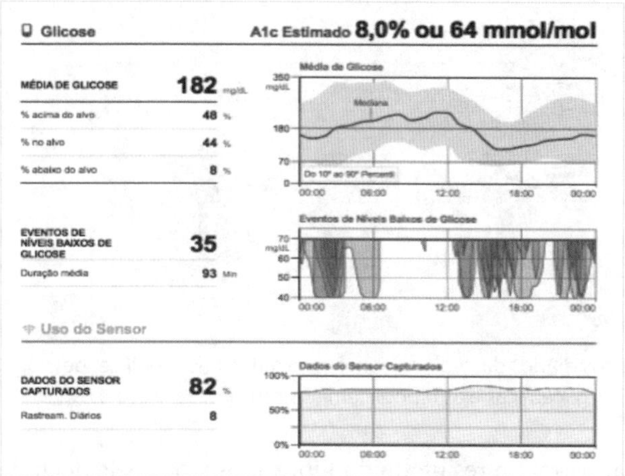

FIGURA 1 Panorama geral – sensor de glicose na primeira consulta.
A avaliação pelo Libre mostra que o paciente escaneava o sensor 8 vezes ao dia e mantinha um tempo no alvo (*time in range* – TIR) de 44%, com 8% de hipoglicemia. O gráfico de "eventos de níveis baixos de glicose" mostra a duração e os principais horários das hipoglicemias, que se concentram à tarde e na madrugada.

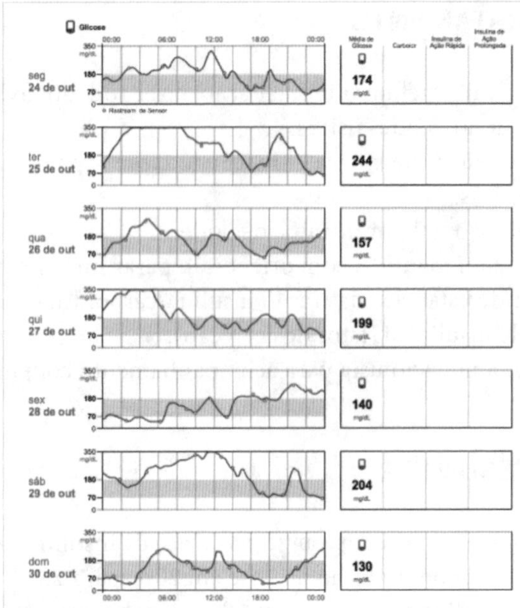

FIGURA 2 Resumo semana dos registros diários antes das modificações. O gráfico semana mostra grande variabilidade glicêmica e muita diferença no padrão entre os dias. Observar que em várias noites a glicemia se eleva após valores baixos ao deitar, representando medo de hipoglicemia (*fear of Hypo*) sendo hipercompensado por excesso de carboidrato. Em outras madrugadas há queda da glicemia.

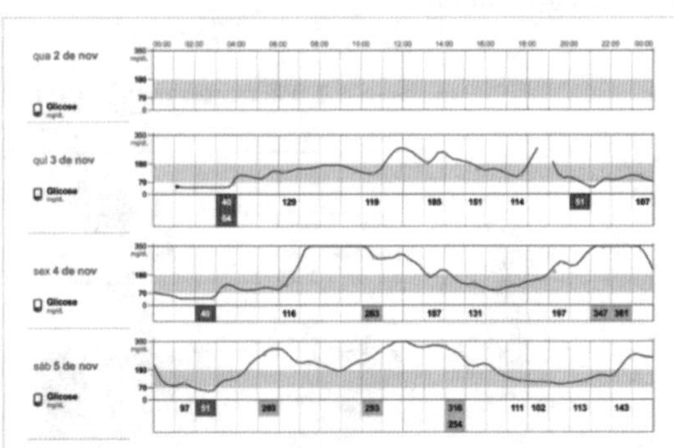

FIGURA 3 Registros diários da evolução glicêmica antes das modificações. O gráfico diário mostra as flutuações glicêmicas e as hipoglicemias noturnas.

Os gráficos mostram o resultado do Libre após troca pela degludeca (**Figura 4**). Nesse momento a HbA1c laboratorial era de 7,1%. O paciente descreve redução das hipoglicemias e de sua gravidade, e com isso maior tranquilidade e melhora da qualidade de vida de toda a família.

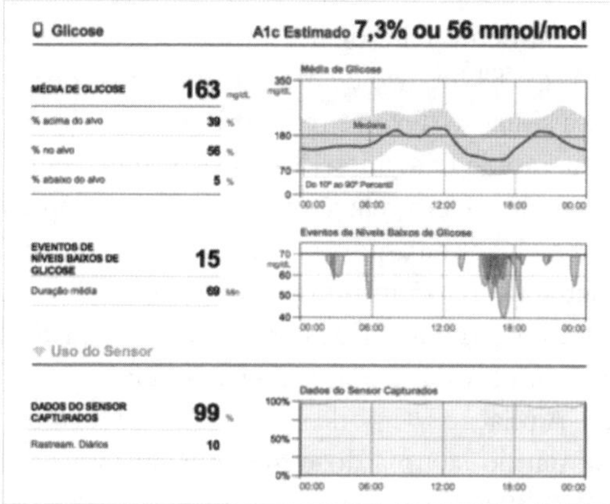

FIGURA 4 Panorama geral após modificações. Mostra aumento do TIR para 56%, e redução de hipoglicemias para 5%.

COMENTÁRIOS

A entrada na puberdade traz consigo muitas dificuldades ao controle glicêmico de pacientes com DM1. As mudanças hormonais e emocionais interferem, levando a maior variabilidade glicêmica e elevação das médias de glicemia.

A utilização das novas tecnologias com sensores de glicose subcutânea permitiu entender as variações glicêmicas que o paciente apresentava e direcionou o ajuste de dose. Os sensores têm auxiliado muito na observação dos perfis glicêmicos dos pacientes com DM1 e permitem avaliar as modificações decorrentes da troca de insulina. O tempo no alvo (*time in range* - TIR), o tempo em hipoglicemia e a visualização do perfil glicêmico ambulatorial (*ambulatory glucose profile* - AGP) auxiliam na tomada de decisões e devem ser utilizados sempre que for possível. Já há estudos nacionais mostrando que sua utilização beneficia o controle, havendo correlação entre o número de leituras de glicose ao dia e o aumento de tempo no alvo.

Em relação à insulinoterapia basal, nos últimos anos vimos a chegada das insulinas ultralongas, representadas pela degludeca e pela glargina U-300. No caso descrito a opção foi pela degludeca, cujas modificações promovidas na molécula de insulina levaram a uma lentificação da absorção, com consequente aumento da duração e da estabilidade. A tradução clínica dessas características é refletida em aspectos práticos para o paciente, como a utilização de apenas uma dose ao dia, a possibilidade de atrasar ou adiantar a aplicação sem afetar o controle e a redução dos episódios de hipoglicemia, principalmente os noturnos e os graves. A aprovação em bula a partir de 1 ano de idade traz maior segurança para seu uso na infância. A troca de outra insulina basal (glargina ou detemir) para degludeca é geralmente feita de 1:1 unidade, exceto se houver relato de hipoglicemia e HbA1c < 8% ou uso de mais de uma dose de basal ao dia previamente à troca. Nessa situação deve-se reduzir em 20% a dose de insulina basal.

O uso de insulina rápida feito anteriormente pelo paciente, com doses fixas, não permite um bom ajuste em relação às variações glicêmicas e alimentares. Optou-se por manter a insulina asparte, que tem perfil mais fisiológico do que a regular, devendo ser aplicada 15 minutos antes da refeição. A utilização de cálculos de *bolus* através de contagem de carboidratos e sensibilidade insulínica, embora traga uma complexidade maior ao tratamento, permite melhor ajuste da dose de insulina. A relação I/C pode ser obtida pela fórmula 400/DTD (dose total diária) ou estimando-se uma dose média e ajustando conforme as glicemias capilares (1U/20-30 g de carbo para crianças, 1/8-15 g para adolescentes). Para correção pode-se usar a fórmula 2.000/DTD ou estimar uma sensibilidade inicial e ir ajustando posteriormente (1U/100-200 mg/dL para adolescentes, 1U/50-100 para crianças e 1U 40-60 mg/dL para adolescentes).

O encaminhamento para a nutricionista faz parte da rotina do atendimento do paciente com DM1, com treinamento para contagem de carboidrato e alimentação saudável.

Em relação à presença de tireoidite, essa é a doença autoimune mais comum em associação ao DM1, não havendo necessidade de tratamento enquanto não houver alteração de função, comprovada por aumento do TSH.

Os avanços na terapêutica do paciente com DM1 vêm ocorrendo de forma cada vez mais rápida, cabendo ao médico conhecer as características das novas insulinas para poder fazer a individualização do tratamento, atendendo às necessidades específicas de cada paciente.

REFERÊNCIAS

1. Calliari LEP, Krakauer M, Vianna AGD, Ram Y, Barbieri DE, Xu Y, Dunn TC. Real-world flash glucose monitoring in Brazil: can sensors make a difference in diabetes management in developing countries? Diabetol Metab Syndr. 2020 Jan 7;12:3.
2. Conduta terapêutica no diabetes tipo 1: algoritmo da SBD. Posicionamento Oficial da SBD, n. 1/2020.
3. Danne T, Phillip M, Buckingham B, Jarosz-Chobot P, Saboo B, Urakami T, et al. Insulin treatment in children and adolescents with diabetes. Pediatric Diabetes. 2018 Oct;19(Suppl.27):115-35.
4. Melo KFS, Bahia LR, Pasinato B, Porfirio GJM, Martimbianco AL, Riera R, et al. Short-acting insulin analogues versus regular human insulin on postprandial glucose and hypoglycemia in type 1 diabetes mellitus: a systematic review and meta-analysis. Diabetol Metab Syndr. 2019 Jan 3;11:2.

Caso 14.3

Laura de Freitas Pires Cudízio

HISTÓRIA

Paciente de 3 anos e 6 meses, sexo feminino, veio em consulta médica acompanhada dos pais, com diagnóstico de DM tipo 1 (DM1) desde 1 ano e 8 meses de idade por apresentar muitas hipoglicemias.

HPMA

Com 1 ano e 8 meses de idade a mãe notou que a criança estava usando mais fraldas do que o habitual, especialmente nas trocas noturnas, além de pedir leite o tempo todo. Após 7 dias notou a respiração "curta e rápida". Foi levada ao pronto-socorro, avaliada e recebeu alta com prescrição de broncodilatador. Após 12 horas a mãe percebeu que a respiração se mantinha alterada e a criança estava muito pálida e prostrada, retornou ao pronto-socorro e foi realizada medida de glicemia capilar com resultado 566 mg/dL. Foi internada em UTI por 48 horas para tratamento em protocolo de cetoacidose diabética, glicemia de 605 mg/dL, confirmando diagnóstico e gasometria venosa com pH = 7,03 e bicarbonato = 3 (cetoacidose grave). Permaneceu internada por mais 5 dias em enfermaria para início da terapia com insulina e treinamento da família quanto aos cuidados domiciliares. Fez avaliação de anticorpos anti-GAD e anti-insulina, com resultado positivo.

Desde o início do tratamento está em uso de insulina degludeca e insulina lispro (administrada com caneta de 0,5 unidade para maior precisão de dose). Faz uso contínuo de monitor de glicose intersticial por *flash*, sempre confirmando valores pré-prandiais com glicemia capilar (e sempre que valores abaixo de 70 mg/dL ou acima de 200 mg/dL). Mãe e pai fazem contagem de carboidratos com auxílio de aplicativo de celular. No período que está na escola as duas professoras fazem a medida do sensor e a mãe orienta por telefone a dose de insulina a ser administrada.

Durante os primeiros 8 meses ficou muito bem controlada, sem apresentar hipoglicemias a não ser quando brincava muito sem se alimentar. Há 1 ano passou a apresentar difícil controle da glicemia, especialmente no período noturno, sendo que quando era aumentada a dose de basal apresentava muitas hipoglicemias, mas quando reduzida a dose de basal era necessária a administração de *bolus* durante a madrugada – muitas vezes evoluindo com hipoglicemias após correção mesmo quando administrada apenas 0,5 unidade de insulina ultrarrápida. A mãe relata que nas últimas semanas tem sido necessário aumentar a dose de insulina para correção, pois "o aplicativo sempre calcula pouco" e muitas vezes é necessário uso de *bolus* de correção mesmo sem alimentação.

Estava em uso de insulina degludeca 5 U ao acordar e utilizava insulina lispro de acordo com a contagem de carboidratos (objetivo glicêmico 130 mg/dL, fator de sensibilidade 150, relação insulina-carboidrato 30). Dose total diária de 0,8 UI/kg/dia sendo 40% de basal e 60% de *bolus*.

Antecedentes

Internação por descompensação apenas ao diagnóstico.

Episódio único de broncoespasmo com 1 ano e 6 meses – após iniciar a escola.

Mãe hígida. Pai com vitiligo.

EXAME FÍSICO

- Paciente apresentava estatura no percentil 25 e peso entre p25-50.
- Estadiamento de Tanner M1P1.
- Tireoide de tamanho normal.
- Ausência de lipodistrofia.

DIAGNÓSTICO INICIAL

- DM tipo 1: variabilidade glicêmica.

EXAMES SUBSIDIÁRIOS

- HbA1c = 7,6%.
- TSH = 1,44 U/L; T4 livre = 1,08 ng/dL; AC anti-TPO = 21,1 U/mL (< 35 U/mL); AC anti-TG = 10,6 U/mL (< 115 U/mL); AC antitransglutaminase tecidual = negativo.
- Sensor de glicose subcutâneo (FreeStyle Libre) – **Figura 1**.

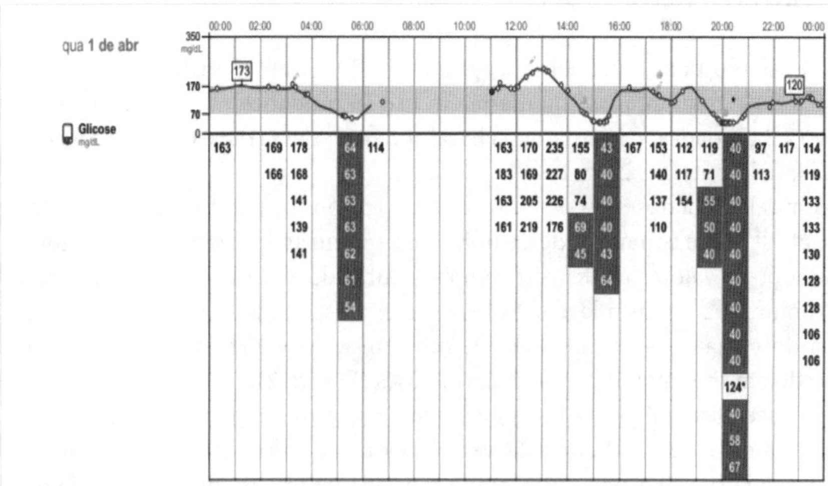

FIGURA 1 Relatório do monitor contínuo de glicose intersticial mostrando a dificuldade em alcançar bons controles, com muita variabilidade glicêmica e hipoglicemias pós-correção.

DIAGNÓSTICO DEFINITIVO

- DM tipo 1 com elevada variabilidade glicêmica.

CONDUTA/TRATAMENTO

Orientações gerais: ajustar as doses programadas no aplicativo de acordo com os cálculos que a mãe estava utilizando (objetivo glicêmico 120 mg/dL, fator de sensibilidade 150, relação insulina-carboidrato 25). Reforçadas orientações de correção de hipoglicemia com 0,3 g/kg de glicose de rápida absorção.

Modificado tratamento para sistema de infusão contínua de insulina acoplado a sistema de monitorização contínua de glicose em líquido intersticial com suspensão de infusão de insulina em previsão de hipoglicemia (sistema Minimed 640G).

Realizar contatos semanais após instalação do sistema de infusão para ajustes de dose de acordo com as informações obtidas através do sensor. Pais cientes de que os ajustes serão semanais, e pode levar algumas semanas até a melhora dos controles.

EVOLUÇÃO RESUMIDA

O cálculo para a primeira programação do basal foi realizado de acordo com a dose total de insulina diária em uso (9 unidades), sendo reduzido em 20% (7,2 unidades) e programada basal com 41% dessa dose (3 unidades) dividida igualmente nas 24 horas (0,125 UI/h).

Em relação à dose de correção, foram mantidos os parâmetros já utilizados no aplicativo de contagem de carboidratos, porém ao longo da evolução foram ajustados os valores de acordo com as leituras do sensor. A relação insulina-carboidrato foi ajustada em todos os contatos, sendo possível administrar uma dose maior de *bolus* para refeição sem as hipoglicemias que ocorriam quando em tratamento com múltiplas doses **(Figura 2)**.

A dose basal foi ajustada de forma que na primeira parte da noite (das 21 às 2 h) a dose de basal era duas vezes maior que a dose da segunda parte da madrugada (das 3 às 9h), resolvendo o problema trazido pela família da dificuldade em melhorar as glicemias noturnas **(Figura 3)**.

A utilização do sensor de glicose intersticial acoplado ao sistema de infusão contínuo permite a suspensão de infusão de insulina na previsão de hipoglicemia. Dessa forma a família sente maior segurança em manter valores glicêmicos próximos da meta sem medo de hipoglicemias, especialmente em situações inesperadas como prática de atividades físicas não programadas ou aceitação alimentar menor que a habitual – situações comuns em crianças dessa faixa etária **(Figura 4)**.

COMENTÁRIOS

O tratamento do DM1 na criança pequena (< 5 anos) pode ser difícil em sistema de múltiplas doses. Nessa faixa etária a sensibilidade à insulina é alta e muitas vezes as doses administradas em canetas ou seringas podem ser excessivas e provocar hipoglicemias após as correções. Outra indicação do sistema de infusão contínuo, nesse caso, é a possibilidade de programação de basais

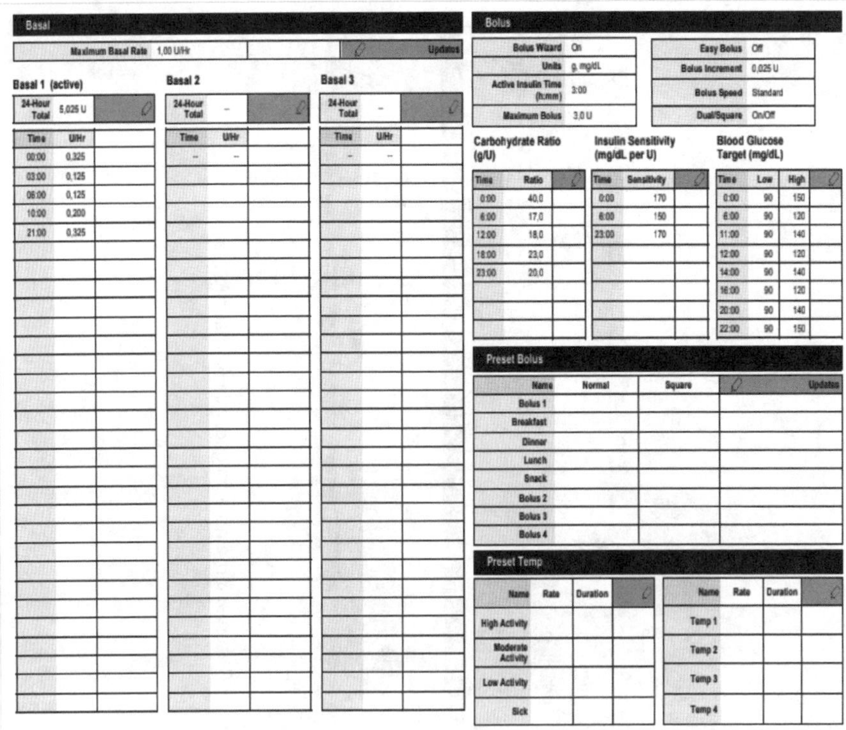

FIGURA 2 Programação do sistema de infusão. Observar a mudança de valores entre horários da madrugada e valores diferenciados de relação insulina-carboidratos para cada refeição.

diferentes em diferentes períodos do dia (e da noite), adequando a dose de insulina ao controle glicêmico do paciente. A maior necessidade de insulina no início da noite e menores doses ao amanhecer pode ser observada com frequência, e o ajuste de dose em terapia de múltiplas doses implica maior risco de hipoglicemia noturna.

A Sociedade Brasileira de Diabetes sugere terapia em sistema contínuo de infusão de insulina para crianças menores de 6 anos, assim como a maioria das associações internacionais. É importante que a família esteja motivada para a mudança de tratamento, compreenda bem o manejo da terapia e a necessidade da realização de medidas de glicemia capilar, mesmo quando em uso de sensor de glicose intersticial.

O sistema de infusão contínua utiliza apenas insulina ultrarrápida, sendo que o sistema utilizado nesse caso tem uma programação basal em 24 horas e uma programação de parâmetros utilizados pelo sistema para o cálculo dos *bolus* para refeições ou correção de glicemias elevadas. O paciente utiliza um

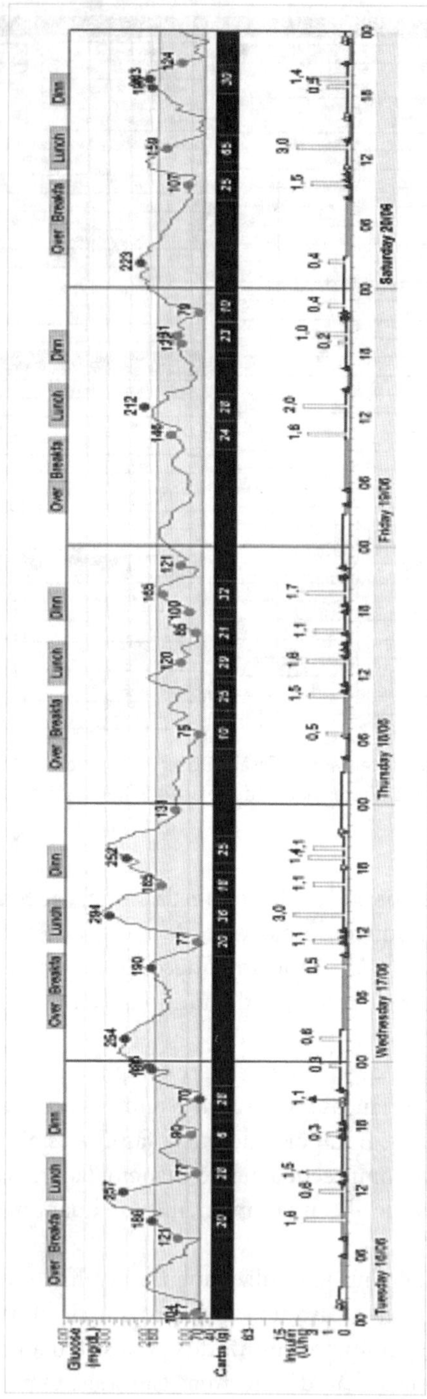

FIGURA 3 Relatório do sensor de glicose intersticial após ajustes de dose. Observar a melhora da glicemia na madrugada.

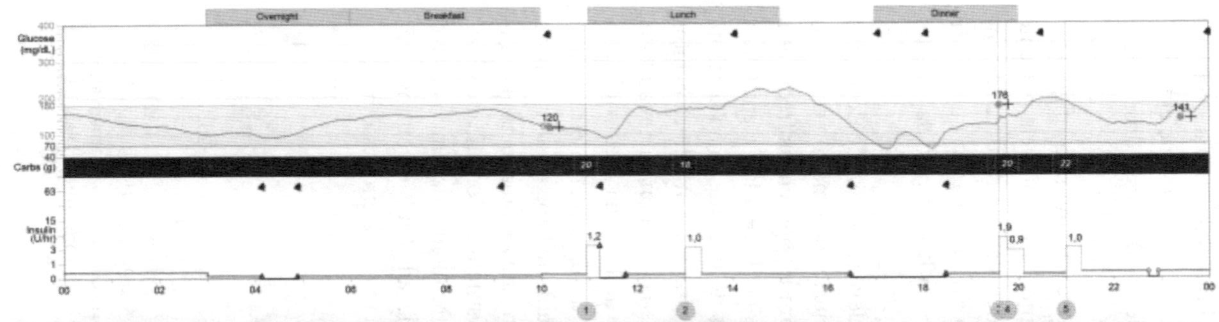

Bolus Events

Bolus Event	1	2	3	4	5
Time	10:56	13:00	19:35	19:45	20:59
Bolus Type	Normal	Normal	Normal	Normal	Normal
Delivered Bolus Norm (U)	1,18	1,00	1,85	0,850	0,950
+ Square Portion (U, h:mm)	–	–	–	–	–
Recommended Bolus (U)	1,18	1,00	1,85	0,850	0,950
Difference (U)	–	–	–	–	–
Carbs (g)	20	18	35	20	22
Carb Ratio Setting (g/U)	17,0	18,0	23,0	23,0	23,0
Food Bolus (U)	1,18	1,00	1,50	0,850	0,950
BG (mg/dL)	–	–	176	–	–
BG Target Setting (mg/dL)	90 - 120	90 - 120	90 - 120	90 - 120	90 - 140
Insulin Sensitivity Setting (mg/dL per U)	150	150	150	150	150
Correction Bolus (U)	–	–	0,350	–	–
Active Insulin (U)	–	0,250	–	1,83	1,40

Statistics	13/06		02/06 - 22/06	
Avg BG (mg/dL)	146		181 ± 77	
BG Readings	3		139	6,8/day
Readings Above Target	–	0%	69	50%
Readings Below Target	–	0%	3	2%
Sensor Avg (mg/dL)	140 ± 35		162 ± 59	
Avg AUC > 180 (mg/dL)	2,7	1d 0h	16,6	20d 1h
Avg AUC < 70 (mg/dL)	0,3	1d 0h	0,1	20d 1h
Daily Carbs (g)	115		96 ± 26	
Carbs/Bolus Insulin (g/U)	19,7		14,2	
Total Daily Insulin (U)	10,15		11,07 ± 2,1	
Daily Basal (U)	4,33	43%	4,31	39%
Daily Bolus (U)	5,83	57%	6,76	61%
Fills	–	–	13	78,580U

FIGURA 4 Detalhamento de um dia em que o sensor de glicose suspendeu a infusão de insulina em três ocasiões na previsão de hipoglicemia (marcações em azul mostrando a suspensão na previsão de hipoglicemia).

cateter que fica instalado por 48-72 horas, infundindo insulina ultrarrápida no subcutâneo de forma contínua em pequenas doses.

Para migrar da terapia de múltiplas doses para bomba de infusão contínua de insulina, deve-se calcular a dose total diária já em uso pelo paciente e reduzir essa dose em 20%. O basal deve corresponder a 40% dessa dose total, e o restante da dose deverá ser administrada em forma de *bolus*, sendo possível utilizar os parâmetros já utilizados pelo paciente para a primeira configuração do sistema de infusão. O sistema de infusão contínuo utilizado pela paciente foi Medtronic 640G – em junho de 2020 era o único sistema de infusão acoplado a sensor de glicose intersticial disponível no Brasil. Uma vez que a dose mínima de insulina que pode ser infundida é 0,025 UI/h, o cálculo da dose foi ajustado para esse valor.

O ajuste dos parâmetros da bomba de infusão deve ser realizado de acordo com a glicemia. Não é recomendado fazer vários ajustes de uma só vez, sendo que em primeiro lugar se ajustam os momentos com hipoglicemias frequentes e o basal da madrugada. Após 3-5 dias se reavalia e então se inicia o ajuste dos *bolus*. É importante valorizar as queixas e os relatos do paciente e não somente os dados do relatório da bomba, pois o paciente muitas vezes modifica hábitos ou dá informações para o sistema as quais podem não corresponder à realidade.

O lançamento do Sistema de Infusão Contínua de Insulina Medtronic Minimed 780G, sistema de alça fechada híbrido, ainda utiliza os parâmetros acima para configuração de seu modo manual. No modo automático, o sistema utiliza as Relações Insulina Carboidrato, o tempo de insulina ativa e uma meta glicêmica (100, 110 ou 10 mg/dL). Com esses parâmetros o sistema automatizado recalcula as necessidade de insulina a cada 5 minutos. Os resultados de tempo no alvo com esse sistema têm sido consistentemente mais elevados que em outros anteriores e devem ser cada vez mais utilizados na prática médica em nosso meio.

REFERÊNCIAS

1. Diretrizes da Sociedade Brasileira de Diabetes 2019-2020. São Paulo: Clannad; 2020.
2. Gabbay M. Manual prático de bombas de insulina. São Paulo: Clannad; 2019.
3. Sundberg F, Barnard K, Cato A, de Beaufort C, DiMeglio LA, Dooley G, et al. ISPAD guidelines: managing diabetes in preschool children. Pediatr Diabetes. 2017;18(7):499-517.
4. Passanisi S et al. Sustained effectiveness of an advanced hybrid closed-loop system in a cohort of children and adolescents with type 1 diabetes: a 1-year real-world study. Diabetes Care. 2024;47:1084-91.

Caso 14.4

Luis Eduardo P. Calliari

HISTÓRIA

Sexo feminino, 12 anos e 6 meses, natural e procedente de São Paulo. Encaminhada ao ambulatório de endocrinologia pediátrica por DM.

HPMA

Há 2 meses vinha apresentando poliúria e polidipsia, chegando a perder 5 kg. Há 1 mês foi avaliada em pronto-socorro e internada com diagnóstico de primodescompensação diabética. Segundo a mãe, chegou ao PS desidratada, com glicemia de 364 mg/dL, cetonúria +/4+, sem acidose.

Ficou em UTI por 1 dia e teve alta após 5 dias utilizando 36 U de insulina NPH pela manhã. Foi encaminhada para acompanhamento especializado.

Antecedentes

Nascida de parto normal, IG = 39 semanas, PN = 3,2 kg, comprimento = 50 cm.

Não pratica atividade física.

Alimentação: não toma café da manhã. Almoço e janta: arroz, feijão, carne e batata, não aceita verduras e frutas. À tarde e antes de dormir come bolacha recheada. Refrigerante 4 vezes por semana.

Mãe apresentando obesidade e hipertensão arterial. Teve diabetes gestacional.

Pai obeso, com DM tipo 2 desde os 40 anos de idade, em uso de hipoglicemiante oral e insulina.

EXAME FÍSICO

BEG, corada, hidratada. P = 71 kg; E = 160 cm; IMC = 27,7; zIMC = 2,14 (**Figura 1** e **Figura 2**); PA = 110 × 70 mmHG.

Acantose *nigricans* em região do pescoço e axilas (**Figura 3**).

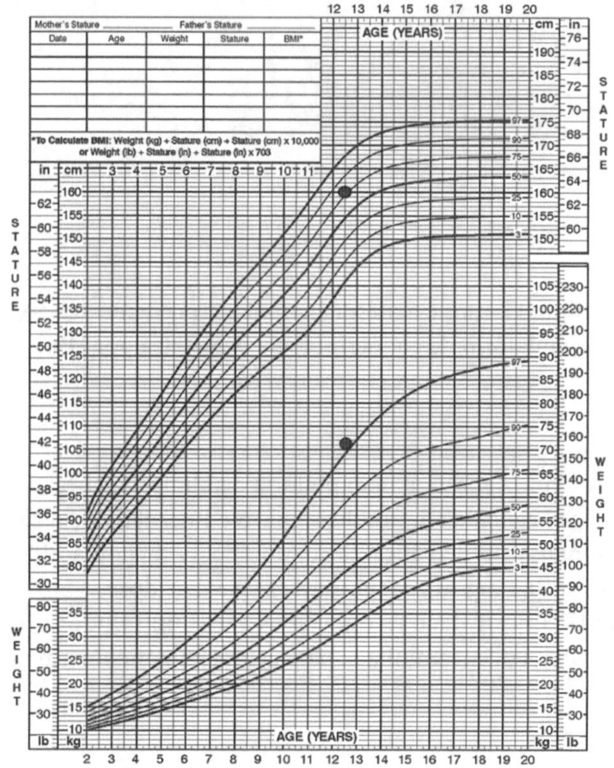

FIGURA 1 Gráfico de estatura e peso.
Fonte: National Center for Health Statistics and National Center for Chronic Disease Prevention and Health Promotion, 2000.
http://www.cdc.gov/growthcharts

DIAGNÓSTICO INICIAL

- Diabetes *mellitus*: DM tipo 1 (?); DM tipo 2 (?).
- Obesidade.

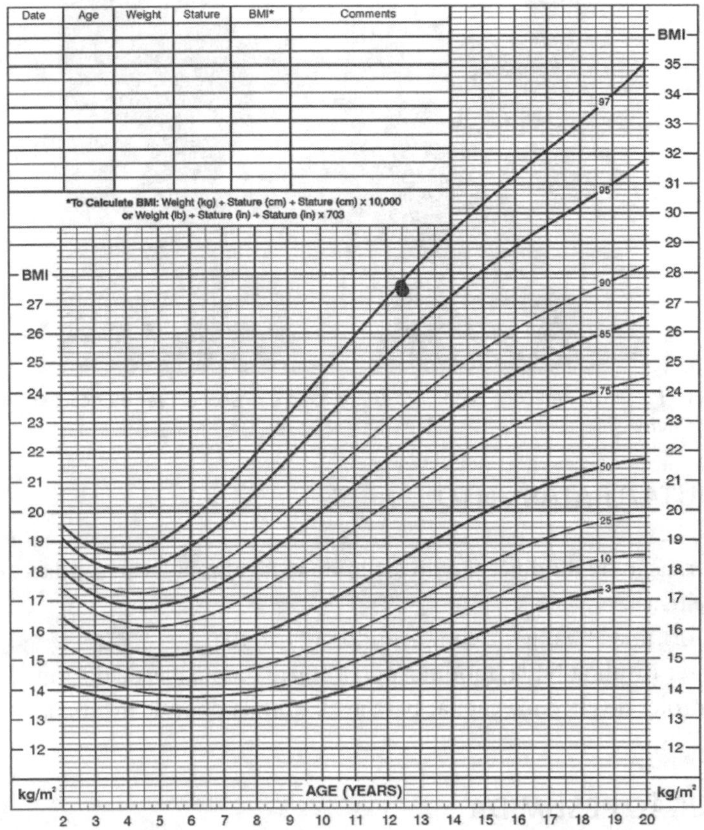

FIGURA 2 IMC.
Fonte: National Center for Health Statistics and National Center for Chronic Disease Prevention and Health Promotion, 2000.
http://www.cdc.gov/growthcharts

EXAMES SUBSIDIÁRIOS

HbA1c = 10,1%. AC anti-GAD: negativo. AC anti-ICA512: negativo. Peptídeo C = 2,3 ng/dL. TGO, TGP, CTF, TG normais. Microalbuminúria negativa. Fundo de olho: normal.

DIAGNÓSTICOS DEFINITIVOS

- DM tipo 2 sem complicações crônicas.
- Obesidade.

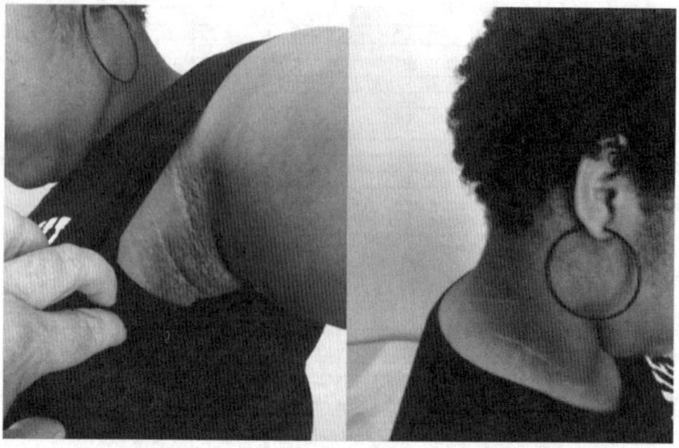

FIGURA 3 Presença de acontose *nigricans* em axila e pescoço. (Ver o Encarte de imagens no final do livro.)

CONDUTA/TRATAMENTO

- Orientação de modificação do estilo de vida: alimentação saudável e atividade física.
- Metformina 500 mg – 2 comprimidos VO ao dia.
- Manter insulina NPH, modificando horário para antes de dormir.
- Controles de glicemia capilar para avaliação da dose de insulina.

EVOLUÇÃO RESUMIDA

Paciente aderiu ao tratamento medicamentoso, reduziu parcialmente a ingestão de bolachas e refrigerantes, mas não aumentou a atividade física.

As glicemias capilares feitas em casa se mostraram sempre normais, nos vários horários do dia.

As doses de insulina foram sendo reduzidas gradualmente, chegando à suspensão da insulina após 2 meses do diagnóstico, e mantinha a dose de 1.000 mg de metformina.

Ficou com metformina por 1 ano e meio, com HbA1c sempre abaixo de 7%. Nesse momento as glicemias começaram a se elevar, HbA1c subiu para 8,4%, e não houve regressão com aumento de dose de metformina para 2 g/dia. Foi introduzida insulina NPH ao deitar, com melhora dos controles. A dose foi sendo ajustada pela glicemia de jejum, chegando a 20 U/noite.

Após 6 meses com esse esquema, a HbA1c voltou a aumentar e começou a utilizar insulina regular às refeições. Com esse esquema os controles melhoraram até o presente momento.

Após uma perda inicial de peso houve novo ganho, paciente apresentando atualmente zIMC = 2,4.

COMENTÁRIOS

Paciente apresentou sinais e sintomas clássicos de DM, com poliúria, polidipsia, perda de peso e descompensação. Esses sinais e sintomas são característicos de DM1, que foi o diagnóstico inicialmente feito no PS e o motivo do encaminhamento. A presença de obesidade e acantose levantou a possibilidade de DM2, confirmada pela ausência de autoimunidade contra o pâncreas e positividade de peptídeo C. A evolução sem insulina por quase 2 anos confirmou esse diagnóstico.

O aumento dos casos de DM2 na adolescência (muito raro na infância), geralmente associado à obesidade, é motivo de preocupação. No Brasil, levantamento mostrou que 8,4% dos adolescentes estão obesos e 20% deles têm diagnóstico de síndrome metabólica e inédita à prevalência de T2DM e pré-diabetes em jovens brasileiros de 3,3 e 22%, respectivamente ("ERICA" - Estudo de Riscos Cardiovasculares em Adolescentes).

A paciente em questão tem o perfil típico de DM2 no jovem - sexo feminino, raça negra, acantose, obesidade e antecedente familiar de DM2. Não apresentava dislipidemia ou elevação de enzimas hepáticas, que também podem fazer parte do quadro.

A maioria dos DM2 no jovem não tem quadros tão intensos ao diagnóstico, podendo ser assintomáticos ou oligossintomáticos, com hiperglicemia leve. No entanto, diferentemente do DM2 no adulto, na adolescência até 33% dos pacientes podem apresentar cetonúria e 5-25% podem evoluir para cetoacidose, denotando maior deficiência de insulina, além da resistência que dá início ao processo.

A abordagem de tratamento inicial foi correta; sempre deve-se dar insulina se houver descompensação, mesmo tratando-se de DM2. Evolutivamente essa insulina pode ser descontinuada e mantida apenas a metformina, atuando na redução da resistência insulínica. Foi feita avaliação de complicações crônicas ao diagnóstico seguindo recomendação da ISPAD devido à falta de informação do tempo da presença de hiperglicemia.

A evolução do quadro dessa paciente sugere que após um ano e meio do diagnóstico tenha havido falência na resposta à monoterapia com insulina. É descrito que aproximadamente 50% dos pacientes jovens com DM2 deixem de responder à metformina isolada em aproximadamente um ano. Nessa situação, a única droga aprovada para associar à metformina nessa faixa etária era a insulina. O esquema inicial é utilizar insulinas de ação intermediária ou longa ao deitar, e associar com insulina prandial se houver necessidade.

Há pouco tempo foi aprovada para uso em DM2 no jovem a liraglutida, um análogo do GLP1 que tem poder de redução glicêmica associada à perda de peso. Essa terapêutica tem potencial para se tornar a droga de opção para ser associada à metformina nos próximos anos. A dificuldade que a paciente apresenta para perder peso é comum entre os adolescentes com obesidade e DM2, e a liraglutida pode auxiliar também nesse processo.

REFERÊNCIAS

1. Calliari LE, Noronha RM. DM2 no jovem. Posicionamento da Sociedade Brasileira de Diabetes, 2019.
2. Group TS. Effects of metformin, metformin plus rosiglitazone, and metformin plus lifestyle on insulin sensitivity and β-cell function in TODAY. Diabetes Care. 2013;36(6):1749-57.
3. Telo GH, Cureau FV, Szklo M, Bloch KV, Schaan BD. Prevalence of type 2 diabetes among adolescents in Brazil: findings from Study of Cardiovascular Risk in Adolescents (ERICA). Pediatr Diabetes. 2019;20(4):389-96.
4. Zeitler P, Arslanian S, Fu J, et al. ISPAD Clinical Practice Consensus guidelines 2018: type 2 diabetes mellitus in youth. Pediatric Diabetes October 2018;19(Suppl.27):28-46.
5. Zeitler P, Hirst K, Pyle L, Linder B, Copeland K, Arslanian S, et al. A clinical trial to maintain glycemic control in youth with type 2 diabetes. N Engl J Med. 2012;366(24):2247-56.

Caso 14.5

André Fernandes Reis

HISTÓRIA

Masculino, 10 anos e 6 meses, procedente de São Paulo.

Encaminhado por hiperglicemia identificada há 1 mês em consulta de rotina no pediatra.

HPMA

Paciente assintomático. Durante avaliação de rotina no pediatra foi identificada glicemia de jejum de 128 mg/dL.

Antecedentes

Negava história de comorbidades. Peso ao nascimento de 2.950 g, Apgar de 9, bom desenvolvimento neuropsicomotor, pré-púbere.

O pai do paciente, agora com 42 anos, apresenta DM desde os 33 anos (em exame de rotina) em uso de metformina 850 mg, 2 vezes ao dia. Apresenta sobrepeso (IMC 26 kg/m^2), mas não tem outras comorbidades.

A avó paterna, com história de DM identificado aos 51 anos, sem uso de medicação referida, possuía peso normal. Falecida por causa desconhecida aos 79 anos.

Tia paterna com 48 anos, IMC 23,6 kg/m^2, também com hiperglicemia identificada aos 32 anos durante rotina, assintomática, sem outras comorbidades, usado sitagliptina 100 mg/dia.

Irmã com 6 anos, peso e altura normais para faixa etária, assintomática.

EXAME FÍSICO

- BEG, peso 29 kg, altura 1,42 m, sem *acanthosis nigricans*, restante do exame normal. Pré-púbere.

DIAGNÓSTICO INICIAL

- DM.

EXAMES SUBSIDIÁRIOS

Bioquímicos:

- Glicemia de jejum: 116 mg/dL
- Teste oral de tolerância à glicose (TOTG): jejum: 123 mg/dL e 2 horas: 167 mg/dL.
- Hemoglobina glicada (HbA1c): 6,4%.
- Peptídeo C: 1,3 ng/mL (VR > 0,6 ng/mL).
- Anticorpos anti-GAD, anti-insulina e anti-IA2: negativos.
- Urina 1 normal (sem glicosúria).
- Perfil lipídico normal.

Familiares:

- Irmã fez TOTG: jejum: 109 mg/dL; 2 horas: 131 mg/dL: HbA1c 6,4%.
- Pai: glicemias de jejum 136 mg/dL, nova dosagem 123 mg/dL. HbA1c 6,7%, perfil lipídico normal.
- Tia paterna, glicemia de jejum 111 mg/dL; HbA1c 6,3%, perfil lipídico normal.
- Microalbuminúria (amostra isolada) e fundo de olho normais em todos os indivíduos afetados da família.

Genéticos:

- Teste genético para mutações no gene *GCK* (MODY2): mutação c.866 A > G, p.Tyr289Cys (éxon 8) compatível com GCK-MODY(MODY2).

DIAGNÓSTICO DEFINITIVO

- GCK-MODY(MODY2).

CONDUTA/TRATAMENTO

Paciente foi orientado a manter estilo de vida saudável sem uso de medicação.

EVOLUÇÃO RESUMIDA

Dados clínicos relevantes

Todos os parentes disponíveis foram testados para a mesma mutação encontrada no paciente, e todos aqueles com hiperglicemia apresentaram positividade. A mãe normoglicêmica não apresentou a mutação. Este heredograma **(Figura 1)** mostra a perfeita cossegregação da mutação com a hiperglicemia na família.

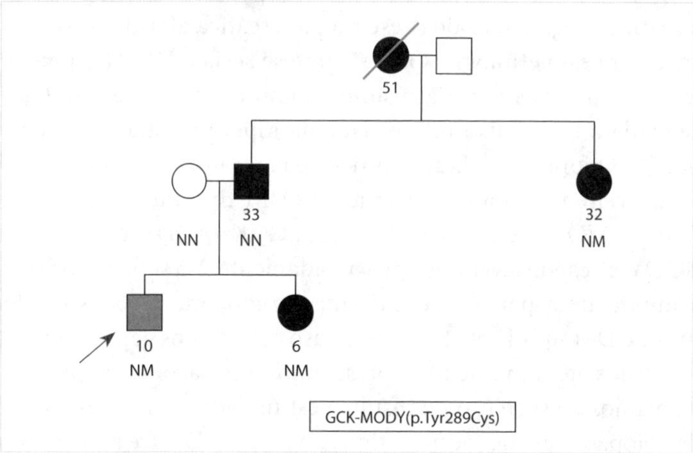

FIGURA 1 Heredograma.

O pai e a tia suspenderam as medicações (metformina e sitagliptina, respectivamente), e o padrão metabólico aferido pela glicemia de jejum (entre 110-139 mg/dL) e pela HbA1c (entre 6,2-6,7%) permaneceu estável ao longo de meses de acompanhamento. Sua irmã também mantém bom controle metabólico com estabilidade da glicemia de jejum e da HbA1c sem qualquer medicação.

O propósito, agora com 12 anos e 5 meses, evolui com estabilidade da glicemia de jejum entre 116-124 mg/dL e também com manutenção dos níveis de HbA1c sempre abaixo de 7%. Dosagens posteriores de peptídeo C demonstraram estabilidade da reserva pancreática, sempre com níveis superiores a 1,0 ng/dL (**Tabela 1**).

TABELA 1

Exames	1º retorno	2º retorno	3º retorno	4º retorno
Glicemia (mg/dL)	116	122	124	119
HbA1c (%)	6,4	6,2	6,7	6,5
Peptídeo C (ng/mL)	1,3	1,2	1,1	1,4

COMENTÁRIOS

Trata-se de uma criança assintomática com diagnóstico de DM-hiperglicemia identificado em exame de rotina. O diagnóstico diferencial neste caso inclui necessariamente o DM1 autoimune. Os dados clínicos, como ausência de sintomas, laboratoriais, como autoanticorpos contra antígenos das ilhotas pancreáticas negativos e boa reserva pancreática aferida pelo peptídeo C, apontam contra essa etiologia. Outra hipótese seria o DM2 do jovem. A falta de marcadores de resistência à insulina como obesidade e *acanthosis nigricans* associada a uma baixa intensidade da hiperglicemia falam contra essa condição. O conjunto dos dados clínicos e laboratoriais associado à história familiar sugerem a forma monogênica de DM tipo *maturity onset diabetes of the Young* – MODY, em especial a forma GCK-MODY, discutida a seguir.

O MODY é responsável por aproximadamente 2-5% de todos os casos de DM, incluindo uma parcela de pacientes originalmente classificados como portadores de DM tipo 1 (até 5% desses casos). Todos os genes *MODY* (ao menos 13 descritos até o momento) apresentam implicações diretas ou indiretas nos mecanismos de secreção de insulina estimulada pela glicose, residindo aí a base da fisiopatologia de todos os tipos de MODY. Dentre as formas mais comuns destacam-se o HNF-1A-MODY(MODY3) e o GCK-MODY(MODY2). No cenário da pediatria ocorre um predomínio da forma GCK-MODY. Esse gene codifica a glicoquinase, que é uma enzima conhecida como sensor das células betapancreáticas. As mutações inativadoras em heterozigose no gene *GCK* causam o MODY2. O padrão clínico dessa forma de DM é extremamente constante, sendo muito diferente das outras formas de hiperglicemia. Esses indivíduos assintomáticos na sua quase totalidade apresentam usualmente uma leve hiperglicemia de jejum entre 100-140 mg/dL, muitas vezes dentro da faixa considerada pré-diabetes, durante toda a vida. Esse defeito é expresso desde o nascimento, e a idade do diagnóstico está associada ao momento da primeira avaliação glicêmica, que, na maioria dos casos, é ocasional pela falta de sintomas associados. Nesse sentido, vale ressaltar que um indivíduo que tenha história de glicemia normal e que desenvolve hiperglicemia ao longo da vida (mesmo se jovem e mesmo se de pequena magnitude) não é portador de GCK-MODY. Assim, uma história de glicemia menor que 100 mg/dL, se confirmado, praticamente descarta esse diagnóstico.

Em razão do defeito de sensibilidade a glicose pelas células-beta sem interferência nos mecanismos de síntese de insulina, o incremento da glicemia após uma sobrecarga oral de glicose em geral não ultrapassa 60 mg/dL em relação ao valor de jejum. Ainda, as complicações crônicas micro e macroangiopáticas no GCK-MODY são raras. Esse fato é provavelmente relacionado à baixa magnitude da hiperglicemia e sua estabilidade com o passar do tempo, além da baixa associação com outras comorbidades, como hipertensão arterial e dislipidemia, que vão acompanhar a prevalência geral populacional dentro de uma amostra de indivíduos com GCK-MODY. Uma pequena parcela dos casos (perto de 5%) pode cursar com hiperglicemias mais severas e complicações do DM. Esse pequeno percentual de pacientes é composto de indivíduos com DM mais grave, que herdaram também a genética das formas comuns de hiperglicemia como DM tipo 2.

Pode-se suspeitar de GCK-MODY quando:

1. Hiperglicemia de jejum ≥ 100 mg/dL (98% dos casos), estável com o tempo.
2. HbA1c (método HPLC) pouco acima do limite de normalidade e raramente acima de 7,5%.
3. No teste de tolerância oral a glicose, o incremento na segunda hora em relação ao jejum é pequeno (em geral menor que 60 mg/dL na maioria dos casos).
4. Os pais podem ter o diagnóstico prévio de diabetes tipo 2 (leve) sem complicações ou mesmo não ter o diagnóstico de hiperglicemia. A realização da glicemia nos pais revela frequentemente que um dos dois apresenta uma leve hiperglicemia (> 100 mg/dL), ao menos que no propósito a mutação seja de novo (inaugural na família), sendo um evento mais raro. Assim, verificar a glicemia nos pais sem diagnóstico é um ponto importante na abordagem diagnóstica de mutações GCK-MODY.

O tratamento medicamentoso é raramente necessário no GCK-MODY, visto que os níveis de HbA1c permanecem no limite superior e/ou apenas discretamente aumentados nos pacientes, sem progressão evidente. O emprego de antidiabéticos orais e/ou insulina não é indicado, pois não altera o padrão metabólico, até com risco de hipoglicemia. Uma das poucas situações em que a prescrição de insulina pode ser indicada é durante a gravidez, quando uma portadora de GCK-MODY engravida e não obtém o controle adequado com dieta. Ainda, um indivíduo com mutação *GCK* mas que herdou também outra forma comum de DM, como tipo 2, pode evoluir com padrão metabólico mais grave, quando a forma mais severa predomina no quadro clínico, sendo necessário o uso de medicação. Essa situação acompanha a prevalência de formas comuns de DM, e o padrão metabólico com glicemias mais elevadas e hemoglobina glicada maior que 7,5% podem nortear a conduta clínico-terapêutica.

O acompanhamento dos pacientes GCK-MODY não necessita ser intensivo como nas outras formas de DM, sendo que a dosagem de HbA1c anual é provavelmente suficiente para boa parte dos casos. O rastreamento das complicações microvasculares, muito raras, não está estabelecido. A critério médico, deve-se solicitar o fundo de olho e a microalbuminúria, mas muito provavelmente em uma periodicidade menor em relação às outras formas de DM. O teste genético, que é de alto custo e disponível apenas em alguns centros, pode ser solicitado mediante a suspeita clínica comentada acima. O teste pode ser executado por sequenciamento genético focado no gene *GCK* ou com painéis de sequenciamento de última geração contemplando vários genes de DM monogênico. Em todas as situações, profissionais treinados devem gerar um laudo com comentários referentes à potencial patogenicidade da mutação encontrada, pois, em algumas situações, as alterações encontradas podem ser relacionadas apenas a variações genéticas sem efeito patogênico evidente.

A família descrita apresenta padrão clínico laboratorial bem típico de GCK-MODY, em que todos os afetados estão evoluindo bem do ponto de vista metabólico sem medicações e sem complicações crônicas. Trata-se de um importante avanço em medicina de precisão em que o diagnóstico genético etiológico resulta em evidente modificação da conduta médica.

REFERÊNCIAS

1. Barbosa RP, Reis AF, Giuffrida FMA. Update on clinical screening of mturity-onset diabetes of the Young (MODY). Diabetology & Metabolic Syndrome. 2020;12:50.
2. Franco LF, Peixoto-Barbosa R, Dotto RP, Vieira JGH, Dias-da-Silva MR, Reis LCF, et al. More than kin, less than kind: one family and the many faces of diabetes in youth. Arch Endocrinol Metab. 2017;61:637-42.
3. Giuffrida FMA, Moises RS, Weinert LS, Calliari LE, Della Manna T, Dotto RP, et al. Maturity-Onset Diabetes of the Young (MODY) in Brazil: establishment of a national registry and appraisal of available genetic and clinical data. Diabetes Res Clin Pract. 2017;123:134-42.
4. Hattersley AT, Patel KA. Precision diabetes: learning from monogenic diabetes. Diabetologia. 2017;60:769-77.

Caso 14.6

Renata Maria de Noronha

HISTÓRIA

Menina, 11 anos, natural e procedente de São Paulo. Encaminhada do ambulatório de fibrose cística (FC) por alteração no teste de tolerância oral à glicose (TTOG), realizado há 1 semana.

HPMA

Paciente acompanhada desde 8 meses no Centro de Tratamento de FC da Unidade de Pneumologia pediátrica por diagnóstico de FC. Apresentou TTGO, realizado em triagem anual de rotina, com valor de glicemia no tempo 2 horas, de 232 mg/dL. Nega sintomas de poliúria, polidipsia ou perda de peso. Nega internação por descompensação da doença pulmonar nos últimos 6 meses. Nega uso atual ou rotineiro de glicocorticoide.

Antecedentes

Nascida de parto normal, 39 semanas, sem intercorrências, apresentação cefálica. Apgar 1' = 8 e 5' = 9; peso de nascimento: 3.460 g (p50), comprimento: 49 cm (p50), perímetro cefálico: 34 cm (p50). Apresentou queixa de eliminação de mecônio por 2 dias após nascimento. Alta hospitalar com 3 dias de vida.

Aos 9 meses de vida foi encaminhada ao Centro de Referência de Tratamento de Fibrose Cística da Santa Casa de São Paulo (CRTFCSC), por quadro de broncoespasmo de repetição associado a dificuldade de ganho de peso, fezes fétidas e de consistência amolecida. Feita hipótese de FC e confirmado diagnóstico através de 2 testes do suor positivos, estando em acompanhamento regular neste serviço desde então. Iniciado tratamento direcionado para FC.

Em 2017 realizou pesquisa de painel para mutações no gene da proteína reguladora da condutância transmembrana da fibrose cística (CFRT), tendo sido encontrada mutação comprovadamente patogênica em heterozigose (pAla-561Glu pGlu585). Possui desenvolvimento neuropsicomotor adequado para a idade cronológica. Alimentação e vacinação adequadas às recomendações da doença de base.

Pais não consanguíneos e eutróficos; mãe: 157 cm (p10-25) e menarca aos 12 anos; pai: 170 cm (p10-25).

Não possui irmãos.

EXAME FÍSICO

Exame geral sem alterações, face atípica.

IC: 11 anos; peso: 24,3 kg; estatura: 129,5 cm (Z: –2,42); IMC: 14,0 kg/m^2 (Z: –1,6). M2P2

A **Figura 1** mostra os valores antropométricos desde o diagnóstico até 5 anos pós-diagnóstico de DRFC.

DIAGNÓSTICO INICIAL

- Diabetes relacionado à fibrose cística.

EXAMES SUBSIDIÁRIOS

- Glicemia de jejum: 98 mg/dL; hemoglobina glicada: 5,8%; T4 livre: 1,4 ng/dL e TSH: 1,2 mUI/L.
- Exames gerais anuais: hemograma completo, colesterol total e frações, triglicérides, TGO, TGP, gama GT (todos normais).
- Prova de função pulmonar: capacidade vital forçada (CVF) = 75%; volume expiratório forçado 1% (VEF 1%) = 58%.
- Testes hormonais: NA.
- Imagem: tomografia de tórax (alterações compatíveis com FC).
  Molecular: painel para CRFT (pAla561Glu pGlu585).

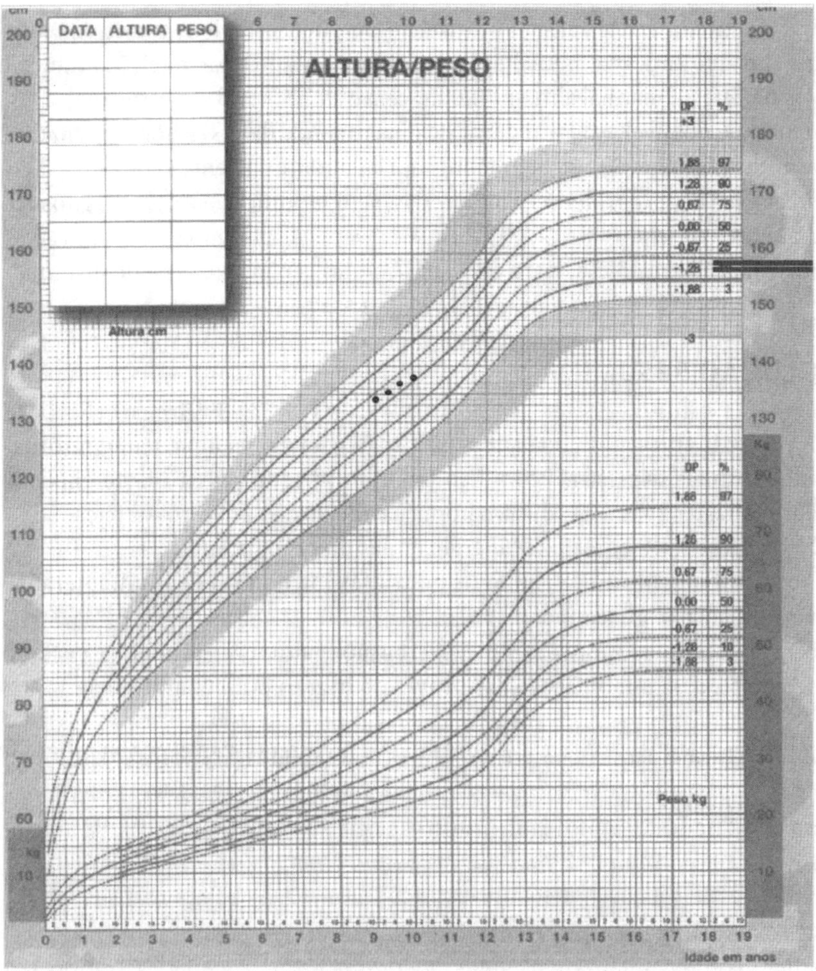

FIGURA 1
Fonte: National Center for Health Statistics and National Center for Chronic Disease Prevention and Health Promotion, 2000.
http://www.cdc.gov/growthcharts

CONDUTA/TRATAMENTO

Paciente e família muito abalados pelo diagnóstico de diabetes, não aceitando bem a orientação sobre a necessidade de injeções para aplicação e picadas para monitorização glicêmica. Diante dessa dificuldade, foi iniciado o tratamento apenas com insulina basal, NPH 6 UI pela manhã (0,24 UI/kg/dia), por via subcutânea, em dose única diária.

Foi orientada a realizar monitorização de glicose capilar mais frequentemente durante essa fase inicial em horários alternados por refeições (antes e depois de café da manhã, almoço, jantar, ceia e às 3 horas da madrugada). Dessa maneira é possível avaliar o perfil de glicemia nos diversos horários do dia.

Mantida orientação nutricional apropriada para pacientes com FC (dieta hipercalórica e hiperproteica e rica em sal), sem modificações pelo diagnóstico do diabetes.

Reavaliação em 15 dias para checar glicemias capilares e dose de insulina.

EVOLUÇÃO RESUMIDA

A paciente apresentou boa adesão à introdução da insulina, tendo retornado em consultas trimestrais com hemoglobina glicada e controle de glicemia capilar realizada 2 vezes ao dia em horários alternados pré e pós-refeição.

Não apresentava queixa de hiperglicemias ou hipoglicemias.

Apresentou melhora do ganho de peso após introdução de insulinoterapia, com bom controle glicêmico.

Não apresentou episódios de exacerbação pulmonar durante o período subsequente, com estabilização das provas de função pulmonar (**Tabela 1**).

TABELA 1 Exames após diagnóstico de diabetes relacionado à fibrose cística (DRFC)

Tempo	CVF	VEF1	Z IMC	DTD insulina	HbA1(%)
5 anos DRFC	1,85 (74%)	1,28 (56%)	-0,7	0,35	5,8
2 anos DRFC	1,71 (78%)	1,29 (60%)	-1,4	0,35	6,2
1 ano DRFC	1,15 (87%)	1,14 (71%)	-0,9	0,35	5,3
Diagnóstico DRFC	1,30 (75%)	0,93 (58%)	-1,6	0,24	5,8

CFV: capacidade vital forçada; DTD: dose total de insulina (UI/kg/dia); VEF1: volume expiratório forçado de 1 segundo; ZIMC: índice de massa corporal em desvios-padrão.

Paciente manteve acompanhamento regular, com doses baixas de insulina durante todo o acompanhamento (DTD variando em torno de 0,35 UI/kg/dia).

Durante os 5 anos de acompanhamento conjunto entre a equipe da pneumo e da endócrino, apresentou internações esporádicas por exacerbação pulmonar. Nos episódios de internação sempre houve necessidade de intensificação da insulinoterapia com introdução de 0,1 UI/kg de insulina regular, antes do café, do almoço e do jantar, a partir de glicemias pré-prandiais de 80 mg/dL, com aumento de 1 UI a cada 100 mg/dL. A partir do terceiro ano pós-diagnóstico, optou-se por manter as doses de insulina divididas entre basal (50%) e prandial no café, no almoço e no jantar, contudo, sem se observar aumento da DTD. Tais doses de insulina regular nas refeições raramente foram utilizadas em períodos fora de exacerbação pulmonar da paciente.

É possível notar que a paciente em questão já apresentava certo comprometimento estatural no momento do diagnóstico do DRFC. A FC pode ter evolução mais grave do ponto de vista pulmonar e nutricional dependendo do tipo de defeito molecular encontrado.

A paciente em questão apresentava uma alteração em heterozigose associada ao gene *DeltaF508*, que costuma ter uma evolução mais grave da doença de base pulmonar, principalmente se encontrada em homozigose.

A paciente em questão apresentava também insuficiência do pâncreas exócrino, fato que em geral também compromete o ganho pôndero-estatural.

DIAGNÓSTICOS DEFINITIVOS

- Fibrose cística.
- Diabetes relacionado à fibrose cística.

COMENTÁRIOS

A paciente em questão é portadora de fibrose cística, doença autossômica recessiva letal mais comum entre os caucasianos, com prevalência de 1:2.500 a 1:4.000 nascidos vivos. Sua lesão patofisiológica primária envolve defeitos na ativação dos canais de cloro (Cl^-) dependentes de adenosina monofosfato cíclico (AMP-cíclico) na superfície apical da membrana celular, afetando a movimentação de água e de outros íons através do epitélio de diversos órgãos como pulmões, pâncreas, mucosa nasal, fígado, intestino, porém em diferentes intensidades. Apesar de afetar múltiplos órgãos, a mortalidade da doença está associada à insuficiência pancreática e à progressão da doença pulmonar. Com a melhora na sobrevida desses pacientes, surgiram novas complicações, sendo o DRFC a mais prevalente, com frequência de até 20% nos adolescentes e 40-50% em adultos jovens. Os sintomas costumam ser escassos e muitas vezes se confundem com os próprios sintomas da FC, como cansaço, perda de peso e piora da função pulmonar. Alguns raros casos, mais avançados, podem apresentar-se com sintomas típicos, como poliúria e polidipsia.

A principal causa do DRFC é uma deficiência primária na secreção de insulina, mas há também aumento da resistência insulínica, secundário à inflamação crônica, agravada em períodos de exacerbação e infecção pulmonar.

A presença de diabetes em pacientes com FC está associada à piora da função pulmonar e ao aumento das taxas de morbidade e mortalidade, mesmo anos antes do seu diagnóstico.

Devido ao quadro clínico insidioso, alta prevalência e impacto negativo na sobrevida, é recomendado que se realize busca ativa do DRFC por meio de testes de triagem, com teste de tolerância oral à glicose (TTOG) anual. A triagem é recomendada para todos os portadores de FC a partir dos 10 anos de idade, preferencialmente em momento de estabilidade clínica. Em algumas situações específicas pode ser recomendado abaixo dos 10 anos, como em pacientes com piora clínica inexplicável, antes de transplante, em uso de glicocorticoide sistêmico e em pacientes em uso de alimentação enteral como suporte nutricional. Pacientes que estejam planejando engravidar também devem realizar o teste antes e durante a gestação.

O acompanhamento dessa recomendação pode antecipar o diagnóstico do DRFC em até 8 anos. As recomendações de triagem e critérios diagnósticos do DRFC feitas pelas Diretrizes Brasileiras de Fibrose Cística estão resumidas na **Tabela 2**.

O tratamento indicado para DRFC é a insulina, sendo que em geral os pacientes fazem uso de baixas doses (0,25-0,5 UI/kg/dia), não se observando aumento da necessidade de insulina na vida adulta em relação à adolescência. É importante frisar, contudo, a frequente necessidade de ajustes de doses em situações de internações por descompensação pulmonar. Durante períodos de internação, é recomendado um aumento do número de monitorizações de glicose capilar, principalmente nas primeiras 48 horas, e sempre que necessário iniciar ou orientar o aumento de doses de insulina. A paciente em questão, durante internações, chegou a necessitar de aumento de doses equivalente a 50-100% da dose habitual. No período pós-alta, da mesma maneira, é recomendável manter um período de maior monitorização, sendo comum haver redução progressiva nas doses de insulina, conforme o quadro pulmonar se estabiliza. Não há um consenso sobre o melhor esquema ou tipo de insulina a ser introduzido.

Na prática, pode-se iniciar com insulina basal e/ou *bolus*, e a monitorização glicêmica é utilizada para decidir a evolução na terapêutica para esquema basal-*bolus*. É necessário que se individualizem as doses de acordo com a refeições, para permitir que os controles glicêmicos se mantenham dentro dos limites recomendados para todos os tipos de diabetes (**Tabela 3**).

Atualmente já existem estudos mostrando benefícios inclusive no uso de monitorização contínua de glicose subcutânea em pacientes com DRFC. Tais estudos têm contribuído cada vez mais para a compreensão do perfil de alteração do metabolismo da glicose desses pacientes.

TABELA 2 Critérios diagnósticos e triagem para diabetes relacionado à fibrose cística (DRFC)

	Interpretação da glicemia plasmática durante o teste de tolerância oral à glicose			
Realização de TTOG, mg/dL		GP em jejum	GP-2 h	GP-1 h
▪ Pacientes saudáveis > 10 anos	Tolerância normal a glicose	< 126	< 140	
▪ Antes de transplante	Intolerância à glicose	< 126	140-199	
▪ Programação de gestação	DRFC	≥ 126	≥ 200	
▪ Durante gestação	Indeterminado	< 126	< 140	≥ 200
Monitorização de glicemia de jejum e GPP de 2 h				
▪ Durante hospitalizações	DRFC	GP de jejum ≥ 126 mg/dL		
▪ Ambulatorial				
1. Exacerbação pulmonar, em antibioticoterapia endovenosa ou glicocorticoide sistêmico		GPP ≥ 200 mg/dL (persistente por 48 h)		
2. Mensalmente, durante e após alimentação enteral noturna		≥ 200 mg/dL durante ou após a dieta		
Hemoglobina glicada	DRFC	≥ 6,5% (< 6,5% não exclui)		
Glicemia ao acaso	DRFC	Glicemia ao acaso ≥ 200 mg/dL + poliúria e polidipsia		

DRFC: diabetes relacionado à fibrose cística; GPP: glicemia pós-pandrial; GP: glicemia plasmática; GP-1 h: glicemia 1 hora após ingestão de glicose no TTOG; GP-2h: glicemia 2 horas após ingestão de glicose no TTOG; TTOG: teste de tolerância oral à glicose.
Fonte: adaptado de Sermet-Gaudelus et al., 2013.

TABELA 3 Metas para controle glicêmico (mg/dL) e hemoglobina glicada (%)

Pré-prandial	Pós-prandial	Ao deitar	Madrugada	HbA1c
70-130	90-180	80-140	80-140	< 7%

A recomendação alimentar geral para pacientes com FC (hipercalórica, hiperproteica e rica em sal) deve ser mantida para pacientes com DRFC. As doses e esquemas de insulina devem ser adequadas a cada paciente para garantir a adequada absorção da dieta e a manutenção do IMC.

Nas fases iniciais, o tratamento insulínico pode ser necessário somente durante episódios de infecção pulmonar agudos ou crônicos; mas na maioria dos casos a insulinoterapia contínua é necessária. Geralmente as doses de insulina são baixas, mas a introdução precoce da terapia (antes do aparecimento de sintomas de hiperglicemia) pode ocasionar efeitos metabólicos que beneficiam o crescimento, manutenção do peso e função pulmonar em portadores de DRFC.

A paciente em questão apresentava alteração do TTOG, realizado em teste de triagem, sem qualquer outro sinal ou sintoma de diabetes. A hemoglobina glicada sempre se manteve abaixo de 7%, outro achado comum em pacientes com DRFC, diagnosticados e tratados precocemente por teste de triagem. A HbA1c não é considerada um bom método de detecção para DRFC. No paciente com FC e diabetes, as elevações glicêmicas iniciais são discretas e podem não elevar a HbA1c. A própria doença pulmonar crônica pode também reduzir a meia-vida da hemoglobina, contudo pode ser utilizada no acompanhamento após a introdução da terapia.

A paciente apresentada manteve-se bem controlada, com baixas doses de insulina comparada ao que se utiliza normalmente em pacientes com DM1. Apresentou desenvolvimento puberal normal, com discreta melhora do IMC, apesar de ter mantido um padrão de perda estatural provavelmente secundário à doença pulmonar crônica com insuficiência do pâncreas exócrino (**Figura 2**).

O tratamento da FC é extremamente minucioso, com o paciente necessitando de vários cuidados, como uso de enzimas pancreáticas nas refeições, inalações hipertônicas, reposição de vitaminas lipossolúveis, inalações hipertônicas e fisioterapia respiratória diária. Tais cuidados são extremamente extenuantes, havendo relatos de que um paciente chega a utilizar 4 horas do seu dia apenas com os cuidados da FC.

O diagnóstico de uma segunda doença crônica, que exige mais cuidados e aplicações de medicação injetável, necessidade de controle glicêmico, como o DRFC, pode inicialmente gerar muita resistência e dificuldade de adesão. Esses pacientes não costumam ter os conhecidos sintomas de diabetes como poliúria e polidipsia, portanto, precisam ser orientados no sentido de que o não cuidado

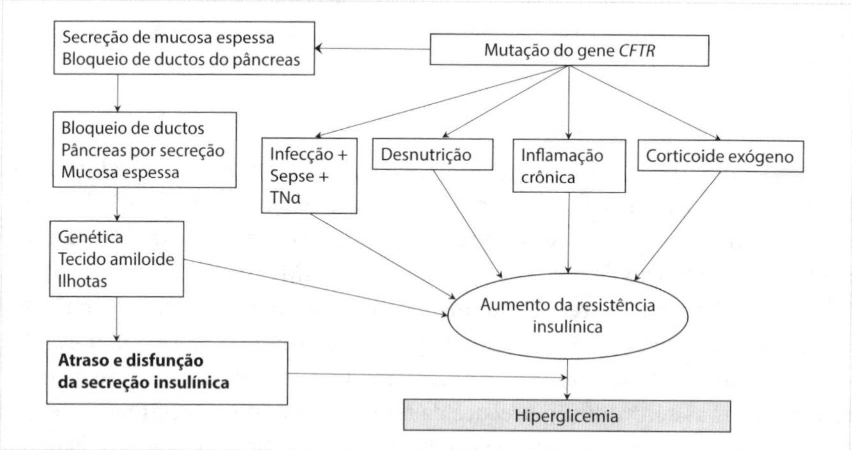

FIGURA 2 Diabetes relacionado a fibrose cística (DRFC) – fisiopatologia.

com o diabetes pode piorar a evolução da doença de base, provocando perda de função pulmonar, maior número de internações e dificuldade de ganho de peso.

A reposição de insulina para tais pacientes, além de controlar as glicemias, tem importante efeito anabólico.

O diagnóstico precoce do DRFC, realizado por teste de triagem, assegurou no caso desta paciente uma boa evolução até o momento, com bom controle do diabetes e manutenção de baixas doses por quilograma de peso desde o diagnóstico até o momento.

Deve-se realizar monitoramento para complicações crônicas microvasculares em pacientes com DRFC, a partir do quinto ano após o diagnóstico, com avaliação de fundo de olho e microalbuminúria em amostra isolada.

Não há relatos de complicações macrovasculares em pacientes portadores de DRFC, portanto a triagem de lípides deve ser recomendada em pacientes sem insuficiência do pâncreas exócrino ou com fatores de risco como obesidade, história familiar de doença arterial coronariana e uso de imunossupressores pós-transplante.

O lançamento do modulador triplo do canal de cloro – elexacaftor/tezacaftor/ivacaftor (ETI) – vem trazendo benefícios muito relevantes na função pulmonar de pacientes com fibrose cística. Os resultados sobre o metabolismo da glicose ainda não são conclusivos, mas há uma possibilidade de que exista um impacto positivo na secreção de insulina.

REFERÊNCIAS

1. Association AD. 2. Classification and Diagnosis of Diabetes: diabetes care. 2018;41(Suppl 1):S13-S27.
2. Moran A, Pillay K, Becker DJ, Acerini CL, Diabetes ISPAD. ISPAD Clinical Practice Consensus Guidelines 2014: management of cystic fibrosis-related diabetes in children and adolescents. Pediatr Diabetes. 2014;15 Suppl 20:65-76.
3. Noronha RM, Calliari LE, Damaceno N, Muramatu LH, Monte O. Update on diagnosis and monitoring of cystic fibrosis-related diabetes mellitus (CFRD). Arq Bras Endocrinol Metabol. 2011;55(8):613-21.
4. Noronha RM, Damaceno N, Muramatu LH, Monte O, Calliari LE. Importance of screening with oral glucose tolerance test for early diagnosis of cystic fibrosis-related diabetes mellitus. Pediatr Diabetes. 2014;15(4):309-12.
5. Moran A, Dunitz J, Nathan B, Saeed A, Holme B, Thomas W. Cystic fibrosis-related diabetes: current trends in prevalence, incidence, and mortality. Diabetes Care. 2009;32(9):1626-31.
6. Athanazio RA, Silva Filho LVRF, Vergara AA, Ribeiro AF, Riedi CA, Procianoy EDFA, et al. Brazilian guidelines for the diagnosis and treatment of cystic fibrosis. J Bras Pneumol. 2017;43(3):219-45.
7. Sunni M, Bellin MD, Moran A. Exogenous insulin requirements do not differ between youth and adults with cystic fibrosis related diabetes. Pediatr Diabetes. 2013;14(4):295-8.
8. Nielsen BU, Olsen MF, Mathiesen IHM et al. Decline in HbA1c during the first year of elexacaftor/tezacaftor/ivacaftortreatment in the Danish cystic fibrosis cohort Short title: decline in HbA1c after elexacaftor/tezacaftor/ivacaftor treatment. J Cystic Fibrosis. 23(2024):103-8.

Caso 14.7

Luis Eduardo P. Calliari

HISTÓRIA

Lactente do sexo feminino, 3 meses e 20 dias de vida, procedente de São Paulo, encaminhada em dezembro de 2013 para investigação por DM.

HPMA

Aos 2 meses de vida iniciou quadro de febre, adinamia e vômitos. Avaliada no posto, foi prescrito antibiótico, sem melhora, tendo sido internada em outro serviço após 5 dias com piora do estado geral. Exames na admissão hospitalar: gasometria: pH 6,98, HCO_3 3,8 mmol/L, K 5,7 mEq/L, Na 142 mEq/L. Glicemia capilar > 400 mg/dL. Glicemia 534 mg/dL. Foi encaminhada à UTI, entrando no protocolo de tratamento de cetoacidose diabética, baseado em hidratação, insulina e reposição eletrolítica, além de receber ceftriaxona por 10 dias. Nesse período entrou em contato com a equipe da Santa Casa para orientação quanto à avaliação e conduta.

Antecedentes

Gestação: a mãe teve doença hipertensiva específica da gravidez (DHEG), usou metildopa. Nega diabetes gestacional. Paciente nascido de parto normal, a termo (39 semanas). Peso: 2.450 g; comprimento: 46 cm.

Sem intercorrências durante o parto ou pós-parto imediato. Teve alta com a mãe.

Pais não consanguíneos. Não possui irmãos.

EXAME FÍSICO

Exame geral sem alterações, face atípica.

DIAGNÓSTICO INICIAL

Diabetes *mellitus*: neonatal ou tipo 1.

EXAMES SUBSIDIÁRIOS

No ambulatório:

HbA1c 10,2%; AC anti-GAD: negativo; autoanticorpo anti-insulina: negativo; AC anti-ICA 512: negativo. Peptídeo C = 0,19 ng/mL (VR 1-7 ng/mL).

Com esses exames foi encaminhada para avaliação molecular (feita pela Dra. Regina Moisés - EPM/Unifesp): encontrada mutação no gene *KCNJ11 -R195H*. Mutação de novo, ativadora.

DIAGNÓSTICO DEFINITIVO

- DM neonatal por mutação no gene *KCNJ11*.

CONDUTA/TRATAMENTO

Mantidas as insulinas que a família já tinha recebido no posto (NPH e regular), ajustada dose para NPH 1 U, 2 vezes ao dia, e insulina regular antes das mamadas, se glicemia capilar elevada.

Orientada a realizar glicemia capilar de 4-8 vezes ao dia, antes das mamadas.

EVOLUÇÃO RESUMIDA

A paciente evoluiu com muita flutuação glicêmica, sendo modificada a insulinoterapia para insulina detemir e lispro, nas mesmas doses anteriores. Em ambas foi orientado o uso de caneta de 0,5 U. Houve melhora gradual da glicemia, porém mantendo variabilidade glicêmica elevada.

Aos 12 meses de vida foi introduzida glibenclamida na dose de 0,4 mg/kg/dia, associada a maior frequência de monitorização glicêmica para detecção de hipoglicemias e mantidas as doses de insulina. Após 2 meses de elevação progressiva da dose de glibenclamida até 2 mg/kg/dia, como não houve resposta com redução da glicemia nem redução da necessidade de insulina, foi suspensa e mantida somente com insulina.

Atualmente com insulina degludeca 1 vez ao dia, lispro às refeições, com doses determinadas por *sliding scale* – escala progressiva de doses, dependendo da alimentação e da glicemia. HbA1c atual = 8,2%.

COMENTÁRIOS

Essa paciente apresentou quadro de DM aos 2-3 meses de vida. Casos de DM tipo 1 antes dos 6 meses de vida são extremamente raros, sendo mais frequente que se trate de um quadro de DM neonatal. A ausência de anticorpos contra o pâncreas (GAD, insulina e ICA) reforça a hipótese de quadro genético, e não autoimune.

Essa forma de diabetes é dependente de insulina e geralmente diagnosticada nos primeiros 3 meses de vida. Clinicamente são reconhecidos 2 subgrupos: transitório e permanente. A forma transitória está associada a retardo de crescimento intrauterino, e as causas mais comuns são anormalidades de *imprinting* dos genes *ZAC* e *HYMAI* no cromossomo 6q. A forma transitória geralmente se resolve em 12 semanas, mas aproximadamente 50% dos casos apresentam recorrência.

A forma permanente geralmente necessita de tratamento com insulina desde o diagnóstico. Mutações do KCNJ11 e do ABBCC8 no componente Kir6.2 do canal de potássio sensível ao ATP da célula beta são as causas mais comuns dessa forma permanente de DM neonatal (**Figura 1**). Mutação no KCNJ11 é o diagnóstico da paciente em questão. Outras alterações, como mutação homozigótica do fator promotor da insulina-1 (IPF-1), deficiência completa da enzima glucoquinase, mutações do gene *FOXP3* (síndrome IPEX) e do gene *EIF2AK3* (síndrome de Wolcott-Rallison), também são associadas a esse tipo de DM.

A suspeita diagnóstica é dada pela época de aparecimento clínico antes dos 6 meses, e confirmada pela avaliação molecular. O conhecimento da causa genética permite na maioria dos casos conhecer seu prognóstico.

Nos casos de DM neonatal por mutações no canal de K-ATP dependente pode haver resposta ao tratamento com sulfoniureias (SU), como a glibenclamida. Se a mutação já é conhecida, é possível consultar um banco de dados para ver se é esperado que seja responsiva à SU (**Figura 2**). No caso da paciente apresentada, foi feita uma tentativa com as doses recomendadas, que são bastante elevadas, e não houve resposta.

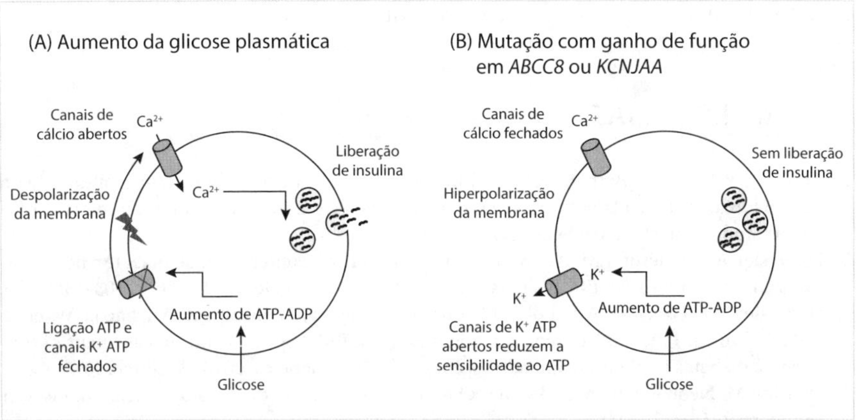

FIGURA 1 Secreção de insulina pancreática normal (A) e alterada por mutações no canal K-ATP (B).

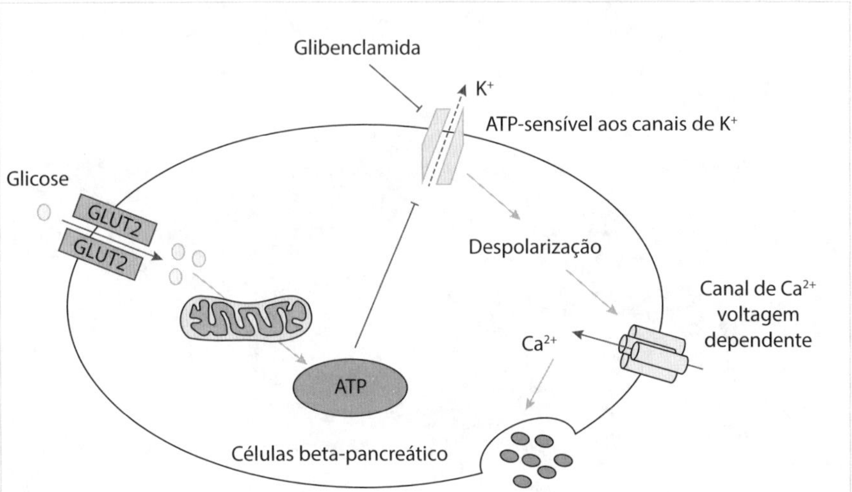

FIGURA 2 Mecanismo de ação de sulfonilureias.

A glicencamida atua no canal de K-ATP dependente, mantendo-o aberto, possibilitando a despolarização da membrana, com entrada de cálcio e liberação de insulina.

A paciente hoje está em tratamento com insulinoterapia basal-*bolus*, com dose total diária de 1,1 U/kg/dia, com controles regulares.

REFERÊNCIAS

1. Bowman P, Sulen A, Barbetti F, et al. Effectiveness and safety of long-term treatment with sulfonylureas in patients with neonatal diabetes due to KCNJ11 mutations: an international cohort study. Lancet Diabetes Endocrinol. 2018;6:637-46.
2. Hattersley AT, Ashcroft FM. Activating mutations in Kir6.2 and neo-natal diabetes: new clinical syndromes, new scientific insights, and new therapy. Diabetes. 2005;54(9):2503-13.
3. Hattersley AT, Greeley SAW, Polak M, Rubio-Cabezas O, Njølstad PR, Mlynarski W, et al. ISPAD Clinical Practice Consensus guidelines 2018: the diagnosis and management of monogenic diabetes in children and adolescents. Pediatric Diabetes. 2018;19(Suppl.27):47-63.
4. Sperling M. Neonatal diabetes. In: Mark Sperling's pediatric endocrinology. 4.ed. Ed. Elsevier Saunders; 2014. p.277-90.
5. Temple IK, Gardner RJ, Mackay DJ, Barber JC, Robinson DO, Shield JP. Transient neonatal diabetes: widening the understanding of the etiopathogenesis of diabetes. Diabetes. 2000;49(8):1359-66.

Caso 14.8

Aline Dantas Costa Riquetto

HISTÓRIA

Menina, 13 anos, natural de Bauru/SP. Encaminhada por diabetes de difícil controle há 2 anos.

HPMA

A mãe refere diagnóstico de DM aos 11 anos de idade. Refere ter tido alterações transitórias da glicemia de jejum nos meses que antecederam o diagnóstico, apresentando aos 11 anos quadro de poliúria e polidipsia. Refere ter feito investigação ambulatorial, com glicemia de jejum de 234 mg/dL e HbA1C 7,8%. Iniciou acompanhamento com médico do posto de saúde, que introduziu insulina NPH e metformina. A mãe refere piora progressiva dos valores glicêmicos. Foi associada insulina regular, porém mantendo glicemias elevadas. Por isso encaminhada ao endocrinopediatra. Usando atualmente metformina 850 mg, 2 vezes ao dia, insulina NPH 16 UI, 3 vezes ao dia, insulina regular 14 UI antes do café da manhã, almoço e jantar (dose total diária de insulina: 2,1 UI/kg/dia).

Antecedentes

Gestação sem intercorrências; parto normal; PN: 2.800 g; CN: 48 cm; Apgar 9 e 10. Ingestão alimentar em quantidade e qualidade adequadas.

A mãe refere que a criança tinha tecido adiposo e era normal ao nascimento. A partir do final do primeiro mês de vida apresentou perda rápida do tecido adiposo generalizada. Manteve crescimento linear normal, mas com ganho de peso ausente (ente o 3º e 5º mês de vida), sempre com aparência magra e musculosa.

Diagnóstico de hipertrigliceridemia no primeiro ano de vida. Atualmente em uso de fenofibrato 100 mg/dia.

Refere, ainda, que a criança desenvolveu acantose nigricante em axilas, pescoço e região periumbilical a partir dos 5 anos, com piora progressiva.

Refere menarca aos 10,5 anos, com irregularidade menstrual.

Pais eutróficos; estatura da mãe 154 cm; estatura do pai 177 cm (TH 159 cm).

Pais consanguíneos (pai é tio de 1º grau da mãe) naturais do Ceará.

Um irmão saudável.

Um primo e uma prima do pai tinham aspecto semelhante ao dela. Faleceram próximo aos 30 anos.

EXAME FÍSICO

Face acromegaloide.

Ausência de tecido adiposo subcutâneo em face, tronco, MMSS e MMII, palmas e plantas. Mãos e pés desproporcionalmente grandes.

Musculatura proeminente e veias bem visíveis.

Acantose nigricante na região axilar, no pescoço e na região umbilical. Ausência de xantomas.

Palpação abdominal evidenciando hepatomegalia.

Ausculta cardíaca e pulmonar sem alterações.

Peso 43 kg; estatura 164 cm (Z: 0,99), IMC 13,2 (Z: –1,23) - mostrados na **Figura 1** e na **Figura 2**.

Estágio puberal: P5M5.

DIAGNÓSTICO INICIAL

- Lipodistrofia congênita generalizada.
- DM de difícil controle.
- Hipertrigliceridemia.

EXAMES SUBSIDIÁRIOS

Bioquímicos:

- Exames a seguir realizados e normais: hemograma, ureia, creatinina, gama-GT, proteínas totais e frações, cálcio, fósforo e fosfatase alcalina, LH, FSH, estradiol.

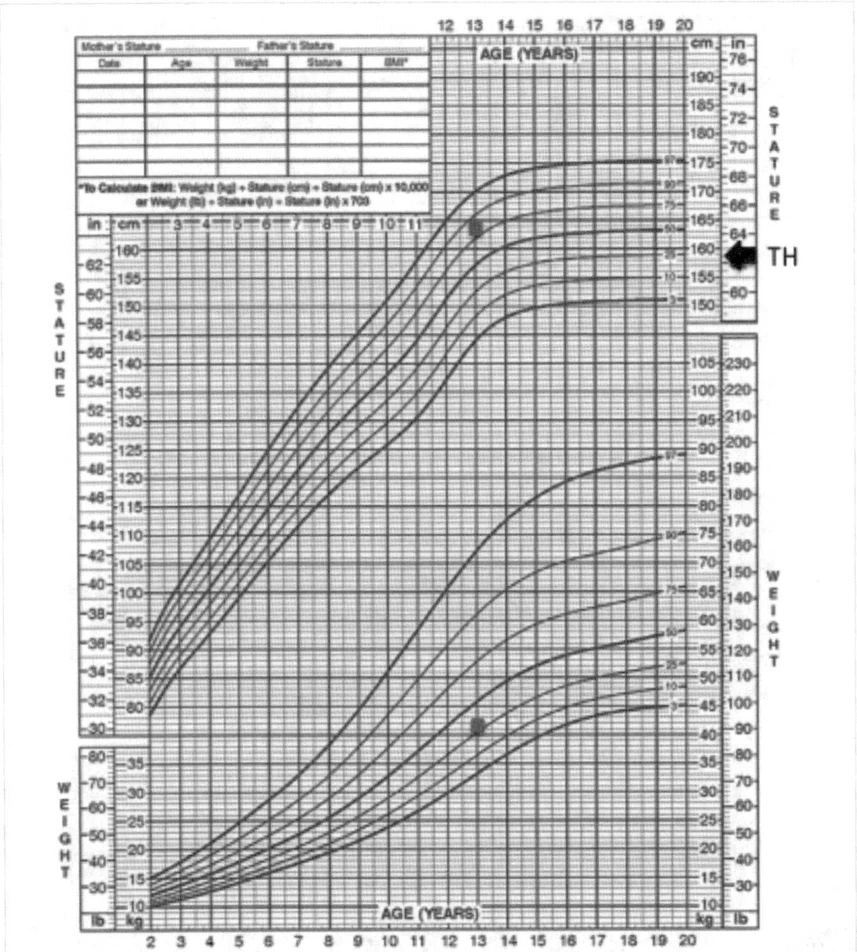

FIGURA 1
Fonte: National Center for Health Statistics and National Center for Chronic Disease Prevention and Health Promotion, 2000.
http://www.cdc.gov/growthcharts

- GJ = 167 mg/dL; Ins = 40,1 mcUI/mL; HOMA-IR = 16,5.
- Pep C = 6,0 ng/mL.
- A1c = 8,4%.
- Tg = 347 mg/dL.
- LDL = 86 mg/dL; HDL = 20 mg/dL; COLT = 173 mg/dL; VLDL (não dosado).
- TGP = 31 U/L; TGO = 43 U/L.

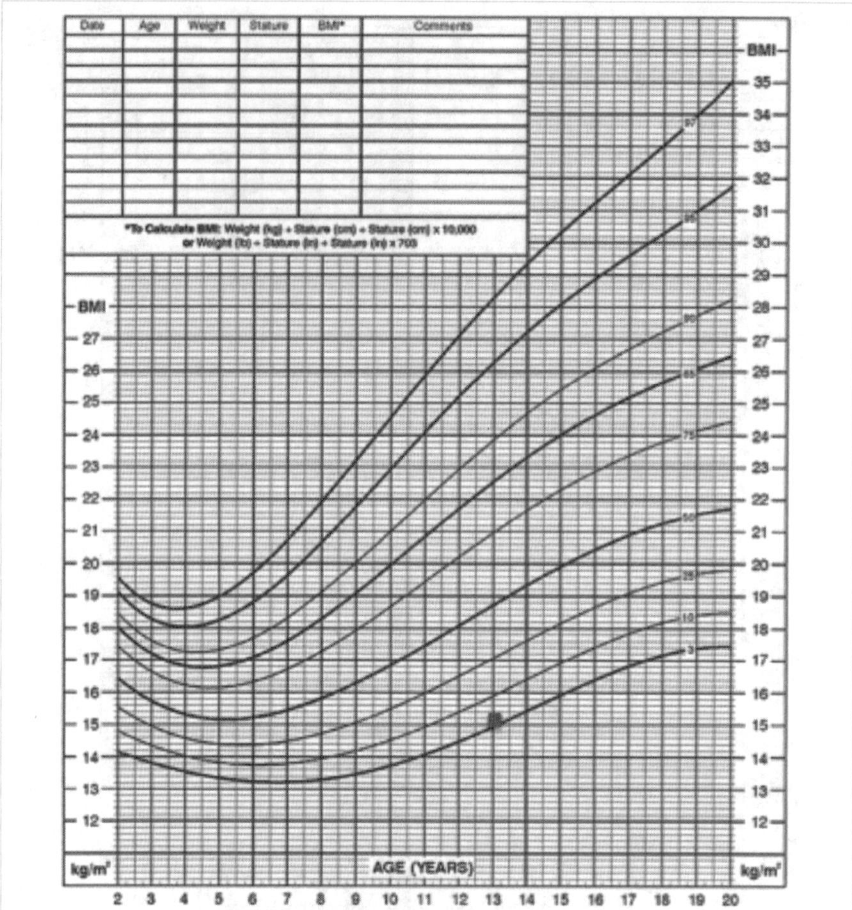

FIGURA 2
Fonte: National Center for Health Statistics and National Center for Chronic Disease Prevention and Health Promotion, 2000.
http://www.cdc.gov/growthcharts

Imagem: USG de abdome: fígado de dimensões no limite superior da normalidade com textura homogênea. Sem outras anormalidades. Ecocardiograma: miocardiopatia de depósito. Volumes e função diastólica normais + remodelação concêntrica de VE + estenose VP leve.

CONDUTA/TRATAMENTO

- Ajuste da dose de insulina para melhor controle glicêmico.

- Solicitada dosagem sérica de leptina.
- Solicitada densitometria de corpo inteiro.
- Solicitado teste genético-molecular para confirmação do diagnóstico sindrômico.

EVOLUÇÃO RESUMIDA

Paciente apresentou melhora do controle glicêmico após ajuste com dose alta de insulina (2,5 UI/kg/dia).

Apresentou leptina sérica < 0,78 mcg/L.

Realizou pesquisa genética pelo método sequenciamento em larga escala que evidenciou a presença da variante c.325dupA/P.Thr109Asnfs* no gene *BSCL2,* também conhecida como 669insA, em homozigose.

DIAGNÓSTICOS DEFINITIVOS

- Lipodistrofia congênita generalizada tipo 1 (síndrome de Berardinelli-Seip).
- DM de difícil controle.
- Hipertrigliceridemia.

COMENTÁRIOS

Paciente encaminhada aos 13 anos de idade por DM de difícil controle iniciado aos 11 anos.

Apresenta antecedente de perda de gordura subcutânea generalizada nos primeiros meses de vida. Além disso, filha de pais consanguíneos. Esses antecedentes, em conjunto, sugerem o diagnóstico de lipodistrofia hereditária, mais especificamente a lipodistrofia congênita generalizada (LCG).

As lipodistrofias hereditárias constituem um grupo raro e heterogêneo de síndromes caracterizadas pela perda completa ou parcial de tecido adiposo subcutâneo. São classificadas de acordo com a extensão e o padrão da perda em: lipodistrofia congênita generalizada (LCG), lipodistrofias congênitas adquiridas, lipodistrofias parciais adquiridas e lipodistrofias parciais familiares. A **Figura 3** mostra a abordagem diagnóstica para classificar o tipo de lipodistrofia quando suspeita, bem como prosseguir à investigação. As LCG podem ser classificadas e 4 subtipos, descritas na **Tabela 1**.

TABELA 1 Classificação das lipodistrofias congênitas generalizadas (LCG)

Subtipo	Gene alterado	Aspectos clínicos
LCG 1	*AGPAT2*	Ausência de tecido adiposo metabolicamente ativo desde o nascimento
LCG 2	*BSCL2*	Ausência de tecido adiposo mecânico e metabolicamente ativo desde o nascimento, retardo mental leve, cardiomiopatia
LCG 3	*CAV1*	Ausência extrema de tecido adiposo, baixa estatura, deficiência de vitamina D
LCG 4	*PTRF*	Ausência extrema de tecido adiposo, miopatia congênita, estenose pilórica, cardiomiopatia

Além da perda generalizada de gordura, a paciente apresentou hepatomegalia, hipertrofia muscular, proeminência de veias e aspecto acromegaloide.

A LCG, doença autossômica recessiva, caracteriza-se clinicamente pela extrema redução de tecido adiposo desde o nascimento ou no primeiro ano de vida, associada à hipertrofia muscular e flebomegalia. Outras alterações que podem estar presentes são: aspecto corporal acromegálico, como prognatismo e mão e pés aumentados, hiperfagia, avanço da idade óssea, aumento da velocidade de crescimento, proeminência umbilical, hepatoesplenomegalia, cardiomegalia e

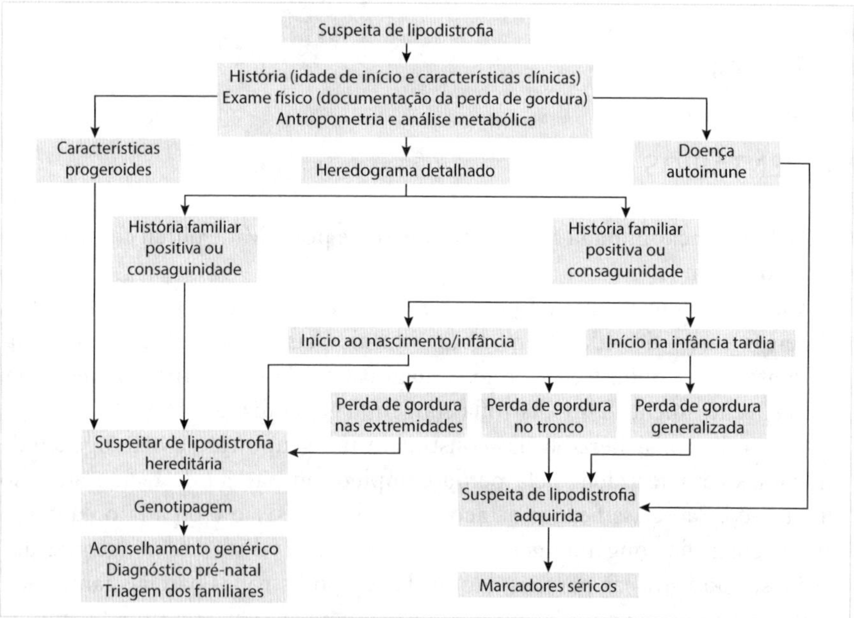

FIGURA 3 Abordagem diagnóstica na suspeita clínica de lipodistrofia.
Fonte: adaptada de Brown RJ et al. The diagnosis and management of lipodystrophy syndromes: a multi-society practice guideline. J Clin Endocrinol Metab. 2016;101(12):4500-1.

déficit cognitivo. Nas mulheres, hirsutismo, clitoromegalia, irregularidade menstrual e/ou infertilidade e ovários policísticos podem fazer parte da síndrome. A **Tabela 2** pode ser utilizada para direcionar o diagnóstico clínico da LCG.

TABELA 2 Critérios diagnósticos para lipodistrofia congênita generalizada – diagnóstico suspeito com 3 critérios maiores ou dois maiores e dois menores

Critérios maiores	Critérios menores
Lipoatrofia em tronco, membros e face	Cardiomiopatia hipertrófica
Aspecto acromegaloide	Atraso psicomotor ou deficit cognitivo leve a moderado
Hepatomegalia	Hirsutismo
Hipertrigliceridemia	Puberdade precoce
Resistência insulínica	Cistos ósseos
	Flebomegalia

Fonte: adaptada de Lionel van Maldergem.

Na LCG o diagnóstico de DM ocorre usualmente na puberdade, provavelmente desencadeado pelas alterações hormonais dessa fase, como aumento do hormônio do crescimento e da resistência insulínica.

Por apresentarem ausência de tecido adiposo subcutâneo, os pacientes com LCG têm diminuição da produção de adipocinas, especialmente a leptina e a adiponectina. Essa síntese e secreção reduzidas de proteínas específicas de adipócitos estão relacionadas às complicações metabólicas da lipodistrofia.

A leptina é uma das adipocinas mais importantes e abundantes e foi considerada o protótipo de todos os hormônios secretados por adipócitos. Sabe-se que a leptina ativa a AMPK, promove a oxidação de ácidos graxos ao desativar a acetilcoenzima A carboxilase e inibe a lipogênese. Os níveis séricos de leptina refletem a quantidade de tecido adiposo no corpo e estão positivamente correlacionados com a adiposidade. São responsáveis também pela regulação da saciedade, do apetite, da ingestão de alimentos, do gasto de atividade e energia, da fertilidade, da aterogênese e da indução de crescimento. Assim, essa deficiência acarreta aumento da resistência à insulina, hiperglicemia, dislipidemia, hipertensão, ruptura endócrina, doença hepática gordurosa, ovários policísticos, ovários policísticos, puberdade precoce e síndrome de hiperandrogenia.

Portanto, as manifestações metabólicas encontradas na paciente descrita (hipertrigliceridemia, HDL baixo e DM de difícil controle) estão relacionadas à deficiência de adipocinas. Os níveis séricos de adiponectina se correlacionam negativamente com os níveis séricos de triglicerídeos e insulina, e positivamente com os níveis séricos de colesterol de lipoproteína de alta densidade, e os níveis séricos de adiponectina e leptina são mais baixos em pacientes com diabetes em comparação com indivíduos não diabéticos. A paciente tinha leptina baixa (< 0,78 mcg/L), com hipertrigliceridemia.

Além disso, a diminuição de adipocinas e o não depósito de gordura fazem com que a gordura seja depositada em outros órgãos e tecidos, como no coração, no fígado e nos músculos, levando à cardiopatia de depósito, à hepatomegalia e à hipertrofia muscular.

O diagnóstico definitivo da LCG é genético-molecular, permitindo classificar o subtipo de LCG e predizer o provável curso clínico. Os genes descritos incluem *AGPAT2*, *BSCL2*, *CAV1*, *PTRF*, sendo que as variantes no *AGPAT2* e *BSCL2* correspondem à grande maioria. Uma parcela dos casos não possui alteração molecular identificada.

A pesquisa molecular pode ser feita pela técnica de Sanger, direcionada pelo fenótipo e realizada pelo sequenciamento do gene suspeito. É um processo oneroso e relativamente demorado. O sequenciamento em larga escala, por outro lado, conhecido também como *NGS* (*next-generation sequencing*), pode tornar a análise genética mais custo-efetiva, principalmente quando feita em grandes centros.

O resultado molecular da paciente evidenciou uma duplicação da adenina levando a uma *frameshift* (c.325dupA/P.Thr109Asnfs*) no gene *BSCL2* em homozigose. Ambos os progenitores apresentaram a variante em heterozigose, como esperado (*vide* heredograma na **Figura 4**).

As LCG são autossômicas recessivas, e os dois genes mais afetados são *AGPAT2* e *BSCL2*.

Ambos têm papel na formação dos adipócitos. O *AGPAT2* é expresso abundantemente no tecido adiposo, com papel de catalisar a acilação do ácido lisofosfatídico para formar ácido fosfatídico, um intermediário na biossíntese do triacilglicerol e glicerofosfolipídios. Variantes nesse gene não permitem a formação adequada da gota lipídica, levando à ausência de tecido adiposo. Já o *BSCL2* é responsável pela codificação da seipina, proteína que participa da formação da gota lipídica e diferenciação do adipócito. A seipina é também uma proteína transmembrana localizada no retículo endoplasmático com função na fusão das vesículas lipídicas para a formação da gota.

Clinicamente existem poucas diferenças entre os pacientes acometidos por esses dois genes. Em 80% dos casos de LCG 2 há déficit cognitivo leve a moderado, enquanto só ocorre em 10% dos pacientes com LCG 1. Além disso, na LCG 1 há preservação do tecido adiposo mecânico. Assim, é possível identificar sua presença nas plantas e palmas. Metabolicamente a LCG 2 é normalmente mais grave.

O diagnóstico diferencial da LCG deve ser feito com desnutrição e com as lipodistrofias generalizadas adquiridas, síndromes progeroides atípicas, síndrome de Rabson-Mendenhall, síndrome de Donohue (mutações no *INSR*), síndrome progeroide neonatal e a displasia mandibuloacral (mutações no *LMNA* e *ZMPSTE24*).

O tratamento atual consiste basicamente em manter um estilo de vida saudável (alimentação adequada e atividade física regular) e tratar as comorbidades associadas.

O DM normalmente evolui para a necessidade de insulinoterapia em altas doses pela grande resistência insulínica, como mostrou a evolução da paciente apresentada. Apesar de a metformina não ocasionar uma redução significativa no controle glicêmico, deve ser sempre associada (exceto quando houver contraindicações específicas) devido à resistência insulínica presente nesses pacientes. Sua dose deve ser de 1-2 g/dia para crianças com mais de 30 kg e adultos, e na dose de 40-60 mg/kg/dia para crianças com menos de 30 kg.

Por outro lado, a pioglitazona, que também é sensibilizadora, deve ser evitada, já que estimula a adipogênese, prejudicada nesses pacientes.

A hipertrigliceridemia pode ser tratada com fibratos.

Como as alterações metabólicas associadas à lipodistrofia são graves, muitas vezes os tratamentos convencionais podem ser inadequados no restabelecimento do controle metabólico. O tratamento com análogo recombinante da leptina humana (metreleptina) demonstrou ser benéfico para melhorar as complicações metabólicas.

O diagnóstico de DM em uma criança ou adolescente que apresente perda precoce de tecido adiposo subcutâneo e as características clínico-laboratoriais apresentadas deve levar à suspeição de LCG, para que a abordagem terapêutica e o acompanhamento adequado sejam instituídos.

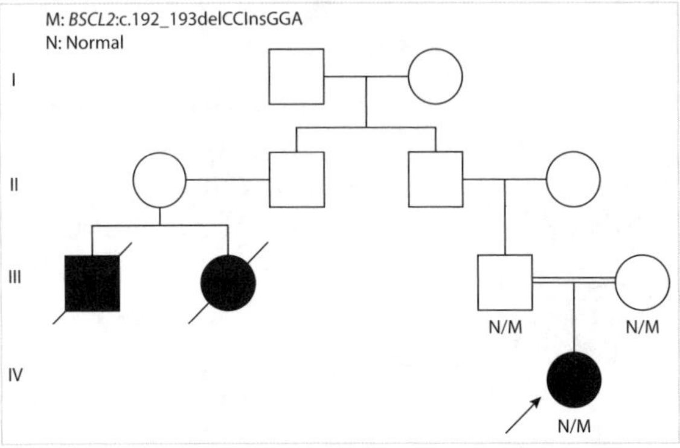

FIGURA 4 Heredograma do caso de lipodistrofia congênita generalizada com a variante c.325dupA/P.Thr109Asnfs* no gene *BSCL2*.

REFERÊNCIAS

1. Brown RJ, Araujo-Vilar D, Cheung PT, Dunger D, Garg A, Jack M, et al. The diagnosis and management of lipodystrophy syndromes: a multi-society practice guideline. J Clin Endocrinol Metab. 2016;101(12):4500-11.
2. Handelsman Y. The clinical approach to the detection of lipodystrophy: an AACE consensus statement. Endocr Pract. 2013;19:107-16.
3. Lima JG, Campos JTAM (orgs.). Síndrome de Berardinelli-Seip: aspectos genéticos e morfofisiológicos. Natal: EDUFRN; 2020.
4. Patni N, Garg A. Congenital generalized lipodystrophies: new insights into metabolic dysfunction. Nat Rev Endocrinol. 2015;11(9):522-34.
5. van Maldergem L. Berardinelli-Seip congenital lipodystrophy synonym: Berardinelli-Seip congenital generalized lipodystrophy. Disponível em: https://europepmc.org/books/n/gene/bscl/?extid=20301300&src=med. Acesso em: 29 abr. 2020.

Seção 15

Hipoglicemia

Coordenação:

Luis Eduardo P. Calliari

Caso 15.1

Raphael del Roio Liberatore Junior

HISTÓRIA

Menino, 5 dias de vida, procedente de Macapá-AP, hipoglicemias desde a 2ª hora de vida

HPMA

Recém-nascido pré-termo, grande para a idade gestacional, teve sua glicemia capilar dosada na 2ª hora de vida, segundo protocolo de acompanhamento do serviço de neonatologia. Essa glicemia capilar na 2ª hora de vida mostrou resultado de 39 mg/dL, sem manifestações clínicas.

Foi oferecido seio materno e repetida dosagem de glicemia capilar 30 minutos após, com resultado de 32 mg/dL, também sem nenhuma manifestação clínica. Foi realizada dosagem da glicose em amostra venosa e puncionada veia para receber *bolus* de glicose (10 mL de soro glicosado a 10%) e posteriormente soro com glicose (**V**elocidade de **I**nfusão de **G**licose de 4 mg/kg/min). O resultado da dosagem de glicose venosa foi de 29 mg/dL.

A cada 30 minutos a glicemia capilar foi sendo dosada e a VIG foi sendo aumentada para tentar manter glicemia capilar em valores acima de 40 mg/dL. Na 6ª hora de vida, recebia soro com VIG de 8 mg/kg/min, foi iniciado seio materno e complementado com fórmula infantil de rotina. As dosagens de glicemia capilar se estabilizaram com valores ao redor de 40 mg/dL e as dosagens de glicemias capilares passaram a ser realizadas a cada 4 horas.

No 2º dia de vida, recebendo soro (VIG 8), seio materno e fórmula, apresentou crise convulsiva tônico-clônica generalizada. Dosagem de glicemia capilar mostrou resultado *low*, e a crise convulsiva foi revertida com *bolus* de glicose endovenosa (10 mL de SG 10%) e fenobarbital. O soro teve então a

VIG elevada para 10 e pouco tempo depois para 12 mg/kg/min e as glicemias capilares se mantinham ao redor de 45 mg/dL.

No 3º dia de vida, em vigência de hipoglicemia, foi colhida "amostra crítica" e iniciada prednisona na dose de 5 mg por via oral a cada 12 horas.

No 4º dia de vida, a despeito da prednisona, a VIG do soro necessitou ser elevada para 16 mg/kg/min para manter glicemias ao redor de 50 mg/dL.

O endocrinologista pediátrico foi chamada no 5º dia de vida.

Antecedentes

Terceiro filho do casal. Parto cesáreo, interativo, indicado por macrossomia fetal, notada desde o 6º mês do pré-natal. Idade de gestação de 35 semanas e 5 dias. Apgar 9 no primeiro minuto e 10 no quinto minuto. Peso 4.730 g. Comprimento 52 cm. Recebeu cuidados perinatais rotineiros. Colhida amostra de sangue para triagem neonatal no 3º dia de vida.

Pai comerciante, saudável, 34 anos. Mãe comerciante, saudável, 31 anos. G3P3A0, pré-natal realizado desde a 4ª semana de gestação, investigado e afastado diabetes materno por 3 vezes.

Pais primos de primeiro grau.

Irmã de 10 anos, saudável. Irmã de 4 anos, saudável.

Nega caso semelhante na família. Nega casos de diabetes na família

EXAME FÍSICO

- Peso: 4.865 g.
- Aspecto geral sem anormalidades, fácies incaracterística, orelhas de aspecto normal, língua de aspecto normal.
- Abdome sem anomalias.
- Genitália masculina, pênis com 3 cm de comprimento, testículos tópicos.

DIAGNÓSTICO INICIAL

- RN pré-termo, grande para a idade gestacional.
- Hipoglicemia neonatal persistente.

EXAMES SUBSIDIÁRIOS

Amostra crítica:

- Glicemia: 29 mg/dL (glicemia capilar concomitante *low*).
- Cetonemia em fita reagente: negativa.
- Insulina: 36 UI/mL.
- Amônia: 96 umol/L (11-52).
- Lactato: 1,2 mg/dL (2-6).
- Gasometria venosa: pH 7,36 HCO_3 20 mEq/L.
- Ácidos graxos livres: abaixo da sensibilidade do método (0,1-0,65 mmol/L).
- Ácido úrico: abaixo da sensibilidade do método (2,5-5 mg/dL).
- GH: 3,0 ng/mL.
- Cortisol: 27 mcg/dL.
- Molecular: mutação em homozigose no gene *ABCC8*; NM_001287174.1(ABCC8):c.2800C>T, uma variante (refSNP: rs570388861) com significância clínica patogênica (ClinVar: CV000256802.1).
- Outros (biópsia etc.).

DIAGNÓSTICOS DEFINITIVOS

- RN pré-termo, grande para a idade gestacional.
- Hipoglicemia neonatal persistente.
- Hiperinsulinismo congênito.

CONDUTA/TRATAMENTO

- Instalado cateter de duplo lume por veia femoral direita.
- Mantida soroterapia endovenosa com VIG de 18 mg/kg/min. Orientado não fazer *bolus* de correção para hipoglicemia.
- Mantido aleitamento materno por livre demanda.
- Mantida fórmula láctea de rotina como complemento, volume 90 mL por via oral a cada 3 h. Aceitação regular.
- Reduzida dose do glicocorticoide para dose fisiológica. Posteriormente foi sendo reduzido até ser suspenso.
- Iniciado diazóxido, dose 15 mg/kg/dia, por via oral a cada 8 h.
- Iniciada hidroclorotiazida, dose 3 mg/kg/dia, por via oral a cada 12 h.

EVOLUÇÃO RESUMIDA

O paciente evoluiu com estabilidade dos níveis glicêmicos ao redor de 70 mg/dL, e, mesmo após 4 dias do uso do diazóxido, foi impossível a redução da VIG. Nesse meio-tempo, o paciente passou a apresentar taquicardia mantida, taquipneia e edema. RX simples de tórax mostrava área cardíaca no limite superior do normal.

Foi iniciada infusão de análogo de somatostatina (octreotide) na dose de 5 ug/kg/min, em infusão contínua subcutânea, e suspensa a utilização do diazóxido e da hidroclorotiazida. A dose da octreotide foi sendo elevada paulatinamente até 30 ug/kg/min, o que possibilitou a redução da VIG, também lentamente, até 8 mg/kg/min, com manutenção dos níveis glicêmicos nos limites inferiores do normal. Cerca de 18 horas após a redução da VIG, o paciente voltou a apresentar glicemia abaixo de 40 mg/dL. Necessitou de nova elevação da VIG até 18 mg/kg/mim, para manter níveis glicêmicos ao redor de 70 mg/dL.

Foi iniciada a infusão de glucagon na dose de 5 mcg/kg/min, em infusão contínua subcutânea, e suspensa octreotide. A infusão foi elevada até 9 ug/kg/min, o que possibilitou a redução lenta da VIG até 6 mg/kg/min.

Foi indicada pancreatectomia subtotal, no 32º dia de vida. Realizada por via laparoscópica, com retirada de cerca de 98% do pâncreas.

No final do intraoperatório, passou a apresentar glicemia ao redor de 200 mg/dL, tendo sido suspensa infusão do glucagon.

No primeiro pós-operatório, as glicemias se mantiveram em níveis elevados (até 400 mg/dL) e a VIG foi reduzida até 2 mg/kg/min. Foram necessárias várias fases rápidas de correção de volume com solução fisiológica, e 20 h após a cirurgia foi iniciada infusão de insulina na dose de 0,01 unid/kg/h, para manter glicemias ao redor de 100 mg/dL.

A alimentação foi iniciada 36 horas após a cirurgia, com leite materno por tubo gástrico. As glicemias passaram a ficar mais baixas a partir da 2ª alimentação, o que levou à suspensão da infusão de insulina.

Com 44 horas de pós-operatório, o paciente passou a apresentar glicemias ao redor de 40 mg/dL e novamente iniciada soroterapia endovenosa com VIG de até 8 mg/kg/min. Foi mantida alimentação, agora por via oral.

No 4º dia de pós-operatório, as glicemias voltaram a se elevar e novamente a VIG foi sendo reduzida até a suspensão da soroterapia endovenosa.

O paciente teve alta hospitalar no 7º dia de pós-operatório, recebendo aleitamento materno e complemento com fórmula infantil, mantendo glicemias ao redor de 100 mg/dL. Família orientada a fazer glicemias capilares a cada 46 horas.

Marcado retorno em 1 semana para coleta de esteatócrito.

Anatomopatológico: os cortes histológicos revelam múltiplos fragmentos de parênquima pancreático exibindo numerosas ilhotas de Langerhans de tamanhos variados com células irregularmente aumentadas e núcleo hiperplásico. Análise imuno-histoquímica: sinaptofisina positivo; CK7 positivo, KI67 positivo. Quadro compatível com a forma difusa de hiperinsulinismo congênito.

COMENTÁRIOS

Trata-se de recém-nascido pré-termo e grande para a idade gestacional, marcadamente macrossômico durante a gestação e altamente sugestivo de estado hiperinsulinêmico intrauterino.

Apresentou hipoglicemias precoces e foi adequadamente conduzido.

Necessitou de altas concentrações de glicose no soro endovenoso para conseguir manter as glicemias.

Importante ressaltar que a literatura hoje aceita valores abaixo de 47 mg/dL como diagnóstico de hipoglicemia neonatal somente até 72 horas de vida, quando então os valores de glicemia passam a ser os mesmos das outras idades, entre 70-100 mg/dL.

Hipoglicemias com duração de até 3 dias de vida e posterior resolução do caso são chamadas hipoglicemia neonatais transitórias. Prematuridade, baixo peso, grande para a idade gestacional, pós-maturidade, quadros infecciosos, falta de aporte alimentar podem justificar o quadro de hipoglicemia transitória. O tratamento deve ser feito pela utilização da correção do aporte por via oral e soroterapia endovenosa, com oferecimento de quantidade de glicose suficiente para manter glicemias estáveis. Cuidado com volume total, concentração do soro e acesso venoso são essenciais.

O glicocorticoide, embora largamente utilizado no passado, não tem indicação nos dias atuais. No nosso meio, a dificuldade do acesso a medicações como diazóxido, glucagon e octreotide ainda pressiona no sentido da prescrição de glicocorticoides, principalmente pelos neonatologistas.

Hipoglicemia neonatal que não apresenta remissão após 3 dias de vida é classificada como hipoglicemia neonatal persistente. Das causas de hipoglicemia neonatal persistente, a mais prevalente é o hiperinsulinismo congênito.

No hiperinsulinismo congênito (HC) ocorre produção/secreção de insulina de forma exagerada e independente do nível glicêmico, de forma que o resultado é a instalação de hipoglicemia persistente e com alta morbidade e mortalidade (**Figura 1**). Diversas são as causas de HC, desde doenças genéticas, como síndrome de Beckwith-Wiedemann, síndrome de Turner, síndrome de

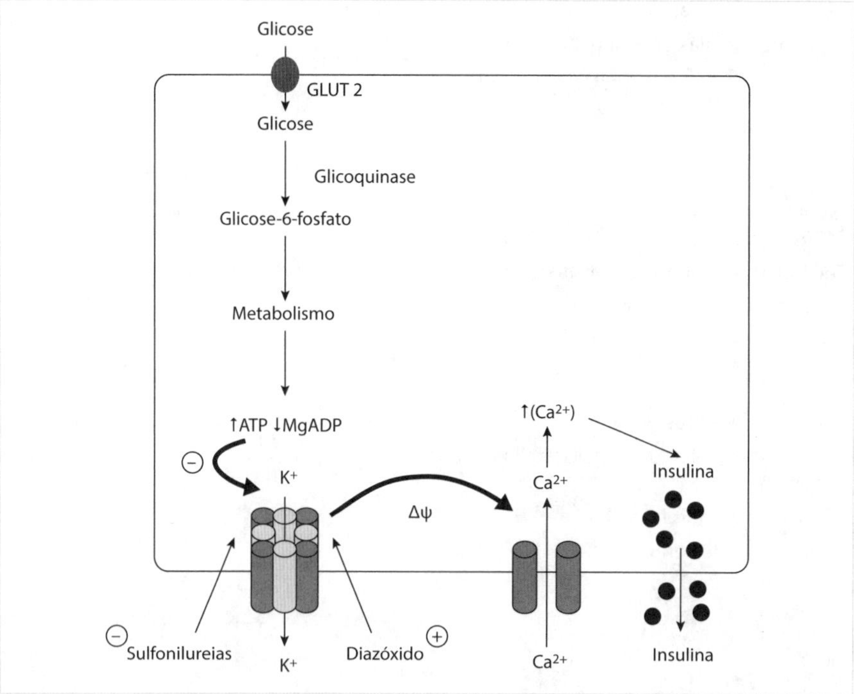

FIGURA 1 Representação esquemática do mecanismo de síntese e excreção de insulina na célula B.
Fonte: Liberatore Jr RDR e Martinelli Jr CE.

Down, podendo também ocorrer nos casos de incompatibilidade de Rh, filhos de mães diabéticas, filhos de mães em uso de medicações hiperglicemiantes. No entanto, as mutações em genes envolvidos no controle da síntese e secreção da insulina são as principais causas de HC (**Tabela 1**).

Cerca de metade dos casos de HC resulta de mutações nos dois genes (*ABCC8* e *KCNJ11*) responsáveis pelo canal de K, ATP-dependente, cujo funcionamento controla a secreção de insulina pela célula B pancreática.

Mutações em homozigose ou heterozigose nesses dois genes podem ocorrer por transmissão autossômica dominante ou recessiva. As mutações em heterozigose paterna, com perda do alelo protetor materno, são altamente indicativas da forma focal da doença. As mutações em homozigose, por outro lado, indicativas da forma difusa da doença.

Na forma difusa da doença, histologicamente se encontram células B hiperplásicas, com núcleos grandes e distribuídas por todo o tecido pancreático. Na forma focal, a hiperplasia celular é encontrada em uma pequena porção do pâncreas (**Figura 2**).

TABELA 1 Causas de hipoglicemia hiperinsulinêmica

Hiperinsulinemia congênita (herança)
ABCC8 (autossômica recessiva e dominante) *KCNJ11* (autossômica recessiva e dominante) *GLUD1* (dominante) *GCK* (dominante) *HADH* (recessiva) *HNF4A* (dominante) *SLC16A1* (induzida pelo exercício; dominante)
Secundária (geralmente transitória)
DM materno (gestacional ou insulinodependente) Restrição de crescimento intrauterino Asfixia perinatal Isoimunização Rh
Causas metabólicas
Doenças congênitas da glicosilação, Tipo 1a/b/d Tirosinemia tipo I
Associadas a síndromes
Beckwith-Wiedemann Sotos Kabuki Usher Timothy Costello Trissomia do 13 Turner mosaico
Outras
Síndrome *dumping* Insulinoma (esporádico ou associado a NEM 1) Mutações do gene do receptor da insulina Munchausen *by-proxy*

Fonte: Liberatore Jr RDR e Martinelli Jr CE

A droga de escolha para o tratamento do HC é o diazóxido. Trata-se de uma droga originalmente utilizada com anti-hipertensiva e que apresenta efeito hiperglicêmico. Essa droga atua nos canais de K, ATP-dependentes, das células B, bloqueando a secreção da insulina. Por ser um potente retentor de sódio e água, pode causar sobrecarga cardiopulmonar, eventual abertura do canal arterial e edema pulmonar.

O uso de tiazídicos associados ao diazóxido reduz a chance de sobrecarga cardiopulmonar e ainda apresenta efeito hiperglicemiante sinérgico. A associação das duas medicações deve ser utilizada de forma rotineira.

Habitualmente se inicia o uso do diazóxido na dose máxima (15 mg/kg/dia) em 3 tomadas, a cada 8 h e por via oral ou sonda gástrica. O objetivo é a redução e retirada da soroterapia com glicose. A resposta ao tratamento com

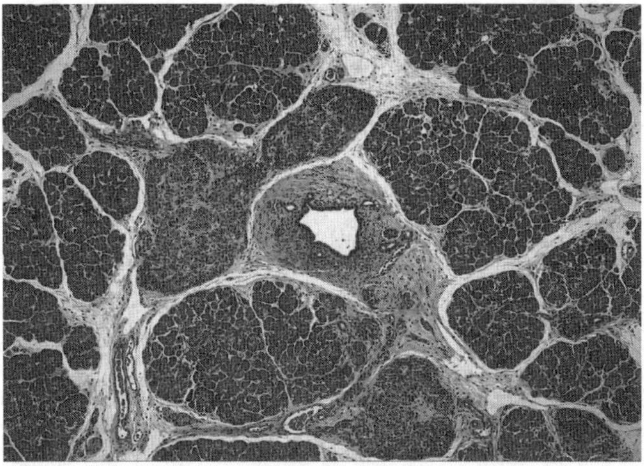

FIGURA 2 Tecido pancreático corado por HE. Múltiplas Ilhotas de Langerhans de tamanhos e formatos variados com núcleos aumentados. Foto da lâmina de material do paciente relatado. (Ver o Encarte de imagens no final do livro.)

diazóxido é considerada adequada, quando se consegue, pelo uso da medicação, garantir glicemia normais, durante cuidados e rotinas adequadas para idade: alimentação e atividade física.

Se, após 57 dias da utilização do diazóxido, não se conseguir estabelecer controle glicêmico, na vigência de rotina adequada para a idade, considera-se que o HC é resistente ao diazóxido. Nesses casos, a chance de o HC ser resultado de mutação nos genes *ABCC8* ou *KCNJ11* é muito grande, como ocorreu no caso apresentado.

As drogas de segunda escolha são o glucagon e os análogos de somatostatina. Ambas podem ser utilizadas em *bolus*, mas apresentam melhor efeito quando utilizadas em infusão subcutânea contínua.

No caso apresentado, não houve controle das glicemias com a utilização da associação diazoxidotiazídico nem com a utilização de octrotide. A infusão contínua de glucagon permitiu a redução da VIG, mas não a suspensão da soroterapia endovenosa com glicose.

A abordagem cirúrgica foi a proposta terapêutica.

Na forma focal da doença, sugerida pelo encontro de mutação em heterozigose paterna nos genes *ABCC8* e *KCNJ11*, deve-se proceder à localização da lesão por meio do PetCt com flúor 18 e exérese da lesão, preservando o restante do pâncreas.

Pelo encontro de mutação em homozigose, foi proposta a retirada cirúrgica de 95-98% do pâncreas, mantendo apenas a porção da cabeça do pâncreas, acolada ao duodeno. A evolução no pós-operatório imediato pode ocorrer com hiper ou hipoglicemia e deve ser cuidadosamente monitorizada. Insuficiência pancreática exócrina ocorre em praticamente 100% dos casos. DM também ocorre com alta frequência, mas normalmente na segunda década de vida.

REFERÊNCIAS

1. Liberatore Jr RDR, Martinelli Jr CE. Hipoglicemia hiperinsulinêmica da infância. Arq Bras Endocrinol Metab. 2011;55/3.
2. Sociedade Brasileira de Pediatria. Departamento Científico de Endocrinologia. Diretrizes SBP – Hipoglicemia no período neonatal, publicado em 22.02.2014. Disponível em: https://www.sbp.com.br/fileadmin/user_upload/2016/09/HipoglicemiaDCEndocrinoOK.pdf.
3. Stanley CA, Rozance PJ, Thornton PS, et al. Reevaluating "transitional neonatal hypoglycemia": mechanism and implications for management. J Pediatr. 2015;166:1520-5.
4. Thornton PS, Stanley CA, DeLeon DD, et al. Recommendations from the Pediatric Endocrine Society for evaluation and management of persistent hypoglycemia in neonates, infants, and children. J Pediatr. 2015;167:238e45.
5. Worth C, Yau D, Salomon Estebanez M, O'Shea E, Cosgrove K, Dunne M, et al. Complexities in the medical management of hypoglycaemia due to congenital hyperinsulinism. Clin Endocrinol (Oxf). 2020;92(5):387395.

Caso 15.2

Luis Eduardo P. Calliari

HISTÓRIA

Paciente do sexo masculino, 4 anos de idade, vem com queixa de tontura e fraqueza pela manhã.

HPMA

A mãe refere que desde os 2 anos o filho apresenta um quadro de tontura e fraqueza ao acordar. Às vezes fica sonolento e parece desfalecer. Inicialmente o pediatra encaminhou ao cardiologista, que realizou ecocardiograma e ECG e descartou doença cardíaca. Aos 3 anos, durante quadro de gastroenterocolite aguda, apresentou um episódio de perda de consciência que durou alguns segundos, melhorando após tomar suco de laranja. Nessa época foi encaminhado ao neurologista pediátrico com suspeita de crise convulsiva. RNM de encéfalo e EEG eram normais, e foi orientado apenas a observar a evolução. Desde então mantém episódios em uma frequência variável, mais ou menos 1 vez por semana. Os pais associam aumento da frequência nos finais de semana, quando a criança acorda mais tarde.

Antecedentes

Gestação sem intercorrências. Paciente nascido de parto normal, a termo (39 semanas). Peso: 3.320 g; comprimento: 49 cm.

Sem intercorrências durante o parto ou pós-parto imediato. Teve alta com a mãe.

Uma internação por 2 dias, durante quadro de amigdalite, para hidratação intravenosa e início de antibioticoterapia, por não aceitar medicação via oral e apresentar inapetência importante.

Sempre comeu pouca quantidade, seletivo nas escolhas. Na escolinha come menos que as outras crianças. Ativo. DNPM normal.

Pais não consanguíneos. Irmão mais velho hígido.

Pai 175 cm; 68 kg; mãe 154 cm; 50 kg.

EXAME FÍSICO

- Exame geral sem alterações, fígado não palpável, face atípica.
- Peso 13, 5 kg. Estatura 97 cm. IMC 14,3 (**Figura 1** e **Figura 2**).

DIAGNÓSTICO INICIAL

- Hipoglicemia a esclarecer.

EXAMES SUBSIDIÁRIOS

Trazia exames pedidos pelo pediatra:

- Exames gerais normais/ECG – normal/ecocardiograma normal.
- Glicemia de jejum 72 mg/dL (jejum de 8 h).

Solicitado teste do jejum associado ao teste do glucagon. A criança apresentou hipoglicemia sintomática após 14 horas de jejum, quando foram colhidos os seguintes exames:

- Glicemia de jejum = 38 mg/dL; insulina = < 2 U/mL; peptídeo C = 1,2 ng/mL (VR 1-7 ng/mL); GH = 7 ng/dL; cortisol = 18 mcg/dL; lactato = 6 mg/dL (4,5-14 mg/dL). Exame de urina concomitante: glicosúria: negativa/cetonúria: +/++.
- Teste do glucagon: 60 minutos após injeção de glucagon: glicemia: 53 mg/dL.

DIAGNÓSTICO DEFINITIVO

- Hipoglicemia cetótica idiopática.

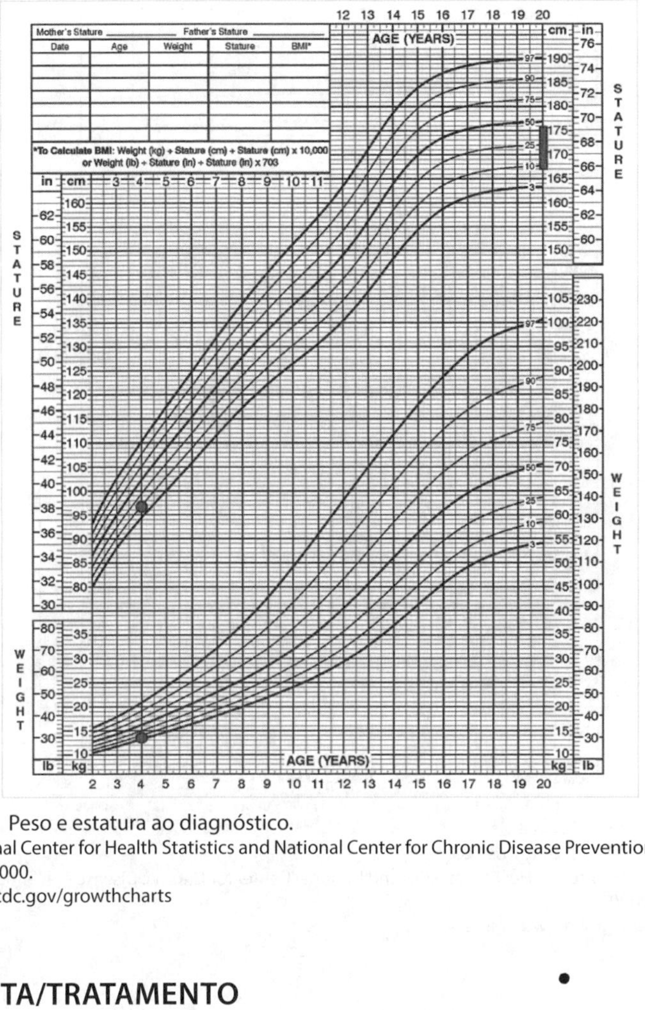

FIGURA 1 Peso e estatura ao diagnóstico.
Fonte: National Center for Health Statistics and National Center for Chronic Disease Prevention and Health Promotion, 2000.
http://www.cdc.gov/growthcharts

CONDUTA/TRATAMENTO

Foi orientada dieta com uso de carboidratos de absorção lenta e acréscimo de amido de milho às refeições, ingestão de alimentos em intervalos não superiores a 3 horas e inclusão de uma ceia, antes de dormir.

Aumentar a vigilância em períodos de doenças pediátricas, incluindo líquidos com carboidratos se houver má aceitação alimentar.

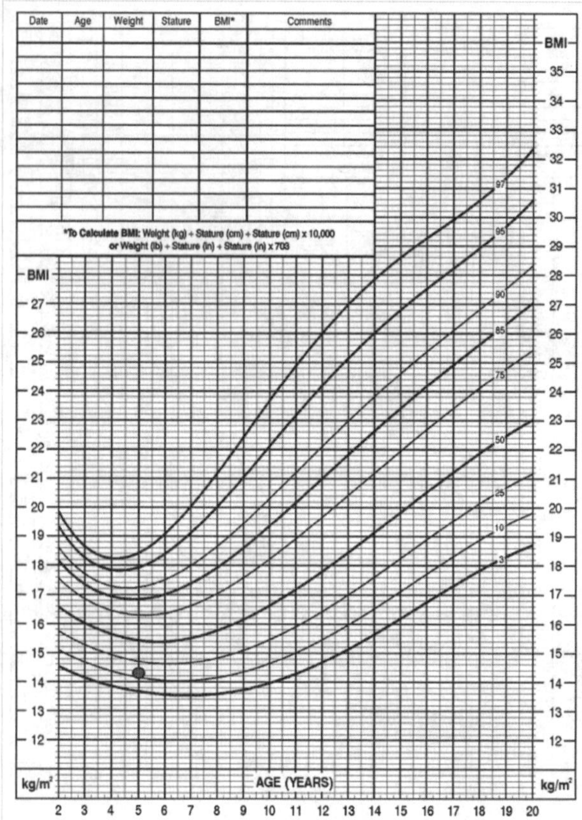

FIGURA 2 IMC ao diagnóstico.
Fonte: National Center for Health Statistics and National Center for Chronic Disease Prevention and Health Promotion, 2000.
http://www.cdc.gov/growthcharts

EVOLUÇÃO RESUMIDA

Com esses cuidados, houve redução da frequência e severidade dos episódios. Os pais utilizavam glicosímetro e fitas de cetona urinária para avaliação quando havia suspeita de hipoglicemia. Quando era identificada uma hipoglicemia ou uma tendência de queda, era ofertado carboidrato. Com essa conduta os episódios foram progressivamente reduzindo de frequência e intensidade. Os cuidados foram ficando gradualmente menos rigorosos, e a partir dos 7 anos não houve mais episódios de hipoglicemia.

COMENTÁRIOS

Hipoglicemia é a doença metabólica mais comum em crianças, Apesar de ser frequente, a definição de hipoglicemia é ainda motivo de discussão, mas consensos recomendam o uso de 70 mg/dL, como em adultos, como limite inferior de glicemia.

Hipoglicemia cetótica (HC) é a causa mais comum de hipoglicemia na infância. A idade de aparecimento costuma ser entre 18 meses e 5 anos, com remissão espontânea por volta de até 8-9 anos.

O diagnóstico da HC é baseado na exclusão de causas hormonais ou metabólicas de hipoglicemia. A presença de hipoglicemia com cetonas positivas pode ocorrer em lactentes ou crianças com deficiência de hormônio de crescimento, insuficiência adrenal e glicogenoses. Essas causas devem ser afastadas para que o diagnóstico de HC idiopática (HCI) possa ser definido.

No paciente em questão os sintomas apareceram em idade típica da hipoglicemia cetótica, tendo sido pensado inicialmente em etiologia cardíaca, afastada pelo cardiologista. Como apresentou um episódio interpretado como crise convulsiva, foi avaliado ainda por neurologista, que afastou causa neurológica. Esse tipo de procedimento não é incomum, pois os sinais de hipoglicemia são inespecíficos e difíceis de serem percebidos em idades menores. A referência de que os sintomas aparecem mais no fim de semana também ajudam a pensar em quadro de hipoglicemia, já que o tempo em jejum é maior.

O paciente era magro e comia pouco, duas condições comumente associadas à HC. Acredita-se que a HC seja reflexo da redução da produção de glicose, e não do excesso de consumo. É comum que as crianças sejam magras, sugerindo que haja pouca reserva para produção endógena de glicose. Alguns autores acreditam que a HCI seja um fenômeno fisiológico transitório, representando o grupo de crianças normais com menor capacidade de tolerar o jejum. Outras teorias incluem: alteração no catabolismo proteico, na síntese de alanina ou na desaminação oxidativa de aminoácidos.

O teste do jejum mostrou insulina baixa, GH e cortisol normais e resposta baixa ao glucagon, afastando quadros de hiperinsulinismo, hipocortisolismo ou deficiência de GH.

Não há tratamento medicamentoso. Considerando-se que a criança não tenha reserva energética para aguentar muito tempo em jejum, orienta-se alimentação frequente, a cada 2-3 horas, incluindo carboidratos de absorção mais lenta, e uma ceia ao deitar, para reduzir o tempo de jejum noturno. Neste paciente houve redução dos sintomas e evolução satisfatória com essa orientação. Atenção especial deve ser dada quando houver quadros infecciosos associados à inapetência, que podem precipitar o aparecimento dos sintomas. Essa deve ter sido a causa da internação prévia do paciente, antes do diagnóstico. Deve-se deixar uma carta para ser entregue em serviços de emergência para que seja feita infusão de glicose se necessário.

Na tentativa de encontrar uma causa genética para a hipoglicemia cetótica, há estudos com WES (*whole exome sequencing*) em crianças com hipoglicemia cetótica. Foram encontraram 4 genes que seriam candidatos a estar envolvidos com a etiologia dessa condição: *NCOR1*, *IGF2BP1*, *SLC5A2* e *NEK11*. Esses genes são associados a diferentes processos metabólicos, como gliconeogênese, regulação translacional e transporte de glicose, e os pacientes podem apresentar outras alterações, dependendo do gene envolvido (baixa estatura e alterações hepáticas).

Acredita-se atualmente que a hipoglicemia cetótica seja uma desordem heterogênea, que pode representar doenças diferentes. Com a melhor compreensão dos mecanismos desencadeadores da hipoglicemia, novos tratamentos mais específicos poderão ser desenvolvidos.

REFERÊNCIAS

1. Alhaidan Y, Larsen MJ, Schou AJ, et al. Exome sequencing revealed DNA variants in NCOR1, IGF2BP1, SGLT2 and NEK11 as potential novel causes of ketotic hypoglycemia in children. Sci Rep. 2020;10(1):2114.
2. Huidekoper HH, Duran M, Turkenburg M, et al. Fasting adaptation in idiopathic ketotic hypoglycemia: a mismatch between glucose production and demand. Eur J Pediatr. 2008;167:859-65.
3. Langdon DR, Stanley CA, Sperling MA. Hypoglycemia in the toddler and child. Sperling's Pediatric Endocrinology. 4.ed. USA: Saunders-Elsevier; 2014, Cap. 21. p.920-44.
4. Thornton PS, et al. Recommendations from the Pediatric Endocrine Society for Evaluation and Management of Persistent Hypoglycemia in Neonates, Infants, and Children. J. Pediatr. 2015;167:238-45.

Seção 16

Dislipidemia

Coordenação:

Osmar Monte

Caso 16.1

Osmar Monte

HISTÓRIA

Masculino, 25 dias de idade, natural e procedente de São Paulo. Encaminhado para avaliação pelo médico do PS.

HPMA

A criança estava com um quadro febril e foi levada pela mãe ao PS da Santa Casa de São Paulo para atendimento. O plantonista solicitou exames e no laboratório foi constatado soro lipêmico.

Antecedentes

A criança nasceu de parto normal de 40 semanas, peso 3.800 g, comprimento 49 cm. Alimentação exclusiva de leite materno.

Pai saudável de 28 anos, estatura de 172 cm e peso 75 kg. Mãe saudável de 25 anos, estatura de 155 cm, peso 52 kg e menarca aos 13 anos. Primos em primeiro grau. Negavam dislipidemia familiar.

EXAME FÍSICO

Regular estado geral, acianótica, anictérica hidratada. Fontanela anterior 2 × 2 cm, peso 4,1 kg (p = 50) (**Figura 1**), estatura 53 cm (p = 50) (**Figura 2**). Ausculta pulmonar apresentava estertores subcrepitantes, abdome normotenso com fígado palpável a 3 cm do rebordo costal direito e baço a 2 cm do rebordo costal esquerdo.

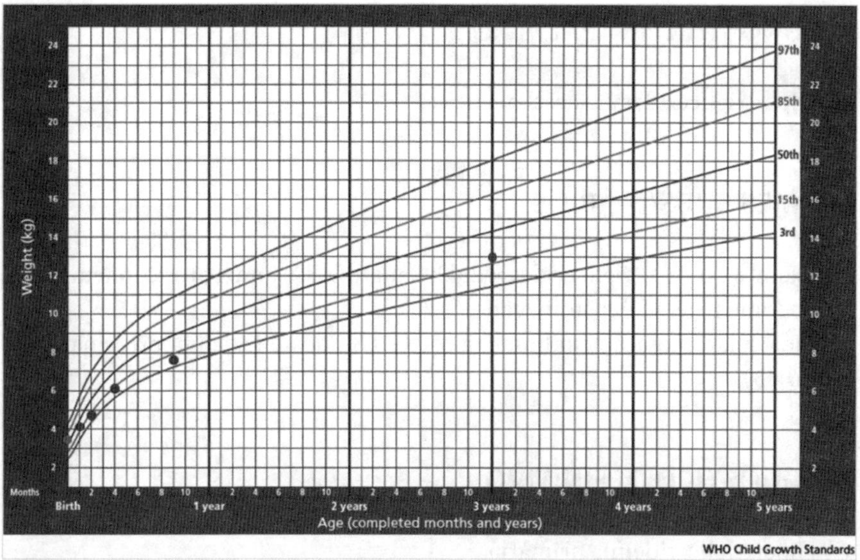

FIGURA 1

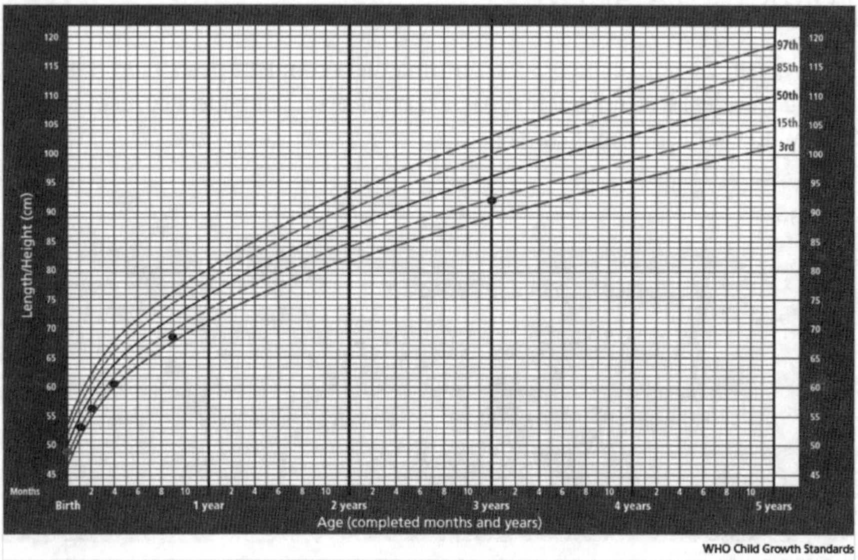

FIGURA 2

DIAGNÓSTICO INICIAL

- Hipertrigliceridemia a esclarecer.

EXAMES SUBSIDIÁRIOS

Exames no PS – triglicérides = 25.000 mg/dL, RX tórax: broncopneumonia, US abdome revelou hepatomegalia.

Molecular: mutação em homozigose G188E do gene da lipoproteína lipase (**Figura 3**).

DIAGNÓSTICO DEFINITIVO

- Hipertrigliceridemia primária.

CONDUTA/TRATAMENTO

A mãe foi orientada no PS a fazer uma dieta com leite desnatado (restrição de triglicérides) e complementação com triglicérides de cadeia curta e retornar no ambulatório em 1 mês com exames.

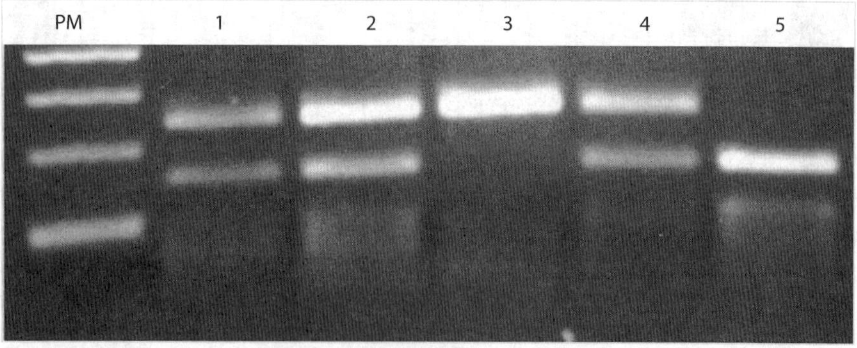

FIGURA 3 (Ver o Encarte de imagens no final do livro.)
PM: marcador de peso molecular, poço 1: controle normal. Poço 2: pai. Poço 3: probando. Poço 4: mãe. Poço 5: indivíduo normal.

EVOLUÇÃO RESUMIDA

1º retorno – idade 2 meses – criança assintomática e seguindo a dieta com dificuldade. Peso 4,8 kg (**Figura 1**), estatura 53 cm (**Figura 2**). Exames (**Tabela 1**). Mantida a dieta e retorno em 2 meses com exames.

TABELA 1

Exames	Criança	Pai	Mãe
Triglicérides	922	71	107
Colesterol	194	161	189
HDL	20	40	37
LDL	-	107	131
VLDL	-	14	21

2º retorno – idade 4 meses – sem intercorrências. A mãe relata dificuldade de manter a dieta. Peso 6,1 kg (**Figura 1**), estatura 56 cm (**Figura 2**). Exames (**Tabela 1**). Mantida a orientação alimentar e retorno em 2 meses com exames.

3º retorno – idade 9 meses – a mãe perdeu a consulta anterior e só retornou agora. Criança assintomática, mas com dificuldade em manter a dieta. Peso 7,8 kg (**Figura 1**), estatura 68 cm (**Figura 2**). Mantida a dieta e retorno em 3 meses com exames.

4º retorno — idade 3 anos. Família mudou de cidade e perdeu o acompanhamento médico. Mãe relata que aos 2 anos e 5 meses a criança apresentou dor abdominal, foi tratada no PS, ficou internada por 2 dias, recebeu alta mas não soube informar o diagnóstico. Ao exame físico apresentava o fígado palpável a 2 cm do rebordo costal direito. Peso 13 kg, estatura 92 cm. Foi colhido sangue dos pais e da criança para exames bioquímicos (**Tabela 1**) e para diagnóstico molecular (**Figura 3**).

COMENTÁRIOS

Trata-se de uma criança que foi atendida na emergência devido a um quadro febril, e no laboratório constatou-se um soro lipêmico (**Figura 4**), fazendo supor um aumento dos triglicérides (TG) plasmático, o que deixa o soro com aspecto leitoso.

Por se tratar de uma criança filha de pais consanguíneos, a suspeita de uma hipertrigliceridemia de origem genética foi aventada, mas o diagnóstico molecular somente foi feito quando a criança tinha 3 anos e revelou uma mutação em homozigose G188E do gene da lipoproteína lipase (LPL).

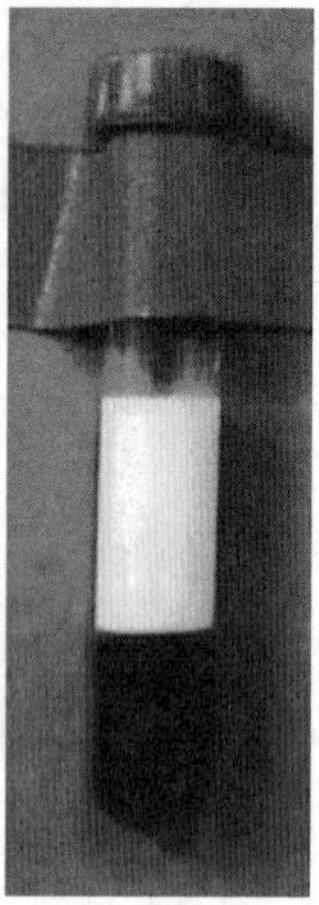

FIGURA 4 Soro lipêmico. (Ver o Encarte de imagens no final do livro.)

A LPL é a enzima responsável pela hidrólise dos TG das lipoproteínas ricas em TG (quilomícrons e VLDL). As mutações em homozigose ou em heterozigose composta, que podem ocorrer em genes-chave, podem comprometer a lipólise e se expressar clinicamente em um fenótipo monogênico. Por exemplo, hipertrigliceridemia monogênica pode ser causada por mutação em genes que codificam as proteínas necessárias para a metabolização eficiente das lipoproteínas ricas em TG, o que inclui LPL, ApoCII, ApoA5, LMF1e GPIHBP1.

A incidência da deficiência da lipoproteína lipase (LPL; OMIM 238600) na população é de um em cada 1 milhão de indivíduos. Trata-se de doença de herança autossômica recessiva caracterizada por hipertrigliceridemia grave. O gene da LPL está localizado no braço curto do cromossomo 8, na posição 22, e contém 10 éxons. A suspeita diagnóstica pode ser feita durante a coleta de sangue, pela observação do aspecto rosado do sangue do paciente e pelo soro extremamente lipêmico. Quanto ao quadro clínico, os pacientes podem apresentar, desde a infância, sintomas como dor abdominal, xantomas eruptivos e pancreatite. A principal manifestação clínica é a dor abdominal, que pode ser evidente desde o nascimento. O tratamento consiste na restrição dietética de gordura de cadeia longa e carboidratos. A plasmaférese pode ser indicada em casos especiais. Necessário se faz o fornecimento de triglicérides de cadeia curta e insaturado, cuja absorção não forma quilomícrons, para o suprimento de ácidos graxos essenciais pelo processo de alongamento dos ácidos graxos pelo fígado.

Os fibratos têm indicação de uso em adultos, acima de 18 anos, com hipertrigliceridemia, não tendo indicação em bula para crianças e adolescentes. Estimulam o PPAR-alfa, que modula a transcrição do gene da ApoA5, que por sua vez estimula a LPL, reduzindo os TG plasmáticos.

A terapia gênica disponível para adultos (*Alipogene Tiparvovec* – Glybera®) parece um tratamento promissor, com redução da hipertrigliceridemia e das crises de pancreatite.

REFERÊNCIAS

1. Gaudet D, Stroes ES, Méthot J, et al. Long-term retrospective analysis of gene therapy with alipogene tiparvovec and its effect on lipoprotein lipase deficiency-induced pancreatitis. Hum Gene Ther. 2016;27(11):916-25.
2. Lewis GF, et al. Hypertriglyceridemia in the genomic era: a new paradigm. Endocrine Reviews. 2015;36(1):131-47.
3. Stefanutti C, Julius U. Treatment of primary hypertriglyceridemia states: general approach and the role of extracorporeal methods. Atheroscler Suppl. 2015;18:85-94.
4. Takata RT, et al. Primeiro relato de uma criança brasileira portadora da mutação G188E do gene da lipoproteína lipase. Rev Paul Pediatr. 2010;28(4):405-8.
5. Vu-Dac N, et al. Apolipoprotein A5, a crucial determinant of plasma triglyceride levels, is highly responsive to peroxisome proliferator-activated receptor alpha activators. J Biol Chem. 2003;278:17982-5.

Caso 16.2

Osmar Monte

HISTÓRIA

Menina, 9 anos, natural e procedente de São Paulo.

Orientada a medir colesterol, pois seu pai de 45 anos tem história recente de angina *pectoris* confirmada por avaliação com cardiologista.

Antecedentes

Parto cesáreo, com 39 semanas de gestação, peso: 3.450 g e comprimento 49,5 cm.

Alta com a mãe. DNPM adequado. Vacinações em ordem. Frequenta a terceira série primária com bom aproveitamento. Faz natação 5 vezes por semana.

Pai com 45 anos e tem angina. Estatura do pai 175 cm e 76 kg. Mãe de 38 anos, G2, P2, menarca aos 13 anos, estatura 165 cm e 68 kg. Avô paterno falecido de IAM aos 58 anos.

EXAME FÍSICO

- Bom estado geral, hidratada, corada, anictérica, acianótica.
- Altura 130 cm (p50), peso 31 kg (p50), M = 1, PP = 1 (**Figura 1** e **Figura 2**).

DIAGNÓSTICO INICIAL

- Dislipidemia.
- Hipercolesterolemia familiar.

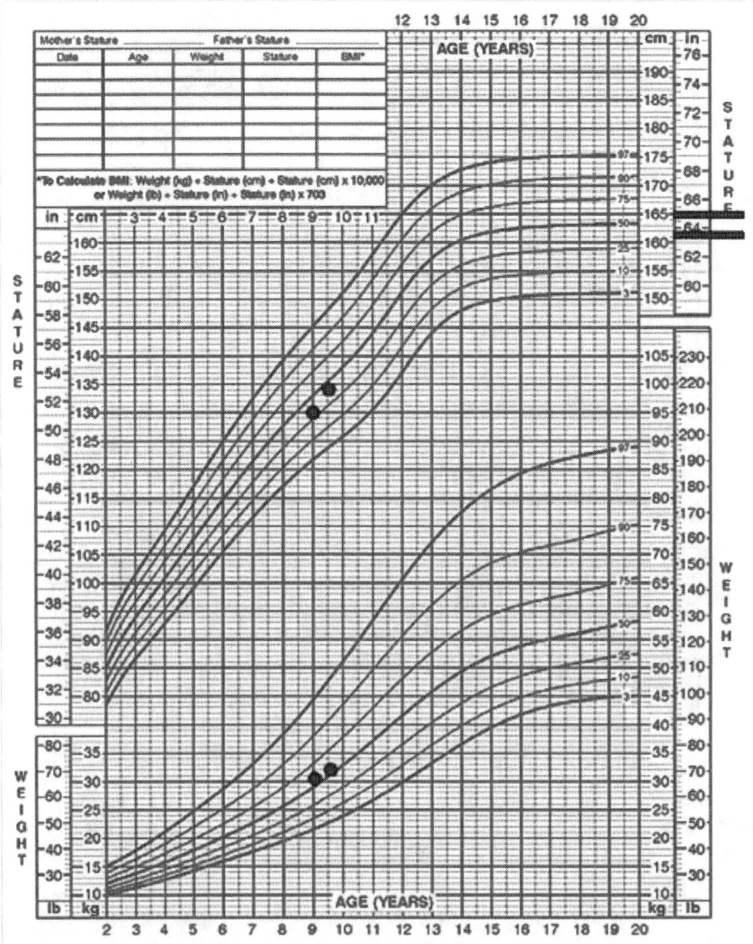

FIGURA 1
Fonte: National Center for Health Statistics and National Center for Chronic Disease Prevention and Health Promotion, 2000.
http://www.cdc.gov/growthcharts

EXAMES SUBSIDIÁRIOS

- Bioquímicos: glicose: 87 mg/dL, colesterol total: 320 mg/dL (**Tabela 1**), triglicérides: 102 mg/dL, HDL: 45 mg/dL, LDL: 255 mg/dL (calculado), colesterol não HDL: 275 mg/dL, VLDL: 20 mg/dL, creatinina: 0,7 mg/dL, TGO: 22 U/L (VN 5-40), TGP: 18 U/L (VN 7-56), CPK: 56 U/L (VN 26-140).
- Hormonais basais TSH: 1,8 mU/L, T4 livre: 1,0 ng/dL.

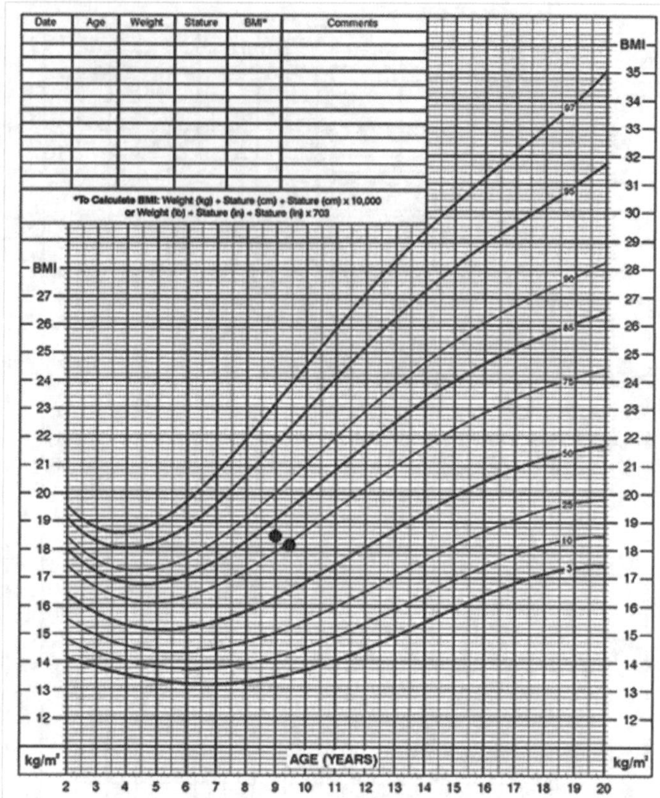

FIGURA 2

Fonte: National Center for Health Statistics and National Center for Chronic Disease Prevention and Health Promotion, 2000.
http://www.cdc.gov/growthcharts

TABELA 1

Lipídios	Idade (anos)	Desejáveis	Limítrofes	Aumentados
Colesterol total	2-19	< 170	170-199	≥ 200
LDL-c	2-19	< 110	110-129	≥ 130
HDL-c	< 10 10-19	≥ 40 ≥ 35	- -	- -
Triglicérides	< 10 10-19	≤ 100 ≤ 130	- -	> 100 > 130

Fonte: Xavier HT, et al. V Diretriz Brasileira de Dislipidemia e Prevenção da Aterosclerose. Arq Bras Cardiol. 2013;101(4)Supl 1:1-22.

DIAGNÓSTICO DEFINITIVO

- Hipercolesterolemia familiar heterozigótica.

CONDUTA/TRATAMENTO

- Dieta com restrição de gordura saturada e normocalórica.
- Rosuvastatina 5 mg/dia.

EVOLUÇÃO RESUMIDA

Primeiro retorno 1 mês após a primeira consulta - paciente assintomática, com boa adesão ao tratamento e exame físico inalterado. Exames laboratoriais (**Tabela 2**). Conduta: aumentar a dose da rosuvastatina para 10 mg e retorno em 3 meses com novos exames de controle.

Segundo retorno - paciente assintomática, exame físico mantido, peso: 32 kg, estatura: 132 cm, M: 1, PP: 1. Exames laboratoriais (**Tabela 2**). Conduta: associar ezetimiba 10 mg e retorno em 3 meses com novos exames.

Terceiro retorno - paciente assintomática, exame físico mantido, peso: 32,5 kg, estatura: 134 cm, M: 2, PP: 2. Exames laboratoriais (**Tabela 2**). Conduta: manter a medicação e controles semestrais.

TABELA 2

Laboratório	basal	1º retorno	2º retorno	3º retorno
Colesterol total	320	260	220	170
Triglicérides	102	78	53	55
HDL-c	45	52	55	58
LDL-c calculado	255	192	154	103
Colest. não HDL	275	208	165	112
VLDL-c	20	15	10	10
TGO/TGP	22/18	43/28		22/38
CK	56	102		94
Medicação 1	Rosuvastatina 5 mg	Rosuvastatina 10 mg	Rosuvastatina 10 mg	Rosuvastatina 10 mg
Medicação 2			Ezetimiba 10 mg	Ezetimiba 10 mg

COMENTÁRIOS

A hipercolesterolemia é uma doença assintomática, crônica, evolutiva e degenerativa, pois acarreta complicações cardiovasculares ao longo da vida. A paciente tem antecedente familiar de doença cardiovascular precoce e, portanto, sugestiva de hipercolesterolemia familiar (HF). A hipercolesterolemia familiar heterozigótica (HeHF) e a hipercolesterolemia familiar homozigótica (HoFH) são herdadas de maneira autossômica dominante. Quase todos os indivíduos diagnosticados com HF têm pelo menos um progenitor afetado. Se ambos os pais têm HF, cada criança tem 50% de chance de ter HeFH, 25% de (HoFH) e 25% de não ter HF.

Nesta paciente, o valor do colesterol total no diagnóstico é compatível com hipercolesterolemia familiar heterozigótica (geralmente < 500 mg/dL), doença genética que atinge 1 criança a cada 200-500 nascimentos. A mutação do LDLR (OMIM# 143890) ocorre tanto na hipercolesterolemia familiar homo quanto heterozigótica, sendo responsável por 85-90% dos casos. Cerca de 1.600 mutações no gene que codifica esse receptor já foram descritas. Mutação da ApoB (defeito familiar da ApoB) (OMIM# 144010) corresponde a 5-10%, mutação da PCSK-9 (hipercolesterolemia autossômica dominante) (OMIM# 603776) ocorre em < 5% e da LDLRAP-1 (hipercolesterolemia autossômica recessiva) em < 1% dos casos. A confirmação do diagnóstico requer a análise molecular já disponível nos principais laboratórios do país. O estudo molecular está indicado nos casos com valor de LDL > 190 mg/dL.

O tratamento deve ser realizado em toda criança com LDLc > 190 mg/dL ou LDLc > 160 se tiver mais de um fator de risco associado. A dieta pobre em colesterol consegue uma redução entre 10-15% do colesterol total. Como nossa paciente apresentava o colesterol total 320 mg/dL, apenas a dieta não iria baixar o suficiente o colesterol, por isso a opção do uso da estatina rosuvastatina, cuja liberação do uso é para crianças acima dos 8 anos e a dose inicial é de 5 mg. Outras estatinas, como a sinvastatina ou a atorvastatina, também poderiam ser prescritas na dose inicial de 10 mg.

O alvo terapêutico é obter uma redução do LDL para 130 mg/dL ou menos, ou redução de 30-50% em relação ao valor do LDL inicial.

A dose das estatinas deve ser aumentada de acordo com a resposta terapêutica obtida. Lembrar-se dos efeitos colaterais das estatinas (hepáticos e musculares) e monitorizar sempre as enzimas. Esses efeitos colaterais podem aparecer com o aumento da dose da estatina.

A associação da estatina com a ezetimiba, que bloqueia a absorção intestinal do colesterol, agindo sobre o transportador NPC1L1, permite melhorar o efeito terapêutico da estatina (sinergismo de ação) sem aumento da sua dose. A ezetimiba pode ser associada a qualquer das estatinas.

Uma vez atingido o alvo terapêutico proposto para o caso, a dose dos medicamentos deve ser mantida e o controle pode ser feitos a cada 6 ou 12 meses.

Quando não se consegue obter o alvo terapêutico com a dose máxima preconizada das estatinas mais a associação com a ezetimiba, outro recurso terapêutico disponível, como o anticorpo anti-PCSK-9 (evolucumabe, bocociumabe) ou siRNA (inclisiran) da PCSK-9, pode ser associado, porém só está liberado para maiores de 18 anos. O lomitapida, que inibe a enzima MTP, o mipomerseno, um oligonucleotídeos antisense que se liga ao RNA-mensageiro da apo B, impedindo sua transcrição, e o evinacumabe, um anticorpo contra a ANGPTL3, estão indicados para a hipercolesterolemia familiar homozigota (**Figura 3** e **Figura 4**).

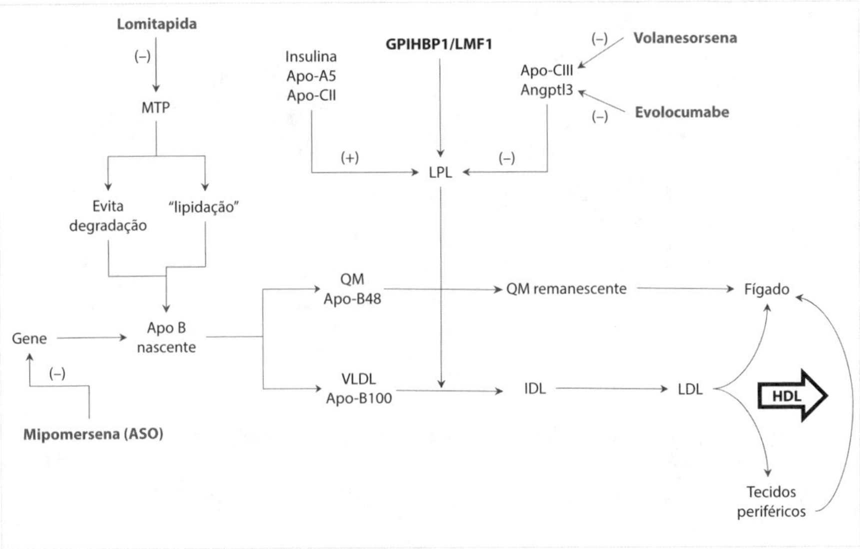

FIGURA 3

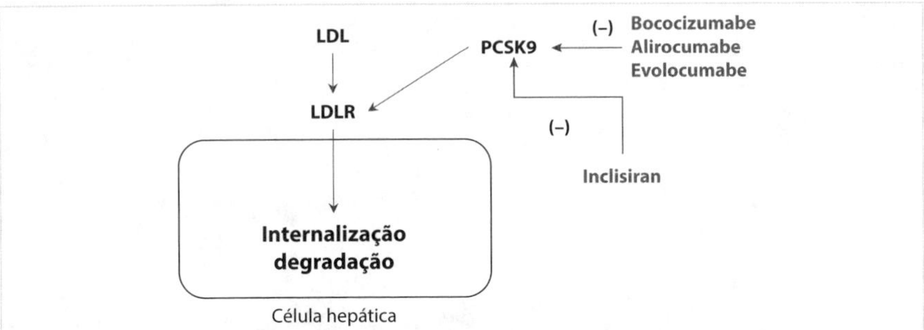

PSCK-9: *Protein Convertase Subtilisina/kexina* tipo 9

FIGURA 4

REFERÊNCIAS

1. Goldberg AC, et al. Familial hypercholesterolemia: screening, diagnosis and management of pediatric and adult patients: clinical guidance from the National Lipid Association Expert Panel on Familial Hypercholesterolemia. J Clin Lipidol. 2011;5(3 Suppl):S1-S8.
2. Harada-Shiba M, et al. Guidelines for the management of familial hypercholesterolemia. J Atheroscler Thromb. 2012;19(12):1043-60.
3. Pereira AC, et al. I Diretriz Brasileira de Hipercolesterolemia Familiar (HF). Arq Bras Cardiol. 2012;99(2 supl.2):1-28.
4. Ramaswami U, et al. Current management of children and young people with heterozygous familial hypercholesterolaemia: HEART UK statement of care. Aterosclerose. 2019;290: 1-8.
5. Shah NP, et al. Familial hypercholesterolemia: detect, treat, and ask about family. Cleveland Clin J Med. 2020;87(2):109-20.

Caso 16.3

Cynthia M. Valério
Fábio Furtado

HISTÓRIA

Paciente do sexo feminino, 9 anos e 8 meses, natural e procedente do Rio de Janeiro. Encaminhada ao serviço de endocrinologia pediátrica por "colesterol alto e perda de gordura no corpo".

HPMA

A mãe relata que até os 6 anos de idade a paciente apresentava feições normais, quando iniciou o quadro de perda do tecido adiposo progressivamente, acometendo as regiões da face, membros superiores e inferiores inicialmente. Nenhum outro sintoma foi relatado, apenas as mudanças na composição corporal e alterações nos exames laboratoriais que mostravam hipertrigliceridemia.

Antecedentes

Nasceu de parto cesáreo, a termo, peso 2.700 g e comprimento 45 cm. Sem intercorrências durante a gestação. Desenvolvimento neuropsicomotor normal.

Pai e mãe saudáveis. Estatura do pai: 169,5 cm; estatura da mãe: 157 cm. Demais familiares sem história de dislipidemia, DM, doenças cardiovasculares ou fenótipo semelhante.

EXAME FÍSICO

Bom estado geral, hidratada, corada, anictérica, acianótica. Ausência de gordura corporal generalizada; aspecto de hipertrofia muscular e lesões mosqueadas na pele "apergaminhadas". Ausculta cardíaca e pulmonar normais, abdome apresentando fígado palpável, aumentado aproximadamente 5 cm abaixo da reborda costal direita. Genitália feminina; estádio puberal M2P3.

DIAGNÓSTICO INICIAL

- Lipodistrofia.
- Hipertrigliceridemia.

EXAMES SUBSIDIÁRIOS

Hb: 13,9g/dl; Ht 38,8%; plaquetas 286.000; glicose: 94; colesterol total: 142 HDL-c: 26; LDL-c: não calculado; triglicerídeos: 458; creatinina: 0,4; ureia: 21; TSH: 2,09.

DIAGNÓSTICOS DEFINITIVOS

- Lipodistrofia generalizada.
- Hipertrigliceridemia secundária à lipodistrofia.

CONDUTA/TRATAMENTO

Orientações dietéticas.

EVOLUÇÃO RESUMIDA

Os dados antropométricos evolutivos são mostrados na Tabela 1.

TABELA 1 Dados antropométricos evolutivos

Idade	9a8m	10a8m	12a
Estatura	142 cm	146 cm	151 cm
Peso	27,1 kg	29,7 kg	31 kg
IMC	13,4	13,9	13,6

A paciente retorna um mês após a primeira consulta, sem novas queixas, entretanto os exames já mostram alterações na glicemia compatíveis com diabetes, enzimas hepáticas e uma hipertrigliceridemia persistente com baixos níveis de HDL-c. A ultrassonografia de abdome mostrou uma esteatose hepática sem lesões focais. Conduta: foi iniciado glifage-xr 1 g no jantar e solicitada uma biópsia hepática.

Após 4 meses de evolução, a paciente mantém a hipertrigliceridemia. Foi realizada uma densitometria de corpo inteiro para avaliação corporal, que mostrou um percentual de gordura corporal total de 4,5%. A dosagem da leptina sérica foi realizada. A biópsia hepática mostrou um quadro de esteato-hepatite (NASH) e foi realizada uma investigação com teste genético para lipodistrofias familiares.

Evolutivamente, a paciente progrediu com a piora da hipertrigliceridemia, sendo iniciada a terapia com ciprofibrato, e também uma piora importante do quadro de diabetes (iniciada a terapia com insulina pouco mais de 1 ano após o diagnóstico de lipodistrofia).

Após 2 anos, a paciente apresentava uma piora crítica do quadro, com hipertrigliceridemia acentuada, diabetes de difícil controle devido à resistência insulínica. Conduta: insulina (6 UI/kg/dia); metformina 1,5 g/dia; vitamina E 800 mg/dia; ômega 3 1.000 mg 2x/dia e ciprofibrato 100 mg/dia. Estudo genético mostrou uma mutação de novo c.C29T:p. T10l, heterozigota no gene da *LMNA*.

Os resultados laboratoriais evolutivos são descritos na Tabela 2.

Quase 3 anos após o diagnóstico, a paciente apresentou quadro de dor abdominal aguda e triglicerídeos superiores a 8.000 mg/dL. Confirmou-se o diagnóstico de pancreatite aguda secundário a hipertrigliceridemia. Após 6 meses do primeiro episódio, a paciente apresentou o segundo episódio de pancreatite aguda. Em menos de 6 meses após o segundo quadro de pancreatite, a paciente é novamente internada com dor abdominal, febre, diabetes descompensado e hipertrigliceridemia, sendo o terceiro episódio de pancreatite em 1 ano, evoluindo para choque séptico e óbito.

COMENTÁRIOS

A lipodistrofia é uma doença rara caracterizada por perda parcial ou generalizada do tecido adiposo. Uma característica comum em todos os tipos de lipodistrofias é a deficiência relativa de leptina e consequentes anormalidades metabólicas, como resistência à insulina, diabetes, esteato-hepatite e uma dislipidemia importante, à custa do aumento dos triglicerídeos e redução do

TABELA 2 Resultados laboratoriais evolutivos

	Basal	1º mês	4º mês	6º mês	1 ano	2 ano
C Total	142	165	165,6	174	209	294
HDL-c	26	28	16	18	20	18
LDL-c	Não calculado	Não calculado	Não calculado	Não calculado	Não calculado	Não calculado
Triglicerídeos	458	447	722	845	1.397	3.118
Glicemia jejum	94	144	98	165	136	209
HbA1c			5,7%	6,8%	7,8%	10,7%
TGO	71			59	109	59
TGP	146			121	167	95
Leptina				1,9	1,0	
Teste genético						
Medicações		▪ Glifage-xr 1 g/dia	▪ Glifage-xr 1 g/dia ▪ Vitamina E	▪ Glifage-xr 1 g/dia ▪ Vitamina E ▪ Ômega 3 ▪ Fibrato	▪ Glifage-xr 1 g/dia ▪ Vitamina E ▪ Ômega 3 ▪ Fibrato ▪ insulina NPH	▪ Glifage-xr 1 g/dia ▪ Vitamina E ▪ Ômega 3 ▪ Fibrato ▪ Insulina NPH e regular

HDL-c. A gravidade do quadro é diretamente proporcional à escassez do tecido adiposo. Os distúrbios metabólicos associados à lipodistrofia generalizada costumam ser graves e potencialmente fatais, como pancreatite aguda, cirrose hepática e doença cardiovascular prematura. Nesta paciente a perda do tecido adiposo iniciou-se aos 6 anos de idade, evoluindo de forma rápida e progressiva com perda generalizada de gordura, quadro de hipertrigliceridemia grave, resistência insulínica e aumento das enzimas hepáticas. A rápida evolução do quadro foi proporcional à perda de gordura e aos baixos níveis de leptina, culminando com uma hipertrigliceridemia severa, secundária a lipodistrofia generalizada e agravada pelo diabetes de difícil controle. A suspeita clínica ao exame físico, mais alterações na glicemia e a hipertrigliceridemia persistente associada aos baixos níveis de HDL-c, reforçaram a hipótese de lipodistrofia generalizada, que foi posteriormente confirmada com teste genético.

O tratamento de primeira linha para as alterações metabólicas é o uso de leptina recombinante – metreleptina (dose: 0,3 mL/dia via subcutânea). O uso da metreleptina se mostrou eficaz nas lipodistrofias generalizadas, com redução de até 60% dos triglicerídeos. No caso descrito, a paciente não teve acesso ao tratamento com metreleptina (medicação de alto custo – aguardava liberação judicial), sendo necessária a abordagem terapêutica com fibratos. A tentativa de controle da hipertrigliceridemia com essa classe de medicações se mostrou pouco eficaz por conta da grave resistência insulínica e do diabetes de difícil controle, mesmo com o uso de altas doses de insulina. As mudanças das características físicas da paciente contribuíram para distúrbios psicossociais que, somados à dificuldade para aplicação (ausência do tecido adiposo, levando à dor), contribuíram para má adesão ao tratamento, agravando ainda mais a hipertrigliceridemia e o diabetes.

REFERÊNCIAS

1. Brown RJ, Araujo-Vilar D, Cheung PK, Dunger D, Garg A. The diagnosis and management of lipodystrophy syndromes: a multi-society pratice guideline. J Clin Endocrinol Metab. 2016;10.1210/jc.2016-2466.
2. Hussain I. A novel generalized lipodystrophy-associated progeroid syndrome due to recurrent heterozygous LMNA p.T10l mutation. The J Clin Endocrinol Metab. 2018; 10.1210/Jc.2017-02078.
3. Joseph J, Shamburek RD, Gorden EKP, Brown RJ. Lipid regulation in lipodystrophy versus the obesity-associeted metabolic syndrome: the dissociation of HDL-c and triglycerides. J Clin Endocrinol Metab. 2014 ; 10.1210/Jc.2014-1878.

Caso 16.4

Cynthia M. Valerio
Fábio Furtado

HISTÓRIA

Menina, 12 anos, natural e procedente do Rio de Janeiro. A mãe refere aumento de peso desde os 6 anos de idade, pior após os 10 anos.

HPMA

CHV: dieta rica em carboidratos refinados e gorduras saturadas (frituras, doces, biscoitos recheados). Padrão beliscador e hiperfágico.

História prévia de elevação dos triglicérides e do colesterol. Não refere nenhum sintoma geral relacionado aos diversos aparelhos.

Antecedentes

Parto cesáreo, com 36 semanas de gestação, peso: 1.955 g e comprimento: 45 cm. DHEG. Alta após 2 meses de CTI neonatal. Apgar 5/9. DNPM adequado. Vacinações em ordem. Menarca aos 11 aos de idade.

Pai com 32 anos e sobrepeso. Estatura do pai 163 cm e 76 kg. Mãe de 28 anos, G1, P1, menarca aos 13 anos, estatura 167 cm e 98 kg.

EXAME FÍSICO

- Bom estado geral, hidratada, corada, anictérica, acianótica. Altura 153 cm (p50), peso 80,1 kg (> p95), M: 3, PP: 3; IMC 34,1 kg/m^2.

DIAGNÓSTICO INICIAL

- Dislipidemia mista.

EXAMES SUBSIDIÁRIOS

- Bioquímicos (basal): glicose: 87 mg/dL, colesterol total: 243 mg/dL, triglicérides: 175 mg/dL, HDL: 42 mg/dL, LDL: 166 mg/dL, colesterol não HDL: 201 mg/dL, VLDL: 35 mg/dL, creatinina: 0,7 mg/dL, TGO: 22 U/L, TGP: 38 U/L.
- Hormonais basais TSH: 1,8 mU/L, T4 livre: 1,0 ng/dL.

DIAGNÓSTICO DEFINITIVO

- Dislipidemia mista.

CONDUTA/TRATAMENTO

- Dieta com restrição de gordura saturada e hipocalórica. Orientada a iniciar exercício físico.

EVOLUÇÃO RESUMIDA

Os dados antropométricos evolutivos são mostrados na **Figura 1** e na **Figura 2**.

Primeiro retorno 3 meses após a primeira consulta – paciente assintomática, com boa adesão ao tratamento de dieta e praticando ginástica 3 vezes por semana. Peso 77,3 kg, altura 154 cm. Conduta: reforçada a adesão à mudança de estilo de vida e retorno em 3 meses com novos exames de controle.

Segundo retorno – 6 meses após a 1ª consulta – paciente assintomática, exame físico, peso 73 kg, estatura 155 cm. Exames laboratoriais (**Tabela 1**).

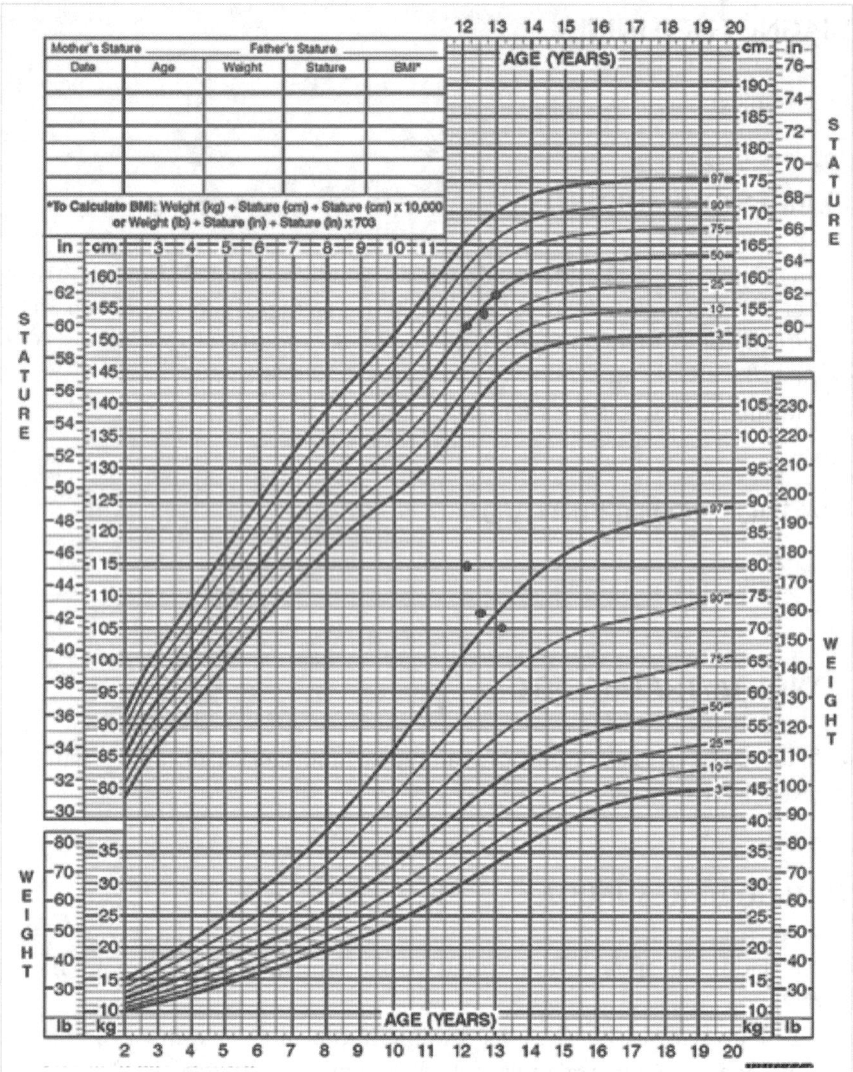

FIGURA 1

Fonte: National Center for Health Statistics and National Center for Chronic Disease Prevention and Health Promotion, 2000.
http://www.cdc.gov/growthcharts

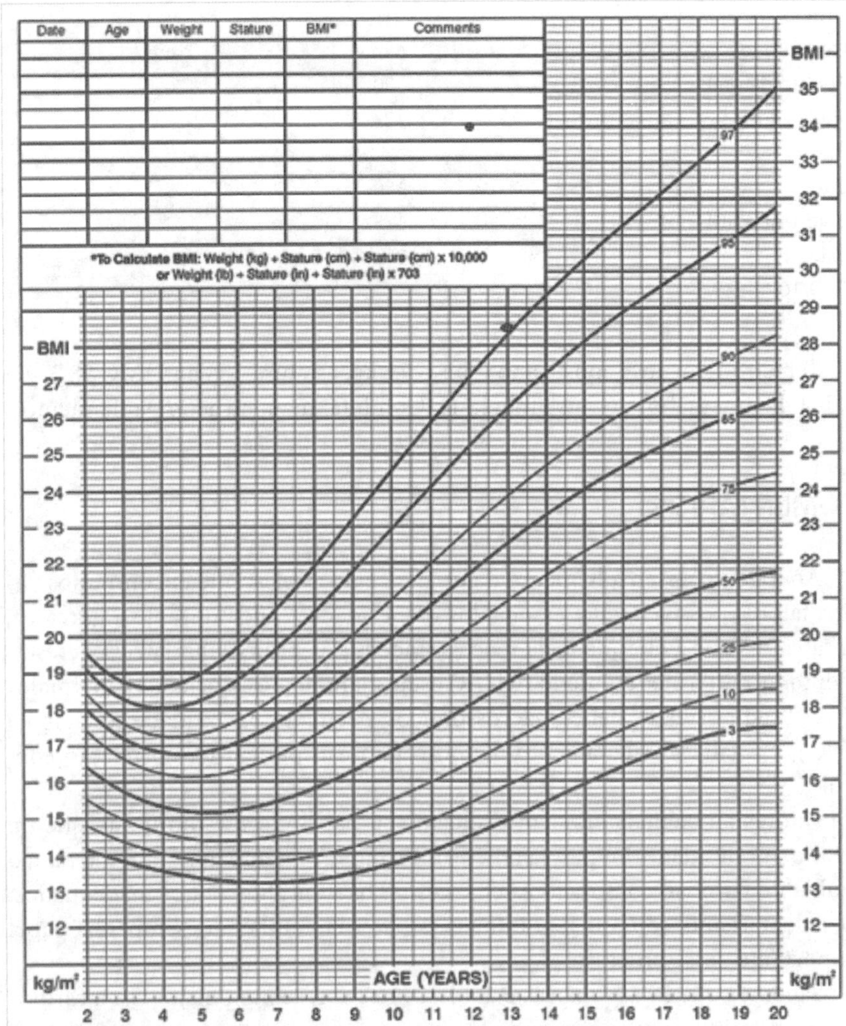

FIGURA 2
Fonte: National Center for Health Statistics and National Center for Chronic Disease Prevention and Health Promotion, 2000.
http://www.cdc.gov/growthcharts

TABELA 1

Laboratório	basal	6 meses	1 ano
Colesterol total	243	220	170
Triglicérides	175	123	95
HDL-c	42	45	48
LDL-c	166	150	103
Colest. não HDL	201	175	122
VLDL-c	35	25	19
TGO/TGP	22/38		16/18

Terceiro retorno – após 1 ano – peso 71 kg, estatura 158 cm, IMC 28,3, M: 4, P 4. Exames laboratoriais (**Tabela 1**). Conduta: manterá acompanhamento.

COMENTÁRIOS

Ao logo do desenvolvimento da criança e do adolescente encontramos vários fatores possivelmente associados à obesidade. Ainda durante a gravidez, já sabemos que a obesidade da mãe, gestações pós-cirurgia bariátrica e crescimento intrauterino retardado (CIUR) estão claramente associados a um maior risco de adiposidade. Bebês macrossômicos, pequenos para a idade gestacional (PIG), e a falta do aleitamento materno também podem ter correlação com ganho de peso.

Fatores ambientais também exercem seu papel, do mesmo modo que no adulto. A obesidade dos pais já reflete um comportamento inapropriado para o ambiente familiar, com maiores chances de hábitos alimentares inadequados. O sedentarismo, com ou sem influência paterna, também desempenha papel importante nesse processo.

Sabemos que essas crianças e adolescentes apresentam maior risco cardiovascular, principalmente quando atingirem a fase adulta, mas como definir os critérios de obesidade e das demais complicações relacionadas ao excesso de peso? Para a população adulta, já sabemos que o índice de massa corporal (IMC), quando maior que 30, já define obesidade, e, quando entre 25-30, o sobrepeso. Para a população de crianças e adolescentes esse critério é muito pouco sensível, não conseguindo diagnosticar a maior parte da população de risco. Por causa disso, é utilizado como critério de obesidade, pela IOTF, o IMC > 95% pelo percentil para idade e sexo e o sobrepeso entre 85-95%. Já o adotado pela Organização Mundial da Saúde (OMS) define como obesidade o IMC na faixa acima de 2 desvios-padrão da média de normalidade; e o sobrepeso na faixa acima de 1 e menor que 2 desvios-padrão para a média normal, sendo o utilizado por nosso serviço.

Também, para definirmos aqueles indivíduos que já apresentam as complicações metabólicas da obesidade, com sinais de resistência insulínica, não poderemos usar os mesmos critérios do adulto. O International Diabetes Federation (IDF) criou um consenso para essa definição (**Tabela 2**), sendo o mais abrangente e mais utilizado em todo o mundo.

TABELA 2 Critério de síndrome metabólica para crianças e adolescentes (IDF)

Idade	CA	TG	HDL	PA	G jejum ou DM2 conhecido
6-10 anos	≥ 90 percentil	Síndrome metabólica não pode ser diagnosticada, algumas avaliações podem ser feitas, individualmente, em caso de história familiar de DM2, DLP, cardiopatias, HAS e/ou obesidade			
10-16 anos	≥ 90 percentil ou níveis de adulto se menor	≥ 150 mg/dL	< 40 mg/dL	Sistólica ≥ 130 / diastólica ≥ 85 mmHg	≥ 100 mg/dL (em caso de positivo ou DM2 conhecido recomenda-se TOTG75)
> 16 anos	Usar critério de adulto do IDF: Obesidade central (definida como CA ≥ 94 cm para homens caucasiano e ≥ 80 cm para mulheres caucasianas, e valores específicos pela etinicidade para outros grupos) mais no mínimo dois dos seguintes fatores: • TG ≥ 150 mg/dL • HDL < 40 mg/dL em homens e < 50 mg/dL em mulheres, ou em tratamento específico para DLP • PA: sistólica ≥ 130 ou diastólica ≥ 85 mmHg, ou em tratamento prévio por HAS • Intolerância oral a glicose, ou G jejum ≥ 100 mg/dL, ou DM2 diagnosticado previamente				

Fonte: modificado de The IDF Consensus definition of the metabolic syndrome in children and adolescents. International Diabetes Federation, 2007.
CA: circunferência abdominal; DLP: dislipidemia; DM2: diabetes *mellitus* tipo 2; G: glicose; HAS: hipertensão arterial sistêmica; HDL: colesterol HDL; PA: pressão arterial; TG: triglicerídeo; TOTG75: teste de tolerância oral a glicose com 75 g de dextrosol.

O tratamento desse grupo populacional, assim como o do adulto, envolve um trabalho multifatorial, no qual vários aspectos precisam ser abordados, visando ao rápido controle do peso e à melhora do perfil metabólico.

A recomendação de modificações do estilo de vida na abordagem de obesidade deve ser a peça fundamental do tratamento. Em crianças e adolescentes, iniciam-se para a maioria somente mudanças comportamentais por cerca de 3-6 meses. Em caso de insucesso ou somente melhora parcial, pode-se optar pela terapia medicamentosa associada, desde que aprovadas para a faixa etária. Associações entre os fármacos e cirurgia bariátrica podem ser consideradas, principalmente nos casos refratários, com comorbidades associadas e na obesidade severa.

Modificações do estilo de vida

Dieta: a mudança do hábito alimentar é primordial no tratamento. Não existe um consenso quanto à melhor metodologia e à quantidade certa de calorias que devem ser praticadas. A maioria dos autores recomenda uma perda progressiva de peso e sem grandes restrições. O plano alimentar deve ser sempre individualizado, respeitando as principais recomendações nacionais e internacionais. Do total de calorias da dieta, 15% devem provir de proteínas, 50-55% dos carboidratos e 30% das gorduras.

Atividade física: não há indícios de qual seria a prescrição mais adequada. A duração, a intensidade, a frequência e o tipo de exercício ideais não estão totalmente esclarecidos. Porém, várias recomendações reconhecem a importância do aumento do gasto energético proporcionado pelo incremento da atividade física e diminuição do sedentarismo. Deve-se sempre tentar individualizar para as preferências do paciente, com a manutenção da regularidade (no mínimo 3-4 vezes por semana) e com uma duração adequada (em torno de 45-60 minutos), evitando os extremos.

Comportamental: o ambiente familiar é de extrema importância para os adolescentes. A mudança do padrão alimentar e de atividade física dentro do ambiente doméstico contribui decisivamente para o resultado. Inúmeros estudos citam que a dieta "para toda a família" e a prática de hábitos mais saudáveis atuam diretamente na maior aderência dos adolescentes. No caso descrito, a ótima adesão à modificação de estilo de vida tanto pela paciente quanto pelos familiares proporcionou melhora metabólica sem a necessidade de instituição de tratamento medicamentoso.

Tratamento medicamentoso

O uso da terapia medicamentosa para obesidade nesse grupo populacional requer alguns cuidados, assim como nos adultos. O uso indiscriminado de fármacos, sem as mudanças no estilo de vida, leva frequentemente ao insucesso no tratamento e a grande frustração por parte dos pacientes e seus familiares. A presença de significativos efeitos colaterais com essa classe heterogênea de medicações, associada a poucos estudos com adolescentes, requer grande atenção por parte dos endocrinologistas.

Para dislipidemia, a American Association of Clinical Endocrinologists (AACE) recomenda farmacoterapia em pacientes maiores de 8 anos que não respondam de maneira satisfatória às modificações do estilo de vida, em particular aqueles com LDL > 190 ou LDL > 160 associado a 2 ou mais fatores de risco cardiovascular, ou história familiar de DAC prematura (< 55 anos), ou presença de sobrepeso, obesidade ou outros elementos da síndrome de resistência insulínica. As resinas são a opção de escolha para o tratamento da hipercolesterolemia na infância. As estatinas podem ser utilizadas a partir dos 10 anos para meninos e da menarca para meninas.

Nos casos de hipertrigliceridemia primária, deve-se orientar a mudança do estilo de vida, reservando-se os medicamentos hipolipemiantes para os casos mais graves a partir dos 10 anos de idade. Havendo indicação de tratamento medicamentoso, pode-se utilizar fenofibrato ou ciprofibrato, em baixas doses e com cautela.

REFERÊNCIAS

1. Cook S, Weitzman M, Auinger P, Nguyen M, Dietz WH. Prevalence of a metabolic syndrome phenotype in adolescents: findings from the third National Health and Nutrition Examination Survey, 1988-1994. Arch Pediatr Adolesc Med. 2003;157:821-7.
2. Cruz ML, Weigensberg MJ, Huang TT, Ball G, Shaibi GQ, Goran MI. The metabolic syndrome in overweight Hispanic youth and the role of insulin sensitivity. J Clin Endocrinol Metab. 2004;89:108-13.
3. de Ferranti SD, Gauvreau K, Ludwig DS, Newfeld EJ, Newburger JW, Rifai N. Prevalence of the metabolic syndrome in American adolescents: findings from the third national health and nutrition examination survey. Circulation. 2004;110:2494-7.
4. Jellinger PS, Smith DA, Mehta AE, et al. American Association of Clinical Endocrinologists' guidelines for management of dyslipidemia and prevention of atherosclerosis. Endocr Pract. 2012;18:1-78.
5. Lobstein T, Baur L, Uauy R; IASO (International Obesity Task Force). Obesity in children and young people: a crisis in public health. Obes Rev. 2004;5 (Suppl 1):4-104.
6. Spear BA, Barlow SE, Ervin C, et al. Recommendations for treatment of child and adolescent overweight and obesity. Pediatrics. 2007;120(4):S254-288.
7. Weiss R, Dziura J, Burgert TS, Tamborlane WV, Taksali SE, Yeckel CW, et al. Obesity and the metabolic syndrome in children and adolescents. N Engl J Med. 2004;350:2362-74.

Caso 16.5

Osmar Monte

HISTÓRIA

Masculino, 3 anos e 6 meses de idade, natural e procedente de São Paulo. Baixa estatura e baixo peso desde o primeiro ano de vida.

HPMA

A mãe informa que desde o nascimento a criança tem dificuldade para ganhar peso e para crescer. Foi alimentada com leite materno até os 6 meses e apresentava alguns episódios de diarreia. Aos 2 anos, por orientação do pediatra, fez consulta com um gastroenterologista pediátrico que solicitou exames, tendo afastado o diagnóstico de doença celíaca e alergia ao leite de vaca, mas, como a mãe informava que a criança tinha diarreia ao ingerir gorduras, solicitou também pesquisa de gordura fecal que veio positiva. Foi orientada a fazer uma dieta com diminuição de gordura. Com essa orientação as crises de diarreia tornaram-se esporádicas, mesmo assim o ganho de peso e o crescimento não melhoraram. Atualmente a criança tem uma dieta geral com pouca gordura e raros episódios de diarreia.

Antecedentes

Nasceu de parto cesárea de 40 semanas, peso 3.100 g e 48 cm. Submetida a fototerapia devido a icterícia neonatal. Andou com 1 ano e 2 meses. Nega outras doenças.

Pai saudável de 35 anos, estatura 172 cm (p = 25), peso 80 kg. Mãe saudável, de 31 anos, estatura 160 cm (p = 25), peso 58 kg, menarca aos 12 anos. Casal não consanguíneo.

EXAME FÍSICO

Bom estado geral, hidratada, acianótica, anictérica. Estatura 90 cm (z = –2,3), peso 10,5 kg, IMC 12,9 (z= –3,2). Demais dados do EF eram normais.

DIAGNÓSTICO INICIAL

- Baixa estatura e baixo peso a esclarecer.
- Síndrome de má absorção.

EXAMES SUBSIDIÁRIOS

Bioquímicos: hemácias = 3,8 × 10^{12}/L (3,9-5,3); hemácias com acantocitose, hemoglobina = 10 g/dL (11,5-13,5), hematócrito = 32% (34-40), glicose = 92 mg/dL, colesterol total = 24 mg/dL (< 170), triglicérides = 8 mg/dL (< 100), HDL = 28 mg/dL (> 40), creatinina = 0,68 mg/dL, TSH = 1,8 mU/L (0,4-4,5), T4 livre = 1,2 ng/dL (0,7-1,8), anticorpo antitireoperoxidase e anticorpo antitireoglobulina = negativos. Vitamina A = 0,1 mg/dL (1-6 anos – 0,2-0,4), vitamina E = 1,8 mg/dL (5,0-20. Deficiência < 3,0), vitamina D = 12 ng/dL (> 20), vitamina K = 82 pg/mL (80-1160).

Idade óssea = 12 meses (**Figura 1**).

DIAGNÓSTICO DEFINITIVO

- Hipobetalipoproteinemia.

CONDUTA/TRATAMENTO

Dieta normocalórica com restrição de gordura, vitamina A 1.000 UI/dia, vitamina E 1.000 UI/dia e vitamina D 800 UI/dia, suplementação com ácido graxo essencial (EPA + DHA 100 mg/dia) (**Tabela 1**).

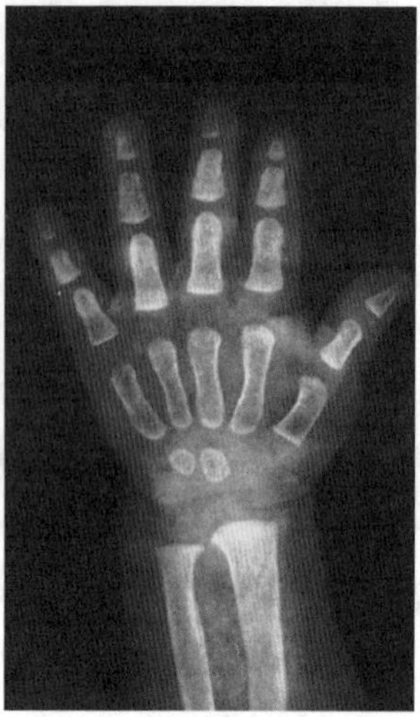

FIGURA 1 Idade óssea de 12 meses. (Ver o Encarte de imagens no final do livro.)

TABELA 1 Recomendações globais de ingestão diária de ácido eicosapentaenoico (EPA) e ácido docosahexaenoico (DHA)

WHO	População adulta geral	LC-PUFA w-3:1-2% da energia ingerida/dia
	0-6 meses	DHA = 0,1-0,18% energia
	6-24 meses	DHA = 10-12 mg/kg/dia
FAO	2-4 anos	EPA + DHA = 100-150 mg
	4-6 anos	EPA + DHA = 150-200 mg
	6-12 anos	EPA + DHA = 200-250 mg
	Grávidas Lactentes	EPA + DHA = 300 mg (mínimo 200 mg)

EVOLUÇÃO RESUMIDA

1º retorno 1 mês após a orientação – a criança não apresentou nenhum episódio de diarreia, aceitando bem as medicações, e parece mais ativa. Peso 11,2 kg, estatura 90,5 cm. Exames (**Tabela 2**). Aumentado a dose da vitamina E para 2.000 UI/dia. Retorno em 3 meses com exames.

2º retorno – a mãe informa que seu filho está mais ativo e comunicativo. Nesse período teve 1 episódio de diarreia. Peso 11 kg, estatura 93 cm. Conduta: manter as medicações. Retorno em 6 meses com exames.

TABELA 2

Exames	Basal	1º retorno	2º retorno	3º retorno	4º retorno
Glicose	92	88	76	83	94
Colesterol	24	18	25	22	26
Triglicérides	8	12	18	13	15
HDL-c	28	30	26	24	32
Vitamina A	0,0	0,25	0,28	0,25	0,22
Vitamina E	1,8	3,2	7,8	12	3,8
Vitamina D	12	18	22	25	28
Medicação 1	VA 1.000	VA 1.000	VA 1.000	VA 1.000	VA 1.000
Medicação 2	VE 1.000	VE 2.000	VE 2.000	VE 2.000	VE 2.000
Medicação 3	VD 800	VD 800	VD 800	VD 800	VD 800

3º retorno – a mãe relata 3 episódios de diarreia nesse período, sempre relacionados a abuso alimentar com frituras. Peso 13 kg, estatura 99 cm, IMC 13,8. Mantida a conduta e retorno em 6 meses com exames.

4º retorno – a mãe informa que há 2 meses tem dificuldade para adquirir a vitamina E por falta do produto nas farmácias. Peso 15 kg, estatura 102 cm, IMC 14,41. Orientada a não deixar faltar o medicamento e mantidas as doses anteriores. Controles semestrais com os exames para ajustar as dose das vitaminas quando necessário.

COMENTÁRIOS

A hipocolesterolemia é definida como valores de colesterol total (CT) e colesterol de baixa densidade (LDL-C) abaixo do percentil 5 da população em geral ajustada por idade, sexo e raça. A hipocolesterolemia pode ser atribuída a distúrbios hereditários ou a várias causas secundárias. As formas herdadas de hipocolesterolemia consistem em um grupo de doenças raras. Os mais bem estudados são a hipobetalipoproteinemia familiar (FHBL) e a abetalipoproteinemia (ABL).

A abetalipoproteinemia (ABL; OMIM 200100) e a hipobetalipoproteinemia homozigótica (HHBL; OMIM 107730) são doenças raras caracterizadas por hipocolesterolemia e má absorção de vitaminas lipossolúveis, levando à degeneração da retina, neuropatia e coagulopatia. A esteatose hepática também é comum.

Na FHBL (HHBL; OMIM 107730), a forma monogênica mais frequente da HBL, tem um modo de herança codominante, principalmente devido a mutações de perda de função no gene *APOB*, levando a um defeito na secreção das lipoproteínas apoB.

As formas extremamente raras (menos de 1 em 1 milhão) e de herança recessiva de HBL monogênica primária são representadas por abetalipoproteinemia (ABL; MIM 200100) e doença de retenção de quilomícrons (CMRD; MIM 246700). A ABL é em decorrência de mutações no gene da proteína de transferência de triglicérides microssômicos (MTTP), que codifica a proteína MTP, que por sua vez evita a degradação e faz a lapidação das apoB 100. Por isso, há falta da síntese das VLDL. O CMRD é devido a mutações no gene *SAR1B*, que codifica a proteína Sar1b envolvida na transferência dos quilomícrons do retículo endotelial para o complexo de Golgi, de onde é secretado para o ducto linfático.

O fenótipo clínico de ABL, CMRD e FHBL homozigoto ou heterozigótico composto é geralmente grave, sendo caracterizado por má absorção lipídica intestinal, esteatorreia, deficiência de vitamina lipossolúvel e déficit de crescimento que já pode estar presente ao nascimento. Os indivíduos afetados têm valores plasmáticos muito baixos de lipoproteínas contendo apoB. Eles também podem desenvolver sintomas neurológicos e oftalmológicos devido à deficiência de vitaminas lipossolúveis (A e E). Mais comumente, os casos de ABL e FHBL homozigoto ou heterozigótico composto são complicados pela degeneração da retina e ataxia a partir da segunda década de vida, se nenhum tratamento foi iniciado

Os heterozigotos estão presentes na maioria das populações com uma frequência de 1:1.000 e geralmente são oligo ou assintomáticos, por isso não são diagnosticados até que um perfil lipídico seja solicitado. Apresentam valores plasmáticos de LDL-C abaixo do percentil 5. Em crianças a carência de tocoferol pode causar neuropatias motoras e sensitivas que são reversíveis com o tratamento.

O diagnóstico precoce da ABL e da HHBL é importante para prevenir as graves sequelas clínicas. A acantocitose das hemácias é uma característica da doença. Durante a primeira e segunda década da vida, os sintomas incluem intolerância oral a gordura, má absorção de gordura com esteatorreia, acúmulo de lipídeos nos enterócitos, déficit de desenvolvimento e deficiência de vitaminas lipossolúveis A e E. A deficiência da vitamina E leva a doença neurológica com progressiva degeneração do sistema nervoso central e morte.

O tratamento inclui dieta normocalórica com diminuição de gordura com ácidos graxos de cadeia longa (< 30% das calorias totais), suplementação de ácidos graxos essenciais (ver **Tabela 2**) e altas doses orais de vitaminas A (100-400 UI/kg/dia), vitamina E (100-300 UI/kg/dia), vitamina D (800-1.200 UI/dia) e vitamina K (5-35 mg/semana).

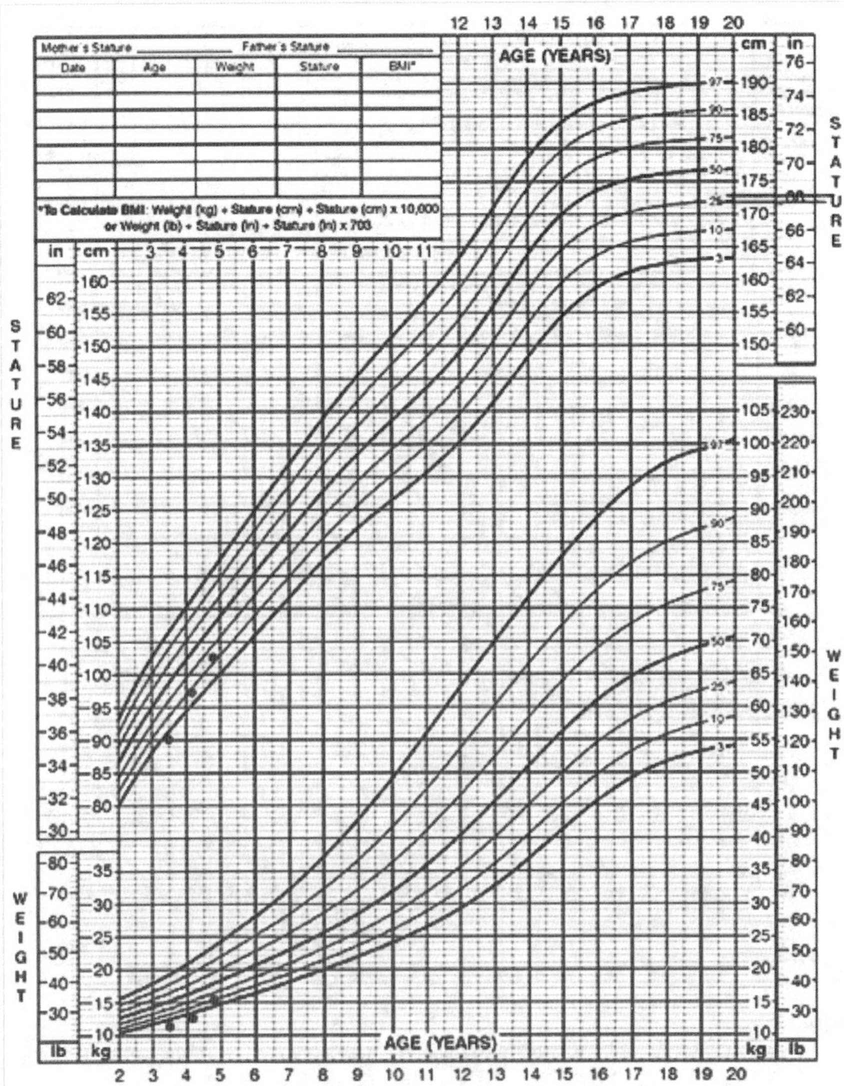

FIGURA 2

Fonte: National Center for Health Statistics and National Center for Chronic Disease Prevention and Health Promotion, 2000.
http://www.cdc.gov/growthcharts

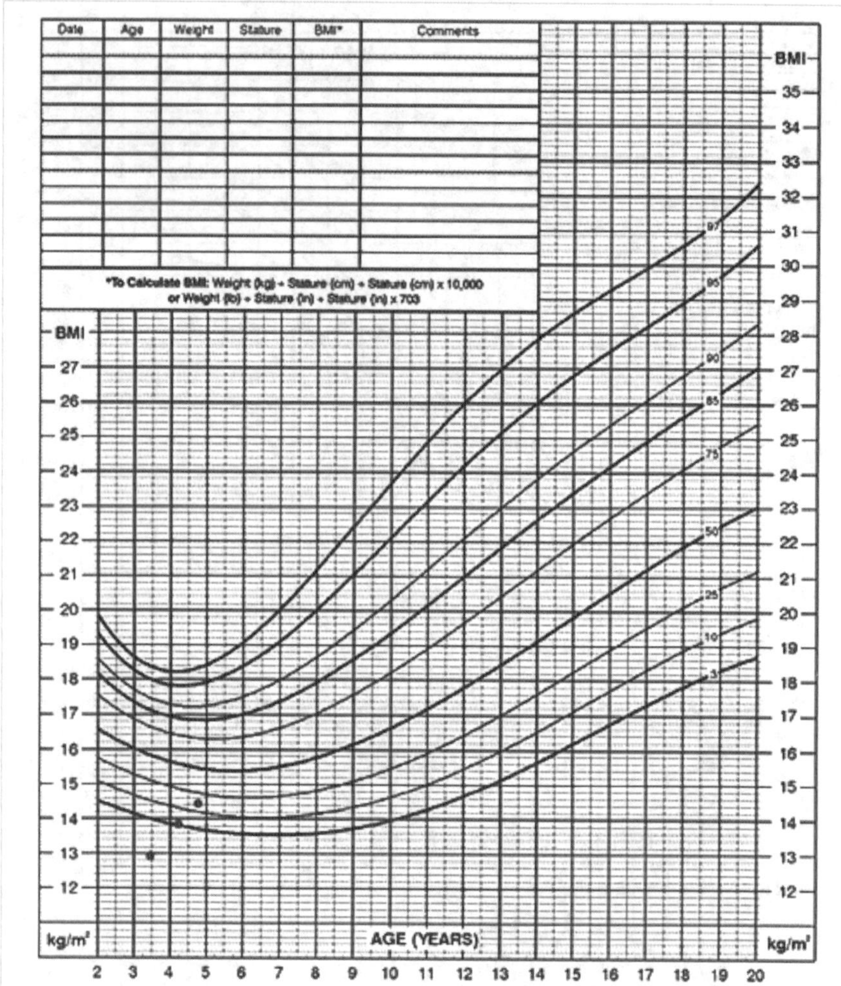

FIGURA 3

Fonte: National Center for Health Statistics and National Center for Chronic Disease Prevention and Health Promotion, 2000.
http://www.cdc.gov/growthcharts

REFERÊNCIAS

1. Lee J, Hegele RA. Abetalipoproteinemia and homozygous hypobetalipoproteinemia: a framework for diagnosis and management. J Inherit Metab Dis. 2014;37(3):333-9.
2. Schonfeld G. Familial hypobetalipoproteinemia: a review. J Lipid Res. 2003;44(5):878-83.
3. Welty FK. Hipobetalipoproteinemia e abetalipoproteinemia. Curr Opin Lipidol. 2014;25(3): 161-8.

Caso 16.6

Osmar Monte

HISTÓRIA

Feminino, 13 anos, natural e procedente de São Paulo.

Encaminhada do serviço de dermatologia devido à presença de xantomas.

HPMA

A paciente informa que notou essas lesões pequenas e amareladas na pele há 15 dias. Informa que 10 dias atrás, por ter sido seu aniversário, exagerou na ingestão de doces e refrigerantes.

Nega qualquer outro sintoma geral.

Antecedentes

Filha única de um casal não consanguíneo, nasceu de parto cesárea de 39 semanas, com 3.520 g e 48 cm. Negava outras doenças anteriores.

Pai saudável de 42 anos, estatura 175 cm, peso 88 kg. Mãe de 40 anos, saudável, estatura 155 cm, peso 61 kg, menarca aos 12 anos. Negavam dislipidemia familiar, mas nunca tinham medido seu colesterol.

EXAME FÍSICO

Bom estado geral, PA = 110/70 mmHg, FC = 76 bpm, estatura = 153 cm (p = 25), peso = 53 kg (p = 75) (**Figura 1**), IMC = 22,64 (p = 90) (**Figura 2**), menarca aos 12,5 anos com ciclos irregulares.

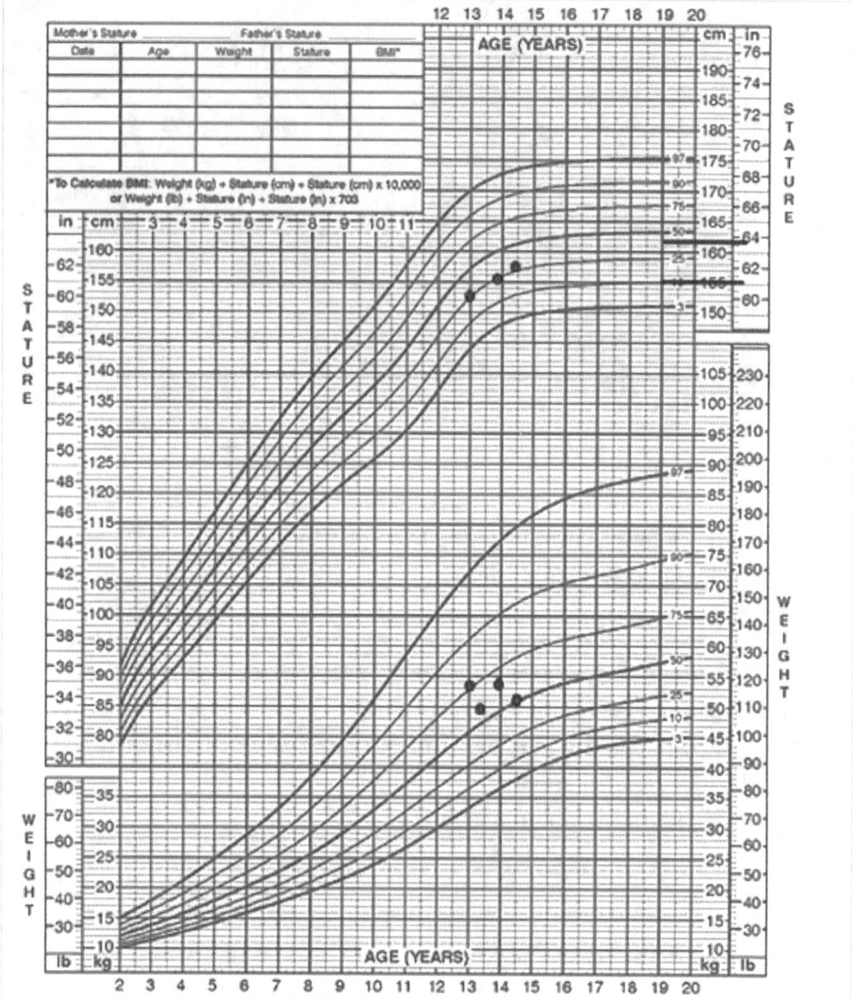

FIGURA 1
Fonte: National Center for Health Statistics and National Center for Chronic Disease Prevention and Health Promotion, 2000.
http://www.cdc.gov/growthcharts

Pele: presença de xantomas eruptivos na região das nádegas e na palma das mãos (**Figura** 3). Resto do EF normal.

DIAGNÓSTICO INICIAL

- Dislipidemia – hipertrigliceridemia.

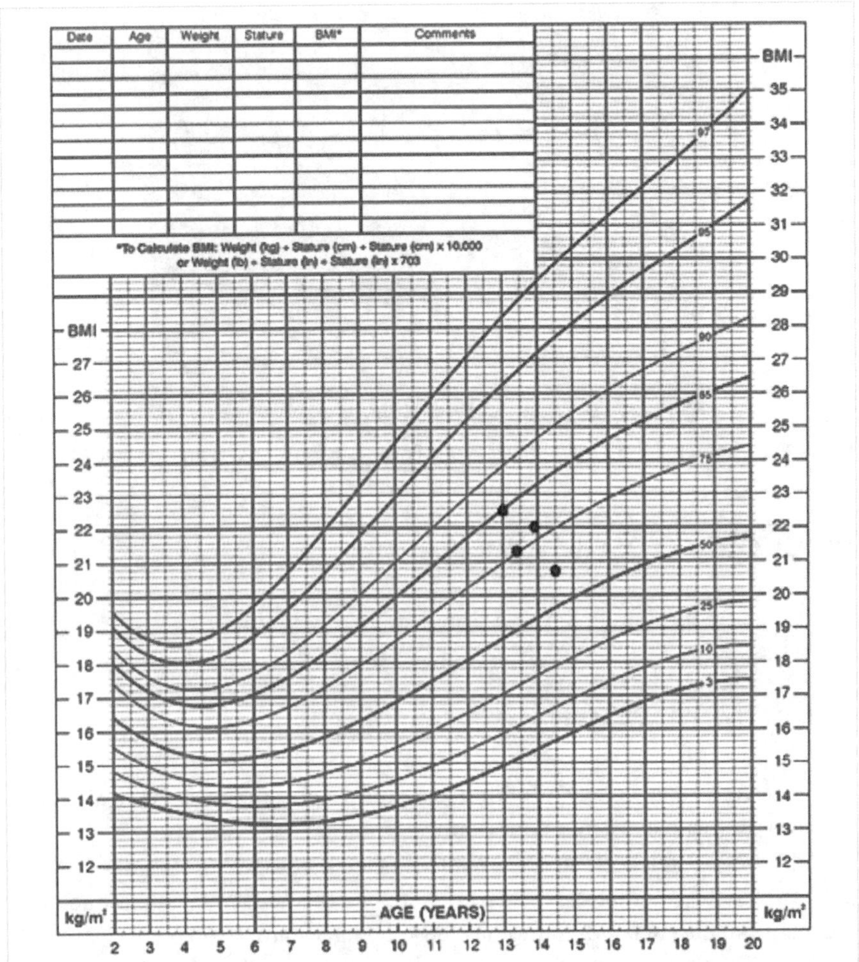

FIGURA 2

Fonte: National Center for Health Statistics and National Center for Chronic Disease Prevention and Health Promotion, 2000.
http://www.cdc.gov/growthcharts

EXAMES SUBSIDIÁRIOS

- Bioquímicos – glicose = 98 mg/dL, colesterol total = 458 mg/dL, triglicérides = 680 mg/dL, HDL = 28 mg/dL, LDL = não medido devido a hipertrigliceridemia, colesterol não HDL = 430 mg/dL, TSH = 2,1 um/L, T4 livre = 1,2 ng/dL, insulina = 28 um/L (2-13).

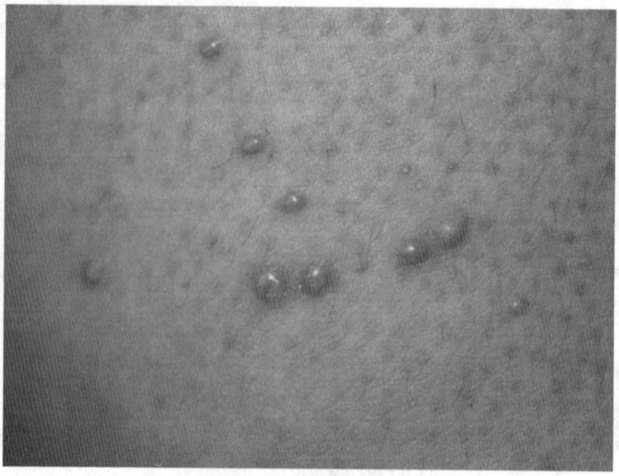

FIGURA 3 Xantomas tuberoeruptivos. (Ver o Encarte de imagens no final do livro.)

DIAGNÓSTICO DEFINITIVO

- Disbetalipoproteinemia (hiperlipoproteinemia tipo III).

CONDUTA/TRATAMENTO

Dieta com redução de carboidratos simples e gorduras associada à atividade física. Retorno em 1 mês com exames.

1º retorno – relata desaparecimento das lesões da pele 3 semanas após seguir as orientações dietéticas e fazer exercícios na academia. Acha que emagreceu. EF – ausência dos xantomas. Peso 50 kg, estatura 153,5 cm, IMC 21,3. Exames (**Tabela 1**). Conduta: manter a dieta e a atividade física. Retorno em 3 meses com exames.

TABELA 1

Exames	Basal	1º retorno	2º retorno	3º retorno	4º retorno
Glicose	98	90	84	93	88
Colesterol total	458	235	210	280	205
Triglicérides	680	250	140	350	118
HDL	28	43	52	35	48
LDL	-	142	130	175	133
VLDL	-	50	11	70	23
Insulina	28	15	12	22	13
Medicação	dieta	dieta	dieta	dieta	dieta

2º retorno – sem queixas, com boa adesão ao tratamento. Informa que nesses 3 meses teve ciclo menstrual regular. EF – peso 49 kg, estatura 155 cm, IMC 20,39 sem lesões na pele. Exames (**Tabela 1**). Conduta: manter a dieta, evitando carboidrato simples e atividade física. Retorno em 6 meses com exames.

3º retorno – relaxou a dieta, voltando a ingerir muitos doces, e parou com a academia. Acha que ganhou peso. Ciclo menstrual regular. EF sem lesões de pele, peso 53 g, estatura 156 cm, IMC 21,77. Exames (**Tabela 1**). Reorientada sobre a importância de sempre manter a dieta e a atividade física. Retorno em 6 meses com exames.

4º retorno – relata boa adesão à dieta. Faz academia 3 vezes por semana durante 1 hora. EF – sem lesões na pele, peso 51 kg, estatura 157, IMC 20,69. Exames (**Tabela 1**). Conduta: orientada a manter o estilo de vida saudável com a dieta e atividade física, evitar o consumo de álcool.

Deverá fazer consultas semestrais.

EVOLUÇÃO RESUMIDA

A disbetalipoproteinemia responde muito bem à dieta com redução de ingestão de carboidratos simples, diminuição de gorduras, perda de peso e atividade física, como mostra a evolução desse caso. Se a orientação for quebrada e a paciente voltar aos hábitos antigos e ganhar peso, a doença, que é de origem genética, volta a se manifestar.

COMENTÁRIOS

A disbetalipoproteinemia (DL) ou hiperlipoproteinemia tipo III é uma doença do metabolismo das lipoproteínas, altamente aterogênica, que resulta em uma hiperlipemia mista, com aumento do colesterol e triglicérides. É atribuída a anormalidade da apoE que acarreta alteração do catabolismo das lipoproteínas remanescentes ricas em triglicérides (b-VLDL), que contêm quantidade maior de éster de colesterol que as remanescentes normais. Essas lipoproteínas são detectadas por ultracentrifugação ou por eletroforese em gel de agarose onde formam uma banda larga (doença do beta largo) ou tipo III na classificação de Fredrickson.

A separação isoelétrica da apoE mostra 3 isoformas – E2, E3 e E4. A isoforma usual da apoE é a apoE3. A maior parte do pacientes com DL tem o genótipo apoE2/E2. Entretanto, mesmo com a prevalência do genótipo apoE2/E2 na população, sendo de 1 em cada 100 pessoas, somente 1% delas irá manifestar a doença.

A maioria dos pacientes com disbetalipoproteinemia familiar é homozigota para a apoE2. Embora a disbetalipoproteinemia familiar seja uma doença autossômica recessiva na maioria dos casos, 10% é causada por mutações autossômicas dominantes. Das pessoas com genótipo E2/E2, 15% desenvolvem disbetalipoproteinemia familiar, que está associada a fatores de risco secundários, como obesidade e resistência à insulina

A apresentação infantil da DL é pouco frequente. Por causa das consequências no longo prazo, o início precoce da doença tem implicações futuras sérias. Atualmente, há pouca compreensão dos fatores precipitantes (obesidade, resistência insulínica, abuso alimentar, ingestão de álcool), história natural e manejo da DL de início pediátrico.

Manifestação clínica inclui xantomas tuberoeruptivos, xantomas palmares (patognomônico da DL) e doença cardiovascular prematura. As principais complicações incluem pancreatite recorrente, doença vascular periférica e artéria coronária prematura.

Na DL o colesterol e os triglicérides estão elevados mais ou menos na mesma proporção até que o valor dos triglicérides seja em torno de 500 mg/dL. A partir desse valor para cima os triglicérides tendem a valores maiores que o colesterol.

O diagnóstico pode ser feito com a eletroforese das lipoproteínas, que mostra uma banda larga entre as frações pré-beta e beta (doença do beta largo) e pela análise genética.

A DL responde muito bem à dieta pobre em carboidratos simples e baixa em gorduras, com redução do peso e atividade física.

REFERÊNCIAS

1. Koopal C, Marais AD, Visseren FL. Familial dysbetalipoproteinemia: an underdiagnosed lipid disorder. Curr Opin Endocrinol Diabetes Obes. 2017;24(2):133-9.
2. Le R, Abbas M, McIntyre AD, Hegele RA. Severe combined dyslipidemia with a complex genetic basis. J Investig Med High Impact Case Rep. 2019;7:2324709619877050.
3. Marais AD, Solomon GA, Blom DJ. Dysbetalipoproteinaemia: a mixed hyperlipidaemia of remnant lipoproteins due to mutations in apolipoprotein E. Crit Rev Clin Lab Sci. 2014;51(1):46-62.
4. Smelt AH, de Beer F. Apolipoprotein E and familial dysbetalipoproteinemia: clinical, biochemical, and genetic aspects. Semin Vasc Med. 2004;4(3):249-57.

Seção 17

Metabolismo ósseo

Coordenação:

Mauro Borghi

Caso 17.1

Luiz Claudio Castro

HISTÓRIA

Sexo masculino, 1 ano e 8 meses, natural e procedente de Tocantins.

Encaminhado para avaliação de deformidades em membros e deficiência de crescimento.

HPMA

Aleitamento materno exclusivo por 9 meses. Aos 10 meses foi suspenso o aleitamento e passou a receber a comida da família, sem leite ou derivados.

A partir de então, cursou com baixo ganho de peso e comprimento e atraso no desenvolvimento neuromotor. Senta-se sozinho, com desequilíbrio. Começou a engatinhar com 7 meses, mas não evoluiu. Atualmente engatinha com dificuldade, mas não fica em pé. Os pais notaram que nos últimos meses os membros superiores e as coxas estão mais arqueados.

Devido às condições sociais, não tem exposição ao sol e nunca recebeu reposição de vitamina D. Não faz acompanhamento pediátrico de rotina.

Antecedentes

Nascido prematuro, 36 semanas de idade gestacional, por amniorrexe prematura. Gestação sem intercorrências. Parto normal: PN: 2.580 g; CN: 48 cm. Apgar (1') 7 e (5') 9.

Dentição atrasada, compatível com 12 meses de idade.

Nega uso de medicamentos.

Pais jovens, não consanguíneos. Mãe 23 anos, G1P1, 54 kg, 161 cm. Pai 25 anos, 72 kg, 175 cm. Negam caso semelhante na família.

EXAME FÍSICO

- Regular estado geral, hipocorado, hipoativo, choroso, dor à palpação dos membros superiores e inferiores.
- Peso: 8,8 kg (p1). Comprimento: 77,5 cm (p3) – **Figura 1**.

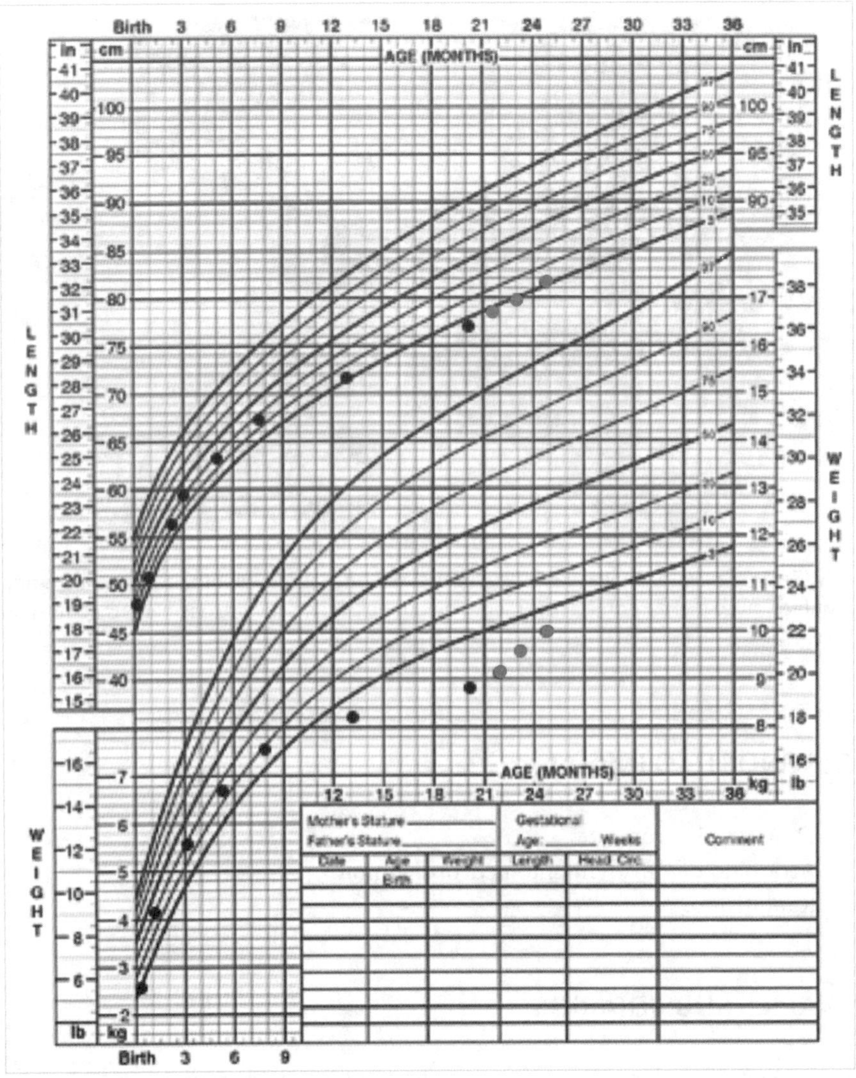

FIGURA 1 Evolução pôndero-estatural.
Fonte: National Center for Health Statistics and National Center for Chronic Disease Prevention and Health Promotion, 2000.
http://www.cdc.gov/growthcharts

- FC: 98 bpm; PA: 72 × 54 mmHg.
- Cabelos rarefeitos e esparsos.
- Projeções ósseas nas junções costocondrais.
- Alargamento de punhos, joelhos e tornozelos.
- Hipotonia muscular generalizada.
- Distensão abdominal importante (**Figura 2**).

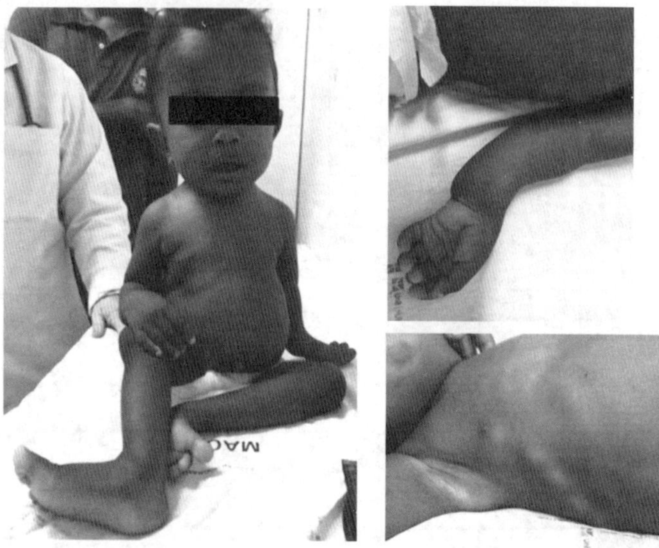

FIGURA 2 Paciente, 1 ano e 8 meses. Observa-se fronte ampla, hipotonia muscular, rosário raquítico, sulco de Harrison e alargamento de punhos. (Ver o Encarte de imagens no final do livro.)

DIAGNÓSTICO INICIAL

- Desnutrição crônica.
- Atraso do desenvolvimento neuropsicomotor.
- Raquitismo.

EXAMES SUBSIDIÁRIOS

- Radiografias planas de tórax e membros inferiores (**Figura 3**).
- Eletrocardiograma: sem alterações eletrocardiográficas sugestivas de hipocalcemia.

TABELA 1

	Exame	Resultado	Referência
Sérico	Hemograma	Hb 10,9 g/dL Ht 32,6% Leucócitos: 6.340/mm³ Plaquetas: 185.000/mm³	
	Ca total	7,1 mg/dL	8,8-10,6
	Ca iônico	3,8 mg/dL	4,5-5,4
	P	3,1 mg/dL	4,5-6,2
	Mg	1,6 mg/dL	1,6-2,2
	Fosfatase alcalina	676 U/L	156-369
	PTH	332 pg/mL	12-60
	Albumina	2,8 g/dL	3,5-4,8
	25(OH)Vitamina D	6 ng/mL	20-90
	Cr	0,2	0,3-0,8
	Gasometria venosa	pH 7,35 Bic 21,3 mEq/L	
Urinário	Ca/Cr	0,01	< 0,21
	P/Cr	2,9	0,8-2

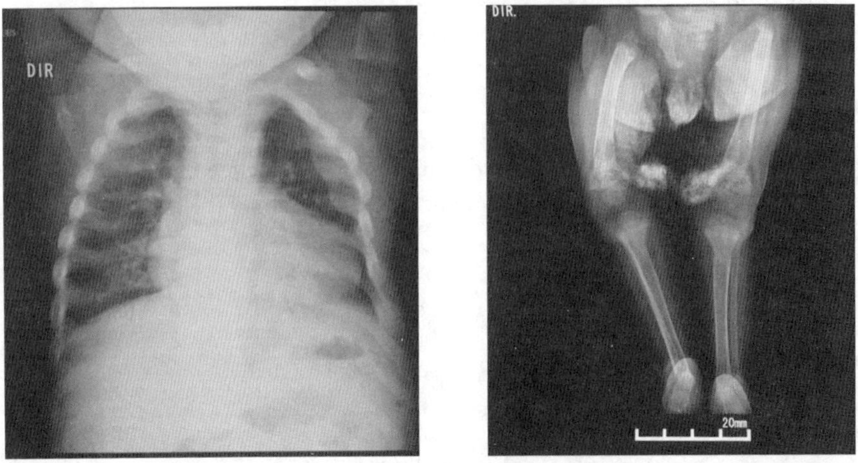

FIGURA 3 Radiografias planas do paciente. (a) Rarefação óssea em arcos costais e alargamento das junções costocondrais. Índice cardiotorácico elevado, sugestivo de cardiomiopatia dilatada. (b) Rarefação óssea difusa em membros inferiores; adelgaçamento da cortical; arqueamento dos fêmures; placas de crescimento com limites mal definidos e alargadas (sinal da taça). (Ver o Encarte de imagens no final do livro.)

Obs.: o ICT é obtido pela divisão do diâmetro do coração pelo diâmetro torácico. O valor normal é inferior a 50%.

- Ecocardiograma: fração de ejeção 58% (referência > 50%).

DIAGNÓSTICO DEFINITIVO

- Raquitismo carencial.

CONDUTA/TRATAMENTO

- Realizada administração de vitamina D_3: 100.000 UI, dose única, via oral.
- Iniciada reposição de vitamina D_3: 600 UI/dia.
- Iniciada suplementação de carbonato de cálcio: para garantir a oferta de 500 mg/dia, somando-se a fonte dietética e a suplementar. Cálcio suplementar fracionado em 2 tomadas após almoço e jantar, até que essa quantidade de cálcio seja toda ofertada pela dieta.
- Correção de erro alimentar e início de oferta de leite de vaca e derivados.
- Orientação sobre a importância da exposição à luz solar para a síntese de vitamina D.

EVOLUÇÃO RESUMIDA

Duas semanas após reposição de vitamina D_3 e cálcio e reorganização alimentar, os exames mostraram normalização do fosfato (Tabela 2).

TABELA 2

	Exame	Resultado	Referência
Sérico	Hemograma	Hb 11,4 g/dL Ht 34,2% Leucócitos: 7.350/mm³ Plaquetas: 196.000/mm³	
	Ca total	8,6 mg/dL	8,8-10,6
	Ca iônico	4,1 mg/dL	4,5- 5,4
	P	4,7 mg/dL	4,5-6,2
	Fosfatase alcalina	403 U/L	156-369
	PTH	81 pg/mL	12-60
	Albumina	3,5 g/dL	3,5-4,8
	25(OH)Vitamina D	31 ng/mL	20-90
	Cr	0,2	0,3-0,8
Urinário	Ca/Cr	0,11	< 0,21
	P/Cr	1,8	0,8-2

O paciente apresentou boa aceitação da dieta reorganizada, e nos meses seguintes observa-se movimento de recuperação do peso e do crescimento, como observado na **Figura 1** (em cinza). Foi possível retirar a reposição de cálcio, com obtenção das necessidades via dieta.

Ao exame constatou-se também melhora do tônus muscular e do equilíbrio.

Na avaliação após 30 dias das intervenções, os exames mostravam os valores apresentados na Tabela 3.

TABELA 3

	Exame	Resultado	Referência
Sérico	Ca total	9,1 mg/dL	8,8-10,6
	Ca iônico	4,6 mg/dL	4,5-5,4
	P	5,1 mg/dL	4,5-6,2
	Fosfatase alcalina	402 U/L	156-369
	PTH	58 pg/mL	12-60
	Albumina	3,9 g/dL	3,5-4,8
	25(OH)Vitamina D	34 ng/mL	20-90
	Cr	0,2	0,3-0,8
Urinário	Ca/Cr	0,09	< 0,21
	P/Cr	1,6	0,8-2

O valor aumentado da fosfatase alcalina refletia a formação óssea aumentada que o paciente apresentava no período de recuperação do crescimento.

COMENTÁRIOS

Concentrações adequadas de cálcio, fósforo, magnésio e vitamina D são essenciais não apenas para a saúde óssea, mas também para uma série de outras funções metabólicas que eles desempenham no organismo.

Entre os distúrbios decorrentes da insuficiência desses elementos e da vitamina D estão o raquitismo e a osteomalácia. O raquitismo é definido como um distúrbio decorrente da insuficiência de mineralização na placa de crescimento, e a osteomalácia como um distúrbio de insuficiência da mineralização no processo de remodelação do osso já formado. Assim, durante a fase de crescimento, raquitismo e osteomalácia podem coexistir no paciente, enquanto no adulto apenas a osteomalácia pode aparecer.

Os dois principais grupos de causa de raquitismo são a deficiência do suprimento mineral (cálcio e/ou fósforo) e a deficiência do supridor mineral (vitamina D), ambos com exemplos de origem genética ou ambiental (**Tabela 4**).

TABELA 4 Causas estruturais de raquitismo

Deficiência do suprimento mineral (Ca e/ou P)	
Baixo aporte mineral	Deficiência nutricional (carencial)
Baixa reserva mineral	Doença osteometabólica da prematuridade
Perdas minerais	Raquitismo hipofosfatêmico ligado ao X Tubulopatias renais
Deficiência do supridor do mineral (Vitamina D)	
Baixa reserva	Inadequada exposição solar (carencial) Suplementação insuficiente em situações específicas
Uso crônico de medicamentos	Glicocorticoides Anticonvulsivantes Imunossupressores
Genética	Mutação *CYP27B1* (codifica a 1α-hidroxilase) Mutação *VDR* (codifica o receptor da vitamina D)

Fonte: Uday S. Curr Osteoporos Rep. 2017;15(4):293-302.

O raquitismo nutricional ainda se apresenta como uma realidade em âmbito mundial, decorrente de fatores socioculturais que impactam no padrão do aporte dietético de nutrientes fontes de cálcio e fósforo, levando à sua deficiência e/ou na inadequada exposição solar ou na falta de suplementação em casos indicados, causando deficiência de vitamina D.

As manifestações clínicas dos diferentes tipos de raquitismos são bastante semelhantes. Para diferenciá-las, além da história clínica bem desenhada, a bioquímica osteomineral é fundamental para direcionar o raciocínio diagnóstico (**Tabela 5**).

TABELA 5 Bioquímica dos diferentes tipos de raquitismo

Tipo de raquitismo	Ca	P	PTH	25OHD	$1,25(OH)_2D$
Nutricional	↓	↓	↑↑	↓	↓N /↑
Hipofosfatêmico	N	↓↓	N	N	↓
Dependente de vit. D	↓	↓	↑↑	↑	↓↓
Resistente à vit. D	↓↓	↓	↑↑	↑	↑↑

Fonte: Chanchlani R. Kidney Int Rep. 2020;5(7):980990.

Outro ponto importante para a adequada avaliação e condução do paciente é conhecer a variação bioquímica que acontece ao longo das fases de instalação do raquitismo, desde suas etapas iniciais (fase 1) até o processo francamente ativo (fase 3) (**Tabela 6**).

TABELA 6 Perfil bioquímico osteomineral nos estágios do raquitismo nutricional

Bioquímica	Estágios		
	I	II	III
Cálcio	↓	N	↓↓
Fósforo	N / ↓	↓	↓↓
Fosfatase alcalina	↑	↑↑	↑↑↑
PTH	↑	↑↑	↑↑↑
25(OH)D	↓	↓	↓↓
1,25(OH)D	N / ↓	N / ↑	↓
Ca urinário	↓	↓	↓↓
P urinário	↑	↑↑	↑↑

Fonte: Uday S. Curr Osteoporos Rep. 2017;15(4):293-302.

A história clínica do paciente apresentado nesse caso e sua bioquímica inicial caracterizavam o raquitismo carencial, tanto por falta de ingestão de nutrientes fontes de cálcio e fósforo como pela deficiência de vitamina D decorrente da inadequada exposição solar. A cronicidade do quadro desse paciente é refletida no déficit de crescimento, na estagnação do desenvolvimento neuromotor e na presença do rosário raquítico, que, apesar de ser um achado clássico do raquitismo, não é visto com frequência atualmente.

Um ponto importante na prática clínica em crianças com raquitismo nutricional é reconhecer que as manifestações não são apenas esqueléticas, mas também em outros tecidos e órgãos. Situações mais graves de hipocalcemia podem levar a crises convulsivas e à miocardiopatia dilatada, que podem ser fatais. Por isso, especial cuidado deve ser dado à avaliação cardiovascular desses pacientes, principalmente os lactentes. Como o paciente apresentava um índice cardiotorácico aumentado, foi solicitada avaliação ecocardiográfica, pelo risco de miocardiopatia dilatada, o qual mostrou adequada fração de ejeção.

O tratamento do raquitismo nutricional é realizado com a suplementação de vitamina D_2 ou D_3, não havendo diferença na resposta entre elas, em doses e esquemas idade-dependentes (**Tabela 7**).

TABELA 7 Doses da vitamina D_2/D_3 no tratamento do raquitismo carencial

Idade	Dose diária (UI) por 3 meses	Dose única (UI)	Dose diária (UI) de manutenção
< 3 meses	2.000	–	400
3-12 meses	2.000	50.000	400
1-12 anos	3.000-6.000	150.000	600
> 12 anos	6.000	300.000	600

Fonte: Munns CF. J Clin Endocrinol Metab. 2016;101(2):394-415.

Os estudos mostram que a escolha por administração em dose única ou em doses fracionadas ao longo de 3 meses apresentam resultados semelhantes na cura do raquitismo. Entretanto, é preciso assegurar pelo menos 500 mg de cálcio elementar/dia, na forma dietética ou suplementar, independentemente da idade. Uma das razões para essa conduta é garantir o substrato para a fase de recuperação da mineralização óssea, pois o esqueleto apresenta o fenômeno da fome óssea nesse momento, com aumento da taxa de incorporação de cálcio e fósforo.

Após as doses de tratamento, deve-se assegurar que as causas do raquitismo foram corrigidas e passar à fase de manutenção de forma a garantir as necessidades diárias de vitamina D (via exposição solar e/ou suplementação).

Na condução do paciente deve-se também assegurar que as necessidades dietéticas de cálcio mínimas para evitar o aparecimento de raquitismo sejam cumpridas, conforme apresentadas na **Tabela 8**.

TABELA 8 Recomendações dietéticas diárias mínimas de cálcio para se evitar o raquitismo

Faixa etária	Recomendação mínima
Lactentes de 0-6 meses	200 mg/dia (obtido pelo aleitamento materno)
Lactentes de 6-12 meses	260 mg/dia (assegurado por dieta de transição adequada)
> 1 ano	Suficiente: > 500 mg/dia Insuficiente: 300-500 mg/dia Deficiente: < 300 mg/dia*

* Oferta < 300 mg/dia em > 1 ano: risco de aparecimento de raquitismo, independentemente da concentração sérica da 25(OH)vitD.

Fonte: Wheeler BJ. Front Endocrinol (Lausanne). 2019;10:79.

A cura do raquitismo carencial é entendida como a normalização da bioquímica osteomineral do paciente, e o eletrólito preferível para esse controle é o fósforo, o qual se espera normalizado em um período de 7-10 dias. Se houver manutenção da hipofosfatemia, a terapêutica deve ser repetida após 15 dias. Não havendo resposta novamente, deve-se pesquisar outros tipos de raquitismo.

REFERÊNCIAS

1. Munns CF, Shaw N, Kiely M, et al. Global consensus recommendations on prevention and management of nutritional rickets. J Clin Endocrinol Metab. 2016;101(2):394-415. doi:10.1210/jc.2015-2175.
2. Shaw NJ. Prevention and treatment of nutritional rickets. J Steroid Biochem Mol Biol. 2016;164:145-7. doi:10.1016/j.jsbmb.2015.10.014.
3. Uday S, Högler W. Nutritional rickets and osteomalacia in the twenty-first century: revised concepts, public health, and prevention strategies. Curr Osteoporos Rep. 2017;15(4):293-302. doi:10.1007/s11914-017-0383-y.
4. Wheeler BJ, Snoddy AME, Munns C, Simm P, Siafarikas A, Jefferies C. A Brief history of nutritional rickets. Front Endocrinol (Lausanne). 2019;10:795. Published 2019 Nov 14. doi:10.3389/fendo.2019.00795.

Caso 17.2

Mauro Borghi

HISTÓRIA

Menino, 4 anos, natural de São Paulo. Encaminhado por apresentar pernas tortas após o início da deambulação com piora progressiva.

HPMA

O pai relata que a criança, após o início da marcha, começou a encurvar as pernas. Procurou vários serviços ortopédicos, sendo receitada bota ortopédica sem melhora. Como as pernas continuaram a entortar, procurou nosso serviço.

Antecedentes

Gestação sem intercorrências; 1G,1P,0A. Nascido de parto cesárea, a termo, 39 semanas; peso nascimento: 3.550 g; comprimento: 47 cm; PC: 33 cm; Apgar 9 e 10. Recebeu alta com a mãe. Nega internações.

Aleitamento materno exclusivo até 6 meses. Atualmente tem boa aceitação alimentar, carne, frango ou peixe diários, ovo 2 vezes por semana, verduras, legumes e frutas diários. Toma 2 copos de leite integral diariamente. Vacinação em dia.

Fez uso de vitamina D regularmente até os 2 anos. Exposição solar adequada.

DNPM: sustentou a cabeça aos 3 meses, sentou com apoio aos 6 meses e sem apoio aos 7 meses, ficou em pé com apoio aos 12 meses e andou aos 13 meses. Atualmente está na escolinha, com boas aquisições.

Pais saudáveis. Nega consanguinidade. Mãe com história de abscessos dentários espontâneos (já realizou implante dentário). Negam casos de pernas tortas na família.

Pai: 29 anos, comerciante, estatura: 164 cm (p3).
Mae: 32 anos, comerciante, estatura: 155 cm (p10); menarca aos 13 anos.

EXAME FÍSICO

Exame geral sem alterações. Peso: 15,1 kg (p10); comprimento: 89 cm (< p3; Z: –2,76), mostrados na **Figura 1**. IMC: 19,06 (Z: +2,34).

Membros: presença de alargamento de punhos e tornozelos bilateralmente e *genu varum* bilateral, com distância intermaleolar de 8 cm e interpatelar de

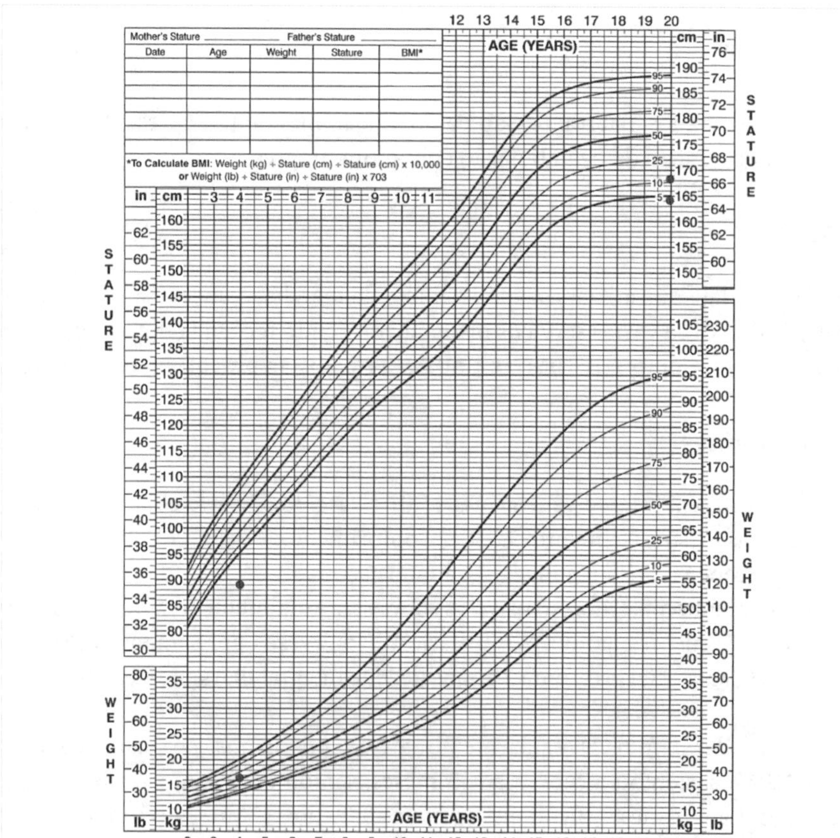

FIGURA 1
Fonte: National Center for Health Statistics and National Center for Chronic Disease Prevention and Health Promotion, 2000.
http://www.cdc.gov/growthcharts

15 cm. Estágio puberal: P1G1, com testículos tópicos e volume de 2 mL bilateralmente.

DIAGNÓSTICO INICIAL

- Varismo a/e.
- Raquitismo a/e.

EXAMES SUBSIDIÁRIOS

- Bioquímicos: cálcio 9 mg/dL, fósforo 2,1 mg/dL. Fosfatase alcalina 339 U/L, PTH 24,6 pg/mL; calciúria de 24 horas normal; urina 1 normal, hormônios tireoidianos normais.
- TRF: taxa de reabsorção tubular de fosfato = 83%.
- Molecular: análise molecular do gene PHEX; material: DNA extraído do *swab* bucal.
- Gene *PHEX* posição chrX-22.266.065; variação T> C consequência p. Trp749 ArgENST00000379374; cópias: homozigose; definitivamente patogênico.
- Outros: USG de rins e vias urinárias (normal); RX mão e punho: alargamento epifisário com imagem em taça e rarefação óssea difusa.

CONDUTA/TRATAMENTO

- Iniciado tratamento com calcitriol 0,5 mcg/dia e xarope de fosfato 1 g/dia.

DIAGNÓSTICO DEFINITIVO

- Raquitismo hipofosfatêmico familial ligado ao X (XLH).

EVOLUÇÃO RESUMIDA

Iniciado tratamento oral com calcitriol e fosfato em 4 tomadas diárias. A aceitação da medicação no início foi satisfatória (xarope de fosfato da Santa Casa) fornecida pelo serviço. Após 1 ano de uso, a criança começou a apresentar dor abdominal e diarreia. Realizada troca do xarope de fosfato pelo comprimido de fosfato 125 mg, mantendo a dose diária entre 1-2 g/dia de acordo com os valores bioquímicos realizados trimestralmente.

Com 9 anos realizou cirurgia ortopédica: epifisiodese femoral bilateral.

Com 10 anos realizou nova cirurgia para a retirada dos parafusos.

Atualmente está com 11 anos e 6 meses e iniciou tratamento com burosumabe.

Meta terapêutica: manter cálcio normal e o fósforo no limite inferior da normalidade com PTH normal.

Gráfico evolutivo: mostrado na **Figura 2**.

COMENTÁRIOS

O raquitismo hipofosfatêmico familial (XLH) é um raquitismo de causa genética com prevalência de 1:20.000, transmissão dominante ligada ao X com expressividade variável. Apresenta alteração do gene *PHEX* (gene regulador de fosfato com homologia para as endopeptidases), com aumento do FGF23 e consequente hiperfosfatúria.

Primeiro passo: quando pensar em raquitismo?

A história das deformidades, principalmente nos membros inferiores após o início da deambulação com DNPM adequado, é a história clássica. Abscessos dentários espontâneos e o alargamento das câmaras pulpares podem estar presentes.

Qual valor normal de fosfato?

Os níveis de fosfato são idade-dependentes (**Tabela 1**), e muitos laboratórios emitem laudos com os valores-referência dos adultos. Devemos prestar muita atenção a esses valores.

TABELA 1 Valores normais de fosfato plasmático para a idade

Idade	Fosfato sérico (mg/dL)
< 12 meses	4,8-7,4
1 ano-4 anos e 11 meses	4,5-6,2
5 anos-1 ano pré-estirão	3,6-5,8
1 ano pré-estirão – parada do crescimento	3,1-4,7
Após parada do crescimento	2,5-4,5

Fonte: Burtis, Ashwood. Tietz textbook of clinical chemistry, 1994.

Raquitismo hiperfosfatúrico: como fazer o diagnóstico?

Para o diagnóstico do XLH devemos realizar a taxa de filtração glomerular do fosfato pela fórmula:

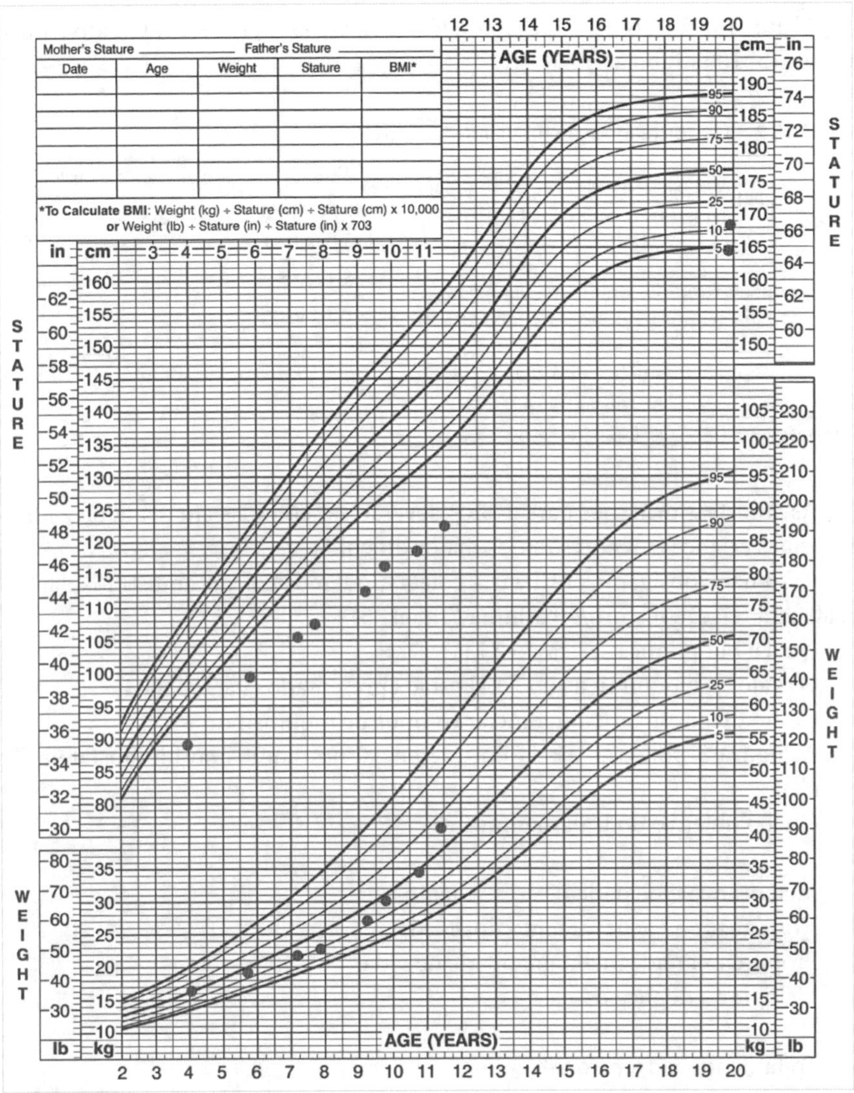

FIGURA 2

Fonte: National Center for Health Statistics and National Center for Chronic Disease Prevention and Health Promotion, 2000.

http://www.cdc.gov/growthcharts

TRP : (1 – fração de excreção de fósforo) × 100 = (1 – Pu × Creatp / Pp x Creatu) × 100 (**Tabela 2**).

TABELA 2 Taxa de reabsorção tubular de fosfato (TPR)

Fórmula	Idade	TPR (%)
$\left\{1-\left[\frac{(\text{P urinário} \times \text{Cr plasmática})}{(\text{P plasmático} \times \text{Cr urinária})}\right]\right\} \times 100$	< 3 meses	61-86
	3-6 meses	68-93
P urinário (mg/dL): obtido em urina de 24h	6-12 meses	80-89
Cr urinária (mg/dL): obtida em urina de 24h	1-2 anos	78-93
P plasmático (mg/dL)	3-10 anos	81-98
Cr plasmática (mg/dL)	11-15 anos	86-99

Fonte: Payne RB. Ann Clin Biochem. 1998;35:201-6.

As amostras urinárias para a TRP deverão ser colhidas em urina de 24 horas, e nas crianças menores temos maior dificuldade.

Caso não consigamos realizar a coleta, podemos coletar amostra isolada e realizar a relação fósforo/creatinina (**Tabela 3**).

Qual a bioquímica sérica do XLH?

Os valores bioquímicos do XLH estão apresentados na **Tabela 4**.

Como diagnosticar e diferenciar os tipos de raquitismo?

A **Figura 3** pode ser usada no diferencial do raquitismo hipofosfatêmico familial.

Qual o objetivo do tratamento?

- Melhorar a velocidade de crescimento.
- Normalizar o encurvamento dos MMII.
- Proporcionar adequada qualidade de vida.
- Melhorar a doença óssea.

Tratamento convencional:

- Fosfato oral (1-2 g/dia).
- Vitamina D (calcitriol 1-6 cp 0,25 mcg).
- Cirurgia para correção das deformidades.

Tratamento atual: burosumabe (Crysvita) – anticorpo monoclonal anti-FGF23.

Comentários finais

As imagens radiográficas são importantes no diagnóstico, planejamento terapêutico e acompanhamento no longo prazo dos pacientes, como mostrado na **Figura 4, Figura 5** e **Figura 6**.

Podemos usar GH (hormônio de crescimento) nos pacientes com XLH e que apresentem baixa estatura e previsão de perda estatura final?

TABELA 3 Excreção urinária de Ca, P e Mg em amostra isolada, corrigidos para valor de creatinina

Idade	Cálcio/creatinina (mg/mg)
0-6 meses	< 0,8
7-12 meses	< 0,6
1-2 anos	< 0,47
> 2 anos	< 0,21
Idade	**Magnésio/creatinina (mg/mg)**
1-2 anos	0,09-0,37
2-3 anos	0,07-0,34
3-5 anos	0,07-0,29
5-7 anos	0,06-0,21
7-10 anos	0,05-0,18
10-14 anos	0,05-0,15
Idade	**Fosfato/creatinina (mg/mg)**
0-2 anos	0,8-2,0
3-5 anos	0,33-2,17
5-7 anos	0,33-1,49
7-10 anos	0,32-0,97
10-14 anos	0,22-0,86

Fonte: Rovetto et al (eds.). Enfoque en Nefrologia Pediatrica. ACONEPE, 2010.

TABELA 4 Bioquímica diferencial entre XLH e raquitismo nutricional

	XLH	Nutricional
Fosfatase alcalina	↑	↑
Cálcio sérico	N	↓
Fósforo sérico	↓	↓
PTH	N / ↑	↑
1,25-OH VitD	N / ↓	↓
FGF23	N / ↑	↓

XLH: raquitismo hipofosfatêmico ligado ao X; FGF23: fator de crescimento fibroblástico 23.
Fonte: Falconnier C et al. Clin Biochem. 2019;66:1-12.

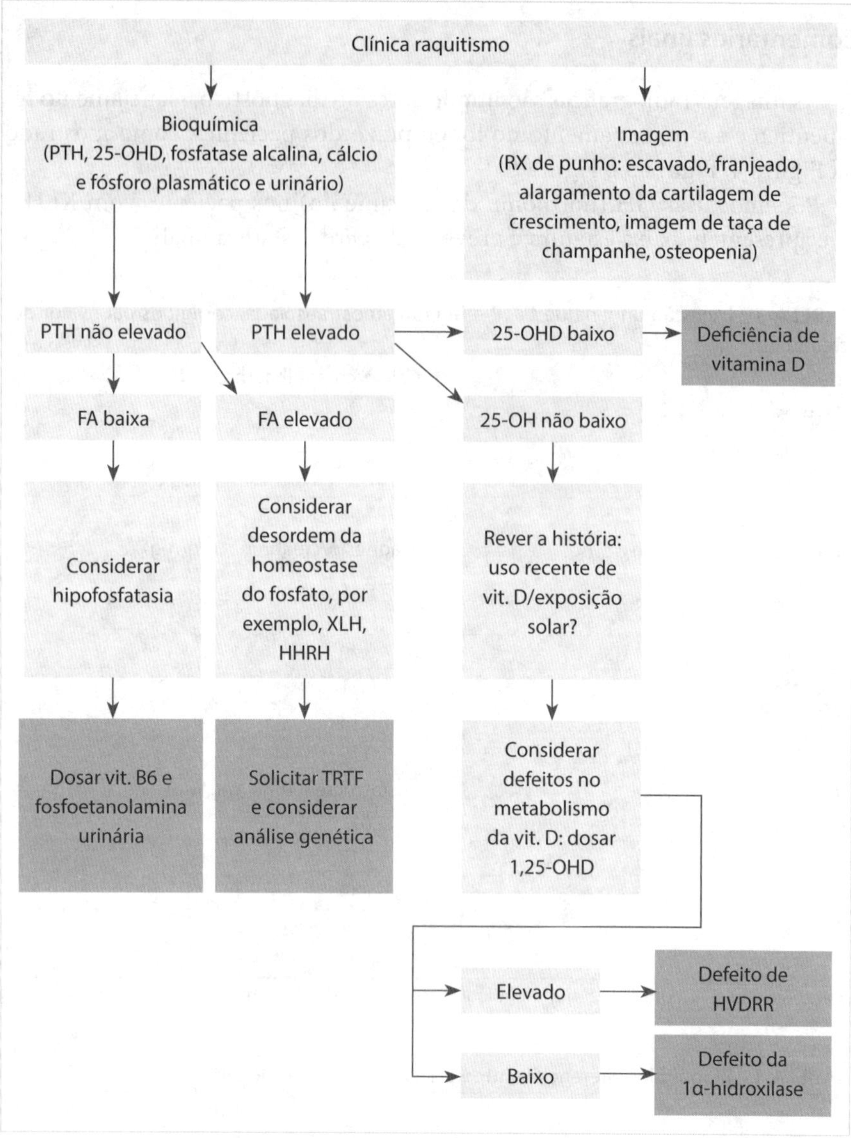

FIGURA 3 Algoritmo diagnóstico de raquitismo.
Fonte: Elder CJ. The Lancet. 2014;383:1665-76.
HHRH: Raquitismo hipofosfatêmico hereditário com hipercalciúria; HVDRR: receptores da vitamina D; PTH: paratormônio; TRTF: taxa de reabsorção tubular de fosfato; XLH: hipofosfatêmico ligado ao cromossomo X.

Existem estudos que utilizaram o GH nos pacientes com XLH sem evidência da recuperação da estatura e com aumento na desproporção corporal, principalmente do acompanhamento superior. O uso do GH concomitante a terapêutica convencional deverá ser muito criterioso.

Existe aumento na prevalência do sobrepeso ou obesidade nas crianças com XLH?

Sim, existe. Não se sabe se pela própria doença as crianças apresentem alterações metabólicas fenotipicamente desfavoráveis ou por outros fatores, como a imobilidade decorrente das deformidades ósseas. O que está bem claro é que a obesidade e/ou o sobrepeso pioram suas manifestações clínicas.

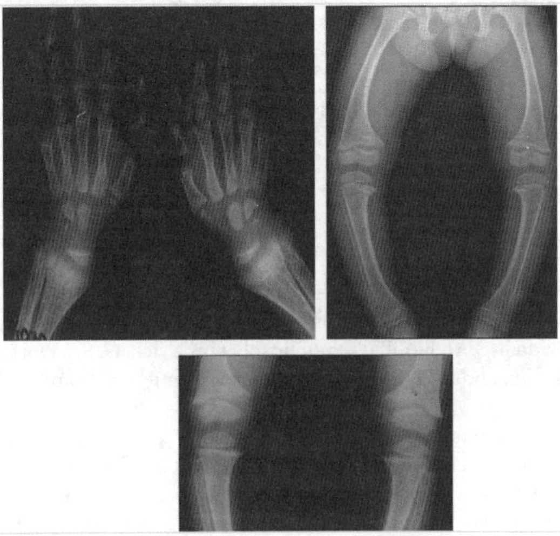

FIGURA 4 Imagens em taça de champanhe de paciente com raquitismo. (Ver o Encarte de imagens no final do livro.)

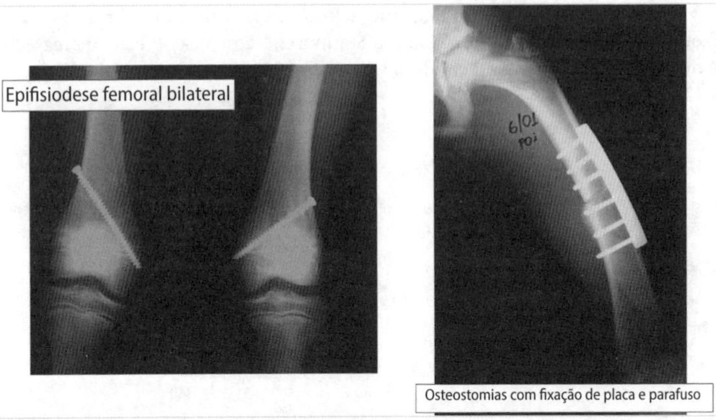

FIGURA 5 Tipos de correções cirúrgico-ortopédicas. (Ver o Encarte de imagens no final do livro.)

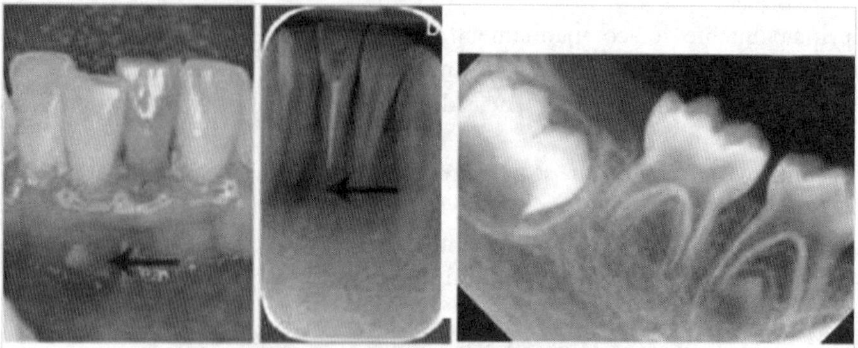

FIGURA 6 Achados orodentais no XLH. (Ver o Encarte de imagens no final do livro.)

REFERÊNCIAS

1. Borghi M, Coates V, Omar H. Evaluation of stature development during childhood and adolescence in individuals with familial hypophosphatemic rickets. Sci World J. 2005;(5):868-73.
2. Carpenter T. The expanding family of hypophosphatemic syndrome. J Bone Miner. Metab. 2012;(30):1-9.
3. Elder C, Bishop N. Rickets. Lancet. 2014;(383):1665-76.
4. Fuente R, Gil-Pena H, Claramunt-Taberner D, Hernandez O, Santos F. X-linked hypophosphatemia and growth. Rev Endocr Metab Disord. 2017;(18):107-15.
5. Gonzalez-Lamuno D. Hypophosphataemic rickets: diagnosis algorithm: how not to make a mistake. Adv Ther. 2020;(37):95-104.
6. Meyerhoff N, Haffner D, Staude H, Wühl E, Marx M, Beetz R, et al. Effects of growth hormone treatment on adult height in severely short children with X-linked hypophosphatemic rickets. Pediatr Nephrol. 2018;(33):447-56.
7. Rodrıgues F. X-linked hypophosphataemic rickets and growth. Adv Ther. 2020;(37):55-61.
8. Zhukouskaya V, Rothenbuhler A, Colao A, Somma C, Kamenický P, et al. Increased prevalence of overweight and obesity in children with X-linked hypophosphatemia. Endocr Connect. 2020;(2):144-53.

Caso 17.3

Mauro Borghi

HISTÓRIA

Menina, 2 anos e 8 meses, natural de Santo André-SP. Encaminhado por apresentar deformidades em membros inferiores.

HPMA

Paciente encaminhado do posto de saúde por apresentar deformidades em membros inferiores, alargamento de punhos, tornozelos e alopecia. Relata ter feito tratamento para raquitismo com 10 ampolas de vitamina D sem melhora.

Antecedentes

1G 1P 0A. Sem intercorrências pré e perinatais. Nascido de parto normal a termo, 39 semanas. PN 3.100 kg, comprimento 49 cm, PC 33 cm, Apgar 9 e 10. Recebeu alta com a mãe.

Aleitamento materno exclusivo até 6 meses. Atualmente boa aceitação alimentar. Carne, frango ou peixe 3 vezes por semana, ovo 2 vezes por semana, verduras, legumes e frutas pequena aceitação. Ingere 2 copos de leite integral diariamente. Vacinação em dia.

Fez uso de vitamina D (2 gotas/dia de Adtil), prescrito no posto de saúde, até 18 meses de idade. Exposição solar normal.

Pais saudáveis. Nega consanguinidade. Mãe relata que tem uma sobrinha e um primo com deformidades ósseas e alopecia.

Pai: 33 anos, comerciante, estatura 162 cm (Z = –2,06).

Mãe: 25 anos, costureira, estatura 162 cm (Z = –0,21); menarca aos 11 anos.

EXAME FÍSICO

Exame físico geral sem alteração. Peso: 10.600 kg (p5); comprimento: 82 cm (< p3) (Z = 2,93), IMC = 15,76 (Z = –0,06).

Cabeça e pescoço: alopecia difusa. Tórax com sinais de rosário raquítico. MV+ com discretos sibilos em base. Abdome globoso, flácido, sem visceromegalias Membros: presença de alargamento de punhos e tornozelos bilateralmente e genu valgo bilateral. Estágio puberal: P1M1.

DIAGNÓSTICO INICIAL

- Raquitismo a/e.

EXAMES SUBSIDIÁRIOS

- Bioquímicos iniciais: cálcio 9,8 mg/dL, fósforo 3,9 mg/dL. Fosfatase alcalina 497 U/L, PTH 80 pg/mL; calciúria de 24 horas normal; urina 1 normal, hormônio tireoidianos normais. Hemograma normal. Dosagem de 25 (OH) D: 37,3; dosagem 1,25 OH vit. D 83 pg/mL (VR): 19,9-79,3 pg/mL.
- Molecular: confirmado diagnóstico de raquitismo resistente de causa genética, por alteração no receptor da vitamina D através de biologia molecular.
- USG rins e vias urinárias normal.
- RX mostrando alargamento epifisário com imagem em taça e rarefação óssea difusa (**Figura 1** e **Figura 2**).

CONDUTA/TRATAMENTO

- Iniciado tratamento com calciferol 50.000 UI/dia.

DIAGNÓSTICO DEFINITIVO

- Raquitismo resistente.

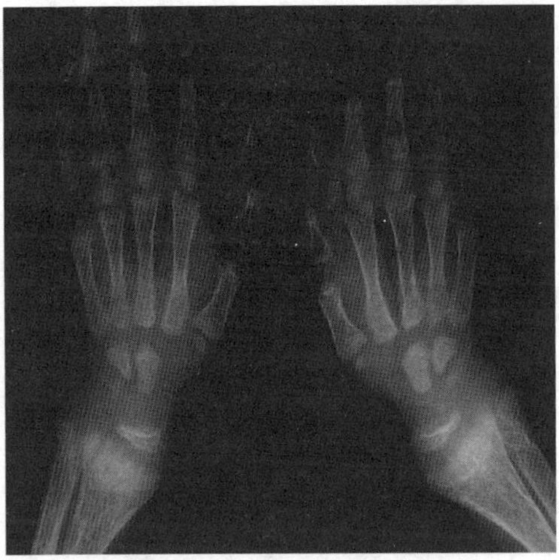

FIGURA 1 Alargamento epifisário com imagem em taça. (Ver o Encarte de imagens no final do livro.)

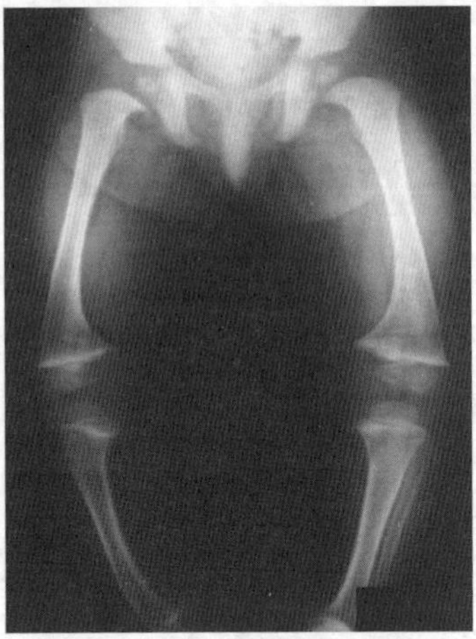

FIGURA 2 Irregularidade de bordas metafisárias. (Ver o Encarte de imagens no final do livro.)

EVOLUÇÃO RESUMIDA

Iniciado tratamento oral com calciferol gotas. Fez uso regular da medicação e retornos regulares. Apresentou melhora clínica dos sinais de raquitismo após 6 meses de tratamento, com exceção da alopecia. A melhora na resposta ao tratamento ocorreu pelo início precoce da vitamina. Atualmente com 26 anos de idade, trabalha como secretária, não necessitou de internação em todo o período, bem como não apresentou nenhum sinal de intoxicação pelo uso contínuo de vitamina D, da qual fez uso até os 13 anos de idade. Menarca aos 13 anos. Tem um filho de 6 meses com exames bioquímicos normais e sem sinais de alopecia. Sua maior preocupação sempre foi a alopecia, por ter sofrido *bullying* na sua fase escolar. Evolução antropométrica mostrada na **Figura 3**.

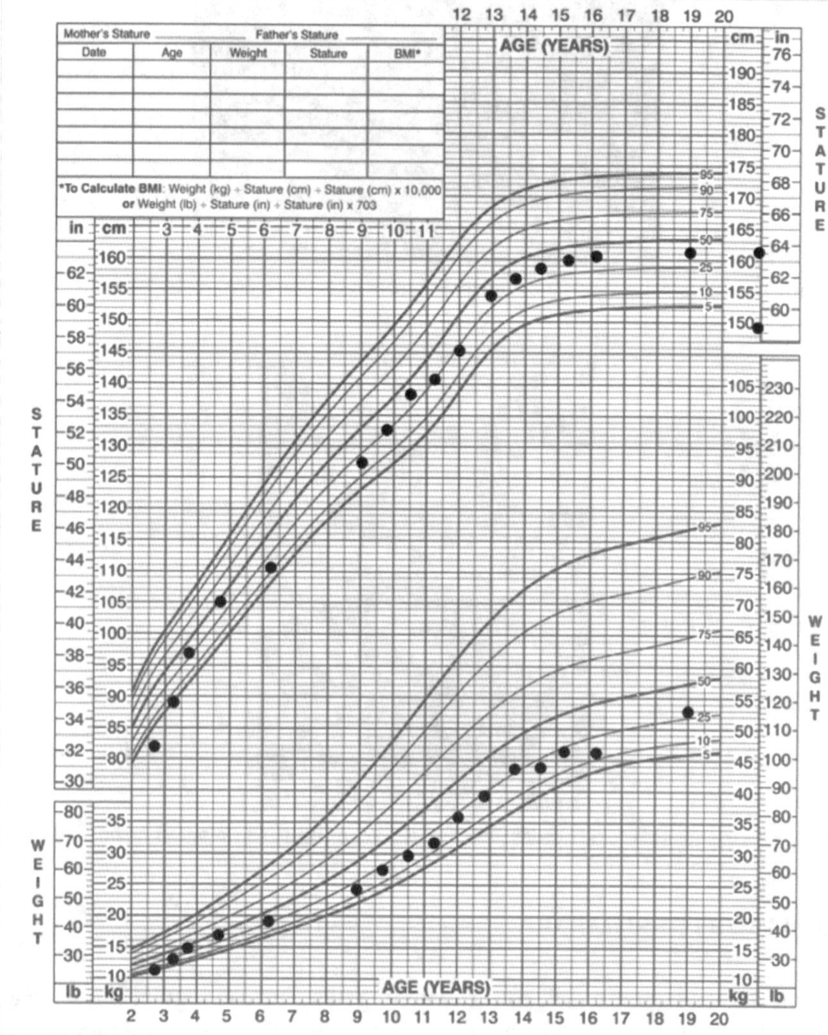

FIGURA 3
Fonte: National Center for Health Statistics and National Center for Chronic Disease Prevention and Health Promotion, 2000.
http://www.cdc.gov/growthcharts

COMENTÁRIOS

O raquitismo resistente à vitamina D é uma doença autossômica recessiva rara, caracterizada por raquitismo grave de início precoce, alopecia, hipocalcemia e hiperparatireoidismo secundário diante de um elevado nível sérico de 1,25(OH)D. O hiperparatireoidismo secundário decorrente da absorção inadequada de cálcio no intestino é a fisiopatologia subjacente às alterações raquíticas. A alopecia é em razão da atividade defeituosa do gene que codifica o receptor de vitamina D nos queratinócitos e aparece em aproximadamente 2/3 dos casos. A alopecia é considerada um marcador da gravidade da doença. Não existe um protocolo terapêutico padrão. A maioria dos pacientes requer hospitalização prolongada para terapia intravenosa com cálcio, a fim de manter a normocalcemia. No caso descrito, como existe história familiar de raquitismo resistente, o tratamento ocorreu de forma mais precoce e satisfatória. Acompanhamos outros pacientes com diagnóstico mais tardio e que chegaram ao ambulatório com deformidades ósseas importantes e sinais clínicos de raquitismo (**Figura 4** e **Figura 5**).

A **Figura 3** do Caso 17.2 apresenta um algoritmo útil no diagnóstico diferencial do raquitismo resistente.

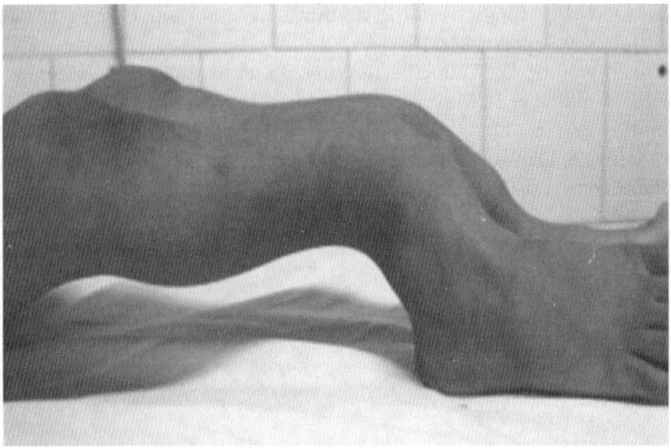

FIGURA 4 Deformidade óssea de raquitismo.

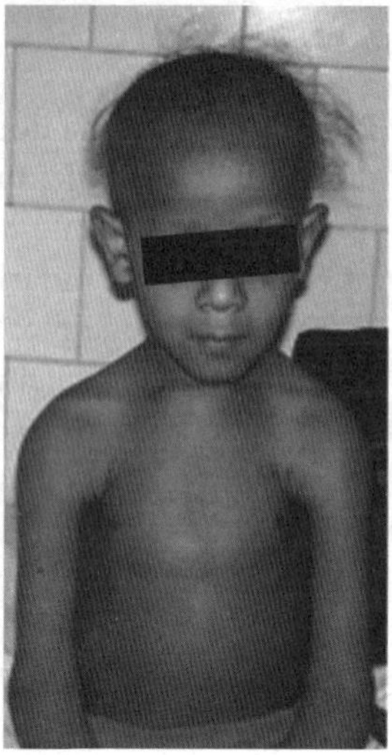

FIGURA 5 Sinais clínicos de raquitismo.

REFERÊNCIAS

1. Feldman D, Malloy PJ. Mutations in the vitamin D receptor and hereditary vitamin D-resistant rickets. Bonekey Rep. 2014;3:510.
2. Malloy PJ, Tasic V, Taha D, Tütüncüler F, Ying GS, et al. Vitamin D receptor mutations in patients with hereditary 1,25-dihydroxyvitamin D-resistant rickets. Mol Genet Metab. 2014;111:33-40.
3. Vupperla D, Lunge S, Elapro P. Vitamin D-dependent rickets type II with alopecia: a rare case report. Indian J Dermatol. 2018;63(2):176-9.

Caso 17.4

Mauro Borghi

HISTÓRIA

Menino, 2 anos e 2 meses, natural de São Paulo. Encaminhado por apresentar deficiência pôndero-estatural e sinais de raquitismo.

HPMA

Por volta dos 8 meses de vida, a mãe notou que a criança apresentava dificuldade para sustentação do tronco associada a hipotonia dos membros superiores e inferiores. Sentou com apoio aos 10 meses, sem apoio com 1 ano, engatinhou com 1 ano e 8 meses, preservando bem a cognição, falava dissílabos com 1 ano, atendendo a pequenos comandos como acenar, reconhecer as partes do corpo, além de interação social. Esteve internado por diversas vezes (ao todo 10 internações) nos últimos 6 meses com HD de bronquite e pneumonias. A última no nosso serviço, sendo posteriormente encaminhado ao ambulatório de pediatria-geral com estigmas de raquitismo (*sic*), que solicitou a nossa avaliação.

Antecedentes

1G1P0A; sem intercorrências pré e perinatais. Nascido de parto normal a termo com 39 semanas. PN 3 kg, comprimento 48 cm, PC 33 cm, Apgar 9 e 10. Recebeu alta com a mãe.

Aleitamento materno exclusivo até 4 meses. Atualmente aceitação alimentar regular. Carne, frango ou peixe 3 vezes por semana, ovo 2 vezes por semana, verduras, legumes e frutas pequena aceitação. Ingere 2 copos de leite integral diariamente. Vacinação em dia. Fez uso de vitamina D prescrito no posto de saúde até 6 meses de idade. Exposição solar prejudicada pelas diversas internações.

Pais saudáveis. Nega consanguinidade e casos de deformidades ósseas na família.

Pai 35 anos, torneiro mecânico, estatura 175 cm (Z = –0,26).

Mãe 25 anos, do lar, estatura 165 cm (Z = 0,26); menarca aos 12 anos.

Tem dois irmãos por parte de pai com 15 e 14 anos saudáveis.

EXAME FÍSICO

Exame geral: paciente choroso, irritado à manipulação, fica sempre no colo do pai. Peso: 8,8 kg (p < 3); comprimento: 74 cm (< 3p; Z = –4,08), mostrados na **Figura 1**. IMC = 16,07; Z IMC = –0,34. Cabeça e pescoço com crânio *tabes*. Tórax com sinais de rosário raquítico. MV+ com discretos sibilos em base. Abdome globoso, flácido, sem visceromegalias. Membros: presença de alargamento de punhos e tornozelos bilateralmente e *genu varum* bilateral. Estágio puberal: P1G1, com testículos tópicos e volume de 2 mL bilateralmente.

DIAGNÓSTICO INICIAL

- Raquitismo a/e.
- Lactente chiador.

EXAMES SUBSIDIÁRIOS

- Bioquímicos iniciais: cálcio 9 mg/dL, fósforo 2,9 mg/dL. Fosfatase alcalina 2.309 U/L, PTH 73 pg/mL; calciúria de 24 horas normal; urina 1 normal, hormônio tireoidianos normais. Proteínas totais e fração: discreta hipoalbuminemia. Hemograma normal. Dosagem de 25 (OH) D: 37,3 e de 1,25-OH vit. D: 7 pg/mL (VR 19,9-79,3 pg/mL).
- Outros: USG rins e vias urinárias normal.
- RX mão e punho: alargamento epifisário com imagem em taça e rarefação óssea difusa (**Figura 2**).

CONDUTA/TRATAMENTO

- Iniciado tratamento com calcitriol 0,25 mcg/dia.

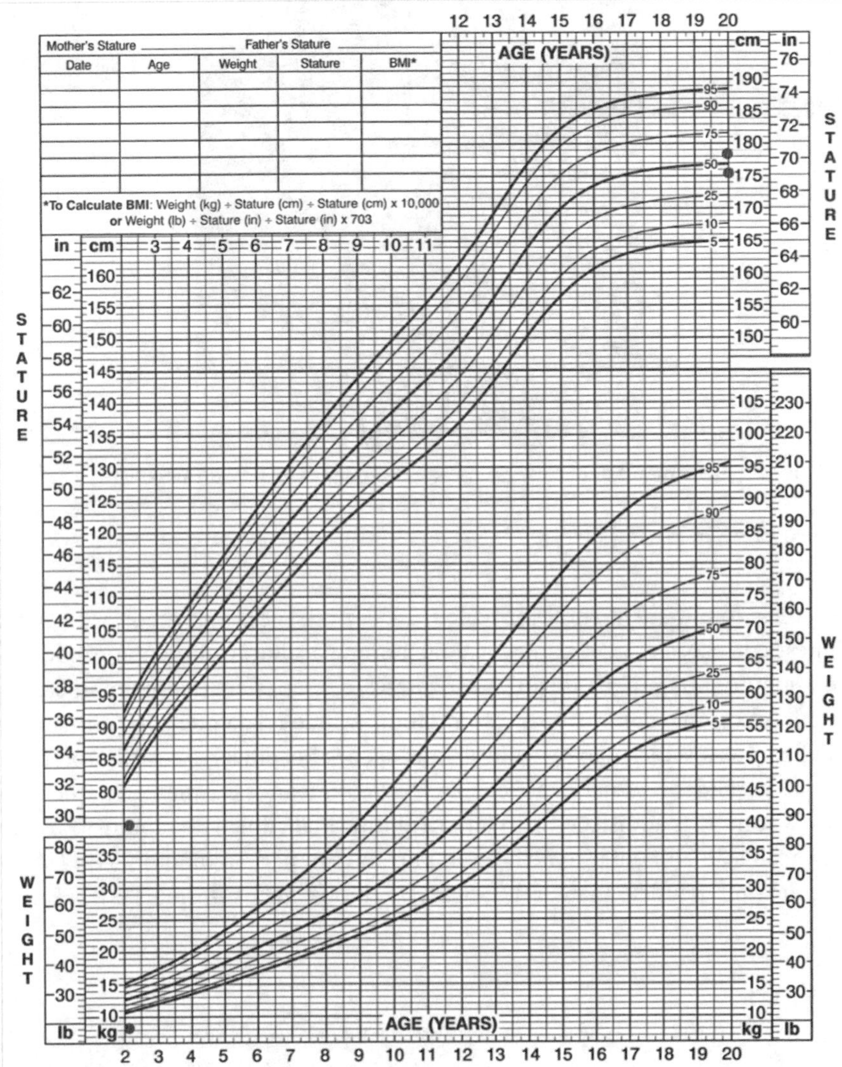

FIGURA 1

Fonte: National Center for Health Statistics and National Center for Chronic Disease Prevention and Health Promotion, 2000.
http://www.cdc.gov/growthcharts

DIAGNÓSTICO DEFINITIVO

- Raquitismo pseudodeficiente.

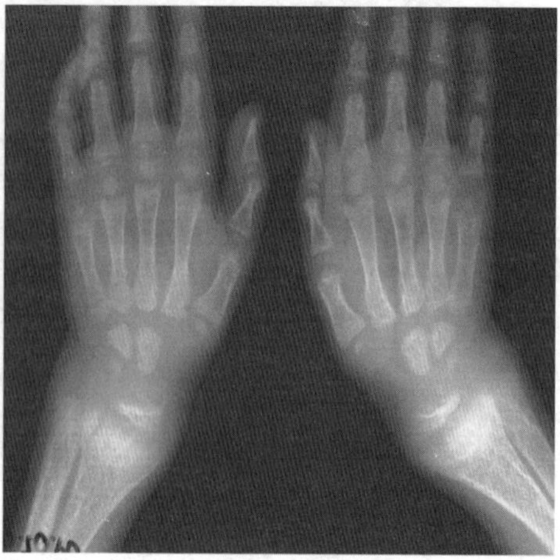

FIGURA 2 RX de mão e punho. (Ver o Encarte de imagens no final do livro.)

EVOLUÇÃO RESUMIDA

Iniciado tratamento oral com calcitriol. Fez uso regular da medicação. Após 3 meses de uso, a criança começou a melhorar a aceitação alimentar e o desenvolvimento motor. No retorno, após 5 meses, a criança era mais comunicativa, menos chorosa e com recuperação motora. A mãe relata que após o início da medicação a criança não teve novas internações hospitalares e melhorou muito a irritabilidade. Atualmente encontra-se com 5 anos e 2 meses, frequenta a escola com boas aquisições, não tem nenhum sinal clínico de raquitismo, com boa aceitação alimentar e melhora importante no padrão bioquímico (**Tabela 1**). Meta terapêutica: manter 1,25(OH)D e bioquímicos normais e PTH normal.

TABELA 1

	V1	V2	V3	V4	V5	V6	V7	V8
Cálcio (mg/dL)	6,9	9,4	9,6	9,8	9,7	9,5	9,2	10,1
Fósforo (mg/dL)	2,9	4,4	5,1	-	-	5,5	5,2	5,5
Fosfatase alcalina (U/L)	2.309	1.950	753	445	375	269	249	291
PTH (pg/mL)	73	71					36	
25(OH)D (pg/mL)	37,3							
1,25(OH)D (pg/mL)	7	21				46		

Gráfico evolutivo: mostrado na **Figura 3**.

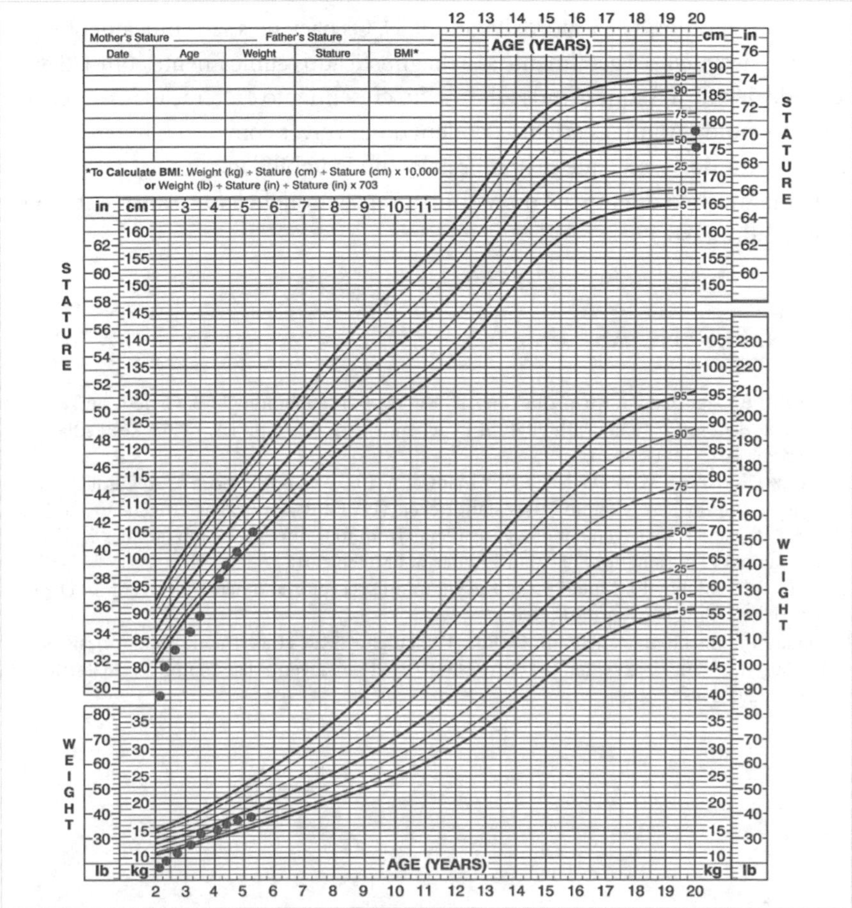

FIGURA 3

Fonte: National Center for Health Statistics and National Center for Chronic Disease Prevention and Health Promotion, 2000.
http://www.cdc.gov/growthcharts

COMENTÁRIOS

Raquitismo por pseudodeficiência de vitamina D, também chamado de raquitismo dependente tipo 1, é um distúrbio autossômico recessivo raro causado por mutações do gene *CYP27B1*. É caracterizado pelo início precoce e uma síndrome grave de raquitismo. Os pacientes desenvolvem retardo de crescimento, hipotonia, fraqueza e algumas vezes acompanhada de convulsões hipocalcemias no início da infância. Bioquimicamente, podemos encontrar baixos níveis circulantes de 1,25(OH)D, hipocalcemia, hiperparatireoidismo secundário e níveis normais a elevados de 25-hidroxivitamina D. Os pacientes são clinicamente normais ao nascimento e geralmente são diagnosticados clinicamente com 1-2 anos de idade devido à fraqueza muscular, baixo crescimento e alteração no desenvolvimento motor. Algumas crianças podem desenvolver convulsões hipercalcêmicas ou sentir dor óssea, que se manifesta como irritabilidade.

O diagnóstico diferencial do raquitismo pseudodeficiente é apresentado na **Figura 3** do Caso 17.2.

REFERÊNCIAS

1. Dursun F, Özgürhan G, Kırmızıbekmez H, Keskin E, Hacıhamdioğlu B. Genetic and clinical characteristics of patients with vitamin D dependent rickets type 1A. J Clin Res Pediatr Endocrinol. 2019;11(1):34-40.
2. Faiyaz-Ul-Haquea M, AlDhalaana W, AlAshwal A, Bin-Abbas B, AlSagheir A, Zaidi H . Hereditary 1,25-dihydroxyvitamin D-resistant rickets (HVDRR): clinical heterogeneity and long-term efficacious management of eight patients from four unrelated Arab families with a loss of function VDR mutation. J Pediatr Endocrinol Metab. 2018.
3. Feldman D, Malloy PJ. Mutations in the vitamin D receptor and hereditary vitamin D-resistant rickets. Bonekey Rep. 2014;3:510.
4. Malloy PJ, Hochberg Z, Tiosano D, Pike JW, Hughes MR, et al. The molecular basis of hereditary 1,25-dihydroxyvitamin D3 resistant rickets in seven related families. J Clin Invest. 1990;86:2071-9.

Caso 17.5

Julienne A. R. de Carvalho

HISTÓRIA

Menina, 2 anos, natural e procedente de Curitiba/PR, encaminhada por crises convulsivas acompanhadas de hipocalcemia.

HPMA

Desde o 1º mês de vida, crises convulsivas focais, atraso do desenvolvimento neuropsicomotor (DNPM), dificuldade de ganho pôndero-estatural e infecções de repetição.

Antecedentes

Gestação sem intercorrências; parto cesáreo; PN 2.950 g; CN 48 cm; idade gestacional 38 semanas; Apgar 8 e 10; alta no 10º dia de vida. Dificuldade de sucção e início de fórmula láctea com 5 dias de vida. Dieta pastosa em pequenas quantidades via oral e dieta nasoenteral industrializada intermitente.

História de 5 internamentos por infecção de trato respiratório e 2 por gastroenterite aguda; diagnóstico de cardiopatia congênita (forame oval pérvio e dupla lesão de valva pulmonar discreta). Hipocalcemia evidenciada em diferentes ocasiões.

Pais saudáveis; estatura materna: 159 cm (p25) e menarca aos 12 anos; estatura paterna: 172 cm (p25). Nega consanguinidade ou casos semelhantes na família.

EXAME FÍSICO

Peso: 5,8 kg (Z: –5,3); estatura: 73 cm (Z: –4,2); PC: 43 cm (Z: –3,0).

Dismorfismos craniofaciais: fendas palpebrais oblíquas e para baixo, hipertelorismo ocular, micrognatia, raiz nasal alargada, ponta nasal bulbosa, filtro labial apagado, boca pequena, palato em ogiva, implantação baixa de orelhas e cabelo (**Figura 1**).

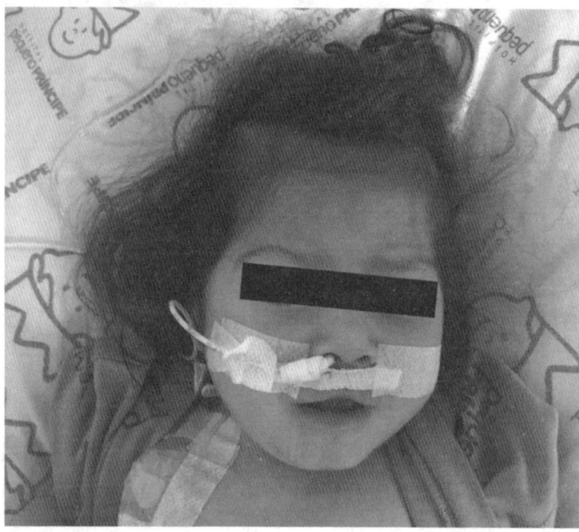

FIGURA 1

Exame segmentar: escassez de tecido adiposo subcutâneo e de massa muscular; sopro sistólico em borda esternal esquerda; abdome globoso; estágio puberal P1M1.

DIAGNÓSTICO INICIAL

Síndrome genética (dismorfismos, cardiopatia congênita, infecções de repetição – imunodeficiência? hipocalcemia, atraso do DNPM e déficit pôndero-estatural).

EXAMES SUBSIDIÁRIOS

- Bioquímicos: os principais resultados de exames estão na **Tabela 1**. Havia hipocalciúria, anemia hipocrômica e microcítica, leucocitose durante quadros infecciosos, elevação discreta de transaminases sem alteração de bilirrubinas; parcial de urina, imunoglobulinas (IgG, IgA e IgM), ureia, creatinina, gasometria venosa e eletrólitos (sódio e potássio) normais.

TABELA 1

Exame	Resultado	Referência
Cálcio iônico	0,5-0,8	1,17-1,32 mmol/L
Cálcio total	5,0-7,4	8,6-10,8 mg/dL
Fósforo	7,0-8,5	3,9-6,5 mg/dL
Magnésio	1,5-2,0	1,7-2,3 mg/dL
Fosfatase alcalina	185-210	145-320 U/L
Albumina	3,0-3,5	3,5-5,4 g/dL
Creatinina	0,2	0,1-0,5 mg/dL
PTHi	2-4	12-88 pg/mL
25(OH)D3	23	> 20 ng/mL

- Hormonais basais: IGF1: 15 (referência 18-172 ng/mL); T4 livre: 1,2n g/dL (1,0-1,8 ng/dL) e TSH: 1,5 (0,7-6,0 mUI/mL).
- Imagem: ecocardiograma bidimensional com Doppler: forame oval pérvio, dupla lesão pulmonar discreta, com câmaras cardíacas normais e boa função ventricular. Ecografia abdominal: ausência de alterações.
- Molecular: FISH (*fluorescence in situ hybridization*): microdeleção 22q11.2 em heterozigose, determinando haploinsuficiência do gene *TBX1* (602054).
- Outros: ECG: aumento do intervalo QTc.

CONDUTA/TRATAMENTO

Desde o 1º mês de vida a paciente foi tratada com suplementação de cálcio e calcitriol. Durante hipocalcemia sintomática recebeu gluconato de cálcio a 10% (2 mL/kg - equivalente a 200 mg/kg - ou 1,86 mg de cálcio elementar - durante 5-10 minutos com monitorização da frequência cardíaca - ataque; manutenção com infusão contínua em 24 horas de 400-800 mg/kg/dia). Nos períodos assintomáticos recebeu carbonato de cálcio (30-70 mg/kg/dia de cálcio elementar) e calcitriol (20-60 ng/kg/dia) via oral.

EVOLUÇÃO RESUMIDA

A paciente apresentou muitas intercorrências infecciosas, evoluiu com atraso do desenvolvimento psicomotor, dificuldades alimentares, déficit pôndero-estatural e desnutrição. Com 2 anos e 3 meses foi a óbito por septicemia.

DIAGNÓSTICO DEFINITIVO

- Síndrome de DiGeorge (ou síndrome de deleção 22q11.2).

COMENTÁRIOS

A presença de dismorfismos craniofaciais, cardiopatia e hipocalcemia levou à suspeita de hipoparatireoidismo de etiologia genética. O hipoparatireoidismo caracteriza-se por hipocalcemia associada a hiperfosfatemia com valores de PTH inapropriadamente baixos e níveis normais de vitamina D. Em crianças geralmente ocorre por causas genéticas, sendo a SD22q11.2 (síndrome de deleção 22q11.2) a etiologia mais frequente.

A SD22q11.2 (OMIM #'s 188400, 192430, 611867) afeta 1:4.000 indivíduos e é a microdeleção cromossômica mais comum em humanos. Possui amplo espectro clínico e penetrância variável, por isso foi descrita como síndromes distintas, embora compartilhem a mesma base genética (DiGeorge - velocardiofacial - anomalia facial conotruncal - entre outras).

Manifestações clínicas da SD22q11.2: dismorfismos craniofaciais (face alongada; hipertelorismo ocular, fenda palpebral oblíqua e para baixo; ponta nasal bulbosa, nariz tubular, raiz nasal alta e hipoplasia de narinas; orelhas dismórficas, anteverdidas e de baixa implantação; boca pequena e com comissuras labiais para baixo); dedos e artelhos afilados e alongados; cardiopatia congênita (principalmente defeitos conotruncais); hipoparatireoidismo (disgenesia de paratireoides); imunodeficiência, anomalias do palato; comprometimento neurocognitivo; distúrbios psiquiátricos e comportamentais. Fenótipo evolutivo com mais de 180 manifestações clínicas.

A hipocalcemia ocorre em 17-60% dos afetados, de início geralmente no período neonatal e com posterior melhora, mas pode se manifestar no adulto (tetania e convulsões). O tratamento convencional é feito com suplementação de cálcio e análogos da vitamina D (preferência pelo calcitriol, por ter ação mais rápida). O uso da vitamina D não é recomendado porque sua conversão para a forma ativa depende da ação do PTH. Se houver hipomagnesemia, deve-se fazer a correção. Complicações do tratamento: hipocalcemia, hipercalcemia, hiperfosfatemia, hipercalciúria, urolitíase e calcificações de outros tecidos. O tratamento com PTH recombinante humano (rhPTH), aprovado somente para adultos desde 2015, poderá ser no futuro uma opção para crianças e adolescentes com hipoparatireoidismo refratário.

Hipocalcemia associada a dismorfismos faciais, cardiopatia congênita, imunodeficiência e alterações palatais é sugestiva de SD22q11.2.

A presença de infecções de repetição nem sempre está associada a imunodeficiência comprovada laboratorialmente.

Entre 25-50% das crianças com SD22q11.2 estão abaixo do p2 para peso, estatura e perímetro cefálico quando se utilizam as curvas para crianças normais. Apesar do déficit de crescimento na infância, a estatura final costuma ser normal. A deficiência de GH é a causa da baixa estatura na minoria dos pacientes. Curvas de crescimento específicas para SD22q11.2 foram construídas e auxiliam na identificação de pacientes que devem ser investigados para outras causas de déficit de crescimento (ver **Figuras 2, 3 e 4**).

Diagnóstico genético: cariótipo de alta resolução (detecta até 20% dos casos); FISH (considerado padrão-ouro para o diagnóstico; pode não detectar mutações atípicas); MLPA (*multiplex ligation-dependent probe amplification*;

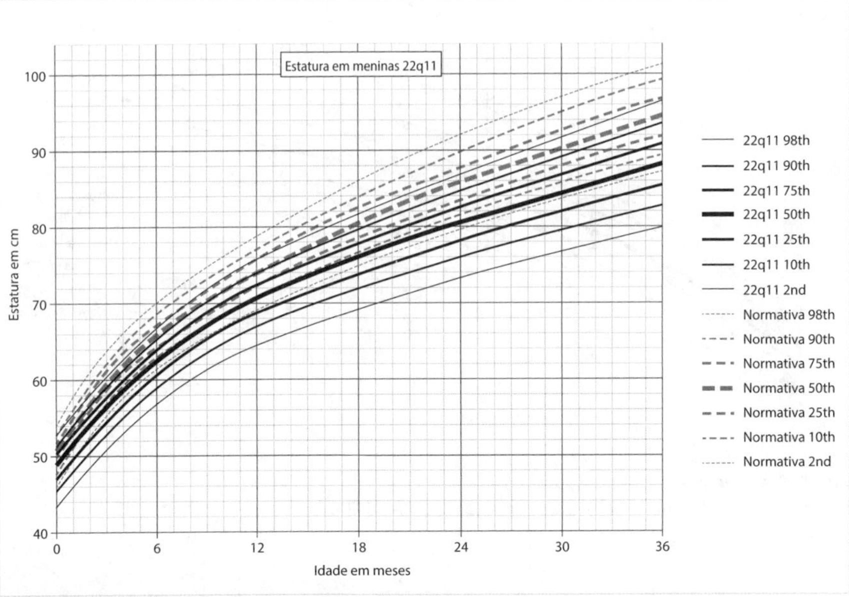

FIGURA 2 Estatura em meninas 22q11.
Fonte: Tarquinio et al. Am J Med Genet Part A. 2012;158A:2672-81.

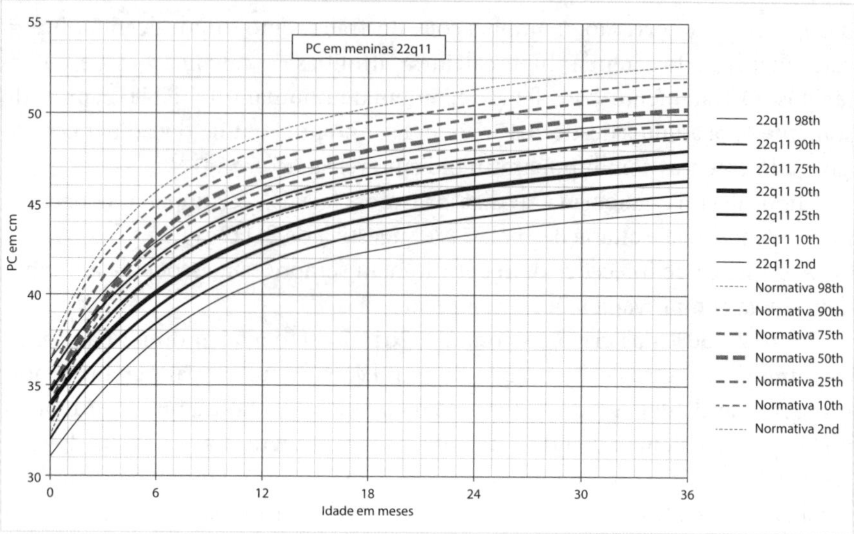

FIGURA 3 Perímetro cefálico em meninas22q11.
Fonte: Tarquinio et al. Am J Med Genet Part A. 2012;158A:2672-81.

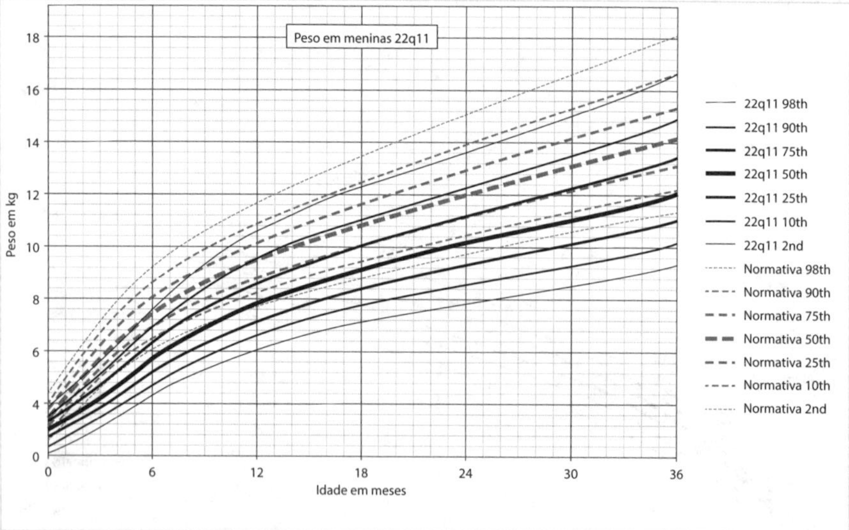

FIGURA 4 Peso em meninas22q11.
Fonte: Tarquinio et al. Am J Med Genet Part A. 2012;158A:2672-81.

detecta mutações típicas, atípicas e fenocópias); CGH-*array* (hibridização genômica comparativa; identifica alterações em qualquer região do genoma). Há relatos de pacientes com fenótipo de síndrome de DiGeorge/velocardiofacial sem a presença da deleção 22q11.2.

A deleção 22q11.2 não é herdada (*"de novo"*) em cerca de 80-85%; quando é herdada de um dos genitores (15-20%) o risco de transmitir para os filhos é de 50%. A pesquisa de mutação nos pais de um paciente afetado é importante para o aconselhamento genético.

O diagnóstico clínico correto da SD22q11.2 permite que os pacientes sejam acompanhados e tratados por equipe multidisciplinar capacitada para intervir nas diferentes etapas da vida, para prevenir ou detectar precocemente as complicações já conhecidas da doença.

REFERÊNCIAS

1. Basset AS, MaDonald-McGinn DM, Devriendt K, et al. International 22q11.2 deletion syndrome consortium: practical guidelines for managing patients with 22q11.2 deletion syndrome. J Pediatr. 2011;159(2):332-9.
2. Brauner R, Le Harivel de Gonneville A, Kindermans C, et al. Parathyroid function and growth in 22q11.2 deletion syndrome. J Pediatr. 2003;142:504-8.
3. Choi J-H, Shin Y-L, Kim G-H, et al. Endocrine manifestations of chromosome 22q11.2 microdeletion syndrome. Horm Res. 2005;63:294-9.
4. Di George AM, Lischner HW, Dacou C, Arey JB. Absence of the thymus. Lancet. 1967;1(7504):1387.
5. Di Maio S, Soliman AT, De Sanctis V, et al. Current treatment of hypoparathyroidism: theory versus reality waiting guidelines for children and adolescents. Acta Biomed. 2018;89(1):122-31.
6. Du Q, De la Morena MT, Van Oers NSC. The genetics and epigenetics of 22q11.2 Deletion syndrome. Front Genet. 2020;10:1365.
7. Gafni RI, Levine MA. Genetic causes of hyperparathyroidism. In: Naveh-Many T (ed.). Molecular biology of the parathyroid. New York: Kluwer Academic – Plenum Publishers; 2005. p.159-78.
8. Kobrynski LJ, Sullivan KE. Velocardiofacial syndrome, DiGeorge syndrome: the chromosome 22q11.2 deletion syndromes. Lancet. 2007;370(9596):1443-52.
9. Rosa RFM, Zen PRG, Roman T, et al. Síndrome de deleção 22q11.2: compreendendo o CATCH22 22q11.2 deletion syndrome. Rev Paul Pediatr. 2009;27(2):211-20.
10. Tarquinio DC, Jones MC, Jones KL, Bird LM. Growth charts for 22q11 deletion syndrome. Am J Med Genet Part A. 2012;158A:2672-81.
11. Weinzimer SA. Endocrine aspects of the 22q11.2 deletion syndrome. Genet Med. 2001;3:19-22.
12. Weinzimer SA, McDonald-McGinn DM, Driscoll DA, et al. Growth hormone deficiency in patients with a 22q11.2 deletion: expanding the phenotype. Pediatr. 1998;101:929-32.

Caso 17.6

Luiz Claudio Castro

HISTÓRIA

Sexo masculino, 7 anos de idade, natural e procedente de Brasília/DF. Encaminhado para avaliação de astenia e cãibras recorrentes em pernas há cerca de 1 mês.

HPMA

Há cerca de 1 mês queixa-se de astenia e cãibras recorrentes em panturrilhas, sem horário preferencial ou fatores desencadeantes reconhecidos. Há 5 dias refere episódios de formigamento perioral e de dormência em mãos e pés. Nega sintomas semelhantes prévios.

Os pais referem que o filho apresenta recorrência de candidíase em mucosa oral e comissuras labiais desde os 4 anos de idade, com lenta resposta aos antifúngicos utilizados, de causa não reconhecida.

Sem queixas quanto ao desenvolvimento neuropsicomotor, crescimento e rendimento escolar até então.

Antecedentes

Gestação sem intercorrências. Nascido via cesariana por iteratividade. PN: 3.150 g; CN: 50 cm. Apgar (1') 8 e (5') 10.

Boa aceitação da dieta, que é adequada em quantidade e qualidade; com inapetência apenas nos períodos de candidíase oral. Boa exposição solar e atividade física regular (natação). Exceto pelos antifúngicos tópicos utilizados, nega uso crônico de outros medicamentos.

Pais sadios, consanguíneos (suas avós maternas são irmãs). Mãe 36 anos, G3P3, 65 kg (p80), 169 cm (p82); menarca aos 12 anos. Pai 42 anos, 70 kg (p 63), 179 cm (p61). Irmãos de 8 e 11 anos, saudáveis. Nega queixas semelhantes na família.

EXAME FÍSICO

- Paciente em regular estado geral.
- Peso: 21 kg (p25); estatura: 123 cm (p58), mostrados na **Figura 1**.
- FC: 76 bpm; PA: 92 × 66 mmHg (adequada para idade e estatura).
- Fraqueza e dificuldade de manter os membros superiores e inferiores elevados por tempo superior a 15 segundos.

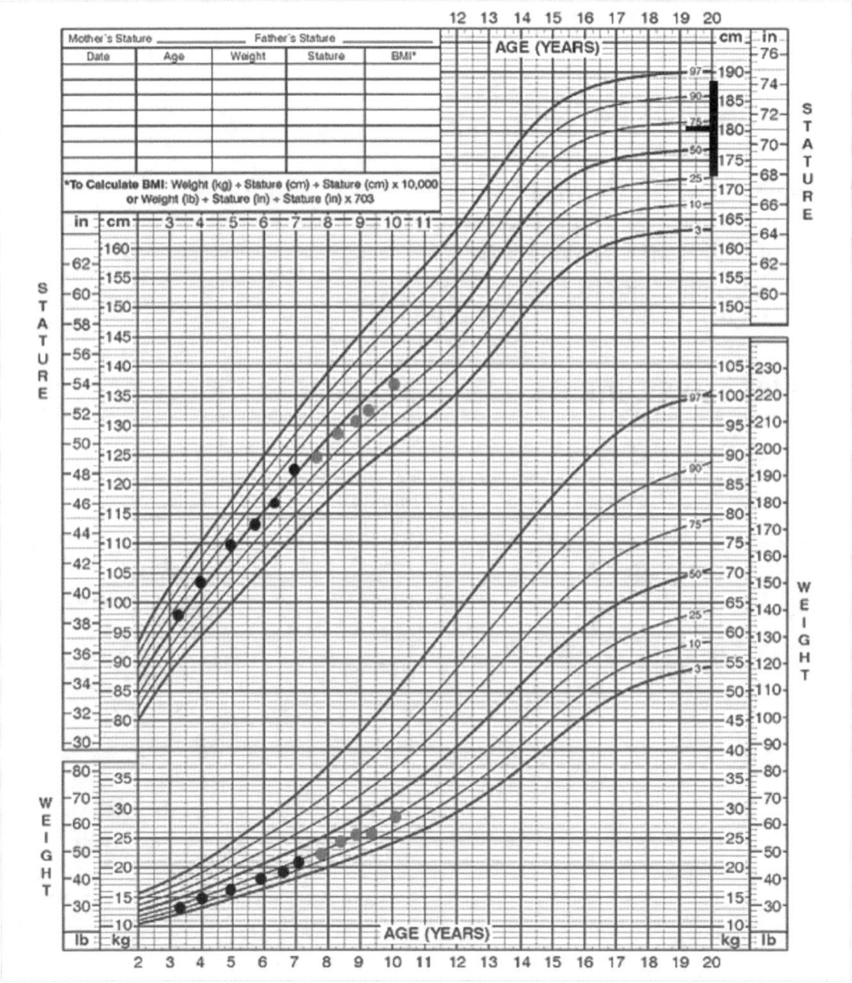

FIGURA 1
Fonte: National Center for Health Statistics and National Center for Chronic Disease Prevention and Health Promotion, 2000.
http://www.cdc.gov/growthcharts

- Irritação seca da conjuntiva, bilateralmente, poucas lágrimas.
- Distrofia ungueal no 3º e 4º quirodáctilos, bilateral. Pais referem não ter valorizado esse achado e atribuíam a uma questão constitucional.
- Manobras positivas: contração da musculatura da face e lábio ipsilateral à percussão do nervo facial anterior ao pavilhão auditivo (sinal de Chvostek); flexão do punho, extensão das articulações interfalangianas e adução do polegar (espasmo carpopodal), após manter o manguito do esfigmomanômetro insuflado, por 3 min, 20 mmHg acima da pressão sistólica do paciente (sinal de Trousseau).

DIAGNÓSTICOS INICIAIS

- Hipocalcemia de etiologia a esclarecer.
- Imunodeficiência primária ou secundária.
- Displasia ectodérmica ungueal.
- Ceratoconjuntivite seca.

EXAMES SUBSIDIÁRIOS

TABELA 1

	Metabólito	Resultado	Referência
Sérico	Ca total	7,6 mg/dL	8,8-10,6
	Ca iônico	3,5 mg/dL	4,5-5,4
	P	8,1 mg/dL	3,6-5,8
	Mg	1,9 mg/dL	1,6-2,2
	Fosfatase alcalina	176 U/L	156-369
	PTH	6 pg/mL	12-60
	Albumina	4,2 g/dL	3,5-4,8
	$1,25(OH)_2$ Vitamina D	14 pg/mL	20-68
	25(OH)Vitamina D	32 ng/mL	20-90
	Cr	0,3	0,2-0,8
Urinário	Ca/Cr	0,36	< 0,21
	P/Cr	0,16	0,32-0,97
	Mg/Cr	0,12	0,05-0,18
	Demais exames solicitados sem alterações: glicose, transaminases, U, gasometria venosa		

- Eletrocardiograma: prolongamento do segmento ST e do intervalo QT; sem alterações da onda T.

CONDUTA/TRATAMENTO

Diante da hipocalcemia sintomática, iniciou-se a reposição de cálcio na forma de gluconato de cálcio a 10% (94 mg de cálcio elementar em 10 mL), via intravenosa, 20 mL em *bolus*, sob monitoramento cardíaco. Em seguida passou-se à infusão contínua de cálcio (40 mg de cálcio elementar/kg/dia) em solução diluída com soro glicosado 5%.

Na manhã do dia seguinte, a calcemia está 8,1 mg/dL e a reposição do cálcio passa a ser transicionada para via oral na dose de 500 mg de cálcio elementar por dia (carbonato de cálcio), dividida em duas tomadas. O carbonato de cálcio deve ser administrado junto ou logo após as refeições, pois precisa de ambiente ácido para ser absorvido.

Novo ECG mostrou normalização do traçado.

Devido ao hipoparatireoidismo, iniciou-se a reposição de calcitriol na dose de 0,25 mcg/dia, via oral.

Solicitada avaliação oftalmológica que identificou ceratoconjuntivite seca leve no paciente e prescreveu colírio com hipromelose.

A lista de problemas do paciente mostra candidíase perioral recorrente desde os 4 anos de idade; hipocalcemia, hiperfosfatemia, hiperfosfatemia e hipofosfatúria secundárias ao hipoparatireoidismo; ceratoconjuntivite e displasia ungueal. Esse contexto remete à síndrome poliglandular autoimune tipo 1, que é o diagnóstico clínico atribuído ao paciente.

Apesar de o aparecimento da insuficiência adrenal autoimune ser em média no início da segunda década de vida, e de o paciente não apresentar sinais desse quadro, solicitou-se a dosagem de ACTH e cortisol séricos para segurança do acompanhamento, que vieram normais: ACTH 28 pg/mL (referência < 46); cortisol às 8 horas 15 mcg/dL (referência 5-25).

Solicitada ressonância nuclear magnética de crânio para avaliar a existência de calcificações de gânglios da base, que pode estar presente nesse quadro.

Laudo da ressonância nuclear magnética de crânio: ausência de lesões calcificadas em gânglios da base e cerebelo. Exame normal.

Devido à dificuldade de acesso ao estudo molecular, este só foi possível após 8 meses de acompanhamento, que confirmou mutação no gene *AIRE* no paciente e nos pais.

Estudo molecular do gene *AIRE*: mutação c.415C>T (R139X) em homozigose no paciente, em heterozigose nos pais e no irmão mais velho e ausente na irmã.

DIAGNÓSTICO DEFINITIVO

- Síndrome poliglandular autoimune tipo 1.

EVOLUÇÃO RESUMIDA

Após o início da reposição de calcitriol, avaliações metabólicas periódicas foram programadas, com o objetivo de manter a calcemia próxima ao limite inferior e controle da hipercalciúria, para evitar o aparecimento de nefrocalcinose.

A seguir, encontra-se a avaliação metabólica realizada após 3 meses de tratamento.

TABELA 2

	Metabólito	Resultado	Referência
Sérico	Ca total	8,4 mg/dL	8,8-10,6
	Ca iônico	4,4 mg/dL	4,5-5,4
	P	6,1 mg/dL	3,6-5,8
	PTH	< 5 pg/mL	12-60
	$1,25(OH)_2$ Vitamina D	46 pg/mL	20-68
	25(OH)Vitamina D	26 ng/mL	20-90
Urinário	Ca/Cr	0,33	< 0,21
	P/Cr	0,22	0,32-0,97

Durante o acompanhamento foi possível suspender a reposição de cálcio oral do paciente, conseguindo manter a calcemia no limite inferior da normalidade com a suplementação de calcitriol e dieta adequada.

O paciente apresentou queda na velocidade de crescimento, mas manteve-se dentro do canal familiar ao longo do período de acompanhamento (mostrado em vermelho), na metade inferior do canal genético na **Figura 1.**

Na última avaliação, aos 10 anos e 1 mês, o paciente seguia adequadamente a reposição do calcitriol, seguia as orientações dietéticas para evitar a hiperfosfatemia. Apresentava calcemia próxima ao limite inferior, fosfatemia próxima ao limite superior. Como mantinha hipercalciúria leve a moderada, optou-se por iniciar hidroclorotiazida (12,5 mg/dia, via oral) com o objetivo de aumentar a reabsorção tubular de cálcio. Dessa forma, conseguiu-se manter uma relação Ca/Cr em amostra isolada de urina mais próxima ao limite superior da normalidade, em 0,24 (referência < 0,21), e sem sinais ultrassonográficos de litíase ou nefrocalcinose.

COMENTÁRIOS

Na investigação do paciente com hipocalcemia, a orientação por etapas pode auxiliar a construir hipóteses diagnósticas e permitir uma avaliação mais focada e precisa.

O primeiro passo é confirmar a hipocalcemia. Isso é explicado pela fisiologia do cálcio. Cerca de 15% desse elemento encontram-se ligados a complexos orgânicos e inorgânicos, 40% do cálcio são transportados no sangue pela albumina e 45% encontram-se na forma livre. Assim, situações que cursam com hipoalbuminemia podem mostrar valores baixos do cálcio sérico total, mas o cálcio livre (ionizado) encontra-se normal. Como a hipocalcemia é primariamente caracterizada por baixas concentrações séricas de cálcio ionizado, se não houver a disponibilidade de cálcio ionizado no serviço, utiliza-se a fórmula de correção do cálcio a partir da albumina, uma vez que cada grama dessa proteína transporta 0,8 mg de cálcio:

$$Ca_{corrigido} = Ca_{observado} + [(4 - \text{albumina dosada}) \times 0{,}8]$$

Sendo Ca em mg/dL e albumina em g/dL.

Uma vez confirmada a hipocalcemia, há várias propostas para se prosseguir na investigação. Uma estrutura de fluxograma é entender se a hipocalcemia é dependente ou não do PTH, o que leva a possibilidades diagnósticas distintas (**Figura 2**).

No caso de a hipocalcemia estar associada ao hipoparatireoidismo, deve-se avaliar se essas situações são acompanhadas de distúrbios do magnésio, uma vez que a hipomagnesemia pode desencadear hipoparatireoidismo funcional, pois esse íon participa da regulação da síntese do PTH e da atividade de seu receptor. Nesse caso, deve-se corrigir a hipomagnesemia e reavaliar o quadro metabólico do paciente, pois pode ser a única intervenção necessária.

Dentro do contexto do hipoparatireoidismo apresentado pelo paciente, observa-se tratar-se de um quadro sindrômico, cujas manifestações remontam à síndrome poliglandular autoimune tipo 1 (**Figura 3**).

As síndromes poliglandulares autoimunes (APS – *autoimmune polyglandular syndrome*) são desordens genéticas raras caracterizadas pela insuficiência imunomediada de pelo menos duas glândulas endócrinas, podendo coexistir com disfunções de tecidos não endocrinológicos. Entre as APS, a tipo 1 é monogênica e manifesta-se na faixa etária pediátrica. As APS-2 e 3 são poligênicas e características do adulto e não serão abordadas nesta discussão.

A síndrome poliglandular autoimune tipo 1 (APS-1), também denominada APECED (*autoimmune polyendocrinopathy-candidiasis-ectodermal dysplasia*),

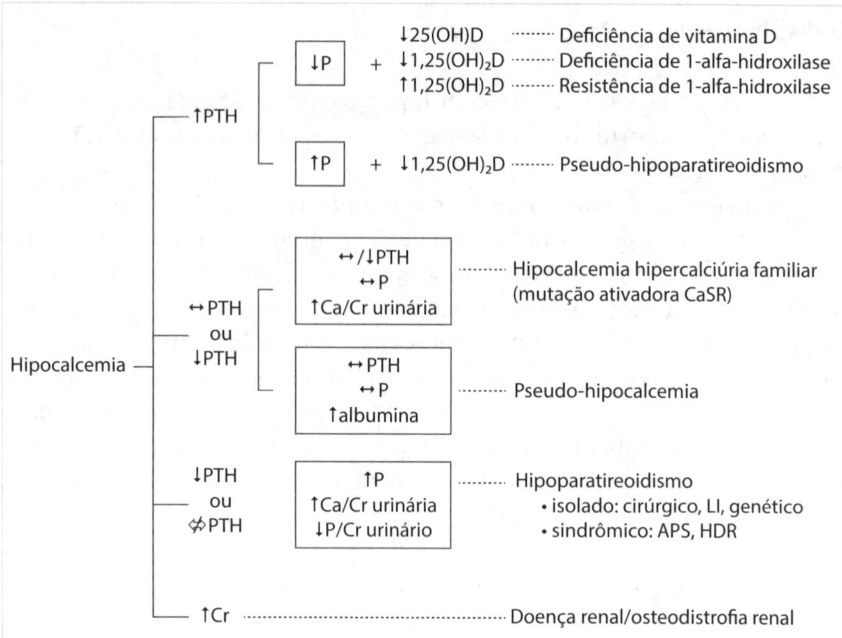

FIGURA 2 Fluxograma de investigação da hipocalcemia.

↑: elevado; ↓: diminuído; ↔: normal; ⇹: inapropriadamente normal; VDR: receptor da vitamina D; *CaSR*: gene do receptor sensor de cálcio; LI: lesões infiltrativas; APS: síndrome poliglandular autoimune; HDR: síndrome hipoparatireoidismo-surdez neurosensorial-doença renal).

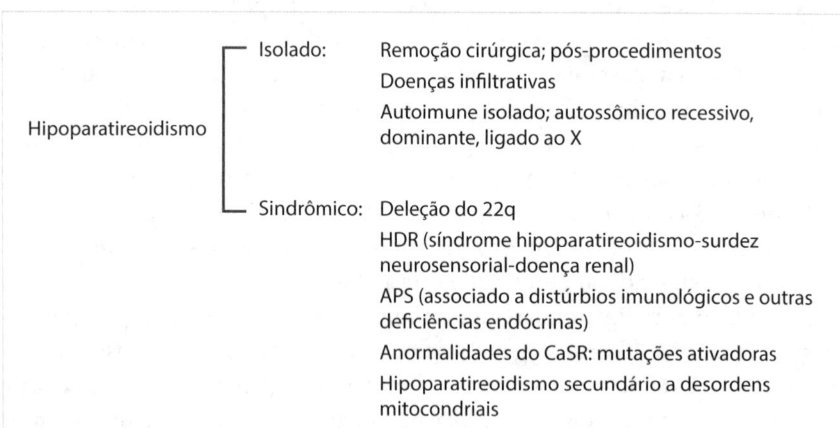

FIGURA 3 Causas de hipoparatireoidismo.

é uma desordem genética rara, de transmissão autossômica recessiva, caracterizada pela disfunção imunológica que afeta sequencialmente ou concomitantemente distintos tecidos, endócrinos e não endócrinos. Decorre de mutações inativadoras do gene *AIRE* (*autoimmune regulator,* 21q22.3), que codifica a proteína AIRE, um fator de transcrição que participa do processo de indução de tolerância das células T no timo, na seleção negativa de linfócitos autorreativos e na maturação das células dendríticas apresentadoras de antígeno. Sua disfunção leva à perda de autotolerância contra alguns antígenos teciduais e lesão celular mediada por células T.

A APS-1 é geralmente diagnosticada entre 5-15 anos de idade. Os três principais componentes que caracterizam a síndrome são a candidíase mucocutânea recorrente, o hipoparatireoidismo autoimune e a insuficiência adrenal autoimune, os quais habitualmente aparecem nessa ordem cronológica. Outros tecidos também podem ser acometidos (**Tabela 3**).

O diagnóstico clínico de APS-1 é baseado na presença de pelo menos dois componentes maiores. Na presença de um caso familiar, a presença de um componente maior já permite o diagnóstico clínico da síndrome.

A suspeição de APS-1 deve estar presente em crianças que apresentam candidíase mucocutânea recidivante, afetando principalmente a mucosa oral e unhas, em gravidade variável. Estudos sugerem que a presença de autoanticorpos dirigidos contra as citocinas IL-17A, IL-17F e IL-22 estaria implicada na predisposição à candidíase. Entretanto, como a resposta normal das células B à *Candida albicans* impede o desenvolvimento de candidíase sistêmica nesses pacientes. O tratamento antifúngico é realizado com anfotericina B, cetoconazol, fluconazol, itraconazol ou terbinafina, mas a resposta nem sempre é adequada e o quadro tende a reaparecer.

O hipoparatireoidismo é, geralmente, a primeira manifestação endocrinológica e aparece, em média, entre os 7-9 anos de idade. É o único componente da síndrome que apresenta maior prevalência no sexo feminino. A destruição das células principais da paratireoide é mediada por células T autorreativas e por anticorpos dirigidos contra o receptor sensor de cálcio e a proteína NALP5 (*NACHT leucine-rich-repeat protein 5*). Esse comprometimento é expresso por sinais e sintomas decorrentes da hipocalcemia instalada, como cãibras e espasmos musculares, parestesia perioral e em extremidades, tetania, podendo chegar a quadros graves com crises convulsivas, hipotensão e insuficiência cardíaca.

No tratamento do hipoparatireoidismo associado à APS-1, o objetivo é levar a calcemia a valores próximos do limite inferior da normalidade. Não se deve tentar colocá-la na média ou em valores da metade superior da normalidade. Como o PTH promove a reabsorção renal de cálcio no túbulo distal, sua ausência promove calciúria. Valores mais altos da calcemia podem aumentar a

TABELA 3 Manifestações clínicas da síndrome poliglandular autoimune tipo 1

Componentes da APS-1	Prevalência e características*
Componentes principais	
1. Candidíase mucocutânea	1. quase 100%; aparecimento geralmente antes dos 5 anos de idade
2. Hipoparatireoidismo	2. 60 a 70% no sexo masculino e até 90% no feminino; pico de aparecimento entre 5 e 10 anos. Pode aparecer desde o primeiro semestre de vida
3. Insuficiência adrenal	3. 60 a 80%; pico de aparecimento entre 10 e 15 anos de idade
Componentes menores	
4. Hipoplasia de esmalte dos dentes permanentes	4. 80 a 90%
5. Displasia ectodérmica – ceratoconjuntivite, displasia ungueal	5. 10 a 35%; geralmente antes dos 5 anos
6. Alopecia	6. 40%; pode estar presente desde os primeiros anos de vida
7. Hipotireoidismo	7. < 30%; geralmente após a puberdade
8. Diabetes mellitus tipo 1	8. 3 a 30%, pico de incidência no final da 2ª década de vida
9. Vitiligo	9. 8 a 25%; pode manifestar-se nos primeiros meses de vida
10. Anemia perniciosa	10. 10%; atrofia da mucosa gástrica e diminuição da absorção de vitamina B12
11. Hepatite autoimune	11. 8 a 26%
12. Asplenia	12. 10% das crianças e 20% dos adultos
13. Falência gonadal	13. ovariana: 40 a 60%; testicular: 14 a 20%
14. Hipopituitarismo	14. < 5%

*A prevalência das manifestações é distinta entre os grupos étnicos estudados e entre as mutações descritas

calciúria e, consequentemente, o risco de litíase e nefrocalcinose. O tratamento é realizado com a reposição de calcitriol, pois a ativação da 1-alfa-hidroxilase é PTH-dependente. Deve-se utilizar a menor dose necessária de calcitriol (0,01-0,1 mcg/kg/dia, máximo 2 mcg/dia). Como alguns pacientes apresentam alteração na mucosa intestinal, pode ser necessário manter a reposição de sais de cálcio para sustentar a calcemia próximo ao limite inferior da normalidade, mas também deve ser feita de modo criterioso, para evitar potencializar o risco de nefrocalcinose. Devido ao risco de nefrocalcinose, deve-se avaliar periodicamente a relação Ca/Cr em amostra isolada de urina e realizar ultrassonografia de rins e vias urinárias.

A insuficiência adrenal geralmente se manifesta no início da segunda década de vida e é sinalizada por fadiga e fraqueza muscular, inapetência, hipotensão, náuseas e vômitos, dor abdominal e diarreia. Sua caracterização metabólica se dá pelos valores elevados de ACTH e diminuídos de cortisol, hiponatremia e hipercalemia. Assim, os pacientes que apresentam o diagnóstico clínico de APS-1 sem o componente adrenal devem ter esses sinais avaliados e a função adrenal periodicamente checada. Apesar de a insuficiência adrenal decorrer de destruição mediada por células T autorreativas, são encontrados nesses pacientes autoanticorpos dirigidos contra as enzimas CYP21A2, CYP17A1 e CYP11A1. Seu tratamento consiste na reposição de glicocorticoide e mineralocorticoide.

É incomum a insuficiência adrenal anteceder o hipoparatireoidismo. Entretanto, o hipoparatireoidismo pode ser mascarado pelo hipocortisolismo, pois na fase de hipocortisolismo pode haver diminuição das necessidades de vitamina D para manter a calcemia. Quando se introduz o glicocorticoide para o tratamento da insuficiência adrenal, esse hormônio diminui a absorção intestinal de cálcio e aumenta sua excreção urinária, podendo nessa fase exacerbar a hipocalcemia.

O intervalo de tempo entre o início das diferentes manifestações da APS-1 é bastante variável, podendo ser de anos, e isso decorre, ao menos em parte, da fase prolongada de destruição das células de cada tipo de tecido.

O grau de comprometimento do crescimento da criança e do adolescente com APS-1 é determinado, entre outros fatores, pelo tipo, gravidade e momento do acometimento dos diferentes tecidos e das respectivas respostas às intervenções estabelecidas.

Apesar de a análise do gene *AIRE* nem sempre ser acessível, especialmente em serviços públicos de saúde, orienta-se que o médico assistente entre em contato com laboratórios de biologia molecular que o realizam para tentar estabelecer o diagnóstico molecular.

REFERÊNCIAS

1. Bruserud Ø, Oftedal BE, Landegren N, et al. A longitudinal follow-up of autoimmune polyendocrine syndrome type 1. J Clin Endocrinol Metab. 2016;101(8):2975-83.
2. Frommer L, Kahaly GJ. Autoimmune polyendocrinopathy. J Clin Endocrinol Metab. 2019;104(10):4769-82.
3. Guo CJ, Leung PSC, Zhang W, Ma X, Gershwin ME. The immunobiology and clinical features of type 1 autoimmune polyglandular syndrome (APS-1). Autoimmun Rev. 2018;17(1):78-85.
4. Kemp EH, Weetman AP. Autoimmune hypoparathyroidism. In: Brandi M, Brown E. (eds.). Hypoparathyroidism. Milano: Springer, 2015. p.177-88.

Caso 17.7

Luiz Claudio Castro

HISTÓRIA

Sexo feminino, 8 anos de idade, natural e procedente de Brasília/DF. Encaminhada para investigação de baixa estatura.

HPMA

A paciente apresenta desaceleração progressiva do crescimento desde os 3 anos de idade, associada a ganho de peso desproporcional ao crescimento (**Figura 1**).

Ao longo dos anos os pais foram informados de que a estatura mais baixa da filha era explicada pela semelhança com o padrão fenotípico da mãe, que também apresentava baixa estatura e excesso de peso.

Há cerca de 3 meses a criança queixa-se de episódios de cansaço e dificuldade para correr e brincar.

A menor apresenta também déficit cognitivo leve no convívio social, nas atividades de casa e na escola.

Nega uso crônico de medicamentos.

Antecedentes

Gestação sem intercorrências. Parto normal: PN: 2.550 g; CN: 48 cm. Apgar (1') 9 e (5') 10.

Ingestão alimentar com excesso de carboidratos e refrigerantes e poucas fibras. Recebe refrigerantes com frequência.

Cursa 2º ano fundamental, com dificuldade.

Pais jovens, não consanguíneos.

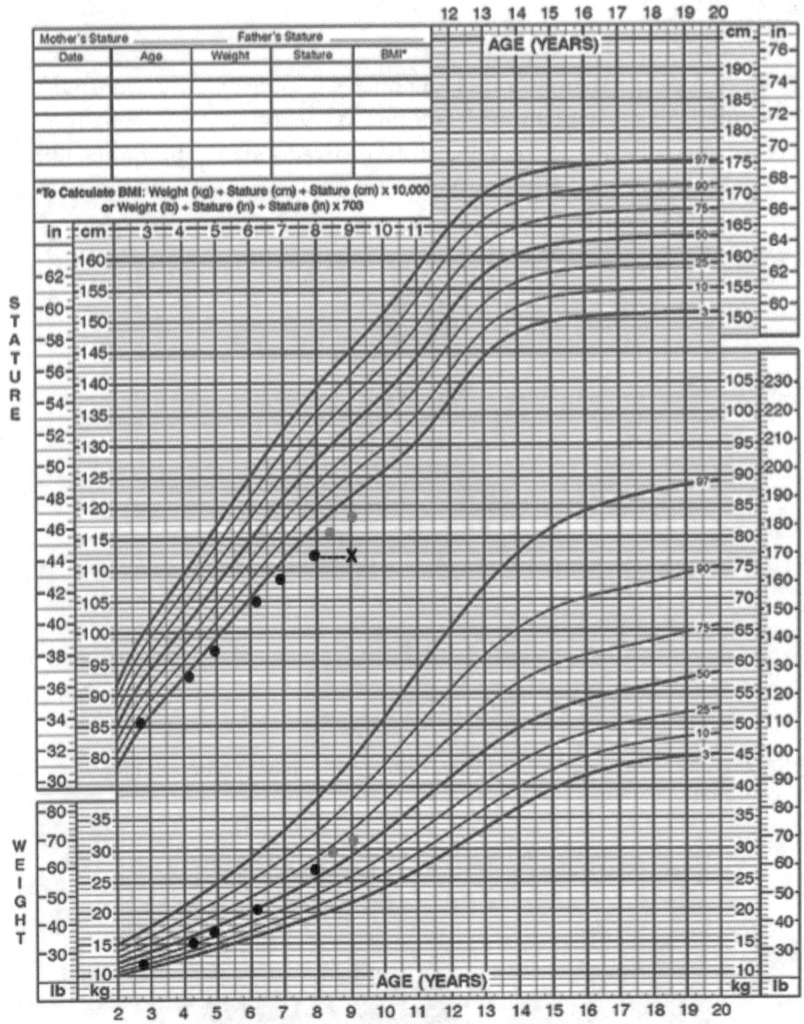

FIGURA 1
Fonte: National Center for Health Statistics and National Center for Chronic Disease Prevention and Health Promotion, 2000.
http://www.cdc.gov/growthcharts

Mãe 32 anos, G1P1, 63 kg (p68), 148 cm (p1); IMC 27,6 kg/m^2 (p 97). Menarca aos 12,5 anos. Face arredondada, calcificações heterotópicas em dorso, com diâmetro de 0,5 cm. Apresenta fenótipo semelhante ao seu pai.

Pai 32 anos, 68 kg (p55), 168 cm (p10), IMC 24,1 kg/m^2 (p85).

EXAME FÍSICO

Peso: 26,6 kg (p53); estatura: 111,8 cm ($p < 0,4$); IMC: 21 kg/m^2 (p98). Velocidade de crescimento: 3,2 cm/ano; FC: 94 bpm; PA: 92 × 62 mmHg.

Ectoscopia: obesidade centrípeta, face arredondada, braquidactilia em mãos e pés, nódulos calcificados com até 0,5 de diâmetro em coxa esquerda apresentados na **Figura 2** e na **Figura 3**.

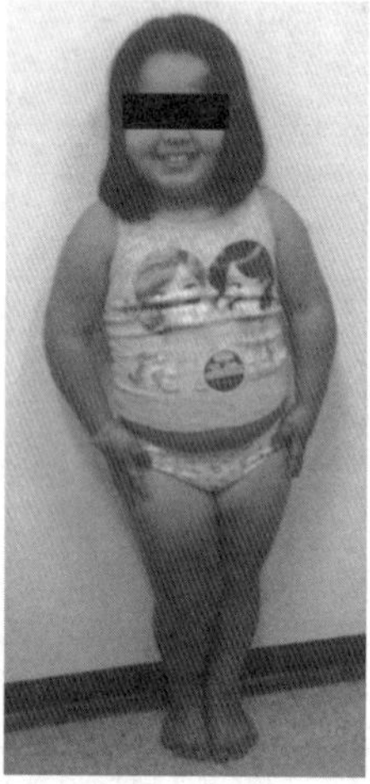

FIGURA 2 Paciente aos 8 anos de idade. Observa-se o fenótipo de Albright (excesso de peso, rosto arredondado).

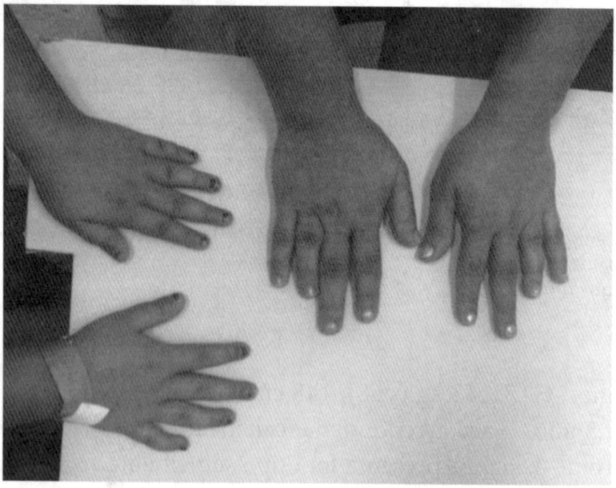

FIGURA 3 Mãos da paciente (à esquerda) e da mãe (à direita). Observa-se braquidactilia e dedos afunilados em mãe e filha; e encurtamento importante dos 4os quirodáctilos da mãe.

Dificuldade em manter os membros superiores e inferiores elevados. Ausência de sinais de hiperexcitabilidade neuromuscular.

DIAGNÓSTICO INICIAL

- Baixa estatura com baixa velocidade de crescimento.
- Obesidade.
- Fenótipo de Albright.

EXAMES SUBSIDIÁRIOS

TABELA 1

	Metabólito	Resultado	Referência
Sérico	Ca total	7,9 mg/dL	8,8-10,6
	Ca iônico	3,8 mg/dL	4,5-5,4
	P	8,2 mg/dL	3,6-5,8
	Mg	1,7 mg/dL	1,6-2,2
	Fosfatase alcalina	507 U/L	156-369
	PTH	126 pg/mL	12-60
	Albumina	3,9 g/dL	3,5-4,8
	$1,25(OH)_2$ Vitamina D	16 pg/mL	20-68
	25(OH)Vitamina D	26 ng/mL	20-90
	TSH	16,2 mUI/L	0,55-4,7
	T4 livre	0,74 ng/dL	0,7-1,8
	Cr	0,4 mg/dL	0,3-0,8
Urinário	Ca/Cr	0,05	< 0,21
	P/Cr	0,21	0,32-0,97
	Demais exames solicitados sem alterações Glicose, insulina, transaminases, lipidograma, ATPO, gasometria venosa.		

Radiografia de mão e punho para idade óssea – 9 anos (Greulich-Pyle).

Tomografia computadorizada de crânio (**Figura 4**): calcificações bilaterais em gânglios da base e cerebelo e aumento da espessura dos ossos da calvária.

DIAGNÓSTICO DEFINITIVO

- Pseudo-hipoparatireoidismo tipo 1ª.

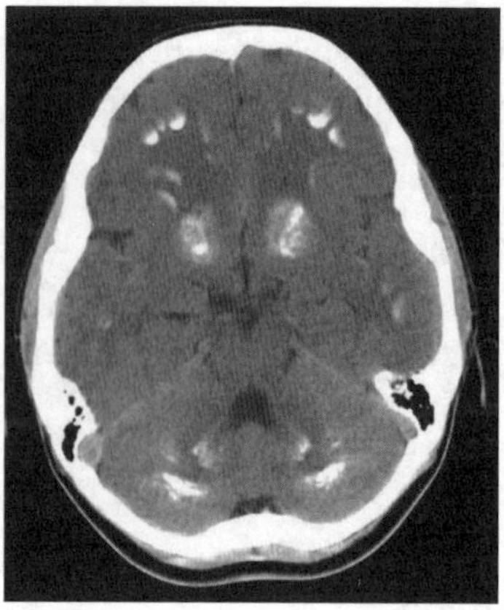

FIGURA 4 Tomografia computadorizada do crânio da paciente (corte axial): calcificações bilaterais em gânglios da base e cerebelo e aumento da espessura dos ossos da calvária. (Ver o Encarte de imagem no final do livro.)

CONDUTA/TRATAMENTO

Iniciada reposição de calcitriol (0,25 mcg/dia) e carbonato de cálcio (250 mg após o almoço e o jantar).

Iniciada levotiroxina (50 mcg/dia).

Pais e paciente orientados quanto aos cuidados sobre o excesso de peso, que está, ao menos em parte, relacionado ao PHP-1A, e os riscos de desenvolver síndrome metabólica.

EVOLUÇÃO RESUMIDA

Exames após 3 meses do início do calcitriol e levotiroxina estão na Tabela 2.

Houve melhora da força muscular nas atividades diárias, velocidade de crescimento 4,8 cm/ano e manteve IMC acima do p85.

Como se objetiva a normalização da calcemia e o PTH mais próximo ao limite superior da normalidade, ajustou-se a dose do calcitriol para 0,5 mcg/dia, dividido em duas tomadas. Após 4 semanas observaram-se os resultados apresentados na Tabela 3.

Com esses resultados, mantiveram-se as doses do calcitriol (0,5 mcg/dia), carbonato de cálcio (500 mg/dia) e da levotiroxina (50 mcg/dia). Programou-se nova avaliação em 3 meses.

TABELA 2

	Metabólito	Resultado	Referência
Sérico	Ca total	8,5 mg/dL	8,8-10,6
	Ca iônico	4,2 mg/dL	4,5-5,4
	P	6,5 mg/dL	3,6-5,8
	Fosfatase alcalina	404 U/L	156-369
	PTH	84 pg/mL	12-60
	1,25(OH)$_2$ Vitamina D	28 pg/mL	20-68
	TSH	2,4 mUI/L	0,55-4,7
	T4 livre	1,3 ng/dL	0,7-1,8
Urinário	Ca/Cr	0,11	< 0,21
	P/Cr	0,23	0,32-0,97

TABELA 3

	Metabólito	Resultado	Referência
Sérico	Ca total	9,1 mg/dL	8,8-10,6
	Ca iônico	4,7 mg/dL	4,5-5,4
	P	6,2 mg/dL	3,6-5,8
	Fosfatase alcalina	371 U/L	156-369
	PTH	62 pg/mL	12-60
	1,25(OH)$_2$ Vitamina D	44 pg/mL	20-68

COMENTÁRIOS

O fenótipo apresentado pela paciente caracterizado por baixa estatura, face arredondada, braquidactilia em mãos e pés, obesidade, compleição atarracada e déficit cognitivo remete ao fenótipo de osteodistrofia hereditária de Albright (OHA), que pode estar relacionado a um quadro de pseudo-hipoparatireoidismo (PHP).

O PHP é uma síndrome genética rara que engloba condições clínicas distintas e fenótipos bastante heterogêneos, caracterizadas por resistência tecidual a alguns hormônios. A manifestação comum entre todas elas é a resistência ao PTH nos túbulos renais proximais. Essa resistência estende-se a outros tecidos envolvendo hormônios cuja resposta biológica ocorre por meio da sinalização da proteína Gs-alfa (subunidade alfa da proteína G) e da ativação de vias metabólicas dependentes do AMP cíclico, como GHRH, TSH, LH e FSH. A complexidade fenotípica dessa condição fica maior ao se entender que também pode haver pacientes com resistência tecidual à calcitonina, adrenalina e glucagon. As características clínicas e metabólicas dos tipos de PHTH são apresentadas na **Tabela 4**.

TABELA 4 Principais características dos tipos de PHP

Tipo	Defeito genético	Origem do gene mutado expresso	Resistência ao PTH	Outras resistências hormonais	OHA	Manifestações
PHP 1a	*GNAS* *Gsα*	Materno	Sim	TSH LH, FSH GHRH	Sim	Resistência hormonal precoce Obesidade precoce Disfunção cognitiva Calcificações cerebrais Calcificação ectópica Diminuição progressiva do crescimento Baixa estatura adulta
PHP 1b	*GNAS* *NESP55* *Microdel STX16*	Materno Pode ser esporádico	Sim	TSH	Não	Resistência hormonal precoce Leve braquidactilia Macrossomia Estatura adulta normal Obesidade precoce Calcificações cerebrais Ossificação ectópica
PHP 1c	*Gs-alfa?*	Materno	Sim	TSH LH, FSH	Sim	Pode desenvolver resistência hormonal múltipla
PHP 2	?	?	Sim	Não	Não	Pode haver hipocalcemia grave
PPHP	*Gs-alfa*	Paterno	Raro, se houver é leve	Não	Sim	Nascimento PIG Baixa estatura adulta Peso eutrófico ou magro Ossificação heterotópica

OHA: osteodistrofia hereditária de Albright; PPHP: pseudopseudo-hipoparatireoidismo.

Nos túbulos renais proximais o PTH inibe a reabsorção de fosfato e estimula a síntese de 1-alfa-hidroxilase e da síntese de calcitriol, que participa da absorção de cálcio e fósforo intestinal. Entretanto, no PHP a atividade anticalciúrica do PTH na alça ascendente espessa não está comprometida.

A fisiopatologia do PHP está ligada a mutações inativadoras do gene *GNAS*, que codifica a Gs-alfa, e ao mecanismo do *imprinting*, que promove o silenciamento de um dos seus alelos em alguns tecidos. A hipófise, tireoide, túbulos renais proximais e gônadas expressam apenas o alelo materno do *GNAS*, enquanto nos demais tecidos sua expressão é bialélica. Dessa forma, se o paciente herdar uma mutação inativadora do *GNAS* de origem materna, pode haver resistência ao GHRH, TSH, LH, FSH e ao PTH naqueles tecidos. Consequentemente, aparece um quadro de deficiência funcional desses hormônios (mas não absoluta, pois eles são sintetizados e seus valores séricos encontram-se elevados pela resistência hormonal) e em gravidades diferentes em cada indivíduo, dependendo do grau de resistência promovido pela mutação.

A resistência ao PTH geralmente se desenvolve nos primeiros anos de vida e a hiperfosfatemia e concentrações elevadas de PTH comumente precede a hipocalcemia. A braquidactilia e a baixa estatura dos pacientes com PHP também resultam do fechamento prematuro das placas de crescimento, induzido pela sinalização alterada do PTH/PTHrP nos condrócitos, decorrente da haploinsuficiência do *GNAS*.

No PHP há risco de desenvolvimento de calcificações cerebrais, em especial nos gânglios da base, que pode atingir até 50% dos pacientes ao longo da vida. A fisiopatologia dessa condição não é conhecida, mas parece ser resultado da interação entre produto cálcio × fósforo elevado no sistema nervoso central, mau controle da calcemia e anomalias da parede vascular.

As alterações que caracterizam o fenótipo da OHA decorrem da haploinsuficiência da Gs-alfa. A sinalização deficiente da Gs-alfa em regiões específicas do sistema nervoso central provoca atraso do neurodesenvolvimento; em regiões do hipotálamo ligadas ao gasto calórico basal e nos componentes do processo de lipólise predispõem à obesidade; na placa de crescimento e nos osteoblastos e osteoclastos leva às dismorfias esqueléticas, fechamento prematuro das placas de crescimento, face arredondada, braquidactilia.

O pseudopseudo-hipoparatireoidismo (PPHP) é caracterizado pela OHA não associado a distúrbios hormonais (ou serem raros e leves) e decorre de mutações herdadas exclusivamente do alelo paterno do *GNAS*.

A semelhança entre os fenótipos da paciente, de sua mãe e de seu avô materno, associada à resistência hormonal ao PTH e ao TSH, caracterizam o PHP tipo 1A. Nesse contexto, entende-se que a mãe apresenta PPHP, pois herdou a doença do pai, e a paciente, ao herdar a mutação materna, desenvolveu o PHP 1A.

O tratamento da resistência ao PTH é realizado com a reposição de calcitriol, cuja síntese está inibida pela doença. O objetivo é reduzir as concentrações séricas fosfato e normalizar as concentrações séricas PTH e de cálcio. No caso do paciente apresentar concentrações progressivamente elevadas de PTH (duas ou mais vezes acima do limite superior) e hiperfosfatemia, pode-se iniciar a reposição de calcitriol e sais de cálcio, mesmo não havendo hipocalcemia.

Em relação às alterações da função tireoidiana associadas ao PHP, as indicações de tratamento são as mesmas das outras situações de hipotireoidismo e hipotireoidismo subclínico.

As concentrações séricas de PTH, cálcio e fosfato devem ser verificadas a cada 3 meses até os 5 anos e a cada 4-6 meses dessa fase em diante. A relação Ca/Cr em amostra de urina deve ser semestral ou anual.

Como pode haver resistência ao GHRH e às gonadotrofinas, deve-se avaliar com cuidado o padrão de crescimento e o desenvolvimento puberal, pois pode ser preciso intervenção farmacológica. Nesse aspecto, são conflituosos os resultados quanto ao tratamento com rhGH em pacientes com resistência ao GHRH, uma vez que a baixa estatura também tem o componente da osteodistrofia de Albright.

Os cuidados no manejo da paciente em relação aos componentes do PHP-1A estão resumidos no **Tabela 5.**

TABELA 5 Manejo do paciente com PHP-1A

Componente	Orientações
Resistência ao PTH	Utilizar calcitriol, com ou sem reposição de cálcio Manter PTH dentro do limite normal superior; calcemia normal Nefrocalcinose e litíase renal são incomuns Cuidado com alimentos ricos em fosfato
Resistência ao TSH	Avaliação periódica do TSH, T4 livre
Baixa estatura	Fusão prematura da placa de crescimento Resistência ao GHRH ocorre em 2/3 dos pacientes Testar para o eixo GH-IGF-1 Cuidado com avaliação da idade óssea: pode haver avanço desproporcional (não reflete estádio puberal e não deve ser utilizado para cálculo de estatura final)
Disfunção gonadal (resistência ao LH, FSH)	Hipogonadismo parcial; risco de oligomenorreia/amenorreia Avaliar necessidade de reposição de esteroides sexuais
Obesidade	Manejo dietético e atividade física Risco de síndrome metabólica Avaliação periódica do metabolismo dos carboidratos e lipídeos Risco de apneia obstrutiva do sono
Ossificações subcutâneas	Sem tratamento definitivo; evitar excisão pelo risco de retornar maior
Risco de síndrome do túnel do carpo (braquidactilia)	Acompanhamento ortopédico; fisioterapia
Distúrbios neurocognitivos	Acompanhamento com profissional da saúde mental; suporte escolar; terapia ocupacional e fonoaudiologia

Recentemente foi proposta a mudança do termo pseudo-hipoparatireoidismo para "desordens inativadoras da sinalização do PTH/PTHrP" (iPPSD – *inactivating PTH/PTHrP signalling disorder*) para se referir a um conjunto mais amplo de desordens decorrentes da disfunção da via PTH/PTHrP, seu receptor e da sinalização dependente do AMP cíclico. Diferente da classificação tradicional que utiliza critérios fenotípicos, a nova proposta utiliza também dados dos defeitos moleculares dos vários genes envolvidos nas etapas da sinalização do PTH e PTHrP.

Essa nova classificação descreve 6 subtipos, assim caracterizados: iPPSD1, mutações de inativação do receptor PTH; iPPSD2, mutações inativadoras do *GNAS* (antigos PHP-Ia, PHP-Ic e pPHP); iPPSD3, perda da metilação dos DMR GNAS (antigo PHP-Ib); iPPSD4, mutações no gene *PRKAR1A* (acrodisostose tipo 1); iPPSD5, mutações no gene *PDE4D* (acrodisostose tipo 2); iPPSD6, mutações no gene *PDE3A* (hipertensão autossômica dominante com braquidactilia); e iPPSDx para defeitos moleculares desconhecidos.

REFERÊNCIAS

1. Germain-Lee EL. Management of pseudohypoparathyroidism. Curr Opin Pediatr. 2019;31(4):537-49. doi:10.1097/MOP.0000000000000783.
2. Linglart A, Levine MA, Jüppner H. Pseudohypoparathyroidism. Endocrinol Metab Clin North Am. 2018;47(4):865-88. doi:10.1016/j.ecl.2018.07.0113.
3. Mantovani G. Clinical review: pseudohypoparathyroidism: diagnosis and treatment. J Clin Endocrinol Metab. 2011;96(10):3020-30. doi:10.1210/jc.2011-1048.
4. Mantovani G, Bastepe M, Monk D, et al. Diagnosis and management of pseudohypoparathyroidism and related disorders: first international consensus statement. Nat Rev Endocrinol. 2018;14(8):476-500. doi:10.1038/s41574-018-0042-0.
5. Thiele S, Mantovani G, Barlier A, et al. From pseudohypoparathyroidism to inactivating PTH/PTHrP signalling disorder (iPPSD), a novel classification proposed by the EuroPHP network. Eur J Endocrinol. 2016;175(6):P1-P17. doi:10.1530/EJE-16-01075.

Caso 17.8

Sergio Setsuo Maeda

HISTÓRIA

Sexo feminino, 42 anos, procedente de Francisco Morato/SP, encaminhada da urologia em 2017, devido a quadro recorrente de litíase renal desde 2012 (quando tinha 34 anos) e à presença de hipercalcemia.

HPMA

Paciente sem outros antecedentes patológicos prévios, refere episódios recorrentes de litíase renal desde 2012. Realizou várias LECO (litotripsia extracorpórea por ondas de choque), extração cirúrgica de cálculo impactado em JUV em 2016 e apresenta redução volumétrica do rim esquerdo.

Antecedentes

Nega outras patologias, refere menstruação regular. Nega fraturas ou dor óssea.

Ingere 1/2 copo de leite por dia; iogurte e queijo esporádicos.

Nega antecedentes familiares.

EXAME FÍSICO

- PAS: 124 mmHg; PAD: 84 mmHg; pulso: 68 bpm; peso: 70 kg; altura: 154 cm.
- Exame físico sem alterações.

DIAGNÓSTICO INICIAL

- Litíase renal.
- Hipercalcemia.

EXAMES SUBSIDIÁRIOS

Bioquímicos:

20.03.2017: PTH 520,5 pg/mL (VR10-70); 25-hidroxivitamina D 9 ng/mL (> 30 ng/mL); cálcio total: 12,7 mg/dL (VR 8,5-10,2); cálcio iônico: 1,55 mmol/L (VR 1,12-1,32); fósforo: 2,4 mg/dL (VR 2,5-4,5); magnésio: 2,3 mg/dL (VR 1,7-2,6 mg/dL); creatinina: 0,95 mg/dL (VR 0,5-1,1); fosfatase alcalina: 133 U/L (até 100); citrato urinário 24 h: 596 mg/24 h (acima de 320 mg/24 h); cálcio urinário 24 h: 382 mg/24 h (até 250 mg/24 h).

Imagenologia:

14.10.2017: ultrassonografia de rins e vias urinárias: nefrolitíase à direita. Moderada dilatação do sistema pielocalicinal à direita, sem caracterização de fator obstrutivo. Sinais de nefrocalcinose medular, mais evidente à esquerda e redução volumétrica do rim esquerdo.

14.09.2018: densitometria óssea: coluna lombar L1-L4 BMD 1,017 g/cm^2 Z-score –0,3 desvios-padrão (DP); colo femoral BMD 0,667 g/cm^2 Z-score –1,6 DP; fêmur total BMD 0,766 g/cm^2 Z-score –1,4 DP; rádio 33% BMD 0,538 g/cm^2 Z-score –2,2 DP (conclusão: baixa massa óssea para a idade cronológica).

18.10.2017: ultrassonografia cervical: glândula tireoide tópica, de dimensões, contornos e ecotextura preservados. Volume total da tireoide: 10,5 cm^3. Nota-se imagem nodular hipoecogênica, de limites bem definidos, medindo cerca de 3,1 × 1,5 × 1,4 cm, com fluxo ao estudo Doppler colorido, adjacente ao terço inferior do lobo esquerdo da tireoide, podendo representar paratireoide.

27.06.2018: cintilografia de paratireoides: aspecto cintilográfico compatível com adenoma/hiperplasia da paratireoide inferior esquerda (**Figura 1**).

DIAGNÓSTICOS DEFINITIVOS

- Litíase renal decorrente de hipercalciúria/hipercalcemia.
- Hipercalcemia PTH-dependente.
- Hiperparatiroidismo primário.

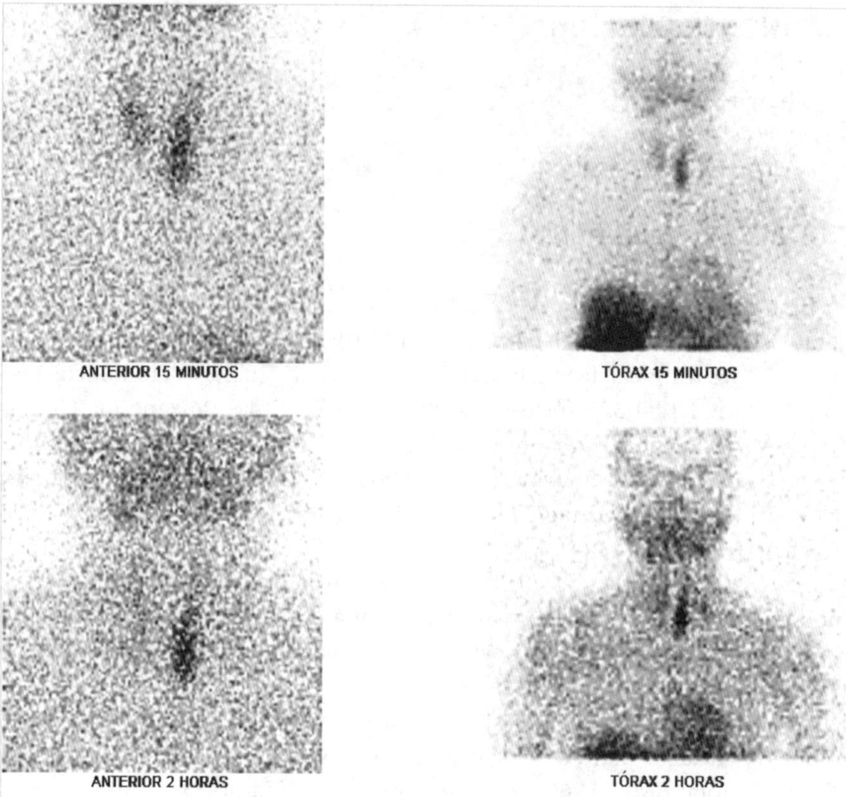

FIGURA 1 Cintilografia de paratireoides com Tc^{99m}-SESTAMIBI evidenciando hipercaptação em glândula inferior esquerda. (Ver o Encarte de imagem no final do livro.)

CONDUTA/TRATAMENTO

12.11.2018: paratireoidectomia inferior esquerda.

PTH intraoperatório no tempo 0: 395 pg/mL e 10' após ressecção: 83 pg/mL (queda de 79% em relação ao basal).

Anatomopatológico: paratireoide inferior esquerda: quadro histopatológico compatível com adenoma de paratireoide.

EVOLUÇÃO RESUMIDA

Evolui assintomática e com recuperação da massa óssea.

02.03.2020: cálcio total: 9,7 mg/dL (VR 8,5-10,2); PTH 84,1 pg/mL (10-70); 25-hidroxivitamina D: 41,3 ng/mL (> 30 ng/mL); fósforo: 2,7 mg/dL (VR 2,5-4,5); creatinina: 0,90 mg/dL (VR 0,5-1,1); fosfatase alcalina: 79 U/L (até 100).

07.02.2020: densitometria óssea: L1-L4 BMD 1,186 g/cm^2 Z-score 0,7 DP; colo femoral: BMD 0,696 g/cm^2 Z-score –1,3 DP; fêmur total: BMD 0,798 g/cm^2 Z-score –1,0 DP; rádio 33% BMD 0,570 g/cm^2 Z-score –1,8 DP (conclusão: massa óssea dentro do esperado para a idade cronológica).

COMENTÁRIOS

Paciente com história de litíase renal de repetição. Nesse contexto é necessária avaliação da calcemia para confirmar ou não hipercalcemia como causa do quadro. A litíase renal pode se dever a outras causas, tais como: hipocitratúria, hiperuricemia, infecção por Proteus, ou mais comumente hipercalciúria idiopática (sem hipercalcemia).

Diante de uma hipercalcemia, é importante a avaliação do PTH para identificar a etiologia. Havendo PTH elevado, há quadro de hipercalcemia PTH-dependente, devendo-se averiguar o uso de lítio e considerar diagnóstico de hiperparatireoidismo primário. Se o PTH for baixo, considerar em causas extraparatireoidianas (hipercalcemia da malignidade, intoxicação por vitamina D, doença granulomatosa ou hematológica, tiazídico, entre outras).

O hiperparatireoidismo primário é uma doença sistêmica, mas os principais acometimentos são: renal (litíase renal e nefrocalcinose) e ósseo (osteoporose, fraturas, dor óssea e tumores marrons). Outras manifestações incluem alterações neurológicas (depressão, *delirium*), cardiovasculares (hipertensão e insuficiência cardíaca) e gastrointestinais (anorexia, náusea, epigastralgia) não específicas.

Na abordagem diagnóstica, o diagnóstico é essencialmente laboratorial e encontra-se a concomitância de cálcio e PTH elevados que demonstram a autonomia paratireoidiana; ainda podem ser vistas calciúria aumentada (ou não), hipofosfatemia leve (pela ação fosfatúrica do PTH) e elevação de marcadores ósseos (fosfatase alcalina ou CTX). A hipovitaminose D pode mascarar a hipercalcemia e deve ser corrigida, pois inclusive reduz os níveis de PTH mesmo no hiperparatireoidismo primário.

Um dado importante na história da paciente é o fato de ela ser jovem, pois o hiperparatireoidismo primário é uma condição mais comum após 60-70 anos de idade. Em pacientes jovens deve-se atentar à possibilidade de hiperparatireoidismo familiar ou ainda neoplasia endócrina múltipla (o hiperparatireoidismo primário é mais comum no tipo 1, e há hiperplasia das paratireoides).

Diante da confirmação laboratorial de hiperparatireoidismo primário e o paciente preenchendo critérios como presença de doença renal ou óssea (doença sintomática) ou cálcio acima de 1 mg/dL do valor máximo de referência do cálcio total, idade menor que 50 anos, *clearance* de creatinina menor que 60 mL/mL, calciúria maior que 400 mg em 24 horas (na doença assintomática), há indicação cirúrgica.

Em pacientes que aguardam conduta cirúrgica ou estão em conduta expectante é importante mantê-los hidratados já que a desidratação pode elevar mais ainda os níveis de cálcio. Evitar tiazídicos (aumento da reabsorção tubular de cálcio) e diuréticos de alça (desidratação) em pacientes ambulatoriais, pois podem também elevar mais a calcemia. A reposição de vitamina D é recomendada a fim de reduzir os níveis de PTH (há componente secundário) e minimizar a fome óssea, mas evitando doses elevadas. No ambiente de emergência hospitalar, deve-se começar pela hidratação do paciente, e após isso pode-se utilizar furosemida, ou bisfosfonato endovenoso em casos graves.

É importante ressaltar que os exames de imagem não servem para confirmação diagnóstica e sim para o planejamento da tática cirúrgica. Idealmente deve haver concordância de ultrassonografia cervical e a cintilografia de paratireoides. Falsos-negativos podem acontecer com adenomas pequenos. O PTH intraoperatório é uma ferramenta que ajuda o cirurgião a avaliar o sucesso cirúrgico, e espera-se redução de pelo menos 50% entre os tempos 0-10 minutos após a retirada da glândula. Caso não ocorra, uma ou mais glândulas podem ser retiradas.

Nos pós-operatório, espera-se normocalcemia. Em casos muito sintomáticos ou graves, pode haver a fome óssea e consequente hipocalcemia, que pode durar alguns meses e requer administração de maiores quantidades de cálcio e vitamina D, e se estiverem insuficientes podem gerar quadro de hiperparatireoidismo secundário (PTH elevado e cálcio normal), não significando recidiva ou insucesso cirúrgico.

Em geral na maior parte dos pacientes (os mais idosos), a doença é uninodular e recomenda-se, no acompanhamento cirúrgico, monitorização laboratorial anual e mantutenção do aporte adequado de cálcio dietético ou suplementar e vitamina D. No caso apresentado, a paciente é jovem, e deve-se aventar a possibilidade de neoplasia endócrina múltipla. No acompanhamento deste caso, pode haver hiperplasia das demais glândulas ao longo do tempo (em geral é assimétrica e assincrônica). Mesmo em adequação de cálcio dietético e vitamina D e na ausência de insuficiência renal, a paciente deste caso evolui com elevação de PTH. Como está normocalcêmica, optou-se por continuar observando clinicamente, pois ela está sem sintomas. Se houver hipercalcemia novamente, um novo tratamento cirúrgico pode ser considerado. No contexto da hipótese de neoplasia endócrina múltipla, a paciente foi avaliada quanto aos basais hipofisários, que foram normais. Uma possibilidade que pode ser considerada a depender da disponibilidade é o sequenciamento do gene da *MENIN* no rastreamento de mutações da NEM1 ou eventualmente de um painel para genes de predisposição ao hiperparatiroidismo primário genético (*RET*, *CASR*, *CDC73*, entre outros). Na infância, o hiperparatireoidismo primário é muito raro. Uma situação a ser mencionada é o hiperparatireoidismo neonatal severo que se deve a mutação inativadora em homozigose do gene do sensor do cálcio.

Casos assintomáticos (cálcio abaixo de 1 mg/dL do valor máximo de referência do cálcio total, idade maior que 50 anos, *clearance* de creatinina maior que 60 mL/mL, calciúria menor que 400 mg em 24 horas e principalmente ausência de doença renal ou óssea) podem ser seguidos com monitorização do laboratório, densitometria e imagem das vias urinárias, podendo ter indicação cirúrgica caso haja piora. Em casos graves com contraindicação ao tratamento cirúrgico devido a comorbidades, podem ser considerados: ácido zoledrônico ou cinalcalcet, sendo que o primeiro depende da função renal com *clearance* acima de 30 mL/mL.

REFERÊNCIAS

1. Bandeira F, Griz L, Chaves N, Carvalho NC, Borges LM, Lazaretti-Castro M, et al. Diagnosis and management of primary hyperparathyroidism: a scientific statement from the Department of Bone Metabolism, the Brazilian Society for Endocrinology and Metabolism. Arq Bras Endocrinol Metabol. 2013 Aug;57(6):406-24.
2. Bilezikian JP. Primary hyperparathyroidism. JCEM. 2018 Nov 1;103(11):3993-4004.
3. Bilezikian JP, Brandi ML, Eastell R, Silverberg SJ, Udelsman R, Marcocci C, Potts JT Jr. Guidelines for the management of asymptomatic primary hyperparathyroidism: summary statement from the Fourth International Workshop. JCEM. 2014 Oct;99(10):3561-9.
4. Marx SJ, Goltzman D. Evolution of our understanding of the hyperparathyroid syndromes: a historical perspective. JBMR. 2019 Jan;34(1):22-37.

Caso 17.9

Mauro Borghi

HISTÓRIA

RN, sexo masculino, nascido de parto normal, 39 semanas, sem intercorrências. PN: 3.100 g; C: 50 cm. Nascimento e procedência de São Paulo.

Permaneceu em alojamento conjunto por 48 horas recebendo aleitamento materno exclusivo. Alta com 3 dias de vida, peso alta: 2.995 g, com eliminações presentes e normais.

Febre há 1 dia e recusa alimentar há 5 dias.

HPMA

Com 24 DV, retornou ao hospital com quadro de febre há 1 dia e recusa alimentar há 5 dias segundo relato da mãe, sem ganho ponderal.

Antecedentes

Pai: 22 anos, comerciante, estatura 170 cm (Z = –0,96).

Mãe: 21 anos, secretária, estatura 162 cm (Z = –0,21); menarca aos 11 anos.

A história familiar revelou pais consanguíneos, primos de segundo grau. Prima de segundo grau com hiperparatireoidismo primário.

EXAME FÍSICO

Na admissão, desnutrido (perda de 20% do peso do nascimento), hipoativo, desidratado, sonolento, letárgico e com palidez cutânea. P: 2.500 g, C: 50 cm.

Cardiorrespiratório: MV+ sem RA; BNF sem sopro. Abdome: globoso, flácido sem visceromegalias. Membros: regular perfusão periférica, sem edemas.

DIAGNÓSTICO INICIAL

- Sepse neonatal.
- Desidratação hipernatrêmica por baixa ingestão.
- Hiperparatireoidismo primário neonatal.

CONDUTA INICIAL

Colhidos exames por suspeita de ITU. Solicitada internação para administração de antibioticoterapia EV.

EXAMES SUBSIDIÁRIOS

- Bioquímicos iniciais: cálcio: 32 mg/dL, cálcio i: 4,9 mg/dL, fósforo: 2 mg/dL. Fosfatase alcalina 497 U/L, PTH 620 pg/mL; hormônio tireoidianos normais. Dosagem de 25(OH)D: 16,3 pg/mL.
- Urina 1: 200.000 leucócitos; hemoglobina: 11,7, hematócrito: 33%, leucócitos: 12.900, plaquetas: 320.000, proteína C-reativa: 1,7.
- Razão cálcio/creatinina: 0,2.
- USG de rins e vias urinárias: aumento de ecogenicidade bilateral; USG crânio: normal, USG cervical: não permitiu a visualização das glândulas paratireoides.
- RX dos ossos longos: apresentou intensa rarefação óssea, múltiplas fraturas de costelas (setas) e condrodistrofia do úmero distal (B) e fêmur (C). Uma vértebra borboleta também foi observada na radiografia de tórax (**Figura 1**).

CONDUTA/TRATAMENTO

A hipótese diagnóstica de desidratação hipernatrêmica por baixa ingestão foi descartada, pois o sódio, a densidade urinária, o débito urinário e a gasometria se apresentaram normais.

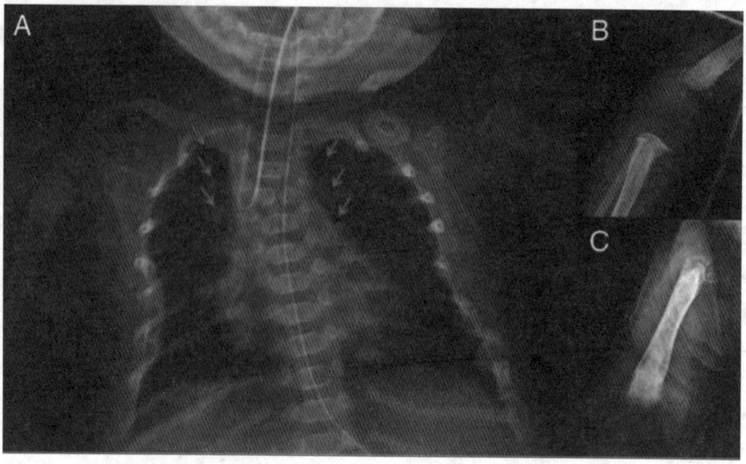

FIGURA 1 RX dos ossos longos: intensa rarefação óssea, múltiplas fraturas de costelas (setas) e condrodistrofia do úmero distal (B) e fêmur (C). (Ver o Encarte de imagem no final do livro.)

DIAGNÓSTICO DEFINITIVO

- Hiperparatireoidismo neonatal pela mutação inativadora do receptor do canal de cálcio (*calcium sense receptor* – CaSR).

EVOLUÇÃO RESUMIDA

Após identificação de hipercalcemia severa, com cálcio iônico de 4,9 mg/dL e cálcio total de 32 mg/dL, feita hipótese diagnóstica de hiperparatireoidismo primário neonatal. Recebeu expansão de volume com soro fisiológico a 0,9% na proporção de 20 mL/kg seguido de furosemida (2 mg/kg), além de iniciada prednisona (2 mg/kg/dia) pelo período de 3 dias. Mantido esquema de expansão seguido de furosemida (1 mg/kg/dose) a cada 6 horas por 3 dias e iniciado pamidronato (0,5 mg/kg). Após a administração do pamidronato houve melhora progressiva dos níveis de cálcio, mantendo-se apenas a furosemida (1,5 mg/kg/dia a cada 8 horas) em associação com a nutrição parenteral. O quadro de hipofosfatemia foi mantido, com níveis de fósforo sérico de 2,5 mg/dL. Introduzido fósforo elementar (30 mg/kg/dia), dividido em 3 tomadas. Notou-se melhora progressiva do fósforo, que atingiu o valor de 5,8 mg/dL, e queda progressiva do cálcio. Reduzida a administração de furosemida para 1 mg/kg/dia. Com 40 DV apresentou hipocalcemia (cálcio total de 7,72 mg/dL e cálcio iônico de 0,882 mg/dL). Suspensa furosemida por 24 horas. Melhora do cálcio total 9,0 mg/dL e cálcio iônico 1,19 mg/dL. Reintroduzida furosemida na dosagem de 0,5 mg/kg/dia, 1 vez ao dia. O paciente apresentou sepse tardia, provavelmente decorrente de translocação bacteriana e tratado com antibiótico EV pelo período de 10 dias. Com 60 DV colhidos novos exames: cálcio total de 15 mg/dL, cálcio ionizado de 2,17 mg/dL e fósforo de 4,1 mg/dL. Feita hipótese diagnóstica de hiperparatireoidismo neonatal grave. Realizada paratireoidectomia total com implante de segmento da paratireoide esquerda superior no músculo esternocleidomastoideo esquerdo. Com 70 DV apresentou cálcio ionizado de 1,45 mg/dL, cálcio total de 10,5 mg/dL, fósforo de 4,5 mg/dL e paratormônio de 766 pg/mL. Diagnóstico de mutação inativadora do receptor do canal de cálcio (*calcium sense receptor* – CaSR) – forma homozigótica neonatal. Com 80 DV realizada paratireoidectomia total com congelamento em sala e retirada das glândulas remanescentes e da glândula implantada. Alta hospitalar com 3 meses de idade, em bom estado geral, com atraso no desenvolvimento neuropsicomotor. Exames laboratoriais da alta: cálcio total de 8,8 mg/dL, cálcio iônico de 1,16 mg/dL e fósforo de 3,3 mg/dL).

COMENTÁRIOS

O hiperparatireoidismo neonatal é uma condição rara e grave. No RN e lactente encontramos sinais e sintomas como febre, anorexia, perda de peso, hipoatividade, sonolência, letargia, palidez, desidratação e desnutrição grave, além de osteopenia. O tratamento inclui hidratação e uso de bisfosfonatos, além de agentes calcimiméticos, usados para prevenir ou retardar a paratireoidectomia. Nessa situação, tem sido proposto o uso de cinacalcet na dose de 0,4 mg/kg/dia (6 mg/m^2/dia) VO, dividido em duas doses diárias. A resposta terapêutica está relacionada principalmente ao genótipo do receptor sensível ao cálcio, expresso principalmente nas paratireoides, rins e ossos, regulando a secreção do paratormônio. O controle de ativação do CaSR é mostrado na **Figura 2**. O hiperparatireoidismo neonatal severo é causado por mutações inativadoras do gene que codifica o CaR, o que determina a remoção do *feedback* negativo de produção do PTH. O paciente descrito era filho de pais consanguíneos e com história familiar de hiperparatireoidismo, o que permitiu confirmar o diagnóstico de hiperparatireoidismo primário neonatal.

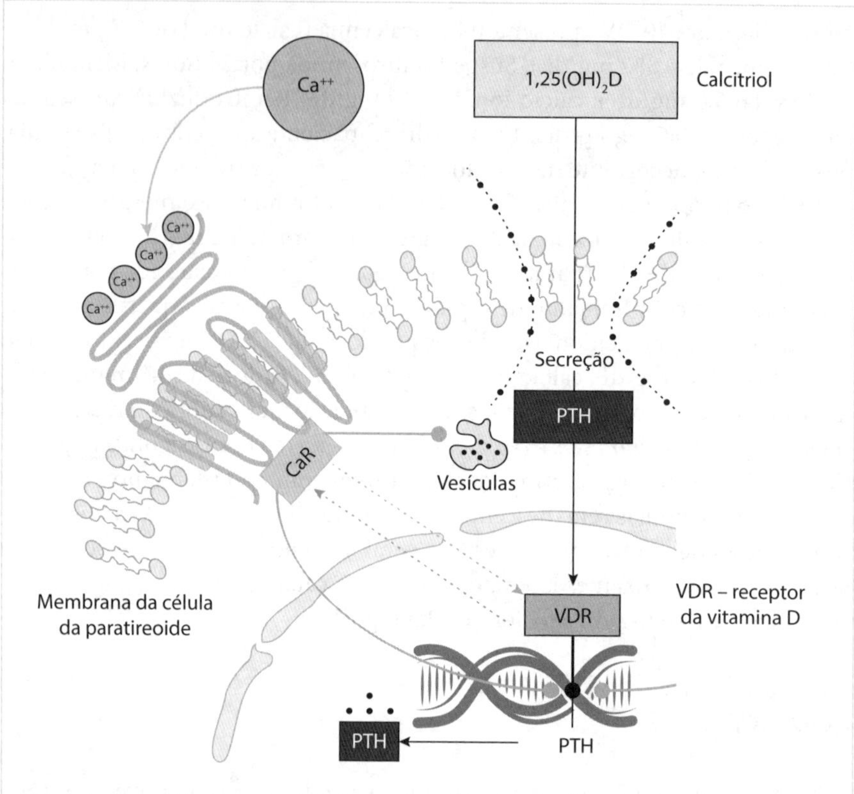

FIGURA 2 Controle de ativação do receptor do canal de cálcio (CaSR).
Fonte: Cozzolino M. Ther Clin Risk Manag. 2017;13:679-89.

REFERÊNCIAS

1. Cozzolino M, Galassi A, Conte F, Mangano M, Di Lullo L, Bellasi A. Treatment of secondary hyperparathyroidism: the clinical utility of etelcalcetide. Ther Clin Risk Manag. 2017;13:679-89.
2. Marini F, Cianferotti L, Giusti F, Brandi ML. Molecular genetics in primary hyperparathyroidism: the role of genetic tests in differential diagnosis, disease prevention strategy, and therapeutic planning. Clin Cases Miner Bone Metab. 2017;14:60-70.
3. Pollak R. Familial hypocalciuric hypercalcemia and neonatal severe hyperparathyroidism: effects of mutant gene dosage on phenotype. The Journal of Clinical Investigation. 1994;93(3):1108-112.
4. Saponaro F, Cetani F, Repaci A. Clinical presentation and management of patients with primary hyperparathyroidism in Italy. J Endocrinol Invest. 2018;41(11):1339-48.
5. Vannucci L, Brandi ML. Familial hypocalciuric hypercalcemia and neonatal severe hyperparathyroidism. Front Horm Res. 2019;51:52-62.

Caso 17.10

Julienne A. R. de Carvalho

HISTÓRIA

Menino, 7 anos, natural e procedente do interior do Paraná, encaminhado por hipocalcemia.

HPMA

Desde o 5º mês de vida crises convulsivas e atraso do desenvolvimento neuropsicomotor (DNPM), especialmente da fala. Diagnóstico de hiperatividade e déficit de atenção pelo neurologista. Episódios de câibras.

Antecedentes

Gestação sem intercorrências; parto cesáreo; PN: 2.750 g; CN: 48 cm; idade gestacional: 39 semanas; Apgar 7 e 9; ao nascer foram observadas fenda palatina posterior e cardiopatia congênita (tetralogia de Fallot).

Cirurgia cardíaca com correção definitiva aos 10 meses e para correção da anomalia palatal aos 18 meses de idade.

Pais saudáveis; estatura materna: 155 cm (p10); estatura paterna: 172 cm (p25). Nega consanguinidade ou casos semelhantes na família.

EXAME FÍSICO

Peso: 16,5 kg (Z: –2,5); estatura: 113 cm (Z: –1,6); PC: 47 cm (Z: –2,5).

Dismorfismos craniofaciais: microcefalia, assimetria facial, orelhas pequenas e displásicas, fendas palpebrais oblíquas e para baixo, hipertelorismo ocular, retrognatia, raiz nasal alargada, ponta nasal bulbosa e fenda palatina posterior.

Exame segmentar: sinais de Trousseau e Chvostek positivos; estágio puberal P1T2.

DIAGNÓSTICO INICIAL

Síndrome genética (dismorfismos, cardiopatia congênita, anomalia palatal, hipocalcemia, atraso do DNPM).

EXAMES SUBSIDIÁRIOS

Bioquímicos: os principais resultados de exames estão na **Tabela 1**. Parcial de urina, hemograma, imunoglobulinas (IgG, IgA e IgM), ureia, creatinina, gasometria venosa e eletrólitos (sódio e potássio) normais; hipocalciúria na urina de 24 h.

TABELA 1

Exame	Resultado	Referência
Cálcio iônico	0,7	1,2-1,35 mmol/L
Cálcio total	6,4	8,6-10,6 mg/dL
Fósforo	7,8	3,7-5,6 mg/dL
Magnésio	1,9	1,7-2,3 mg/dL
Fosfatase alcalina	283	175-420 U/L
Albumina	4,8	3,6-5,4 g/dL
Creatinina	0,6	0,5-0,8 mg/dL
PTHi	6	12-88 pg/mL
25(OH)D3	25	> 20 ng/mL

Hormonais basais: IGF1: 98 (referência: 40-255 ng/mL); T4 livre: 1,4 ng/dL (1,0-1,8 ng/dL) e TSH: 1,8 (0,7-6,0 mUI/mL).

Imagem: ecografia abdominal: ausência de alterações.

Molecular: deleção com perda de função do gene *TUPLE1*, compatível com a síndrome velocardiofacial (VCFS; 192430).

CONDUTA/TRATAMENTO

Desde o 1º mês de vida o paciente foi tratado com suplementação de cálcio associado à vitamina D ou calcitriol, sem o acompanhamento de endocrinologista e por vezes de modo não padronizado. Durante hipocalcemia sintomática recebeu gluconato de cálcio a 10% (ataque e manutenção). Quando iniciou acompanhamento com endocrinologista, passou a receber carbonato de cálcio (30-70 mg/kg/dia de cálcio elementar) e calcitriol (20-60 ng/kg/dia) via oral.

EVOLUÇÃO RESUMIDA

Desde o nascimento atenção maior foi dada para as malformações que necessitavam correções cirúrgicas; o tratamento do hipoparatireoidismo foi inadequado. Com a suplementação adequada de cálcio e calcitriol diminuíram os sinais e sintomas de hipocalcemia. A partir dos 7 anos, alterações neurocognitivas e comportamentais tornaram-se evidentes.

DIAGNÓSTICO DEFINITIVO

Síndrome velocardiofacial (ou síndrome de deleção 22q11.2).

COMENTÁRIOS

A presença de dismorfismos craniofaciais, cardiopatia e fenda palatina levou à suspeita de hipoparatireoidismo de etiologia genética. O hipoparatireoidismo caracteriza-se por hipocalcemia associada a hiperfosfatemia com valores de PTH inapropriadamente baixos e níveis normais de vitamina D. Em crianças geralmente ocorre por causas genéticas, sendo a SD22q11.2 (síndrome de deleção 22q11.2) a etiologia mais frequente.

A SD22q11.2 (OMIM #'s 188400, 192430, 611867) afeta 1:4.000 indivíduos e é a microdeleção cromossômica mais comum em humanos. Possui amplo espectro clínico e penetrância variável, por isso foi descrita como síndromes distintas, embora compartilhem a mesma base genética (DiGeorge - velocardiofacial - anomalia facial conotruncal - entre outras).

Manifestações clínicas da SD22q11.2: dismorfismos craniofaciais (face alongada; hipertelorismo ocular, fenda palpebral oblíqua e para baixo; ponta nasal bulbosa, nariz tubular, raiz nasal alta e hipoplasia de narinas; orelhas dismórficas, anteverdidas e de baixa implantação; boca pequena e com comissuras labiais para baixo); dedos e artelhos afilados e alongados; cardiopatia congênita (principalmente defeitos conotruncais); hipoparatireoidismo (disgenesia de paratireoides); imunodeficiência, anomalias do palato; comprometimento neurocognitivo; distúrbios psiquiátricos e comportamentais. Fenótipo evolutivo com mais de 180 manifestações clínicas.

A hipocalcemia ocorre em 17-60% dos afetados, de início geralmente no período neonatal e com posterior melhora, mas pode se manifestar no adulto (tetania e convulsões). O tratamento convencional é feito com suplementação de cálcio e análogos da vitamina D (preferência pelo calcitriol por ter ação mais rápida). O uso da vitamina D não é recomendado porque sua conversão para a forma ativa depende da ação do PTH. Se houver hipomagnesemia, deve-se fazer a correção. Complicações do tratamento: hipocalcemia, hipercalcemia, hiperfosfatemia, hipercalciúria, urolitíase e calcificações de outros tecidos. O tratamento com PTH recombinante humano (rhPTH), aprovado somente para adultos desde 2015, poderá ser no futuro uma opção para crianças e adolescentes com hipoparatireoidismo refratário.

Entre 25-50% das crianças com SD22q11.2 estão abaixo do p2 para peso, estatura e perímetro cefálico quando se utilizam as curvas para crianças normais. Apesar do déficit de crescimento na infância, a estatura final costuma ser normal. A deficiência de GH é a causa da baixa estatura na minoria dos pacientes. Curvas de crescimento específicas para SD22q11.2 foram construídas e auxiliam na identificação de pacientes que devem ser investigados para outras causas de déficit de crescimento (ver **Figuras 1, 2, 3 e 4**).

Diagnóstico genético: cariótipo de alta resolução (detecta até 20% dos casos); FISH (considerado padrão-ouro para o diagnóstico; pode não detectar mutações atípicas); MLPA (*multiplex ligation-dependent probe amplification*; detecta mutações típicas, atípicas e fenocópias); CGH-*array* (hibridização genômica comparativa; identifica alterações em qualquer região do genoma). Há relatos de pacientes com fenótipo de síndrome de DiGeorge/velocardiofacial sem a presença da deleção 22q11.2.

A deleção 22q11.2 ocorre por mutações *"de novo"* (herdada) em cerca de 80-85%; quando é herdada de um dos genitores (15-20%), o risco de transmitir para os filhos é de 50%. A pesquisa de mutação nos pais de um paciente afetado é importante para o aconselhamento genético.

O diagnóstico clínico correto da SD22q11.2 permite que os pacientes sejam acompanhados e tratados por equipe multidisciplinar capacitada para intervir nas diferentes etapas da vida, para prevenir ou detectar precocemente as complicações já conhecidas da doença.

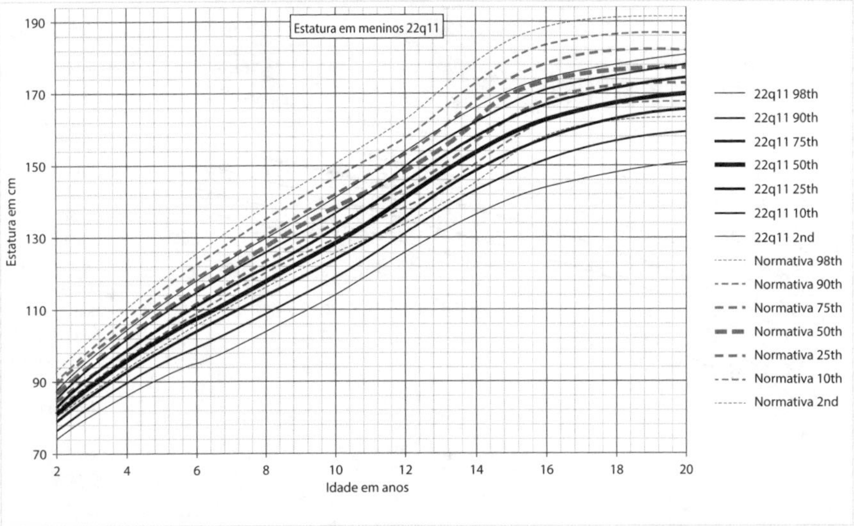

FIGURA 1 Estatura em meninos 22q11.
Fonte: Tarquinio et al. Am J Med Genet Part A. 2012;158A:2672-81.

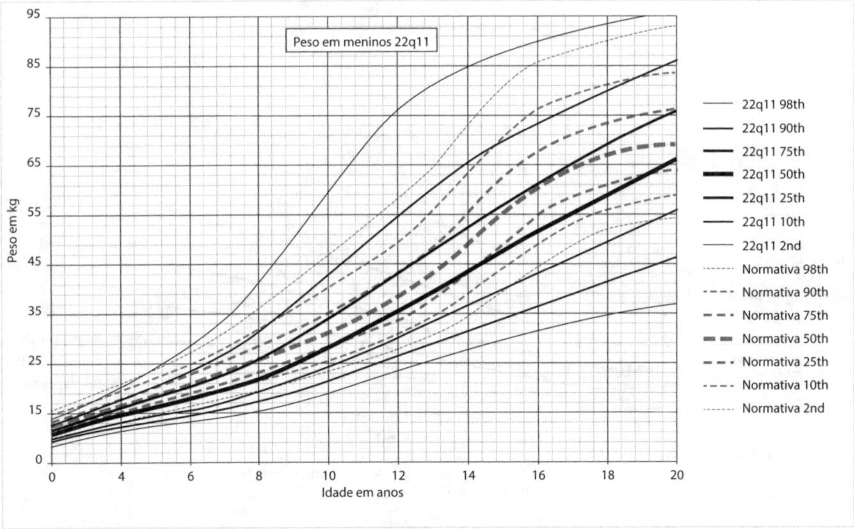

FIGURA 2 Peso em homens 22q11.
Fonte: Tarquinio et al. Am J Med Genet Part A. 2012;158A:2672-81.

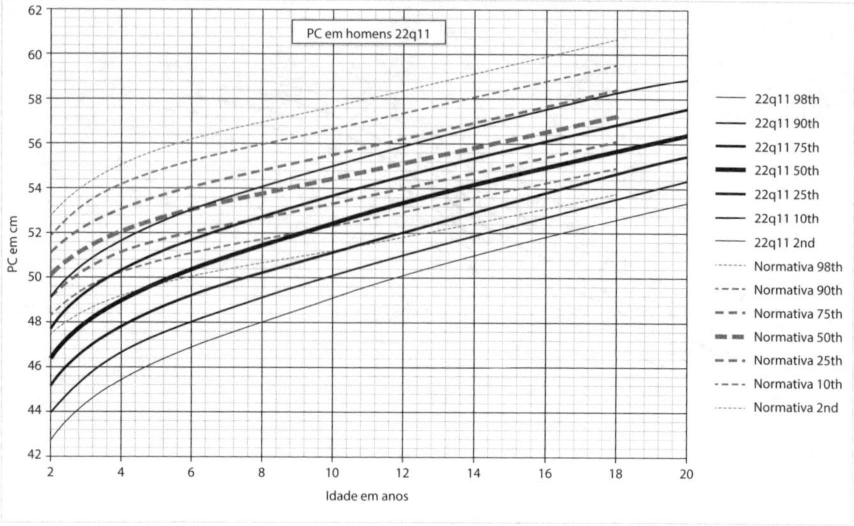

FIGURA 3 Perímetro cefálico em homens 22q11.
Fonte: Tarquinio et al. Am J Med Genet Part A. 2012;158A:2672-81.

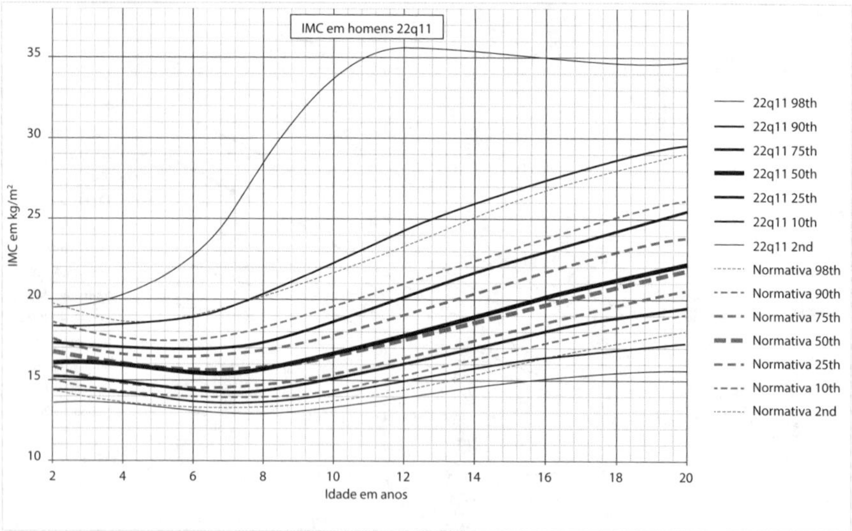

FIGURA 4 IMC em homens 22q11.
Fonte: Tarquinio et al. Am J Med Genet Part A. 2012;158A:2672-81.

REFERÊNCIAS

1. Basset AS, MaDonald-McGinn DM, Devriendt K, et al. International 22q11.2 deletion syndrome consortium: practical guidelines for managing patients with 22q11.2 deletion syndrome. J Pediatr. 2011;159(2):332-9.
2. Brauner R, Le Harivel de Gonneville A, Kindermans C, et al. Parathyroid function and growth in 22q11.2 deletion syndrome. J Pediatr. 2003;142:504-8.
3. Choi J-H, Shin Y-L, Kim G-H, et al. Endocrine manifestations of chromosome 22q11.2 microdeletion syndrome. Horm Res. 2005;63:294-9.
4. Du Q, De la Morena MT, Van Oers NSC. The genetics and epigenetics of 22q11.2 deletion syndrome. Front. Genet. 2020;10:1365.
5. Kobrynski LJ, Sullivan KE. Velocardiofacial syndrome, DiGeorge syndrome: the chromosome 22q11.2 deletion syndromes. Lancet. 2007;370(9596):1443-52.
6. Rosa RFM, Zen PRG, Roman T, et al. Síndrome de deleção 22q11.2: compreendendo o CATCH22 22q11.2 deletion syndrome. Rev Paul Pediatr 2009;27(2):211-20.
7. Shprintzen RJ. Velo-cardio-facial syndrome: 30 years of study. Dev Disabil Res Rev;2008.14(1):3-10.
8. Tarquinio DC, Jones MC, Jones KL, Bird LM. Growth charts for 22q11 deletion syndrome. Am J Med Genet Part A. 2012;158A:2672-81.
9. Weinzimer SA. Endocrine aspects of the 22q11.2 deletion syndrome. Genet Med. 2001;3:19-22.
10. Weinzimer SA, McDonald-McGinn DM, Driscoll DA *et al.* Growth hormone deficiency in patients with a 22q11.2 deletion: Expanding the phenotype. Pediatr. 1998;101:929–932.
11. Di Maio S, Soliman AT, De Sanctis V *et al.* Acta Biomed. Current treatment of hypoparathyroidism: theory versus reality waiting guidelines for children and adolescents. 2018;89(1):122-131.

Seção 18

Diabetes *insipidus* central

Coordenação:

Carlos A. Longui

Caso 18.1

Paulo Ferrez Collett-Solberg

HISTÓRIA

Menino de 11 meses de idade com febre e irritabilidade de início recente.

HPMA

Os pais descrevem que ele apresenta muita sede e aumento da diurese. Não ganhou muito peso nos últimos meses.

Antecedentes

Nasceu de uma gestação a termo, sem intercorrências. Pesou ao nascimento 3,2 kg e media 49,5 cm de comprimento. Alta com a mãe no segundo dia. Desenvolvimento cognitivo adequado.

O pai refere que sempre bebeu muita água, e que isso é normal na família dele.

EXAME FÍSICO

- Desidratado e normocorado. Comprimento no percentil 30, peso no percentil 5. Perímetro cefálico no percentil 40.
- Movimentos oculares normais, acompanhando objetos.
- Genitália masculina normal. Testículos tópicos.

DIAGNÓSTICO INICIAL

- Diabetes *mellitus.*
- Diabetes *insipidus.*
- Infecção.

EXAMES SUBSIDIÁRIOS

Bioquímicos:

- Sangue: sódio 144 mEq/L; potássio 5,1 mEq/L; glicemia 72 mg/dL; ureia 30 g/dL; osmolaridade 297 mOsm/L.
- Urina: glicosúria: negativa; osmolaridade 94 mOsm/L; osmolaridade após 5U de vasopressina Sq – 422 mOsm/L.
- Hormonal: T4 livre: 1,3 ng/dL; cortisol matinal: 21 mcg/dL; IGFBP-3: 1,9 mg/L (6-11 meses de idade 0,5-2,4 mg/L).

Imagem: ressonância nuclear magnética de hipófise mostrou ausência do hipersinal característico da neuro-hipófise em T1.

DIAGNÓSTICO DEFINITIVO

- Diabetes *insipidus* central familial.

CONDUTA/TRATAMENTO

- DDAVP: 10 mcg intranasal à noite.
- Balanço hídrico diário.

EVOLUÇÃO RESUMIDA

O paciente começou a fazer uso regular de DDAVP a fim de facilitar o equilíbrio hídrico e assim voltou a ganhar peso.

O pai fez um teste de privação hídrica e era incapaz de concentrar a urina acima de 300 mOsm/L com uma resposta ao DDAVP, demonstrando que ele também tinha diabetes *insipidus* central.

COMENTÁRIOS

No diabetes *insipidus* existe uma incapacidade de concentrar a urina, causando assim poliúria (**Tabela 1**) e consequentemente polidipsia. Essa incapacidade de concentrar a urina é secundária à falta de efeito do hormônio antidiurético (ADH), seja pela diminuição na sua produção (diabetes *insipidus* central) ou por uma resistência ao ADH (diabetes *insipidus* nefrogênico).

TABELA 1 Caracterização de poliúria

Volume urinário acima de 3 L em 24 horas (acima de 40 mL/kg/dia) em adolescentes e adultos
Em crianças pode ser definida como:
Volume urinário acima de 2 L/m²/dia
Ou
De acordo com a idade:
Recém-nascidos: diurese > 150 mL/kg/dia ou > 6 mL/kg/h
< 2 anos de idade: diurese > 100 mL/kg/dia ou > 4 mL/kg/h
> 2 anos de idade: diurese > 50 mL/kg/dia ou > 2 mL/kg/h

O ADH, produzido nos neurônios magnocelulares do hipotálamo e armazenado na neuro-hipófise, liga-se ao receptor V2 da membrana basolateral das células principais nos ductos coletores renais. Essa ligação leva a um aumento na expressão e na inserção do canal de água (aquaporina 2 – AQP2) na membrana apical das células principais, permitindo que água entre na célula e passe para o interstício medular através das aquaporinas 3 e 4 (AQP3 e 4). Diabetes *insipidus* nefrogênico congênito é causado por mutações no gene de *V2* (ligado ao X) ou no gene de *AQP2* (autossômico dominante ou recessivo).

No diabetes *insipidus* central existe uma diminuição na síntese de ADH. Essa diminuição pode ser transitória (medicamentos ou pós-traumática, p. ex.), adquirida (secundárias a lesões de sistema nervoso central – neoplasias, histiocitose de células de Langerhans, trauma, incluindo cirurgias e infecções) ou congênita.

A apresentação clínica depende da idade. Em lactentes os sinais clínicos de poliúria e polidipsia podem não ser percebidos e as crianças se apresentam extremamente desidratadas, podendo estar letárgicas ou irritadas. Não é raro apresentarem febre. Em indivíduos mais velhos os principais sinais são poliúria e polidipsia. Tipicamente existe uma preferência pela ingestão de líquidos gelados. Esses sinais muitas vezes também não são percebidos, seja por um início insidioso, seja por terem um início precoce, e, assim, ter sede, beber água e urinar com frequência passam a ser algo "normal". Essa polidipsia pode muitas vezes levar a uma inapetência, visto que a busca por líquidos é o foco, causando perda de peso. O diagnóstico diferencial para poliúria inclui diabetes *insipidus*, diabetes *mellitus*, hipercalcemia e disfunção renal (**Tabela 2**).

TABELA 2 Exames específicos considerando o diagnóstico diferencial

Potássio: hipocalemia diminui a resposta do túbulo coletor ao ADH.
Cálcio: hipercalcemia diminui a resposta do túbulo coletor ao ADH.
Glicose: glicosúria causa diurese osmótica.
Osmolaridade: excluir outras causas de diurese osmótica.
Creatinina: excluir insuficiência renal.

A característica laboratorial do diabetes *insipidus* é uma osmolaridade sérica elevada com uma osmolaridade urinária baixa (**Tabela 3**). Muitas vezes, por uma compensação através de elevada ingestão hídrica, a osmolaridade sérica está normal. Nestes casos, faz-se um teste de privação hídrica (**Tabela 4**), no qual, em situação controlada e com acompanhamento médico, deixa-se o paciente sem beber água para ver se haverá concentração urinária. Caso não haja, administra-se vasopressina ou DDAVP e avalia-se se houve aumento significativo da concentração urinária. Se houver, fica demonstrado que o organismo responde ao hormônio antidiurético e consequentemente não havia aumento da concentração urinária por falta de produção de ADH. Caso a concentração urinária não aumente, suspeita-se de uma incapacidade renal de responder ao ADH, o que caracterizaria um diabetes *insipidus* nefrogênico.

TABELA 3 Diagnóstico laboratorial de diabetes *insipidus* (DI)

Aferir, no mesmo momento, sódio e osmolalidade séricos e osmolalidade urinária.
- Osm sérica > 300 mOsm/kg e Osm urina < 300 mOsm/kg = DI
- Osm urina > 600 mOsm/kg ou Osm sérica < 270 mOsm/kg = não é DI

Observação:
Osmolalidade sérica normal: 285-295 mOsm/kg.
Osmolaridade sérica elevada com sódio normal sugere hiperglicemia, uremia ou alcoolismo agudo.

Fonte: Jain V, Ravindranath A. Diabetes insipidus in children. J Pediatr Endocrinol Metab. 2016;29(1):39-45.

TABELA 4 Teste de privação hídrica

Avaliar sódio e osmolalidade séricos e osmolalidade urinária a cada 2 horas por 10 horas
Interromper se:
- Sódio sérico > 150 mEq/L
- Perda de peso > 5%
- Sede intensa
- Variação de osmolalidade urinária < 30 mOsm/kg em um período de 5 horas

Dar vasopressina para avaliar resposta – ficar atento à ingestão hídrica.
Interpretação do teste de privação hídrica
- Osmolalidade sérica > 300 mOsm/kg = diabetes *insipidus* (DI)
  - Se osmolalidade urinária < 300 mOsm/kg = DI completa
  - Se osmolalidade urinária entre 300-750 Osm/kg = DI parcial
- Lactentes com osmolalidade urinária > 450 mOsm/kg ou uma relação de osmolalidade
- Urinária/sérica > 1,5 = exclui DI

Fonte: Jain V, Ravindranath A. Diabetes insipidus in children. J Pediatr Endocrinol Metab. 2016;29(1):39-45.

No exame físico é importante observar os movimentos oculares, pois displasia septo óptica (déficit visual) com pan-hipopituitarismo pode ser uma causa de diabetes *insipidus* nessa idade. Defeitos de linha média ou uma genitália masculina com micropênis isolado podem ser outros sinais de pan-hipopituitarismo. Nos exames laboratoriais, para investigar a função hipofisária pode-se solicitar inicialmente um cortisol matinal, um T4 livre e, nessa idade, IGFBP-3 seria uma triagem melhor do que IGF-I para avaliar a produção de hormônio do crescimento.

Neste caso o pai tinha história compatível com um quadro de diabetes *insipidus* e posteriormente o teste de privação hídrica confirmou este diagnóstico. Diabetes *insipidus* familiar mais frequentemente tem transmissão autossômica dominante (**Tabela 5**).

TABELA 5 Diabetes *insipidus* (DI) familial

Autossômica dominante – 20p13 - OMIM 125700
▪ Defeito na migração neuronal levando à destruição celular?
▪ Efeito dominante negativo?
▪ Quadro clínico aparece com 1-2 anos de idade
Autossômica recessiva – mais rara – 20p13 - OMIM 125700
▪ Aparece nos primeiros meses de vida
▪ ADH com menor bioatividade ou deficiência de ADH
Ligada ao X – OMIM 304900
▪ Somente uma família descrita – Xq28
Síndrome de Wolfram - DIDMOAD – OMIM 222300
▪ DI – segunda e terceira décadas de vida
▪ Diabetes *mellitus* – frequentemente a primeira manifestação
▪ Atrofia óptica
▪ Surdez

De modo geral o tratamento se faz com DDAVP, um análogo de longa duração de vasopressina encontrado para aplicação por via nasal, por via de comprimidos orais ou por via sublingual (**Tabela 6**).

Em lactentes, que têm uma dieta praticamente líquida, os longos períodos de anurese induzidos pelo uso de DDAVP seguidos de períodos de intensa diurese levam a uma grande flutuação da osmolaridade sérica. Para essa população, outras opções vêm sendo utilizadas (**Tabela 7**). A mais antiga é o uso de alimentação com leite diluído, o que somente é possível para crianças que estão utilizando mamadeira. Outra opção, que só serve enquanto a ingestão de solutos for pequena, é o uso de diuréticos tiazídicos. Recém-nascidos exclusivamente no aleitamento materno, que têm baixa osmolalidade, respondem bem a esse tipo de tratamento. Quando se iniciam alimentos sólidos, pelo aumento da carga de solutos, o tratamento com tiazídicos perde a eficácia. Mais recentemente o uso de DDAVP sublingual vem sendo relatado.

TABELA 6 Medicações utilizadas no tratamento de diabetes *insipidus*

Vasopressina e análogos utilizados no diabetes *insipidus* central					
Droga	Duração do efeito	Via de administração	Dose	Considerações especiais	Efeitos colaterais importantes
Arginina vasopressina	5-10 min	IV	0,5-10 mU/kg/h	▪ Necessita de monitoramento ▪ Permite ajustes rápidos	▪ Hipertensão ▪ Cólica ▪ Diminuição do fluxo sanguíneo intestinal
Vasopressina	2-8 h	IM ou SC	2,5 -10 U, 2-4 x/dia		
Desmopressina comprimido	6-12h	Oral	0,025-1,2 mg/dia divididos em 1-3 doses		
Desmopressina *spray* nasal	5-21 h	Nasal	5-30 mcg/dia divididos em 1-2 doses	Ajuste de dose de 10 em 10 mcg	▪ Rinite ▪ Epistaxe ▪ Edema nasal
Desmopressina solução	5-21 h	Nasal via tubo nasal	10-40 mcg/ dia divididos em 1-3 doses		▪ Rinite ▪ Epistaxe ▪ Edema nasal
Liofilizado de desmopressina	6-20	Sublingual	1-4 mcg/kg/ dia divididos em 2 doses	Divisão de comprimidos inexata	

Fonte: Dabrowski E et al. Best Pract Res Clin Endocrinol Metab. 2016;30(2):317-28.
IM: intramuscular; IV: intrevenoso; SC: subcutâneo.

TABELA 7 Medicações utilizadas no tratamento de *diabetes insipidus*

Outras medicações utilizadas no DI central e/ou nefrogênico				
Droga	Central ou nefrogênico	Via de administração	Dose	Efeitos colaterais importantes
Hidroclorotiazida	Central e nefrogênico	VO	1-3 mg/kg/dia em duas doses	Hipopotassemia Hiperuricemia Hipercalcemia
Clorotiazida	Central e nefrogênico	VO	5-10 mg/kg/dia em 2-3 doses	Hipopotassemia Hiperuricemia Hipercalcemia
Indometacina	Nefrogênico	VO	1-2 mg/kg/dia	Sangramento Distúrbios intestinais
Amiloride	Central e nefrogênico	VO	0,3-0,625 mg/kg/dia em 2 doses	

Fonte: Dabrowski E et al. Best Pract Res Clin Endocrinol Metab. 2016;30(2):317-28.
DI: diabetes *insipidus*; VO: via oral.

Indivíduos com a percepção de sede normal, o controle é mais fácil, ajustando-se as doses muito de acordo com a conveniência do indivíduo e menos com os exames laboratoriais complementares. Em lactentes ou indivíduos sem a percepção de sede normal, o controle depende mais de exames laboratoriais.

REFERÊNCIAS

1. Di Iorgi N, Napoli F, Allegri AE, et al. Diabetes insipidus: diagnosis and management. Horm Res Paediatr. 2012;77(2):69-84. doi:10.1159/000336333.
2. Ferlin ML, Sales DS, Celini FP, Martinelli Junior CE. Central diabetes insipidus: alert for dehydration in very low birth weight infants during the neonatal period: a case report. Sao Paulo Med J. 2015;133(1):60-3. doi:10.1590/1516-3180.2012.6450001.
3. Jain V, Ravindranath A. Diabetes insipidus in children. J Pediatr Endocrinol Metab. 2016;29(1):39-45. doi:10.1515/jpem-2014-0518.
4. Korkmaz HA, Demir K, Kılıç FK, et al. Management of central diabetes insipidus with oral desmopressin lyophilisate in infants. J Pediatr Endocrinol Metab. 2014;27(9-10):923-7. doi:10.1515/jpem-2013-0368.
5. Rivkees SA, Dunbar N, Wilson TA. The management of central diabetes insipidus in infancy: desmopressin, low renal solute load formula, thiazide diuretics. J Pediatr Endocrinol Metab. 2007;20(4):459-69. doi:10.1515/jpem.2007.20.4.459.
6. Rutishauser J, Spiess M, Kopp P. Genetic forms of neurohypophyseal diabetes insipidus. Best Pract Res Clin Endocrinol Metab. 2016;30(2):249-62. doi:10.1016/j.beem.2016.02.008.

Caso 18.2

Adriana A. Siviero-Miachon

HISTÓRIA

Sexo feminino, 11,7 anos, natural e procedente de São Paulo. Cefaleia e perda visual há 3 meses.

HPMA

Aos 10,5 anos paciente iniciou quadro de cefaleia holocraniana, caráter pulsátil, grande intensidade, pouca melhora com analgésicos comuns, sem náuseas ou vômitos, associada à perda visual bilateral, com piora progressiva (3 meses de evolução). Foi avaliada em outro serviço e, ao realizar exame de imagem, foi diagnosticado tumor sólido-cístico selar/suprasselar (craniofaringioma). Realizou cirurgia para implantação de derivação ventriculoperitoneal (DVP) e uma primeira ressecção parcial do tumor aos 10,8 anos. Um mês após essa primeira abordagem, foi submetida a uma primeira drenagem da porção cística do tumor, repetida 7 meses após, aos 11,5 anos. Como não apresentasse melhora do quadro clínico e radiológico da lesão, foi transferida para um novo serviço para realizar novo procedimento cirúrgico. Não referia uso de nenhuma medicação após as diversas abordagens terapêuticas iniciais.

Antecedentes

Criança nasceu de parto cesáreo, a termo, peso 3.150 g, comprimento 48 cm. Alta com a mãe, sem intercorrências.

Pai com 39 anos hígido, estatura 165 cm. Mãe com 33 anos, hígida, gestante de 4 meses, menarca aos 12 anos, estatura 152 cm. Estatura alvo (EA) 152 cm. Não consanguíneos.

EXAME FÍSICO

Bom estado geral, consciente, contactuante, corada, hidratada, eupneica, acianótica, anictérica e afebril.

Peso: 45 kg (+0,52 DP); estatura: 139 cm (–1,34 DP); IMC: 23,3 kg/m^2 (+1,40 DP) (**Figura 1** e **Figura 2**); Tanner M1P1; FC: 70 bpm; PA: 100/60 mmHg.

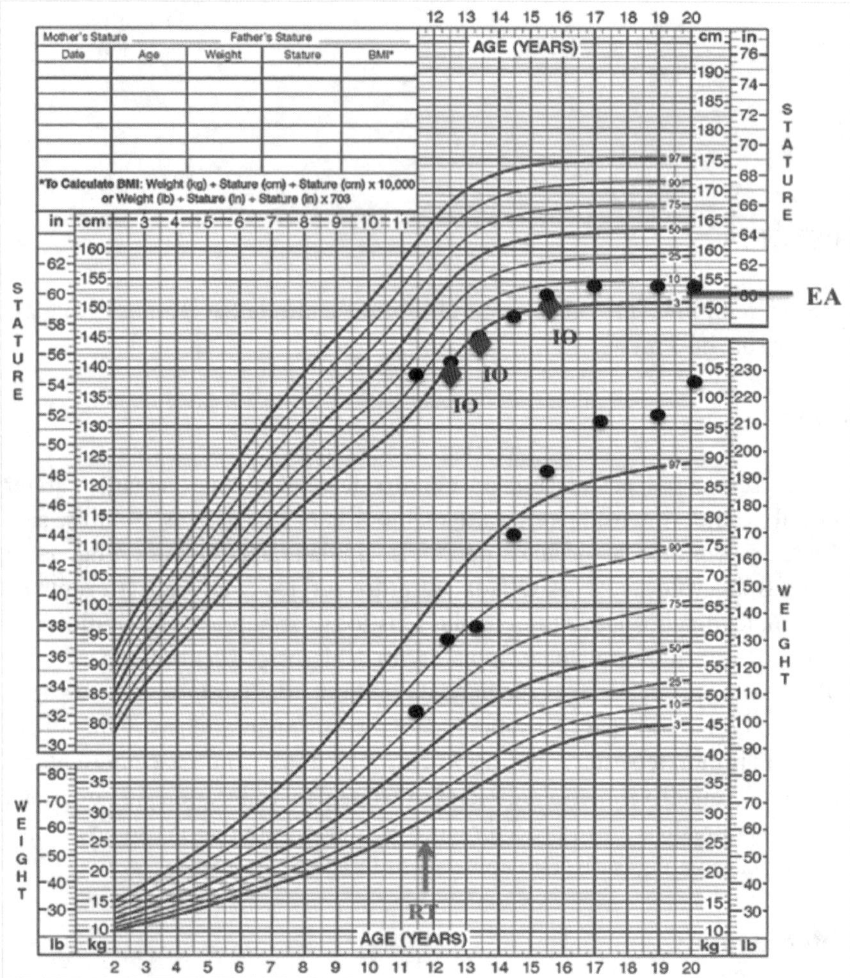

FIGURA 1 Crescimento da paciente.
EA: Estatura alvo; IO: idade óssea; RT: radioterapia.
Fonte: National Center for Health Statistics and National Center for Chronic Disease Prevention and Health Promotion, 2000.
http://www.cdc.gov/growthcharts

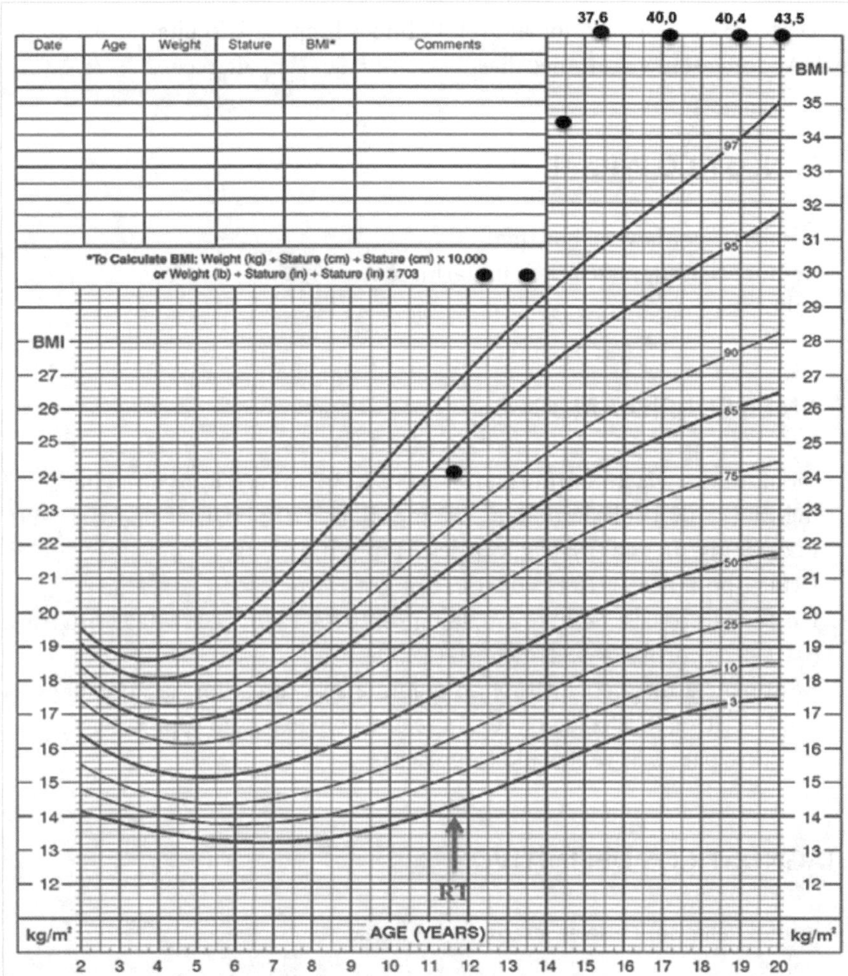

FIGURA 2 Índice de massa corporal.
RT: radioterapia.
Fonte: National Center for Health Statistics and National Center for Chronic Disease Prevention and Health Promotion, 2000.
http://www.cdc.gov/growthcharts

Pescoço: tireoide normopalpável. Pulmões limpos. Ausculta cardíaca normal. Abdome sem visceromegalias. Extremidades sem alterações.

DIAGNÓSTICO INICIAL

- Cefaleia e perda visual bilateral.
- Tumor selar/suprasselar: craniofaringioma.
- Sobrepeso.

EXAMES SUBSIDIÁRIOS

- Bioquímicos: Na 138 mEq/L (135-145); K 3,7 mEq/L (3,5-5,0); glicose 79 mg/dL (< 100); colesterol total 150 mg/dL (< 170); HDL 41 mg/dL (> 40); LDL 99 mg/dL (< 110); triglicérides 54 mg/dL (< 100).
- Urina tipo 1: d = 1.010 (1.005-1.010).
- Hormonais basais: T4 livre = 0,98 ng/dL (0,93-1,70); TSH = 0,53 mUI/mL (0,27-4,2); cortisol = 13,5 mcg/dL (5-25).
- Ressonância magnética (RM) de crânio e sela turca: formação expansiva sólido-cística, localizada na região selar e com extensão suprasselar, projetando-se para o 3º ventrículo (**Figura 3**).

DIAGNÓSTICOS DEFINITIVOS

- Tumor selar/suprasselar: craniofaringioma.
- Sobrepeso.

CONDUTA/TRATAMENTO

Cirurgia transesfenoidal para ressecção do craniofaringioma.

EVOLUÇÃO RESUMIDA

No pós-operatório (PO) imediato (POi): evoluiu com hipernatremia e poliúria (diabetes *insipidus*, DI), tendo recebido desmopressina (DDAVP), por via intranasal (IN), Na máximo de 174 mEq/L, associado à confusão mental.

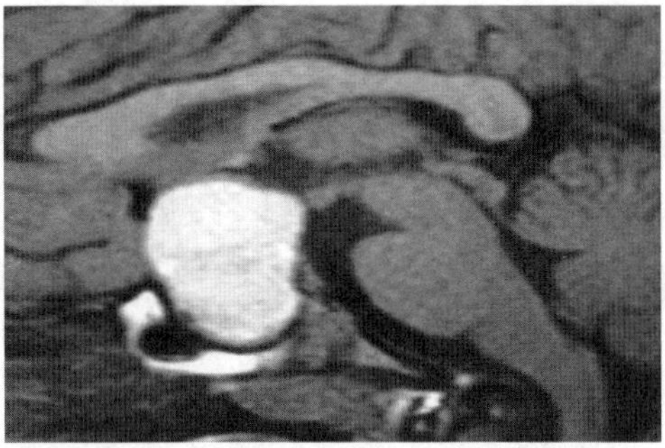

FIGURA 3 Ressonância magnética (RM) de crânio e sela turca: formação expansiva sólido-cística, localizada na região selar e com extensão suprasselar, projetando-se para o 3º ventrículo. (Ver o Encarte de imagem no final do livro.)

Evoluiu com queda progressiva da natremia e da diurese, com tendência à normalização (Na = 145 mEq/L no 3º PO), sendo suspenso o DDAVP no 4º PO.

Do 5º ao 7º PO: evoluiu com hiponatremia e diminuição da diurese (síndrome da secreção inapropriada do hormônio antidiurético, SSIADH).

A partir do 8º PO: voltou a apresentar poliúria e aumento progressivo da natremia, chegando a Na = 149 mEq/L (DI). Alta no 12º PO com DDAVP 2,5 mcg/dia IN.

A evolução dos sinais clínicos e exames laboratoriais está resumida nas Tabelas 1 a 3 (**Tabela 1**, **Tabela 2** e **Tabela 3**).

TABELA 1 Controle no pós-operatório imediato do craniofaringioma (peso 45 kg; P. cal 20 kg)

Dado clínico/tempo após cirurgia	1 h	6 h	10 h	15 h
Na (mEq/L)	143	149	153	174*
Diurese (mL/período)	1.600	700	800	2.350
Diurese (mL/kg/h)		3,1	4,4	10,4
Densidade urinária		1.000	1.000	1.000-1.005
Conduta 1	Fluidos	Fluidos	Fluidos	
Conduta 2		DDAVP IN 2,5 mcg	DDAVP IN 2,5 mcg	DDAVP IN 5,0 mcg
Conduta 3				Correção de água livre

P. cal: peso calórico; DDAVP: desmopressina; IN: intranasal.
*Confusão mental.

TABELA 2 Controle nos primeiros 4 dias de pós-operatório (PO) do craniofaringioma (peso 45 kg; P. cal 20 kg)

Dado clínico/dias após cirurgia	1º PO	2º PO	3º PO	4º PO
Na máximo (mEq/L)	158	154	145	142
Diurese (mL/24 h)	8.100	7.385	5.890	1.480
Diurese (mL/kg/h)	7,5	6,8	5,4	1,4
Densidade urinária	1.005-1.010			
BH (mL/kcal)	-156,0	+45,7	-54,7	+15,0
Conduta 1	Fluidos			
Conduta 2	DDAVP IN ACM	DDAVP IN 8/8	DDAVP IN 8/8	DDAVP IN ACM*
	2,5 mcg/dose	5,0 mcg/dose	5,0 mcg/dose	2,5 mcg/dose

ACM: a critério médico; BH: balanço hídrico; DDAVP: desmopressina; IN: intranasal; P. cal: peso calórico.
*Não realizado.

TABELA 3 Controle do 5º ao 12º dia (alta hospitalar) de pós-operatório (PO) do craniofaringioma (peso 45 kg; P. cal 20 kg)

Dado clínico/ dias após cirurgia	5º PO	6º PO	7º PO	8º PO	9º PO	10º PO	12º PO
Na máximo (mEq/L)	134	126	136	139	149	145	142
Diurese (mL/24 h)	650	1.450	3.050	5.085	5.290	3.690	
Diurese (mL/kg/h)	0,6	1,3	2,8	4,7	4,9	3,4	
Densidade urinária	1.010-1.030						
BH (mL/kcal)	+58,85	+24,0	−44,0	−91,0	−5,7	+17,5	
Conduta 1		Restrição fluidos			Alta UTI		Alta hospitalar
Conduta 2		Reposição Na			DDAVP IN	DDAVP IN	DDAVP IN
					2,5 mcg ACM	2,5 mcg 1 x	2,5 mcg 1 x

ACM: a critério médico; BH: balanço hídrico; DDAVP: desmopressina; IN: intranasal; P. cal: peso calórico; UTI: unidade de terapia intensiva.

Seguimento ambulatorial:

Aos 11,8 anos: peso 47 kg (+0,67 DP); estatura 139 cm (−1,43 DP); IMC 24,3 kg/m² (+1,55 DP); Tanner M1P1. Exames: Na 145 mEq/L (135-145); K 4,0 mEq/L (3,5-5,0); glicose 70 mg/dL (< 100); T4 livre 0,8 ng/dL (0,93-1,70); TSH

0,530 mUI/mL (0,27-4,2); cortisol 0,8 mcg/dL (5-25). Iniciou hidrocortisona 12,5 mcg/m^2/dia e tiroxina 50 mcg/dia. Mantido DDAVP solução nasal 0,025 mL (2,5 mcg) 1 ×/dia. Recebeu radioterapia (RT) cranial na dose total de 5.400 cGy.

Aos 12,5 anos: evoluiu com ganho de peso progressivo e alteração metabólica. Peso 59,4 kg (+1,36 DP); estatura 141 cm (–1,81 DP); IMC = 29,9 kg/m^2 (+2,10 DP); Tanner M1P1. Exames: Na 144 mEq/L (135-145); K 4,1 mEq/L (3,5-5,0); glicose 80 mg/dL (< 100); colesterol total 236 mg/dL (< 170); HDL 35 mg/dL (> 40); LDL 143 mg/dL (< 110); triglicérides 292 mg/dL (< 100); IGF-1 101,40 ng/mL (143-693); T4 livre 0,9 ng/dL (0,93-1,70); TSH 0,093 mUI/mL (0,27-4,2). Mantidas as reposições hormonais: DDAVP, hidrocortisona e tiroxina (ajustada). Atenção para a dieta e estímulo à prática de exercício físico.

Aos 13,3 anos: peso 61 kg (+1,17 DP); estatura 145 cm (–2,00 DP); IMC 29,0 kg/m^2 (+1,91 DP); Tanner M2P1. Exames: Na 142 mEq/L (135-145); K 4,4 mEq/L (3,5-5,0); T4 livre 1,35 ng/dL (0,93-1,70); LH < 0,1 mUI/mL (pré-púbere até 0,3); FSH 0,4 mUI/mL (pré-púbere até 4,0); IO 13 anos. Iniciou estrógenos conjugados 0,3 mg/dia, com aumento progressivo, e associado o progestágeno, após sangramento vaginal aos 15 anos. Mantidas as respectivas reposições hormonais: DDAVP, hidrocortisona e tiroxina. Atenção para a dieta e estímulo à prática de exercício físico.

Aos 15,7 anos: peso 87 kg (+2,00 DP); estatura 152,2 cm (–1,58 DP); IMC 37,6 kg/m^2 (+2,32 DP); Tanner M4P3. Mantidas as reposições hormonais: DDAVP, tiroxina e valerato de estradiol 2 mg + levonogestrel 0,25 mg (21 dias com pausa de 7 dias). Como a estatura estava próxima da final, a hidrocortisona foi substituída por prednisona 5 mg/dia. Atenção para a dieta e estímulo à prática de exercício físico.

Aos 17,2 anos: peso 95,4 kg (+2,13 DP); estatura 154,5 cm (–1,31 DP); IMC 40,0 kg/m^2 (+2,32 DP); Tanner M4P4. Exames: Na 147 mEq/L (135-145); K 4,0 mEq/L (3,5-5,0); glicose 83 mg/dL (< 100); insulina 58,2 mUI/mL (2-25); HOMA1-IR 11,9 (< 3,45); colesterol total 155 mg/dL (< 170); HDL 35 mg/dL (> 40); LDL 93 mg/dL (< 110); triglicérides 154 mg/dL (< 100); T4 livre 0,76 ng/dL (0,93-1,70). Mantidas as respectivas reposições hormonais, realizados os ajustes necessários. Introduzido sensibilizador de insulina (metformina 850 mg/dia). A partir dos 18,8 anos o DDAVP passa a ser *spray* nasal, na dose de 10 mcg/dia (= 1 dose/dia).

Aos 19,2 anos: peso 96,5 kg (+2,12 DP); estatura 154,5 cm (–1,35 DP); IMC 40,4 kg/m^2 (+2,19 DP); Tanner M5P5. Exames: Na 148 mEq/L (135-145); K 4,0 mEq/L (3,5-5,0); glicose 79 mg/dL (< 100); insulina 57,8 mUI/mL (5-25); HOMA 11,3 (< 3,45); colesterol total 174 mg/dL (< 170); HDL 30 mg/dL (> 40); LDL 97,4 mg/dL (< 110); triglicérides 233 mg/dL (< 100); T4 livre 1,36 ng/

dL (0,93-1,70). Mantidas as respectivas reposições hormonais e metformina 1,7 g/dia.

Aos 20 anos: peso 103,9 kg; estatura 154,5 cm; IMC 43,5 kg/m²; Tanner M5P5; PA 110/60 mmHg. Exames: Na = 147 mEq/L (135-145); K = 3,8 mEq/L (3,5-5,0); glicose = 81 mg/dL (< 100); insulina = 46,2 mUI/mL (< 20); HOMA = 9,2 (< 3,45); colesterol total = 185 mg/dL (< 170); HDL = 33 mg/dL (> 40); LDL = 118 mg/dL (< 110); triglicérides = 218 mg/dL (< 100); T4 livre = 1,25 ng/dL (0,93-1,70). Mantidas as respectivas reposições hormonais: DDAVP 10 mcg/dia, prednisona 5 mg/dia, tiroxina 125 mcg/dia, valerato de estradiol 2 mg + levonogestrel 0,25 mg (21 dias com pausa de 7 dias) e metformina 1,7 g/dia. Incentivo à dieta e atividade física.

A evolução dos dados antropométricos e os respectivos exames laboratoriais foram apresentados previamente nas **Figuras 1 e 2**, com dados descritivos mostrados nas tabelas (**Tabela 4** e **Tabela 5**).

COMENTÁRIOS

O hormônio antidiurético (ADH) é produzido em resposta a alterações na osmolaridade plasmática (aumento de pelo menos 2% na osmolaridade), de-

TABELA 4 Evolução dos dados antropométricos

Dado clínico/ idade (a)	11,8	12,5	13,3	15,7	17,2	19,2	20,0
Peso (kg)	47,0	59,4	61	87	95,4	96,5	103,9
Peso (Z escore)	+0,67	+1,36	+1,17	+2,00	+2,13	+2,12	
Estatura (cm)	139	141	145	152,2	154,5	154,5	154,5
Estatura (Z escore)	−1,43	−1,81	−2,00	−1,58	−1,31	−1,35	
IMC (kg/m²)	24,3	29,9	29,0	37,6	40,0	40,4	43,5
IMC (Z escore)	+1,55	+2,10	+1,91	+2,32	+2,32	+2,19	
P (Tanner)	1	1	2	4	4	5	5
M (Tanner)	1	1	1	3	4	5	5
Medicação 1	DDAVP	DDAVP	DDAVP	DDAVP	DDAVP	DDAVP	DDAVP
Medicação 2		Hidrocortisona	Hidrocortisona	Hidrocortisona	Prednisona	Prednisona	Prednisona
Medicação 3		Tiroxina	Tiroxina	Tiroxina	Tiroxina	Tiroxina	Tiroxina
Medicação 4				E_2/P	E_2/P	E_2/P	E_2/P
Medicação 5						Metformina	Metformina

DDAVP: desmopressina; E_2: estrógeno; P: progestágeno.

TABELA 5 Evolução dos exames laboratoriais

Exames/ idade	11,8	12,5	13,3	15,7	17,2	19,2	20,0
TSH (mUI/mL)	0,530	0,093	< 0,005		0,642		
T4 livre (ng/dL)	0,8	0,9	1,35	1,31	0,76	1,36	1,25
Glicemia (mg/dL)	70	80	88	84	83	79	81
Insulina (mcUI/mL)				47,3	58,2	57,8	46,2
HOMA1-IR				9,8	11,9	11,3	9,2
Colesterol (mg/dL)		236	141	141	155	174	185
Triglicérides (mg/dL)		292	178	229	154	233	218
HDL (mg/dL)		35	20	20	35	30	33
LDL (mg/dL)		143	85	85	93	97,4	118
Na (mEq/L)	145	144	142	147	147	148	147
K (mEq/L)	4,0	4,1	4,4	4,4	4,0	4,0	3,8
IGF-1 (ng/mL)		101,4					
Densidade urinária			1.020	1.015	1.015	1.010	1.018
Cortisol (mcg/dL)	0,8						
Idade óssea		12,5	13,0	15,0			
Medicação 1	DDAVP	DDAVP	DDAVP	DDAVP	DDAVP	DDAVP	DDAVP
Medicação 2		Hidrocortisona	Hidrocortisona	Hidrocortisona	Prednisona	Prednisona	Prednisona
Medicação 3		Tiroxina	Tiroxina	Tiroxina	Tiroxina	Tiroxina	Tiroxina
Medicação 4				E_2/P	E_2/P	E_2/P	E_2/P
						Metformina	Metformina

DDAVP: desmopressina; E_2: estrógeno; P: progestágeno.

tectadas por neurônios especializados e osmoticamente sensíveis, em núcleos do hipotálamo anterior. Esse mecanismo também ativa o centro da sede, aumentando a ingestão hídrica, e, caso a osmolaridade plasmática diminua para menos de 280 mOsm/kg, ocorre a supressão da secreção de ADH. Estímulos não osmóticos, como a barorregulação (queda de mais de 10% da volemia), reflexo nasofaríngeo, mediadores químicos e fatores ambientais, também podem estimular a secreção de ADH. O ADH é transportado pelo sistema porta-hipofisário e é armazenado na neuro-hipófise, dando a ela aquele aspecto do brilho posterior, que se evidencia na RM de sela turca. Sua função é regular a diurese ao aumentar a absorção de água nos túbulos coletores renais.

O DI central ou neurogênico resulta de defeitos na síntese ou secreção de ADH, decorrente de causas congênitas ou adquiridas. Entre estas últimas estão os tumores cerebrais e neurocirurgias, como no presente caso. Para que ocorra o DI central, é necessário que haja acometimento de, no mínimo, 75-85% dos neurônios produtores de ADH no hipotálamo anterior. Como o craniofaringioma (CP) é o principal tumor selar na faixa etária pediátrica, uma de suas características principais é invadir o hipotálamo, e seu tratamento inclui a cirurgia radical associada ou não à RT cranial (que também são agressões tanto ao hipotálamo quanto à haste hipofisária), explica-se a ocorrência de DI nesses pacientes.

Nos PO de intervenções cirúrgicas por CP, diversos quadros relacionados aos distúrbios do metabolismo do sódio podem ocorrer, dentre eles: 1) DI central, 2) SSIADH e/ou 3) síndrome perdedora de sal (SPS).

O DI no PO pode ser permanente, transitório ou trifásico. Este último ocorre em 3,4% dos pacientes que foram submetidos à cirurgia transesfenoidal, caracteriza-se por uma reposta trifásica da diurese relacionada às concentrações de ADH e foi característico neste caso.

A fase inicial é de DI, com poliúria hipotônica, evidente em 24-48 horas pós-cirurgia, que persiste por 4-7 dias (neste caso, iniciado ainda no POi e identificado até o 4º PO) (**Tabela 1** e **Tabela 2**).

Segue-se uma fase oligúrica de antidiurese de SSIADH, com liberação exagerada e incontrolada de ADH, em que o débito urinário diminui e a urina se torna concentrada, durando de 2-14 dias (neste caso, do 5º ao 7º PO) (**Tabela 3**). Nesta fase, se a administração de água e/ou DDAVP for mantida, pode ocorrer piora do quadro de intoxicação hídrica, com hiponatremia dilucional, já que o DDAVP tem ação de quase 24 horas. Por essa razão, a monitorização da diurese, balanço hídrico (BH) a cada 6 horas e da concentração de sódio deve ser rigorosa no PO desses pacientes.

A terceira e última fase é de DI, normalmente a partir do 10º PO (neste caso, a partir do 8º PO), na qual a poliúria reaparece devido à depleção do ADH liberado na fase anterior. Se a lesão do trato supraóptico-hipofisário for extensa, o DI torna-se definitivo, tal como no presente caso (**Tabela 3**).

Critérios para diagnóstico do DI: hipernatremia (Na > 145 mEq/L), aumento da osmolaridade plasmática (> 300 mOsm/L), aumento do débito urinário (> 2,5 mL/kg/h) por 2 horas consecutivas, hipostenúria persistente com densidade da urina < 1.010 e diminuição da osmolaridade urinária (< 200 mOsm/kg).

Critérios para SSIADH: hiponatremia (Na < 135 mEq/L), baixa osmolaridade plasmática (< 280 mOsm/kg) por expansão do volume extracelular, oligoanúria com hipertonicidade da urina (osmolaridade urinária > 100 mOsm/kg), excreção de sódio > 20-25 mmol/L e euvolemia clínica (ausência de edema, hipotensão ortostática ou desidratação). É a causa mais comum de hiponatremia em pacientes hospitalizados. Para um correto diagnóstico, deve-se garantir que a função tireoidiana, a adrenal e a renal estejam normais e que o paciente não tenha feito uso de diurético.

A SPS é diagnóstico diferencial da SSIADH e ocorre quando existe a liberação de peptídeos natriuréticos após lesão cerebral e/ou defeito no transportador renal de sódio em pacientes com doença intracraniana, com diurese abundante pela natriurese, levando à hiponatremia e à diminuição do volume extracelular. A importância de diferenciar SPS e SSIADH está no fato de que ambos os distúrbios podem levar à hiponatremia. No entanto, na SPS, diferentemente do apresentado neste caso, o paciente evolui com poliúria (por natriurese), e o tratamento é de reposição de água e sal, ao passo que na SSIADH a hiponatremia é dilucional e o tratamento é a restrição de fluidos e suspensão do DDAVP.

No DI, a reposição dos líquidos deve ser realizada por via oral, sonda nasogástrica e/ou endovenosa com solução salina hipotônica (se hipernatremia), com bastante cuidado. O uso do DDAVP auxilia na redução da perda de fluidos, melhora a poliúria e a polidipsia e está disponível nas formas oral, nasal e parenteral. A forma nasal é a preferencialmente utilizada no DI central (solução ou *spray* nasal), apresenta boa concentração plasmática após 60 minutos, com pico em 1-5 horas, persistindo por 8-20 horas, variável de paciente para paciente. O DDAVP IN é de fácil administração, muito bem tolerado, e a dose inicial varia de 2,5-5 mcg/dose, podendo chegar a 10-20 mcg/dose. O uso regular deverá ser prescrito quando o DI tornar-se permanente e estável, com doses divididas em 1-4 vezes diárias.

A forma IN está disponível na forma de solução nasal (0,1 mg/mL), o que permite a administração de doses menores, em túbulos graduados, a partir de 0,025 mL (= 2,5 mcg) por dose, sendo seu uso recomendado em crianças pequenas. Na rede pública, atualmente, a apresentação disponível é a nasal na forma de *spray*, sendo 1 dose (borrifada) do *spray* = 10 mcg. A forma oral está disponível em comprimidos de 0,1 ou 0,2 mg, a dose preconizada para DI é de 0,1-0,2 mg/dose até 3 vezes ao dia, mas essa apresentação é habitualmente utilizada nos casos de enurese noturna, que permite seu uso uma vez antes de deitar. A forma parenteral do DDAVP está indicada em raras exceções, em pacientes internados, especialmente na falta das administrações anteriores ou se o paciente apresentar alguma restrição para o uso nasal ou oral, sendo mais utilizada para uso hemostático (hemofilias). A solução de 4 mcg/mL deve ser utilizada com bastante cuidado, preferencialmente por via endovenosa, na dose de 0,05-0,25 mL (0,2-1 mcg), 1-2 vezes ao dia.

Esta paciente já havia sido abordada anteriormente para o tumor, porém não apresentava nenhum déficit hormonal. No acompanhamento ambulatorial, além do DI iniciado no PO da nova ressecção, evoluiu com hipocortisolismo e hipotireoidismo, devidamente repostos, além de hipogonadismo, tendo iniciada a reposição aos 13,3 anos, com sangramento vaginal identificado aos 15 anos, momento em que foi associado o progestágeno. Em relação ao crescimento linear, não recebeu hormônio do crescimento (GH), já que, apesar da IGF-1 no limite inferior, apresentou velocidade de crescimento satisfatória e superou a EA. A paciente já era classificada como sobrepeso após algumas abordagens iniciais e antes da nova cirurgia (IMC +1,40 DP). Após a nova cirurgia e, especialmente, após a RT cranial, evoluiu com ganho de peso excessivo (obesidade hipotalâmica), resistência à insulina (aumento do índice de resistência à insulina HOMA1-IR) e critérios para síndrome metabólica, dos quais foram identificados, além da obesidade (IMC > +2,0 DP), aumento de triglicérides e diminuição do HDL. Percebe-se no acompanhamento desta paciente a dificuldade de controle de peso com as medidas habituais de dieta e atividade física, e, apesar do medicamento metformina, característica da obesidade hipotalâmica (discutida no caso 1 – craniofaringioma).

REFERÊNCIAS

1. Edate S, Albanese A. Management of electrolyte and fluid disorders after brain surgery for pituitary/suprasellar tumours. Horm Res Paediatr. 2015;83:293-301.
2. Müller HL, Merchant TE, Puget S, Martinez-Barbera JP. New outlook on the diagnosis, treatment and follow-up of childhood-onset craniopharyngioma. Nat Rev Endocrinol. 2017;13:299-312.
3. Naves LA, Vilar LC, Costa ACF, Domingues L, Casulari LA. Distúrbios na secreção e ação do hormônio antidiurético. Arq Bras Endocrinol Metab. 2003;47:467-81.
4. Tosta-Hernandez PDC, Siviero-Miachon AA, da Silva NS, Cappellano A, Pinheiro MM, Spinola-Castro AM. Childhood craniopharyngioma: a 22-year challenging follow-up in a single center. Horm Metab Res. 2018;50:675-82.

Seção 19

Outros

Coordenação:

Alexsandra C. Malaquias

Caso 19.1

José Viana Lima Junior
Gustavo Piech Ricardo
Natalia Amaral Cançado

HISTÓRIA

Sexo masculino, 17 anos, natural e procedente de São Paulo, estudante.

HPMA

Há um ano iniciou quadro de cefaleia, sudorese e palpitações, inicialmente durante atividade física e, após alguns meses, apresentando os mesmos sintomas em repouso. Durante algumas crises, procurou atendimento em pronto-socorro, sendo tratado como crise de pânico e encaminhado para casa. Evoluiu com tremores episódicos e picos hipertensivos, chegando a 200 × 100 mmHg, quando procurou cardiologista e, devido à história familiar de paraganglioma, foi encaminhado ao nosso serviço para avaliação. Na primeira avaliação, mantinha as queixas acima e estava em uso de losartana 50 mg 2 vezes ao dia.

Antecedentes

Parto a termo, adequado para a idade gestacional, Apgar de nascimento adequado. Sem intercorrências. DNPM adequado.

Sem outras comorbidades conhecidas até o momento.

Pais sem comorbidades conhecidas. Irmão gêmeo sem comorbidades.

Avós maternos e paternos sem comorbidades.

Tio materno com diagnóstico de paraganglioma retroperitoneal aos 32 anos, ressecado, além de tumor estromal gastrointestinal (GIST) de estômago diagnosticado aos 50 anos. Realizado painel genético por sequenciamento de próxima geração (NGS) para câncer hereditário e observada a variante patogênica Q.137 G > T no éxon 2 do gene que codifica a enzima succinato desidrogenase do tipo B (SDHB) em heterozigose.

Primo de primeiro grau com a mesma variante no gene da SDHB.

EXAME FÍSICO

- Antropometria: peso: 65 kg (p50); Altura: 1,72 m (Z: –0,44); IMC: 21,9 (Z: 0,26); envergadura: 1,50 m.
- Ectoscopia: fáscies atípica, sem lesões cutâneas, ausência de neuromas cutâneos e mucosos.
- Tireoide: normopalpável, fibroelástica, sem nódulos ou linfonodos palpáveis.
- Cardiovascular: bulhas rítmicas, normofonéticas.
- FC: 80 bpm e PA 120 × 80 mmHg (deitado); FC: 97 bpm e PA: 100 × 60 mmHg (em pé).
- Abdome: plano, palpação superficial normal. Não realizado palpação profunda pelo risco de crise adrenérgica.
- Extremidades: aquecidas, sem edemas.
- Fundo de olho sem alterações.
- Estádio puberal de Tanner: G5P5.

DIAGNÓSTICO INICIAL

Hipertensão secundária de etiologia a esclarecer + história familiar positivo para síndrome do paraganglioma familiar:

- Outros feocromocitomas/paragangliomas genéticos? Principal hipótese.
- Hiperaldosteronismo primário.
- Hipertireoidismo.
- Hipercortisolismo.
- Hipercalcemia.
- Causas não endócrinas.

CONDUTA INICIAL

Para avaliação de feocromocitoma/paraganglioma: metanefrinas plasmáticas; história familiar positivo para paraganglioma; ressonância magnética (RM) de adrenais e pelve masculina; cintilografia de corpo inteiro com metaiodobenzilguanidina marcado com I^{123} (MIBG); painel genético por NGS para feocromocitoma/paraganglioma hereditário.

Para outras causas endócrinas de hipertensão: TSH, T4 livre, cálcio total, albumina, creatinina, potássio, sódio, fosforo, vitamina D, PTH, cortisol salivar, cortisol urinário de 24 horas e cortisol pós-1 mg de dexametasona, aldosterona e atividade plasmática de renina.

EXAMES SUBSIDIÁRIOS

Resumidos na **Tabela 1**.

TABELA 1 Exames laboratoriais do paciente

	Valores
Bioquimica	
Cálcio total[1]	9,6 mg/dL (VR 8,6-10,3)
Albumina[1]	4,1 g/dL (VR 3,5-5,2)
PTH[3]	28 pg/mL (VR 10-65)
Fósforo[2]	4 mg/dL (VR 2,5-4,5)
Creatinina[1]	0,8 mg/dL (VR 0,6-1,1)
Vitamina D[4]	32 ng/mL (VR > 20)
Calciúria de 24 horas[1]	1,4 mg/kg/24 h
Potássio[1]	4,3 mEq/L (VR 3,5-5,1)
Hormonais	
Metanefrinas plasmáticas[5]	1,4 nmol/L (VR < 0,5)
Normetanefrinas plasmáticas[5]	5,3 nmol/L (VR < 0,9)
Cortisol salivar[5]	32 ng/dL (VR < 100)
Cortisol pós-1 mg dexametasona[3]	0,8 mcg/dL (VR < 1,8)
TSH[3]	2,1 mUI/mL (VR 0,5-4,4)
T4L[4]	1,2 ng/dL (0,93-1,7)
Aldosterona plasmática[4]	9 ng/dL (VR 1,8-23,2)
Atividade plasmática de renina[5]	1,8 ng/mL/h (VR 0,3-5,8)

1. Colorimétrico. 2. Fotométrico. 3. Ensaio eletroquimioluminométrico. 4. Imunoensaio competitivo quimioluminescente. 5. HPLC com MS em Tanden.

Bioquímica: cálcio total 9,6 mg/dL (VR 8,6-10,3); albumina 4,1 g/dL (3,5-5,2); PTH 28 pg/mL (VR 10-65); fósforo 4 mg/dL (VR 2,5-4,5); creatinina 0,8 mg/dL (VR 0,6-1,1); vitamina D 32 ng/mL (VR > 20); calciúria de 24 horas 1,4 mg/kg (volume urinário 1.900 mL) (VR < 4 mg/kg/dia); potássio 4,3 mEq/L (VR 3,5-5,1); sódio 139 mEq/L (VR 135-145).

Hormonais: metanefrinas plasmáticas = 1,4 nmol/L (VR < 0,5); normetanefrinas plasmáticas = 5,3 nmol/L (VR < 0,9); cortisol salivar 23 hora = 32 ng/dL (VR < 100 ng/dL); cortisol pós 1 mg de dexametasona = 0,8 mcg/dL (VR < 1,8); TSH = 2,1 mUI/mL (VR 0,5-4,4); T4 livre = 1,2 ng/dL (VR 0,93-1,7); aldosterona = 9 ng/dL (VR 1,8-23,2); atividade plasmática de renina = 1,8 ng/mL/h (VR 0,3-5,8).

Molecular: painel genético para feocromocitoma/paraganglioma por NGS: observada variante patogênica Q.137 G > T no éxon 2 do gene da *succinate desidrogenase do tipo B* (SDHB) em heterozigose.

Imagem: RM de adrenais e pelve masculina: formação expansiva bilateral, sólida, heterogênea, em contato posterior com músculo psoas esquerdo, medial com artéria aorta e lateral com alças de jejuno, medindo 7 × 3,5 cm. Demais estruturas sem particularidades.

Cintilografia de corpo inteiro com MIBG: concentração anormal do traçador na projeção da loja renal esquerda.

DIAGNÓSTICO DEFINITIVO

- Paraganglioma familiar com variante patogênica no gene da SDHB.

CONDUTA/TRATAMENTO

Indicada abordagem cirúrgica após preparo com doxazosina durante 4 semanas, chegando à dose total de 12 mg, e propranolol 80 mg por dia, introduzido após 3 dias do início do betabloqueio.

Material encaminhado para avaliação anatomopatológica.

EVOLUÇÃO RESUMIDA

Realizada cirurgia por laparotomia, sem intercorrências no intra e no pós-operatório.

Estudo anatomopatológico: descrição de fragmento sólido, irregular, medindo 6,5 × 6,0 × 3,3 cm. Diagnóstico: paraganglioma retroperitoneal, com áreas de necrose, sem invasão angiolinfática e perineural, índice mitótico 01/10 cga, Ki67 10%. Imuno-histoquímica: p S-100, cromogranina A e sinaptofisina positivos (**Figura 1**).

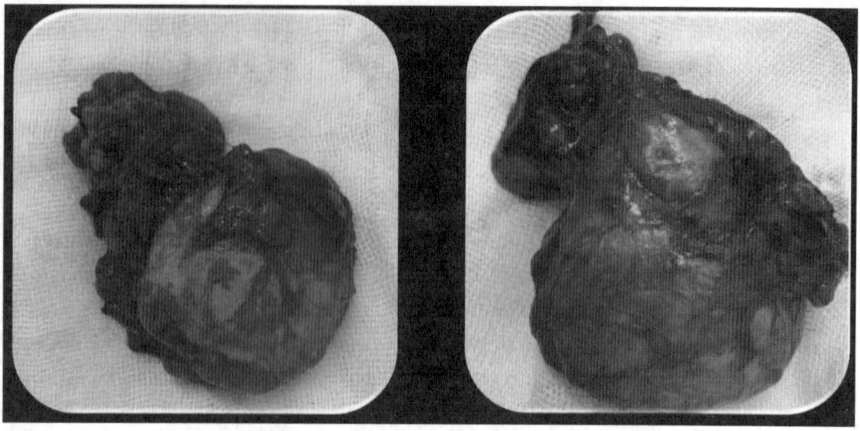

FIGURA 1 Peça cirúrgica. (Ver o Encarte de imagem no final do livro.)

Paciente retornou em consulta e até o momento estável, já com novas dosagens de metanefrinas e cromogranina dentro dos limites da normalidade, após 4 semanas da cirurgia. Solicitada endoscopia digestiva alta, colonoscopia, RM de sela turca, basais hipofisários, todos sem alterações.

Manterá acompanhamento com dosagens de metanefrinas plasmáticas e cromogranina visando avaliar recidiva da doença e, também, rastreio periódico das outras possíveis doenças associadas à síndrome do paraganglioma familiar.

Convocados familiares para avaliação clínica e molecular. Até o momento, os descritos no heredograma são portadores da mesma variante patogênica no gene da SDHB, aguardando rastreio das doenças associadas à síndrome (**Figura 2**).

COMENTÁRIOS

Feocromocitomas e paragangliomas (PPGL) são tumores raros originários de células cromafins. Enquanto o primeiro tem seu conceito associado ao acometimento das glândulas adrenais, o segundo com manifestação extra-adrenal, principalmente nas regiões abdominal e cervical.

PPGL podem ser esporádicos ou associados a síndromes genéticas em torno de 40-50% dos casos, chegando a 80% quando paragangliomas, usualmente com herança autossômica dominante, após mutação germinativa em um gene, dos mais de 20 associados até o momento. Mais da metade dos casos está associada aos genes da *succinato desidrogenase* (SDHx).

Diversas são as síndromes clínicas possíveis, podendo gerar feocromocitoma, como as neoplasias endócrinas múltiplas do tipo 2 (NEM 2) e a doença de Von Hippel-Lindau, determinadas, respectivamente, por variantes patogênicas nos

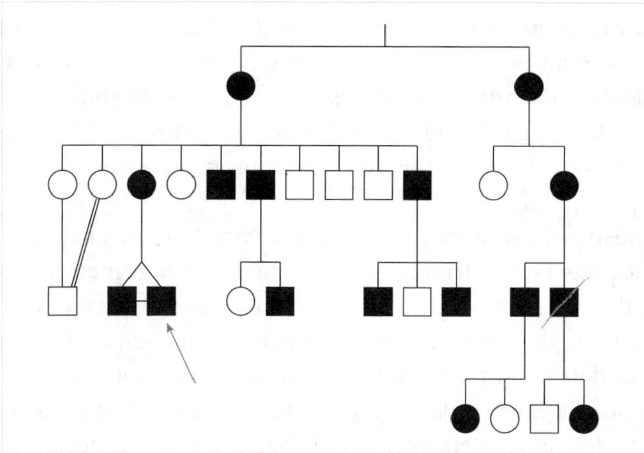

FIGURA 2 Heredograma do paciente índice (indicado com a seta).

genes RET e VHL; ou gerando paragangliomas (PGL), sendo as mais comuns PGL 1 (*SDHD*), PGL 2 (*SDHAF*), PGL 3 (*SDHC*), PGL 4 (*SDHB*), PGL 5 (*SDHA*), PGL 6 (SLC25A11) e PGL 7 (DLST) com algumas peculiaridades individuais. Esses genes apresentam assinaturas de transcrição caracterizadas na **Tabela 2**.

TABELA 2 Assinaturas de transcrição dos genes *PPGLs*

Assinaturas de transcrição	
Cluster 1	*Cluster* 2
Resposta celular à hipóxia	Proteínas que ativam sinalização quinase
Extra-adrenais (exceto s. de Von Hippel-Lindau)	Adrenais
Noradrenérgico	Adrenérgico
SDHD, SDHC, SDHB, SDHA, SDHA2F, VHL, HIF, FH, EGLN1 (PHD2), EGLN2 (PHD1), KIF 1β	RET, NF1, MAX, TMEM127

Fonte: modificada de Dahia PLM, 2017.

A PGL 1 normalmente evolui com tumores que geram ativação das vias parassimpáticas, enquanto o PGL 3 relaciona-se com a presença de lesões em região cervical, normalmente não produtoras de hormônios.

Deve-se avaliar com mais atenção as mutações na SDHB (PGL 4), pois, além de existirem paragangliomas produtores de catecolaminas e, portanto, sintomatologia adrenérgica, geram maior probabilidade de PGL maligno, aumento de risco de neoplasias renais, tumores neuroendócrinos acometendo, principalmente, o trato digestivo (GIST), adenomas hipofisários, tumores na glândula tireoide e paratireoide.

Pacientes com quadro clínico sugestivo de PPGL (crises hipertensivas ou paroxismos, palpitação, sudorese e tremores, hipotensão postural), HAS resistente, incidentalomas adrenais com hipertensão, tumores abdominais, história familiar de PPGL ou sinais sugestivos de síndromes clínicas (NEM 2A ou NEM 2B, VHL, paragangliomas familiares, neurofibromatose tipo 1) devem ser investigados para PPGL.

O diagnóstico laboratorial é feito, preferencialmente, por meio da análise plasmática das metanefrinas, idealmente por espectrometria de massa em Tandem. Tal exame tem alto valor preditivo negativo, podendo-se excluir o diagnóstico na maior parte dos casos, a não ser quando existe forte suspeita clínica em detrimento do resultado negativo. Valores acima de 3-4 vezes o limite superior da normalidade sugerem fortemente o diagnóstico de PPGL. Valores elevados, porém em níveis mais baixos, indicam dosagem de metanefrinas urinárias ou cromogranina A, auxiliando no diagnóstico de PPGL, quando alterados, ou o teste de supressão de metanefrinas plasmáticas com clonidina, diagnosticando PPGL quando supressão inferior a 40%, com 100% de especificado e 97% de sensibilidade.

Como a maior parte dos PPGL tem origem adrenal (cerca de 85%), inicialmente solicita-se tomografia de adrenais, que apresenta alta sensibilidade e especificidade intermediária (em torno de 70-80%) para o diagnóstico. Quando a suspeita é de um paraganglioma, a ressonância magnética tem melhor sensibilidade e especificidade no diagnóstico. A cintilografia com metaiodobenzilguanidina (MIBG) é outro possível exame para localizar lesões extra-adrenais não visualizadas com os exames anteriores, além de auxiliar no diagnóstico de metástases. Recomenda-se que a cintilografia com MIBG (preferencialmente marcada com I^{123}) seja realizada em casos de dúvidas diagnósticas em feocromocitomas adrenais, suspeita de malignidade com possibilidade terapêutica com MIBG. Semelhante ao MIBG, o PET - CT Gálio^{68}. Dotatate apresenta a melhor sensibilidade e especificidade para localização de PGLs.

Feito o diagnóstico laboratorial e/ou de imagem de um PPGL, uma importante avaliação da história familiar desses pacientes deve existir, buscando casos de PPGL ou alguma síndrome genética nos familiares.

Pacientes com história familiar positiva, feocromocitoma maligno ou bilateral, paragangliomas em geral, PPGL em pacientes jovens (idade < 45 anos); e indivíduos assintomáticos com familiares portadores de alguma mutação devem ser submetidos, idealmente, a um painel genético por sequenciamento de próxima geração (NGS) visando a diagnóstico molecular específico para uma síndrome hereditária, possibilitando melhor seguimento clínico desses pacientes, além de permitir aconselhamento genético e buscas ativas em familiares não pesquisados, para diagnóstico precoce.

A ressecção cirúrgica da lesão é a primeira linha de tratamento, após preparo medicamentoso adequado (por risco de crise hipertensiva durante a cirurgia) com alfabloqueador, como prazosina, doxazosina ou terazosin, pelo período de 7-15 dias, mas preferencialmente 30 dias, e betabloqueador, iniciado após 3-5 dias do início do alfabloqueador. A suspensão do alfabloqueio deverá acontecer de 8-12 horas antes da cirurgia, com o objetivo de evitar uma perpetuação de hipotensão no pós-operatório. Medicações como bloqueadores de canal de cálcio, inibidores da ECA e bloqueadores dos receptores de angiotensina podem auxiliar no melhor controle da pressão arterial e sintomas de paroxismos. Em casos de não controle com dose otimizada dos anti-hipertensivos citados ou em caso de PPGL malignos, um inibidor da tirosina hidroxilase poderá ser utilizado. O material é, então, enviado para análise anatomopatológica e posterior diagnóstico definitivo.

O acompanhamento dos pacientes com PPGL esporádico ocorre com dosagens de metanefrinas plasmáticas após 2-4 semanas da cirurgia e, periodicamente após, quando o primeiro resultado é negativo. Mantendo-se elevadas, sugere-se pesquisa de recidivas e/ou metástases.

Quando se trata de um PPGL de origem genética, o acompanhamento será individualizado, com exames clínico, laboratorial e de imagem destinados a pesquisas das doenças mais prevalentes na síndrome genética à qual o PPGL está associado. Não há um consenso especificado da periodicidade do acompanhamento, porém os estudos concordam no acompanhamento por tempo indeterminado. Sugestão de acompanhamento dos casos genéticos, conforme **Tabela 3**.

TABELA 3 Sugestão de acompanhamento PPGL genético

Gene	Acompanhamento clínico
SDHB	Pressão arterial anual Metanefrinas plasmáticas anual Ressonância de adrenais e pelve a cada 2-3 anos [Ga^{68}]SSA-PET ou FDG-PET se alteração em imagem prévia
VHL	Pressão arterial anual Metanefrinas plasmáticas anual Fundo de olho anual Ressonância de crânio e coluna cervical anual Ressonância de adrenais e pelve a cada 2-3 anos
SDHD *SDHC* *SDHA* *SDHAF2*	Pressão arterial anual Metanefrinas plasmáticas anual Ressonância de corpo inteiro a cada 2-3 anos [Ga^{68}]SSA-PET ou FDG-PET se alteração em imagem prévia
RET	Pressão arterial anual Perfil completo de cálcio anual Calcitonina, CEA e US cervical anuais Metanefrinas plasmáticas anual

(continua)

TABELA 3 Sugestão de acompanhamento PPGL genético (*continuação*)

Gene	Acompanhamento clínico
NF1	Pressão arterial anual Metanefrinas plasmáticas se hipertensão Fundo de olho anual para > 18 anos e a cada 2 anos para < 18 anos
TMEM127 *MAX*	Pressão arterial anual Metanefrinas plasmáticas anual Ressonância de adrenais e pelve a cada 2-3 anos
FH	Pressão arterial anual Metanefrinas plasmáticas anual Ressonância de adrenais e pelve anual Exame ginecológico anual
HIF2A *(EPAS1)*	Pressão arterial anual Metanefrinas plasmáticas anual Hemograma anual Fundo de olho anual Ressonância de crânio anual Ressonância de corpo inteiro a cada 2-3 anos

Fonte: modificada de Buffet A, et al., 2020.

Nos pacientes com diagnóstico de paraganglioma familiar por mutação da SDHB (PGL 4), o acompanhamento pode contemplar endoscopia digestiva alta e colonoscopia; US cervical; RM de abdome; RM de sela turca; exames laboratoriais contemplando perfil completo de cálcio, exames hormonais hipofisários e tireoidiano, metanefrinas plasmáticas. Tais medidas devem ser feitas periodicamente, por toda a vida, e iniciadas nos pacientes com diagnóstico genético positivo, mesmo assintomáticos.

REFERÊNCIAS

1. Buffet A, et al. An overview of 20 years of genetic studies in pheochromocytoma and paraganglioma. Best practice and research clinical endocrinology and metabolism (Science). 2020 Mar.
2. Dahia PLM. Pheochromocytoma and paraganglioma pathogenesis: learning from genetic heterogeneity. Nature Reviews Cancer. 2014;14:108-19.
3. Fishbein L, Merrill S, Fraker DL, Cohen DL, Nathanson KL. Inherited mutations in pheochromocytoma and paraganglioma: why all patients should be offered genetic testing. Ann Surg Oncol. 2013;20:1444-50.
4. Gimenez-Roqueplo AP, Dahia PL, Robledo M. An update on the genetics of paraganglioma, pheochromocytoma, and associated hereditary syndromes. Horm Metab Res. 2012;44:328-33.
5. Lenders JWM, et al. Pheochromocytoma and paraganglioma: an Endocrine Society Clinical Practice Guideline. J Clin Endocrinol Metab. 2014;99(6):1915-42.
6. Toledo RA, Dahia PLM, et al. Consensus Statement on next-generation-sequencing-based diagnostic testing of hereditary phaeochromocytomas and paragangliomas. Nature Reviews. 2017.

Caso 19.2

José Viana Lima Junior
Gustavo Piech Ricardo
Natalia Amaral Cançado

HISTÓRIA

Masculino, 16 anos, natural e procedente de São Paulo capital, estudante de ensino médio.

HPMA

Paciente convocado para avaliação no ambulatório de Endocrinologia da Santa Casa de São Paulo após diagnóstico clínico e molecular de neoplasia endócrina múltipla tipo 1 (NEM 1) em sua mãe, aos 38 anos de idade.

Primeira consulta, paciente sem queixas clínicas; negava alterações visuais, galactorreia, artralgia, fadiga, tontura, epigastralgia, sudorese. Negava sintomas de hipercalcemia, diarreia, *flushing*, constipação.

Antecedentes

Gestação a termo, adequado para a idade gestacional (AIG), Apgar de nascimento adequado. Desenvolvimento neuropsicomotor adequado.

Sem comorbidades conhecidas, sem uso de medicações contínuas.

História familiar materna: mãe com diagnóstico de NEM 1: hiperparatireoidismo primário por adenoma duplo de paratireoide e microprolactinoma. Pesquisa de variante patogênica para MEN1 positiva c.524 T > C (p.Leu175Pro); avós maternos com comorbidades desconhecidas. Tia materna sem comorbidades, nunca realizado teste molecular para NEM 1. Sem irmãos.

História familiar paterna: pai sem comorbidades, 2 tios sem comorbidades, avô paterno hipertenso. Sem história de neoplasias.

Heredograma mostrado na **Figura 1**.

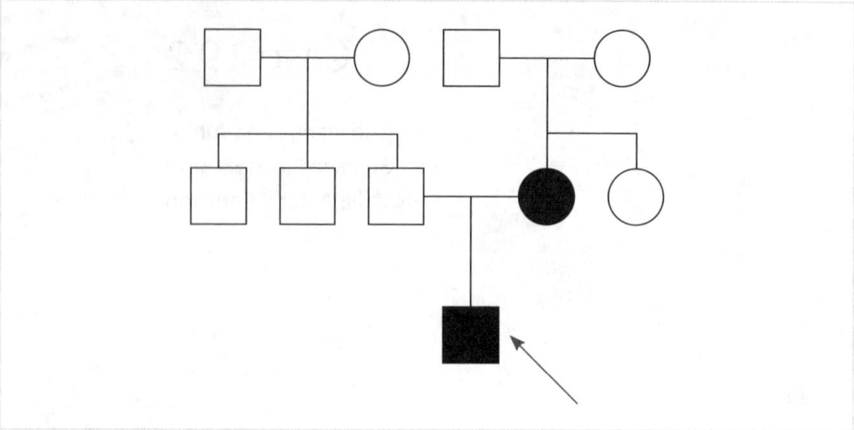

FIGURA 1 Heredograma. Caso índice sinalizado.

EXAME FÍSICO

- Antropometria: peso: 60 kg (p50); altura 168 cm (p50); IMC: 21 (p50). Estádio puberal de Tanner G5P5.
- Ectoscopia: fáscies atípica, relação altura-envergadura normal. Sem alterações cutâneas.
- Tireoide: normopalpável, fibroelástica, sem palpação de nódulos ou linfonodos.
- Cardiovascular: bulhas rítmicas, FC 80 bpm, PA 120 × 80 mmHg, sem hipotensão postural.
- Abdome: plano, indolor, sem massas palpáveis.
- Confrontação visual sem alterações.

DIAGNÓSTICO INICIAL

- Neoplasia endócrina múltipla tipo 1 (NEM1).

CONDUTA INICIAL

- Para investigação de hiperparatireoidismo primário: solicitado cálcio total, albumina, PTH, fósforo, creatinina, fosfatase alcalina, vitamina D, calciúria de 24 horas.

- Para investigação de adenomas hipofisários: solicitados exames de prolactina, GH, IGF-1, cortisol basal, ACTH, TSH, T4 livre, FSH, LH, testosterona total, DHEA sulfato.
- Ressonância magnética (RM) de sela turca.
- Para investigação de tumores neuroendócrinos: RM de abdome total e endoscopia digestiva alta.
- Solicitada pesquisa molecular no gene *MEN1*.

RESULTADO DE EXAMES

Resumidos na **Tabela 1**.

TABELA 1 Exames laboratoriais do caso clínico

Bioquímica	Valores
Cálcio total[1]	11,7 mg/dL (VR: 8,6-10,3)
Albumina[1]	4,1 g/dL (VR 3,5-5,2)
PTH[3]	78 pg/mL (VR 10-65)
Fósforo[2]	2,8 mg/dL (VR 2,5-4,5)
Creatinina[1]	0,6 mg/dL (VR 0,6-1,1)
Vitamina D[4]	32 ng/mL (VR > 20)
Calciúria de 24 horas[1]	3,8 mg/kg/24 horas (VR < 4 mg/kg)
Hormonais	**Valores**
ACTH[3]	14 pg/dL (VR 7-63)
Cortisol basal[3]	18 mcg/dL (VR 5-18)
IGF-1[3]	270 ng/mL (VR 235-629)
GH[3]	0,09 ng/mL (VR 0,02-3,81)
T4L[4]	1,3 ng/dL (0,93-1,7)
TSH[3]	2,3 mUI/L (VR 0,5-4,4)
LH[3]	6,8 UI/L (VR até 9)
FSH[3]	4,5 UI/L (VR até 10)
Testosterona total[4]	680 ng/dL (VR 240-816)
DHEA sulfato[4]	230 ug/dL (VR 70-492)
Prolactina[3]	16 mcg/L (VR até 24)

1. Colorimétrico. 2. Fotométrico. 3. Ensaio eletroquimioluminométrico. 4. Imunoensaio competitivo quimioluminescente.

- Bioquímicos: cálcio total = 11,7 mg/dL (VR 8,6-10,3); PTH = 78 pg/mL (10-65); albumina = 4,1 g/dL (VR 3,5-5,2); fósforo = 2,8 mg/dL (VR 2,5-4,5); vitamina D = 36 ng/mL (VR > 20); creatinina = 0,8 mg/dL (VR 0,6-

1,1); fosfatase alcalina = 160 U/L (VR 129-417); cálcio em urina de 24 horas = 3,8 mg/kg (volume urinário: 2.100 mL; VR < 4 mg/kg).
- Hormonais: ACTH = 14 pg/mL (VR 7-63); cortisol basal = 18 mcg/dL (VR 5-18); IGF1 = 345 ng/mL (VR 235-629); TSH = 2,3 mUI/L (VR 0,5-4,4); T4 livre = 1,3 ng/dL (VR 0,93-1,7).
- Pesquisa molecular do gene *MEN1*: c.524T>C (p.Leu175Pro).
- Imagem: RM de sela turca, abdome total sem alterações.
- Endoscopia digestiva alta nos limites da normalidade.

DIAGNÓSTICOS DEFINITIVOS

- Neoplasia endócrina múltipla tipo 1.
- Acometimento: hiperparatireoidismo primário com variante patogênica MEN1 positiva.
- No momento, rastreio negativo para tumores hipofisários e neuroendócrinos.

CONDUTA/TRATAMENTO

- Paciente com indicação cirúrgica, optado por solicitar exames localizatórios: cintilografia de paratireoides com Sestamibi acoplado a SPECTCT e ultrassom (US) cervical com foco em paratireoide.

EVOLUÇÃO RESUMIDA

Paciente retorna mantendo-se sem queixas.

Cintilografia de paratireoides com Sestamibi acoplado a SPECTCT: achado cintilográfico na projeção da região inferior do lobo direito da tireoide que pode corresponder a adenoma de aproximadamente 2,5 cm.

US região cervical: nódulo hipoecoico na topografia da paratireoide inferior direita, medindo 2,3 × 1,4 × 0,6 cm, limites precisos e contornos regulares.

Paciente submetido a paratireoidectomia total com reimplante da paratireoide mais normal macroscopicamente em região esternal direita e timectomia profilática, com anatomopatológico evidenciando adenoma de paratireoide inferior direita, hiperplasia de paratireoide superior esquerda e uma paratireoide intratímica.

Atualmente, paciente sem queixas, com perfil laboratorial de cálcio normal, realizando acompanhamento anual de acometimento hipofisário e tumores neuroendócrinos devido a NEM 1.

COMENTÁRIOS

A NEM 1 é uma síndrome clínica, de herança autossômica dominante, caracterizada pela presença de hiperparatireoidismo primário (HPP), tumores hipofisários e enteropancreáticos. Sua prevalência é estimada em 1 a cada 30 mil indivíduos, sem predileção por gênero. É causada por uma mutação inativadora no gene *MEN1* localizado no cromossomo 11, que codifica a proteína MENIN, supressora tumoral, desencadeando proliferação celular. Esse gene não apresenta *hot spot*, portanto é necessária avaliação completa em busca de uma variante patogênica, a qual pode não ser encontrada em até 15% dos casos, não sendo possível, portanto, estabelecer uma relação genótipo-fenótipo.

O diagnóstico de NEM 1 pode ser clínico, familiar e/ou genético. Um indivíduo é portador de NEM 1 quando apresenta duas das três doenças associadas à síndrome; ou uma doença associada com história familiar de primeiro grau positivo para NEM 1; ou, ainda, quando se identifica a mutação no gene *MEN1*, mesmo que o indivíduo seja assintomático.

O HPP, caracterizado por hipercalcemia PTH dependente, é a manifestação mais frequente e precoce, podendo ser encontrada entre 75-100% dos casos. Geralmente acomete indivíduos entre a segunda e a terceira décadas de vida, e seu rastreamento deve ser iniciado aos 8 anos de idade, pois já foram evidenciados casos em indivíduos ainda mais jovens. Até os 40 anos de idade, todos os indivíduos com NEM 1 já apresentaram HPP. Apresenta como etiologia principal a hiperplasia das paratireoides, diferindo do HPP esporádico, contudo os critérios diagnósticos e as indicações cirúrgicas são os mesmos (**Tabela 2**). Devido à característica etiológica, o tratamento envolve a realização de paratireoidectomia com exploração cirúrgica das 4 paratireoides, podendo-se optar pela retirada de todas as glândulas e pelo reimplante de fragmento em região paraesternal ou de antebraço; ou paratireoidectomia subtotal com permanência de uma glândula em região anatômica. A timectomia profilática é indicada visando à redução de risco de timomas, além da possível presença de paratireoides intratímicas. O objetivo do tratamento envolve a normalização da calcemia e a redução do hipoparatireoidismo permanente pós-cirúrgico.

TABELA 2 Indicações de cirurgia no hiperparatireoidismo primário
Idade menor que 50 anos
Osteoporose em qualquer dos sítios de avaliação ou doença óssea do HPP
Clearance de creatinina inferior a 60 mL/min
Nefrolitíase ou hipercalciúria acima de 400 mg/dia com fatores de risco para nefrolitíase
Cálcio total acima de 1 mg/dL acima do limite superior da normalidade
Sintomas de hipercalcemia
Sem condições de acompanhamento clínico

Fonte: modificada de Kamilaris CDC, Stratakis CA (2019).

Os tumores enteropancreáticos (TNE) estão presentes em 30-80% dos pacientes com diagnóstico de NEM 1, com prevalência estimada em 100% em estudos pós-morte. Representam a principal causa de morbimortalidade nessa síndrome, sendo geralmente multicêntricos, acometendo qualquer região do pâncreas e do duodeno. Seu diagnóstico costuma ser feito em pacientes mais jovens, quando comparados aos casos esporádicos. Podem ser não funcionantes (70%), insulinomas, glucagonomas, vipomas, PPomas e gastrinomas, sendo este último o mais frequente dos produtores hormonais, com diagnóstico quando os níveis plasmáticos de gastrina encontram-se acima de 1.000 pg/mL. Níveis elevados, porém abaixo desse valor, e mantendo suspeita clínica, indica-se um teste de estímulo com infusão de cálcio para o diagnóstico. Esses tumores podem ser benignos ou malignos, com maior risco de malignidade e metástases hepáticas, quanto maior for o tumor. O rastreamento depende do tipo histológico, sendo sugerida investigação de insulinoma a partir dos 5 anos com glicose e insulina anual; e gastrinoma a partir dos 20 anos com dosagem de gastrina anual. Para todos os TNE sugere-se a realização, a partir dos 20 anos, de RM de abdome ou tomografia e ecoendoscopia. O tratamento depende do tipo do TNE, tamanho e risco de malignidade do tumor, sendo indicada cirurgia nos casos malignos e refratários ao tratamento clínico.

Os tumores hipofisários (TH) têm prevalência estimada em 10-60% dos pacientes, sendo majoritariamente macroadenomas, produtores de prolactina (60%) seguidos de produtores de GH, mais invasivos e resistentes ao tratamento clínico. Acometem pacientes em todas as faixas etárias, predominando a primeira e a quarta décadas de vida. O rastreamento, portanto, deve ser iniciado aos 5 anos de idade com dosagem sérica anual de prolactina, GH e IGF1, além de realização, a cada 3 anos, de RM de sela turca. O diagnóstico e o tratamento são semelhantes aos casos de adenomas hipofisários esporádicos.

O acompanhamento dos pacientes com NEM 1 envolve a manutenção do rastreio das doenças mais prevalentes. Dada a possibilidade de recidiva, torna-

-se fundamental manter o rastreamento de todas as doenças associadas a síndrome, inclusive as tratadas anteriormente (**Tabela 3**).

TABELA 3 Sugestão de exames para diagnóstico e avaliação de progressão das doenças relacionadas a NEM 1

Glândula	Idade de início	Exames
Paratireoide	8 anos	Anual: cálcio, albumina e PTH
Tumores enteropancreáticos (TNE)	5-20 anos	**> A partir de 5 anos** Anual: glicose de jejum, insulina e peptídeo C anuais **> A partir de 20 anos** Gastrinoma: Anual: gastrina, cromogranina A, RM ou TC de abdome e ecoendoscopia Obs.: endoscopia digestiva alta com biópsia se suspeita de gastrinoma **TNE não funcionante** Anual: cromogranina A, RM ou TC de abdome e ecoendoscopia
Hipófise	5 anos	> Anual: prolactina, GH e IGF1. Outros hormônios se sintomas > A cada 3 anos: RM de sela turca
TNE em timo e brônquio	15 anos	Bianual: RM ou TC de tórax
Adrenal*	Até os 10 anos	Anual: RM de adrenais

Fonte: adaptada de Al-Salameh et al., 2018.
* Avaliação de adenomas adrenais. Risco de feocromocitoma em menos de 1% dos casos.

Os familiares de primeiro grau devem ser convocados para realização de teste molecular e, aqueles positivos, ou já com alguma patologia sugestiva de NEM 1, devem, também, realizar rastreamento conforme a **Tabela 2**.

REFERÊNCIAS

1. Al-Salameh A, et al. Update on multiple endocrine neoplasia type 1 and 2. Presse Med. 2018.
2. Kamilaris CDC, Stratakis CA. Multiple endocrine neoplasia type 1 (MEN1): an update and the significance of early genetic and clinical diagnosis. Front Endocrinol. 2019;10:339.
3. Thakker RV, et al. Clinical practice guidelines for multiple endocrine neoplasia type 1 (MEN1). J Clin Endocrinol Metab. 2012 ;97(9):2990-3011.

Caso 19.3

José Viana Lima Junior
Gustavo Piech Ricardo
Natalia Amaral Cançado

HISTÓRIA

Sexo feminino, 17 anos, natural e procedente de Santos/SP, estudante de ensino médio (2º ano).

HPMA

Paciente convocada para consulta no ambulatório de Endocrinologia da Santa Casa de Misericórdia de São Paulo após sua mãe, aos 35 anos, ter recebido o diagnóstico de neoplasia endócrina múltipla tipo 2A (NEM 2A).

Na primeira consulta, a paciente apresentava queixa de cefaleia occipital esporádica, sem associação com palpitação, tremores, sudorese ou qualquer outro sintoma. Negava aumento de volume cervical, disfonia, disfagia, linfonodomegalia ou investigação prévia para nódulo tireoidiano. Negava episódios recorrentes de diarreia. Negava sintomas de hipercalcemia, história de nefrolitíase e/ou de qualquer doença óssea.

Antecedentes

Nasceu de gestação a termo, adequada para a idade gestacional (AIG), com Apgar de nascimento adequado. DNPM dentro da normalidade. Negava comorbidades conhecidas e uso de medicações contínuas. Menarca aos 13 anos. Ciclos menstruais regulares.

História familiar materno: mãe com diagnóstico de NEM 2A – confirmada feocromocitoma bilateral, carcinoma medular de tireoide (CMT) e hi-

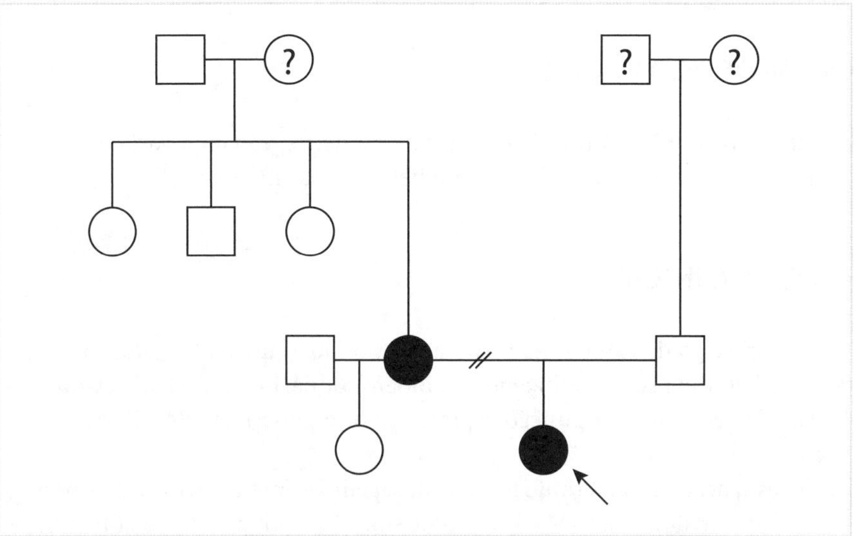

FIGURA 1 Heredograma. Paciente índice indicada com a seta.

perparatireoidismo primário, com a seguinte variante patogênica c.1900T>C (p.Cys634Arg) em heterozigose no gene *RET*. Avós e tios maternos sem comorbidades correlacionadas (**Figura 1**).

História familiar paterna: pai com diagnóstico prévio de asma e com relato de uso abusivo de drogas ilícitas. Devido ao não contato com a família, não havia informações dos antecedentes de seus familiares.

Irmã por parte materna: sem comorbidades.

EXAME FÍSICO

- Antropometria: peso: 64,0 kg; altura 166 cm (Z = 0,48); IMC: 23,2 (Z = 0,64).
- Ausência de líquen amiloidótico. Ausência de neuromas mucosas.
- Tireoide: de tamanho normal, fibroelástica, com nódulo palpável de aproximadamente 1,0 cm em terço médio de lobo tireoidiano esquerdo, de consistência sólida/endurecido. Ausência de linfonodomegalias cervicais.
- Aparelho cardiovascular: bulhas rítmicas normofonéticas, sem sopros audíveis. FC: 82 bpm, PA: 110 × 70 mmHg (em decúbito dorsal e em ortostase).

- Extremidades: ausência de tremores, boa perfusão, sem edema.
- Sinais de Chvostek e Trousseau negativos.
- Estádio puberal de Tanner M5P5.

DIAGNÓSTICO INICIAL

- Rastreio para NEM tipo 2 (familiar de primeiro grau com variante patogênica c.1900T>C (p.Cys634Arg) em heterozigose no gene *RET*.

CONDUTA INICIAL

Investigação de carcinoma medular de tireoide: função tireoidiana (TSH e T4L), calcitonina sérica, antígeno carcinoembrionário (CEA) e ultrassonografia (USG) cervical com punção aspirativa por agulha fina (PAAF) de nódulo tireoidiano.

Investigação de feocromocitoma: dosagem de metanefrinas plasmáticas, ressonância magnética (RM) de abdome superior com protocolo adrenais.

Investigação de hiperparatireoidismo primário: cálcio sérico total, albumina, paratormônio (PTH), fósforo, creatinina, fosfatase alcalina, vitamina D, calciúria de 24 horas.

Pesquisa molecular para o gene *RET*.

RESULTADO DE EXAMES

Exames laboratoriais demonstrados na **Tabela 1** apresentando valores de calcitonina e CEA elevados.

Exames de imagem: US cervical: nódulo tireoidiano sólido, hipoecogênico, bem delimitado, com maior eixo paralelo à pele, com microcalcificações de permeio, medindo 1,1 × 0,7 × 0,5 cm, localizado em terço médio de lobo tireoidiano esquerdo. Restante do parênquima com textura habitual. Linfonodo com perda de características habituais, medindo 2,1 × 0,6 cm em nível IIA esquerdo. RM de adrenais: sem alterações.

PAAF de nódulo tireoidiano e linfonodo, com dosagem de calcitonina no aspirado da agulha, demonstrando nódulo Bethesda II com calcitonina maior que 2.000 pg/mL. Linfonodo com hiperplasia reacional.

Pesquisa molecular: variante patogênica c.1900T>C (p.Cys634Arg) em heterozigose no gene *RET*.

TABELA 1 Exames laboratoriais do caso clínico

Exame	Resultado	Valor de referência
cálcio[1]	9,4 mg/dL *Valor corrigido para albumina: 8,92	8,6-10,2 mg/dL
Albumina[1]	4,6 g/dL	3,4-4,7 g/dL
Fósforo[2]	3,5 mg/dL*	2,4-4,5 mg/dL
PTH[3]	26* pg/mL	10-65 pg/mL
Vitamina D[4]	36* ng/mL	> 20 ng/mL
Calciúria de 24 h[1]	3,4 mg/Kg	< 4 mg/kg
Creatinina[1]	0,6 mg/dL	0,6-1,1 mg/dL
TSH[3]	1,61 mUI/L	0,5-4,4 mUI/L
T4 livre[4]	1,08 ng/mL	0,7-1,8 ng/mL
Calcitonina[3]	48,8 pg/mL	< 9,8 pg/mL
CEA[3]	3,8 ng/mL	< 3,0 ng/mL
Metanefrinas plasmáticas[5]	Metanefrina plasmática 0,4 nmol/L	< 0,5 nmol/L
	Normetanefrina plasmática 0,4 nmol/L	< 0,9 nmol/L

1. Colorimétrico. 2. Fotométrico. 3. Ensaio eletroquimioluminométrico. 4. Imunoensaio competitivo quimioluminescente. 5. HPLC com MS em Tanden.

DIAGNÓSTICOS DEFINITIVOS

- Neoplasia endócrina múltipla tipo 2A.
- Acometimento: carcinoma medular de tireoide com variante patogênica no gene *RET*.
- Metanefrinas plasmáticas dentro da normalidade.
- Sem evidência de hiperparatireoidismo primário.

CONDUTA/TRATAMENTO

Paciente com indicação cirúrgica de tireoidectomia total precoce pelo CMT associado a esvaziamento cervical central.

Realizado tireoidectomia total com esvaziamento cervical de nível VI. O procedimento foi realizado sem intercorrências.

No anatomopatológico foram evidenciados dois microcarcinomas, um de 0,5 cm em lobo tireoidiano direito e um de 1,1 cm em lobo tireoidiano esquerdo, ambos sem invasão vascular, neural ou extratireoidiana, com margens cirúrgicas livres.

Imuno-histoquímica: as células neoplásicas apresentaram positividade para calcitonina, CEA e cromogranina A, confirmando o diagnóstico de microcarcinoma medular de tireoide multifocal. Foram ainda retirados 4 linfonodos, todos livres de neoplasia.

EVOLUÇÃO RESUMIDA

Paciente em retorno ambulatorial após cirurgia mantendo-se sem queixas. Negava sinais e sintomas de hipocalcemia. E após 6 meses de acompanhamento pós-operatório apresentou dosagem de calcitonina sérica indetectável.

Mantém seguimento ambulatorial regular, acompanhando com dosagem de calcitonina sérica e CEA a cada 6 meses, além da dosagem de perfil de cálcio completo, US cervical e metanefrinas plasmáticas anuais.

COMENTÁRIOS

A neoplasia endócrina múltipla (NEM) 2 é uma síndrome de herança autossômica dominante, caracterizada pela associação de neoplasias endócrinas e não endócrinas. É classificada em 3 subtipos: NEM 2A, NEM 2B e carcinoma medular de tireoide familiar (CMT-F).

A NEM 2A corresponde a aproximadamente 75% dos casos, sendo caracterizada pela presença de CMT associado a feocromocitoma e hiperparatireoidismo primário (HPP). É causada por uma mutação germinativa ativadora do proto-oncogene *RET*, sendo a variante patogênica no códon 634 a de maior prevalência (85%) nessa síndrome. Apresenta evidente correlação genótipo-fenótipo, tornando, portanto, fundamental a detecção da mutação para o diagnóstico, rastreamento e acompanhamento adequados.

O diagnóstico de NEM 2A é baseado na presença de pelo menos uma das doenças associadas e da detecção de uma variante patogênica no RET. Contudo, na impossibilidade de realização de um teste molecular, o diagnóstico clínico é dado pela associação de pelo menos duas das doenças relacionadas à síndrome (**Figura 2** e **Figura 3**).

O CMT é um tumor originado das células parafoliculares da tireoide (células C), produtoras de calcitonina. Pode ser esporádico (75%) ou familiar, quando está associado ao gene *RET*, apresentando penetrância de até 90% na NEM 2A. O CMT é a neoplasia mais frequente, precoce e agressiva dessa síndrome, sendo aquela responsável pela maior taxa de mortalidade.

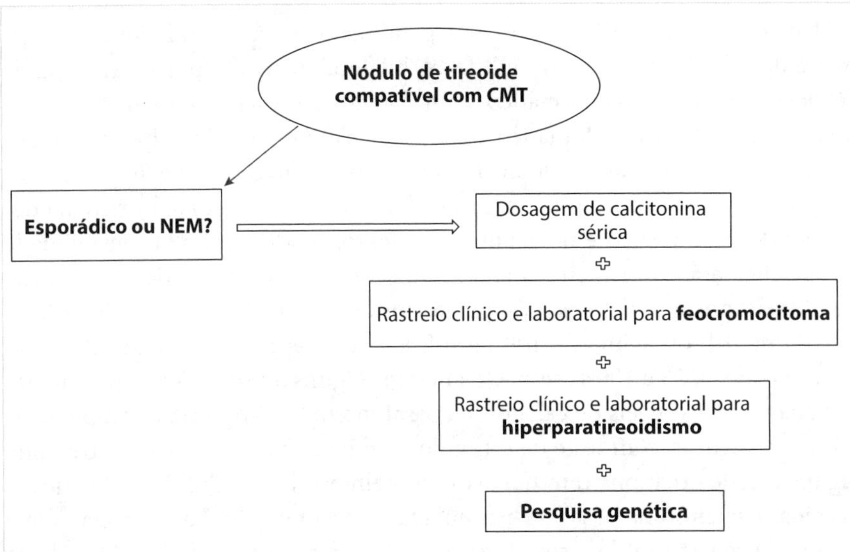

FIGURA 2 Algoritmo de sugestão diagnóstica do caso índice.

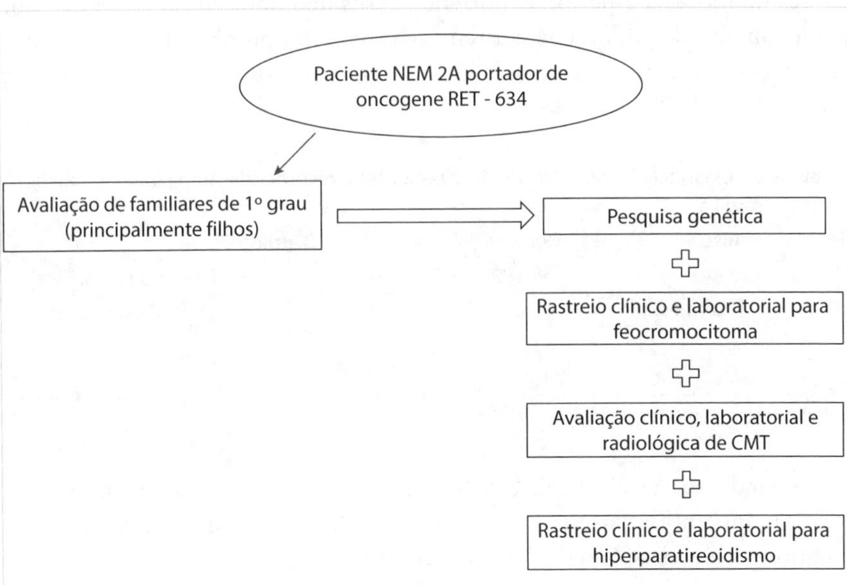

FIGURA 3 Algoritmo de diagnóstico familiar.

No contexto da NEM 2A, o CMT geralmente acomete indivíduos na primeira década de vida, sendo multifocal, bilateral e envolto por hiperplasia de células C. Pode ser assintomático, com diagnóstico incidental em exames de imagem, ou, quando sintomático, manifesta-se como nódulo palpável, podendo apresentar sintomas de hipercalcitoninemia, como diarreia e *flushing*.

A calcitonina é, portanto, um marcador que auxilia no diagnóstico, na definição do prognóstico e no acompanhamento, sendo, pela alta sensibilidade e especificidade, o primeiro marcador a se elevar nos casos de recorrência. Tendo relevância os valores pré-operatórios de calcitonina entre 20-50 pg/mL, 50-100 pg/mL ou acima de 100 pg/mL, os quais apresentam valor preditivo positivo de 8,3, 25 e 100%, respectivamente. Alguns autores sugerem já iniciar a avaliação se os níveis de calcitonina basal forem > 10 pg/mL, e complementar a investigação com teste de estímulo com gluconato de cálcio. Entretanto, alguns estudos demonstram que, com a melhora da sensibilidade dos novos ensaios, a calcitonina basal e a estimulada apresentam similar acurácia, o que diminui a relevância do teste de estimulação em várias condições. Os valores de calcitonina em crianças apresentam grande variabilidade de acordo com o sexo e as faixas etárias, com trabalhos demonstrando até 70% de amostras com valores inferiores a 2 pg/mL e, portanto, casos definidos como NEM 2A, por acometimento do códon 634, a tireoidectomia total profilática deve ser realizada, idealmente, até os 5 anos de idade, ou o mais precoce possível após esse período (**Tabela 2**).

TABELA 2 Classificação por nível de risco para CMT e recomendação de idade para abordagem cirúrgica

Nível	Risco	Mutação	Indicação de TT
A	Baixo	768, 790, 791, 804, 891	< 5 anos (podendo ser adiada)
B	Intermediário	609, 611, 618, 620, 630	< 5 anos (podendo ser adiada)
C	Alto	634	< 5 anos
D	Muito alto	883,918	< 1 ano

Fonte: modificada de Wells Jr SA et al., 2015.

Somando-se à avaliação da calcitonina, na investigação laboratorial, o antígeno carcinoembrionário (CEA) pode ser usado para auxiliar na definição de prognóstico e na suspeita de doença recorrencial.

O CMT tem como característica a disseminação linfática, presente em até 90% dos casos, e, quando se torna metastático, os sítios mais comumente acometidos são pulmão, fígado e osso. Classifica-se o risco do CMT de acordo com o códon acometido no gene *RET*, e, a depender do nível de risco, propõe-se uma conduta para o início da realização de exames diagnósticos, como calcitonina, CEA e ultrassonografia cervical, além de definir o momento ideal para a realização de tireoidectomia total profilática. O tratamento do CMT é cirúrgico e deve incluir a tireoidectomia total com esvaziamento cervical central; se houver suspeita em ultrassonografia de acometimento linfonodal em cadeias laterais, deve-se também realizar seu esvaziamento. No acompanhamento pós-operatório, deve-se solicitar dosagens de calcitonina, CEA, cálculo de *doubling time* (tempo para a calcitonina e CEA dobrarem o valor sérico), acesso pelo *site* (www.thyroid.org/thyroid-physicians-professionals/calculators/thyroid-cancer-carcinoma) e US cervical, visando a avaliação de doença estrutural a cada 6 meses. Nos casos pós-operatórios, quando o *doubling time* estiver inferior a 6 meses, a pesquisa de metástases locais e a distância estão indicadas por meio da solicitação de cintilografia óssea, US cervical ou tomografia cervical, tórax e RM de abdome total (**Tabela 3**).

TABELA 3 Sugestão de exames para rastreamento, avaliação de progressão e acompanhamento das doenças relacionadas à NEM 2A

Glândula	Idade de início	Exames recomendados
Tireoide	No 1º ano de vida SE nível C ou D Aos 3 anos SE nível B	• Anual: calcitonina, CEA, US cervical → Pós-cirúrgico: a cada 6 meses e cálculo de *doubling time*
Adrenal	8 anos	• Anual: metanefrinas plasmáticas → Se sintomas ou rastreio laboratorial positivo: TC ou RM de abdome
Paratireoide	8 anos	• Anual: cálcio, albumina e PTH → Se HPP, exames localizatórios

O feocromocitoma/paraganglioma (PPGL) é um tumor originado das células cromafins da medula adrenal, que produz, armazena, secreta e metaboliza catecolaminas, sendo que, na NEM 2, apresentam produção mista, com predomínio de epinefrina. Acomete 50% dos casos, sendo a primeira manifestação em até 10% deles. São majoritariamente adrenais, benignos e bilaterais. O rastreamento de familiares deve ser iniciado aos 8 anos de idade, com a dosagem de metanefrinas plasmáticas, exame com alto valor preditivo negativo, anualmente. Exames de imagem, como RM de adrenais e cintilografia de corpo inteiro com MIBG, não devem ser usados como exames de rastreio, apenas indicados quando os níveis séricos das metanefrinas plasmáticas encontram-se alterados. Seu tratamento deve ser o primeiro de qualquer tratamento cirúrgico a ser realizado, sendo a adrenalectomia videolaparoscópica o procedimento de escolha, após preparo com alfabloqueadores pelo período mínimo de 4 semanas. Se PPGL bilaterais, adrenalectomia bilateral é o procedimento de escolha, podendo ser subtotal se tumores sem comprometimentos de toda a glândula.

O HPP, caracterizado por hipercalcemia PTH dependente, é a manifestação menos frequente, sendo encontrada em apenas 20-30% dos casos. Apresenta como etiologia principal a hiperplasia das paratireoides, diferindo do HPP esporádico, contudo os critérios diagnósticos e as indicações cirúrgicas são os mesmos. Devido à característica etiológica, o tratamento envolve a realização de paratireoidectomia com exploração cirúrgica das 4 paratireoides, podendo-se optar pela retirada de todas as glândulas e pelo reimplante de fragmento em região paraesternal ou de antebraço; ou pela paratireoidectomia subtotal com permanência de uma glândula em região anatômica. O objetivo do tratamento envolve a normalização da calcemia e a redução do hipoparatireoidismo permanente pós-cirúrgico.

REFERÊNCIAS

1. Al-Salameh A, et al. Update on multiple endocrine neoplasia Type 1 and 2. Presse Med. 2018.
2. Costante G, Meringolo D, Durante C, Bianchi D, Nocera M, Tumino S, et al. Predictive value of serum calcitonin levels for preoperative diagnosis of medullary thyroid carcinoma in a cohort of 5817 consecutive patients with thyroid nodules. J Clin Endocrinol Metab. 2007;92:450-5.
3. Guerin Carole, et al. Looking beyond the thyroid: advances in the understanding of pheochromocytoma and hyperparathyroidism phenotypes in MEN2 and of non-MEN2 familial forms. Endocr Relat Cancer. 2018;25(2):T15-T28.
4. Lenders JWM, et al. Pheochromocytoma and paraganglioma: an Endocrine Society Clinical Practice Guideline. J Clin Endocrinol Metab. 2014;99(6):1915-42.
5. Lima Junior JV, et al. Use of the big data strategy to determine the reference values of calcitonin in children and adolescents. Archives of Endocrinology and Metabolism. J Braz Soc. 2019;63(02).
6. Maia AL, et al. Diagnóstico, tratamento e seguimento do carcinoma medular de tireoide: recomendações do Departamento de Tireoide da Sociedade Brasileira de Endocrinologia e Metabologia. Arq Bras Endocrinol Metab. 2014;58/7.
7. Pina G, Dubois S, Murat A, Berger N, Niccoli P, Peix JL, et al. Groupe des Tumeurs Endocrines. Is basal ultrasensitive measurement of calcitonin capable of substituting for the pentagastrinstimulation test? Clin Endocrinol (Oxf). 2013;78:358-64.
8. Viola D, Elisei R. Management of medullary thyroid cancer. Endocrinol Metab Clin N Am. 2018.
9. Wells Jr as, et al. Revised American Thyroid Association Guidelines for the Management of Medullary Thyroid Carcinoma. Thyroid. 2015;25(6):567-610.

Caso 19.4

José Viana Lima Junior
Gustavo Piech Ricardo

HISTÓRIA

Sexo masculino, 13 anos, natural e procedente de São Paulo, estudante do ensino fundamental.

HPMA

O paciente procura o serviço de endocrinologia da Santa Casa de São Paulo após a mãe notar nódulo em região cervical, indolor.

História de constipação desde o nascimento, porém, há 1 ano, o paciente vem apresentando episódios frequentes de diarreia de padrão aquoso, sem produtos patológicos, sendo descartada, previamente, doença celíaca e intolerância à lactose.

Nega tontura, crises de hipertensão arterial, tremores, sudorese e cefaleia.

Antecedentes

Gestação pré-termo (36 semanas), parto cesariano de urgência por eclâmpsia materna. Peso de nascimento: 2.300 g; estatura de 45 cm. Necessitou de suporte intensivo após nascimento por hipotonia, segundo relato materno.

Apresentou desenvolvimento neuropsicomotor (DNPM) adequado, porém o paciente mantém, atualmente, dificuldade de leitura e escrita.

Constipação crônica, nunca investigada, até os 12 anos de idade, quando iniciou episódios frequentes de diarreia aquosa sem causa definida.

Nega uso contínuo de medicações.

Mãe com diagnóstico de hipotireoidismo, sem outras comorbidades ou sintomas. Eclâmpsia em sua última gestação.

Pai falecido aos 52 anos por complicações de cirrose de etiologia alcoólica.

Irmã de 20 anos com fibromas em membros inferiores, acompanha com dermatologista, sem outras comorbidades.

Sem história de nódulos de tireoide e outras neoplasias na família.

EXAME FÍSICO

Antropometria: peso 41 kg; altura 1,57 m (Z: 0,16); IMC 16,6 (Z: -0,86); envergadura: 1,55 m (**Figura 1**).

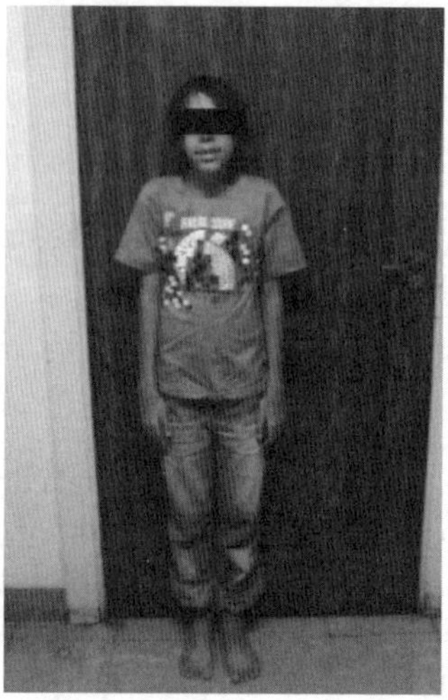

FIGURA 1 Hábito marfanoide. (Ver o Encarte de imagem no final do livro.)

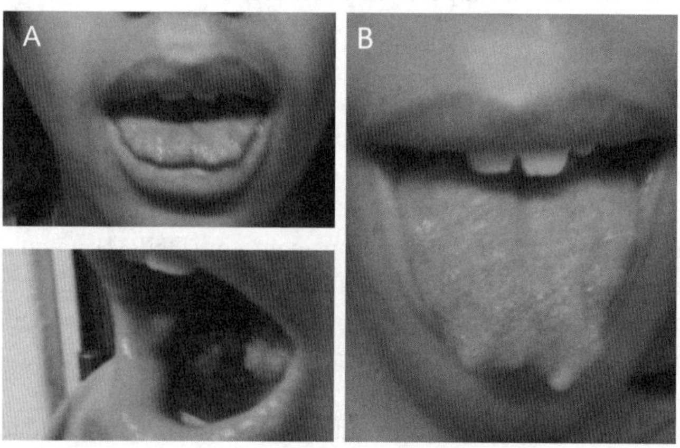

FIGURA 2 A e B: neuromas mucosos de língua. (Ver o Encarte de imagem no final do livro.)

Ectoscopia: baixa implantação de orelhas, membros superiores alongados.

Pele e mucosas: presença de neuromas de língua, segundo a mãe, desde o nascimento (**Figura 2**).

Tireoide: tópica, fibroelástica, nódulo palpável, móvel, não aderido a planos profundos, medindo cerca de 2 cm em lobo esquerdo de tireoide.

Cardiovascular: bulhas rítmicas, FC 80 bpm e PA 110 × 70 mmHg deitado, FC 86 bpm e PA 100 × 70 mmHg em pé.

Respiratório sem alterações.

Abdome: plano, sem massas palpáveis.

Extremidades: aquecidas, aumento de elasticidade com sinal do punho de Walker positivo.

Estádio puberal de Tanner: G4P4.

DIAGNÓSTICO INICIAL

- Neoplasia endócrina múltipla tipo 2B?
- Nódulo de tireoide — carcinoma medular de tireoide?
- Diarreia crônica.
- Hábito marfanoide.
- Neuromas mucosos.

CONDUTA INICIAL

Para o nódulo de tireoide: ultrassonografia (US) de região cervical com punção aspirativa por agulha fina (PAAF) de nódulo e linfonodo suspeitos. Dosagem de calcitonina sérica, CEA, TSH e T4L.

Pela hipótese de NEM 2B: dosagem de metanefrinas plasmáticas. Pesquisa molecular de mutação no gene *RET*.

EXAMES SUBSIDIÁRIOS

Hormonal: calcitonina sérica: 238 pg/mL (VR < 14,3 pg/mL); CEA: 23 mcg/L (VR < 3); metanefrinas plasmáticas: 0,2 nmol/L (VR < 0,5); normetanefrinas plasmáticas: 0,5 nmol/L (VR < 0,9).

Imagem: US cervical: tireoide tópica, parênquima heterogêneo, presença de 2 imagens nodulares. A primeira, sólida, no terço superior do lobo esquerdo, acentuadamente hipoecogênica, contornos regulares e margens bem definidas, sem calcificacões, medindo 1,8 × 1,6 × 1,2 cm. A segunda imagem nodular, sólida, no terço médio do lobo direito, hipoecogênica, com margens regulares e contornos bem definidos, medindo 1,0 × 0,9 × 0,8 cm.

PAAF de nódulo no lobo esquerdo da tireoide: presença de núcleos pequenos e redondos e células com aspecto plasmocitoide (Bethesda V).

Pesquisa molecular no gene *RET*: variante patogênica M918T.

DIAGNÓSTICOS DEFINITIVOS

- Neoplasia endócrina múltipla tipo 2B (NEM 2B):
- Acometimento: carcinoma medular de tireoide com variante patogênica no gene *RET*.
- Investigação de feocromocitoma negativa.

CONDUTA/TRATAMENTO

- Indicada tireoidectomia total com esvaziamento de cadeias linfonodais centrais.
- Convocar familiares de primeiro grau para pesquisa molecular no gene *RET*.
- Introdução de levotiroxina no pós-operatório imediato.

EVOLUÇÃO RESUMIDA

Paciente retorna para avaliação após 12 semanas da cirurgia referindo melhora de diarreia e, no momento, sem queixas. Resultado de calcitonina pós-operatória indetectável (< 2 pg/mL) e CEA normal.

Anatomopatológico: carcinoma medular de tireoide bilateral, 1,3 cm no lobo direito e 1,8 cm no lobo esquerdo, sem comprometimento de margens cirúrgicas e invasões vasculares e perineurais. Ausência de metástases para linfonodos. Restante do parênquima tireoidiano com hiperplasia de células "C". Imuno-histoquímica para calcitonina, CEA e cromogranina positivos.

Familiares de primeiro grau com pesquisa de variante patogênica no gene *RET* negativa.

Acompanhamento de NEM 2B:

CMT dosagens subsequentes de calcitonina e CEA, cálculo de *doubling time*, US cervical e função tireoidiana para ajuste de dose de levotiroxina.

Feocromocitoma com dosagem de metanefrinas plasmáticas periódicas.

Solicitada ressonância magnética (RM) de abdome total e colonoscopia, com presença de hiperemia em região de íleo distal e biópsia evidenciando hiperplasia linfoide. Sem alterações significativas na RM de abdome total.

Após 2 anos, o paciente manteve nível de calcitonina indetectável e CEA normal, além de US cervical sem evidência de doença estrutural. No entanto, apresentou incremento nos valores de metanefrinas plasmáticas 1,1 nmol/L (VR < 0,5) e normetanefrinas plasmáticas 0,9 nmol/L (VR < 0,9), exame repetido e confirmada alteração.

Com a suspeita de feocromocitoma, foi realizada a cintilografia de corpo inteiro com metaiodobenzilguanidina marcado com I^{123} (MIBG) acoplado a SPECTCT, evidenciando hiperconcentração focal na projeção da adrenal esquerda (tamanho aproximado de 2,5 cm), podendo corresponder a lesão de origem neuroendócrina. Nova RM de adrenais identificou lesão em topografia de adrenal esquerda, medindo 2,3 cm no maior eixo, com hipersinal na sequência T2.

Paciente submetido a adrenalectomia esquerda por videolaparoscopia, após preparo com doxazosina durante 4 semanas. Procedimento sem intercorrências.

Retorna após 4 semanas, com nova dosagem de metanefrinas plasmáticas negativas e anatomopatológico descrevendo feocromocitoma e hiperplasia de feocromócitos. Até o momento, paciente em remissão de CMT e feocromocitoma, realizando seguimento das doenças associadas a NEM 2B periodicamente (**Tabela 1**).

COMENTÁRIOS

A neoplasia endócrina múltipla do tipo 2B (NEM 2B) é uma síndrome clínica caracterizada pela presença de carcinoma medular de tireoide (CMT), feocromocitoma, neuromas cutâneos, mucosos e hábito marfanoide, devido a uma mutação ativadora no proto-oncogene *RET.* A doença representa cerca de 5-10% dos casos das NEM 2, sendo a forma mais agressiva das variantes, justificada pelo acometimento de regiões específicas no gene *RET*, dentre elas o códon 918, em aproximadamente 95% dos casos. Grande parte dos pacientes apresenta-se com uma mutação *de novo*, pois, devido à mortalidade aumentada, não vivem até a fase reprodutiva, portanto não transmitem seu gene para as próximas gerações.

O quadro clínico da NEM 2B é, geralmente, inespecífico, dificultando o diagnóstico precoce. As manifestações gastrointestinais podem aparecer como

TABELA 1 Acompanhamento clínico do paciente com NEM 2B

Exame/ano	2017	2018	2019	2020
Calcitonina[1]	Pré-operatório: 238 ng/mL Pós-operatório: < 2 pg/mL	< 2 pg/mL	< 2 pg/mL	< 2 pg/mL
CEA[1]	Pré-operatório: 23 mcg/L (VR < 3) Pós-operatório: 2,2 mcg/L (VR < 3)	1,4 mcg/L (VR < 3)	2 mcg/L (VR < 3)	1,9 mcg/L (VR < 3)
US cervical	Pós-operatório: negativo para doença estrutural local	Negativo para doença estrutural local	Negativo para doença estrutural local	Negativo para doença estrutural local
Metanefrinas plasmáticas[2]	Pré-operatório: metanefrinas: 0,2 (VR < 0,5 nmol/L) normetanefrinas: 0,5 (VR < 0,9 nmol/L)	Metanefrinas: 0,4 nmol/L Normetanefrinas: 0,6 nmol/L	Metanefrinas: 1,1 nmol/L Normetanefrinas: 0,9 nmol/L	Metanefrinas: 0,2 nmol/L Normetanefrinas: 0,3 nmol/L
RM de abdome	Normal		Lesão 2,5 cm em adrenal esquerda	Adrenal esquerda não caracterizada, sem outras alterações
MIBG com SPECTCT			Concentração focal em lesão adrenal esquerda de 2,5 cm	
Anatomia patológica	CMT bilateral		Feocromocitoma e hiperplasia de feocromócitos	

1. Colorimétrico. 2. HPLC com MS em Tanden.

a primeira apresentação da doença, já nos primeiros meses de vida, sendo a constipação a mais prevalente. Neuromas mucosos, principalmente de boca e língua, aparecem nos primeiros anos, muitas vezes passando despercebidos e somente sendo atribuídos como alterações relacionadas a NEM 2B quando já se apresentam sintomas de CMT ou feocromocitoma.

O CMT está presente em 100% dos casos de NEM 2B, mais agressivos, sendo a principal causa de morbidade e mortalidade desses indivíduos. Surgem, normalmente, na primeira década de vida, com relatos de aparecimento no primeiro ano. São, geralmente, multicêntricos, bilaterais, com tamanhos variados e envoltos por hiperplasia de células C. Metástases para linfonodos cervicais estão presentes em mais da metade dos casos já ao diagnóstico, e metástases a distância para fígado, pulmão e ossos não são infrequentes. O CMT se apresenta como um ou mais nódulos na região cervical, podendo estar associados a sintomas de diarreia e *flushing*, típicos de aumento nos níveis de calcitonina, ou assintomáticos. Sua maior agressividade está relacionada ao principal acometimento molecular na NEM 2B: o códon 918 do gene *RET*.

O feocromocitoma é uma manifestação presente em 50% dos pacientes com diagnóstico de NEM 2B, normalmente benignos, adrenais, bilaterais e produtores de catecolaminas. Surge, normalmente, entre a segunda e terceira décadas de vida com sintomas de cefaleia, tremores, palpitações e picos hipertensivos, que, se não tratados adequadamente, podem gerar complicações cardiovasculares precoces. Seu diagnóstico deve ser pesquisado continuamente, uma vez que pacientes podem apresentar crises hipertensivas em momentos de indução anestésica e cirurgias, as quais são frequentes nos pacientes com NEM 2B.

O diagnóstico da NEM 2B é feito por meio da presença de uma ou mais doenças associadas a síndrome e, necessariamente, a pesquisa molecular de variantes patogênicas no gene *RET* (principalmente variantes nos códons 918 e 883). Esse conjunto de doenças apresenta uma relação genótipo-fenótipo estreita, portanto a análise molecular deve ser sempre realizada, tanto para auxílio no diagnóstico quanto para avaliação prognóstica, ajudando a definir algumas condutas.

Estabeleceu-se uma classificação de risco do CMT de acordo com o códon acometido no gene *RET*, e, a depender do nível de risco, propõe-se uma conduta para o início da realização de exames diagnósticos, como calcitonina, CEA e ultrassonografia cervical, além de definir o momento ideal para a realização de tireoidectomia total profilática. Nos casos definidos como NEM 2B, por acometimento dos códons 918 (principalmente) e 883, a tireoidectomia total profilática deve ser realizada, idealmente, antes do primeiro ano de vida, devido ao risco de desenvolvimento de CMT no primeiro ano, já podendo existir metástases associadas (**Tabela 2**).

TABELA 2 Classificação de risco do CMT e conduta CMT

Nível	Risco	Mutação	Indicação de TT
A	Baixo	768, 790, 791, 804, 891	< 5 anos (podendo ser adiada)
B	Intermediário	609, 611, 618, 620, 630	< 5 anos (podendo ser adiada)
C	Alto	634	< 5 anos
D	Muito alto	883,918	< 1 ano

Fonte: modificada de Wells, et al., 2015.

Quando já existe história familiar positiva para CMT, feocromocitoma ou NEM 2B, o diagnóstico dessas doenças tende a ser mais precoce nas linhagens subsequentes. Porém, quando não há história familiar de acometimento prévio, ou quando há mutação *de novo* (mais frequente), o diagnóstico é mais tardio e, normalmente, já com presença de CMT metastático. Nesses casos, o paciente procura um especialista por achado de nódulo de tireoide em exame de imagem ou na própria palpação, sendo iniciada a investigação para nódulos de tireoide. Não há consenso em quais seriam as indicações na dosagem de calcitonina sérica na presença de um nódulo de tireoide. Alguns autores recomendam o rastreamento de CMT com dosagem de calcitonina sérica para todos os nódulos. Outros não têm definida essa recomendação. Atualmente, os grandes centros de estudo de CMT indicam a dosagem de calcitonina sérica nos nódulos com citologia sugestiva, história familiar positiva para CMT e feocromocitoma, além de casos de sintomas como diarreia e *flushing*. Valores acima de 100 pg/mL sugerem fortemente CMT, níveis abaixo de 10 ng/mL praticamente excluem, e para valores entre 10-100 pg/mL um teste de estímulo com gluconato de cálcio deve ser realizado.

Em relação ao diagnóstico de feocromocitoma, as metanefrinas plasmáticas possuem maior sensibilidade para a doença e, portanto, devem ser solicitadas como exame inicial. Quando associados a NEM 2B, o *screening* deve ser feito, sempre, antes da realização de qualquer procedimento cirúrgico e, anualmente, a partir dos 8 anos de idade, com a dosagem das metanefrinas plasmáticas. Exames de imagem, como RM de adrenais e cintilografia de corpo inteiro com MIBG, não devem ser usados como exames de rastreio, apenas indicados quando os níveis séricos das metanefrinas plasmáticas encontram-se alterados.

O tratamento da NEM 2B visa, principalmente, ao diagnóstico precoce das doenças associadas a essa patologia, priorizando o CMT, responsável pela maior morbidade e mortalidade dessa condição.

Crianças com história familiar de CMT, feocromocitoma ou NEM 2 devem realizar, o mais rápido possível, teste molecular para análise do gene *RET* e, se positivo para NEM 2B, optar por tireoidectomia total profilática, sem esvaziamento cervical, no primeiro ano de vida ou o mais precocemente possível, após a realização de um teste molecular.

Pacientes sem história familiar de CMT, feocromocitoma ou NEM 2, que procuram atendimento médico para investigação de um nódulo de tireoide, diagnosticando CMT, devem ser submetidos a análise molecular do gene *RET*, excluir feocromocitoma, com a dosagem de metanefrinas plasmáticas, e realizar tireoidectomia total com esvaziamento cervical central bilateral e esvaziamento lateral, se US pré-operatória com evidência de acometimento linfonodal lateral.

Pacientes com diagnóstico de feocromocitoma devem ser submetidos a adrenalectomia unilateral, ou bilateral se acometimento em ambas as adrenais, podendo ser realizada adrenalectomia parcial, idealmente videolaparoscópica, após preparo clínico com alfabloqueadores pelo período mínimo de 4 semanas. Ressalta-se a importância de realizar essa cirurgia primeiro, antes da retirada do CMT, pelo risco intraoperatório de crises hipertensivas.

O acompanhamento da NEM 2B é realizado com *screening* periódico para CMT e feocromocitoma. Nos pacientes com CMT prévio, deve-se solicitar dosagens de calcitonina, CEA, cálculo de *doubling time* (tempo para a calcitonina e a CEA dobrarem o valor sérico), acesso pelo *site* (www. thyroid.org/thyroid-physicians-professionals/calculators/thyroid-cancer-carcinoma), e ultrassonografia cervical, visando a avaliação de doença estrutural, a cada 6 meses. Nos casos pós-operatórios, quando o *doubling time* estiver inferior a 6 meses, a pesquisa de metástases locais e a distância estão indicadas por meio da solicitação de cintilografia óssea, ultrassonografia cervical ou tomografia cervical, tórax, RM de abdome total, coluna e ossos da bacia. Se doença localizada, pode-se optar pela ressecção cirúrgica. Doença estável pode ser observada. Doenças mais avançadas podem ser tratadas com inibidores de tirosinoquinase, quimioterapia ou radioterapia, com taxas de remissão baixas.

Importante convocar os familiares de primeiro grau do paciente acometido com NEM 2B para rastreio com pesquisa molecular no gene *RET*, visando ao diagnóstico precoce das doenças associadas, além de aconselhamento genético familiar.

REFERÊNCIAS

1. Al-Salameh A, et al. Update on multiple endocrine neoplasia type 1 and 2. Presse Med. 2018.
2. Lenders JWM, et al. Pheochromocytoma and paraganglioma: an Endocrine Society Clinical Practice Guideline. J Clin Endocrinol Metab. 2014;99(6):1915-42.
3. Viola D, Elisei R. Management of medullary thyroid cancer. Endocrinol Metab Clin N Am. 2018.
4. Wells et al. Medullary Thyroid Cancer: Management Guidelines of the American Thyroid Association. Thyroid. 2009;(6):565-612.
5. Wells et al. Revised American Thyroid Association Guidelines for the Management of Medullary Thyroid Carcinoma. Thyroid. 2015;(25):6.

Caso 19.5

Maria Izabel Chiamolera

HISTÓRIA

Menina de 6 anos e 6 meses, natural de São Paulo, procura atendimento médico por comportamento agitado e sono irregular há 4 anos com alteração nos exames de função tireoidiana.

HPMA

Criança foi prematura, com boa recuperação do crescimento, apresenta peso no percentil 10 e altura no percentil 25, ausência de caracteres sexuais secundários e desenvolvimento neuropsicomotor adequado. Desde os 2 anos apresenta muita agitação, dificuldade de fixar a atenção e sono irregular, além de apresentar aumento da frequência das evacuações (diarreias eventuais). Foi atendida por uma colega pediatra que solicitou exames gerais e notou alteração nos exames de função tireoidiana.

Antecedentes

Gestação sem intercorrências, parto prematuro 34 semanas, PN: 1.300 g (escore-Z = −2,13), CN: 39 cm (escore-Z = −1,89), Apgar 8 e 9. Nega internações, doenças crônicas ou uso de medicações.

Pais eutróficos, não apresentam alteração da função tireoidiana, estatura da mãe: 1,62 m (escore-Z = −0,21); estatura do pai: 1,82 m (escore-Z = 0,72). Sem história de consanguinidade na família.

EXAME FÍSICO

Exame físico geral: FC: 130 bpm, PA 90 × 60 mmHg, extremidades quentes e com tremor, palpação de tireoide com aumento de 2-3 vezes de volume, com consistência fibroelástica.

Peso: 18 kg; estatura: 114 cm (escore-Z = –0,74); IMC = 13,85 (escore-Z = –1,18)

Relação altura sentada e em pé sem alterações.

Estágio puberal: P1M1.

DIAGNÓSTICO INICIAL

Secreção inapropriada de TSH:

- Interferência laboratorial no teste de T4 livre.
- Resistência aos hormônios tireoidianos.
- Tumor hipofisário secretor de TSH – TSHoma/tirotropinoma.

EXAMES SUBSIDIÁRIOS

Exames bioquímicos, função renal, hepática, VHS, proteínas totais e frações, hemograma, anticorpos antitransglutaminase IgA tecidual, IgA sérica total estavam todos dentro da faixa de normalidade.

Exames hormonais basais:

5 anos e 2 meses: TSH 6,72 mUI/L (VR 0,70-6,0 mUI/L); T4 livre 3,33 (VR 0,6-1,1 ng/dL).

5 anos e 4 meses: TSH 7,19 mUI/L (VR 0,70-6,0 mUI/L); T4 total 25,3 mcg/dL (6,4-13,3 mcg/dL); T3 total 300 ng/dL (VR 94-241 ng/dL); T4 livre 2,85 ng/dL (VR 0,6-1,1 ng/dL); TRAB inferior a 1 U/L (negativo: inferior a 1,0 U/L); ATPO < 9 UI/mL (negativo: inferior a 9 UI/mL).

Imagem:

Ultrassonografia da tireoide (5 anos e 6 meses): volume aumentado, 3,5 mL (VR 1,57-2,84 mL) Doppler com moderado aumento da vascularização do parênquima, simétrico e difuso, de aspecto inespecífico, de provável origem inflamatória.

Radiografia de idade óssea: 3 anos e 6 meses (IC: 5 anos 2 meses).

CONDUTA/TRATAMENTO

Investigar interferência no exame – dosar T4 livre por diálise.

Diagnóstico diferencial com TSHoma – dosagem de subunidade-alfa, SHBG, RM de sela.

Pesquisa molecular de mutação do gene *THRb*.

EVOLUÇÃO RESUMIDA

Paciente evolui sem alteração no quadro clínico, na investigação de interferente laboratorial apresenta as seguintes dosagens:

Exames hormonais:

5 anos e 7 meses: TSH 5,95 mUI/L; T4 total 21,3 mcg/dL; T4 livre 3,29 ng/dL; T4 livre diálise 3,1 ng/dL (VR 0,8-2,0 ng/dL); subunidade alfa 124 ng/dL (VR 80-604 ng/L); SHBG 78 nmol/L (VR 35-177 nmol/L).

Imagem:

RM de sela – sem alteração.

Molecular:

Sequenciamento positivo para mutação p.P453T no gene THRb.

Tratamento:

Introduzido propranolol (10 mg), 3× ao dia e levotiroxina (50 mcg), com aumento progressivo da dose.

No acompanhamento, a paciente apresentou melhora dos sintomas e curva de crescimento adequada.

DIAGNÓSTICO DEFINITIVO

- Resistência aos hormônios tireoidianos beta (RHTb).

COMENTÁRIOS

A paciente foi encaminhada para avaliação por comportamento hiperativo, alteração do sono, aceleração do hábito intestinal e sintomas compatíveis com tirotoxicose. No exame físico, apresentava bócio e taquicardia, o que corroborava a hipótese inicial. Por outro lado, apresentava um atraso na idade óssea que indicaria falta de hormônio tireoidiano. Na avaliação laboratorial inicial nota-se alteração da função tireoidiana, com padrão de TSH inapropriadamente normal/elevado com elevação dos hormônios tireoidianos (HT). Essa condição pode ser identificada como hipertireoidismo central e pode ocorrer em duas condições principais, em um dos componentes das síndromes de insensibilidade aos hormônios tireoidianos, a resistência aos hormônios tireoidianos beta (RHTb), causada principalmente por mutações no receptor dos hormônios tireoidianos beta (THRb), e o tumor hipofisário produtor do TSH (TSHoma ou tirotropinoma).

Não existem sintomas que discriminem a RHTb do TSHoma, contudo os pacientes com TSHoma tendem a apresentar mais sintomas de tirotoxicose, enquanto os pacientes com RHTb podem apresentar um misto de sintomas de hipo e hipertireoidismo, como bócio, transtornos de hiperatividade e déficit de atenção, atraso no desenvolvimento, taquicardia sinusal e atraso da idade óssea, como visto na paciente acima.

Diante de tais sintomas, a avaliação laboratorial leva a suspeita diagnóstica, após a detecção da alteração laboratorial, níveis elevados de HT na presença de TSH inapropriadamente normal ou elevado. Atualmente, nas rotinas de triagem neonatal de hipotireoidismo congênito que utiliza TSH e T4 livre, tem sido possível realizar o diagnóstico precoce da RHTb.

Diante de tal quadro o primeiro passo é descartar interferência nas dosagens hormonais que levam à detecção de concentrações elevadas dos HT sem a consequente supressão do TSH, que são: alterações nas proteínas transportadoras dos HT (como ocorre na hipertiroxinemia disalbuminêmica familiar), drogas (como a amiodarona) e presença de anticorpos que possam interferir nos ensaios hormonais tanto de TSH quanto dos HT (como os anticorpos heterófilos e os anticorpos antianimais). Essa avaliação pode ser feita utilizando um método alternativo de dosagem do T4 livre, preferencialmente realizando a dosagem de T4 livre pelo método padrão ouro, que é a dosagem pós-diálise de equilíbrio; esse método consegue evitar a maioria dos interferentes na dosagem do T4 livre (**Figura 1**). No caso da paciente, o T4 livre pós-diálise resultou em concentrações elevadas, confirmando o diagnóstico de secreção inapropriada do TSH; o próximo passo é determinar o diagnóstico diferencial entre RHTb e TSHoma (**Figura 1** e **Tabela 1**).

A avaliação dos perfis tireoidianos dos pais já pode sugerir algum dos diagnósticos, visto que a RHTb apresenta um padrão de herança autossômica dominante. No presente caso, os pais têm o perfil hormonal normal, o que não descarta RHTb, uma vez que 20-25% dos indivíduos podem apresentar o padrão não familiar da doença.

Alguns marcadores hormonais podem auxiliar nesse diagnóstico diferencial. A produção da globulina carreadora dos hormônios sexuais (SHBG) é

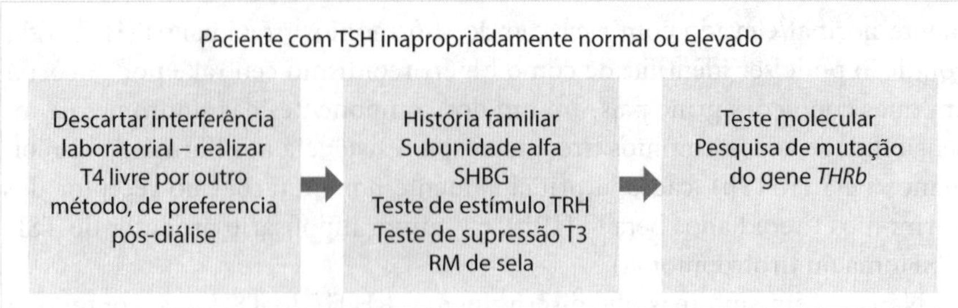

FIGURA 1 Esquema diagnóstico para pacientes com TSH inapropriadamente normal ou elevado.

TABELA 1 Diagnóstico diferencial RHTb e TSHoma

Parâmetros diagnóstico	RHTb	TSHoma
História familiar	Presente 85% dos casos	Ausente
TSH	Normal ou elevado	Normal ou elevado
T4 livre	Elevado	Elevado
T3 total	Usualmente elevado	Elevado
Teste TRH	Resposta normal	Sem resposta ao TRH
Teste supressão T3	Supressão	Sem supressão
Quadro clínico	Mescla de sinais e sintomas de hipo e hipertireoidismo	Sinais e sintomas de tireotoxicose
Adenoma hipofisário	Negativo	Positivo, em geral macroadenoma
Subunidade alfa/TSH	Normal	Elevada
SHBG	Normal-baixa	Elevada

estimulada pelos HT, portanto, em uma situação de resistência à ação desses hormônios, a concentração da SHBG tenderia a ser mais baixa ou normal, ao contrário de uma situação de hipertireoidimo, como no TSHoma, situação na qual a SHBG estaria elevada. Outro marcador seria a subunidade alfa dos hormônios glicoproteicos (subalfa), que tende a ser mais elevada nos tumores hipofisários, fazendo com que a correlação subalfa/TSH seja mais elevada nesse grupo de pacientes. No caso da paciente descrita acima, tanto a SHBG quanto a relação subalfa/TSH estão normais, sugerindo o diagnóstico de RHTb.

Testes dinâmicos podem ser úteis em situações de dúvida diagnóstica, embora os métodos de dosagem hormonais atuais já consigam esclarecer muitos desses casos sem a necessidade de uma testagem, como foi o caso apresentado. Entre os testes temos:

- Testes de estímulo de TRH para TSH que na RHTb apresenta resposta normal ao estímulo, e em geral essa resposta está reduzida no TSHoma.
- Teste de supressão com T3 que mostra supressão do TSH com doses elevadas de T3 na RHTb e falha na supressão nos tumores hipofisários produtores de TSH.

Para finalizar, a imagem hipofisária pode eventualmente apresentar incidentalomas em indivíduos com RHTb, mas via de regra pacientes com essa síndrome apresentam RM de sela normal. O TSHoma é geralmente caracterizado por um macroadenoma hipofisário, adenoma maior que 1 cm (80% dos casos), e é muito raro em crianças. No caso acima a RM de sela da paciente não mostrou nenhuma lesão hipofisária.

Estabelecer o diagnóstico correto da RHTb é essencial para evitar inadequações no tratamento, como uso de antitireoidianos e ablação com radioiodo, que pode levar a quadros de hipotireoidismo de difícil controle. Muitas vezes, pacientes com essa síndrome não vão necessitar de nenhuma intervenção terapêutica. Não existe um tratamento específico, e algumas das opções são de difícil acesso em nosso meio, como o TRIAC. O tratamento sintomático pode ser realizado com betabloqueadores, e em algumas situações a levotiroxina (LT4) pode ser uma opção. Situações em que podemos utilizar a LT4 em dose elevadas são: elevação do TSH, sinais e sintomas do hipotireoidismo, atraso de idade óssea, redução na velocidade de crescimento e ganho de peso, história de convulsões, história familiar prévia de retardo do crescimento e desenvolvimento. No presente caso optou-se pelo tratamento combinado de LT4 e betabloqueador para atuar no controle das duas frentes de sintomas, o TSH mais elevado e o atraso da idade óssea de um lado e os sintomas de tireotoxicose do outro.

A progressão da doença é variável, mas a maioria dos indivíduos apresenta crescimento e desenvolvimento adequados; uma parcela pequena pode evoluir com baixa estatura e retardo do desenvolvimento cognitivo. Os sintomas de hiperatividade tendem a melhorar com o decorrer do tempo. Muitas vezes o bócio é de difícil controle e recorrência, mesmo após procedimento cirúrgico; a LT4 em doses elevadas pode ser utilizada numa tentativa de controle do crescimento tireoidiano.

REFERÊNCIAS

1. Dumitrescu AM, Refetoff S. Impaired sensitivity to thyroid hormone: defects of transport, metabolism and action. 2015. Disponível em: https://www.thyroidmanager.org/wp-content/uploads/chapters/thyroid-hormone-resistance-syndromes.pdf. Acesso em: 30 jun. 2020.

2. Ortiga-Carvalho TM, Sidhaye AR, Wondisford FE. Thyroid hormone receptors and resistance to thyroid hormone disorders. Nat Rev Endocrinol. 2014;10(10):582-91.
3. Ramos LS, Kizys MML, Kunii IS, et al. Assessing the clinical and molecular diagnosis of inherited forms of impaired sensitivity to thyroid hormone from a single tertiary center. Endocrine. 2018;62(3):628-38.
4. Saad MJA, Maciel RMB, Mendonça BB. Resistência aos hormônios tiroidianos. In: Chiamolera MI, Carvalho GA, Nogueira CR. Endocrinologia: princípios e práticas. Rio de Janeiro: Atheneu; 2017. cap.30.

Caso 19.6

Larissa Garcia Gomes

HISTÓRIA

Paciente do sexo feminino, 16 anos, procedente de Osasco/SP, queixa-se aumento de pelo há 1 ano.

HPMA

A paciente refere desenvolvimento puberal em idade normal, apresentou menarca aos 13 anos, e evoluiu com ciclos menstruais regulares. Há 1 ano, notou aumento progressivo de pelos e associado ao aparecimento de acne em região de face. Queixa de aumento de oleosidade da face e queda de cabelo. Nos últimos 6 meses, refere que a menstruação ficou irregular, menstruou apenas 2 vezes no período. Nega uso de qualquer medicação, incluindo suplementos. Nunca usou contraceptivo oral.

Antecedentes

Peso e comprimento normal ao nascimento. Nega prematuridade e intercorrências neonatal.

Hepatite B com transmissão vertical e segue no grupo de moléstias infecciosas sem necessidade de tratamento.

Mãe e 3 irmãs de 22, 15 e 14 anos – nenhuma tem história de hirsutismo ou irregularidade menstrual.

Pais não consanguíneos.

Mãe e irmã de 15 anos com hepatite B.

Irmã de 22 anos – trombose venosa profunda sem fator desencadeante.

Avó paterno e avô materno com diabetes.

EXAME FÍSICO

- BEG, acne pustulosa, não confluente em fronte.
- Acantose *nigricans* cervical grau I e axilar +++/4.
- Escala de Ferriman: buço 3, mento 3, tórax 3, abdome superior 3, abdome inferior 3, dorso 2, nádegas 4, coxa 3, braço 0 (total = 24).
- PA 100/70 mmHg.
- Peso 64,5 kg, estatura 164, IMC 23,9 (p > 97).
- CA 80 cm, CQ 97.
- Sem evidência de hipertrofia muscular.
- Clitóris 3,5 × 1,5.
- Demais aparelhos nada digno de nota.

DIAGNÓSTICO INICIAL

Hiperandrogenismo clínico com sinais de virilização:

- Síndrome dos ovários policísticos.
- Tumor ovariano ou suprarrenal virilizante.
- Hiperplasia adrenal congênita.

EXAMES SUBSIDIÁRIOS

- Exames laboratoriais (bioquímicos e hormonais) da paciente com 3 meses de amenorreia podem ser visualizados na **Tabela 1**.

TABELA 1 Exames laboratoriais da paciente com história de amenorreia há 3 meses

	Valores
Exames bioquímicos	
Glicemia (70 a 99 mg/dL)	84
Insulina (2,6-24,9 mcU/mL)	**35,7**
HbA1C (4,1-5,7%)	5,3
CT (< 190 mg/dL)	155
HDL (> 40 mg/dL)	46
LDL (< 100 mg/dL)	82
Triglicérides (< 150 mg/dL)	135
Creatinina (0,5-0,9 mg/dL)	0,65
25-OH vit. D (ng/dL)	19,8

(continua)

TABELA 1 Exames laboratoriais da paciente com história de amenorreia há 3 meses (*continuação*)

	Valores
TGO (< 31 U/L)	18
TGP (< 31 U/L)	15
Exames hormonais basais	
FSH (3,5-12,5 IU/L)	5,8
LH (2,4-12,6 IU/L)	**13,1**
Estradiol (< 233 pg/mL)	79,6
Progesterona (até 89 ng/mL)	< 0,5
Testosterona total (até 48 ng/dL)	**306**
Testosterona livre (até 37 pmol/L)	**196**
Androstenediona (até 2,2 ng/mL)	**3,41**
SDHEA (988-3400 ng/mL)	1473
SHBG (32,4-128 nm/moL)	37
17OH-progesterona (até 2,0 ng/mL)	1,53
PRL (4,2-24,2 ng/mL)	17,5
TSH (0,27-4,2 uIU/mL)	1,8

Valores e unidades de referência entre parênteses.

Hormonais (testes):

- Teste oral de tolerância a glicose (TOTG; 75g) – ver **Tabela 2.**

TABELA 2 Valores de glicemia e insulina obtidos durante o teste de tolerância oral à glicose

	0	30	60	90	120
Glicose	84	151	171	151	136
Insulina	35,7	480,7	909,8	> 1.000	> 1.000

Imagem (**Figura 1**):

- RM abdome: adrenais normais.
- RM de pelve: útero com forma, contornos e dimensões normais. Volume estimado em 40 cm^3. Apresenta sinal miometrial característico e anatomia zonal mantida. Endométrio centrado, homogêneo, com espessura de 0,4 cm.
- Ovários tópicos, com dimensões aumentadas, medindo o direito 5,0 × 3,7 × 3,6 cm e o esquerdo 3,6 × 3,4 × 3,0 cm (volumes de cerca de 34,0 e 20,0 cm^3, respectivamente). Observam-se ainda múltiplos folículos bilaterais subcentimétricos, dispostos perifericamente associados a proeminência estromal, compatível com ovários policísticos.

- Molecular: estudo através de sequenciamento paralelo em larga escala. Painel gênico composto por genes associados à sinalização de insulina e homeostase energética (ver **Tabela 3**).

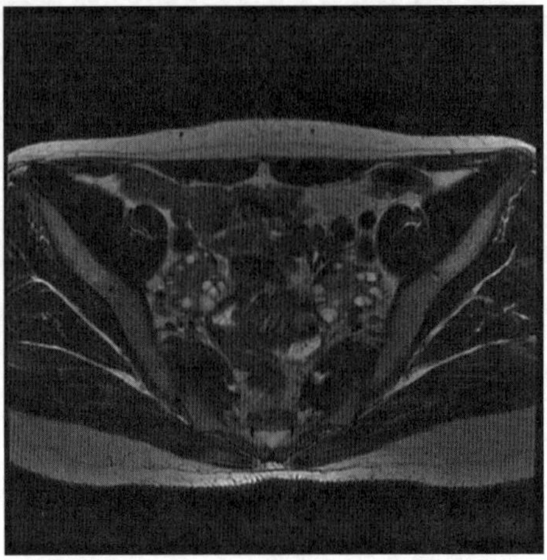

FIGURA 1 Ressonância magnética de abdome e pelve. (Ver o Encarte de imagem no final do livro.)

TABELA 3 Painel gênico composto por genes associados à sinalização de insulina e homeostase energética para realização de sequenciamento em larga escala

INRS	
INS	*LMNB2*
POMC	*IRS2*
PPARG	*IRS1*
LMNA	*LEPR*
FST	*CIDEC*
GATA6	*BSCL2*
AKT2	*GCK*

- Resultado: variante patogênica no gene *INRS*: c.3540G>A; p.Met1180Ile.

DIAGNÓSTICOS DEFINITIVOS

- Síndrome de resistência insulínica e acantose *nigricans* secundária à mutação no INSR.
- Síndrome virilizante secundária.

CONDUTA/TRATAMENTO

Metformina (500 mg) após café, almoço e jantar, começando com um comprimido e aumentando gradativamente conforme tolerância.

Contraceptivo oral de progesterona – desogestrel.

Espironolactona 100 mg.

EVOLUÇÃO RESUMIDA

Dados clínicos relevantes: a paciente retorna após 6 meses, mantendo amenorreia, o que é esperado com o uso do desogestrel contínuo. Refere leve diminuição do pelo corporal leve, que consegue avaliar pelo aumento de intervalo das depilações. Não apresenta diminuição de pelos da face. Os exames laboratoriais de controle estão apresentados na **Tabela 4**.

TABELA 4 Evolução dos exames laboratoriais após 6 meses de acompanhamento ambulatorial em uso de desogestrel, MTF e espironolactona

Exames	Basal	Após 6 meses
Glicemia (70-99 mg/dL)	84	85
Insulina (2,6-24,9 uU/mL)	**35,7**	**26**
HbA1C (4,1-5,7%)	5,3	5,2
FSH (3,5-12,5 IU/L)	5,8	4,2
LH (2,4-12,6 IU/L)	**13,1**	4,5
Estradiol (< 233 pg/mL)	79,6	50
Testosterona total (até 48 ng/dL)	**306**	**139**
Testosterona livre (até 37 pmol/L)	**196**	**44**
Androstenediona (até 2,2 ng/mL)	**3,41**	1,36
SDHEA (988-3.400 ng/mL)	1.473	929
SHBG (32,4-128 nm/moL)	37	89

Valores e unidades de referência entre parênteses.

COMENTÁRIOS

Sinais, sintomas e antecedentes relevantes

O hirsutismo é a manifestação clínica cardinal das doenças hiperandrogênicas. Outros sintomas, como acne, alopecia androgenética, disfunção menstrual, infertilidade, abortamento precoce e os sinais de virilização (atrofia do parênquima mamário, alteração da tonalidade da voz, redistribuição de massas musculares e clitoromegalia), estão também associados ao excesso de andrógenos. A presença de acantose *nigricans* deve ser valorizada, por ser um marcador importante de resistência à insulina.

Uma causa frequente de hiperandrogenismo é o uso exógeno, que pode desencadear quadros variáveis, inclusive de virilização com aumento de testosterona total. Os principais deles, na prática clínica, são as medicações com substâncias esteroides com finalidade de contracepção, estética e/ou anabolizante com efeito androgênico. É importante investigar se a paciente está utilizando medicamentos em qualquer apresentação e suplementos esportivos, pois existem relatos de contaminação.

Abordagem diagnóstica inicial

Uma abordagem prática consiste em dividir as síndromes hiperandrogênicas em 2 grupos, virilizantes e não virilizantes, de acordo com a presença ou ausência dos sinais e sintomas de virilização (**Figura 2**). Os sintomas de virilização alertam para o risco da presença de tumores secretores de andrógenos utilizando apenas dados clínicos. Em geral, pacientes com síndrome virilizante apresentam uma concentração de testosterona total maior que 200 ng/dL. Já as síndromes hiperandrogênicas não virilizantes compreendem patologias de etiologia apenas funcional, como a forma não clássica de hiperplasia adrenal congênita, o hiperandrogenismo (hirsutismo) idiopático e a síndrome dos ovários policísticos (SOP).

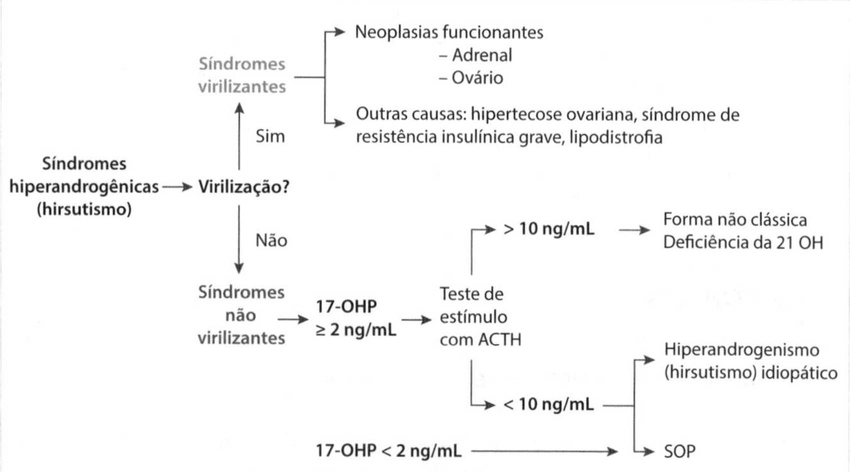

FIGURA 2 Fluxograma para investigação de hirsutismo.

Os exames laboratoriais iniciais demonstraram uma resistência insulínica grave, que ficou muito mais óbvia após a realização do teste de tolerância oral à glicose. As concentrações de andrógenos associados aos dados clínicos favoreciam o diagnóstico de síndrome virilizante, e um exame de imagem tipo ressonância de abdome e pelve é importante para descartar tumor virilizante. A ressonância é muito mais sensível que a tomografia para estudo de pelve.

O sequenciamento de múltiplos genes associados à resistência insulínica por meio de painel gênico demonstrou variante patogênica no gene do receptor de insulina (INSR), que está associada à diminuição da sinalização da insulina e resistência insulínica grave. Essas alterações do gene *INSR* podem causar desde quadros muito graves, como leprechaunismo quando em herança autossômica recessiva, a um quadro mais leve com presença de diabetes *mellitus*, acantose *nigricans* e sinais compatíveis com SOP quando herdado na forma autossômica dominante.

Tratamento inicial

Para tratar hirsutismo, deve-se compreender o tratamento específico da doença de base com o objetivo de acelerar a regressão do hiperandrogenismo. No caso apresentado, o fator desencadeante era a resistência insulínica, e o uso de sensibilizador de insulina tipo metformina representa a primeira opção de tratamento.

A droga de escolha para se iniciar o tratamento inespecífico do hirsutismo são os contraceptivos hormonais orais (CHO), compostos por uma associação de estrógeno e progesterona. Adicionalmente, constituem um meio seguro de contracepção, fundamental quando são usadas drogas potencialmente teratogênicas, como os antiandrógenos. Porém, é fundamental, na investigação da paciente, avaliar os riscos de trombose do contraceptivo combinado; no caso de história de familiar de 1º grau, é interessante optar por contraceptivo oral de progesterona isolada. Como a paciente tinha um hirsutismo grave e essa era a principal queixa da paciente, foi indicada a associação de uma droga de ação antiandrogênica (espironolactona).

Paralelamente ao tratamento farmacológico do hirsutismo, podem ser empregadas medidas auxiliares, como depilação, epilação e utilização de *laser*. O uso tópico de creme de eflortina a 13,9% pode ser útil no caso de hirsutismo facial, principalmente associado à laserterapia. Essa droga inibe a enzima que catalisa a síntese de poliamina folicular, responsável pelo crescimento do pelo.

Padrão evolutivo e outras evoluções possíveis

A paciente evoluiu com melhora da sensibilidade insulina da concentração de andrógenos com o tratamento implementado. Foi alertada para o risco de diabetes e orientado implementação de mudanças de estilo de vida. Foi realizada a segregação familiar da variante, DNA do pai não disponível, variante ausente na mãe, mas presente em 2/3 irmãs, ambas mais novas que o caso índice, que demonstraram alteração do TOTG apesar de estarem assintomáticas.

REFERÊNCIAS

1. Gomes LG, Marcondes JAM. Hirsutismo. In: Clapauch R (ed.). Endocrinologia feminina e andrologia. Rio de Janeiro: Guanabara Koogan; 2016. p.217-26.
2. Kakehi T, Hisatomi A, Kuzuya H, Yoshimasa Y, et al. Defective processing of insulin-receptor precursor in cultured lymphocytes from a patient with extreme insulin resistance. J Clin Invest. 1988;81:2020-2.
3. Martin KA , Anderson RR, Chang RJ, Ehrmann DA, et al. Evaluation and treatment of hirsutism in premenopausal women: an Endocrine Society Clinical Practice Guideline. J Clin Endocrinol Metab. 2018 Apr 1;103(4):1233-57.

Caso 19.7

Larissa Garcia Gomes

HISTÓRIA

Paciente de sexo feminino, 13 anos, procedente de São Paulo, queixa-se de acne, aumento de pelos e irregularidade menstrual desde a menarca, aos 11 anos.

HPMA

A paciente apresentou menarca aos 11 anos, e desde então evoluiu com ciclos menstruais oligomenorreicos, com intervalos a cada 2-3 meses, associado ao aparecimento de acne em região de face, tórax e dorso, e aumento de pelos em face. Depila com cera a cada 15 dias, o que causa muito desconforto. Refere ganho de 10 kg nos últimos 2 anos, o que atribui à parada de atividade física e hábitos alimentares inadequados.

Antecedentes

Peso e comprimento normal ao nascimento. Nega prematuridade e intercorrências neonatal.

Asma durante a infância, que tratou com corticoide oral apenas em 1 ocasião e teve remissão aos 5 anos.

O aparecimento de pelos pubianos foi por volta dos 7 anos e mama aos 9 anos.

Mãe: obesidade GII e pré-diabetes.

Pai: sobrepeso.

Irmã de 7 anos hígida, ainda sem sinais de pubarca ou telarca.

EXAME FÍSICO

- BEG, presença de acne pustulosa e confluente em face, tórax e dorso. Acantose *nigricans* cervical grau II.
- Escala de Ferriman: buço 2, mento 2, abdome inferior 3 e raiz de coxa 3 (total = 10).
- Peso 78 kg; estatura 156 cm (escore-Z = –0,14); IMC 32 kg/m^2 (escore-Z = +2,21); CA 90 cm; CQ 108 cm.
- Ausência de estrias violáceas em abdome.
- Demais aparelhos: nada digno de nota.

DIAGNÓSTICO INICIAL

- Desenvolvimento puberal fisiológico.
- Obesidade.
- Irregularidade menstrual:
  - Síndrome dos ovários policísticos.
  - Hiperplasia adrenal congênita.
  - Síndrome de Cushing.
  - Hiperandrogenismo idiopático.

EXAMES SUBSIDIÁRIOS

Os exames bioquímicos e hormonais estão descritos na **Tabela 1**.

Hormonais-teste: teste de tolerância oral a glicose 75 g: glicemia 0' = 102 mg/dL; glicemia 120' = 111 mg/dL; insulina 0' = 17,9 uU/mL; insulina 120' = 321 uU/mL.

Imagem: US pélvico (**Figura 1**): útero 46,6 cm^3/endométrio 0,9 mm; ovário direito 11,1cm^3 e ovário esquerdo 12,8 cm^3, 23 folículos medindo de 2-5 mm.

TABELA 1 Exames laboratoriais da paciente

	Valores
Bioquímicos	
Glicemia (70-99 mg/dL)	**102**
Insulina (2,6-24,9 uU/mL)	17,9
HbA1C (4,1-5,7%)	**5,8**
CT (< 190 mg/dL)	149

(continua)

TABELA 1 Exames laboratoriais da paciente (*continuação*)

	Valores
HDL (> 40 mg/dL)	**28**
LDL (< 100 mg/dL)	97
Triglicérides (< 150 mg/dL)	141
Creatinina (0,5-0,9 mg/dL)	0,67
25-OH vit. D (ng/dL)	23,9
TGO (< 31 U/L)	15
TGP (< 31 U/L)	17
Exames hormonais	
PRL (4,2-24,2 ng/mL)	17,5
TSH (0,27-4,2 uIU/mL)	3,8
T4L (0,93-1,7 ng/dL)	1,41
Cortisol pós-dexa 1 mg (mcg/dL)	1,0
FSH (3,5-12,5 IU/L)	4,3
LH (2,4-12,6 IU/L)	**15,1**

Valores e unidades de referência entre parênteses.

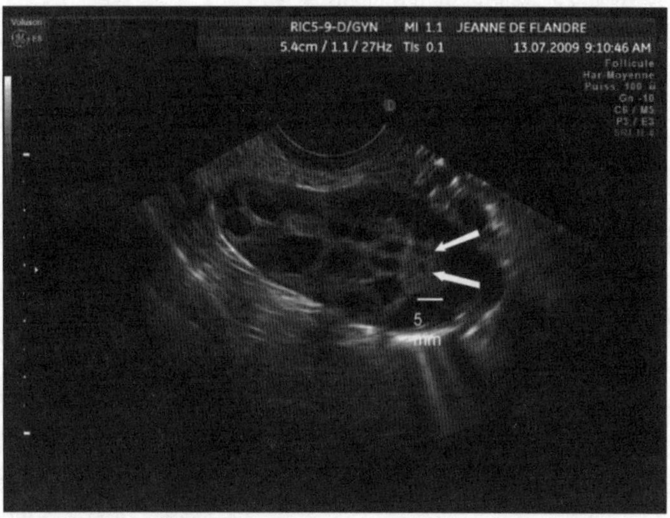

FIGURA 1 Ultrassom pélvico. (Ver o Encarte de imagem no final do livro.)

DIAGNÓSTICOS DEFINITIVOS

- Obesidade.
- Glicemia de jejum alterada – pré-diabetes.

- Síndrome dos ovários policísticos.

CONDUTA/TRATAMENTO

Orientação nutricional e de atividade física 3 vezes por semana.

Metformina 500 mg após café e jantar, começando com um comprimido e aumentando para dois, conforme tolerância.

Etinilestradiol 20 mcg + drosperinona (nomes comerciais: Yaz, Iume).

EVOLUÇÃO RESUMIDA

A paciente aderiu a uma alimentação mais adequada e atividade física regular e apresentou perda de 4 kg em 4 meses.

A paciente apresentou boa tolerância à metformina e ao contraceptivo oral combinado. Atualmente está com ciclos regulares, com duração do fluxo por 3 dias. Refere importante melhora da acne, porém não notou diminuição dos pelos e da necessidade de depilação.

Resultados de exames laboratoriais subsequentes estão mostrados na **Tabela 2.**

TABELA 2 Evolução de exames laboratoriais: basal e após conduta

	Valores	
Exames bioquímicos	Basal	Após 3 meses
Glicemia (70-99 mg/dL)	**102**	97
Insulina (2,6-24,9 uU/mL)	17,9	15,5
HbA1C (4,1-5,7%)	5,8	5,5
CT (< 190 mg/dL)	149	151
HDL (> 40 mg/dL)	**28**	**31**
LDL (< 100 mg/dL)	97	95
Triglicérides (< 150 mg/dL)	141	123
Exames hormonais	Basal	Após 3 meses COC* + metformina
FSH (3,5-12,5 IU/L)	4,3	9,1
LH (2,4-12,6 IU/L)	**15,1**	7,5
Estradiol (< 233 pg/mL)	18,2	34,9
Progesterona (até 89 ng/mL)	< 0,5	

Valores e unidades de referência entre parênteses. *COC: contraceptivo oral combinado, etinilestradiol + drosperinona.

COMENTÁRIOS

Sinais e sintomas relevantes

O desenvolvimento puberal nos primeiros 2-3 anos após a menarca e a síndrome dos ovários policísticos (SOP) comumente apresentam irregularidade menstrual, oligoanovulação e acne, o que torna o diagnóstico da SOP na adolescência muito desafiador.

O eixo hipotálamo-hipófise-ovariano (HHO) demora cerca de 3 anos pós-menarca para que alcance a maturidade; consequentemente, durante esse período são comuns ciclos anovulatórios e irregularidade menstrual.

Logo, foi definido o que seria irregularidade menstrual na adolescente:

- Normal no primeiro ano pós-menarca.
- Período 1-3 anos pós-menarca, se < 21 dias ou > 45 dias.
- A partir de 3 anos pós-menarca, se < 21 dias ou > 35 dias, ou menos que 8 ciclos por ano.
- A partir de 1 ano pós-menarca, se > 90 dias sem menstruar.
- Amenorreia primária se ausência de menstruação com 15 anos ou > 3 anos após telarca.

Os critérios diagnósticos da SOP na adolescência se caracterizam por irregularidade menstrual e hiperandrogenismo clínico e/ou laboratorial, sendo que o sintoma de hirsutismo tende a ser o sintoma de hiperandrogenismo mais importante, principalmente porque a frequência de acne nessa faixa etária é alta. Geralmente, esses sintomas devem persistir por pelo menos 2 anos da menarca. Quando os sintomas estão presentes por menos de 2 anos pós-menarca, consideramos que a paciente tem "risco de SOP" e precisa ser reavaliada para confirmação diagnóstica futura.

O hirsutismo é classificado pela escala de Ferriman-Gallwey modificada, sendo que um escore ≥ 4-6 indica hirsutismo. A acne cística, principalmente em área como tórax e dorso, corrobora a caracterização do hiperandrogenismo clínico, principalmente na presença de hirsutismo.

No caso apresentado, é possível caracterizar irregularidade menstrual e hiperandrogenismo clínico. Logo, o próximo passo é confirmar o hiperandrogenismo laboratorial e excluir diagnósticos diferenciais, pois, assim como no adulto, SOP é diagnóstico de exclusão.

Abordagem diagnóstica inicial

A abordagem diagnóstica inicial da paciente com suspeita clínica de SOP inclui dosagem de testosterona total, androstenediona, DHEAS, SHBG, testosterona livre (calculada) sempre em fase folicular e sem contraceptivo hormonal. Qualquer desses andrógenos e/ou precursores androgênicos aumentados confirma o hiperandrogenismo laboratorial.

O achado de LH maior que FSH é encontrado em 2/3 das pacientes com SOP e, apesar de não representar critério diagnóstico, reforça o mesmo.

A dosagem de função tireoidiana, prolactina, 17OHP, cortisol pós-dexametasona (quando há suspeita diagnóstica de síndrome de Cushing) deve ser avaliado para excluir diagnósticos diferenciais.

No caso da 17OHP basal, se maior que 2 ng/mL, recomenda-se fazer o teste do ACTH sintético.

As concentrações de AMH nas pacientes com SOP estão geralmente aumentadas pois refletem o número de folículos pré-antrais e antrais iniciais que estão aumentados na SOP, porém não existe valor de corte para que possa auxiliar no diagnóstico.

A avaliação metabólica das pacientes com SOP é fundamental, pois essas pacientes têm risco aumentado de pré-diabetes e diabetes, alteração do perfil lipídico, doença hepática gordurosa. O teste de tolerância oral à glicose é indicada a todas as pacientes com diagnóstico de SOP.

O ultrassom pélvico não é considerado critério diagnóstico de SOP na adolescência devido à alta frequência de ovários com volume > 10 cc e com morfologia micropolicística nessa faixa etária. Esse achado é comum pela imaturidade do eixo hipotálamo-hipófise-ovariana. Adicionalmente, as probes transvaginais não devem ser utilizadas nas adolescentes sem atividade sexual prévia.

Resultados de exame

A paciente em questão confirmou o hiperandrogenismo laboratorial com aumento da testosterona total e livre. A relação LH/FSH aumentada corroborou o diagnóstico de SOP. Por meio da avaliação laboratorial foi possível excluir diagnósticos diferenciais. O perfil metabólico confirmou pré-diabetes com glicemia de jejum alterada. O ultrassom não é critério diagnóstico, visto que ovários aumentados nas adolescentes são comuns.

Tratamento inicial

O tratamento da SOP precisa ser individualizado a fim de atender às queixas da paciente. As orientações de mudança de estilo de vida devem ser incorporadas em todas as pacientes com SOP, pois a maioria tem um risco de obesidade e alterações metabólicas. Importante salientar que a diminuição do peso melhora o hiperandrogenismo e a resistência insulínica.

A metformina está recomendada para as adolescentes com SOP associada a sobrepeso e obesidade, principalmente nas pacientes com alterações glicêmicas ou outros componentes de síndrome metabólica associada.

Os contraceptivos orais combinados são o tratamento de primeira escolha para irregularidade menstrual e hiperandrogenismo nas pacientes com SOP, e mesmo nas adolescentes classificadas como risco de SOP. Os contraceptivos exercem um papel na redução do LH, diminuindo seu estímulo no ovário para produção de andrógenos, e no aumento do SHBG mediado pelos estrógenos, diminuindo a fração de andrógenos livres (*vide* tabela de evolução laboratorial do caso). Existem pouco trabalhos comparando doses e tipos de estrogênios e progesteronas em adolescentes, mas deve-se considerar o uso de baixas doses de etinilestradiol (20 ou 30 mcg).

Padrão evolutivo e outras evoluções possíveis

A paciente evoluiu com melhora dos sintomas de irregularidade menstrual e acne, porém mantém a queixa de hirsutismo. O hirsutismo demora pelo menos 6 meses para ter qualquer melhora clínica, e geralmente os pelos da face são os mais resistentes ao tratamento. A orientação de tratamento local, principalmente com a indicação de *laser*, quando possível, é uma forma de otimizar o tratamento. O tratamento com *laser* diminuiu cerca de 50% dos pelos em 6 meses de tratamento com mínimos efeitos adversos.

Progressão do tratamento

Nos casos de hirsutismo moderado a grave, pode-se associar espironolactona na dose de 100-200 mg/dia. Deve se iniciar com uma dose menor na adolescência, 25-50 mg, e ir aumentando gradativamente. Lembrando que antiandrógenos como espironolactona devem ser sempre usados com contracepção.

Outras evoluções alternativas

Pacientes que não podem ou desejam usar contraceptivo oral combinado, pode-se optar pelo uso da progesterona cíclica nos primeiros 10 dias do mês para induzir a regularização do ciclo. Nos casos de risco de trombose ou outra contraindicação ao uso de estrógenos, o uso da minipílula de progesterona ou DIU de levonorgestrel é opção segura.

REFERÊNCIAS

1. Ibáñez L, Oberfield SE, Witchel S, Auchus RJ, Chang RJ, Codner E, et al. an international consortium update: pathophysiology, diagnosis, and treatment of polycystic ovarian syndrome in adolescence. Horm Res Paediatr. 2017;88(6):371-95.
2. Teede HJ, Misso ML, Costello MF, Dokras A, Laven J, Moran L, et al. Recommendations from the international evidence-based guideline for the assessment and management of polycystic ovary syndrome. Fertil Steril. 2018;110(3):364-79.
3. Witchel SF, Oberfield SE, Pena, AS. Polycystic ovary syndrome: pathophysiology, presentation, and treatment with emphasis on adolescent girls. J End Soc. 2019;3(8):1545-73.

Caso 19.8

Louise Cominato

HISTÓRIA

Feminino, 13 anos e 9 meses, natural e procedente de São Paulo/SP. Perda de peso há 6 meses.

HPMA

Refere ter iniciado perda de peso após viagem com amigos, perdeu 9 kg em 6 meses. Nega náuseas, vômitos ou diarreia. Refere aumento de sede, tem bebido mais água que o habitual. Nega poliúria. Refere ausência de menstruação há 3 meses.

Alimentação saudável, não toma refrigerantes, evita doces. Atleta de voleibol do colégio, treino 3-5 vezes por semana.

Antecedentes

Gestação sem intercorrências. Nascida de parto cesáreo, com 37 semanas de gestação, sem intercorrências. Peso: 3.075 g (escore-Z= 0,51), comprimento: 48 cm (escore-Z = 0,17), sem intercorrências perinatais.

DNPM normal. Previamente hígida, nega doença crônica, internações ou uso de medicações. História de sobrepeso entre 8-10 anos. Menarca aos 12 anos. Ótimo rendimento escolar.

Vacinação em dia.

Mãe: história de enxaqueca, menarca aos 11 anos, estatura 165 cm (Z = 0,26).

Pai: obeso, hipertenso, estatura 174 cm (Z = –0,4).

TH= 163 cm (escore-Z = –0,05). Irmã: 10 anos, sobrepeso.

EXAME FÍSICO

Bom estado geral, corada, hidratada, anictérica, eupneica. Ausculta pulmonar e cardíaca sem alterações. Abdome flácido sem VMG. Sem edemas. Boa perfusão periférica.

Peso: 39,7 kg; estatura: 156,5 cm (escore-Z = –0,48); IMC: 16–2 kg/m^2 (escore-Z = –1,3) PA: 110 × 70 mmHg FC: 85 bpm.

Os dados antropométricos da paciente estão demonstrados na **Figura 1** e na **Figura 2**.

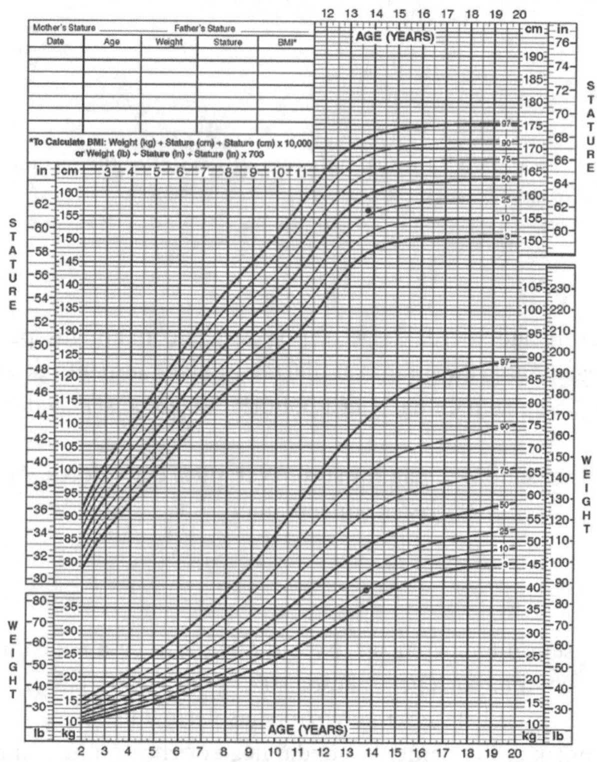

FIGURA 1 Gráfico de peso e altura para a idade. Os pontos mostram os dados antropométricos na primeira consulta.
Fonte: National Center for Health Statistics and National Center for Chronic Disease Prevention and Health Promotion, 2000.
http://www.cdc.gov/growthcharts

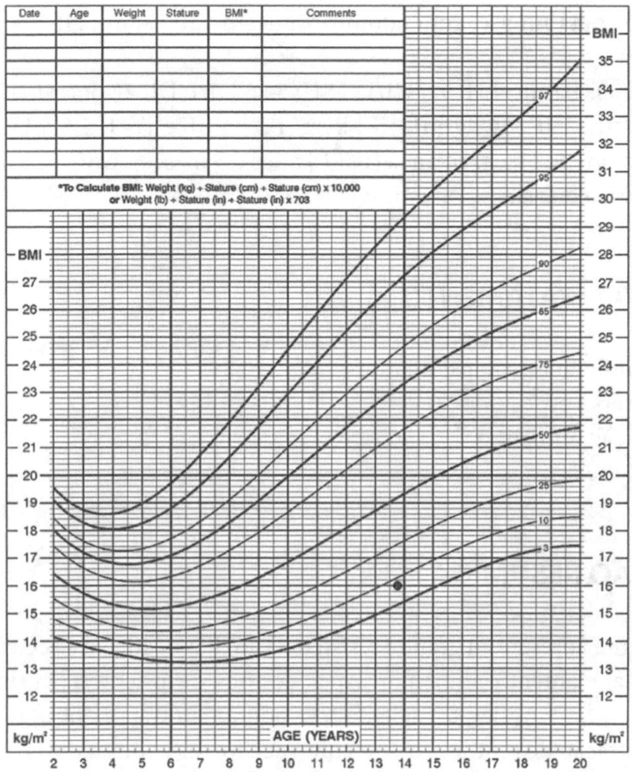

FIGURA 2 Gráfico de IMC para a idade. Valor de IMC da paciente na primeira consulta é sinalizado com um ponto preto.
Fonte: National Center for Health Statistics and National Center for Chronic Disease Prevention and Health Promotion, 2000.
http://www.cdc.gov/growthcharts

DIAGNÓSTICO INICIAL

- Anorexia nervosa.
- Doença sistêmica a esclarecer.
- Diabetes *mellitus*.

EXAMES SUBSIDIÁRIOS

- Bioquímicos: hemograma, PCR, ureia, creatinina, urina I, urocultura, proteínas totais e frações, gasometria venosa, TGO; TGP; gama-GT, anticorpo

antitransglutaminase, antiendomísio, glicemia de jejum, Hb glicada: todos normais.
- Hormonais basais: LH: 9,0 UI/L, FSH: 5,25 UI/L E2: 22 pg/mL, IGF1: 258,0 ng/mL (nL: 250-684 ng/mL), T4 livre: 1,2 ng/dL e TSH: 3,1 mUI/L.
- Imagem: idade óssea: 14 anos (IC: 13 anos e 8 meses); USG pélvica: normal para a faixa etária.

CONDUTA/TRATAMENTO

- Encaminhamento ao psiquiatra.
- Psicoterapia específica.
- Orientação alimentar.
- Repouso relativo.

EVOLUÇÃO RESUMIDA

A paciente apresentou grande resistência ao diagnóstico e a seguir as orientações e planejamento alimentar. Após sessões de psicoterapia, juntamente com o empenho familiar, a paciente teve adesão ao tratamento proposto. Seguiu a orientação de repouso, assim como aceitou os combinados para aumento da ingestão calórica com supervisão de um familiar.

Apresentou recuperação progressiva do peso, sem intercorrências. Foi liberada para retorno à atividade física progressivamente.

Após 4 meses do início do tratamento, a paciente apresentava-se em bom estado geral, hidratada, peso: 45 kg, estatura: 157 cm IMC: 18,2. Retorno do ciclo menstrual. Apresentava os seguintes exames: LH: 54,0 UI/L, FSH: 10,5 UI/L, E2: 152 pg/mL, IGF1: 525,0 ng/mL.

DIAGNÓSTICO DEFINITIVO

- Anorexia nervosa.

COMENTÁRIOS

Anorexia nervosa é um transtorno alimentar grave, de etiologia multifatorial e alto índice de morbidade e mortalidade. É caracterizado por restrição alimentar intencional com o objetivo de perder peso, recusa em manter um peso mínimo adequado para sua idade e altura, medo intenso de ganhar peso, distúrbio na percepção de sua imagem corporal e amenorreia secundária (em meninas pós-menarca).

A paciente acima evoluiu com perda de peso após uma viagem com os amigos. Nessa viagem uma colega comentou sobre o "tamanho da sua barriga". Após esse episódio a paciente passou a restringir a quantidade de alimentos ingeridos. Esse evento funcionou como um "gatilho para abrir o quadro" do transtorno alimentar.

As alterações do conteúdo do pensamento são sempre importantes na AN e, na maioria dos casos, escondida pelo paciente. Ele se vê gordo, tem necessidade de perder peso e, se comer determinado alimento, sente que vai perder o controle e ficar mais gordo. Esses pensamentos são angustiantes a ponto de "convencerem" o paciente a diminuir a quantidade de alimento, excluir determinados alimentos, como carboidrato e açúcar, ou até extinguir refeições. A paciente fazia restrição alimentar sem que os pais soubessem, tentava sempre comer sozinha, para evitar o julgamento dos pais. Deixou de comer doces e restringiu o tamanho das refeições. Seu discurso era que fazia "boas escolhas alimentares". Passou a praticar mais atividade física, inclusive no seu quarto, com a porta fechada. Mesmo com a perda de peso ainda se via "gorda" no espelho e sentia a "barriga grande e flácida".

A apresentação clínica esperada é de um indivíduo extremamente emagrecido, porém, como a busca ao médico foi precoce, o peso ainda não estava tão baixo, apresentando um de IMC: 16,2 (escore-Z = –1,3).

A avaliação bioquímica e a hematológica normal da paciente são compatíveis com os achados de literatura: na anorexia nervosa não há alterações laboratoriais importantes, apesar da perda de peso e da desnutrição, o que pode mascarar a gravidade da doença e postergar seu tratamento.

Os achados hormonais também são esperados: como ainda não estava desnutrida, o LH, FSH, E2 não estavam alterados, porém mais próximos ao limite inferior da normalidade. O IGF-1 tem boa correlação com o estado nutricional e, consequentemente, com o retorno menstrual. Inicialmente a paciente apresentava IGF-1 no limite inferior da normalidade 258,0 ng/mL (nL: 250-684 ng/mL) e, ao retorno do ciclo menstrual, apresentava IGF1: 525,0 ng/mL.

O retorno menstrual em adolescentes costuma ocorrer com a recuperação do peso próximo ao peso que apresentava antes do emagrecimento, ou IMC entre percentil 25-50 e IGF-1 próximo ou acima da média para a idade. Nessa paciente o retorno menstrual aconteceu com a recuperação de 5,3 kg dos 9 kg perdidos inicialmente, o IMC encontrava-se entre o percentil 25-50 e o IGF-1 acima da média para a idade.

O endocrinologista infantil precisa estar atento aos hábitos alimentares de seus pacientes adolescentes, assim como perda de peso rápida, para encaminhamento ao psiquiatra e diagnóstico precoce. O tratamento precoce melhora a adesão e a eficácia do tratamento, assim como diminuição das comorbidades como a perda de massa óssea, principal comorbidade clínica na adolescência.

REFERÊNCIAS

1. Alvarenga MS, Koritar P, Pisciolaro F, Mancini M, Cordas TA, Scagliusi FB. Eating attitudes of anorexia nervosa, bulimia nervosa, binge eating disorder and obesity without eating disorder female patients: differences and similarities. Physiol Behav. 2014;131:99-104.
2. Bahamonde M, Misra M. Potential applications for rhIGF-I: bone disease and IGFI. Growth Horm IGF Res. 2020;52:101317.
3. Cominato L. Disfunções endocrinas associadas à anorexia nervosa, importância do IGF-1 e da leptina. Tese (Mestrado) – Faculdade de Medicina da Unversidade de São Paulo; 2011. Disponível em: https://teses.usp.br/teses/disponiveis/5/5141/tde-11012012-142602/publico/LouiseCominato.pdf.
4. Cominato L, da Silva MM, Steinmetz L, Pinzon V, Fleitlich-Bilyk B, Damiani D. Menstrual cycle recovery in patients with anorexia nervosa: the importance of insulin-like growth factor 1. Horm Res Paediatr. 2014;82(5):319-23.
5. Misra M, Aggarwal A, Miller KK, Almazan C, Worley M, Soyka LA, et al. Effects of anorexia nervosa on clinical, hematologic, biochemical, and bone density parameters in community-dwelling adolescent girls. Pediatrics. 2004;114(6):1574-83.

Caso 19.9

Lucas Ribeiro Mota
Carlos A. Longui

HISTÓRIA

Menino, 7 anos e 9 meses, natural e procedente de São Paulo. Encaminhado da UBS para acompanhamento de hipotireoidismo diagnosticado previamente.

HPMA

O paciente procurou atendimento médico há 1 ano por queixa de dores em MMII, realizou exames gerais, entre eles: TSH: 8,1 mUI/L e T4 livre: 1,3 ng/dL, sendo diagnosticado com hipotireoidismo. Foi iniciada levotiroxina 25 mcg/dia, modificada logo depois para 50 mcg/dia, mantendo o uso até a presente data. Não tinha outras queixas no início do quadro. Nega alterações após o início da levotiroxina.

Negava queixas de diminuição do crescimento, pele seca, sonolência, apatia, mudança no rendimento escolar, intolerância ao frio, queda de cabelo, edema, ganho de peso ou constipação intestinal.

Antecedentes

Gestação sem intercorrências; parto normal; a termo com PN: 3.260 g; CN: 48 cm. Relata teste do "pezinho" normal. DNPM normal. Nega doenças sistêmicas ou uso crônico de outras medicações.

Nega consanguinidade. Pais eutróficos; estatura mãe: 165 cm e menarca aos 11,5 anos; estatura pai: 172 cm. Nega história de doença tireoidiana na família.

EXAME FÍSICO

Exame geral apresentando face atípica, corado, hidratado. Tireoide: sem bócio aparente, móvel à deglutição, palpável, indolor e de consistência normal. Ausência de nodulações. Pele sem alterações. FC: 72 bpm, sem abafamento de bulhas. Peso: 29,8 kg (z: +1,13); estatura: 131,2 cm (Z: +0,96); IMC: 17,3 kg/m^2 (Z: +0,85). Estatura e peso são mostrados na **Figura 1**. Estágio puberal: P1G1, com testículos tópicos e volume de 1 mL bilateralmente.

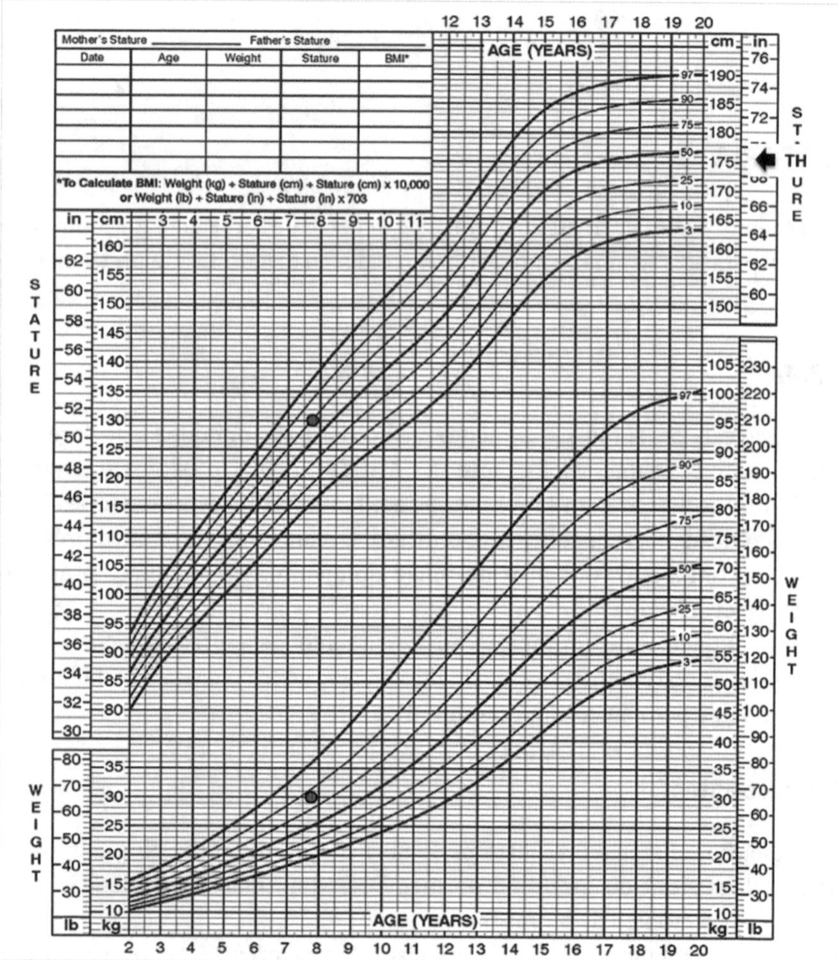

FIGURA 1

Fonte: National Center for Health Statistics and National Center for Chronic Disease Prevention and Health Promotion, 2000.
http://www.cdc.gov/growthcharts

DIAGNÓSTICO INICIAL

- Hipertireotropinemia isolada.
- Hipotireoidismo primário compensado.

EXAMES SUBSIDIÁRIOS

Após suspensão da levotiroxina por 30 dias, realizados os seguintes exames:

- Bioquímicos: glicemia, colesterol total e frações, todos com valores normais.
- Hormonais basais: anticorpo anti-TG: < 30 UI/mL (negativo); anticorpo anti-TPO: < 28 UI/mL (negativo); TSH: 7,7 mUI/L e T4 livre: 1,3 ng/dL.
- Imagem: radiografia de mão e punho esquerdo para idade óssea: 7 anos (IC: 8a).
- USG de tireoide: tireoide tópica, de dimensões normais e contornos regulares.
- Parênquima com ecotextura homogênea.
- Lobo direito mede: 1,2 × 3,0 × 1,0 cm; lobo esquerdo mede: 1,2 × 2,2 × 0,8 cm.
- Istmo mede: 1,2 × 1,4 × 0,2 cm; volume: 3,2 cm^3, normal para idade.

CONDUTA/TRATAMENTO

- Mantida a suspensão da levotiroxina.
- Retorno a cada 6 meses para acompanhamento clínico e laboratorial com TSH e T4 livre e anticorpos.

EVOLUÇÃO RESUMIDA

A evolução pôndero-estatural é mostrada na **Figura 2**.

O paciente manteve-se sem queixas durante todo o acompanhamento.

Exames repetidos na evolução mostraram valores flutuantes de TSH, porém sempre combinado a valores normais de T4 livre. Anticorpos tireoidianos mantiveram-se negativos (**Tabela 1**).

DIAGNÓSTICO DEFINITIVO

Hipertireotropinemia isolada por disfunção neurossecretória do TSH.

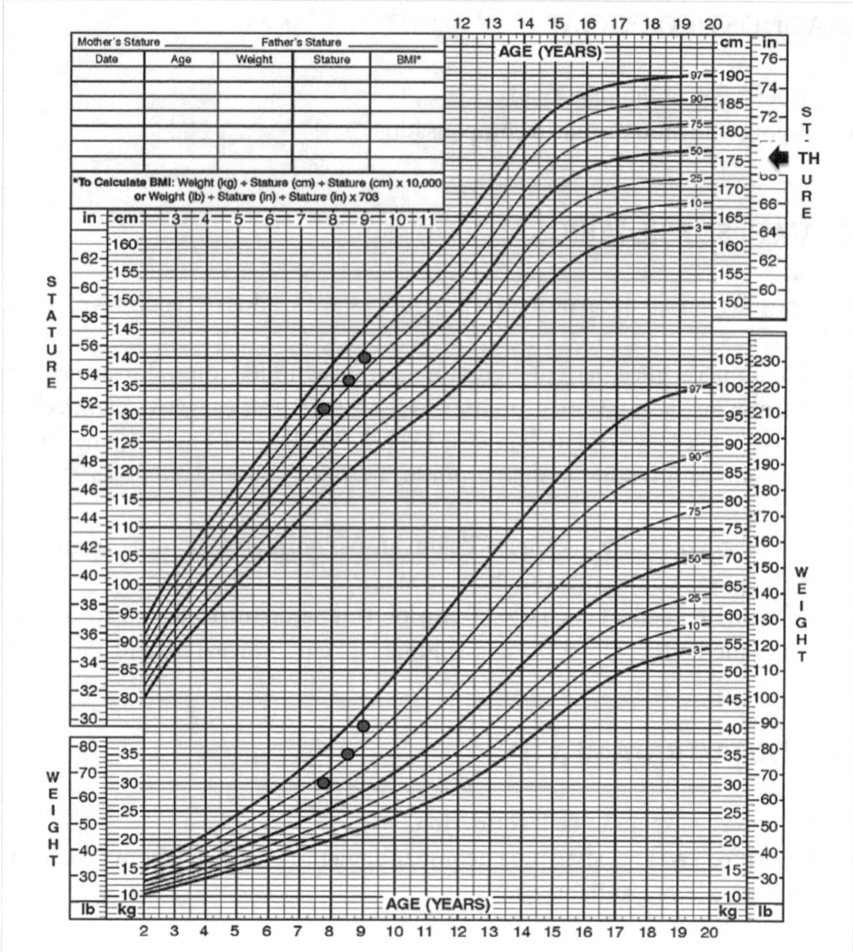

FIGURA 2

Fonte: National Center for Health Statistics and National Center for Chronic Disease Prevention and Health Promotion, 2000.
http://www.cdc.gov/growthcharts

TABELA 1 Evolução dos exames laboratoriais

Consulta	TSH (mUI/L)	T4 livre (ng/dL)	Anti-TG	Anti-TPO
1ª	8,1	1,3		
2ª	7,7	1,3	Negativo	Negativo
3ª	7,7	1,2	Negativo	Negativo
4ª	9,9	1,4	Negativo	Negativo
5ª	4,4	1,2	Negativo	Negativo

COMENTÁRIOS

Infelizmente, tem se tornado cada vez mais comum na prática pediátrica a solicitação de exames de "rotina", especialmente em pacientes sem queixas ou com queixas gerais e inespecíficas. Facilidade de realização, preço acessível e ampla disponibilidade de laboratórios são fatores facilitadores dessa prática. Associado a isso, chega aos pediatras/clínicos gerais o conhecimento sobre a possibilidade de doença tireoidiana subclínica, definida de forma pouco ortodoxa e muitas vezes com base científica frágil. Essa situação é ainda mais preocupante na faixa etária pediátrica, em que os valores de referência são mal estabelecidos e variam em curtos intervalos de idade. Além disso, especialmente na criança, os valores de TSH sofrem influência de situações de estresse, doenças agudas, dificuldade de coleta com punções múltiplas, entre outras.

Tem sido cada vez mais frequente o encaminhamento de pacientes da faixa etária pediátrica para serviços de referência em endocrinologia pediátrica por apresentarem valores de TSH elevados, combinados com valores de T4 livre normais, induzindo à suspeita de hipotireoidismo subclínico, quando na verdade deveriam ser vistos apenas como uma hipertireotropinemia (HiperTSH) isolada, provavelmente em razão de uma disfunção neurossecretória do TSH.

A hipertireotropinemia isolada é caracterizada por concentração de TSH acima do limite superior de referência para a idade e o sexo, na presença de concentrações séricas normais de T4 livre. Essa condição se mistura com outra situação menos frequente, que é o hipotireoidismo primário compensado, em que existe uma progressão de aumento do TSH, que evolutivamente se associará à redução do T4 livre e hipotireoidismo clássico.

Diferentemente do que ocorre em adultos, o conceito de quadro subclínico na faixa pediátrica deve incluir não apenas os sinais e sintomas típicos de hipotireoidismo, mas também a avaliação conjunta da velocidade de crescimento, idade óssea e progressão dos caracteres puberais.

Crianças com hiperTSH isolada apresentam-se assintomáticas, com velocidade de crescimento normal e idade óssea compatível com a cronológica.

Os casos de hipotireoidismo primário compensado são de evolução insidiosa e oligossintomáticos, tendo como manifestação precoce a redução da velocidade de crescimento, mesmo quando as concentrações de T4 ainda estão em limites inferiores da normalidade.

Baseados na evolução em longo prazo, alguns autores sugerem valores de TSH que justifiquem encaminhamento para os especialistas e/ou tratamento com levotiroxina. Os estudos apontam variações do TSH na infância com valores elevados (acima de 4,5-5,5 mUI/L), chegando a 3% dos pacientes pediátricos em uma coorte com mais de 120 mil pacientes. Nesses casos, geralmente não ocorrem repercussões clínicas, com flutuações dos valores próximos aos limites superiores da faixa de referência. Entretanto, não há consenso sobre o ponto de corte ideal do TSH para diagnóstico, tratamento ou encaminhamento aos serviços de referência. Os pontos de corte propostos em grandes estudos foram > 7,5; > 8,2 e > 10 mUI/L.

Como feito nesta paciente, a avaliação deve ser individualizada. Realizar anamnese completa, questionando ativamente queixas específicas do hipotireoidismo na infância (diminuição do ritmo de crescimento, constipação intestinal, letargia, sonolência, anemia, pele seca, queda de cabelo, unhas quebradiças, intolerância ao frio e mudança do rendimento escolar). Questionar sobre o uso de medicações como a amiodarona, que potencialmente possam interferir na síntese dos hormônios tireoidianos. Perguntar sobre os valores de TSH na triagem neonatal, antecedentes de doenças autoimunes e quadros familiais de doença tireoidiana ou doenças autoimunes. Também deve ser realizado exame físico cuidadoso para identificação de sinais sugestivos como bradicardia, pele seca e presenças de alterações na palpação tireoidiana, principalmente presença de bócio. A não identificação da tireoide por palpação deve ser um sinal de alerta para a possibilidade de ectopia ou hipoplasia do tecido tireoidiano.

Um aspecto importante é a concomitância de hiperTSH (disfunção neurossecretória do TSH) em crianças com quadro neurológico de base, como observado na síndrome de Down, em pacientes com anóxia perinatal e em pacientes com transtornos de déficit de atenção ou de espectro autista.

Antes de medidas terapêuticas crônicas, diante de um achado isolado de elevação do TSH, deve ser realizada a repetição das dosagens de TSH, T4 livre e anticorpos. Elevação progressiva do TSH, especialmente com valores acima de 10-15 mUI/L com redução concomitante do T4 livre a valores limítrofes ou abaixo da normalidade, deve ser valorizada. A positivação dos anticorpos antitireoidianos, caracterizando a doença autoimune (tireoidite linfocítica crônico-Hashimoto), pode evoluir por muitos anos ainda em eutireoidismo antes que haja queda real do T4 livre e manifestações clínicas de hipotireoidismo. Nesta última situação, o uso de tiroxina na fase de eutireoidismo é controverso e justificado caso haja progressão de bócio compensatório.

A avaliação ultrassonográfica da tireoide, idealmente realizada por profissional com experiência pediátrica, traz informações adicionais úteis como o volume da tireoide, alterações da ecotextura, alterações de fluxo sanguíneo detectado durante o Doppler e a presença de disgenesias (hipoplasia, ectopia, hemiagenesia).

REFERÊNCIAS

1. Gammons S, Presley BK, White PC. Referrals for elevated thyroid stimulating hormone to pediatric endocrinologists. J Endocr Soc. 2019;3(11):2032-40. Published 2019 Sep 16. doi:10.1210/js.2019-00244.
2. Lazar L, et al. Natural history of thyroid function tests over 5 years in a large pediatric cohort. J Clin Endocrinol Metab. 2009;94:1678-82.
3. Lazarus J, Brown RS, Daumerie C, Hubalewska-Dydejczyk A, Negro R, Vaidya B. 2014 European Thyroid Association Guidelines for the Management of Subclinical Hypothyroidism in Pregnancy and in Children. Eur Thyroid J. 2014;3(2):76-94.
4. Salerno M, Capalbo D, Cerbone M, De Luca F. Subclinical hypothyroidism in childhood: current knowledge and open issues. Nat Rev Endocrinol. 2016;12(12):734-46. doi:10.1038/nrendo.2016.100.

Índice de diagnóstico

APÊNDICE

Coordenação:
Cristiane Kochi
Carlos A. Longui

Apêndice 1
Crescimento

Coordenação:
Lucas Ribeiro Mota
Cristiane Kochi
Carlos A. Longui

1. Gráficos

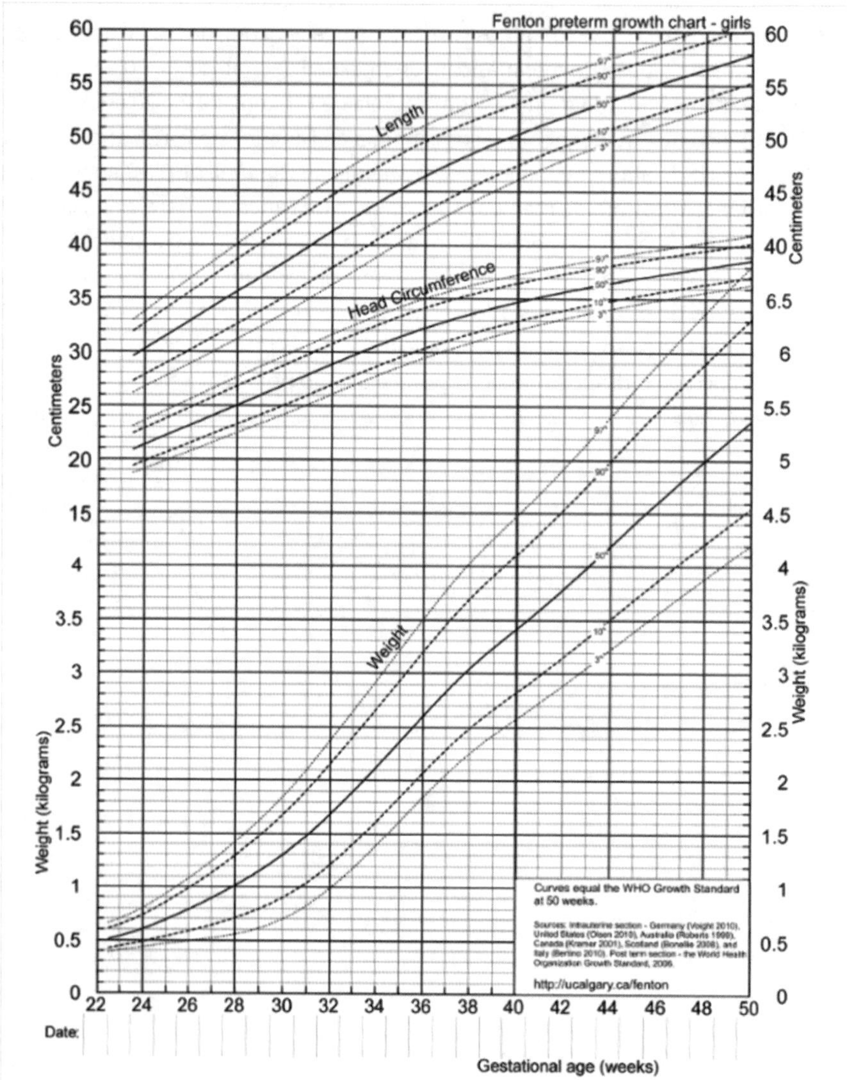

1.1 Curva de crescimento prematuros femininos – Fenton.
Fenton and Kim, BMC Pediatrics. 2013;13:59.

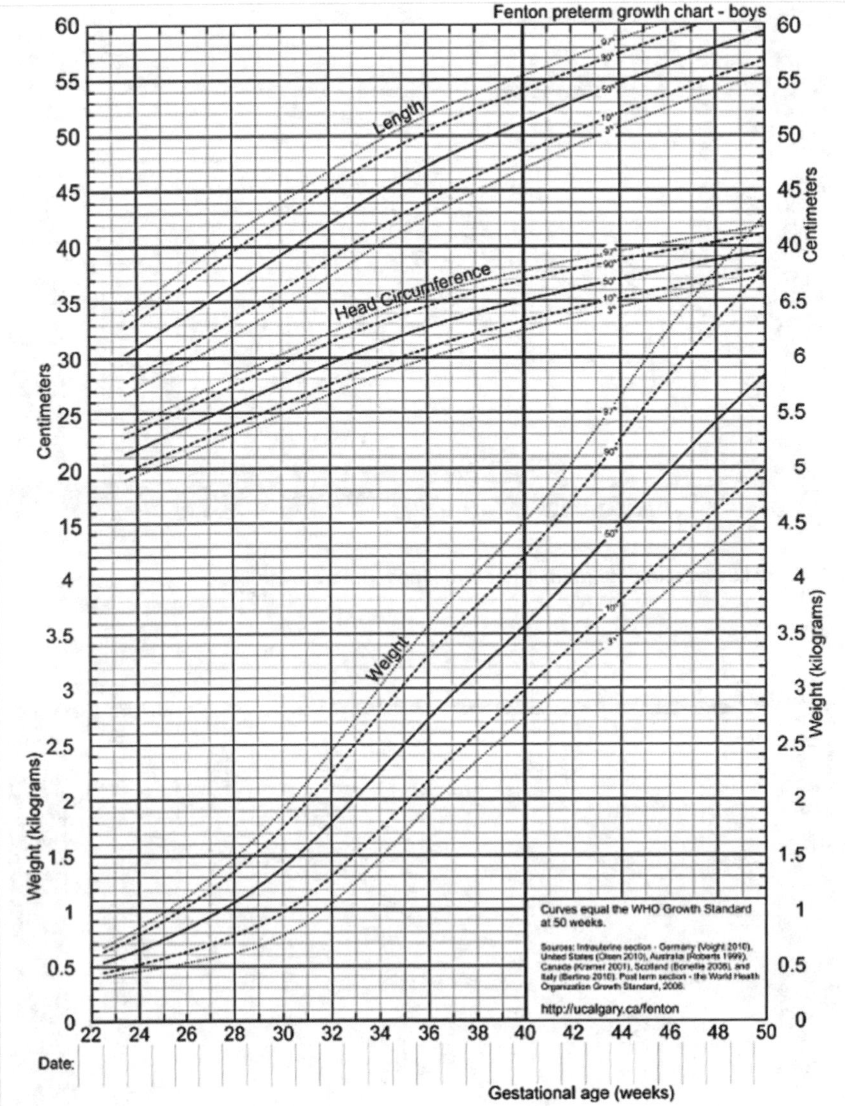

1.2 Curva de crescimento prematuros masculinos – Fenton.
Fenton and Kim, BMC Pediatrics. 2013;13:59.

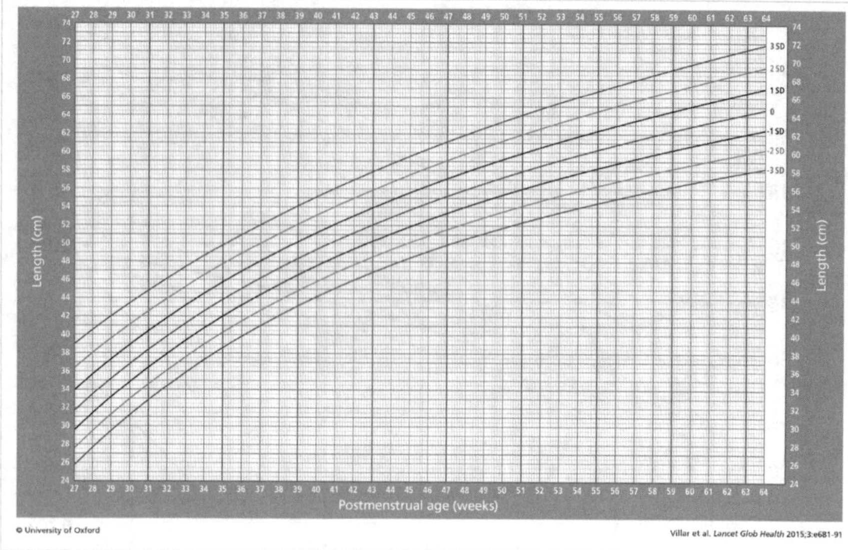

1.3 Curva de crescimento prematuros femininos – Intergrowth 21.

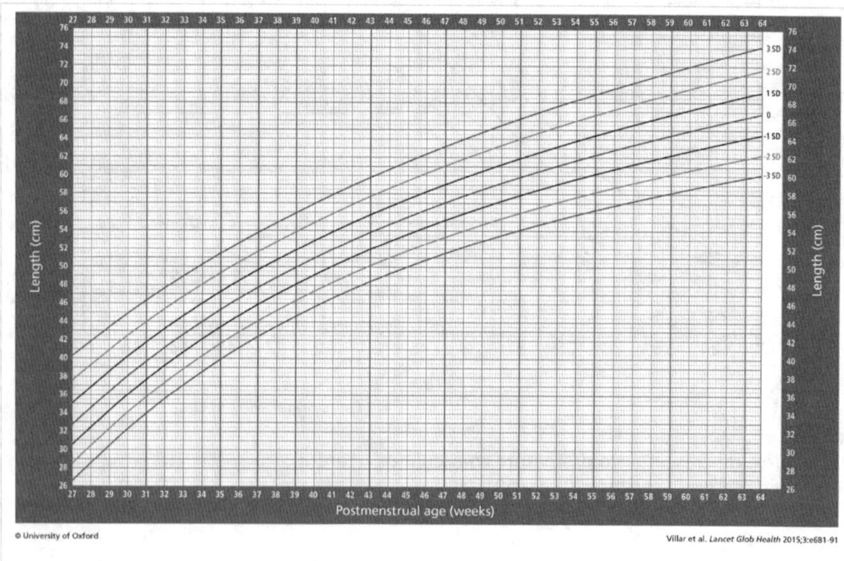

1.4 Curva de crescimento prematuros masculinos – Intergrowth 21.

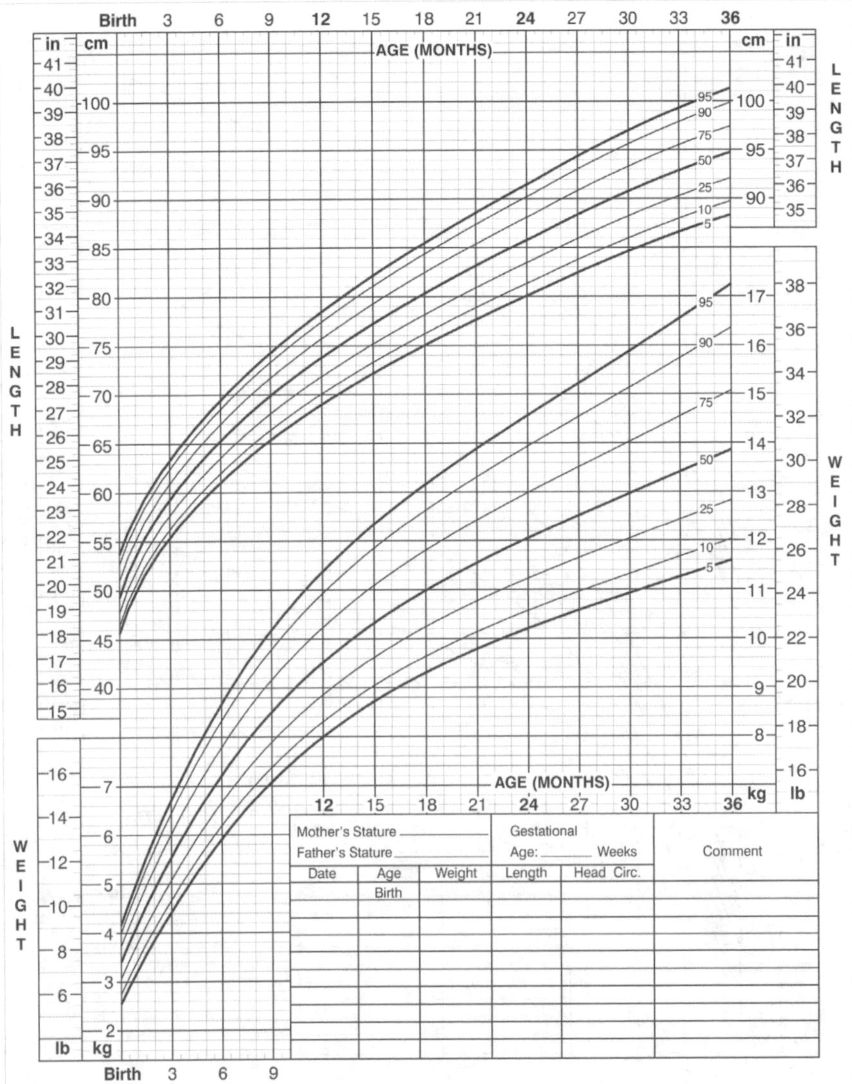

1.5 Gráfico de peso e estatura de 0-36 meses, sexo feminino, NCHS.

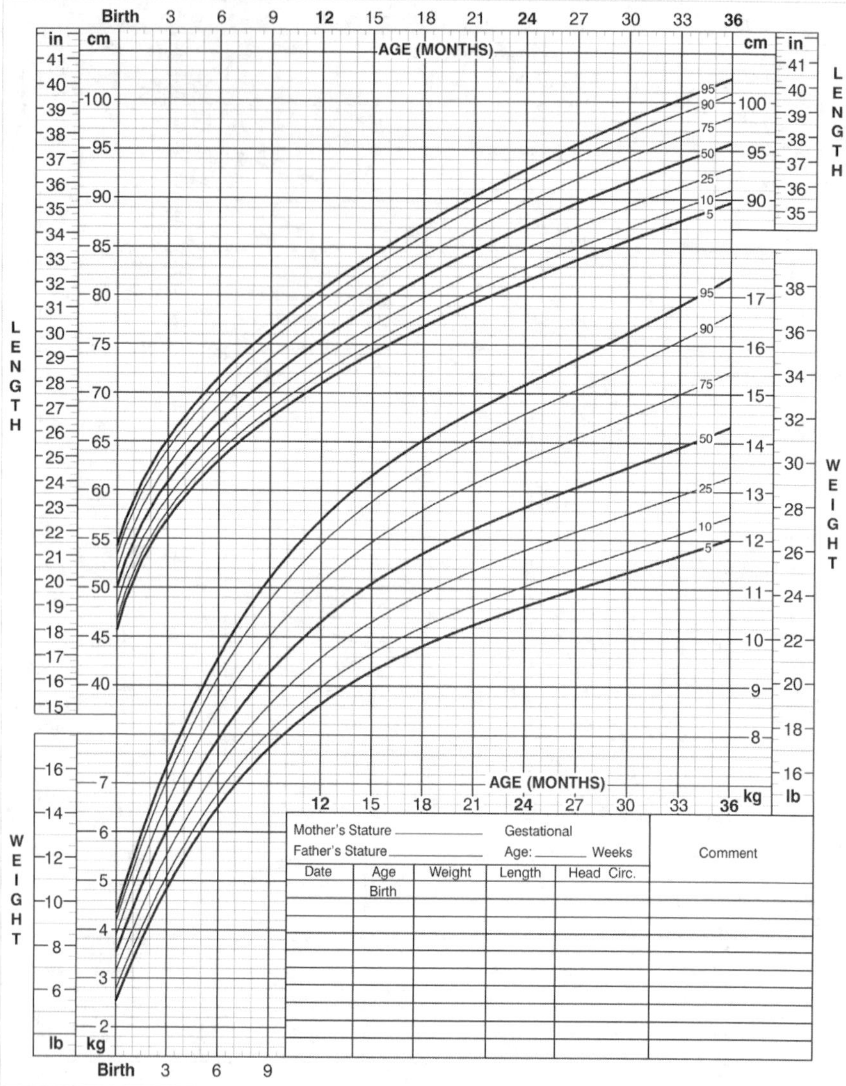

1.6 Gráfico de peso e estatura de 0-36 meses, masculino, NCHS.

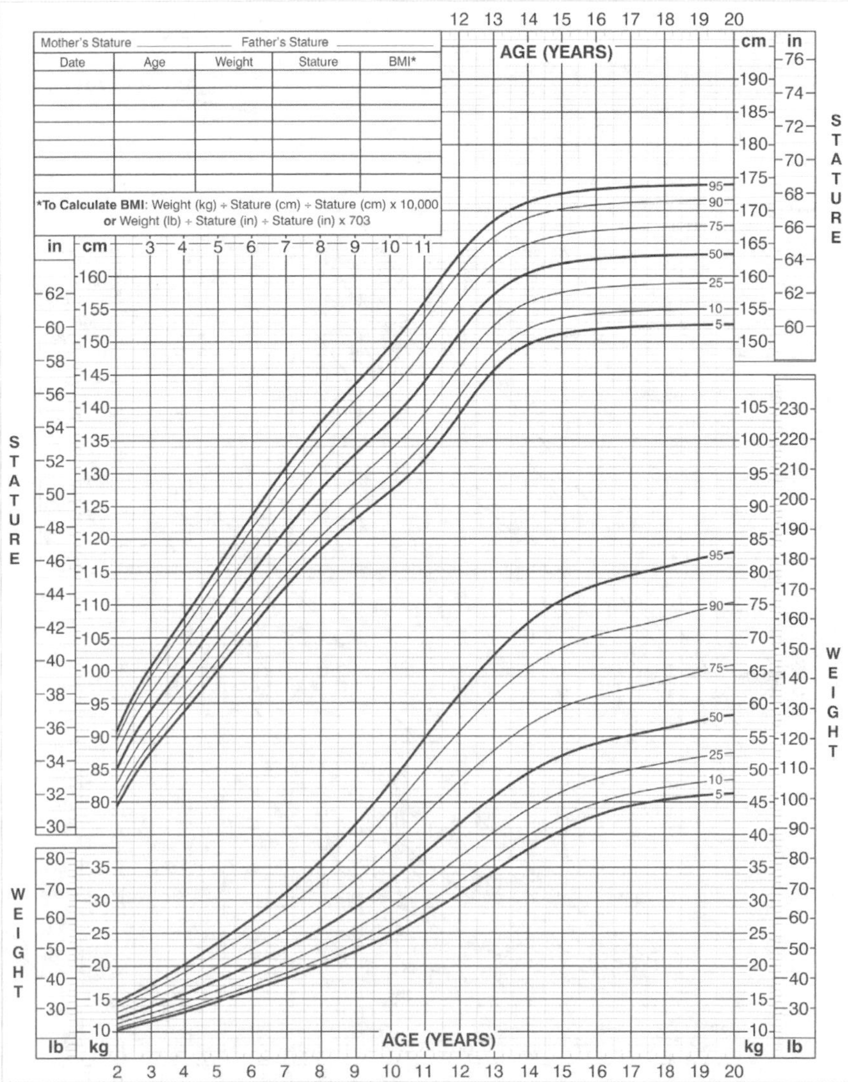

1.7 Gráfico de peso e estatura de 2-20 anos, sexo feminino, CDC, 2000.

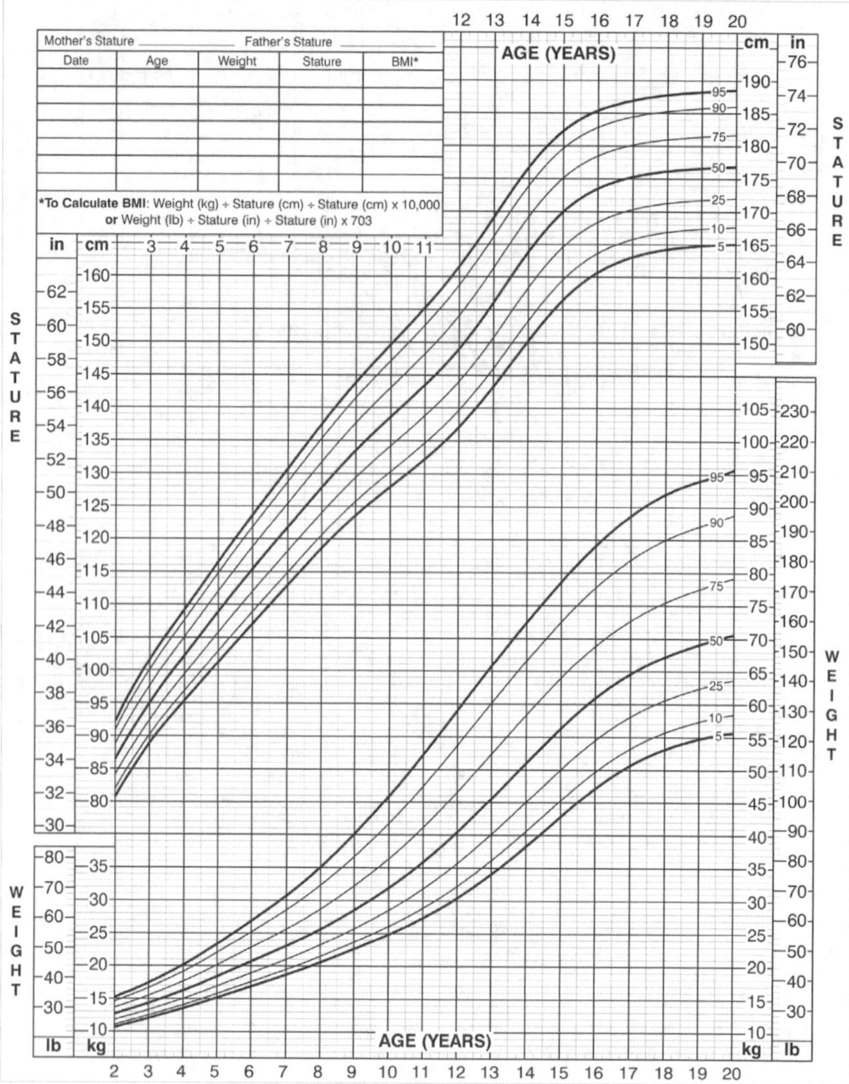

1.8 Gráfico de peso e estatura de 2-20 anos, sexo masculino, CDC, 2000.

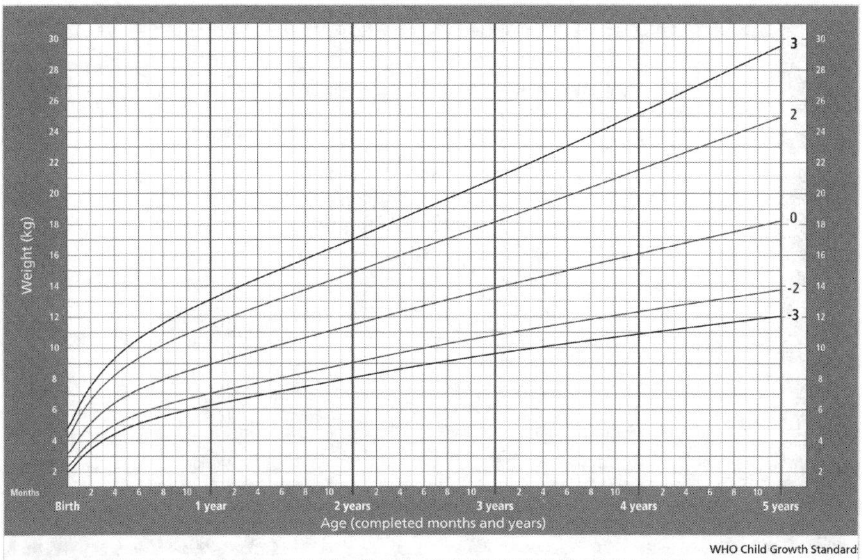

1.9 Gráfico OMS de peso 0-5 anos, sexo feminino.

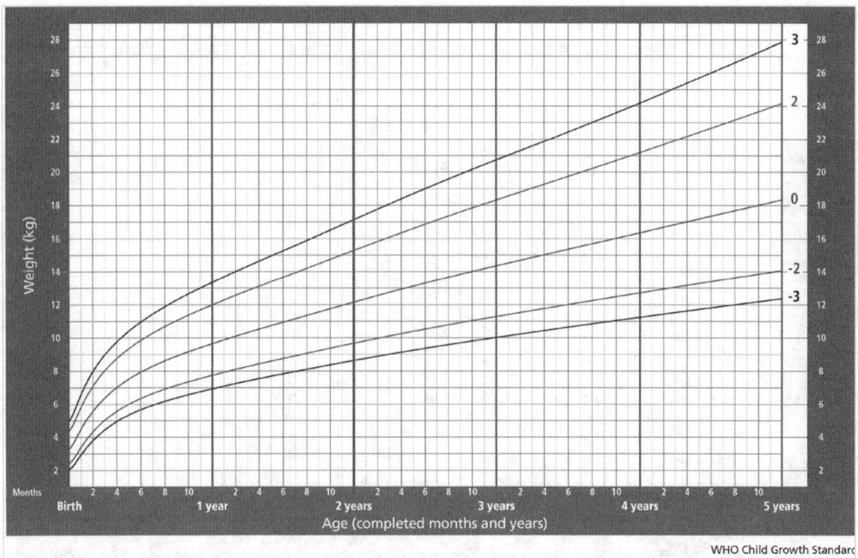

1.10 Gráfico OMS de peso 0-5 meses, masculino.

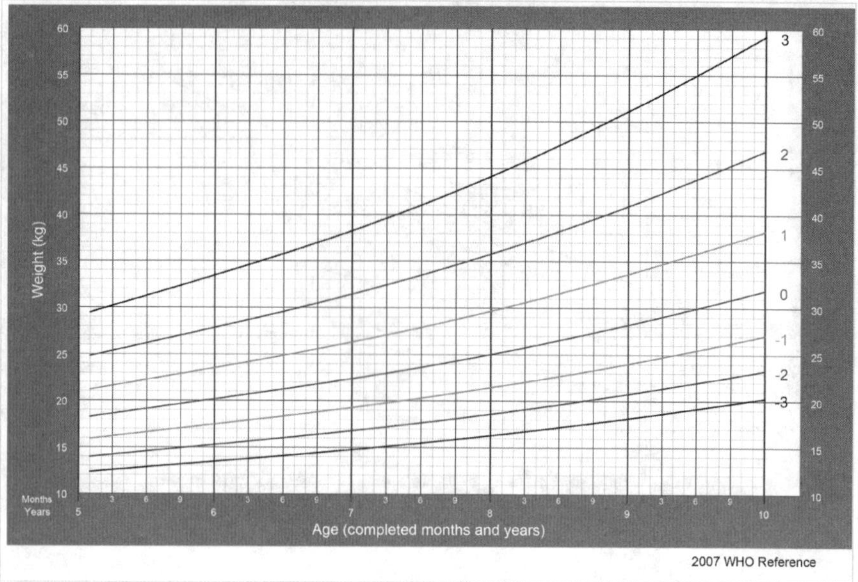

1.11A Gráfico de peso, 5 a 10 anos, sexo feminino.

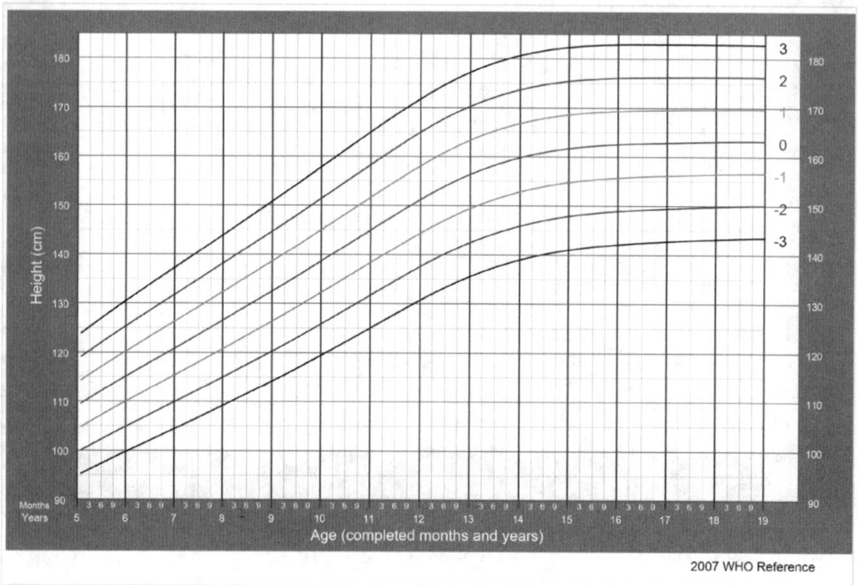

1.11B Gráfico de estatura, 5 a 19 anos, sexo feminino

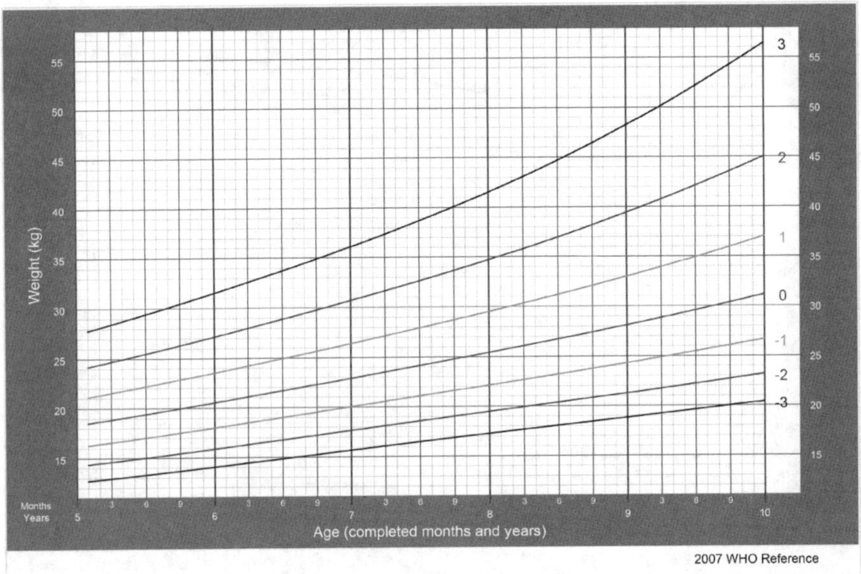

1.12A Gráfico de peso, 5 a 10 anos, sexo masculino.

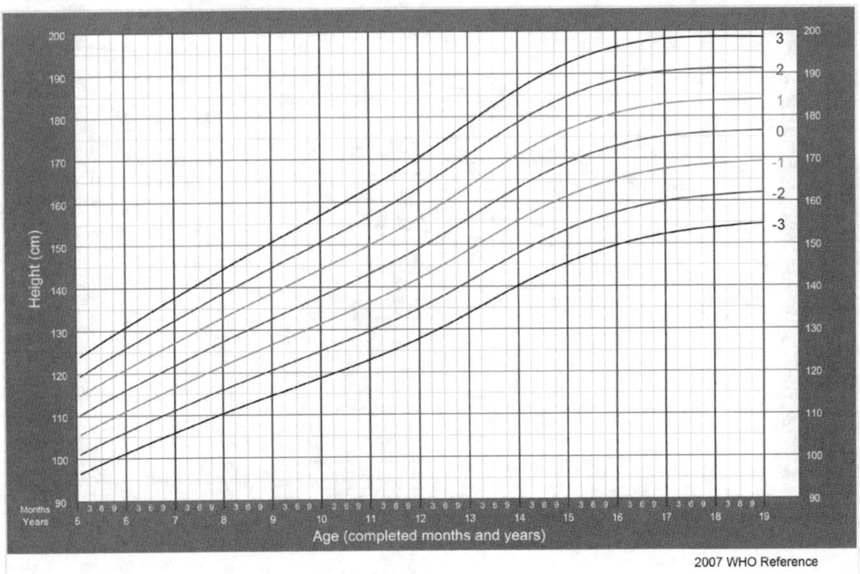

1.12B Gráfico de estatura, 5 a 19 anos, sexo masculino.

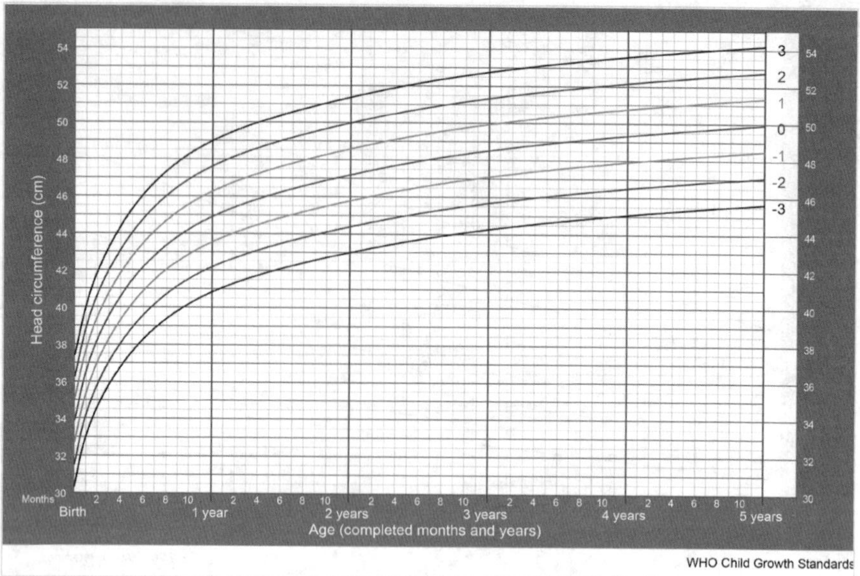

1.13A Perímetro cefálico sexo feminino.

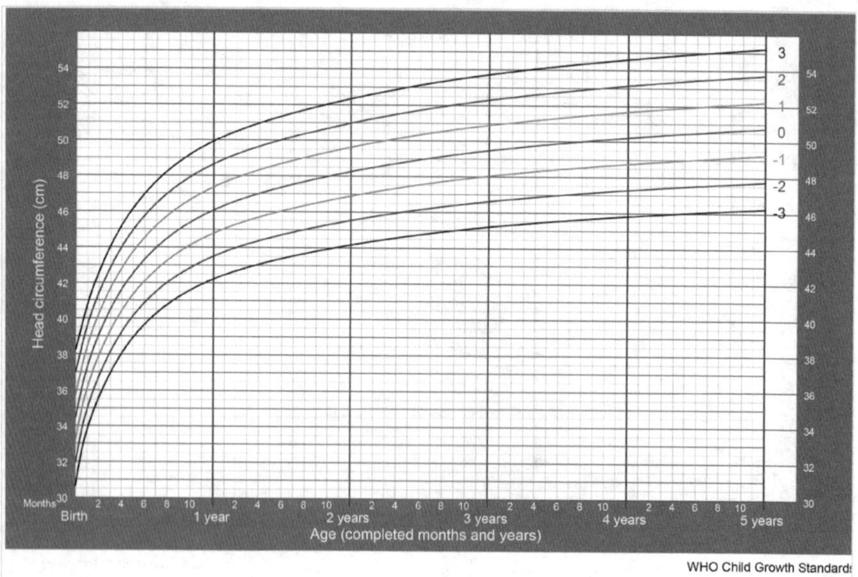

1.13B Perímetro cefálico sexo masculino.

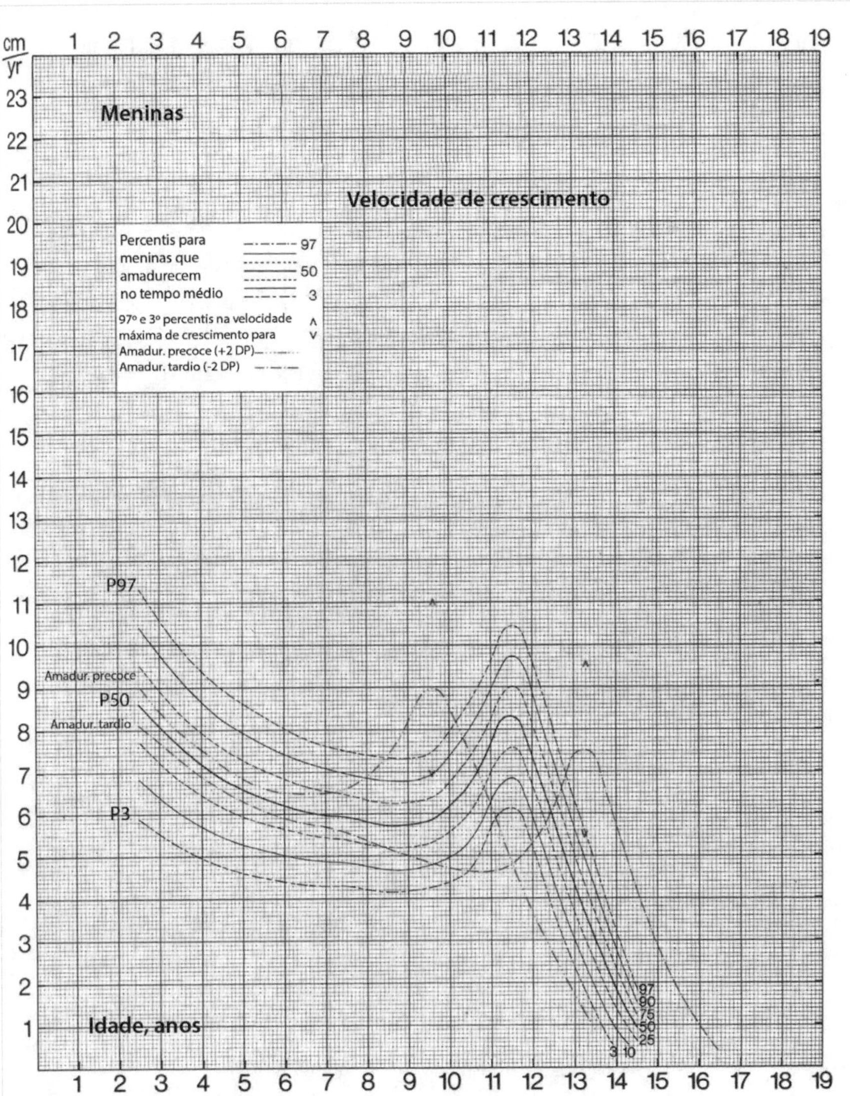

1.14 Gráfico de velocidade de crescimento, sexo feminino, Tanner.

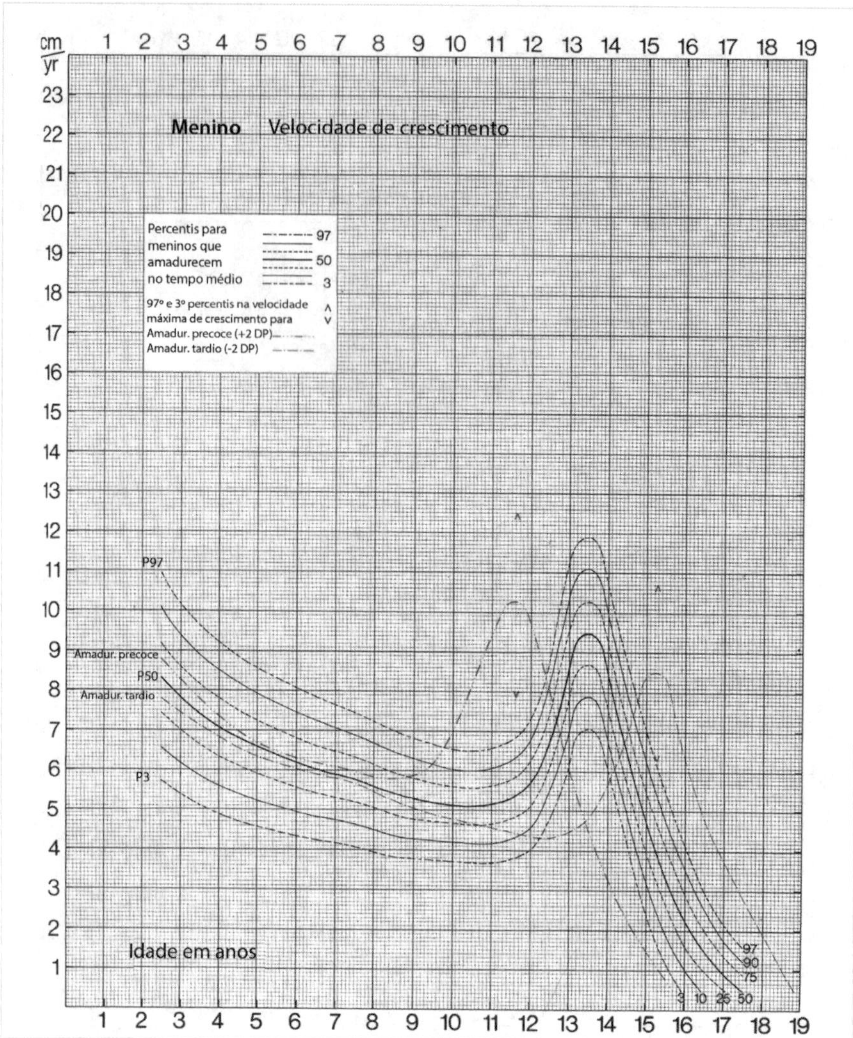

1.15 Gráfico de velocidade de crescimento, sexo masculino, Tanner.

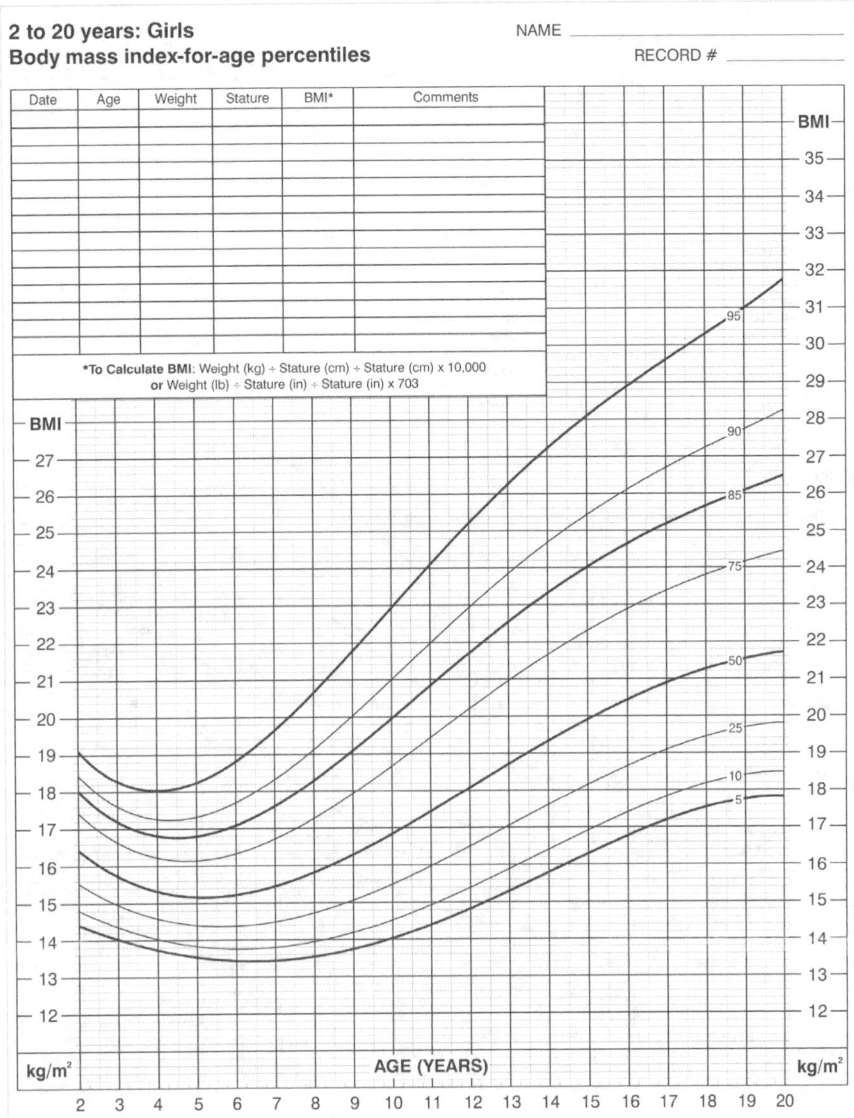

1.16 Gráfico de IMC de 2-20 anos, sexo feminino, CDC, 2000.

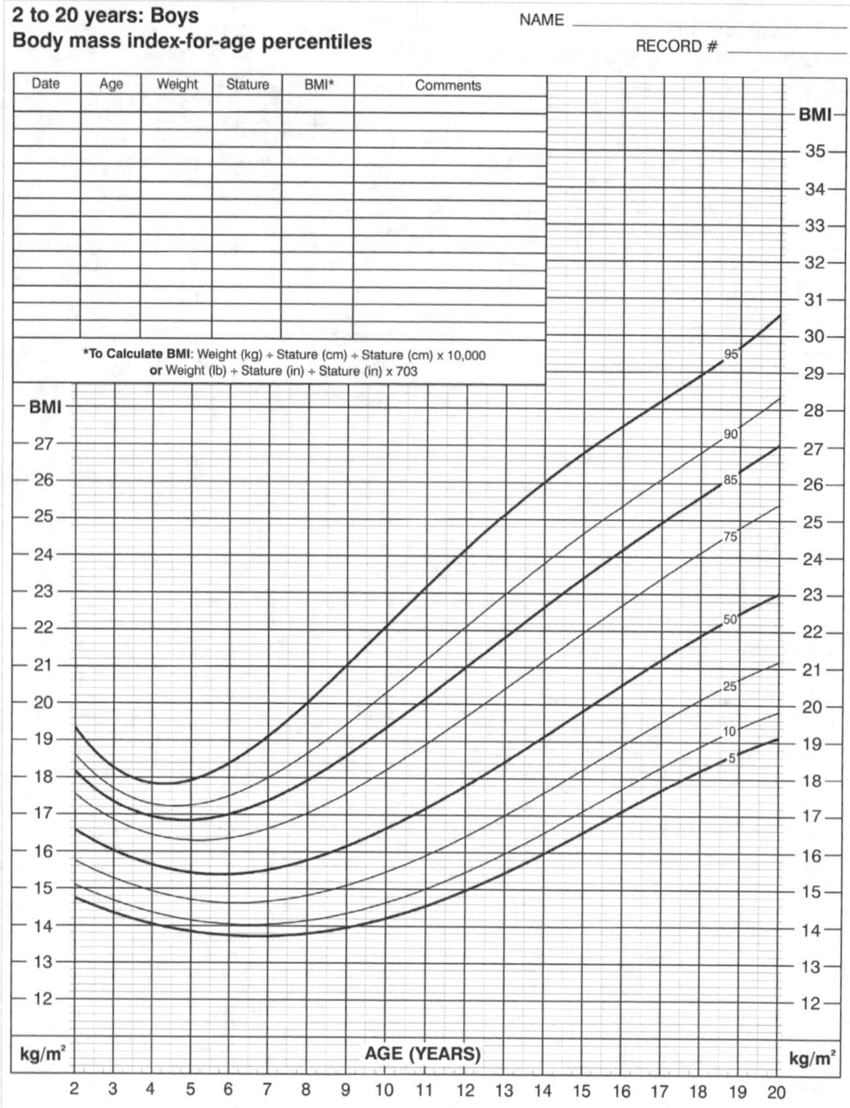

1.17 Gráfico de IMC de 2-20 anos, sexo masculino, CDC, 2000.

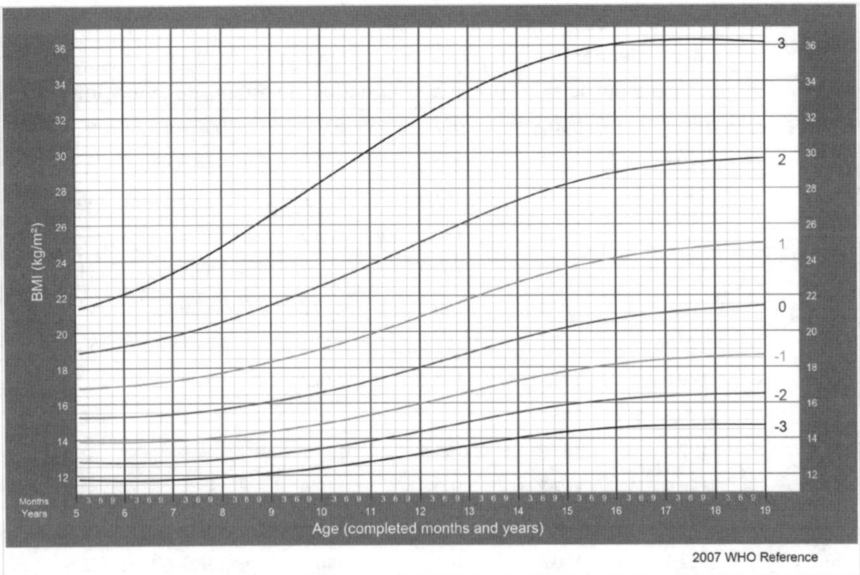

1.18 Gráfico de IMC, de 5-19 anos, sexo feminino, OMS.

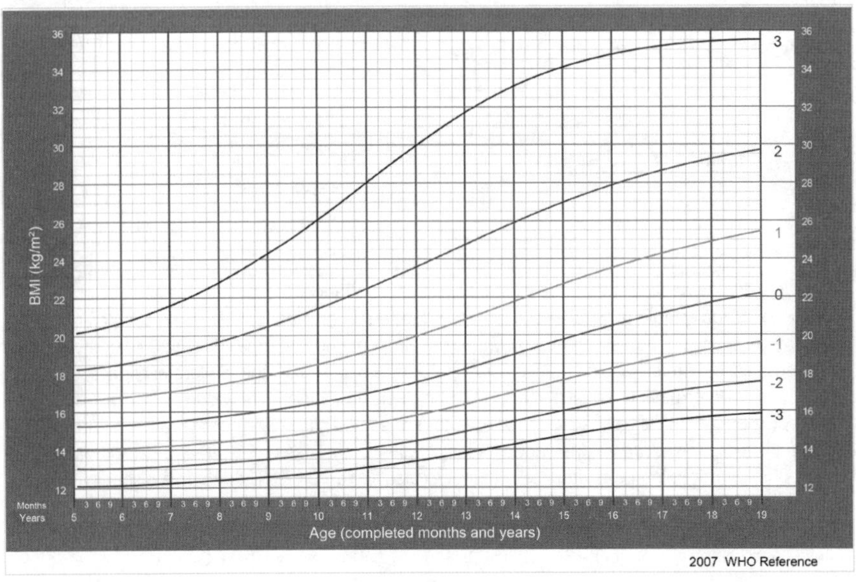

1.19 Gráfico de IMC, de 5-19 anos, sexo masculino, OMS.

1.20 Tabela de estatura ajustada pelo Tanner, sexo feminino

IC, anos	Mamas Tanner I			Mamas Tanner II		
	Percentil de altura para idade ajustado pelo estágio de Tanner, em cm					
	p3	p50	p97	p3	p50	p97
8,0	116,6	127,8	139,0	115,8	129,4	143,1
8,5	118,9	130,4	141,9	120,4	133,5	146,6
9,0	121,2	132,9	144,6	124,5	137,1	149,6
9,5	123,3	135,3	147,2	127,7	139,8	151,9
10,0	125,3	137,5	149,7	130,2	142,0	153,9
10,5	127,2	139,6	152,1	132,3	144,1	155,9
11,0	129,0	141,7	154,4	134,3	146,2	158,0
11,5	130,8	143,6	156,5	136,2	148,1	160,1
12,0	132,4	145,5	158,6	137,7	149,8	161,9
12,5	134,0	147,3	160,6	139,0	151,3	163,6
13,0	135,6	149,1	162,6	140,0	152,5	165,0
13,5	137,1	150,8	164,5	140,7	153,3	165,9
14,0	138,5	152,4	166,3	140,9	153,7	166,5
14,5				140,9	153,9	166,9
15,0				140,7	153,9	167,0
15,5				140,3	153,7	167,1
16,0				139,9	153,5	167,1
16,5						
17,0						
17,5						
18,0						
18,5						
19,0						

IC: idade cronológica. Os percentis de estatura ajustada pelo Tanner (p3, p50, p97) estão diferenciados por cor para cada estágio puberal e estão apresentados em intervalos semestrais. Ao comparar as estaturas de crianças e adolescentes. Ao comparar a altura medida de uma criança ou adolescente com seus dados de referência do gráfico correspondentes para seu estágio de Tanner e idade, um médico pode determinar em qual percentil de estatura para o Tanner o indivíduo está crescendo. Há calculadora online disponível para guiar os usuários em como aplicar essa nova ferramenta (https://www.pediatrics.umn.edu/divisions/endocrinology/patients-families/center-cah-and-dsd/growth). A calculadora permite plotar a estatura pelo Tanner e calcular o escore z. Há também a disponibilidade de cálculo de acordo com a etnia.
Fonte: Miller et al. Development of Tanner Stage–Age Adjusted CDC Height Curves for Research and Clinical Applications. J Endocrine Soc. 2020;4(9):1-13.

Mamas Tanner III			Mamas Tanner IV			Mamas Tanner V		
Percentil de altura para idade ajustado pelo estágio de Tanner, em cm								
p3	p50	p97	p3	p50	p97	p3	p50	p97
125,7	139,0	152,2						
127,7	140,8	153,9						
129,6	142,6	155,6	136,1	144,5	152,9			
131,6	144,4	157,2	137,6	146,4	155,3			
133,6	146,2	158,8	139,0	148,4	157,8	143,1	152,7	162,4
135,7	148,0	160,3	140,3	150,3	160,3	143,9	153,9	163,8
137,9	149,9	161,9	141,7	152,2	162,8	144,7	155,0	165,2
140,2	151,9	163,6	143,2	154,2	165,3	145,3	156,0	166,6
142,1	153,7	165,3	144,6	156,1	167,5	145,9	157,0	168,0
143,5	155,3	167,2	146,0	157,6	169,3	146,5	158,0	169,5
144,5	156,7	169,0	147,1	158,8	170,5	147,1	158,9	170,8
145,5	158,0	170,5	148,0	159,7	171,4	147,6	159,7	171,8
146,8	159,2	171,5	148,9	160,5	172,2	147,9	160,2	172,5
147,9	160,2	172,5	149,6	161,3	173,0	148,3	160,5	172,8
148,5	161,0	173,4	150,2	162,0	173,7	148,5	160,8	173,0
148,8	161,5	174,3	150,6	162,4	174,3	148,6	161,0	173,4
148,9	161,9	175,0	150,8	162,8	174,8	148,6	161,2	173,8
148,9	162,2	175,5	150,9	163,1	175,3	148,7	161,5	174,2
148,8	162,4	176,0	151,0	163,3	175,6	149,0	161,7	174,5
148,8	162,6	176,3	151,0	163,4	175,7	149,2	162,0	174,8
148,8	162,7	176,5	151,0	163,4	175,8	149,3	162,1	174,8
			151,0	163,4	175,8	149,6	162,1	174,7
			151,0	163,4	175,9	149,8	162,2	174,6

1.21 Tabela de estatura ajustada pelo Tanner, sexo masculino

IC, anos	Genitália Tanner I			Genitália Tanner II		
	Percentil de estatura (cm) ajustada pelo Tanner					
	p3	p50	p97	p3	p50	p97
8,0	118,4	128,8	139,2	118,3	127,5	136,6
8,5	120,8	131,8	142,9	120,6	130,7	140,9
9,0	123,0	134,8	146,5	122,8	134,0	145,2
9,5	125,1	137,6	150,0	125,0	137,2	149,4
10,0	127,1	140,2	153,3	127,1	140,2	153,3
10,5	128,8	142,6	156,3	129,3	142,9	156,6
11,0	130,5	144,8	159,1	131,3	145,3	159,3
11,5	131,9	146,6	161,3	133,3	147,4	161,6
12,0	133,3	148,3	163,2	135,2	149,4	163,5
12,5	135,0	149,9	164,9	137,3	151,3	165,3
13,0	137,1	151,7	166,4	139,5	153,2	166,9
13,5	139,7	153,9	168,0	141,5	154,8	168,1
14,0	142,6	156,2	169,8	143,2	156,2	169,2
14,5	145,7	158,8	171,8	144,7	157,5	170,3
15,0	148,8	161,4	174,1	146,3	159,0	171,7
15,5				147,8	160,6	173,4
16,0				149,2	162,2	175,2
16,5				150,6	163,8	176,9
17,0				152,1	165,4	178,7
17,5						
18,0						
18,5						
19,0						

IC: idade cronológica. Os percentis de estatura ajustada pelo Tanner (p3, p50, p97) estão diferenciados por cor para cada estágio puberal e estão apresentados em intervalos semestrais. Ao comparar as estaturas de crianças e adolescentes. Ao comparar a altura medida de uma criança ou adolescente com seus dados de referência do gráfico correspondentes para seu estágio de Tanner e idade, um médico pode determinar em qual percentil de estatura para o Tanner o indivíduo está crescendo. Há calculadora online disponível para guiar os usuários em como aplicar essa nova ferramenta (https://www.pediatrics.umn.edu/divisions/endocrinology/patients-families/center-cah-and-dsd/growth). A calculadora permite plotar a estatura pelo Tanner e calcular o escore z. Há também a disponibilidade de cálculo de acordo com a etnia.

Fonte: Miller et al. Development of Tanner Stage-Age Adjusted CDC Height Curves for Research and Clinical Applications. J Endocrine Soc. 2020;4(9):1-13.

Genitália Tanner III			Genitália Tanner IV			Genitália Tanner V		
Percentil de estatura (cm) ajustada pelo Tanner								
p3	p50	p97	p3	p50	p97	p3	p50	p97
117,8	128,6	139,5						
120,8	132,1	143,4						
123,7	135,5	147,2	134,5	147,2	160,0			
126,5	138,7	150,8	135,9	149,0	162,1			
129,2	141,7	154,2	137,3	150,8	164,3	140,0	151,9	163,8
131,8	144,6	157,3	138,8	152,6	166,4	142,9	154,5	166,1
134,4	147,4	160,4	140,5	154,6	168,6	145,8	157,1	168,4
136,9	150,1	163,3	142,3	156,6	170,9	148,5	159,6	170,8
139,5	152,8	166,1	144,3	158,6	172,8	151,0	162,1	173,2
141,9	155,3	168,6	146,6	160,7	174,7	153,3	164,4	175,6
144,0	157,5	171,0	148,7	162,6	176,5	155,3	166,6	177,9
145,8	159,5	173,2	150,4	164,2	178,0	156,8	168,5	180,1
147,5	161,5	175,4	152,1	165,8	179,5	157,9	170,0	182,0
149,2	163,3	177,4	153,6	167,3	181,0	158,7	171,2	183,7
150,7	165,0	179,3	154,7	168,6	182,5	159,4	172,1	184,9
151,9	166,4	181,0	155,4	169,5	183,6	160,2	173,0	185,7
152,9	167,6	182,3	155,9	170,4	184,8	161,1	173,7	186,4
153,7	168,6	183,5	156,3	171,2	186,1	161,5	174,4	187,2
154,4	169,5	184,7	156,5	172,0	187,4	161,5	174,8	188,1
154,9	170,3	185,8	157,1	173,0	188,8	161,5	175,1	188,6
155,4	171,1	186,8	158,1	174,1	190,1	161,6	175,2	188,8
			159,3	175,5	191,6	161,7	175,2	188,7
			160,6	176,8	193,1	161,8	175,2	188,7

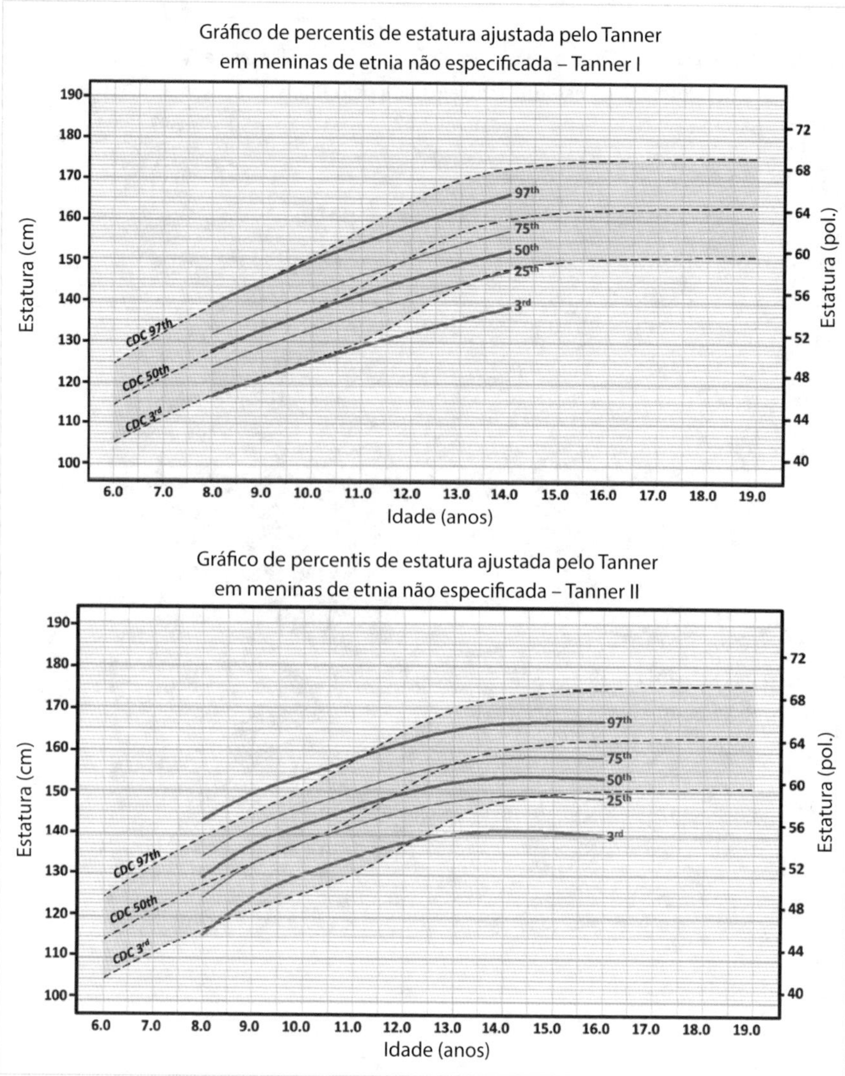

1.22 Gráfico de estatura ajustada pelo Tanner, sexo feminino.

Gráfico de percentis de estatura ajustada pelo Tanner
em meninas de etnia não especificada – Tanner III

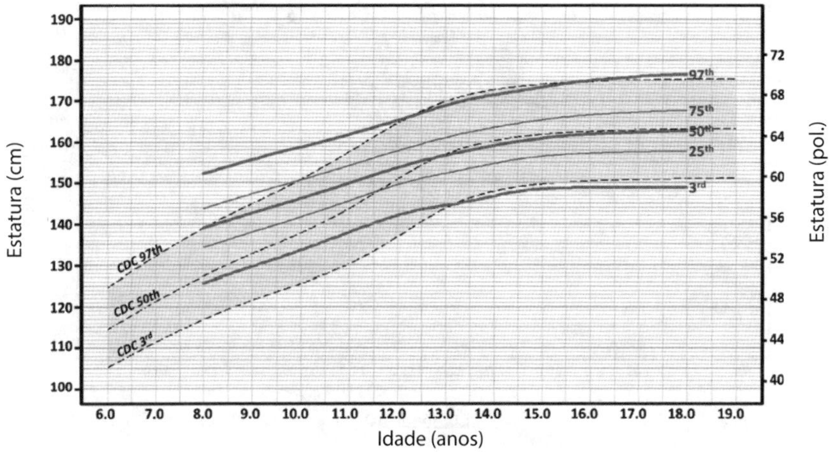

Gráfico de percentis de estatura ajustada pelo Tanner
em meninas de etnia não especificada – Tanner IV

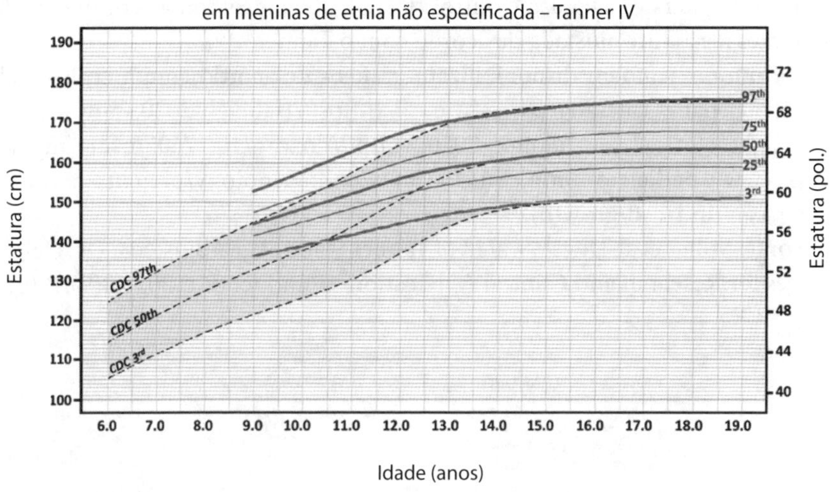

Gráfico de percentis de estatura ajustada pelo Tanner
em meninas de etnia não especificada Tanner V

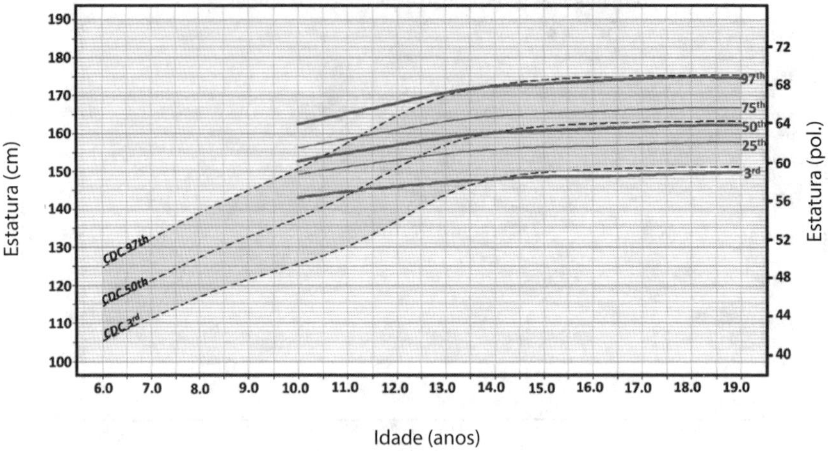

As linhas pontilhadas são referentes ao gráfico de estatura por idade de meninas do Centers of Disease Control (CDC), 2000, e as linhas contínuas são referentes à estatura ajustada de acordo com o Tanner.

Os autores também disponibilizam gráficos de acordo com a etnia e calculadoras para cálculo do escore z (https://tsaheight2020.shinyapps.io/tsa_height_clinical_calc_plotter_2020; http://doi.org/10.17605/osf.io/myur7; https://www.pediatrics.umn.edu/divisions/endocrinology/patients-families/center-cah-and-dsd/growth).

Fonte: Miller et al. Development of Tanner Stage–Age Adjusted CDC Height Curves for Research and Clinical Applications. J Endocr Soc. 2020;4(9):1-13.

Gráfico de percentis de estatura ajustada pelo Tanner
em meninos de etnia não especificada – Tanner I

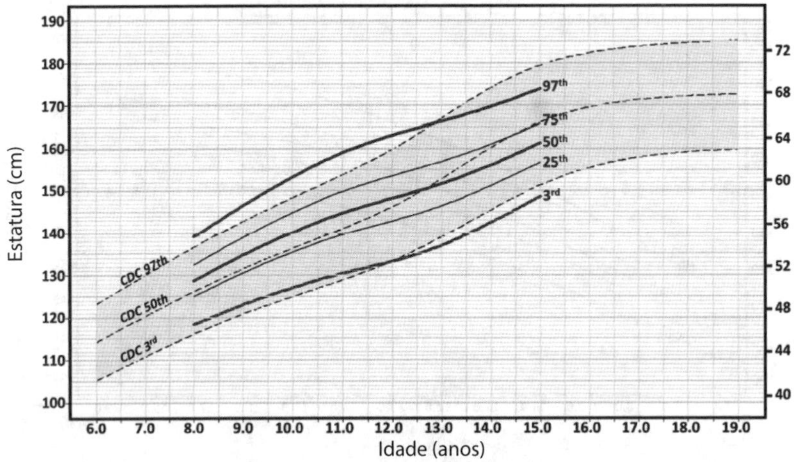

Gráfico de percentis de estatura ajustada pelo Tanner
em meninos de etnia não especificada – Tanner II

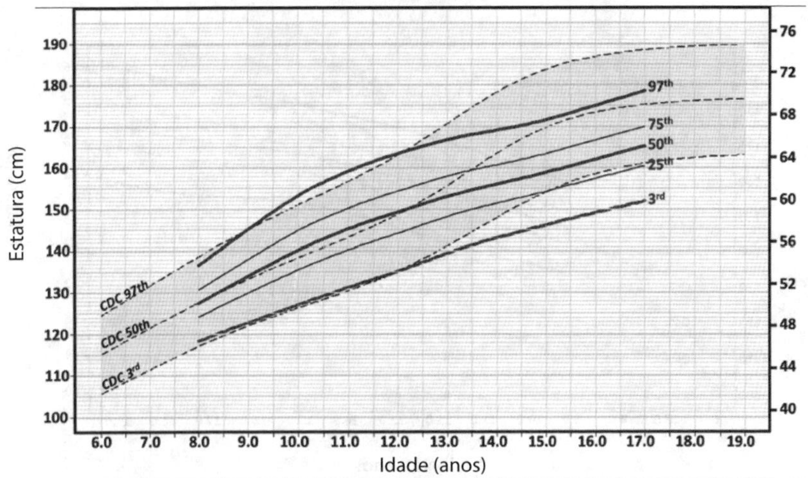

1.23 Gráfico de estatura ajustada pelo Tanner, sexo masculino.

Gráfico de percentis de estatura ajustada pelo Tanner em meninos de etnia não especificada – Tanner III

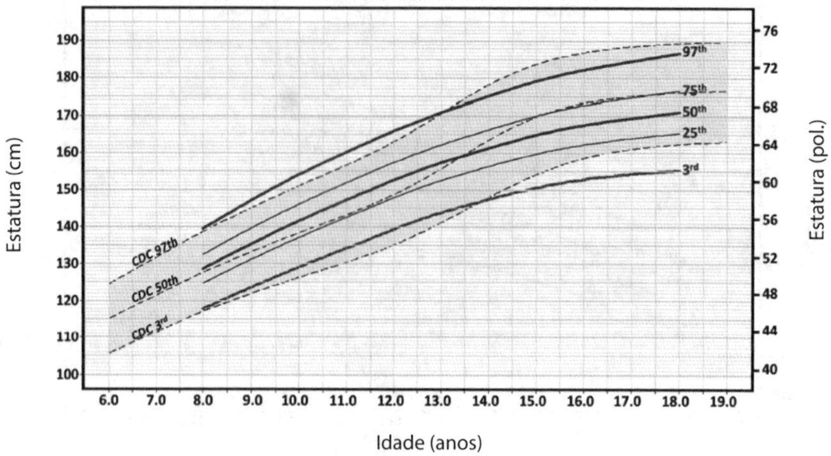

Gráfico de percentis de estatura ajustada pelo Tanner em meninos de etnia não especificada – Tanner IV

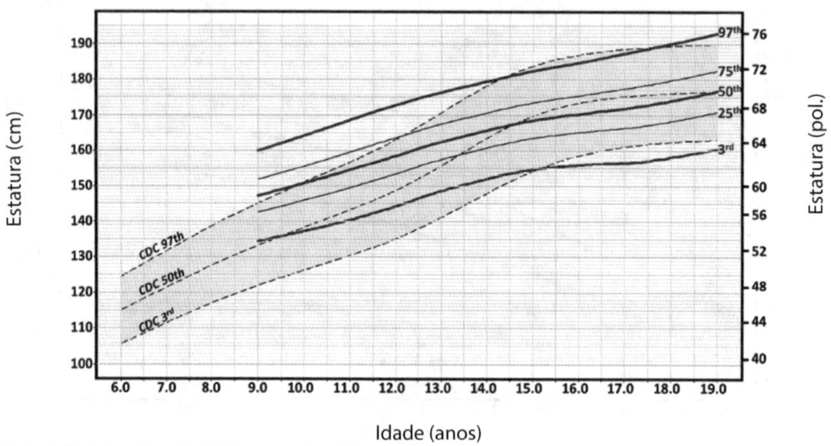

Gráfico de percentis de estatura ajustada pelo Tanner
em meninos de etnia não especificada – Tanner V

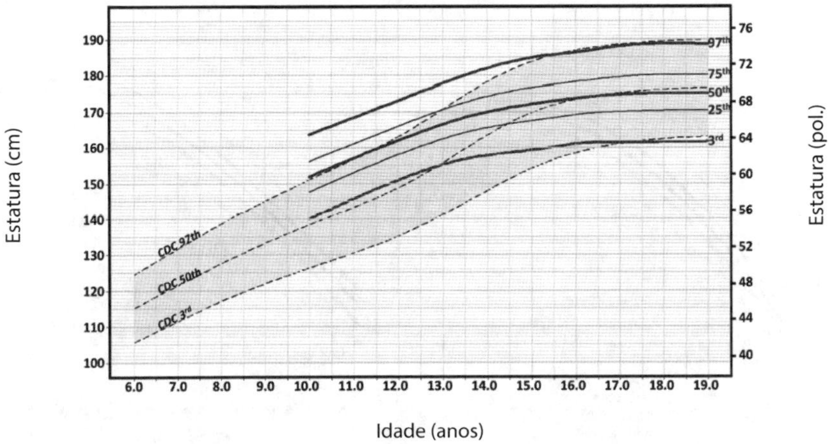

As linhas pontilhadas são referentes ao gráfico de estatura por idade de meninos do Centers of Disease Control (CDC), 2000, e as linhas contínuas são referentes à estatura ajustada de acordo com o Tanner

Os autores também disponibilizam gráficos de acordo com a etnia e calculadoras para cálculo do escore z (https://tsaheight2020.shinyapps.io/tsa_height_clinical_calc_plotter_2020; http://doi.org/10.17605/osf.io/myur7; https://www.pediatrics.umn.edu/divisions/endocrinology/patients-families/center-cah-and-dsd/growth).

Fonte: Miller et al. Development of Tanner Stage–Age Adjusted CDC Height Curves for Research and Clinical Applications. J Endoc Soc. 2020;4(9):1-13.

2. Antropometria e morfometria

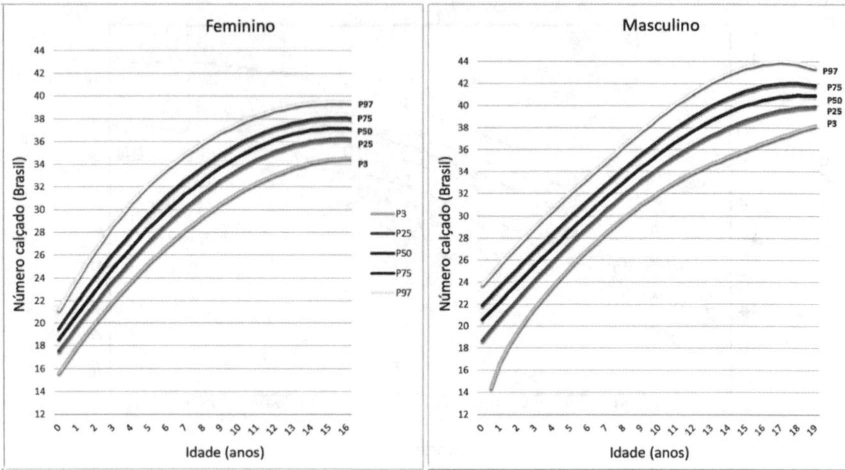

2.1 Numeração do calçado (masculino e feminino).

Descrição de média, DP, mediana e intervalo interquartil do número do calçado na população brasileira e a numeração correspondente na Europa e Estados Unidos da América

Idade (anos)	Feminino				Masculino			
	Mediana (p25-75)	Média (DP)	Média Europa	Média EUA	Mediana (p25- p 75)	Média (DP)	Média Europa	Média EUA
2	23,0 (22,0-23,5)	23 (1,4)	25,5	8,5	23,5 (22,7-24,0)	23 (2,3)	25,5	8,5
3	25,0 (23,7-25,0)	24 (2,4)	26	9	26,0 (25,0-27,0)	26 (1,9)	27	10
4	26,0 (25,0-27,0)	26 (2,92)	27	10	27,0 (26,0-28,0)	27 (1,6)	28	11
5	28,0 (26,0-29,5)	28 (2,3)	29	11,5	29,0 (27,0-30,0)	29 (1,9)	30	12,5
6	30,0 (29,0-31,0)	30 (1,8)	31	13	30,0 (29,0-31,0)	30 (2,2)	31	13
7	31,0 (29,5-32,0)	31 (2,1)	32	1	32,0 (30,0-33,0)	32 (1,9)	33	1,5
8	32,0 (31,0-34,0)	32 (2,1)	33	1,5	32,5 (31,5-34,0)	32,5 (2,1)	33	1,5
9	34,0 (32,5-35,0)	34 (2,0)	36	5,5	34,0 (33,0-35,0)	34 (1,9)	36	5,5
10	35,0 (33,5-36,0)	34,5 (1,7)	36	6,0	35,5 (34,5-37,0)	35 (1,9)	37	6,5
11	36,0 (34,2-37,0)	35,5 (1,7)	37	7,0	36,0 (35,0-37,5)	36 (1,9)	38	7,5
12	36,0 (35,5-37,0)	36 (1,3)	38	7,5	37,0 (36,0-39,0)	37 (2,4)	39	8
13	37,0 (35,6-37,5)	36,5 (1,8)	38	7,5	39,0 (37,0-40,0)	39 (2,0)	41	9,5
14	37,0 (36,0-37,9)	37 (1,2)	39	8	40,0 (38,4-41,0)	40 (1,9)	42	10,5
15	37,0 (36,0-38,0)	37 (1,4)	39	8	40,0 (38,0-40,5)	39 (1,7)	41	9,5
16	37,0 (36,0-37,1)	37 (1,2)	39	8	40,0 (39,0-42,0)	40 (1,8)	42	10,5
17					41,0 (40,0-42,0)	41 (1,4)	43	11,5
18					40,5 (39,4-42,0)	41 (2,0)	43	11,5
≥ 19					40,0 (39,0-42,0)	40 (1,7)	42	10,5

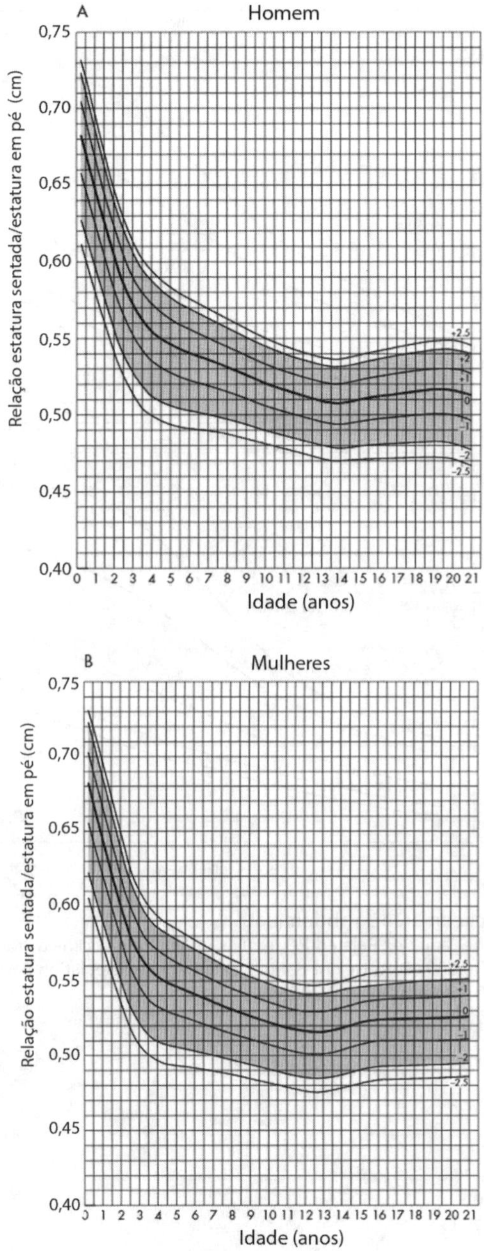

2.2 Gráfico de estatura sentada/estatura em pé.

Fredriks AM et al. Nationwide age references for sitting height, leg length, and sitting height/height ratio, and their diagnostic value for disproportionate growth disorders. Arch Dis Child, 2005;90:807-12.

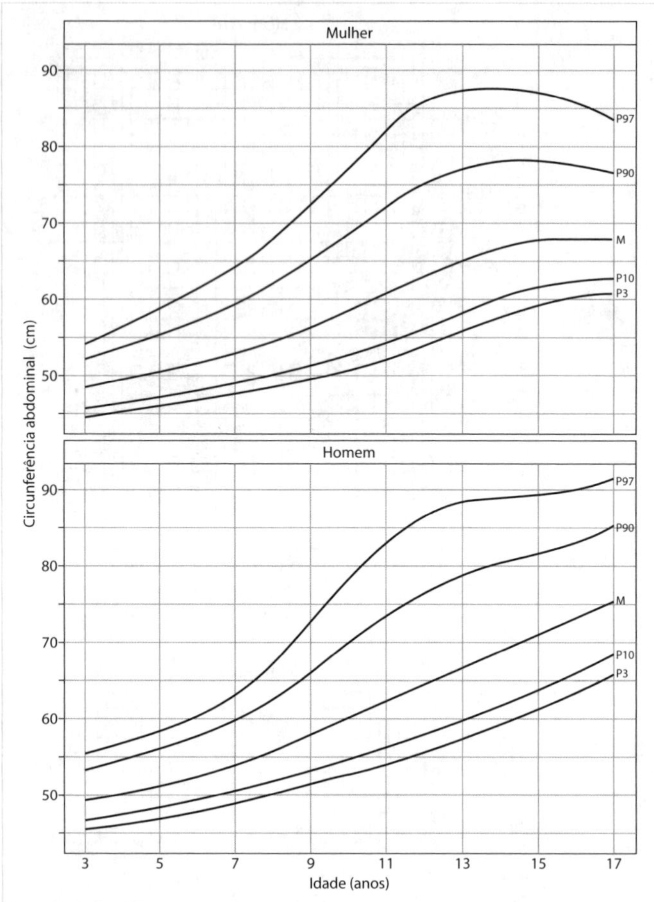

2.3 Gráfico da circunferência abdominal.
Rönnecke et al.: Age- and Sex-Related Percentiles of Skinfold Thickness, Waist and Hip Circumference, Waist-to-Hip Ratio and Waist-to-Height Ratio: Results from a Population-Based Pediatric Cohort in Germany (LIFE Child). Obes Facts. 2019;12:25-39.

2.4 Tabela da circunferência do braço para crianças e adolescentes de 1 ano-19 anos.
Percentis da circunferência do braço – CB (cm), segundo idade e gênero.

Idade	Masculino			Feminino		
(anos)	P5	P50	P95	P5	P50	P95
1-1,9	14,2	16,0	18,2	13,6	15,7	17,8
2-2,9	14,3	16,3	18,6	14,2	16,1	18,5
3-3,9	15,0	16,8	19,0	14,4	16,1	19,0
4-4,9	15,1	17,1	19,3	14,8	17,0	19,5
5-5,9	15,5	17,5	20,5	15,2	17,5	21,0
6-6,9	15,8	18,0	22,8	15,7	17,8	22,0
7-7,9	16,1	18,7	22,9	16,4	18,6	23,3
8-8,9	16,5	19,2	24,0	16,7	19,5	25,1
9-9,9	17,5	20,1	26,0	17,6	20,6	26,7
10-10,9	18,1	21,1	27,9	17,8	21,2	27,3
11-11,9	18,5	22,1	29,4	18,8	22,2	30,0
12-12,9	19,3	23,1	30,3	19,2	23,7	30,2
13-13,9	20,0	24,5	30,8	20,1	24,3	32,7
14-14,9	21,6	25,7	32,3	21,2	25,1	32,9
15-15,9	22,5	27,2	32,7	21,6	25,2	32,2
16-16,9	24,1	28,3	34,7	22,3	26,1	33,5
17-17,9	24,3	28,6	34,7	22,0	26,6	35,4
18-18,9	26,0	30,7	37,2	22,4	26,8	35,2

2.5 Tabela de relação segmento superior/segmento inferior e envergadura-estatura.

Relações segmentos superior/inferior e envergadura menos estatura de acordo com o sexo e a idade

	Relação Segmento Superior/Inferior		Envergadura Menos Estatura	
Idade	Feminino	Masculino	Feminino	Masculino
RN	1,70	1,70	–2,5	–2,5
6 meses	1,60	1,62	–3,0	–2,5
12	1,52	1,54	–3,3	–2,5
18	1,46	1,50	–3,3	–2,7
24	1,41	1,42	–3,5	–3,0
2 1/2anos	1,34	1,37	–3,8	–3,0
3	1,30	1,35	–4,0	–2,7
3 1/2	1,27	1,30	–4,0	–2,7
4	1,22	1,24	–3,8	–3,0
4 1/12	1,19	1,22	–3,5	–3,0
5	1,15	1,19	–3,5	–3,3
6	1,10	1,12	–3,3	–2,5
7	1,06	1,07	–2,0	–2,5
8	1,02	1,03	–1,8	–1,2
9	1,01	1,02	–1,0	1,2
10	1,00	0,99	–1,0	0
11	0,99	0,98	0	0
12	0,99	0,98	0	+2,0
13	1,00	0,97	0	+3,3
14	1,01	0,97	0	+3,3
15	1,01	0,98	+1,2	+4,3
16	1,01	0,99	+1,2	+4,6
17	1,01	0,99	+1,2	+5,3

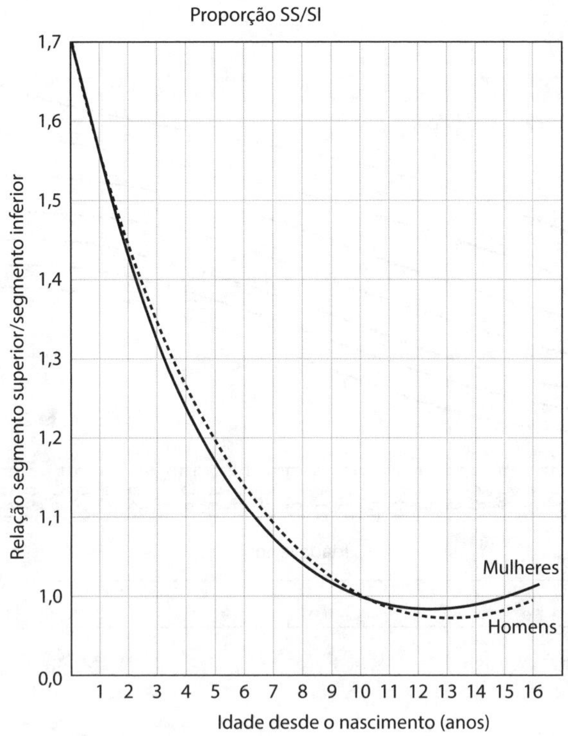

2.6 Gráfico da relação segmento superior/segmento inferior.
Fonte: Goldblom RB, 2015.

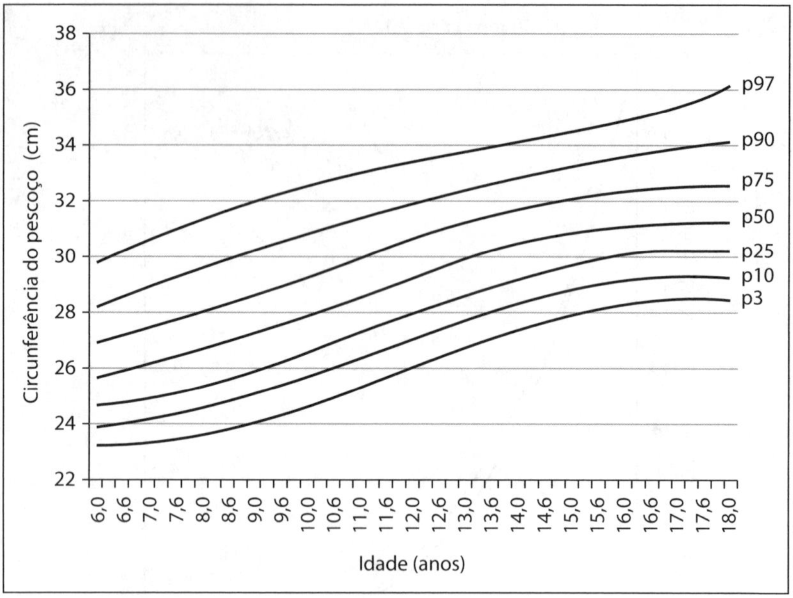

Meninas

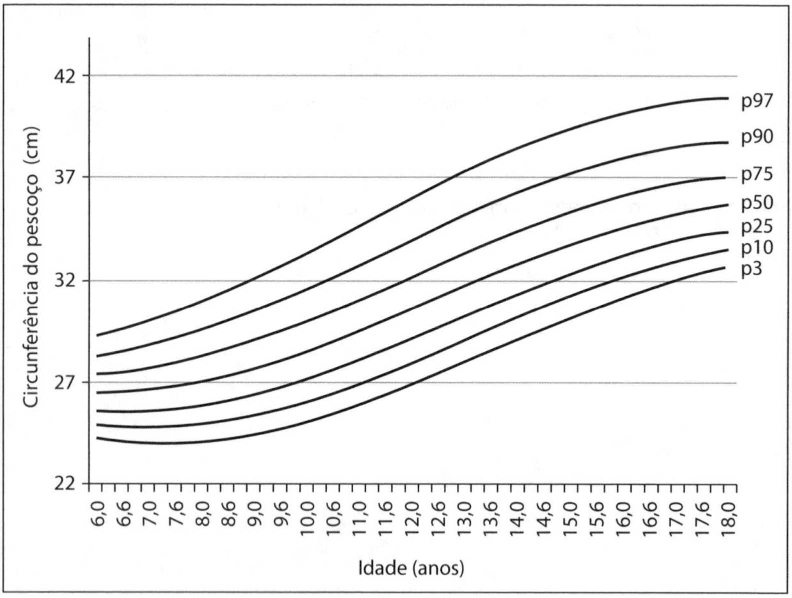

Meninos

2.7 Gráfico de circunferência do pescoço.
Fonte: Coutinho et al., 2014.

2.8 Tabela de massa magra e massa gorda.

	Meninos			Meninas		
Idade (anos)	Massa corporal magra (kg)	Gordura (kg)	Gordura (%)	Massa corporal magra (kg)	Gordura (kg)	Gordura (%)
Nascimento	3,06	0,49	14	2,83	0,49	15
0,5	6,0	2,0	25	5,3	1,9	26
1	7,9	2,3	22	7,0	2,2	24
2	10,1	2,5	20	9,5	2,4	20
4	14,0	2,7	16	13,2	2,8	18
6	17,9	2,8	14	16,3	3,2	16
8	22,0	3,3	13	20,5	4,3	17
10	27,1	4,3	14	26,2	6,4	20
12	34	8	19	32	10	24
14	45	10	18	38	13	25
16	57	9	14	42	13	24
18	61	9	13	43	13	23
20	62	9	13	43	14	25
22	62	10	14	43	14	25

Fonte: Buchman AL. Manual de suporte nutricional, 1998.

3. Gráficos de síndromes

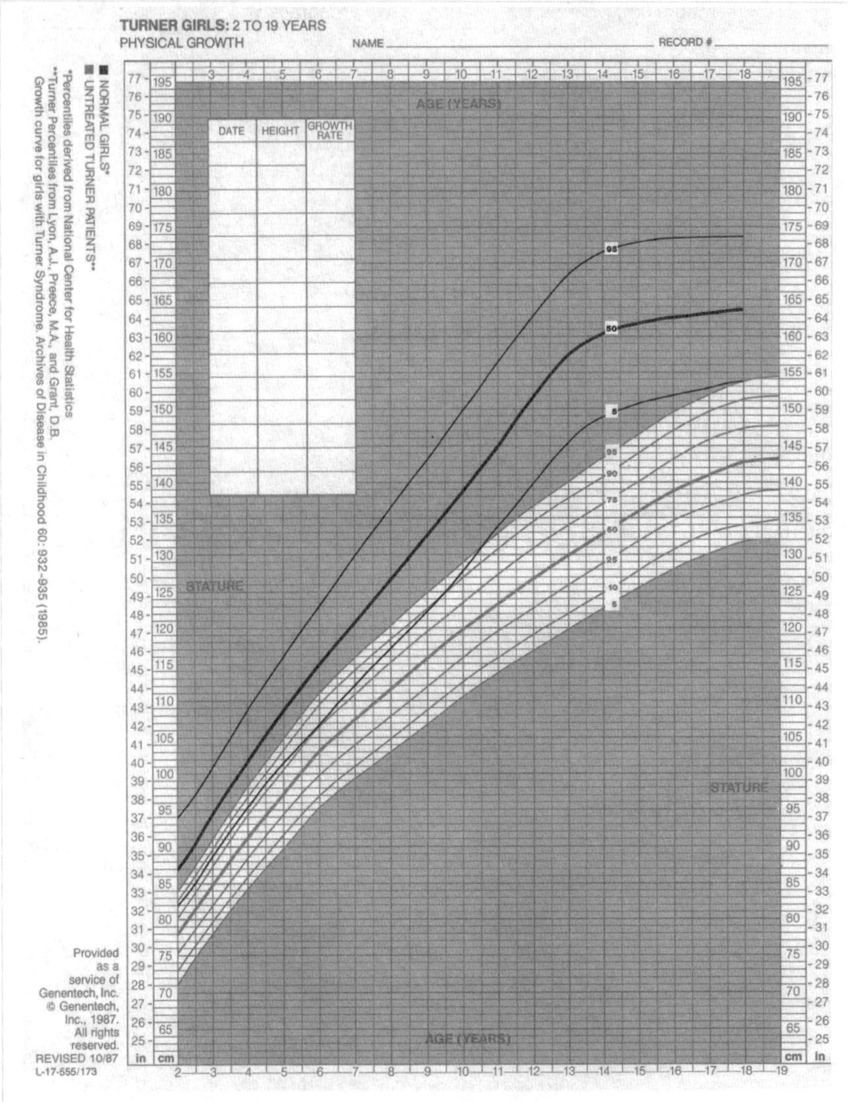

3.1 Gráfico do desenvolvimento pôndero-estatural da síndrome de Turner.

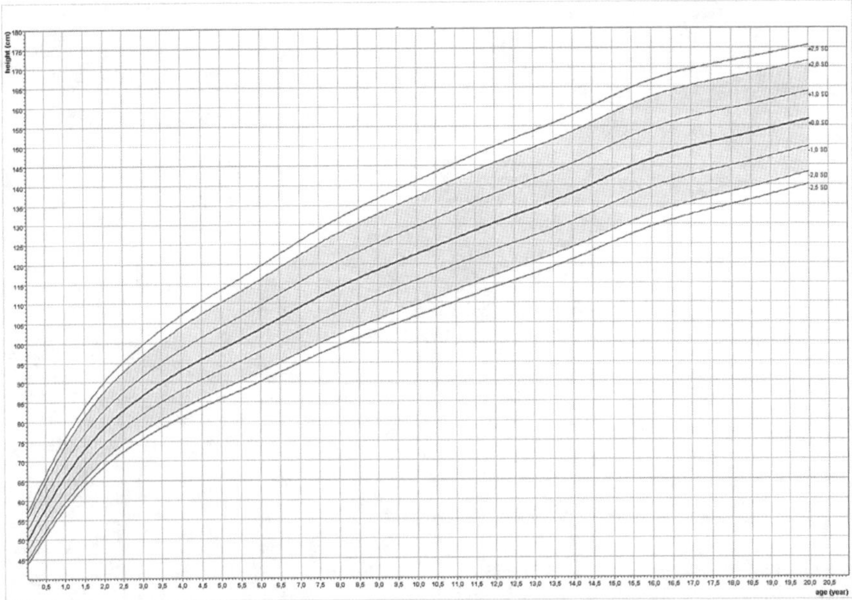

3.2A Gráfico de estatura de meninos com síndrome de Noonan.
Fonte: Malaquias AC et al,. 2012. Growth standards of patients with Noonan and Noonan-like syndromes with mutations in the RAS/MAPK pathway. Am J Med Genet Part A 158A: 2700-6.

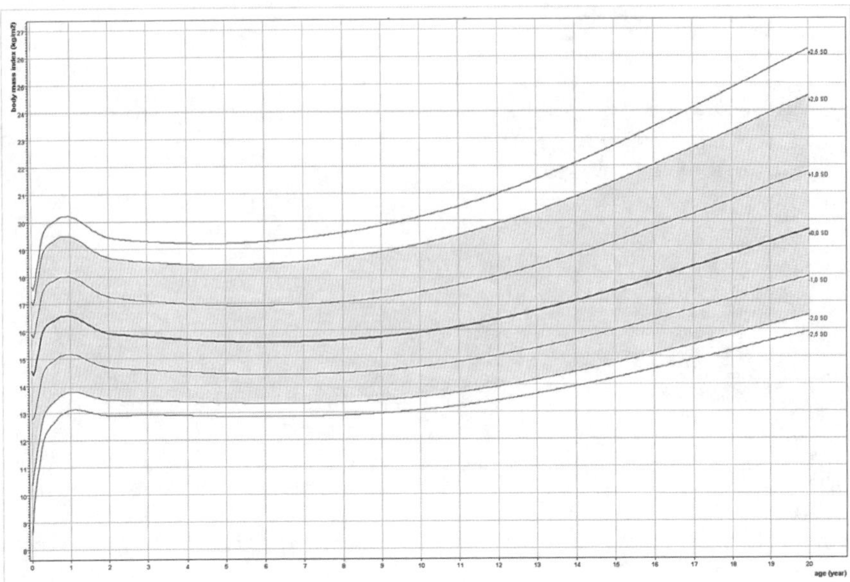

3.2B Gráfico de IMC de meninos com síndrome de Noonan.
Fonte: Malaquias AC et al,. 2012. Growth standards of patients with Noonan and Noonan-like syndromes with mutations in the RAS/MAPK pathway. Am J Med Genet Part A 158A:2700-6.

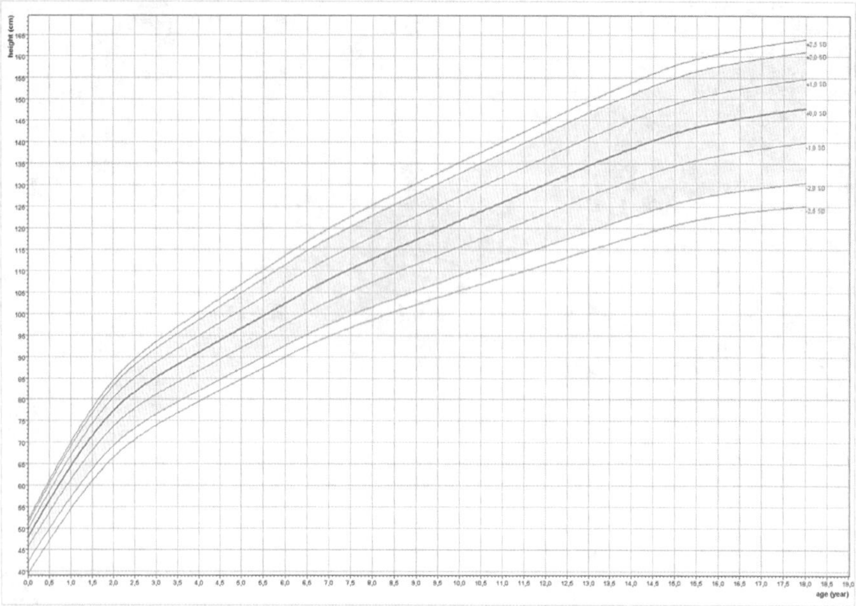

3.2C Gráfico de estatura de meninas com síndrome de Noonan.
Fonte: Malaquias AC et al,. 2012. Growth standards of patients with Noonan and Noonan-like syndromes with mutations in the RAS/MAPK pathway. Am J Med Genet Part A 158A:2700-6.

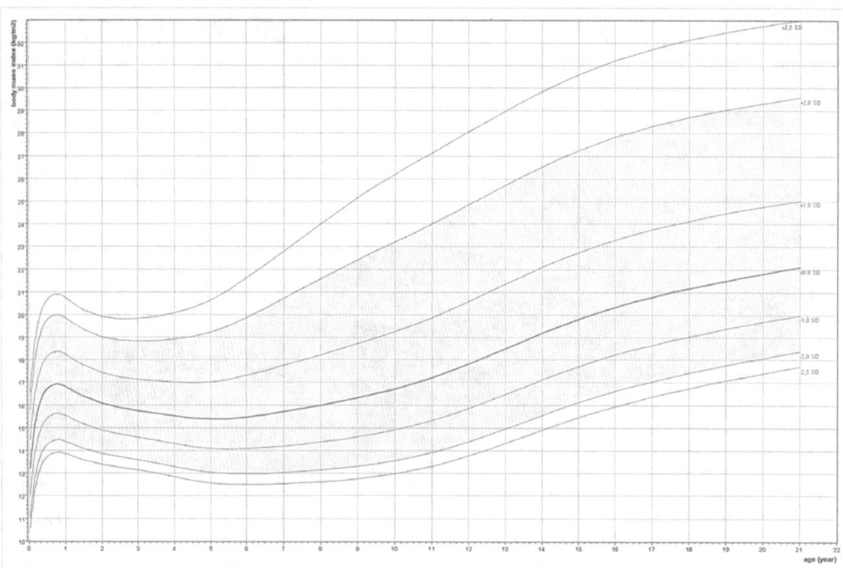

3.2D Gráfico de IMC de meninas com síndrome de Noonan.
Fonte: Malaquias AC et al,. 2012. Growth standards of patients with Noonan and Noonan-like syndromes with mutations in the RAS/MAPK pathway. Am J Med Genet Part A 158A:2700-6.

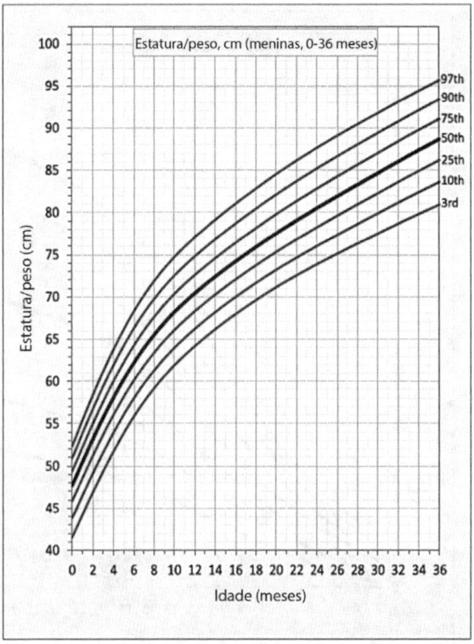

3.3 Gráfico da estatura na síndrome de Down de 0-36 meses, sexo feminino.
Bertapelli et al., 2017.

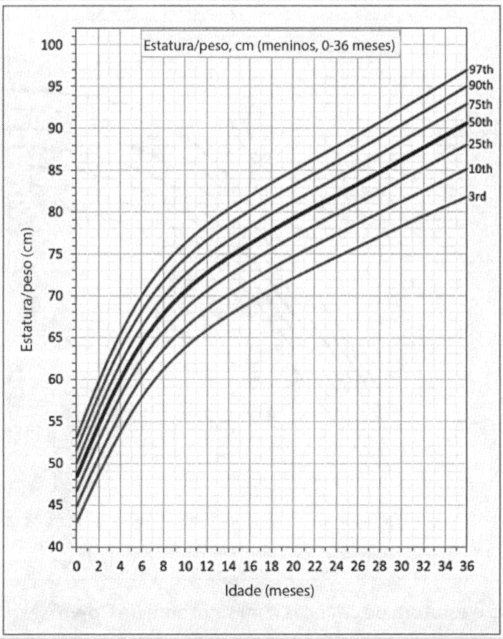

3.4 Gráfico da estatura na síndrome de Down de 0-36 meses, sexo masculino.
Bertapelli et al., 2017.

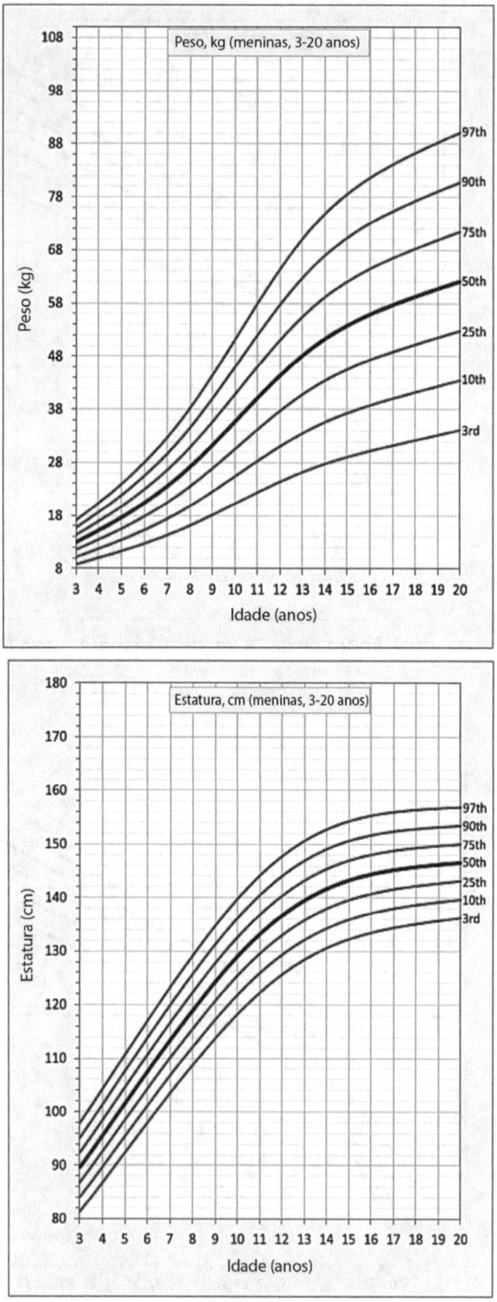

3.5 Gráfico de peso e estatura de crianças com síndrome de Down, sexo feminino, idade de 3 a 20 anos.
Fonte: Bertapelli et al., 2017.

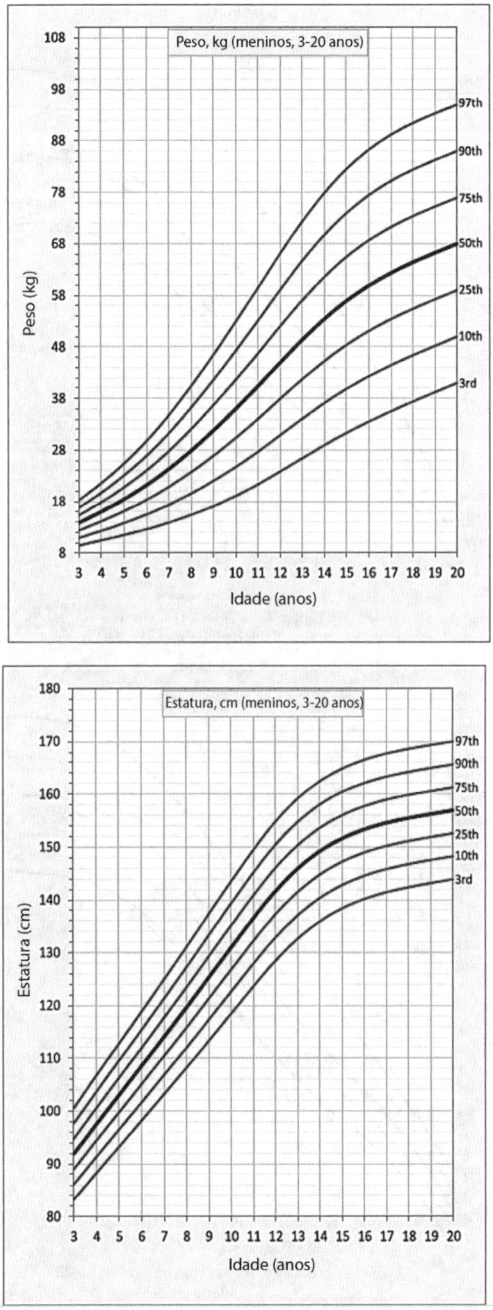

3.6 Gráfico de peso e estatura de crianças com síndrome de Down, sexo masculino, idade de 3-20 anos.
Bertapelli et al., 2017.

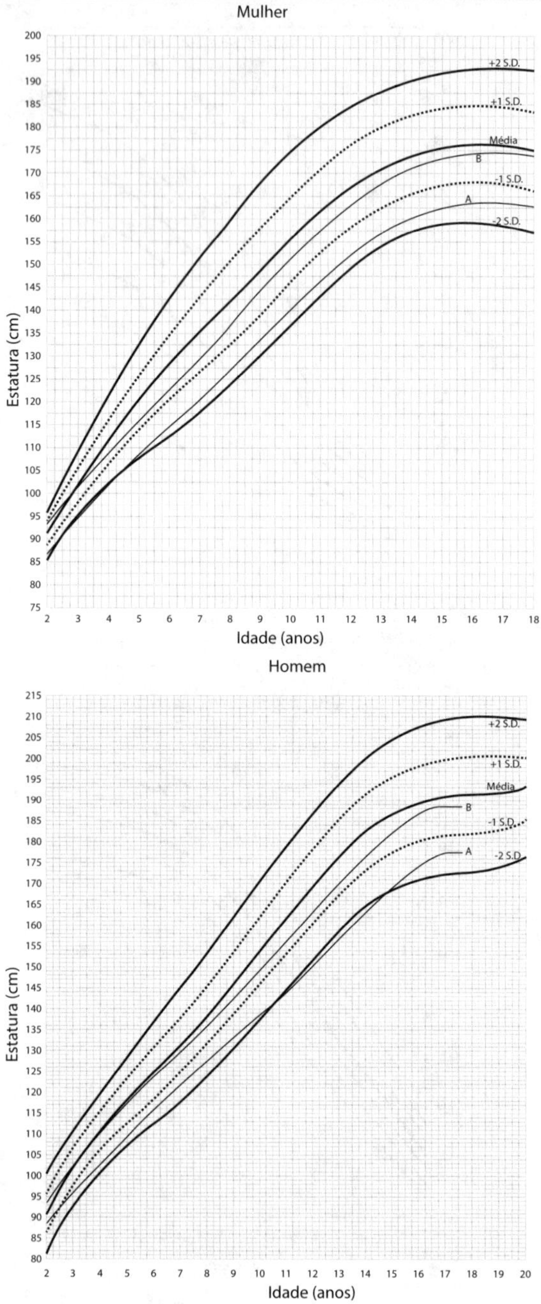

3.7 Gráfico da estatura na síndrome de Marfan.
Fonte: Erkula et al., 2002.

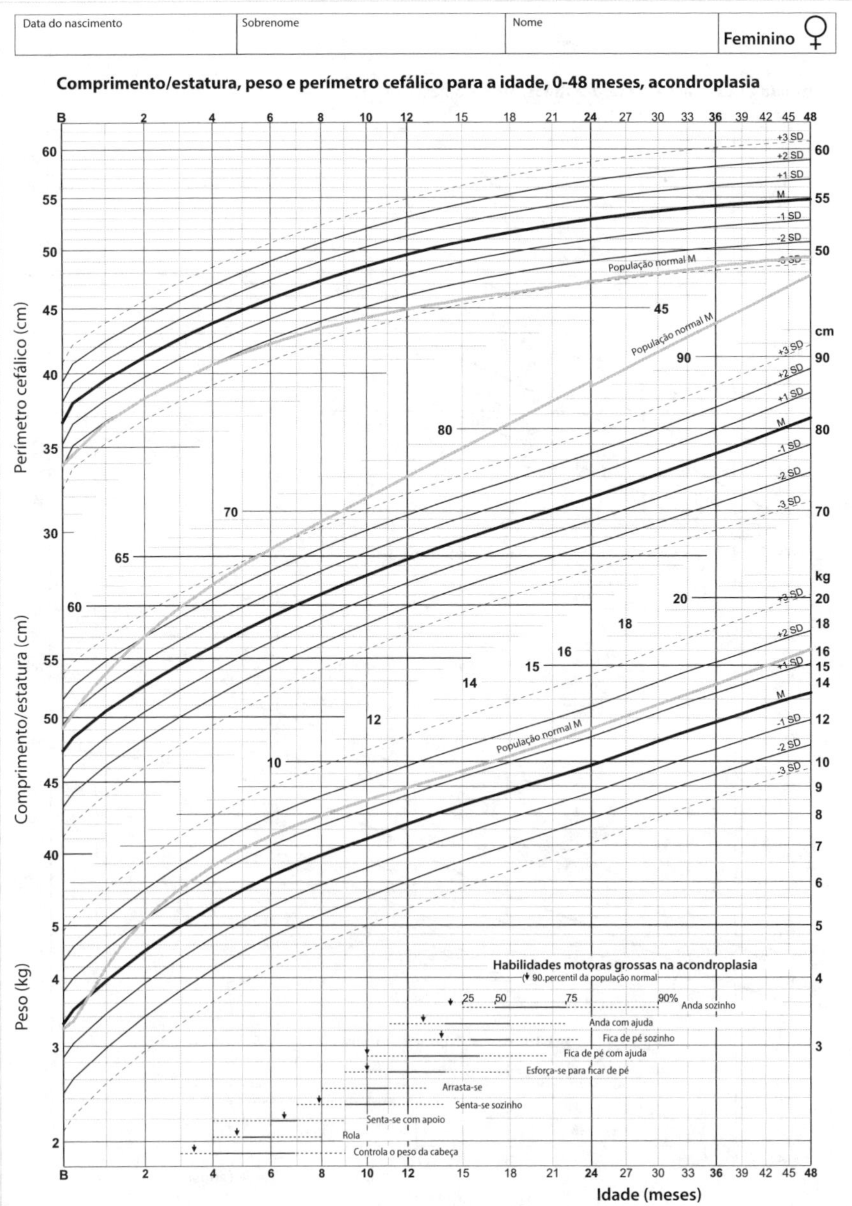

3.8 Comprimento/estatura, peso e perímetro cefálico para a idade, 0-48 meses, acondroplasia, sexo feminino.

Fonte: Neumeyer L et al.; Achondroplasia clinical charts; version 2020. WHO Child Growth Standards; Acta Paediatr Suppl. 2006; Bull World Health Organ. 2007 (mediana da população normal). Juul A et al.; Int J Androl. 2006; 29(1):247-55 (estágios puberais da população normal feminina).

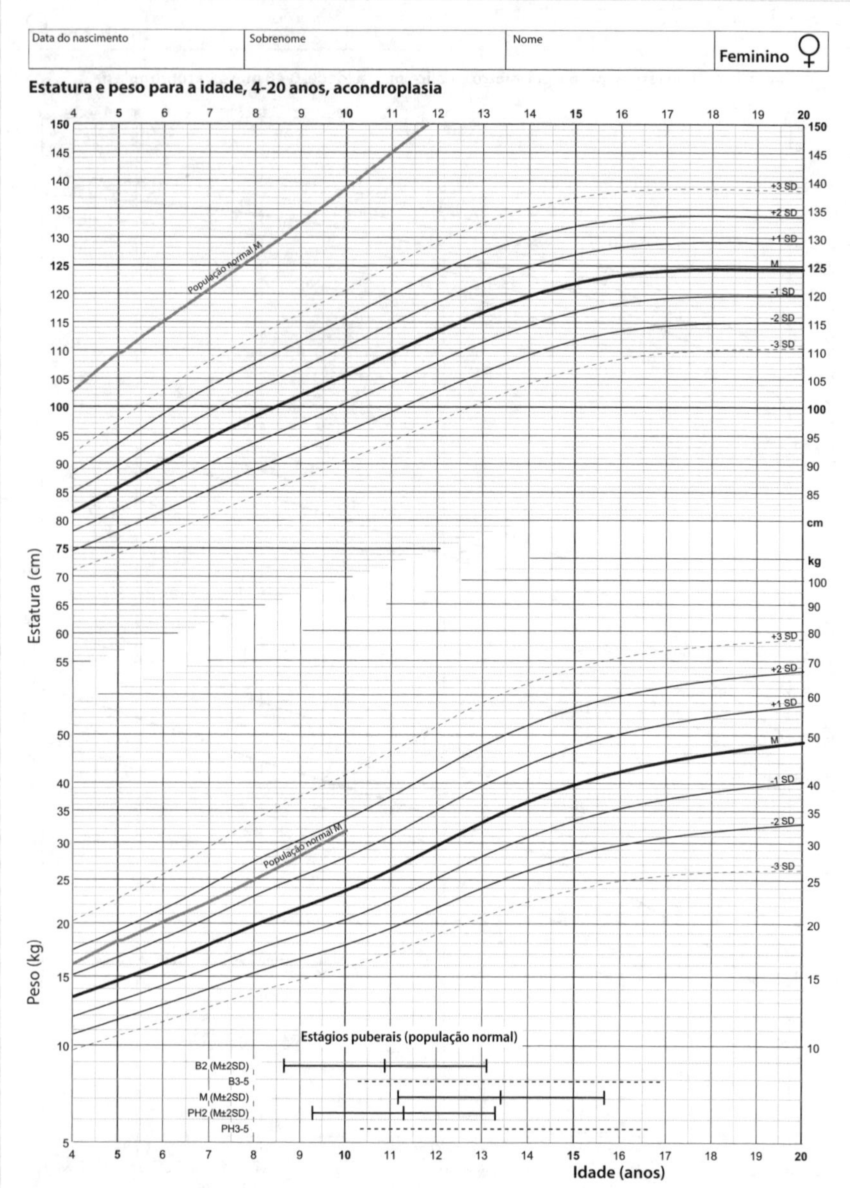

3.9 Estatura e peso para a idade, acondroplasia, sexo feminino.
Fonte: Neumeyer L et al.; Achondroplasia clinical charts; version 2020.

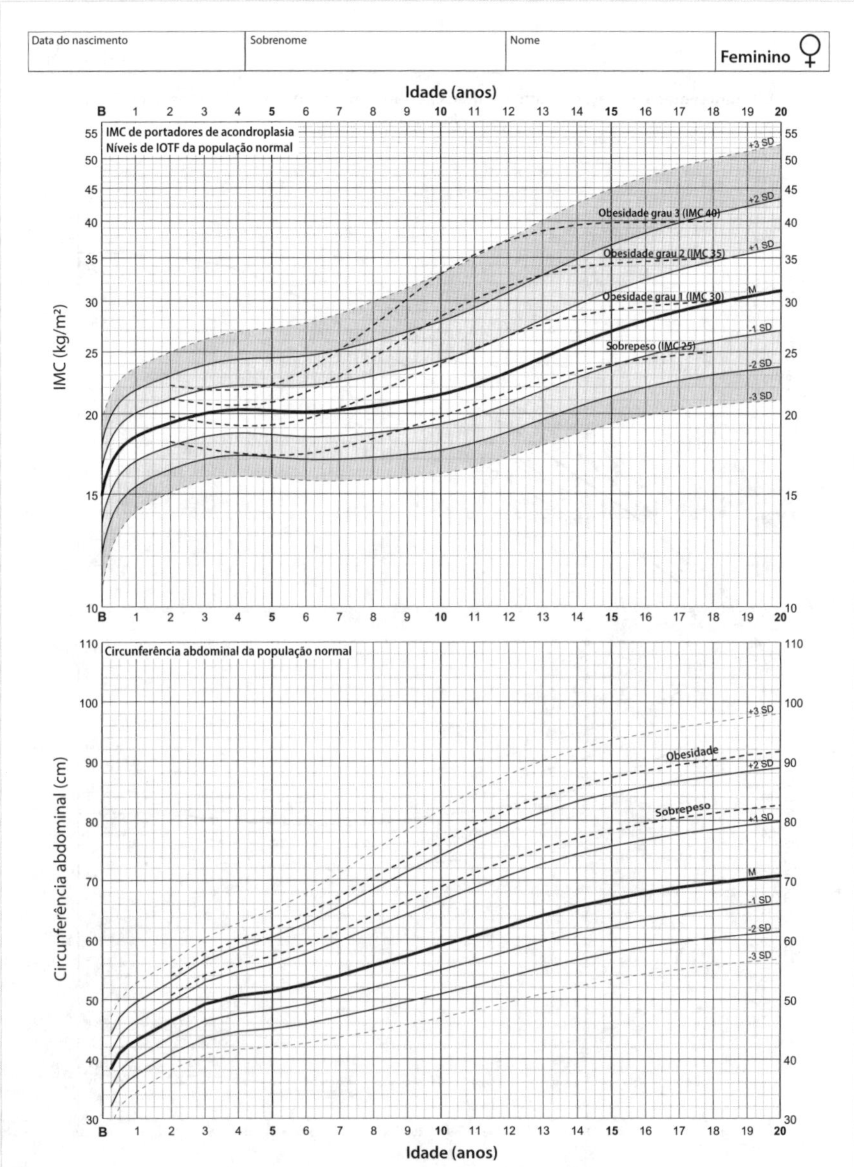

3.10 IMC e circunferência abdominal, acondroplasia, sexo feminino.

Fonte: Neumeyer L et al.; Achondroplasia clinical charts; version 2020. Cole TJ, Lobstein T; Pediatr Obes. 2012; 7(4):284-94 (limites de IMC da IOTF, linhas pontilhadas). Fredriks M et al.; Eur J Pediatr. 2005; 164(4):216-22 (circunferência da cintura da população normal).

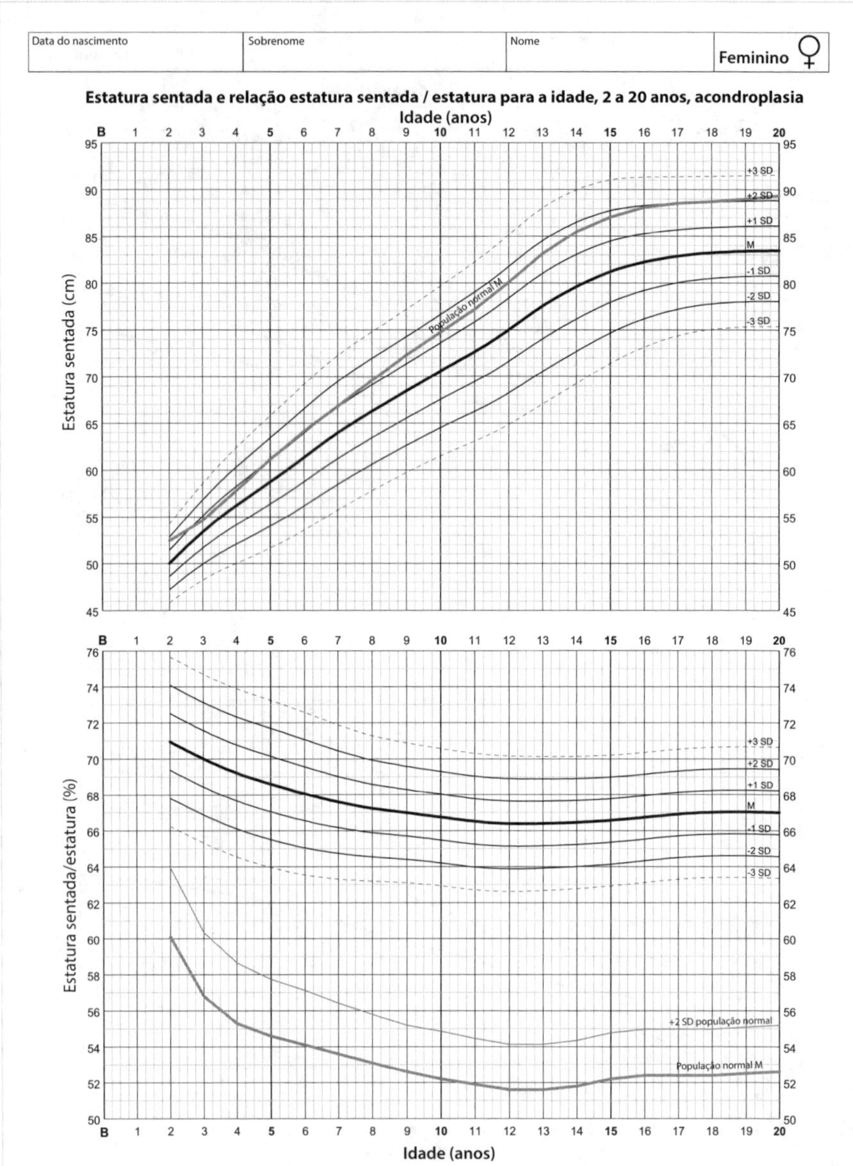

3.11 Estatura sentada e razão estatura sentada/estatura para a idade, 2 a 20 anos, acondroplasia, sexo feminino.
Fonte: Neumeyer L et al.; Achondroplasia clinical charts; version 2020. Fredriks M et al.; Arch Dis Child. 2005; 90(8):807-12 (mediana da população normal).

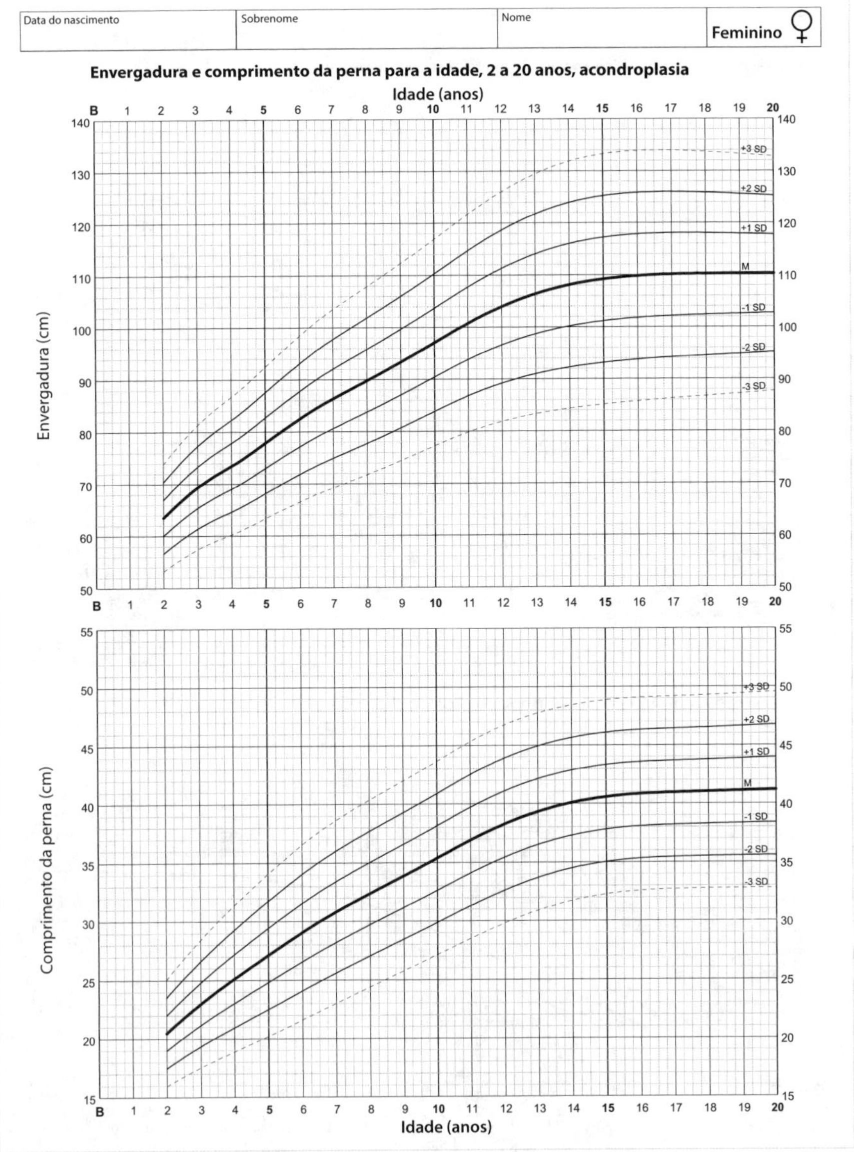

3.12 Envergadura e comprimento da perna para a idade, 2 a 20 anos, acondroplasia, sexo feminino.
Fonte: Neumeyer L et al.; Achondroplasia clinical charts; version 2020.

Data de nascimento	Sobrenome	Nome	Feminino ♀

Vigilância do perímetro cefálico e da função neurológica, acondroplasia

	Datas do desempenho
RM cerebral, coluna	
US dos ventrículos	
Radiologia/ TC da coluna	
Descompressão craniocervical/ desvio	
Sintomas de estenose espinhal, ângulo da coxa (na posição de Thomas)*	

* Siebens AA, et al. Curves of the achondroplastic spine: a new hypothesis. Johns Hopkins Med J. 1978; 142:205-10.

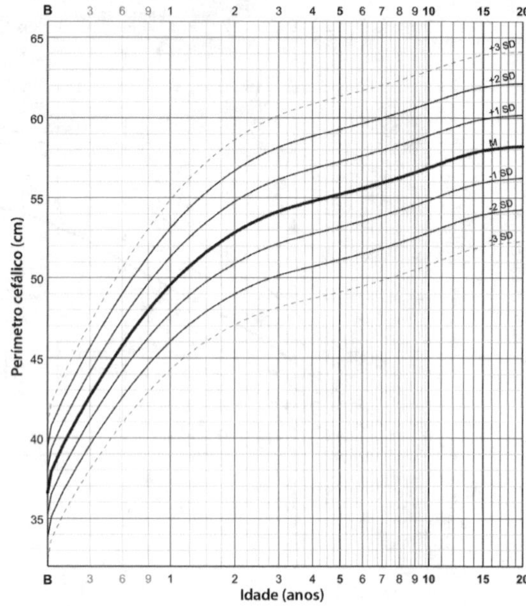

Comprimento do pé para a idade, 0 a 20 anos, acondroplasia

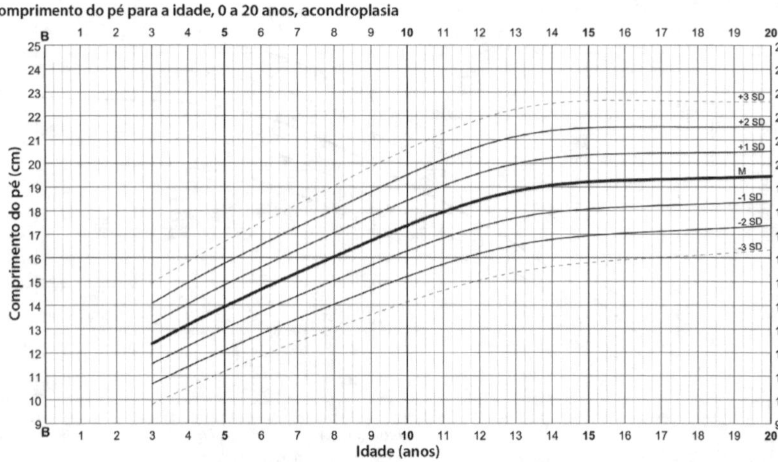

3.13 Vigilância do perímetro cefálico e da função neurológica e comprimento do pé para a idade, de 0 a 20 anos, acondroplasia, sexo feminino.
Fonte: Neumeyer L et al.; Achondroplasia clinical charts; version 2020.

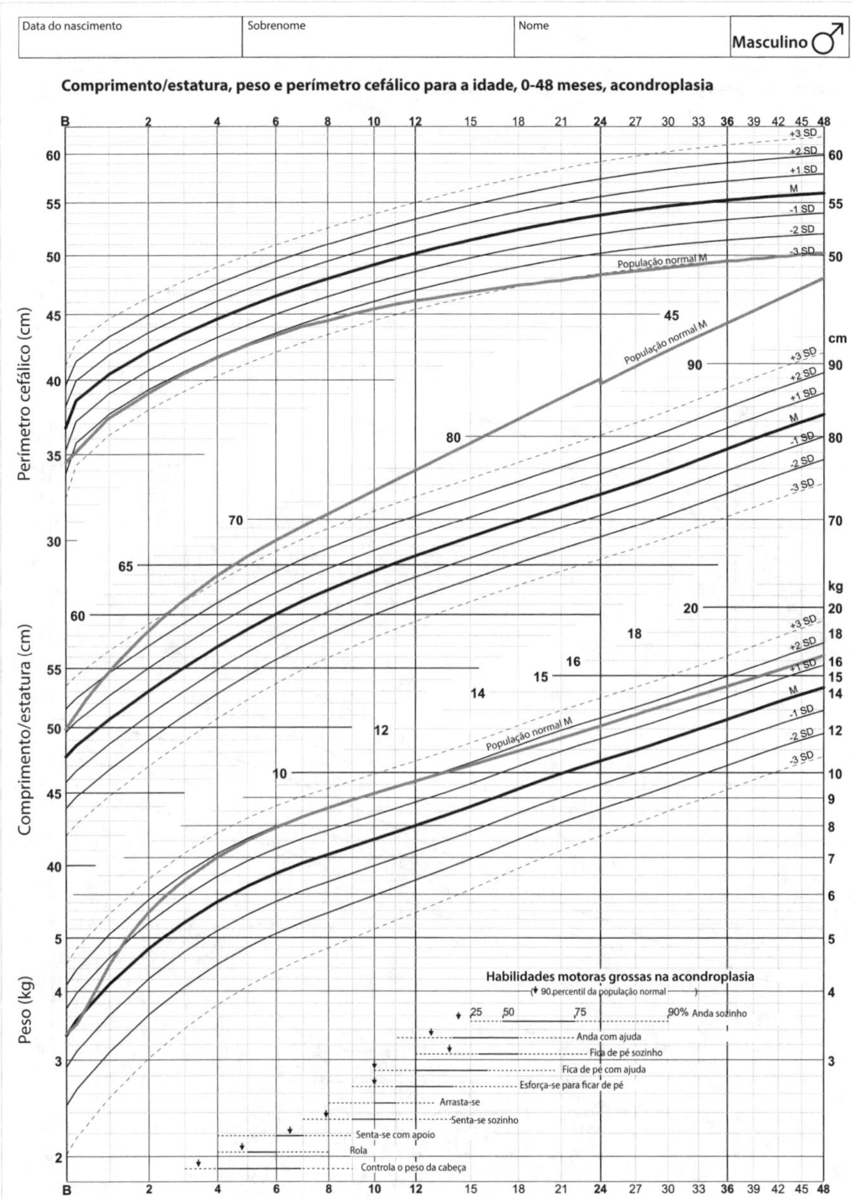

3.14 Comprimento/estatura, peso e perímetro cefálico para a idade, 0-48 meses, acondroplasia, sexo masculino.

Fonte: Neumeyer L et al.; Achondroplasia clinical charts; version 2020. WHO Child Growth Standards; Acta Paediatr Suppl. 2006; Todorov AB et al.; Am J Med Genet. 1981; 9(1):19-23 (habilidades motoras grossas na acondroplasia).

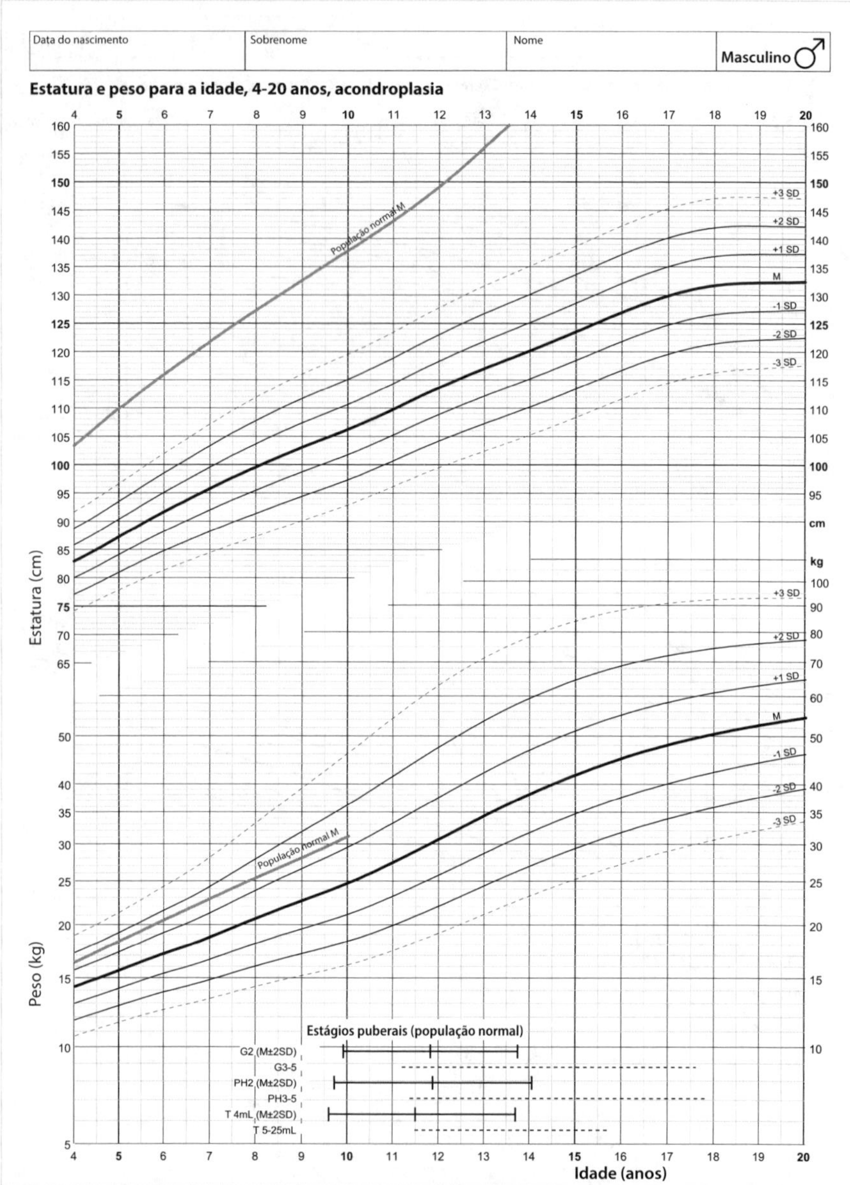

3.15 Estatura e peso para a idade, acondroplasia, sexo masculino.
Neumeyer L et al.; Achondroplasia clinical charts; version 2020. WHO Child Growth Standards; Acta Paediatr Suppl. 2006; Bull World Health Organ. 2007 (median da população normal). Juul A et al.; Int J Androl. 2006; 29(1):247-55 (estágios puberais da população normal).

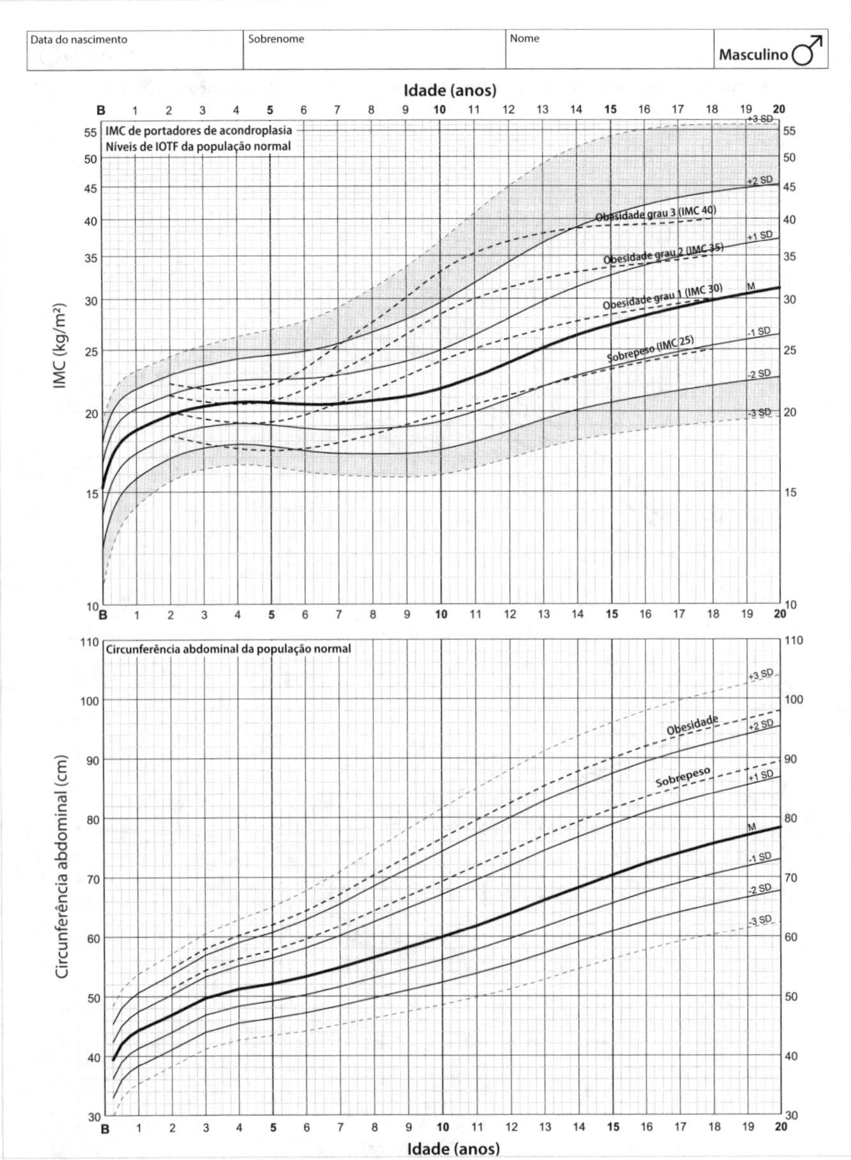

3.16 IMC e circunferência da cintura, acondroplasia, sexo masculino.

Fonte: Neumeyer L et al.; Achondroplasia clinical charts; version 2020. Cole TJ, Lobstein T; Pediatr Obes. 2012; 7(4):284-94 (limites de IMC da IOTF, linhas pontilhadas). Fredriks M et al.; Eur J Pediatr. 2005; 164(4):216-22 (circunferência da cintura da população normal).

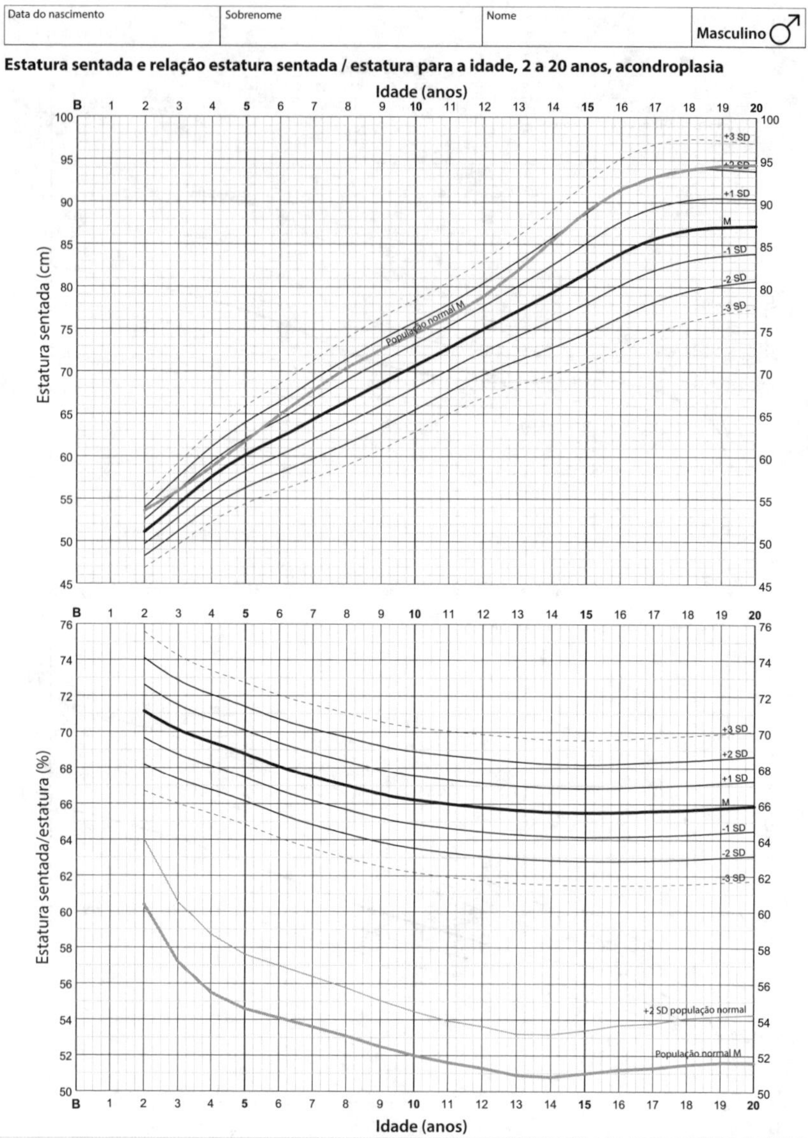

3.17 Estatura sentada e razão estatura sentada/estatura para a idade, 2 a 20 anos, acondroplasia, sexo masculino.

Fonte: Neumeyer L et al.; Achondroplasia clinical charts; version 2020. Fredriks M et al.; Arch Dis Child. 2005; 90(8):807-12 (mediana da população normal).

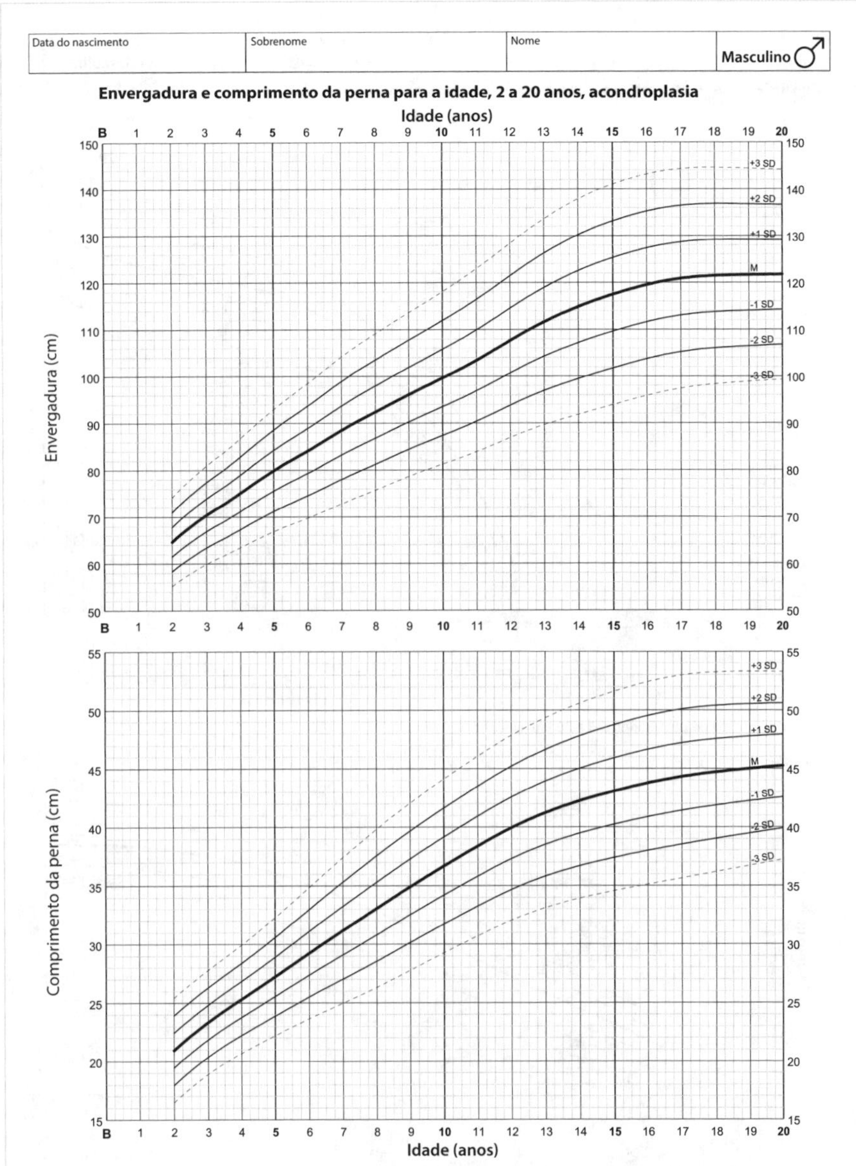

3.18 Envergadura e comprimento da perna para a idade, 2 a 20 anos, acondroplasia, sexo masculino.

Fonte: Neumeyer L et al.; Achondroplasia clinical charts; version 2020.

Data de nascimento	Sobrenome	Nome	Masculino ♂

Vigilância do perímetro cefálico e da função neurológica, acondroplasia

	Datas do desempenho
RM cerebral, coluna	
US dos ventrículos	
Radiologia/ TC da coluna	
Descompressão craniocervical/ desvio	
Sintomas de estenose espinhal, ângulo da coxa (na posição de Thomas)*	

* Siebens AA, et al. Curves of the achondroplastic spine: a new hypothesis. Johns Hopkins Med J. 1978; 142:205-10.

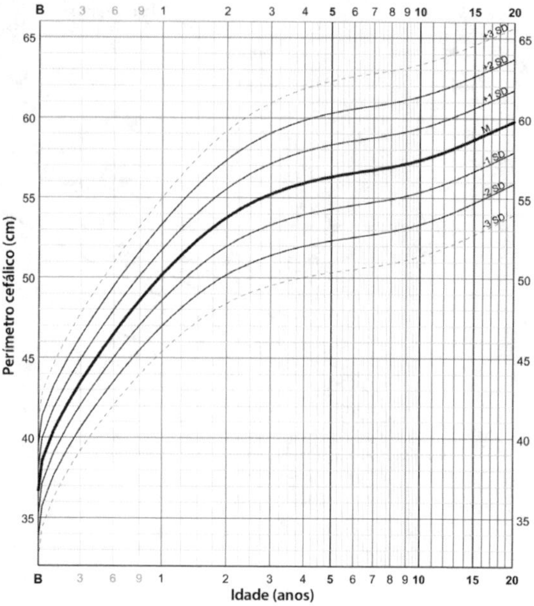

Comprimento do pé para a idade, 0 a 20 anos, acondroplasia

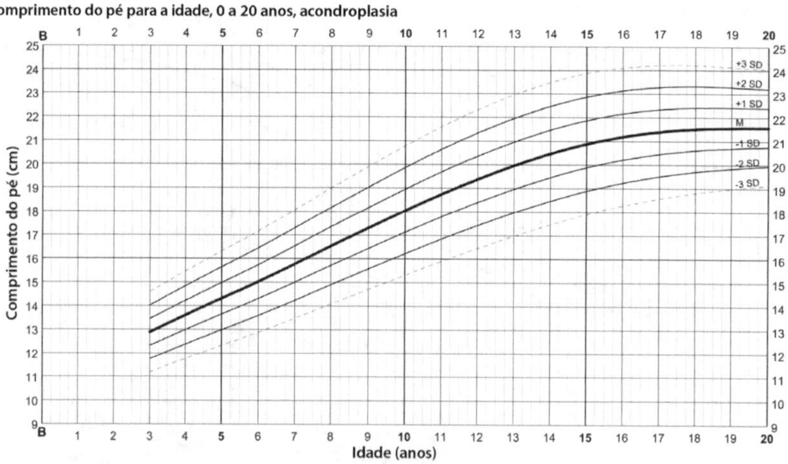

3.19 Vigilância do perímetro cefálico e da função neurológica e comprimento do pé para a idade, de 0 a 20 anos, acondroplasia, sexo masculino

Fonte: Neumeyer L et al.; Achondroplasia clinical charts; version 2020.

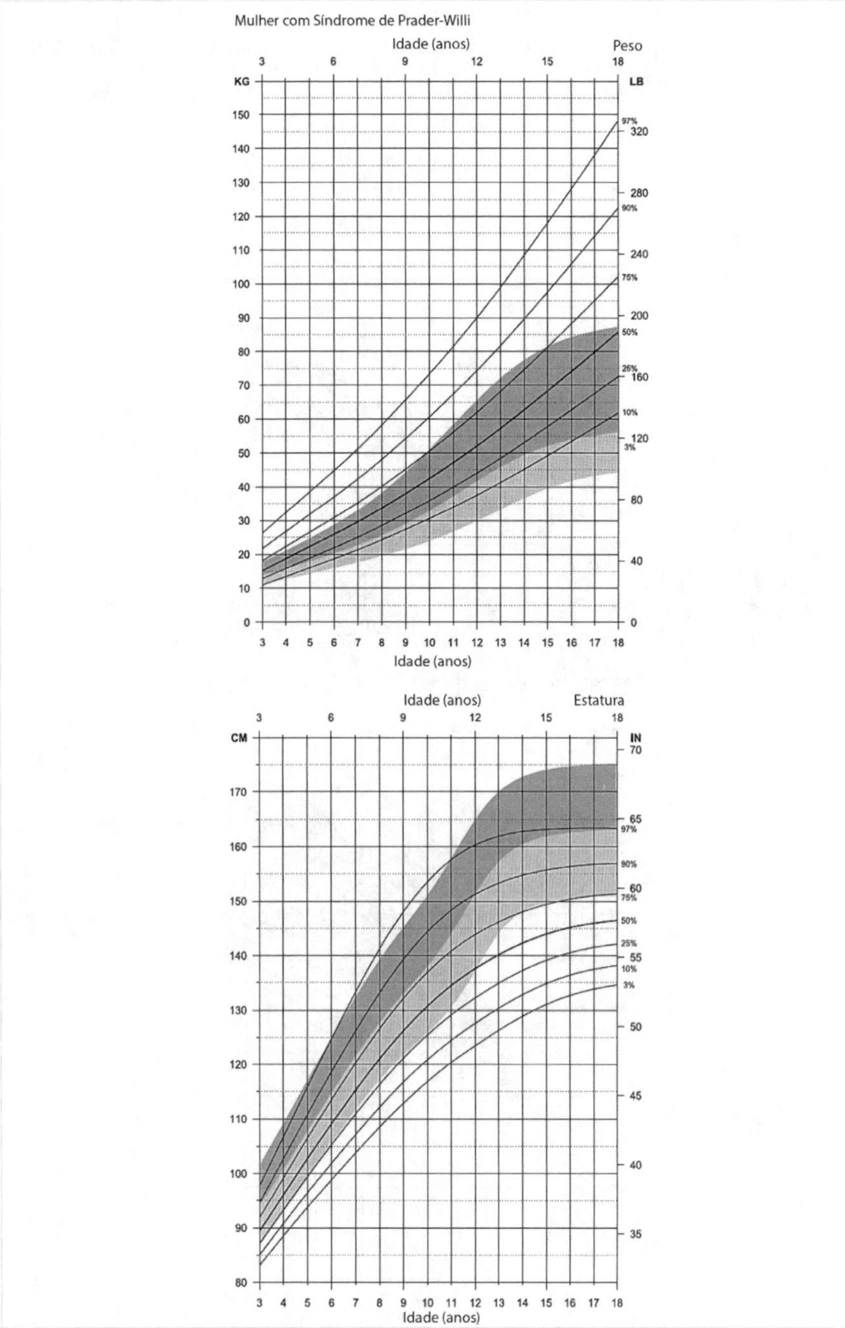

3.20 Gráfico de peso e estatura na síndrome de Prader-Willi, sexo feminino.
Butler et al., 2015.

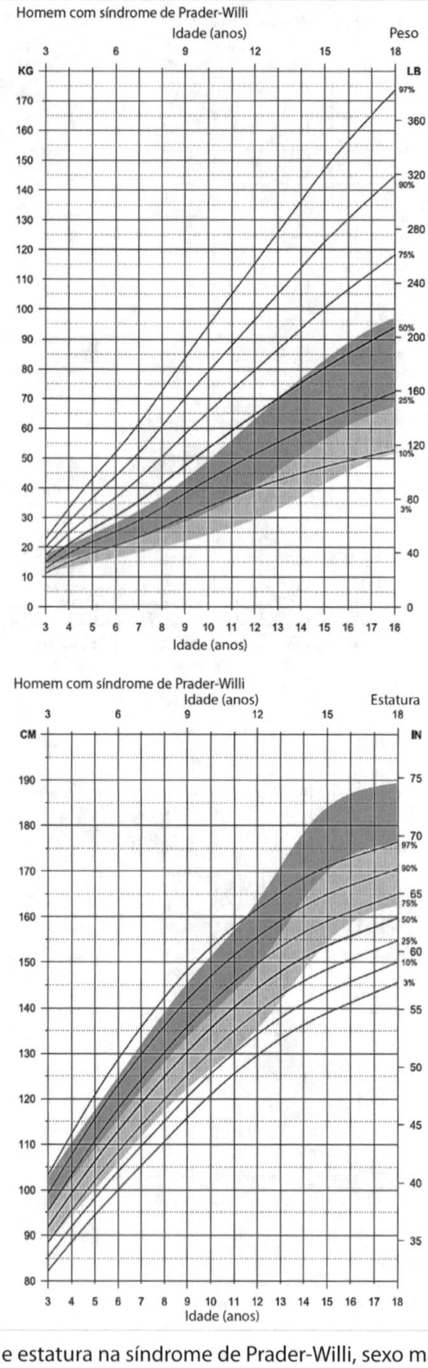

3.21 Gráfico de peso e estatura na síndrome de Prader-Willi, sexo masculino.
Butler et al., 2015.

Gráfico de estatura (cm) de MENINOS com
raquitismo hipofosfatêmico até 13 anos de idade

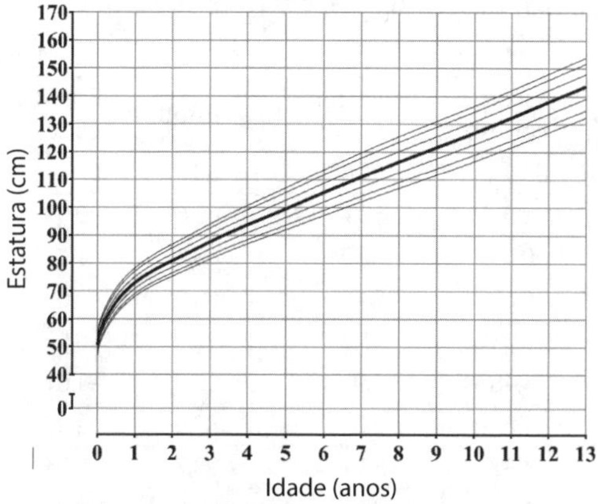

Gráfico de estatura (cm) de MENINAS
com raquitismo hipofosfatêmico até 13 anos de idade

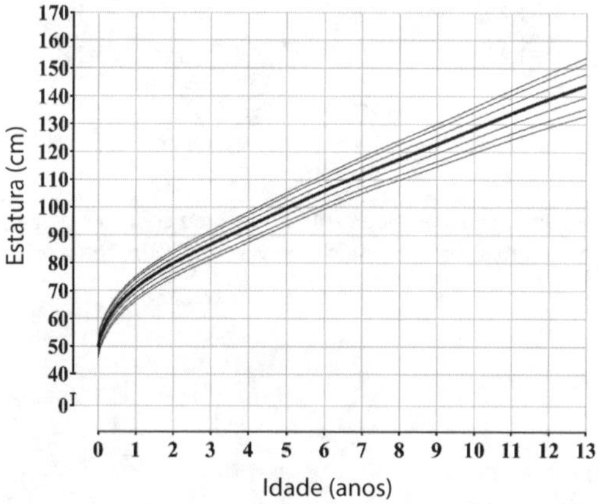

Gráfico de crescimento para crianças e adolescentes até 13 anos de idade, com raquitismo hipofosfatêmico ligado ao X, com linhas representando os percentis 5, 10, 25, 50 (em negrito), 75, 90 e 95. Para suavizar a transição da estatura deitada para estatura em pé, foi subtraído 0,8 cm da estatura deitada (Kuczmarski et al., 2002)

3.22 Gráfico de estatura de meninos e meninas com raquitismo hipofosfatêmico ligado ao X, de 0 a 13 anos.

Fonte: Mao M et al. Growth Curves for Children with X-linked Hypophosphatemia. J Clin Endocrinol Metab. 2020;105:1-7.

3.23 Tabela de estatura de meninos e meninas com raquitismo hipofosfatêmico ligado ao X, de 0 a 13 anos

Estaturas (mediana em cm, escore z e percentis correspondentes ao CDC) em crianças com raquitismo hipofosfatêmico ligado ao X

	Meninas			Meninos		
Idade	Estatura	Escore z corresp.	Percentil corresp.	Estatura	Escore z corresp.	Percentil corresp.
0 meses	49,6	0,14	55,4	50,4	0,17	56,8
3 meses	59,4	0,06	52,5	60,6	–0,09	46,4
6 meses	64,4	–0,33	37,2	66,1	–0,34	36,6
9 meses	68,0	–0,69	24,6	69,9	–0,65	25,8
1 ano	71,1	–0,93	17,6	72,9	–0,92	18,0
2 anos	79,8	–1,48	6,9	80,9	–1,61	5,4
3 anos	86,7	–1,87	3,0	87,6	–2,02	2,2
4 anos	93,1	–1,82	3,5	93,7	–2,04	2,1
5 anos	99,7	–1,75	4,0	99,5	–2,01	2,2
6 anos	106,0	–1.78	3,7	105,4	–1,98	2,4
7 anos	111,9	–1,84	3,3	111,0	–2,01	2,2
8 anos	117,4	–1,83	3,4	116,4	–2,04	2,1
9 anos	122,7	–1,70	4,5	121,7	–1,97	2.4
10 anos	128,2	–1,49	6,8	126,9	–1.82	3,4
11 anos	133,7	–1,42	7,8	132,3	–1,63	5,2
12 anos	139,0	–1,63	5,1	138,0	–1,51	6,5
13 anos	143,9	–1,89	2,9	143,7	–1,59	5,6

Dados são apresentados como mediana. O percentil e o escore z correspondentes são baseados nos gráficos do CDC, de acordo com a idade e gênero. Abreviações: CDC, Center for Disease Control and Prevention

3.24 Tabela de velocidade de crescimento de meninos e meninas com raquitismo hipofosfatêmico ligado ao X, de 0 a 13 anos.

	Meninas		Meninos	
	Velocidade de crescimento de crianças normais	Velocidade de crescimento de crianças com XLH	Velocidade de crescimento (crianças normais)	Velocidade de crescimento de crianças com XLH
Idade (anos)				
Nascimento	50[a]	50[a]	50[a]	50[a]
0-1	25	21,5	25	22,5
1-2	10	8,7	10	8,0
2-3	8,6	6,9	8,3	6,7
3-4	7,6	6,4	7,4	6,1
4-5	6,8	6,6	6,8	5,8
5-6	6,7	6,3	6,8	5,9
6-7	6,4	5,9	6,4	5,6
7-8	6,1	5,5	6,0	5,4
8-9	5,9	5,3	5,7	5,3
9-10	6,2	5,5	5,5	5,2
10-11	6,6	5,5	5,5	5,4
11-12	6,3	5,3	6,1	5,7
12-13	4,8	4,9	7,1	5,7

XLH, raquitismo hipofosfatêmico ligado ao X.

[a]Dados são relacionados à estatura de nascimento. Todos os dados estão apresentados como valores da mediana

Velocidade de crescimento de crianças normais: referente aos dados de crianças norte-americanas

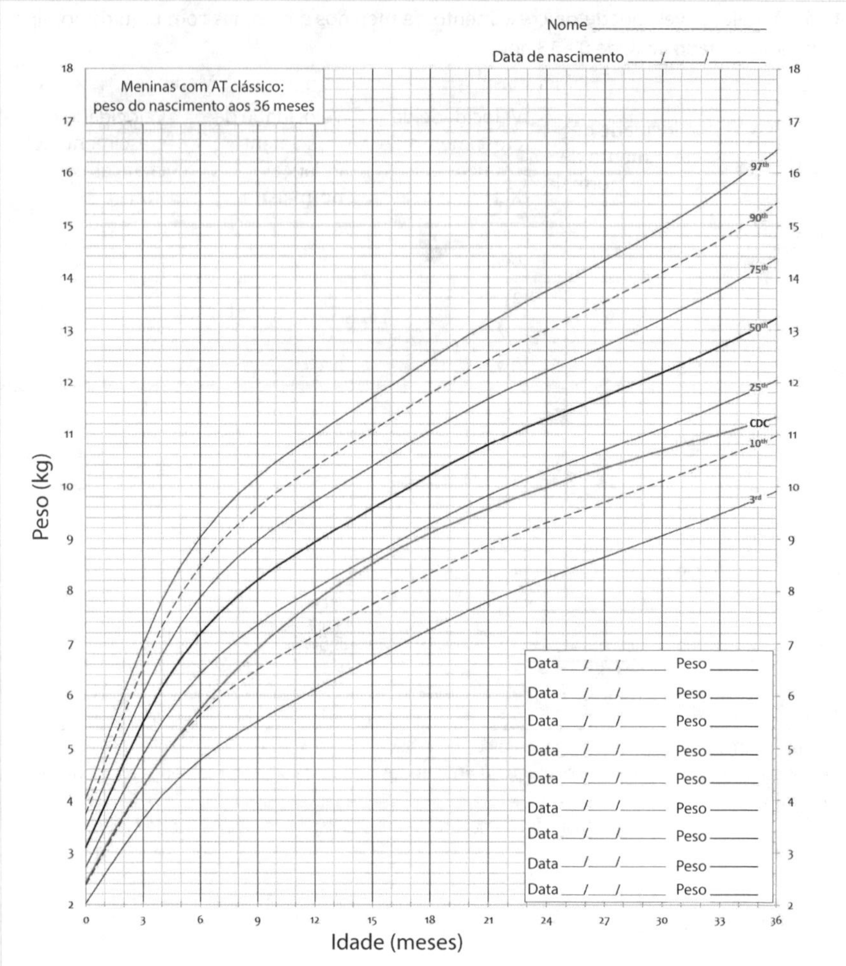

3.25 Meninas com ataxia teleangiectasia clássica: peso do nascimento aos 36 meses.
Fonte: Natale, V.A.I., Cole, T.J., Rothblum-Oviatt, C. et al. Growth in ataxia telangiectasia. Orphanet J Rare Dis 16, 123 (2021).

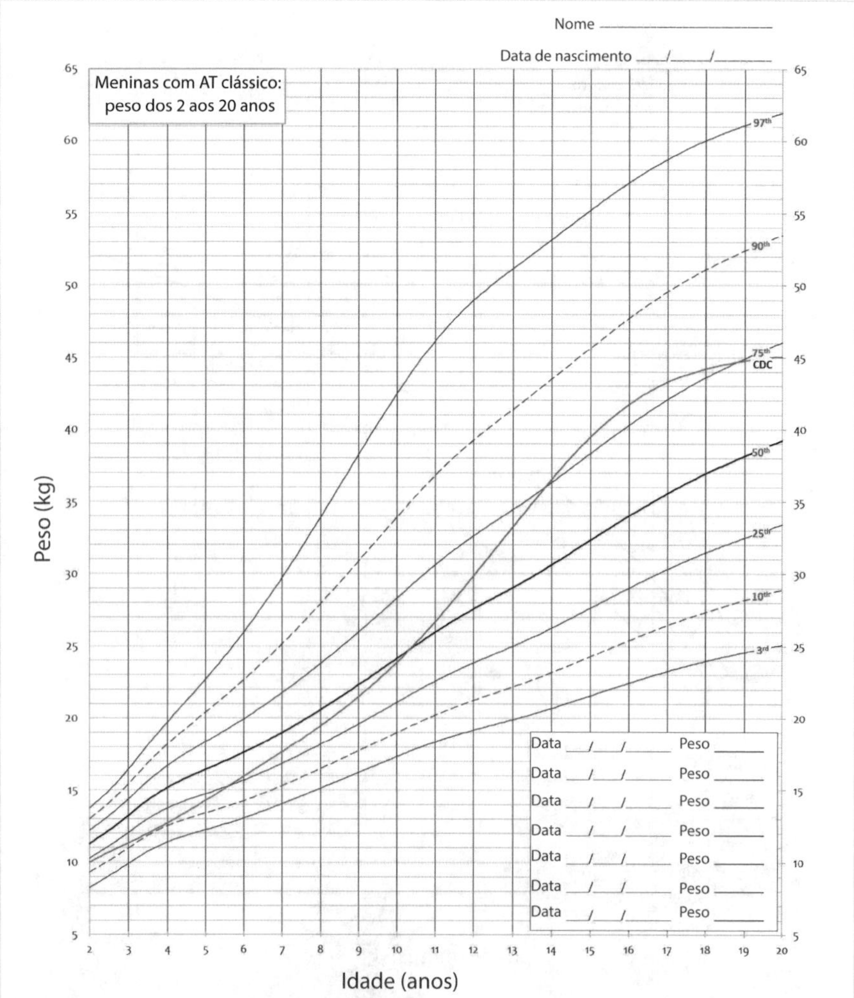

3.26 Meninas com ataxia teleangiectasia clássica: peso dos 2 aos 20 anos.
Fonte: Natale, V.A.I., Cole, T.J., Rothblum-Oviatt, C. et al. Growth in ataxia telangiectasia. Orphanet J Rare Dis 16, 123 (2021).

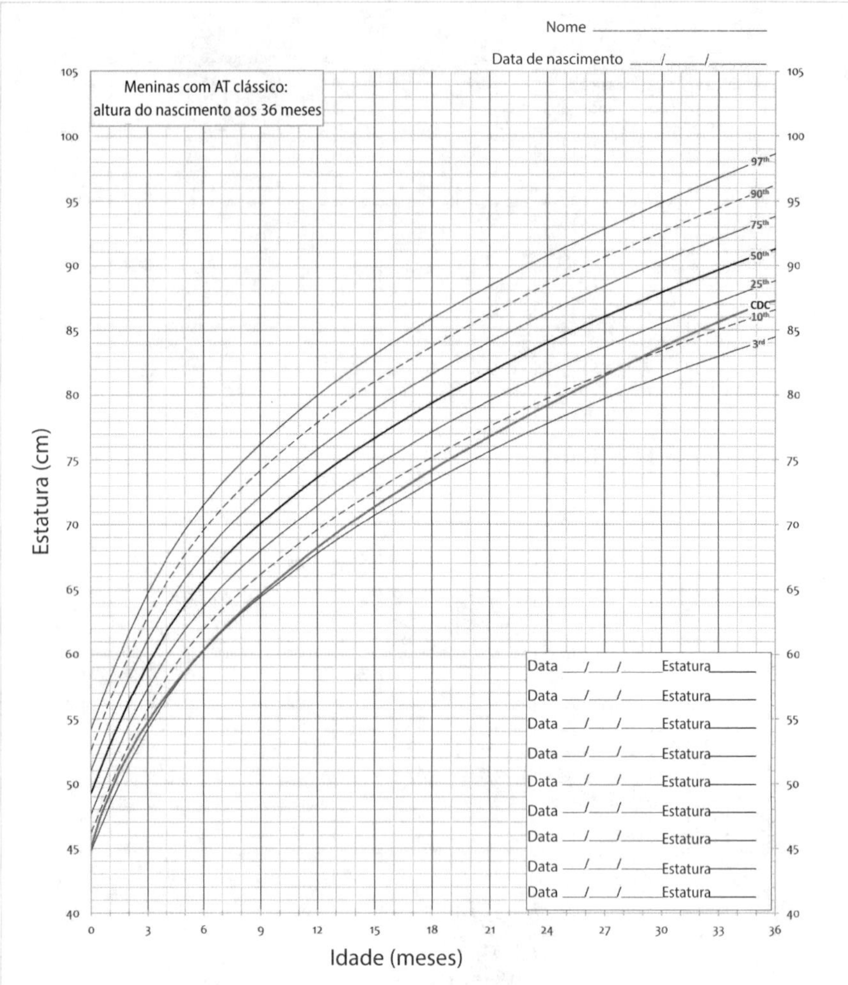

3.27 Meninas com ataxia teleangiectasia clássica: estatura do nascimento aos 36 meses.
Fonte: Natale, V.A.I., Cole, T.J., Rothblum-Oviatt, C. et al. Growth in ataxia telangiectasia. Orphanet J Rare Dis 16, 123 (2021).

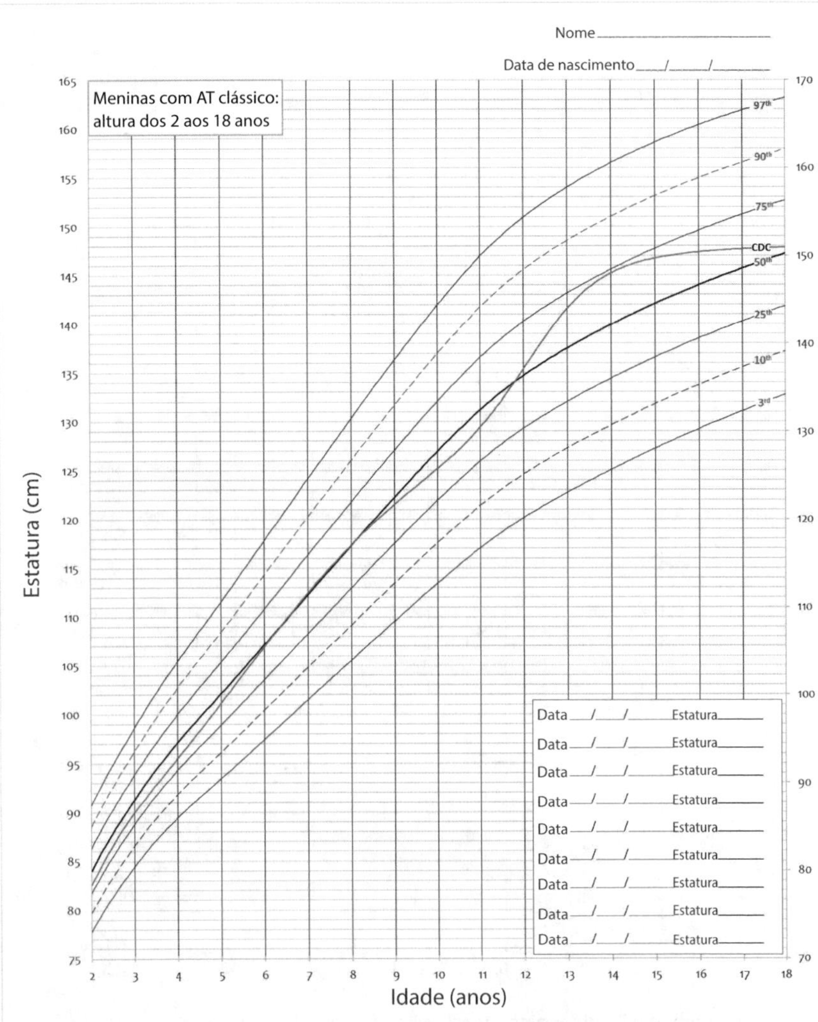

3.28 Meninas com ataxia teleangiectasia clássica: estatura dos 2 aos 18 anos.
Fonte: Natale, V.A.I., Cole, T.J., Rothblum-Oviatt, C. et al. Growth in ataxia telangiectasia. Orphanet J Rare Dis 16, 123 (2021).

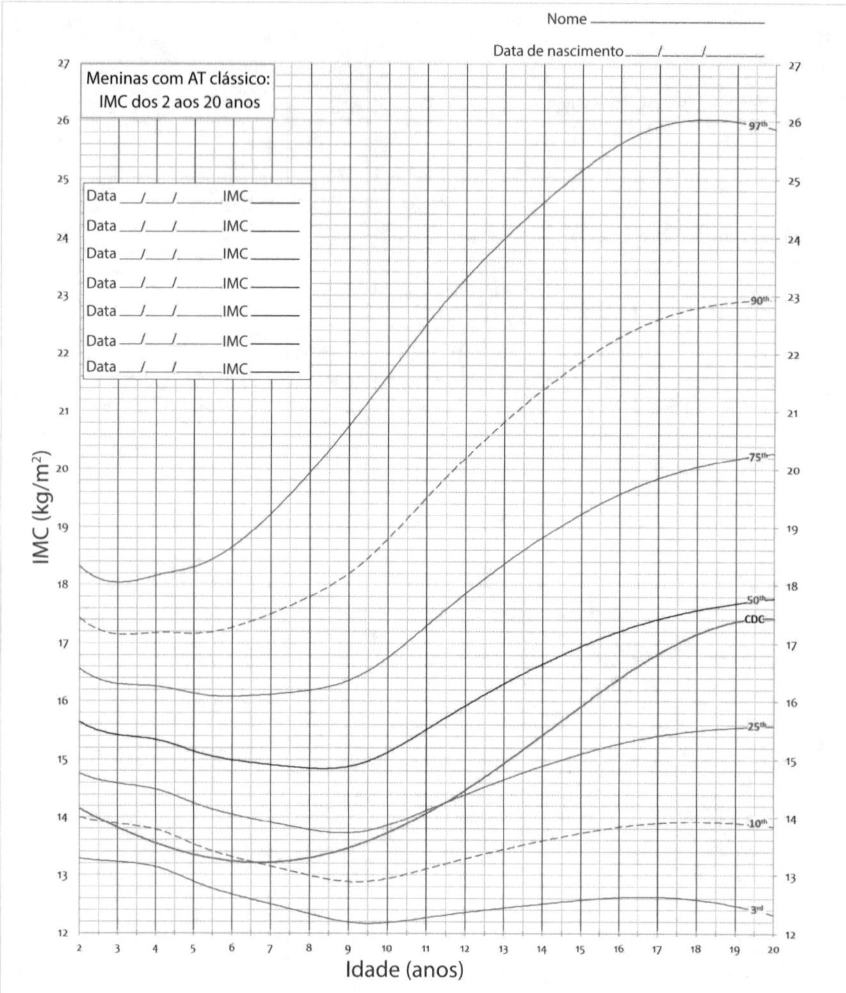

3.29 Meninas com ataxia teleangiectasia clássica: IMC dos 2 aos 20 anos.
Fonte: Natale, V.A.I., Cole, T.J., Rothblum-Oviatt, C. et al. Growth in ataxia telangiectasia. Orphanet J Rare Dis 16, 123 (2021).

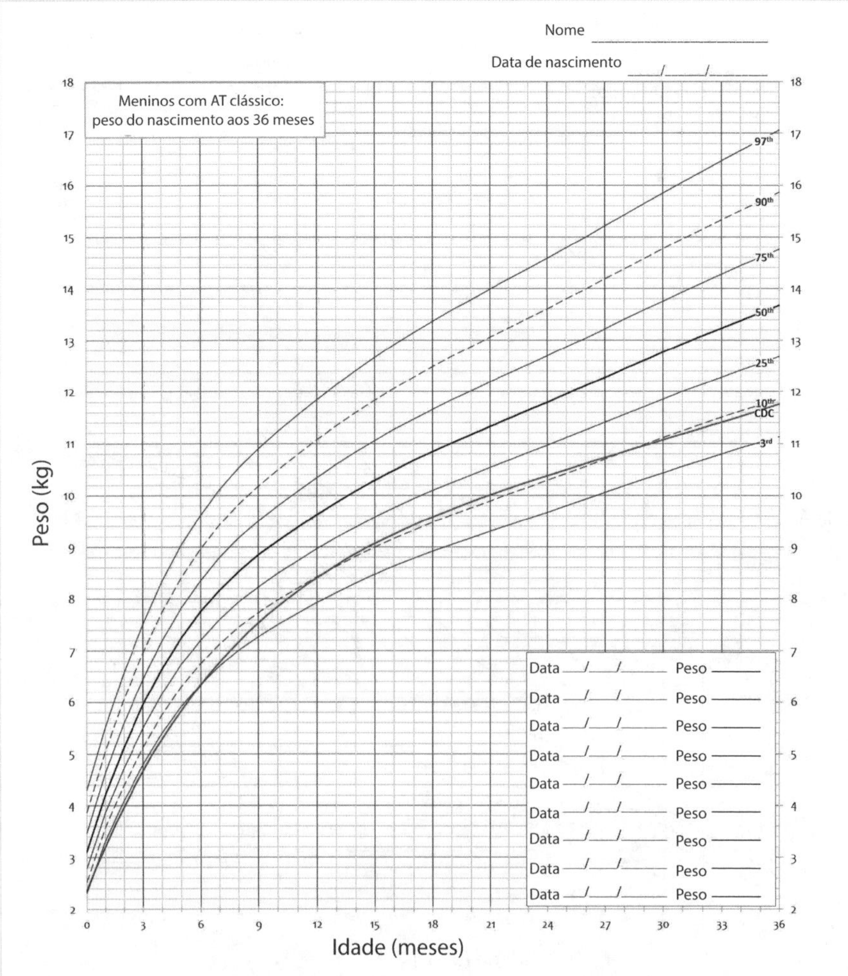

3.30 Meninos com ataxia teleangiectasia clássica: peso do nascimento aos 36 meses.
Fonte: Natale, V.A.I., Cole, T.J., Rothblum-Oviatt, C. et al. Growth in ataxia telangiectasia. Orphanet J Rare Dis 16, 123 (2021).

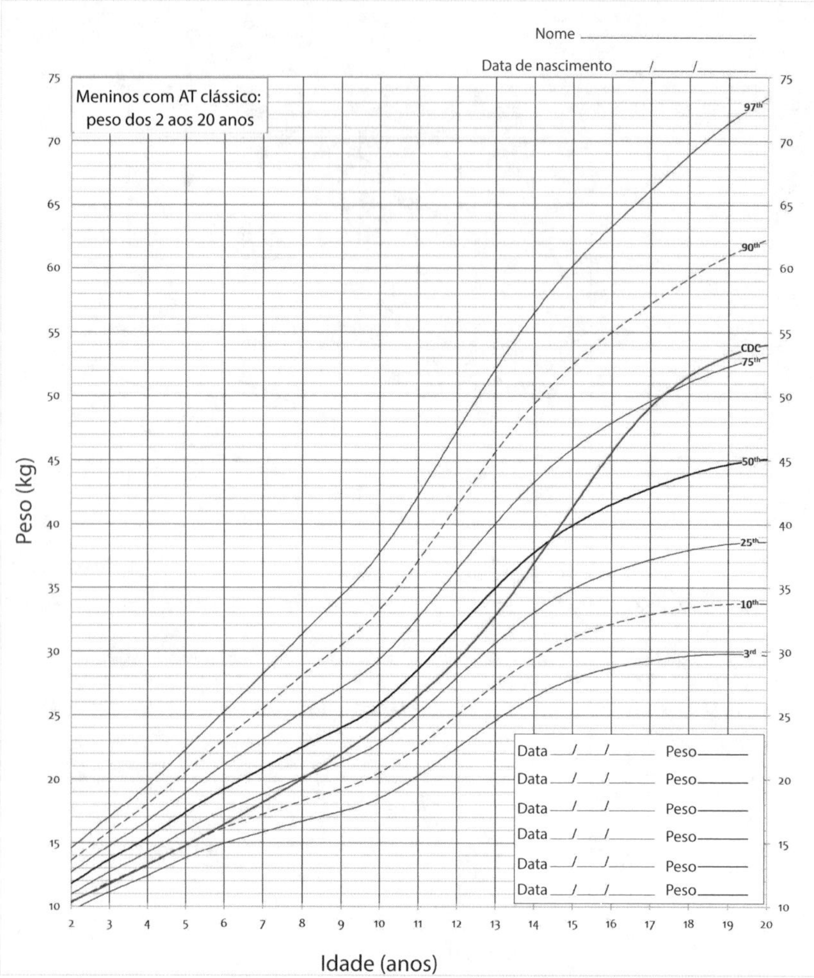

3.31 Meninos com ataxia teleangiectasia clássica: peso dos 2 aos 20 anos.
Fonte: Natale, V.A.I., Cole, T.J., Rothblum-Oviatt, C. et al. Growth in ataxia telangiectasia. Orphanet J Rare Dis 16, 123 (2021).

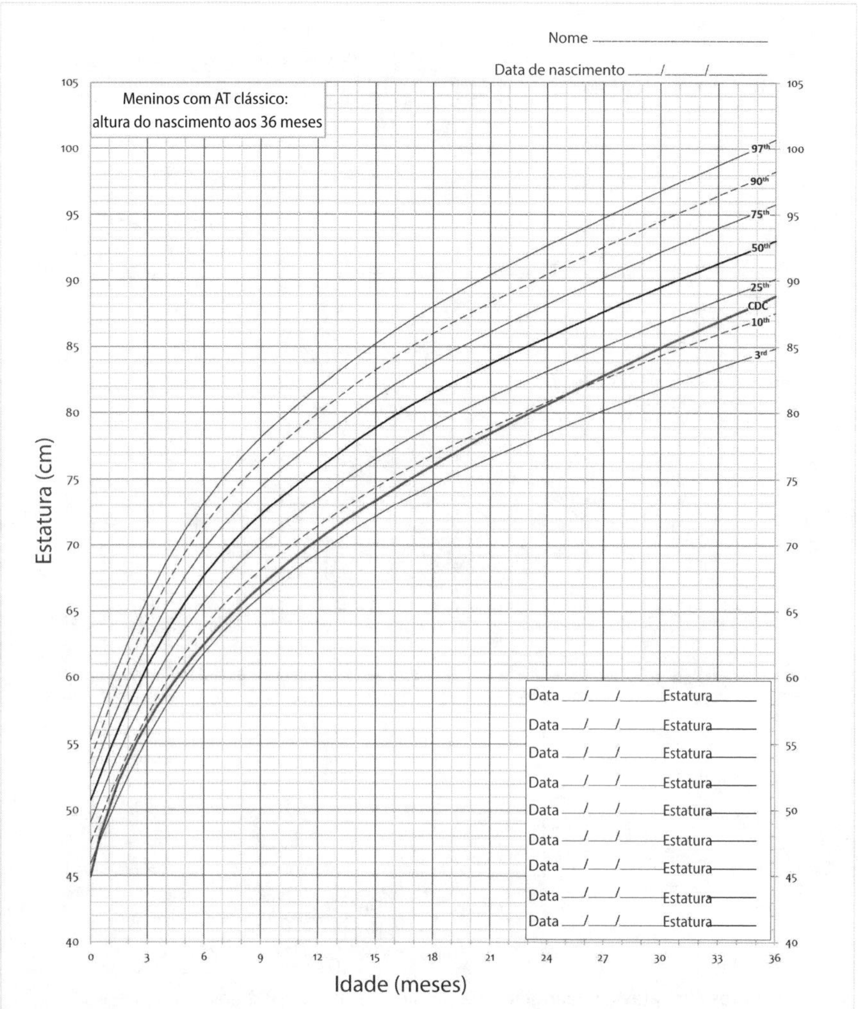

3.32 Meninos com ataxia teleangiectasia clássica: estatura do nascimento aos 36 meses.
Fonte: Natale, V.A.I., Cole, T.J., Rothblum-Oviatt, C. et al. Growth in ataxia telangiectasia. Orphanet J Rare Dis 16, 123 (2021).

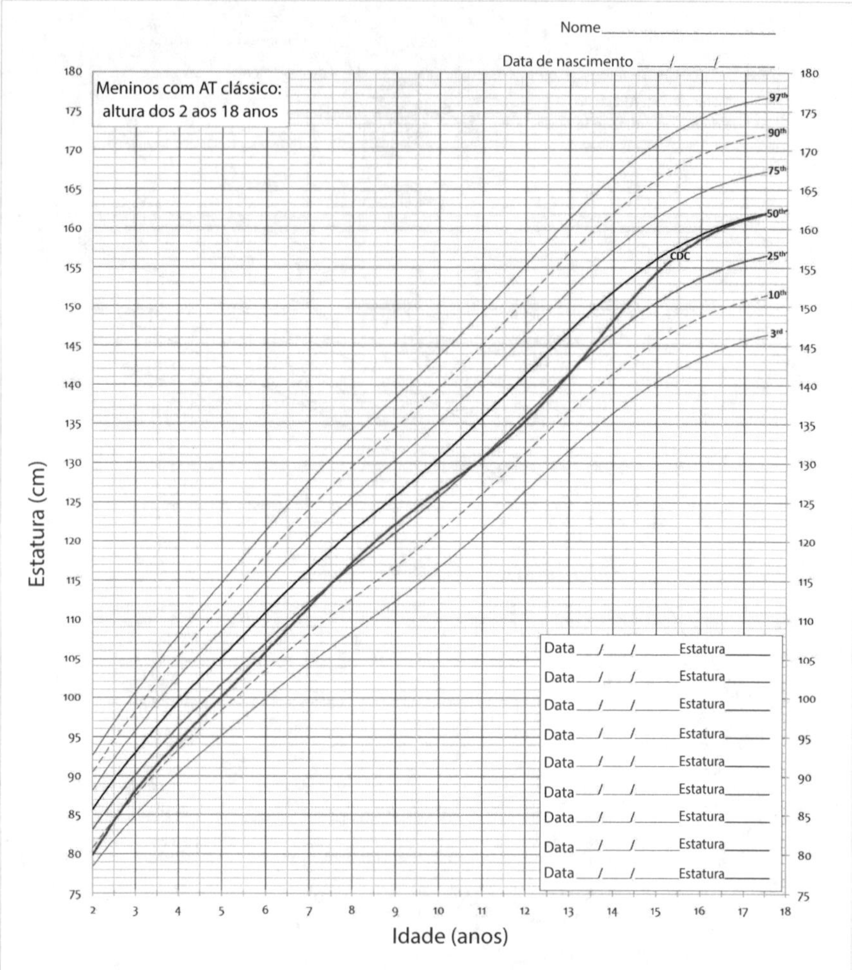

3.33 Meninos com ataxia teleangiectasia clássica: estatura dos 2 aos 18 anos.
Fonte: Natale, V.A.I., Cole, T.J., Rothblum-Oviatt, C. et al. Growth in ataxia telangiectasia. Orphanet J Rare Dis 16, 123 (2021).

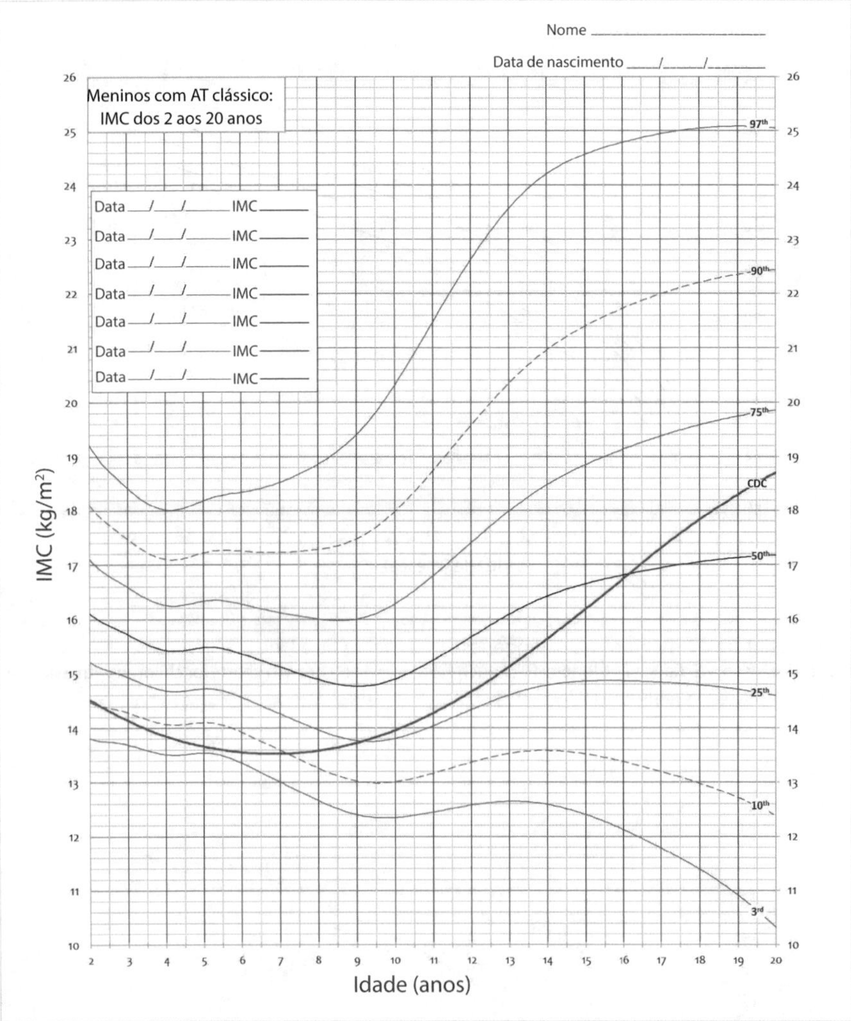

3.34 Meninos com ataxia teleangiectasia clássica: IMC dos 2 aos 20 anos.
Fonte: Natale, V.A.I., Cole, T.J., Rothblum-Oviatt, C. et al. Growth in ataxia telangiectasia. Orphanet J Rare Dis 16, 123 (2021).

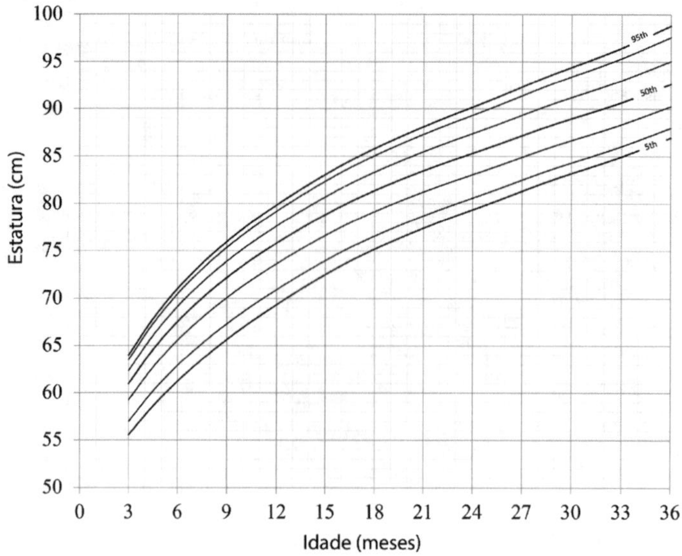

3.35 Estatura de meninos na osteogênese imperfecta tipo I, de 3 a 36 meses.
Fonte: Robinson ME, Rauch D, Glorieux FH, Rauch F. Standardized growth charts for children with osteogenesis imperfecta. Pediatric Res. 2023;94:1075-82.

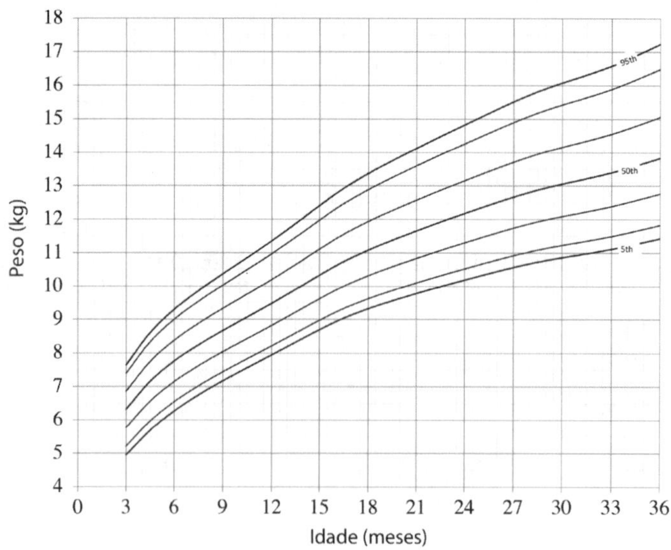

3.36 Peso de meninos na osteogênese imperfecta tipo I, de 3 a 36 meses
Fonte: Robinson ME, Rauch D, Glorieux FH, Rauch F. Standardized growth charts for children with osteogenesis imperfecta. Pediatric Res. 2023;94:1075-82.

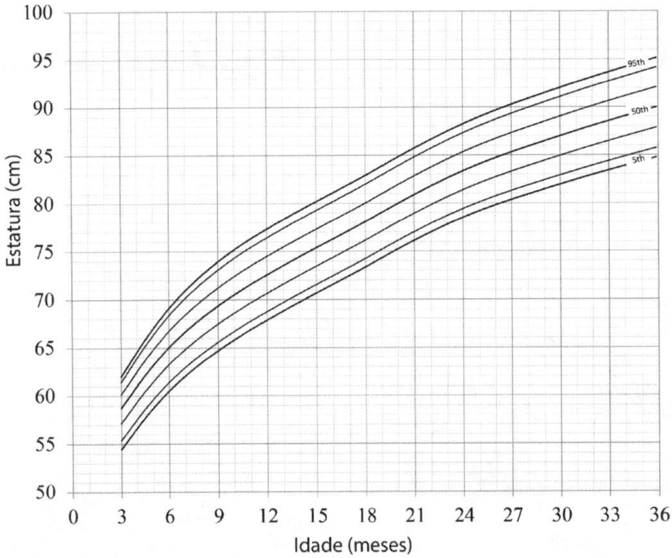

3.37 Altura de meninas na osteogênese imperfecta tipo I, de 3 a 36 meses.
Fonte: Robinson ME, Rauch D, Glorieux FH, Rauch F. Standardized growth charts for children with osteogenesis imperfecta. Pediatric Res. 2023;94:1075-82.

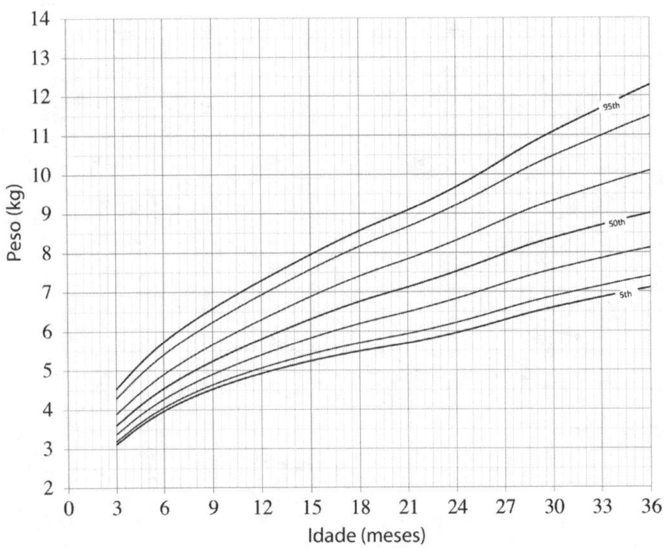

3.38 Peso de meninas na osteogênese imperfecta tipo I, de 3 a 36 meses.
Fonte: Robinson ME, Rauch D, Glorieux FH, Rauch F. Standardized growth charts for children with osteogenesis imperfecta. Pediatric Res. 2023;94:1075-82.

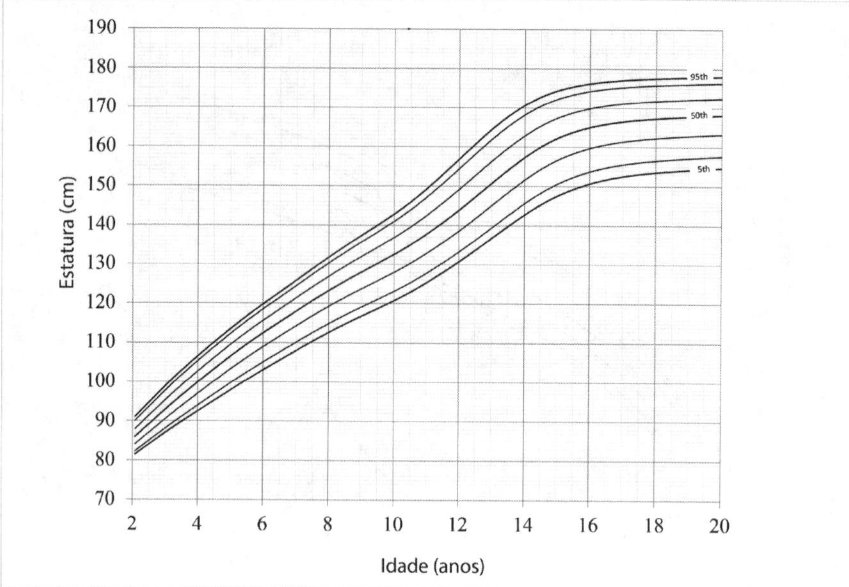

3.39 Estatura de meninos na osteogênese imperfecta tipo I, de 2 a 20 anos.
Fonte: Robinson ME, Rauch D, Glorieux FH, Rauch F. Standardized growth charts for children with osteogenesis imperfecta. Pediatric Res. 2023;94:1075-82.

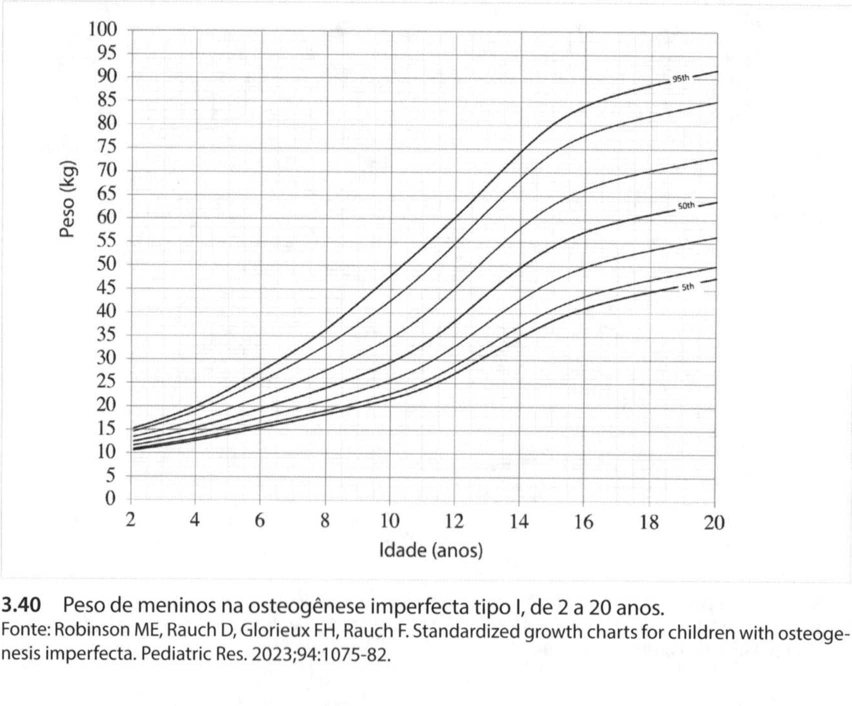

3.40 Peso de meninos na osteogênese imperfecta tipo I, de 2 a 20 anos.
Fonte: Robinson ME, Rauch D, Glorieux FH, Rauch F. Standardized growth charts for children with osteogenesis imperfecta. Pediatric Res. 2023;94:1075-82.

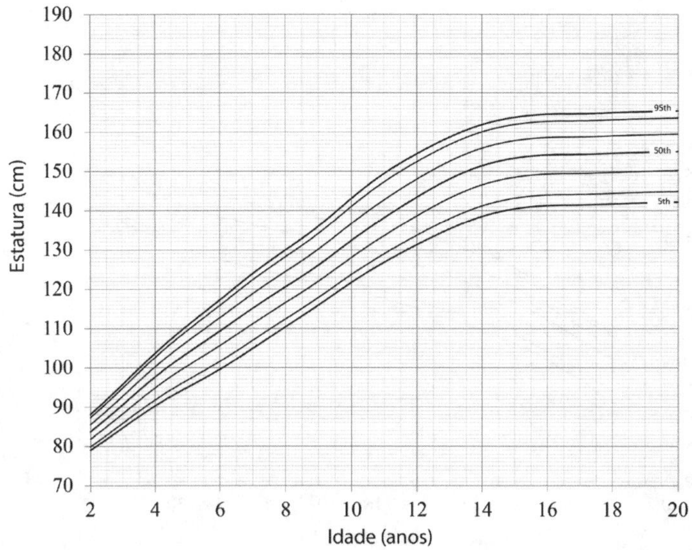

3.41 Estatura de meninas na Osteogênese imperfecta tipo 1, de 2 a 20 anos.
Fonte: Robinson ME, Rauch D, Glorieux FH, Rauch F. Standardized growth charts for children with osteogenesis imperfecta. Pediatric Res. 2023;94:1075-82.

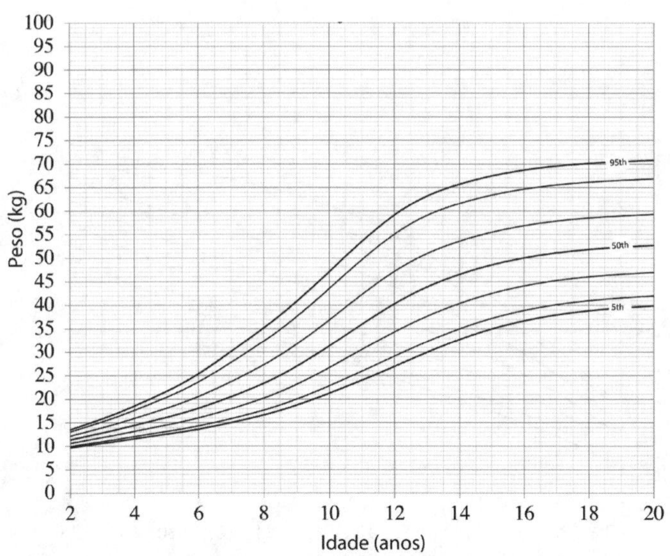

3.42 Peso de meninas na osteogênese imperfecta tipo I, de 2 a 20 anos.
Fonte: Robinson ME, Rauch D, Glorieux FH, Rauch F. Standardized growth charts for children with osteogenesis imperfecta. Pediatric Res. 2023;94:1075-82.

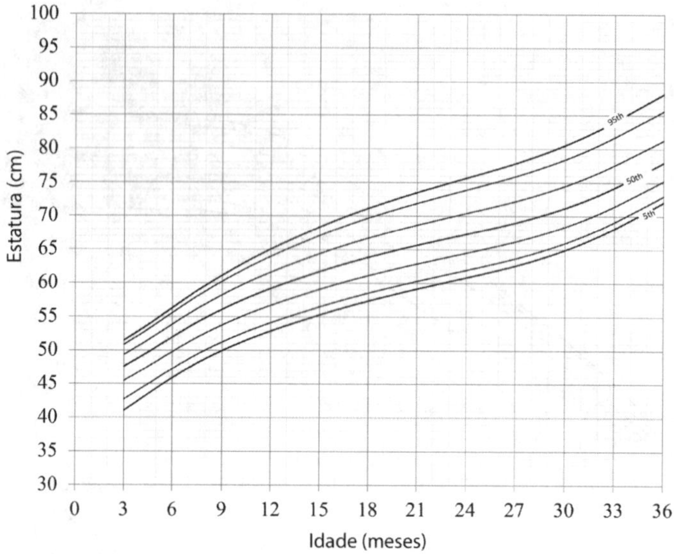

3.43 Estatura de meninos na osteogênese imperfecta tipo III, de 3 a 36 meses.
Fonte: Robinson ME, Rauch D, Glorieux FH, Rauch F. Standardized growth charts for children with osteogenesis imperfecta. Pediatric Res. 2023;94:1075-82.

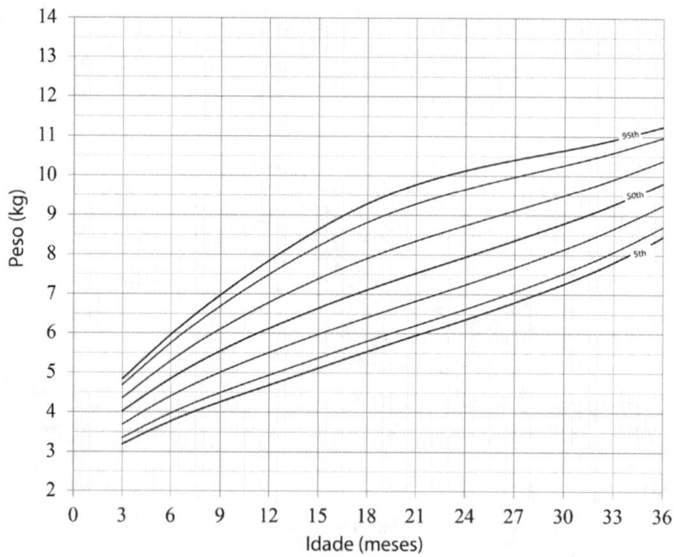

3.44 Peso de meninos na Osteogênese imperfecta tipo III, de 3 a 36 meses.
Fonte: Robinson ME, Rauch D, Glorieux FH, Rauch F. Standardized growth charts for children with osteogenesis imperfecta. Pediatric Res. 2023;94:1075-82.

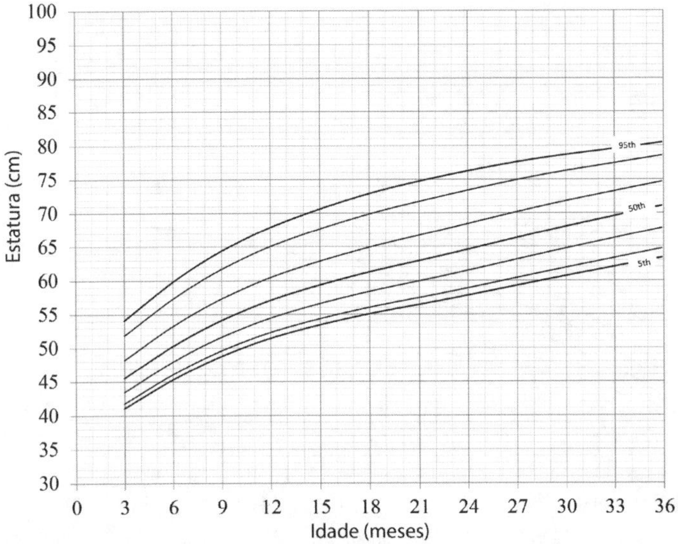

3.45 Estatura de meninas na osteogênese imperfecta tipo III, de 3 a 36 meses.
Fonte: Robinson ME, Rauch D, Glorieux FH, Rauch F. Standardized growth charts for children with osteogenesis imperfecta. Pediatric Res. 2023;94:1075-82.

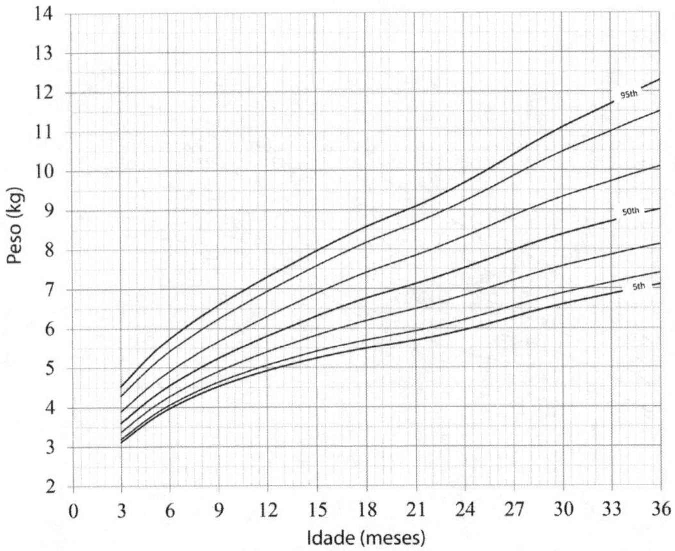

3.46 Peso de meninas na osteogênese imperfecta tipo III, de 3 a 36 meses.
Fonte: Robinson ME, Rauch D, Glorieux FH, Rauch F. Standardized growth charts for children with osteogenesis imperfecta. Pediatric Res. 2023;94:1075-82.

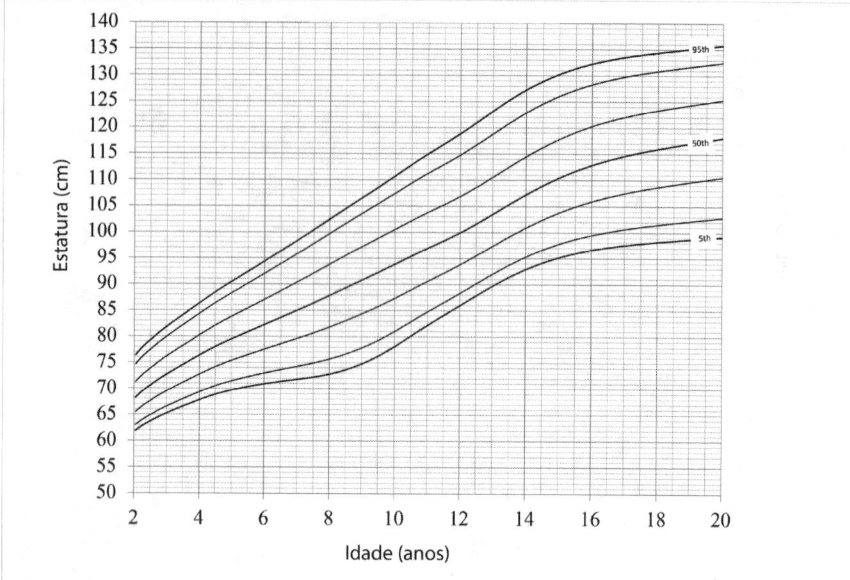

3.47 Estatura de meninos na osteogênese imperfecta tipo III, de 2 a 20 anos.
Fonte: Robinson ME, Rauch D, Glorieux FH, Rauch F. Standardized growth charts for children with osteogenesis imperfecta. Pediatric Res. 2023;94:1075-82.

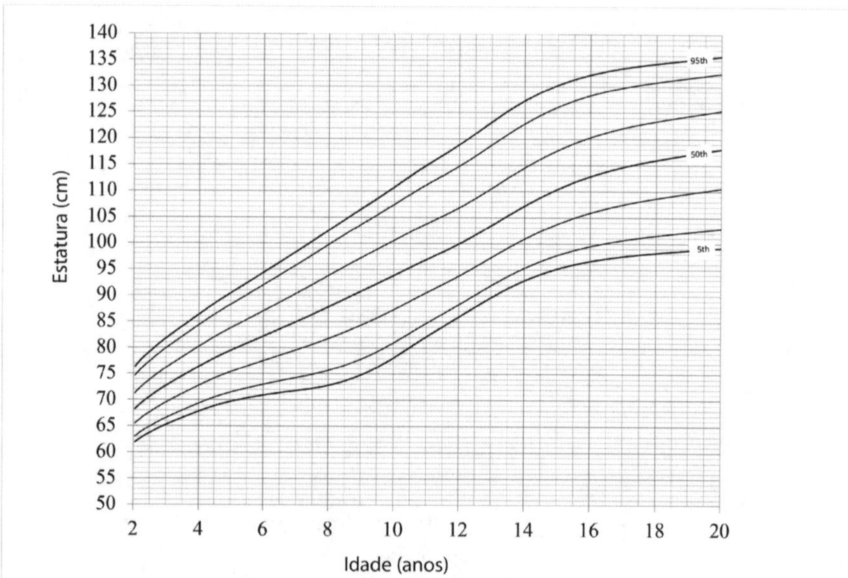

3.48 Peso de meninos na osteogênese imperfecta tipo III, de 2 a 20 anos.
Fonte: Robinson ME, Rauch D, Glorieux FH, Rauch F. Standardized growth charts for children with osteogenesis imperfecta. Pediatric Res. 2023;94:1075-82.

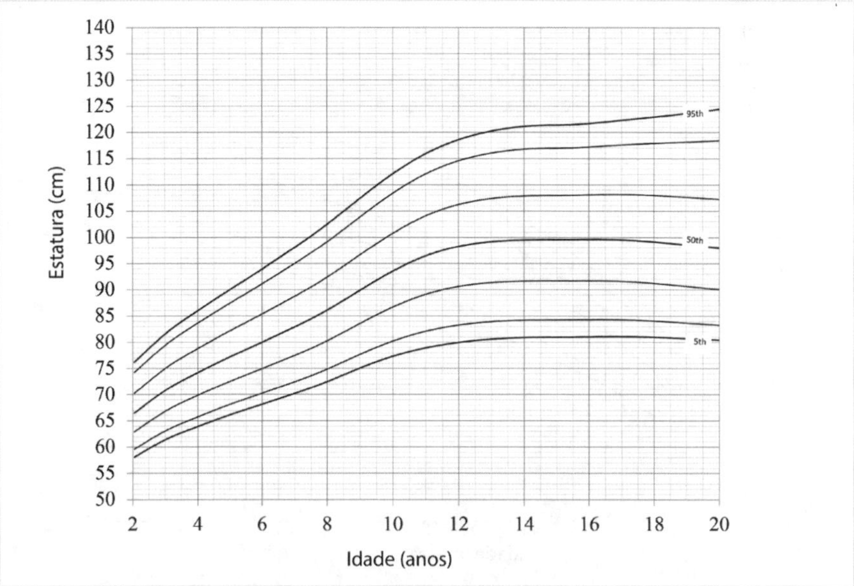

3.49 Estatura de meninas na Osteogênese imperfecta tipo III, de 2 a 20 anos.
Fonte: Robinson ME, Rauch D, Glorieux FH, Rauch F. Standardized growth charts for children with osteogenesis imperfecta. Pediatric Res. 2023;94:1075-82.

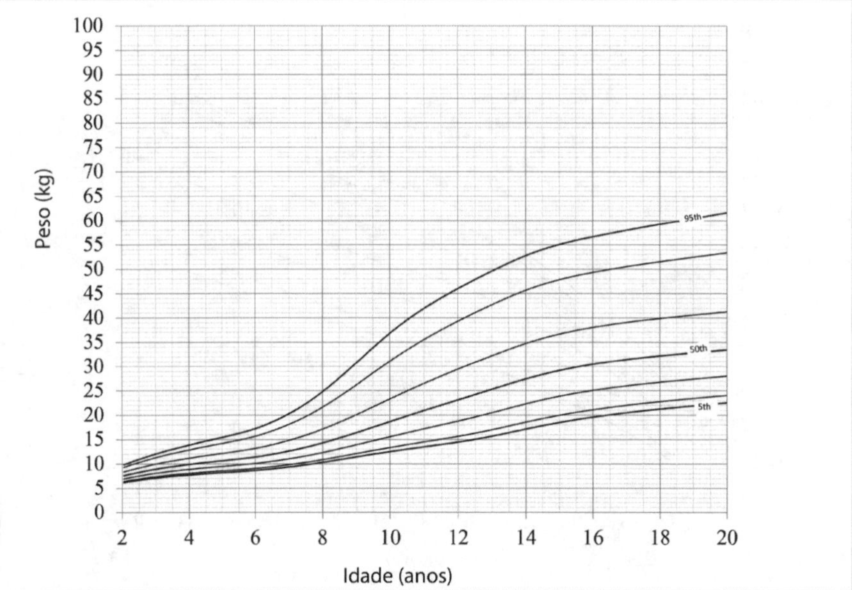

3.50 Peso de meninas na Osteogênese imperfecta tipo III, de 2 a 20 anos.
Fonte: Robinson ME, Rauch D, Glorieux FH, Rauch F. Standardized growth charts for children with osteogenesis imperfecta. Pediatric Res. 2023;94:1075-82.

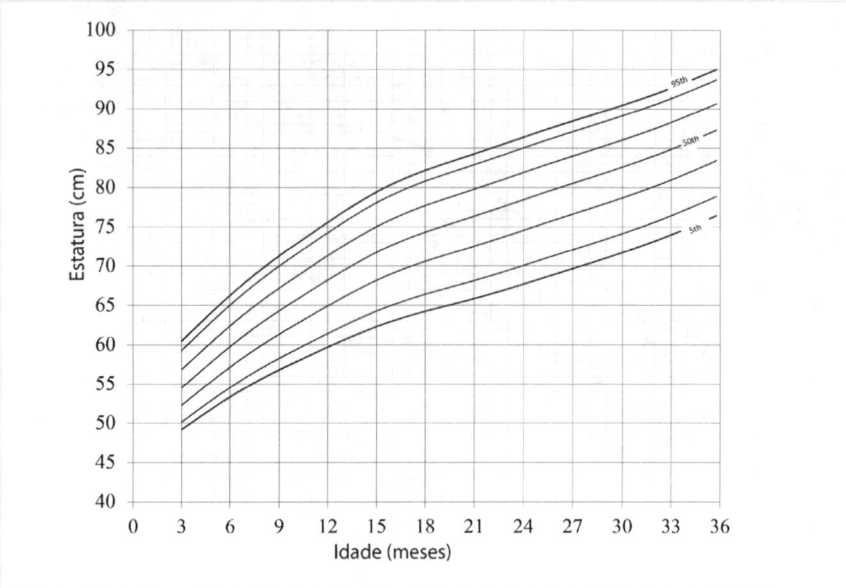

3.51 Estatura de meninos na osteogênese imperfecta tipo IV, de 3 a 6 meses.
Fonte: Robinson ME, Rauch D, Glorieux FH, Rauch F. Standardized growth charts for children with osteogenesis imperfecta. Pediatric Res. 2023;94:1075-82.

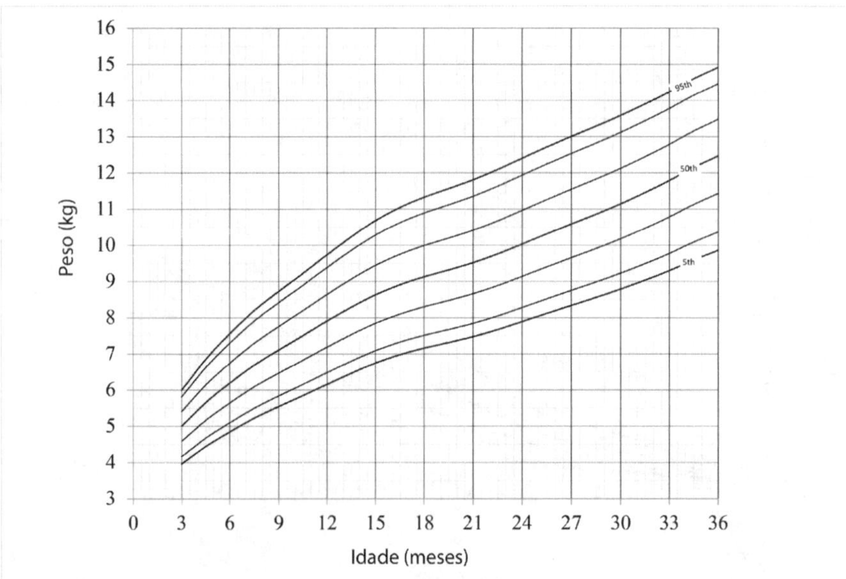

3.52 Peso de meninas na osteogênese imperfecta tipo IV, de 3 a 6 meses.
Fonte: Robinson ME, Rauch D, Glorieux FH, Rauch F. Standardized growth charts for children with osteogenesis imperfecta. Pediatric Res. 2023;94:1075-82.

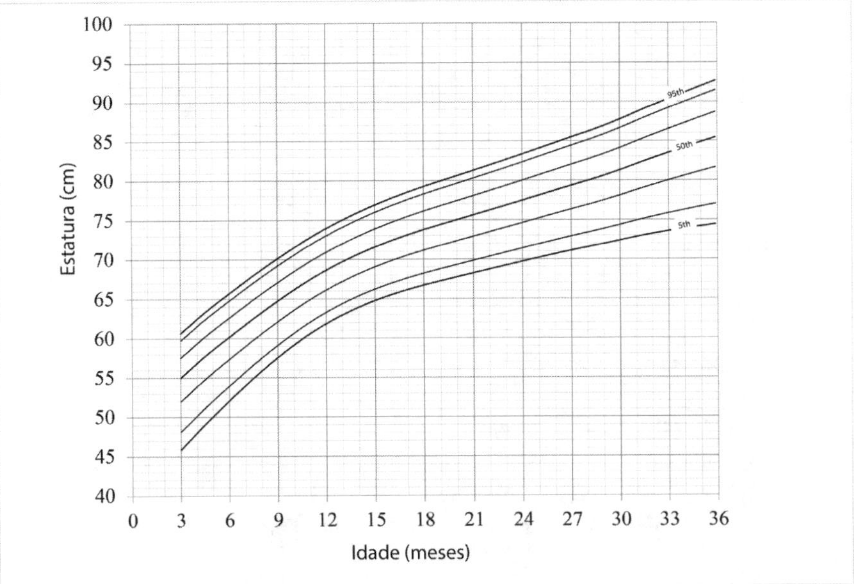

3.53 Estatura de meninas na osteogênese imperfecta tipo IV, de 3 a 6 meses.
Fonte: Robinson ME, Rauch D, Glorieux FH, Rauch F. Standardized growth charts for children with osteogenesis imperfecta. Pediatric Res. 2023;94:1075-82.

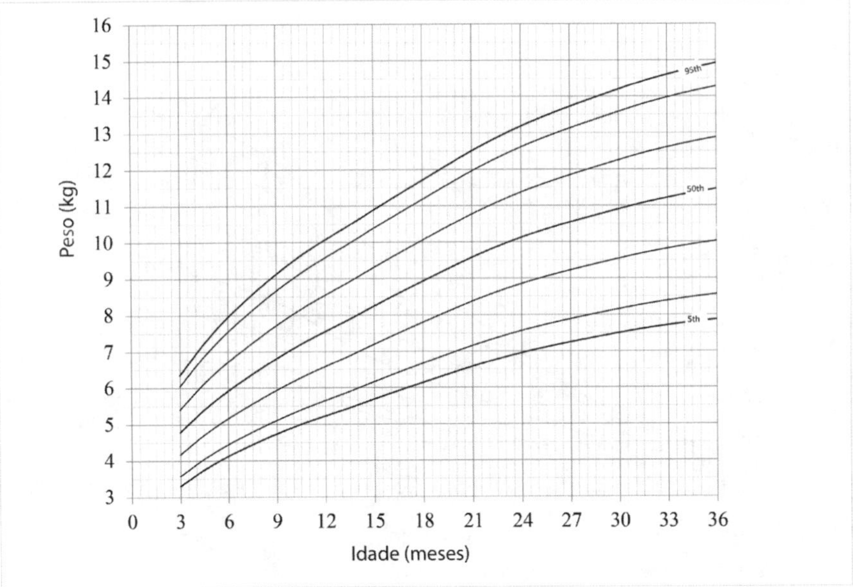

3.54 Peso de meninas na osteogênese imperfecta tipo IV, de 3 a 6 meses.
Fonte: Robinson ME, Rauch D, Glorieux FH, Rauch F. Standardized growth charts for children with osteogenesis imperfecta. Pediatric Res. 2023;94:1075-82.

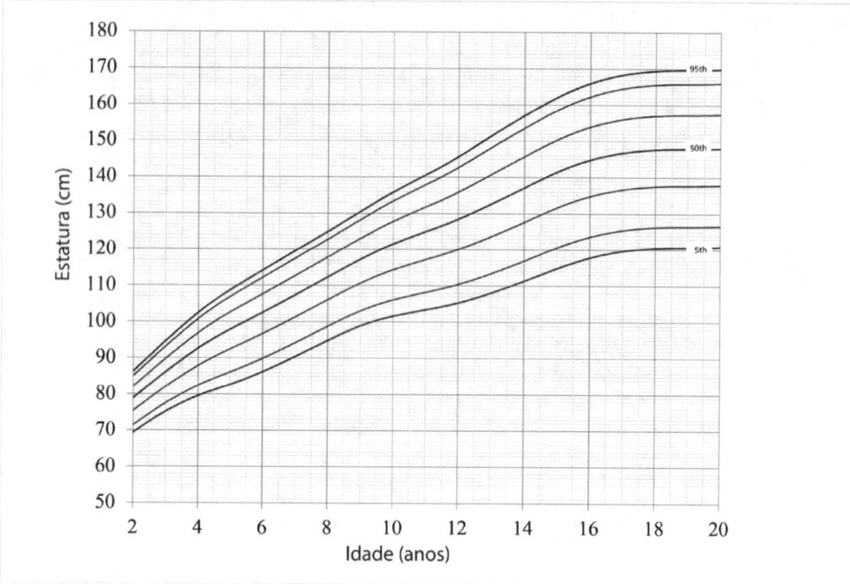

3.55 Estatura de meninos na Osteogênese imperfecta tipo IV, de 2 a 20 anos.
Fonte: Robinson ME, Rauch D, Glorieux FH, Rauch F. Standardized growth charts for children with osteogenesis imperfecta. Pediatric Res. 2023;94:1075-82.

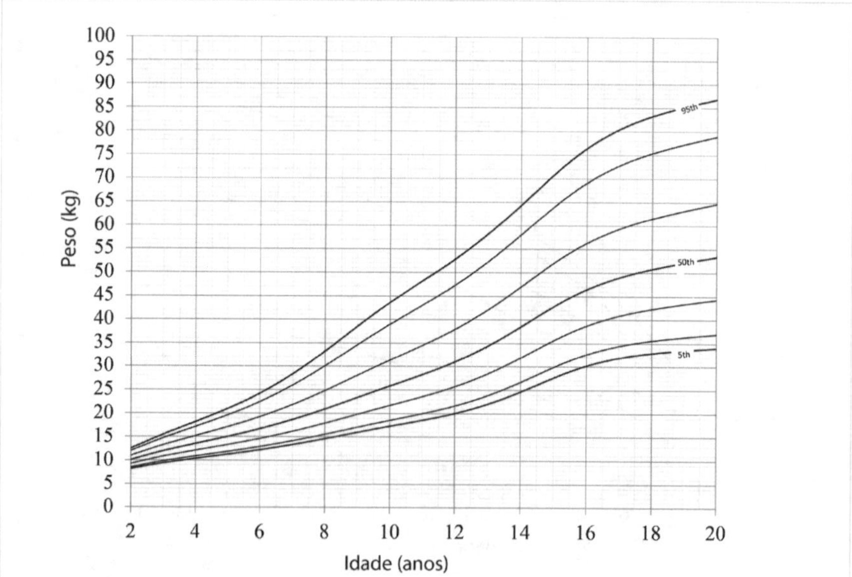

3.56 Peso de meninos na Osteogênese imperfecta tipo IV, de 2 a 20 anos.
Fonte: Robinson ME, Rauch D, Glorieux FH, Rauch F. Standardized growth charts for children with osteogenesis imperfecta. Pediatric Res. 2023;94:1075-82.

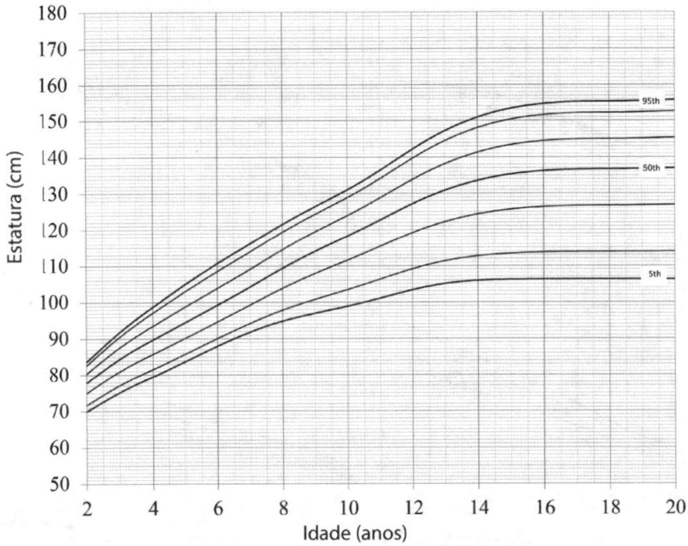

3.57 Estatura de meninas na osteogênese imperfecta tipo IV, de 2 a 20 anos.
Fonte: Robinson ME, Rauch D, Glorieux FH, Rauch F. Standardized growth charts for children with osteogenesi imperfecta. Pediatric Res. 2023;94:1075-82.

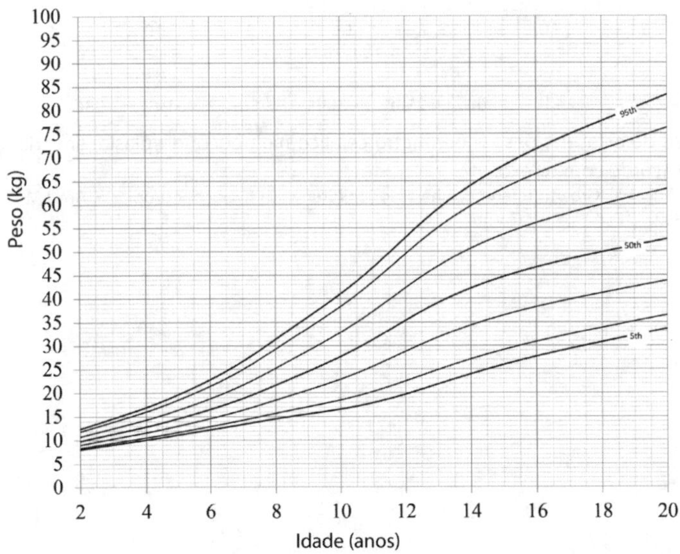

3.58 Peso de meninas na osteogênese imperfecta tipo IV, de 2 a 20 anos
Fonte: Robinson ME, Rauch D, Glorieux FH, Rauch F. Standardized growth charts for children with osteogenesis imperfecta. Pediatric Res. 2023;94:1075-82.

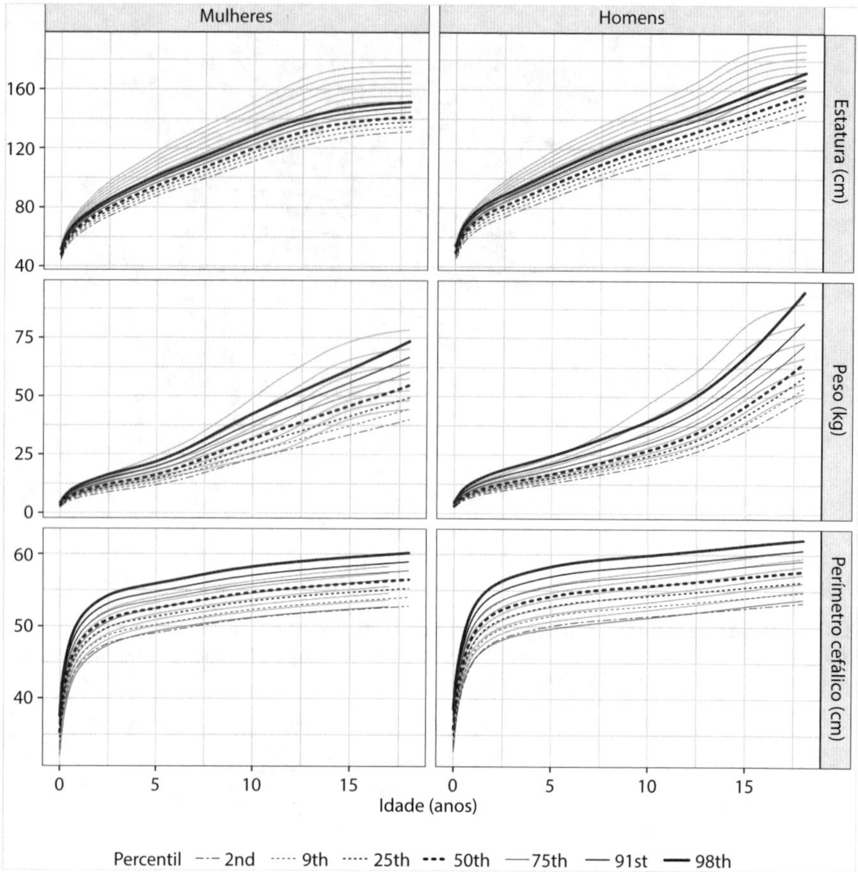

3.59 Gráficos de estatura, peso e perímetro cefálico na hipocondroplasia, em crianças de 0-16 anos, de acordo com o sexo.

Fonte: Cheung MS et al. Growth reference charts for children with hypochondroplasia. Am J Med Genet. 2024;194A:243-52.

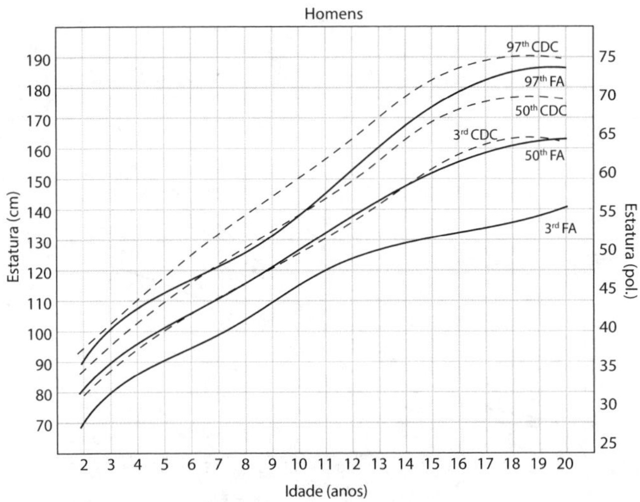

3.60 Gráfico de estatura de meninos com anemia de Fanconi, de 2 a 20 anos.
Fonte: Barbus C et al. Development of specific growth charts for children with Fanconi anemia. Am J Med Genet. 2024;194A:e63554.

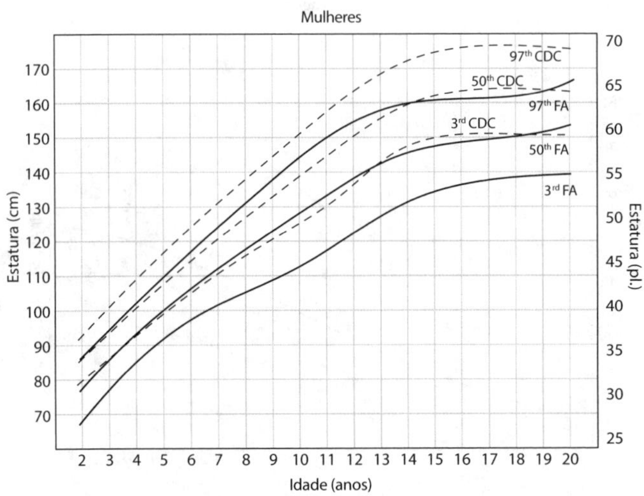

3.61 Gráfico de estatura de meninas com anemia de Fanconi, de 2 a 20 anos.
Fonte: Barbus C et al. Development of specific growth charts for children with Fanconi anemia. Am J Med Genet. 2024;194A:e63554.

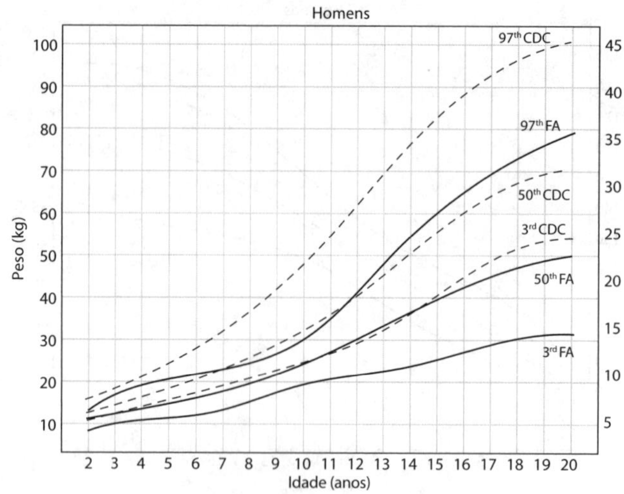

3.62 Gráfico de peso de meninos com anemia de Fanconi, de 2 a 20 anos.
Fonte: Barbus C et al. Development of specific growth charts for children with Fanconi anemia. Am J Med Genet. 2024;194A:e63554.

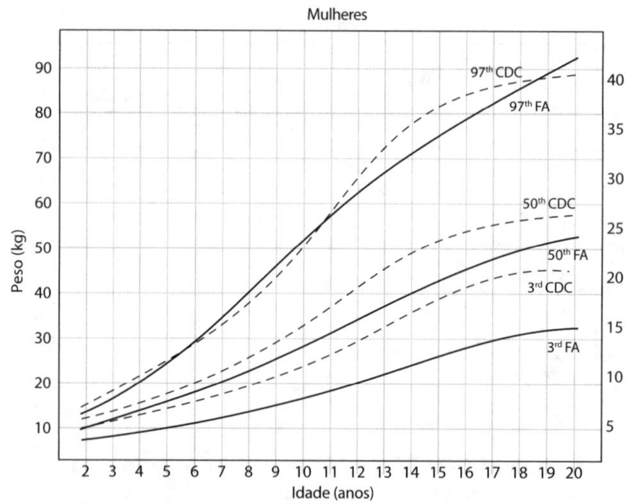

3.63 Gráfico de peso de meninas com anemia de Fanconi, de 2 a 20 anos.
Fonte: Barbus C et al. Development of specific growth charts for children with Fanconi anemia. Am J Med Genet. 2024;194A:e63554.

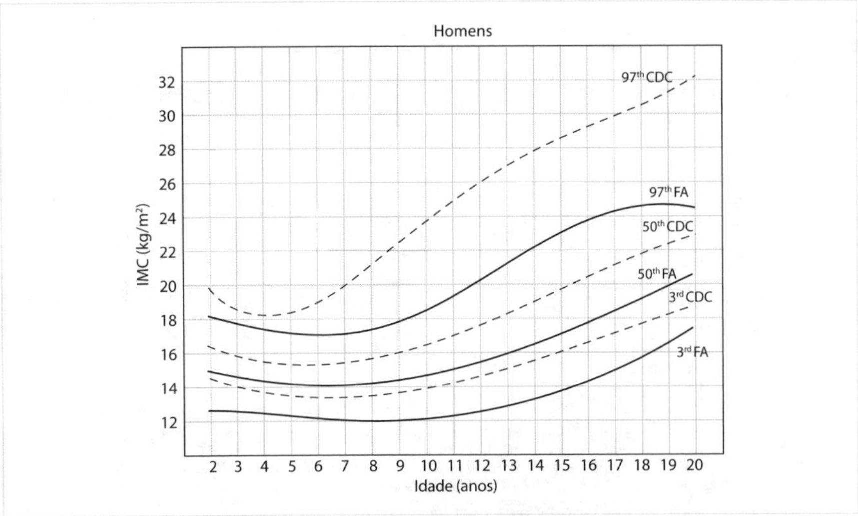

3.64 Gráfico de IMC de meninos com anemia de Fanconi, de 2 a 20 anos.
Fonte: Barbus C et al. Development of specific growth charts for children with Fanconi anemia. Am J Med Genet. 2024;194A:e63554.

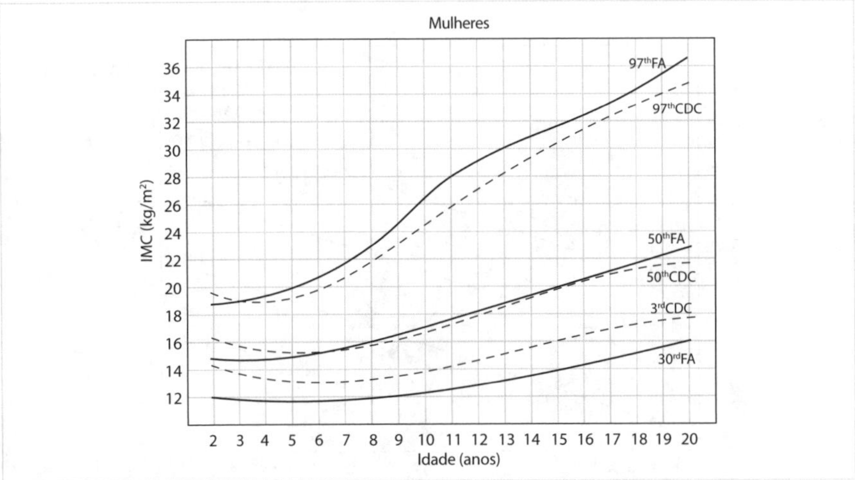

3.65 Gráfico de IMC de meninas com anemia de Fanconi, de 2 a 20 anos.
Fonte: Barbus C et al. Development of specific growth charts for children with Fanconi anemia. Am J Med Genet. 2024;194A:e63554.

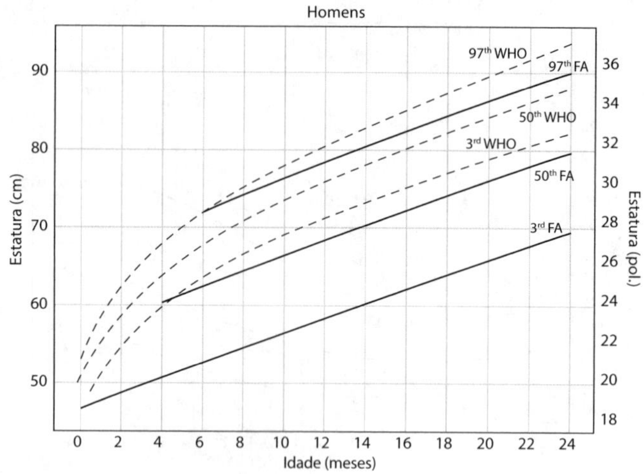

3.66 Gráfico de altura de meninos com anemia de Fanconi, de 0 a 2 anos.
Fonte: Barbus C et al. Development of specific growth charts for children with Fanconi anemia. Am J Med Genet. 2024;194A:e63554.

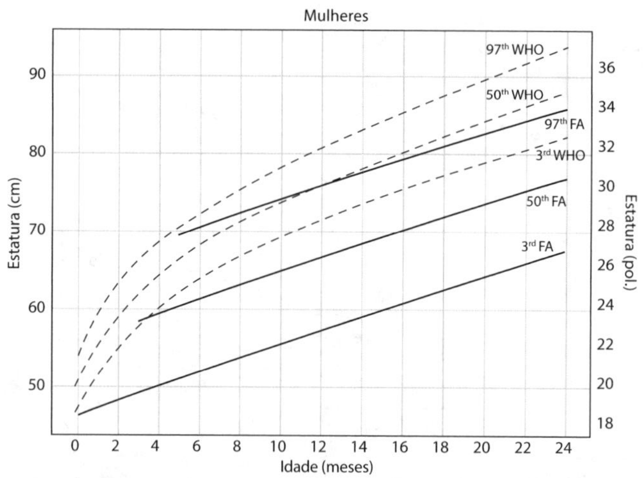

3.67 Gráfico de altura de meninas com anemia de Fanconi, de 0 a 2 anos.
Fonte: Barbus C et al. Development of specific growth charts for children with Fanconi anemia. Am J Med Genet. 2024;194A:e63554.

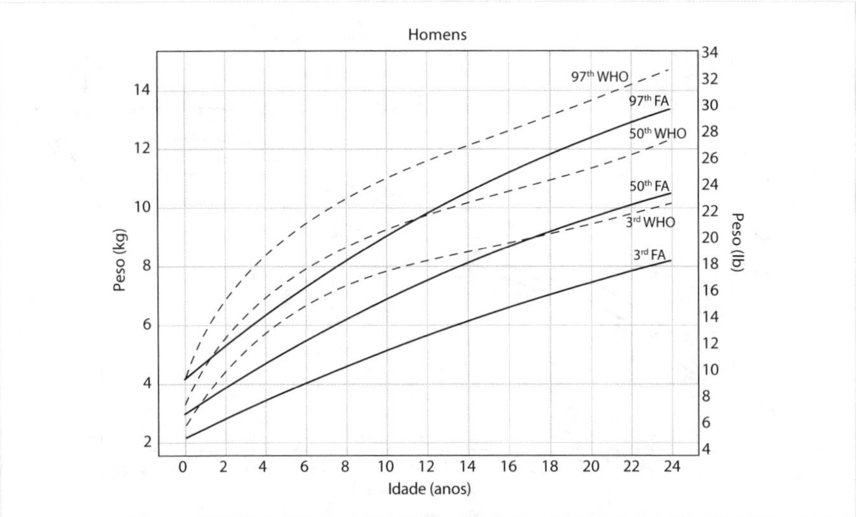

3.68 Gráfico de peso de meninos com anemia de Fanconi, de 0 a 2 anos.
Fonte: Barbus C et al. Development of specific growth charts for children with Fanconi anemia. Am J Med Genet. 2024;194A:e63554.

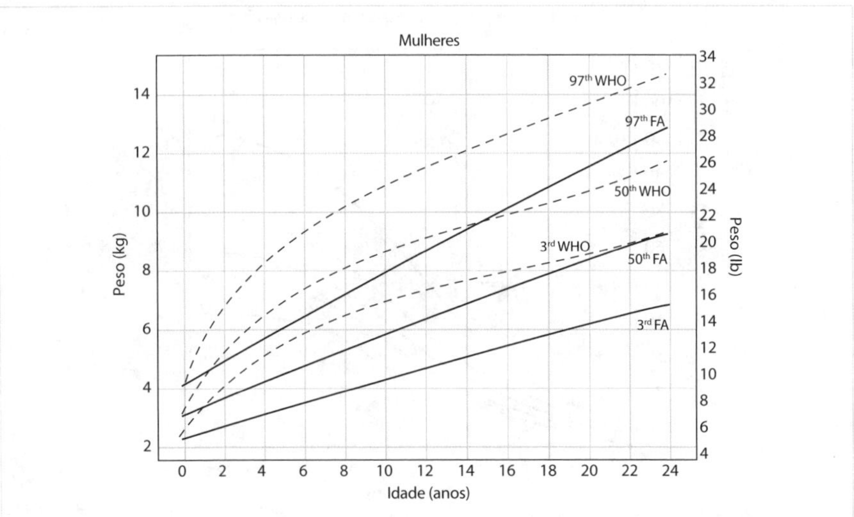

3.69 Gráfico de peso de meninas com anemia de Fanconi, de 0 a 2 anos.
Fonte: Barbus C et al. Development of specific growth charts for children with Fanconi anemia. Am J Med Genet. 2024;194A:e63554.

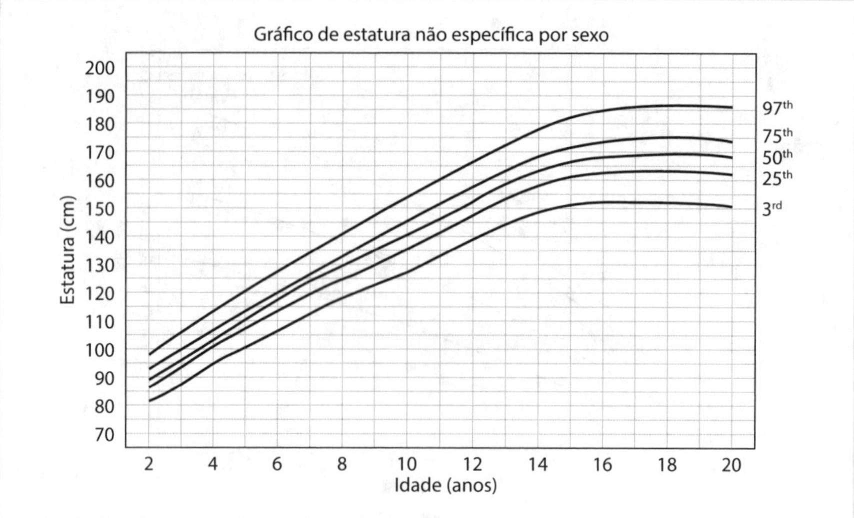

3.70 Gráfico de estatura ajustado por idade e não específico por sexo
Fonte: Bomberg EM et al. Sex non-specific growth charts and potential clinical implications in the care of transgender youth. Front. Endocrinol. 2023;14:1227886.

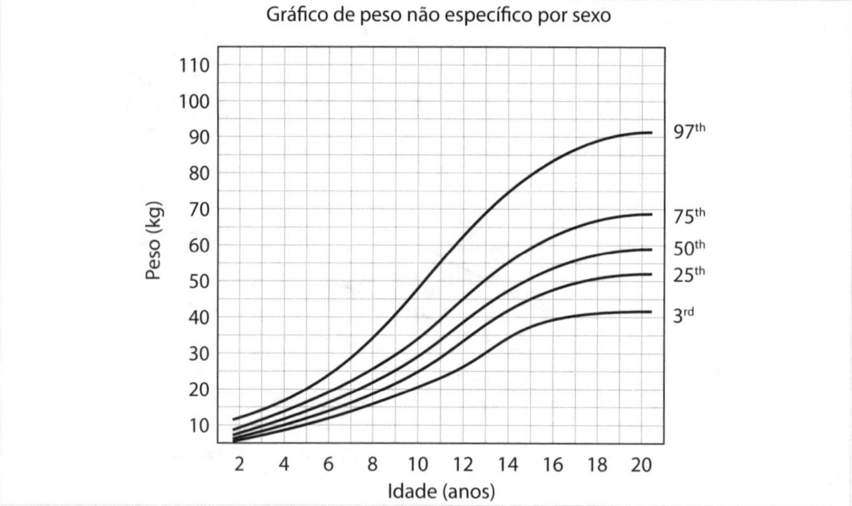

3.71 Gráfico de peso ajustado por idade e não específico por sexo.
Fonte: Bomberg EM et al. Sex non-specific growth charts and potential clinical implications in the care of transgender youth. Front. Endocrinol. 2023;14:1227886.

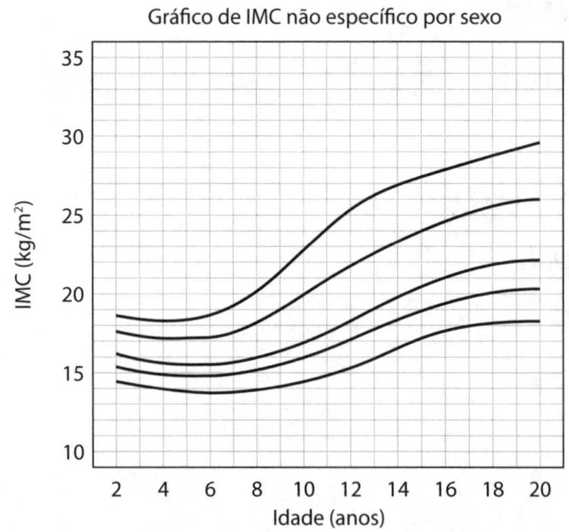

3.72 Gráfico de índice de massa corporal ajustado por idade e não específico por sexo.
Fonte: Bomberg EM et al. Sex non-specific growth charts and potential clinical implications in the care of transgender youth. Front. Endocrinol. 2023;14:1227886.

Apêndice 2
Puberdade

Coordenação:
Lucas Ribeiro Mota
Cristiane Kochi

Índice

Puberdade

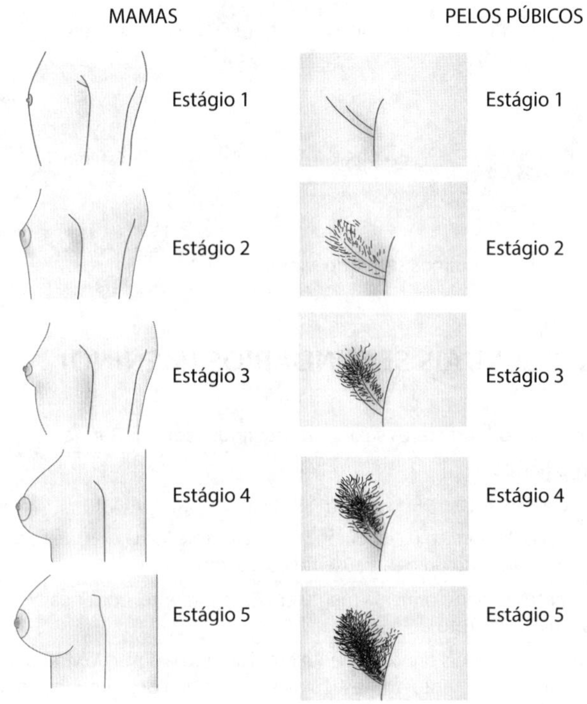

1. Caracteres sexuais femininos segundo Tanner.

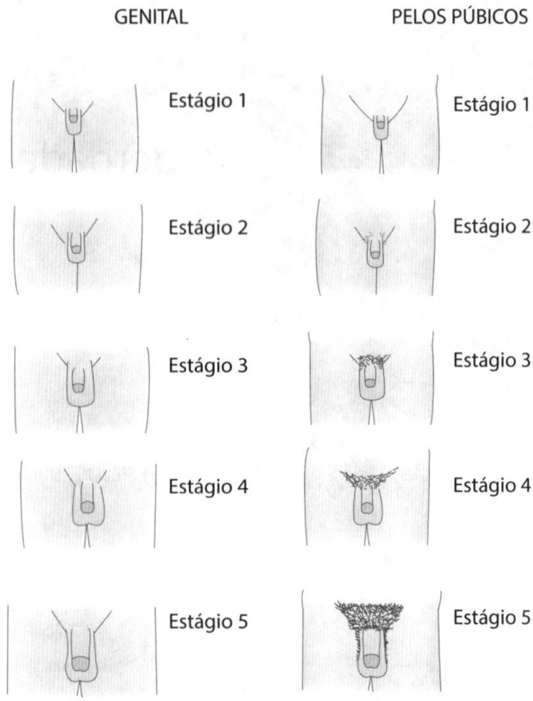

2. Caracteres sexuais masculinos segundo Tanner.

CARACTERES SEXUAIS SECUNDÁRIOS (MENINO)

3. Tabela descritiva dos caracteres sexuais masculinos segundo Tanner

Desenvolvimento genital	
Estádio 1	Testículo, escroto e pênis de tamanho e proporções infantis
Estádio 2	Aumento de escroto e testículos. Pele escrotal se torna avermelhada e muda de textura. Aumento do pênis ausente ou discreto
Estádio 3	Aumento do pênis principalmente em comprimento. Continua crescimento de testículos e escroto
Estádio 4	Aumento do pênis principalmente em diâmetro e desenvolvimento da glande. Continua crescimento dos testículos e escroto. Maior pigmentação da pele escrotal
Estádio 5	Genitais adultos em forma e tamanho

(continua)

3 Tabela descritiva dos caracteres sexuais masculinos segundo Tanner (*continuação*)

Desenvolvimento dos pelos pubianos	
Estádio 1	Os pelos sobre o púbis não estão mais desenvolvidos do que os da parede abdominal. Não há pelos pubianos
Estádio 2	Crescimento esparso de pelos longos, finos, lisos ou discretamente encaracolados na base do pênis
Estádio 3	Pelos tornam-se mais escuros, espessos e encaracolados, distribuindo-se na região pubiana
Estádio 4	Pelos são do tipo adulto, mas a área de distribuição é menor que no adulto. Não se estende até a superfície interna das coxas
Estádio 5	Pelos do tipo e quantidade igual ao adulto. Estende-se até a superfície interna das coxas.

Fonte: Tanner JM. Growth at adolescence. 2.ed. Oxford: Blackwell; 1962.

CARACTERES SEXUAIS SECUNDÁRIOS (MENINA)

4. Tabela descritiva dos caracteres sexuais femininos segundo Tanner

Desenvolvimento genital	
Estádio 1	Mamas de tamanho e proporções infantis (ausência de broto mamário), somente papila elevada
Estádio 2	Aparecimento de broto mamário, retro areolar (elevação da mama e aréola como pequeno montículo). A aréola aumenta de diâmetro e muda sua textura
Estádio 3	Maior aumento da mama (a glândula mamária ultrapassa os contornos da aréola), sem separação dos contornos
Estádio 4	Maior crescimento da mama e da aréola, sendo que esta agora forma uma segunda saliência acima do contorno da mama (duplo contorno)
Estádio 5	Genitais adultos em forma e tamanho
Desenvolvimento dos pelos pubianos	
Estádio 1	Os pelos sobre o púbis não estão mais desenvolvidos do que os da parede abdominal. Não há pelos pubianos
Estádio 2	Crescimento esparso de pelos longos, finos e lisos ou discretamente encaracolados ao longo dos grandes lábios
Estádio 3	Pelos tornam-se mais escuros, espessos e encaracolados, distribuindo-se na região pubiana
Estádio 4	Pelos são do tipo adulto, mas a área de distribuição é menor que no adulto. Não se estende até a superfície interna das coxas
Estádio 5	Pelos do tipo e quantidade igual ao adulto. Estende-se até a superfície interna das coxas.

Fonte: Tanner JM. Growth at adolescence. 2.ed. Oxford: Blackwell; 1962.

5. Tabela de comprimento peniano tracionado (cm) segundo Peter Lee

Idade	Média ± DP	Média –2,5 DP
Feto 30 semanas	2,5 ± 0,4	1,5
34 semanas	3,0 ± 0,4	2,0
Termo	3,5 ± 0,4	2,5
Até 5 meses	3,9 ± 0,8	
6-12 meses	4,3 ± 0,8	2,3
1-2 anos	4,7 ± 0,8	2,6
2-3 anos	5,1 ± 0,9	2,9
3-4 anos	5,5 ± 0,9	3,3
4-5 anos	5,7 ± 0,9	3,5
5-6 anos	6,0 ± 0,9	3,8
6-7 anos	6,1 ± 0,9	3,9
7-8 anos	6,2 ± 1,0	3,7
8-9 anos	6,3 ± 1,0	3,8
9-10 anos	6,3 ± 1,0	3,8
10-11 anos	6,4± 1,1	3,7
Adultos	13,3 ± 1,6	9,3

Fonte: Lee PA, Mazur T, Danish R et al. Micropenis I: Criteria, etiologies and classification. Johns Hopkins Med J. 1980;146:156.

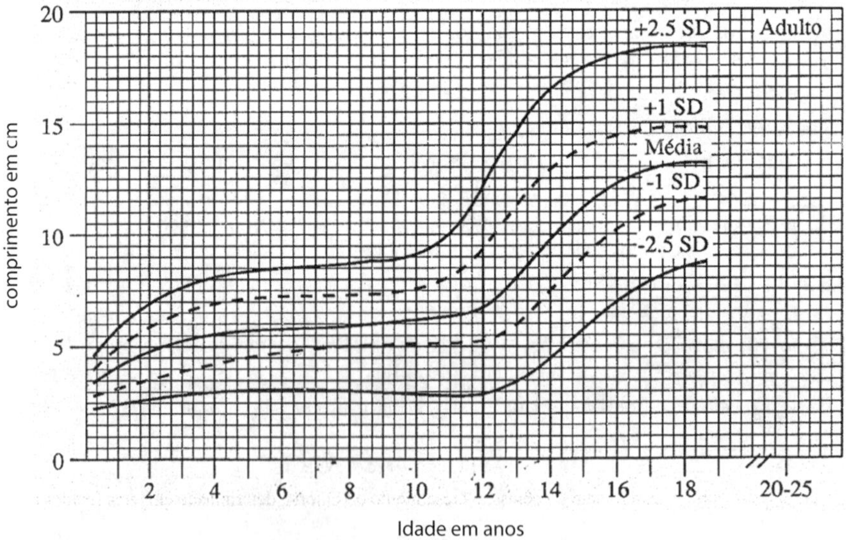

6. Gráfico de comprimento peniano tracionado segundo Peter Lee.

7. Tabela de comprimento peniano segundo Gabrich

Referências para a média do comprimento do pênis e o comprimento considerado micropênis para determinada faixa etária

			Micropênis (mm)
	Média (mm	± DP(mm)	(média –2,5 DP)
0 a 12 meses	47	8	27
1 ano	51	8	31
2 anos	55	8	35
3 anos	61	9	38
4 anos	63	9	40
5 anos	67	9	44
6 anos	67	9	44
7 anos	69	10	44
8 anos	70	10	45
9 anos	70	10	45
10 anos	74	11	46
11 anos	78	12	48
12 anos	86	12	56
13 anos	101	12	71
14 anos	115	13	82
15 anos	129	15	91
16 anos	133	15	95
17 anos	143	16	103
18 anos	145	16	105

DP: desvio-padrão.

Gabrich PN, Vasconcelos JS, Damião R, Silva EA. Penile anthropometry in Brazilian children and adolescents. J Pediatr (Rio J). 2007;83(5):441-6.

8. Tabela de valores normais do volume testicular de acordo com faixa etária

Idade	Volume (cm^3)
Abaixo de 1 ano	0,6
1-2 anos	0,7
3-8 anos	0,8
9-10 anos	0,9
11 anos	1,5
12 anos	2,0
13 anos	5,0
14 anos	8,0
15 anos	12
16 anos	13
17 anos	15
18-25 anos	16-20

Zachman M, Prader A, Kind HP et al. Testicular volume during adolescence. Cross-sectional and longitudinal studies. Helv Pediatric Acta. 1974;29:61.

9. Tabela de diâmetros e volumes uterinos

Idade	N. de pacientes	Diâmetro uterino (mm)			Volume uterino (cm^3)		
		CT	DAPc	APCE	DAPc/ APCE	Idade cronológica	Idade óssea
		Média DP	Média DP	Média DP	Média DP	Média DP	Média DP
2	7	33,1 ± 4,4	7,0 ± 3,4	8,3±2,0	0,84 ± 0,29	1,98 ± 1,58	176 ± 0,72
3	8	32,4 ± 4,3	6,4 ± 1,3	7,6 ± 2,2	0,89 ± 0,29	1,63 ± 0,81	1,80 ± 0,74
4	15	32,9 ± 3,3	7,6 ± 1,8	8,6 ± 1,8	0,90 ± 0,22	2,10 ± 0,57	1,97 ± 0,74
5	7	33,1 ± 5,5	8,0 ± 2 ,8	8,4 ± 1,6	0,95 ± 0,28	2,36 ± 1,39	2,19 ± 1,16
6	9	33,2 ± 4,1	6,7 ± 2,9	7,5± 1,8	0,86 ± 0,18	1,80 ± 1,57	1,65 ± 0,93
7	9	32,3 ± 3 ,9	8,0 ± 2,2	7,7 ± 2,5	1,08 ± 0,26	2,32 ± 1,07	2,81 ± 1,44
8	11	35,8 ± 7,3	9,0 ± 2 ,8	8,4± 1,7	1,05 ± 0,20	3,12 ± 1,52	2,70 ± 1,43
9	11	37,1 ± 4,4	9,7 ± 3,0	8,8 ± 2,0	1,10 ± 0,24	3,70 ± 1,62	2,69 ± 1,83
10	13	40,3 ± 6,4	12,8 ± 5,3	10,7 ± 2,6	1,17 ± 0,31	6,54 ± 3,78	4,66 ± 3,03

(continua)

9. Tabela de diâmetros e volumes uterinos (*continuação*)

Idade	N. de pacientes	Diâmetro uterino (mm)				Volume uterino (cm³)	
		CT	DAPc	APCE	DAPc/ APCE	Idade cronológica	Idade óssea
		Média DP	Média DP	Média DP	Média DP	Média DP	Média DP
11	13	42,2 ± 5,1	12,8 ± 3,1	10,7 ± 2,6	1,22 ± 0,26	6,66 ± 2,87	6,24 ± 3,07
12	6	54,3 ± 8,4	17,3 ± 5,3	14,3 ± 5,2	1,23 ± 0,16	16,18 ± 9,15	8,88 ± 3,65
13	5	53,8± 11,4	15,8 ± 4,5	15,0 ± 2,4	1,03 ± 0,15	13,18 ± 5,64	15,55 ± 5,98

APCE: diâmetro anteroposterior de cérvix; CT: comprimento uterino total; DP: desvio-padrão; DAPc: diâmetro anteroposterior do corpo.

10. Tabela de volumes ovarianos

Idade (anos)	N. de pacientes	Volume ovariano (cm³)	
		Idade cronológica Média DP	Idade óssea Média DP
2	5	0,75 ± 0,41	0,78 ± 0,38
3	6	0,66 ± 0,17	0,64 ± 0,18
4	14	0,82 ± 0,36	1,00 ± 0,45
5	4	0,86 ± 0,02	0,95 ± 0,52
6	9	1,19 ± 0,36	1,05 ± 0,65
7	8	1,26 ± 0,59	1,23 ± 0,47
8	10	1,05 ± 0,50	1,29 ± 0,33
9	11	1,98 ± 0,76	1,35 ± 0,71
10	12	2,22 ± 0,69	1,47 ± 0,56
11	12	2,52 ± 1,30	2,45 ± 0,86
12	6	3,80 ± 1,40	3,10 ± 1,29
13	4	4,18 ± 2,30	4,38 ± 2,74

Orsini LF, Salardi S, Pilu G, Boricelli L, Cacciari E. Pelvic orgains in premenarcheal girls: real-time ultrassonography. Radiology. 1984;153:113-6.

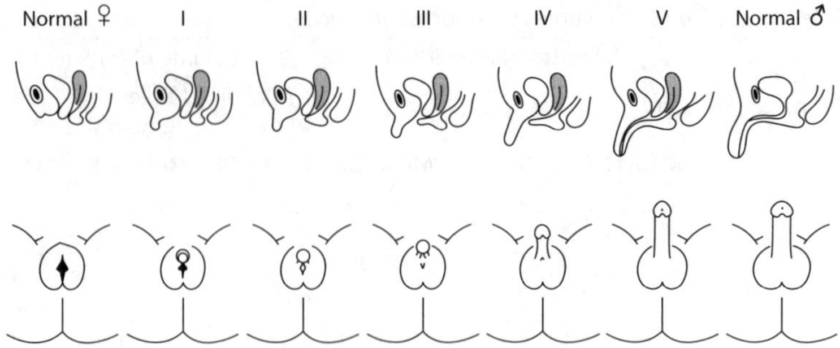

11 Representação esquemática de anormalidades da diferenciação da genitália de acordo com Prader.

Prader A. Der genitalbefund beim pseudo-hermaphroditismus femininus des kongenitalen adrenogenitalen syndrome. Helv Paediat Acta 1954;9:231.

12 Critérios para escore de masculinização

3	sim	não	normal		
2			distal		
1,5				labioescrotal	labioescrotal
1			mediano	inguinal	inguinal
0,5				abdominal	abdominal
0	não	sim	proximal	ausente	ausente
	Fusão escrotal	Micropênis	Meato uretral	Gônada direita	Gônada esquerda

Escore de masculinização externa, sendo masculinização normal = 12.
Fonte: adaptada de Ahmed SF et al. Clin Endocrinol. 2016;84:771-88.

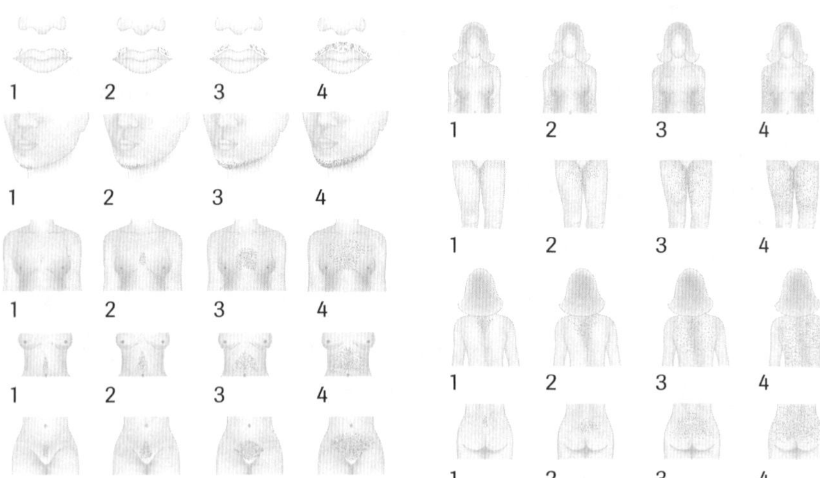

13 Escala de escores de Ferriman e Gallwey para hirsutismo.

Apêndice 3
Metabolismo e nutrição

Coordenação:
Lucas Ribeiro Mota
Cristiane Kochi

Metabolismo e nutrição

1. Tabela de distribuição da composição corporal de acordo com idade e sexo

Percentis de índice de massa gorda de acordo com a idade e gênero, em crianças e adolescentes de 8 a 20 anos

Masculino									
					M				
Idade (anos)	L	S	p5	p10	p25	p50	p75	p90	p95
8.0–8.49	-0.727	0.393	2.7	3.0	3.6	4.6	6.2	8.6	11.0
8.5–8.99	-0.709	0.401	2.7	3.0	3.6	4.6	6.3	8.8	11.3
9.0–9.49	-0.690	0.408	2.7	3.0	3.7	4.7	6.4	9.0	11.6
9.5–9.99	-0.673	0.415	2.7	3.0	3.7	4.8	6.5	9.2	11.9
10.0–10.49	-0.656	0.421	2.7	3.0	3.7	4.8	6.6	9.3	12.1
10.5–10.99	-0.643	0.426	2.7	3.0	3.7	4.8	6.6	9.5	12.3
11.0–11.49	-0.633	0.430	2.7	3.0	3.7	4.8	6.7	9.5	12.4
11.5–11.99	-0.626	0.433	2.7	3.0	3.7	4.9	6.7	9.6	12.4
12.0–12.49	-0.623	0.434	2.7	3.0	3.7	4.9	6.7	9.6	12.5
12.5–12.99	-0.622	0.434	2.7	3.0	3.7	4.9	6.7	9.6	12.5
13.0–13.49	-0.618	0.435	2.7	3.0	3.7	4.9	6.7	9.6	12.5
13.5–13.99	-0.613	0.437	2.7	3.0	3.7	4.9	6.7	9.7	12.6
14.0–14.49	-0.607	0.439	2.7	3.0	3.7	4.9	6.8	9.7	12.6
14.5–14.99	-0.600	0.441	2.7	3.0	3.7	4.9	6.8	9.7	12.7
15.0–15.49	-0.596	0.443	2.7	3.0	3.7	4.9	6.8	9.8	12.7
15.5–15.99	-0.594	0.443	2.7	3.0	3.7	4.9	6.8	9.8	12.7
16.0–16.49	-0.591	0.444	2.7	3.0	3.7	4.9	6.8	9.8	12.7
16.5–16.99	-0.585	0.446	2.7	3.0	3.7	4.9	6.8	9.8	12.8
17.0–17.49	-0.574	0.449	2.7	3.0	3.7	4.9	6.9	9.9	12.8
17.5–17.99	-0.559	0.452	2.7	3.0	3.7	4.9	6.9	10.0	12.9
18.0–18.49	-0.540	0.456	2.7	3.0	3.7	5.0	7.0	10.0	13.0
18.5–18.99	-0.517	0.460	2.7	3.0	3.8	5.0	7.1	10.2	13.2
19.0–19.49	-0.489	0.464	2.7	3.0	3.8	5.1	7.2	10.3	13.3
19.5–19.99	-0.456	0.468	2.7	3.1	3.9	5.2	7.3	10.5	13.5
20.0–20.49	-0.419	0.472	2.7	3.1	4.0	5.3	7.5	10.7	13.6
20.5–20.99	-0.376	0.475	2.8	3.2	4.0	5.5	7.7	10.9	13.8

L (lambda), optimal power to obtain normality; M (mu), median; S (sigma)

Ref: Weber Dr et al, Fat and lean BMI reference curves in children and adolescents and their utility in identifying excess adiposity compared with BMI and percentage body fat. Am J Clin Nutr 2013;98:49–56.

Índice de massa gorda: massa gorda (kg)/estatura^2, dados obtidos por DXA.

Feminino								
					M			
L	S	p5	p10	p25	p50	p75	p90	p95
-0.557	0.384	3.0	3.3	4.0	5.1	6.8	9.1	11.2
-0.513	0.388	3.1	3.4	4.2	5.4	7.1	9.5	11.6
-0.469	0.391	3.2	3.6	4.3	5.6	7.4	9.9	12.0
-0.431	0.394	3.3	3.7	4.5	5.8	7.6	10.2	12.3
-0.400	0.396	3.3	3.7	4.6	5.9	7.9	10.5	12.6
-0.378	0.398	3.4	3.8	4.7	6.1	8.1	10.7	12.9
-0.364	0.399	3.4	3.9	4.8	6.2	8.2	10.9	13.1
-0.356	0.399	3.5	3.9	4.9	6.3	8.3	11.1	13.3
-0.353	0.399	3.5	4.0	4.9	6.4	8.5	11.2	13.5
-0.355	0.398	3.6	4.1	5.0	6.5	8.6	11.4	13.7
-0.361	0.396	3.7	4.1	5.1	6.6	8.7	11.6	13.9
-0.370	0.394	3.8	4.2	5.2	6.7	8.9	11.8	14.1
-0.382	0.392	3.8	4.3	5.3	6.8	9.0	11.9	14.3
-0.397	0.389	3.9	4.4	5.4	7.0	9.2	12.1	14.5
-0.413	0.386	4.0	4.5	5.5	7.1	9.3	12.3	14.8
-0.430	0.383	4.1	4.6	5.7	7.2	9.5	12.5	15.1
-0.447	0.381	4.2	4.7	5.8	7.4	9.7	12.8	15.4
-0.460	0.379	4.3	4.8	5.9	7.5	9.9	13.0	15.7
-0.468	0.379	4.4	4.9	6.0	7.7	10.1	13.3	16.0
-0.469	0.380	4.5	5.0	6.1	7.8	10.3	13.6	16.4
-0.460	0.383	4.6	5.1	6.3	8.0	10.5	13.9	16.8
-0.443	0.386	4.7	5.2	6.4	8.1	10.7	14.3	17.2
-0.418	0.391	4.7	5.3	6.5	8.3	11.0	14.6	17.6
-0.386	0.396	4.8	5.3	6.6	8.5	11.2	14.9	18.0
-0.351	0.401	4.8	5.4	6.7	8.6	11.5	15.2	18.3
-0.317	0.407	4.8	5.4	6.7	8.8	11.7	15.5	18.6

Percentis de referência do índice de massa magra, de acordo com a idade e gênero, em crianças e adolescentes de 8 a 20 anos de idade

Ìndice de massa magra (kg/m²)									
Masculino									
						M			
Idade (anos)	L	S	p5	p10	p25	p50	p75	p90	p95
8.0–8.49	-0.932	0.111	10.4	10.8	11.5	12.3	13.3	14.3	15.0
8.5–8.99y	-0.932	0.112	10.5	10.9	11.6	12.4	13.4	14.5	15.2
9.0–9.49y	-0.932	0.113	10.6	11.0	11.7	12.5	13.6	14.6	15.4
9.5–9.99	-0.932	0.114	10.7	11.0	11.8	12.7	13.7	14.8	15.6
10.0–10.49	-0.932	0.115	10.7	11.1	11.9	12.8	13.9	15.0	15.7
10.5–10.99	-0.932	0.117	10.8	11.3	12.0	12.9	14.0	15.2	16.0
11.0–11.49	-0.932	0.119	11.0	11.4	12.1	13.1	14.3	15.5	16.3
11.5–11.99	-0.932	0.123	11.1	11.5	12.3	13.3	14.5	15.8	16.7
12.0–12.49	-0.932	0.127	11.2	11.7	12.5	13.6	14.8	16.2	17.1
12.5–12.99	-0.932	0.132	11.4	11.9	12.7	13.9	15.2	16.7	17.7
13.0–13.49	-0.932	0.137	11.6	12.1	13.0	14.3	15.7	17.3	18.4
13.5–13.99	-0.932	0.140	11.9	12.5	13.4	14.7	16.2	17.9	19.1
14.0–14.49	-0.932	0.140	12.3	12.9	13.9	15.2	16.8	18.5	19.7
14.5–14.99	-0.932	0.139	12.8	13.3	14.4	15.7	17.3	19.1	20.3
15.0–15.49	-0.932	0.137	13.2	13.8	14.8	16.2	17.8	19.6	20.8
15.5–15.99	-0.932	0.135	13.5	14.1	15.2	16.6	18.2	20.0	21.2
16.0–16.49	-0.932	0.133	13.8	14.4	15.5	16.9	18.6	20.4	21.6
16.5–16.99	-0.932	0.133	14.1	14.7	15.8	17.2	18.9	20.7	21.9
17.0–17.49	-0.932	0.133	14.3	14.9	16.0	17.4	19.1	20.9	22.2
17.5–17.99	-0.932	0.133	14.4	15.0	16.1	17.6	19.3	21.2	22.5
18.0–18.49	-0.932	0.133	14.5	15.1	16.3	17.7	19.5	21.4	22.7
18.5–18.99	-0.932	0.134	14.6	15.2	16.4	17.9	19.6	21.5	22.8
19.0–19.49	-0.932	0.134	14.7	15.3	16.5	18.0	19.7	21.7	23.0
19.5–19.99	-0.932	0.134	14.8	15.4	16.5	18.1	19.8	21.8	23.1
20.0–20.49	-0.932	0.135	14.8	15.4	16.6	18.1	19.9	21.9	23.2
20.5–20.99	-0.932	0.135	14.9	15.5	16.7	18.2	20.0	21.9	23.3

L (lambda), optimal power to obtain normality; M (mu), median; S (sigma)

Ref: Weber Dr et al, Fat and lean BMI reference curves in children and adolescents and their utility in identifying excess adiposity compared with BMI and percentage body fat. Am J Clin Nutr 2013;98:49–56

Feminino								
					M			
L	S	p5	p10	p25	p50	p75	p90	p95
-1.299	0.133	9.3	9.7	10.4	11.3	12.4	13.7	14.6
-1.299	0.133	9.5	9.9	10.6	11.6	12.7	14.0	14.9
-1.299	0.133	9.8	10.1	10.9	11.8	13.0	14.3	15.3
-1.299	0.133	10.0	10.4	11.1	12.1	13.3	14.7	15.6
-1.299	0.133	10.2	10.6	11.4	12.4	13.6	15.0	16.0
-1.299	0.133	10.4	10.8	11.6	12.6	13.9	15.3	16.3
-1.299	0.133	10.6	11.1	11.8	12.9	14.2	15.6	16.7
-1.299	0.133	10.8	11.3	12.1	13.1	14.4	15.9	17.0
-1.299	0.133	11.0	11.5	12.3	13.4	14.7	16.2	17.3
-1.299	0.133	11.2	11.6	12.5	13.6	14.9	16.4	17.5
-1.299	0.133	11.3	11.8	12.6	13.8	15.1	16.7	17.8
-1.299	0.133	11.5	11.9	12.8	13.9	15.3	16.9	18.0
-1.299	0.133	11.6	12.1	12.9	14.1	15.5	17.0	18.2
-1.299	0.133	11.7	12.1	13.0	14.2	15.6	17.2	18.3
-1.299	0.133	11.8	12.2	13.1	14.3	15.7	17.3	18.4
-1.299	0.133	11.8	12.3	13.2	14.3	15.8	17.4	18.5
-1.299	0.133	11.9	12.4	13.2	14.4	15.9	17.5	18.6
-1.299	0.133	11.9	12.4	13.3	14.5	15.9	17.5	18.7
-1.299	0.133	12.0	12.5	13.4	14.5	16.0	17.6	18.8
-1.299	0.133	12.0	12.5	13.4	14.6	16.0	17.7	18.9
-1.299	0.133	12.1	12.6	13.5	14.7	16.1	17.8	18.9
-1.299	0.133	12.1	12.6	13.5	14.7	16.2	17.8	19.0
-1.299	0.133	12.2	12.7	13.6	14.8	16.3	17.9	19.1
-1.299	0.133	12.3	12.8	13.7	14.9	16.4	18.0	19.2
-1.299	0.133	12.3	12.8	13.7	15.0	16.4	18.1	19.3
-1.299	0.133	12.4	12.9	13.8	15.0	16.5	18.2	19.4

2. Tabela de taxa metabólica basal

Equações para determinação do Gasto Energético Basal			
Referência	Gênero	Idade	Equação
OMS (1985)	Masculino	0 a 3 anos	60,9(P) - 54
		3 a 10 anos	22,7(P) + 495
		10 a 18 anos	17,5(P) + 651
	Feminino	0 a 3 anos	61(P) - 51
		3 a 10 anos	22,5(P) + 499
		10 a 18 anos	12,2(P) + 746
Schofield (1985)	Masculino	< 3 anos	0,167(P) +15,17(E) – 617,6
		3 a 10 anos	19,59(P) + 1,303(E) + 414,9
		10 a 18 anos	16,25(P) + 1,372(E) + 515,5
	Feminino	< 3 anos	16,252(P) +10,232(E) – 413,5
		3 a 10 anos	16,969(P) + 1,618(E) + 371,2
		10 a 18 anos	8,365(P) + 4,65(E) + 200

P: peso (kg); E: estatura (cm).

3. Tabela de taxa metabólica basal em adolescentes (10-18 anos)

Equações preditivas para o cálculo de taxa metabólica basal (MJ/dia)		
Idade	Schofield[a]	Henry[b]
Masculino		
0 -2,9 anos	0,249 (P) - 0,127	0,255 (P) - 0,141
3-9,9 anos	0,095 (P) + 2,110	0,0937(P) + 2,15
10-17,9 anos	0,074 (P) + 2,754	0,0769 (P) + 2,43
Feminino		
0-2,9 anos	0,244 (P) - 0,130	0,246 (P) - 0,0965
3-9,9 anos	0,085 (P) + 2,033	0,0842 (P) + 2,12
10-17,9 anos	0,056 (P) + 2,898	0,0465 (P) + 3,18

MJ: miliJoule; P: peso (kg)

a: Schofield C. An annotated bibliography of source material for basal metabolic rate data. Human Nutrition: Clinical Nutrition. 1985;39(Suppl. 1):42-91.

b: Henry CJK. Basal Metabolic Rate Studies in Humans: Measurement and Development of New Equations. Background document prepared for the Joint FAO/WHO/UNU Expert Consultation on Energy in human nutrition. Rome: FAO, 2001.

4. Tabela de gasto energético

Média de gasto energético diário de crianças acima de 10 anos e adultos, em diferentes níveis de atividade física e expressa como múltiplo da taxa metabólica basal		
Nível de atividade física	**Masculino – média (variação)**	**Feminino – média (variação)**
Repouso (acamado)	1,2 (1,1 – 1,3)	1,2 (1,1 – 1,3)
Muito sedentário	1,3 (1,2 – 1,4)	1,3 (1,2 – 1,4)
Sedentário	1,4 (1,3 – 1,5)	1,4 (1,3 – 1,5)
Atividade leve	1,5 (1,4 – 1,6)	1,5 (1,4 – 1,6)
Atividade leve-moderada	1,7 (1,6 – 1,8)	1,6 (1,5 – 1,7)
Atividade moderada	1,8 (1,7 – 1,9)	1,7 (1,6 – 1,8)
Atividade intensa	2,1 (1,9 – 2,3)	1,8 (1,7 – 1,9)
Atividade muito intensa	2,3 (2,0 – 2,5)	2,0 (1,8 – 2,2)

5. Tabelas de referência de ingestão dietética diária

Cálculo das estimativas das necessidades energéticas (NE):

NE = gasto energético total (GET, kcal/dia) + Energia para deposição (para crescimento)

Equações preditivas do GET para indivíduos de **0 a 35 meses**:

- **0-3 meses**: NE = (89 × peso (kg) – 100) + 175 kcal (energia para deposição)
- **4-6 meses**: NE = (89 × peso (kg) – 100) + 56 kcal (energia para deposição)
- **7-12 meses**: NE = (89 × peso (kg) – 100) + 22 kcal (energia para deposição)
- **13-35 meses**: NE = (89 × peso (kg) – 100) + 20 kcal (energia para deposição)

Fonte: Instituto de Medicina (IOM), 2002

Equações preditivas do GET para indivíduos de **3 a 8 anos**, por sexo:

- **Masculino**: GET = 88,5 – 61,9 × Idade (anos) + AF × [26,7 × Peso (kg) + 903 × Altura (m)] + 20 kcal (energia para deposição)
- **Feminino**: GET = 135,3 – 30,8 × Idade (anos) + AF × [10,0 × Peso (kg) + 934 × Altura (m)] + 20 kcal (energia para deposição)

Em que AF é o coeficiente de atividade física e é assim determinado:

Nível atividade física (NAF) para determinação do coeficiente de atividade física (FA) para faixa etária de 3 a 8 anos.

Se o nível de atividade física (NAF) estimado for:	Coeficiente de atividade física (AF)	
	Masculino	Feminino
1,0 < 1,39 (Sedentário)	1,00	1,00
1,4 < 1,59 (Atividade Leve)	1,13	1,16
1,6 < 1,89 (Atividade Moderada)	1,26	1,31
1,9 < 2,5 (Atividade Intensa)	1,42	1,56

Fonte: Instituto de Medicina (IOM), 2005.

Equações preditivas do GET para indivíduos de **9 a 18 anos**, por sexo:

- **Masculino**: GET = 88,5 – 61,9 × Idade (anos) + AF × [26,7 × Peso (kg) + 903 × Altura (m)] + 25 kcal (Energia para deposição)
- **Feminino**: GET = 135,3 – 30,8 × Idade (anos) + AF × [10,0 × Peso (kg) + 934 × Altura (m)] + 25 kcal (Energia para deposição)

Em que AF é o coeficiente de atividade física e é assim determinado:

Nível de atividade física (NAF) para determinação do coeficiente de atividade física (AF), para faixa etária de 9 a 18 anos.

Se o nível de atividade física (NAF) estimado for:	Coeficiente de atividade física (AF)	
	Masculino	Feminino
1,0 < 1,39 (sedentário)	1,00	1,00
1,4 < 1,59 (atividade leve)	1,13	1,16
1,6 < 1,89 (atividade moderada)	1,26	1,31
1,9 < 2,5 (atividade intensa)	1,42	1,56

Fonte: Instituto de Medicina (IOM), 2005.

Equações preditivas do GET para indivíduos com sobrepeso e obesidade, de **3 a 18 anos**, por sexo:

- **Masculino**: GET = 114 – 50,9 × Idade (anos) + AF × [19,5 × Peso (kg) + 1161,4 × Altura (m)]
- **Feminino**: GET = 389 – 41,2 × Idade (anos) + AF × [15,0 × Peso (kg) + 701,6 × Altura (m)]

Em que AF é o coeficiente de atividade física e é assim determinado:

Nível de atividade física (NAF) para determinação do coeficiente de atividade física (AF), para faixa etária de 3 a 18 anos, de indivíduos com sobrepeso e obesidade.

Se o nível de atividade física (NAF) estimado for:	Coeficiente de atividade física (AF)	
	Masculino	Feminino
1,0 < 1,39 (Sedentário)	1,00	1,00
1,4 < 1,59 (Atividade Leve)	1,12	1,18
1,6 < 1,89 (Atividade Moderada)	1,24	1,35
1,9 < 2,5 (Atividade Intensa)	1,45	1,60

Fonte: Dietary Intake Reference, 2011.

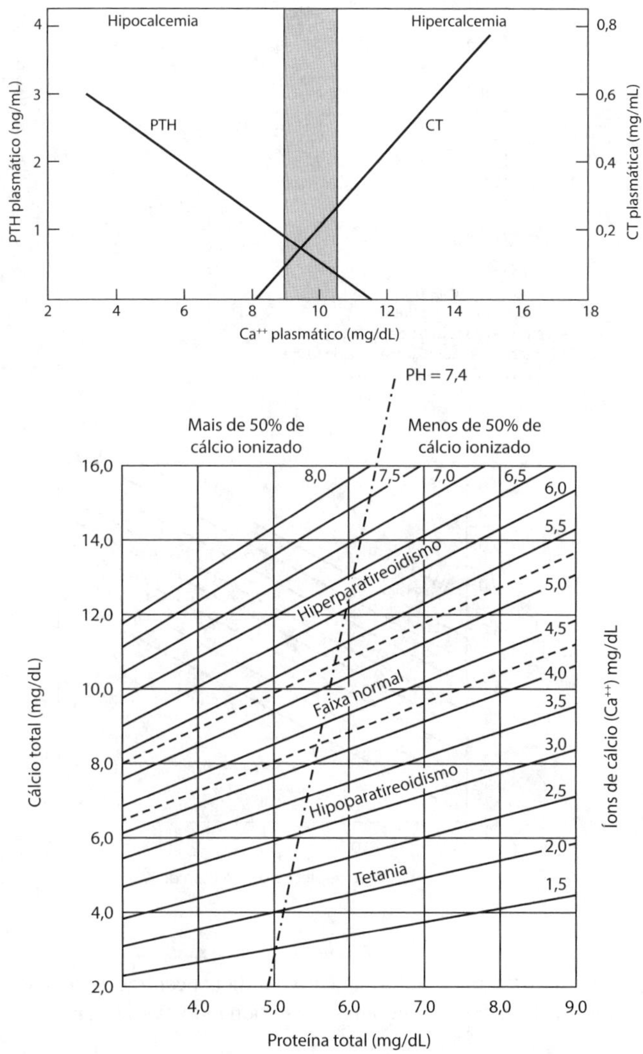

6. Gráfico do controle do metabolismo do cálcio e fosfato e Nomograma de McLean-Hastings.

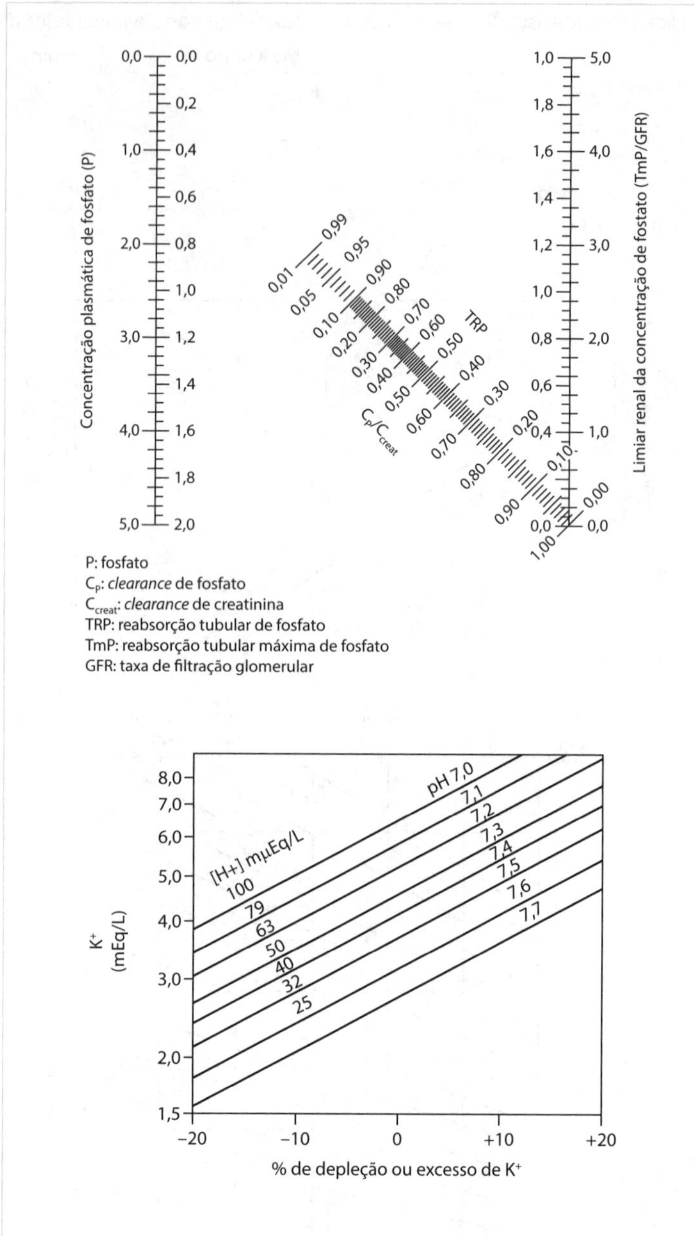

7. Nomograma para determinação do limiar renal da concentração de fosfato e taxa de reabsorção tubular de fosfato e Nomograma correlacionando calemia e pH.

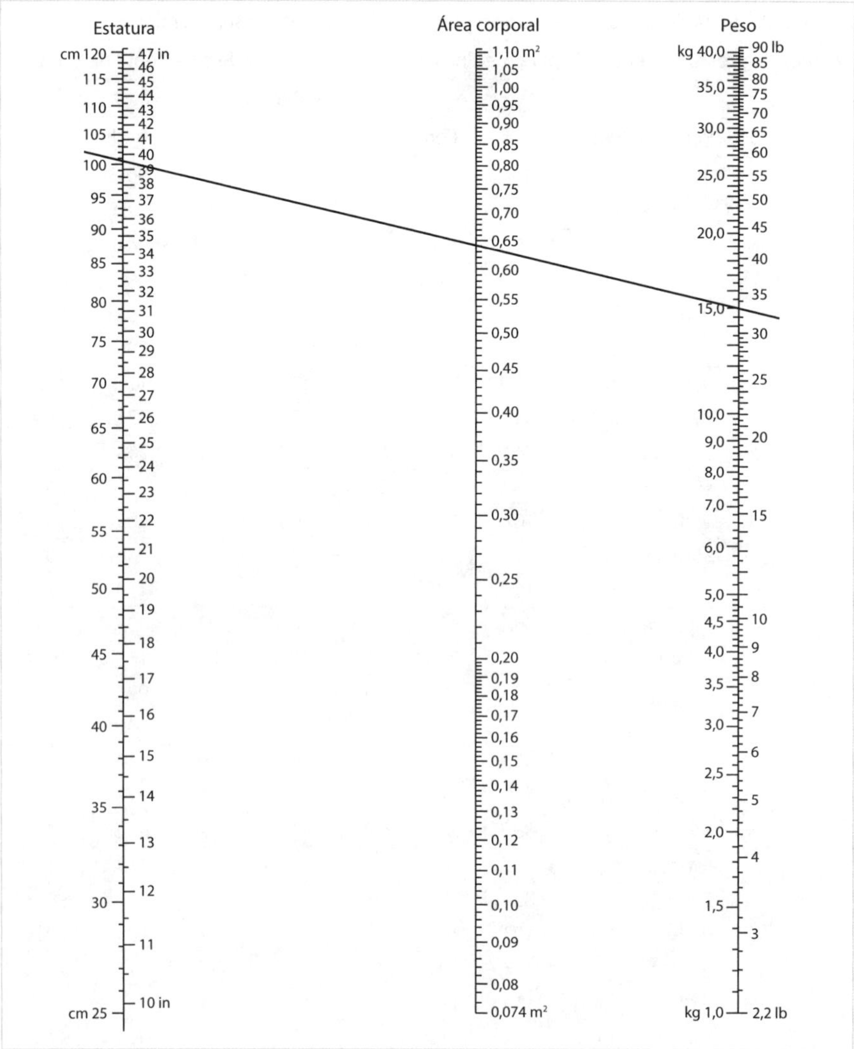

8. Nomograma para cálculo de superfície corpórea.

9. Tabela de PA de acordo com idade e percentis de estatura no sexo feminino

Valores de pressão arterial (PA) para meninas de acordo com a idade e percentil de estatura								
		SBP (mmHg)						
Idade (anos)	Percentil (PA)	Percentil de estatura ou estatura medida						
		5%	10%	25%	50%	75%	90%	95%
1	Estatura (in)	29.7	30.2	30.9	31.8	32.7	33.4	33.9
	Estatura (cm)	75.4	76.6	78.6	80.8	83	84.9	86.1
	50th	84	85	86	86	87	88	88
	90th	98	99	99	100	101	102	102
	95th	101	102	102	103	104	105	105
	95th + 12 mmHg	113	114	114	115	116	117	117
2	Estatura (in)	33.4	34	34.9	35.9	36.9	37.8	38.4
	Estatura (cm)	84.9	86.3	88.6	91.1	93.7	96	97.4
	50th	87	87	88	89	90	91	91
	90th	101	101	102	103	104	105	106
	95th	104	105	106	106	107	108	109
	95th + 12 mmHg	116	117	118	118	119	120	121
3	Estatura (in)	35.8	36.4	37.3	38.4	39.6	40.6	41.2
	Estatura (cm)	91	92.4	94.9	97.6	100.5	103.1	104.6
	50th	88	89	89	90	91	92	93
	90th	102	103	104	104	105	106	107
	95th	106	106	107	108	109	110	110
	95th + 12 mmHg	118	118	119	120	121	122	122
4	Estatura (in)	38.3	38.9	39.9	41.1	42.4	43.5	44.2
	Estatura (cm)	97.2	98.8	101.4	104.5	107.6	110.5	112.2
	50th	89	90	91	92	93	94	94
	90th	103	104	105	106	107	108	108
	95th	107	108	109	109	110	111	112
	95th + 12 mmHg	119	120	121	121	122	123	124
5	Estatura t (in)	40.8	41.5	42.6	43.9	45.2	46.5	47.3
	Estatura (cm)	103.6	105.3	108.2	111.5	114.9	118.1	120
	50th	90	91	92	93	94	95	96
	90th	104	105	106	107	108	109	110
	95th	108	109	109	110	111	112	113
	95th + 12 mmHg	120	121	121	122	123	124	125
6	Estatura (in)	43.3	44	45.2	46.6	48.1	49.4	50.3
	Estatura (cm)	110	111.8	114.9	118.4	122.1	125.6	127.7
	50th	92	92	93	94	96	97	97

DBP (mmHg						
Percentil de estatura ou estatura medida						
5%	10%	25%	50%	75%	90%	95%
29.7	30.2	30.9	31.8	32.7	33.4	33.9
75.4	76.6	78.6	80.8	83	84.9	86.1
41	42	42	43	44	45	46
54	55	56	56	57	58	58
59	59	60	60	61	62	62
71	71	72	72	73	74	74
33.4	34	34.9	35.9	36.9	37.8	38.4
84.9	86.3	88.6	91.1	93.7	96	97.4
45	46	47	48	49	50	51
58	58	59	60	61	62	62
62	63	63	64	65	66	66
74	75	75	76	77	78	78
35.8	36.4	37.3	38.4	39.6	40.6	41.2
91	92.4	94.9	97.6	100.5	103.1	104.6
48	48	49	50	51	53	53
60	61	61	62	63	64	65
64	65	65	66	67	68	69
76	77	77	78	79	80	81
38.3	38.9	39.9	41.1	42.4	43.5	44.2
97.2	98.8	101.4	104.5	107.6	110.5	112.2
50	51	51	53	54	55	55
62	63	64	65	66	67	67
66	67	68	69	70	70	71
78	79	80	81	82	82	83
40.8	41.5	42.6	43.9	45.2	46.5	47.3
103.6	105.3	108.2	111.5	114.9	118.1	120
52	52	53	55	56	57	57
64	65	66	67	68	69	70
68	69	70	71	72	73	73
80	81	82	83	84	85	85
43.3	44	45.2	46.6	48.1	49.4	50.3
110	111.8	114.9	118.4	122.1	125.6	127.7
54	54	55	56	57	58	59

(continua)

9. Tabela de PA de acordo com idade e percentis de estatura no sexo feminino (*continuação*)

Valores de pressão arterial (PA) para meninas de acordo com a idade e percentil de estatura								
		SBP (mmHg)						
Idade (anos)	Percentil (PA)	Percentil de estatura ou estatura medida						
	90th	105	106	107	108	109	110	111
	95th	109	109	110	111	112	113	114
	95th + 12 mm Hg	121	121	122	123	124	125	126
7	Estatura (in)	45.6	46.4	47.7	49.2	50.7	52.1	53
	Estatura (cm)	115.9	117.8	121.1	124.9	128.8	132.5	134.7
	50th	92	93	94	95	97	98	99
	90th	106	106	107	109	110	111	112
	95th	109	110	111	112	113	114	115
	95th + 12 mm Hg	121	122	123	124	125	126	127
8	Estatura (in)	47.6	48.4	49.8	51.4	53	54.5	55.5
	Estatura (cm)	121	123	126.5	130.6	134.7	138.5	140.9
	50th	93	94	95	97	98	99	100
	90th	107	107	108	110	111	112	113
	95th	110	111	112	113	115	116	117
	95th + 12 mm Hg	122	123	124	125	127	128	129
9	Estatura t (in)	49.3	50.2	51.7	53.4	55.1	56.7	57.7
	Estatura (cm)	125.3	127.6	131.3	135.6	140.1	144.1	146.6
	50th	95	95	97	98	99	100	101
	90th	108	108	109	111	112	113	114
	95th	112	112	113	114	116	117	118
	95th + 12 mm Hg	124	124	125	126	128	129	130
10	Estatura (in)	51.1	52	53.7	55.5	57.4	59.1	60.2
	Estatura (cm)	129.7	132.2	136.3	141	145.8	150.2	152.8
	50th	96	97	98	99	101	102	103
	90th	109	110	111	112	113	115	116
	95th	113	114	114	116	117	119	120
	95th + 12 mm Hg	125	126	126	128	129	131	132
11	Estatura (in)	53.4	54.5	56.2	58.2	60.2	61.9	63
	Estatura (cm)	135.6	138.3	142.8	147.8	152.8	157.3	160
	50th	98	99	101	102	104	105	106
	90th	111	112	113	114	116	118	120
	95th	115	116	117	118	120	123	124
	95th + 12 mm Hg	127	128	129	130	132	135	136
12	Estatura (in)	56.2	57.3	59	60.9	62.8	64.5	65.5
	Estatura (cm)	142.8	145.5	149.9	154.8	159.6	163.8	166.4

DBP (mmHg						
Percentil de estatura ou estatura medida						
67	67	68	69	70	71	71
70	71	72	72	73	74	74
82	83	84	84	85	86	86
45.6	46.4	47.7	49.2	50.7	52.1	53
115.9	117.8	121.1	124.9	128.8	132.5	134.7
55	55	56	57	58	59	60
68	68	69	70	71	72	72
72	72	73	73	74	74	75
84	84	85	85	86	86	87
47.6	48.4	49.8	51.4	53	54.5	55.5
121	123	126.5	130.6	134.7	138.5	140.9
56	56	57	59	60	61	61
69	70	71	72	72	73	73
72	73	74	74	75	75	75
84	85	86	86	87	87	87
49.3	50.2	51.7	53.4	55.1	56.7	57.7
125.3	127.6	131.3	135.6	140.1	144.1	146.6
57	58	59	60	60	61	61
71	71	72	73	73	73	73
74	74	75	75	75	75	75
86	86	87	87	87	87	87
51.1	52	53.7	55.5	57.4	59.1	60.2
129.7	132.2	136.3	141	145.8	150.2	152.8
58	59	59	60	61	61	62
72	73	73	73	73	73	73
75	75	76	76	76	76	76
87	87	88	88	88	88	88
53.4	54.5	56.2	58.2	60.2	61.9	63
135.6	138.3	142.8	147.8	152.8	157.3	160
60	60	60	61	62	63	64
74	74	74	74	74	75	75
76	77	77	77	77	77	77
88	89	89	89	89	89	89
56.2	57.3	59	60.9	62.8	64.5	65.5
142.8	145.5	149.9	154.8	159.6	163.8	166.4

(continua)

9. Tabela de PA de acordo com idade e percentis de estatura no sexo feminino (*continuação*)

Valores de pressão arterial (PA) para meninas de acordo com a idade e percentil de estatura								
				SBP (mmHg)				
Idade (anos)	Percentil (PA)	Percentil de estatura ou estatura medida						
	50th	102	102	104	105	107	108	108
	90th	114	115	116	118	120	122	122
	95th	118	119	120	122	124	125	126
	95th + 12 mm Hg	130	131	132	134	136	137	138
13	Estatura (in)	58.3	59.3	60.9	62.7	64.5	66.1	67
	Estatura (cm)	148.1	150.6	154.7	159.2	163.7	167.8	170.2
	50th	104	105	106	107	108	108	109
	90th	116	117	119	121	122	123	123
	95th	121	122	123	124	126	126	127
	95th + 12 mm Hg	133	134	135	136	138	138	139
14	Estatura (in)	59.3	60.2	61.8	63.5	65.2	66.8	67.7
	Estatura (cm)	150.6	153	156.9	161.3	165.7	169.7	172.1
	50th	105	106	107	108	109	109	109
	90th	118	118	120	122	123	123	123
	95th	123	123	124	125	126	127	127
	95th + 12 mm Hg	135	135	136	137	138	139	139
15	Estatura t (in)	59.7	60.6	62.2	63.9	65.6	67.2	68.1
	Estatura (cm)	151.7	154	157.9	162.3	166.7	170.6	173
	50th	105	106	107	108	109	109	109
	90th	118	119	121	122	123	123	124
	95th	124	124	125	126	127	127	128
	95th + 12 mm Hg	136	136	137	138	139	139	140
16	Estatura t (in)	59.9	60.8	62.4	64.1	65.8	67.3	68.3
	Estatura (cm)	152.1	154.5	158.4	162.8	167.1	171.1	173.4
	50th	106	107	108	109	109	110	110
	90th	119	120	122	123	124	124	124
	95th	124	125	125	127	127	128	128
	95th + 12 mm Hg	136	137	137	139	139	140	140
17	Estatura t (in)	60.0	60.9	62.5	64.2	65.9	67.4	68.4
	Estatura (cm)	152.4	154.7	158.7	163.0	167.4	171.3	173.7
	50th	107	108	109	110	110	110	111
	90th	120	121	123	124	124	125	125
	95th	125	125	126	127	128	128	128
	95th + 12 mm Hg	137	137	138	139	140	140	140

Fonte: Flynn JT et al. Clinical Practice Guideline for Screening and Management of High Blood Pressure in Children and Adolescents. Pediatrics.,2017;140(3):e20171904.

DBP (mmHg						
Percentil de estatura ou estatura medida						
61	61	61	62	64	65	65
75	75	75	75	76	76	76
78	78	78	78	79	79	79
90	90	90	90	91	91	91
58.3	59.3	60.9	62.7	64.5	66.1	67
148.1	150.6	154.7	159.2	163.7	167.8	170.2
62	62	63	64	65	65	66
75	75	75	76	76	76	76
79	79	79	79	80	80	81
91	91	91	91	92	92	93
59.3	60.2	61.8	63.5	65.2	66.8	67.7
150.6	153	156.9	161.3	165.7	169.7	172.1
63	63	64	65	66	66	66
76	76	76	76	77	77	77
80	80	80	80	81	81	82
92	92	92	92	93	93	94
59.7	60.6	62.2	63.9	65.6	67.2	68.1
151.7	154	157.9	162.3	166.7	170.6	173
64	64	64	65	66	67	67
76	76	76	77	77	78	78
80	80	80	81	82	82	82
92	92	92	93	94	94	94
59.9	60.8	62.4	64.1	65.8	67.3	68.3
152.1	154.5	158.4	162.8	167.1	171.1	173.4
64	64	65	66	66	67	67
76	76	76	77	78	78	78
80	80	80	81	82	82	82
92	92	92	93	94	94	94
60.0	60.9	62.5	64.2	65.9	67.4	68.4
152.4	154.7	158.7	163.0	167.4	171.3	173.7
64	64	65	66	66	66	67
76	76	77	77	78	78	78
80	80	80	81	82	82	82
92	92	92	93	94	94	94

10. Tabela de PA de acordo com idade e percentis de estatura no sexo masculino

Valores de pressão arterial (PA) para meninos, de acordo com a idade e percentil de estatura								
		SBP (mmHg)						
Idade (anos)	Percentil	Percentil de estatura ou estatura medida						
		5%	10%	25%	50%	75%	90%	95%
1	Estatura (in)	30.4	30.8	31.6	32.4	33.3	34.1	34.6
	Estatura (cm)	77.2	78.3	80.2	82.4	84.6	86.7	87.9
	50th	85	85	86	86	87	88	88
	90th	98	99	99	100	100	101	101
	95th	102	102	103	103	104	105	105
	95th + 12 mmHg	114	114	115	115	116	117	117
2	Estatura (in)	33.9	34.4	35.3	36.3	37.3	38.2	38.8
	Estatura (cm)	86.1	87.4	89.6	92.1	94.7	97.1	98.5
	50th	87	87	88	89	89	90	91
	90th	100	100	101	102	103	103	104
	95th	104	105	105	106	107	107	108
	95th + 12 mmHg	116	117	117	118	119	119	120
3	Estatura (in)	36.4	37	37.9	39	40.1	41.1	41.7
	Estatura (cm)	92.5	93.9	96.3	99	101.8	104.3	105.8
	50th	88	89	89	90	91	92	92
	90th	101	102	102	103	104	105	105
	95th	106	106	107	107	108	109	109
	95th + 12 mmHg	118	118	119	119	120	121	121
4	Estatura (in)	38.8	39.4	40.5	41.7	42.9	43.9	44.5
	Estatura (cm)	98.5	100.2	102.9	105.9	108.9	111.5	113.2
	50th	90	90	91	92	93	94	94
	90th	102	103	104	105	105	106	107
	95th	107	107	108	108	109	110	110
	95th + 12 mmHg	119	119	120	120	121	122	122
5	Estatura (in)	41.1	41.8	43.0	44.3	45.5	46.7	47.4
	Estatura (cm)	104.4	106.2	109.1	112.4	115.7	118.6	120.3
	50th	91	92	93	94	95	96	96
	90th	103	104	105	106	107	108	108
	95th	107	108	109	109	110	111	112
	95th + 12 mmHg	119	120	121	121	122	123	124
6	Estatura (in)	43.4	44.2	45.4	46.8	48.2	49.4	50.2
	Estatura (cm)	110.3	112.2	115.3	118.9	122.4	125.6	127.5
	50th	93	93	94	95	96	97	98
	90th	105	105	106	107	109	110	110

DBP (mmHg)						
Percentil de estatura ou estatura medida						
5%	10%	25%	50%	75%	90%	95%
30.4	30.8	31.6	32.4	33.3	34.1	34.6
77.2	78.3	80.2	82.4	84.6	86.7	87.9
40	40	40	41	41	42	42
52	52	53	53	54	54	54
54	54	55	55	56	57	57
66	66	67	67	68	69	69
33.9	34.4	35.3	36.3	37.3	38.2	38.8
86.1	87.4	89.6	92.1	94.7	97.1	98.5
43	43	44	44	45	46	46
55	55	56	56	57	58	58
57	58	58	59	60	61	61
69	70	70	71	72	73	73
36.4	37	37.9	39	40.1	41.1	41.7
92.5	93.9	96.3	99	101.8	104.3	105.8
45	46	46	47	48	49	49
58	58	59	59	60	61	61
60	61	61	62	63	64	64
72	73	73	74	75	76	76
38.8	39.4	40.5	41.7	42.9	43.9	44.5
98.5	100.2	102.9	105.9	108.9	111.5	113.2
48	49	49	50	51	52	52
60	61	62	62	63	64	64
63	64	65	66	67	67	68
75	76	77	78	79	79	80
41.1	41.8	43.0	44.3	45.5	46.7	47.4
104.4	106.2	109.1	112.4	115.7	118.6	120.3
51	51	52	53	54	55	55
63	64	65	65	66	67	67
66	67	68	69	70	70	71
78	79	80	81	82	82	83
43.4	44.2	45.4	46.8	48.2	49.4	50.2
110.3	112.2	115.3	118.9	122.4	125.6	127.5
54	54	55	56	57	57	58
66	66	67	68	68	69	69

(continua)

10. Tabela de PA de acordo com idade e percentis de estatura no sexo masculino (*continuação*)

Valores de pressão arterial (PA) para meninos, de acordo com a idade e percentil de estatura								
		SBP (mmHg)						
Idade (anos)	Percentil	Percentil de estatura ou estatura medida						
	95th	108	109	110	111	112	113	114
	95th + 12 mm Hg	120	121	122	123	124	125	126
7	Estatura (in)	45.7	46.5	47.8	49.3	50.8	52.1	52.9
	Estatura (cm)	116.1	118	121.4	125.1	128.9	132.4	134.5
	50th	94	94	95	97	98	98	99
	90th	106	107	108	109	110	111	111
	95th	110	110	111	112	114	115	116
	95th + 12 mm Hg	122	122	123	124	126	127	128

11. Valores de referência de colesterol total e frações e triglicérides.

Valores de referência para lípides e lipoproteínas em crianças e adolescentes				
Lípides	Aceitável	Limítrofe	Alto (p95)	Baixo (p5)
Colesterol total	<170	170-199	≥200	
HDL-c	>45	35-45/40-45		<35/<40
Triglicérides (0-9 anos)	<75	75-99	≥100	
Triglicérides (10-19 anos)	<90	90-129	≥130	
LDL-c	< 110	110-129	≥130	
Não-HDLc	123/120	123-143	≥144	
Apo A1	>120	110-120		<110
ApoB	<90	90-109	≥110	

HDL-c: colesterol da lipoproteína de alta densidade; LDL-c: colesterol da lipoproteína de baixa densidade.

Fonte: I Diretriz brasileira de hipercolesterolemia familiar, 2012; JClinLipidol, 2015, 9 , S93-100

Valores de colesterol e condições para indicação de tratamento hipolipemiante em crianças e adolescentes	
Níveis de LDL-c (mg/dL)	Estratificação de risco
> 190	Sem outro fator de risco
160 - 189	História familiar de doença arterial isquêmica precoce ou uma condição ou fator de alto risco OU
130 - 159	Doença arterial coronariana clínica ou duas condições ou fatores de alto risco ou uma condição ou fator de alto risco + duas condições ou fatores de moderado risco

Fonte: Atualização da Diretriz Brasileira de Dislipidemias e Prevenção da Aterosclerose – 2017.

DBP (mmHg)						
Percentil de estatura ou estatura medida						
69	70	70	71	72	72	73
81	82	82	83	84	84	85
45.7	46.5	47.8	49.3	50.8	52.1	52.9
116.1	118	121.4	125.1	128.9	132.4	134.5
56	56	57	58	58	59	59
68	68	69	70	70	71	71
71	71	72	73	73	74	74
83	83	84	85	85	86	86

Apêndice 4
Tireoide

Coordenação:
Lucas Ribeiro Mota
Cristiane Kochi

Limite superior do volume normal da tireoide (em mL) medido por ultrassonografia em crianças com idade entre 6 e 15 anos, de área suficiente em iodo, de acordo com a idade e gênero

Idade (anos)	meninos	meninas
6	5,4	5
7	5,7	5,9
8	6,1	6,9
9	6,8	8
10	7,8	9,2
11	9	10,4
12	10,4	11,7
13	12	13,1
14	13,9	14,6
15	16	16,1

Fonte: World Health Organization & International Council for Control of Iodine Deficiency Disorders. Recommended normative values for thyroid volume in children aged 6-15 years. Bulletin of the World Health Organization, 1997, 75 (2): 95-7.

Apêndice 5
Fórmulas

Coordenação:
Lucas Ribeiro Mota
Cristiane Kochi

Fórmulas

1. ESCALA QUANTITATIVA DE ACANTOSE *NIGRICANS*

PESCOÇO:
0. Ausente
1. Visível à observação minuciosa, extensão não mensurável.
2. Limitado à nuca e ausente na parte lateral do pescoço. máximo de 7,5cm.
3. Extende-se às margens laterais do pescoço, não visível com o paciente de frente. mede entre 7,5 e 15 cm.
4. Extensão lateral e anterior do pescoço, maior que 15cm, visto de frente.
AXILA:
0. Ausente
1. Visível à observação minuciosa, extensão não mensurável.
2. Localizada na porção central da axila
3. Envolve toda a fossa axilar, não visível com o braço fechado.
4. Visto de frente e de costas, mesmo com o braço fechado.
ARTICULAÇÕES METACARPO-FALANGEANAS:
0. Ausente
1. Presente
COTOVELOS:
0. Ausente
1. Presente
JOELHOS:
0. Ausente
1. Presente
TEXTURA DO PESCOÇO:
0. Pele fina sem diferença da pele normal à palpação.
1. Pele mais grossa à palpação.
2. Pele espessada e irregular. elevada com relação à pele normal.

(continua)

(*continuação*)
3. Pele extremamente irregular, "montanhas e vales", aspecto verrucóide.
ESCORE TOTAL:
1-3: Acantose leve
4-7: Acantose moderada
8-11: Acantose severa

Modificado de Burke, JP et al. Quantitative Scale of Acanthosis Nigricans. Diabetes Care, 22: 10; 1655-9, 1999.

2. FÓRMULA PARA CÁLCULO DA SUPERFÍCIE CORPÓREA:

$$SC = \frac{Peso \times 4 + 7}{Peso + 90}$$

3. FÓRMULA PARA CÁLCULO DO Z ESCORE:

$$Z\ escore = \frac{\text{variável paciente} - \text{variável média para a idade}}{\text{desvio-padrão para a idade e gênero}}$$

4. FÓRMULA PARA CÁLCULO DA ESTATURA FINAL (TH):

Meninas

$$TH = \frac{(\text{estatura do pai} - 13) + \text{estatura da mãe}}{2}$$

Meninos

$$TH = \frac{(\text{estatura do mãe} + 13) + \text{estatura da pai}}{2}$$

5. FÓRMULA PARA RESISTÊNCIA INSULÍNICA:

$$HOMA\text{-}IR = \frac{\text{Insulina jejum } (\mu U/L) \times \text{glicemia jejum } (mmol/L)}{22{,}5}$$

Índice de sensibilidade à insulina corporal total (WBISI):

$$\text{WBISI} = \frac{10.000}{\sqrt{\dfrac{(\text{glicemia de jejum (mg/dL)} \times \text{insulina de jejum } (\mu\text{U/L})}{(\text{glicemia média} \times \text{insulina média})}}}$$

$$\text{Quiki} = \frac{1}{(\log \text{insulina de jejum} + \log \text{glicemia de jejum})}$$

6. FÓRMULA PARA CÁLCULO DA RAZÃO MOLAR IGF-1/ IGFBP3:

$$\text{Razão molar} = \frac{\text{IGF1 (ng/mL)} \times 0{,}13}{[\text{IGFBP-3 (ng/mL)} \times 0{,}035]}$$

Apêndice 6
Exames laboratoriais

Coordenação:
Arthur Lyra
Cristiane Kochi

Nome	Valor de referência	Método
11-desoxicor- tisol Compostos	Basal: até 45 ng/dL (até 1,3 nmol/L)	Cromatografia líquida acoplada a espectrometria de massas em tandem
17-alfa-hidroxi progesterona 17-OH- -progesterona 17OHP (ng/mL)	**Idade** / **Masculino** / **Feminino** < 1 ano / ≤ 0,79 / ≤ 0,76 1 a 5 anos / ≤ 0,85 / ≤ 0,64 5 a 10 anos / ≤ 0,69 / ≤0,59 10 a 15 anos / ≤ 1,28 / ≤ 2,36 15 a 20 anos / 0,42-2,26 / ≤ 2,09	Dosagem por espectrometria de massa em tandem após cromatografia líquida (LC-MS/MS)
17-hidroxi pregnenolona 17-OH- -pregnenolona	Masculino: ≤ 700 ng/dL Feminino (pré-menopausa): ▪ fase folicular: 38-378 ng/dL ▪ pico ovulatório: 33-583 ng/dL ▪ fase lútea: 70-470 ng/dL Pediátricos: ▪ Inferior a 30 dias: ≤ 3.013 ng/dL ▪ 1-11 meses: ≤ 869 ng/dL ▪ 1 ano: ≤ 557 ng/dL ▪ 2 anos: ≤ 487 ng/dL ▪ 3 anos: ≤ 541 ng/dL ▪ 4 anos: ≤ 561 ng/dL ▪ 5 anos: ≤ 564 ng/dL ▪ 6 anos: ≤ 561 ng/dL ▪ 7 anos: ≤ 549 ng/dL ▪ 8 anos: ≤ 569 ng/dL ▪ 9 anos: ≤ 590 ng/dL ▪ 10 anos: ≤ 594 ng/dL ▪ 11 anos: ≤ 629 ng/dL ▪ 12 anos: ≤ 666 ng/dL ▪ 13 anos: ≤ 678 ng/dL ▪ 14 anos: ≤ 706 ng/dL ▪ 15 anos: ≤ 735 ng/dL ▪ 16 anos: ≤ 739 ng/dL ▪ 17 anos: ≤ 756 ng/dL	Cromatografia líquida acoplada a espectrometria de massas em tandem
18-hidroxicor- ticosterona, soro	Masculino: ≤ 175 ng/dL Feminino (pré-menopausa): ▪ fase folicular: ≤ 98 ng/dL ▪ pico ovulatório: ≤ 152 ng/dL ▪ fase lútea: 36-164 ng/dL Pediátricos: ▪ Inferior a 30 dias: não estabelecido ▪ 1-11 meses: ≤ 165 ng/dL ▪ 1 ano: ≤ 140 ng/dL ▪ 2 anos: ≤ 129 ng/dL ▪ 3 anos: ≤ 128 ng/dL ▪ 4 anos: ≤ 133 ng/dL ▪ 5 anos: ≤ 142 ng/dL	Cromatografia líquida acoplada a espectrometria de massas em tandem

(continua)

Nome	Valor de referência	Método
18-hidroxicorticosterona, soro	▪ 6 anos: ≤ 151 ng/dL ▪ 7 anos: ≤ 160 ng/dL ▪ 8 anos: ≤ 164 ng/dL ▪ 9 anos: ≤ 166 ng/dL ▪ 10 anos: ≤ 165 ng/dL ▪ 11 anos: ≤163 ng/dL ▪ 12 anos: ≤ 159 ng/dL ▪ 13 anos: ≤ 155 ng/dL ▪ 14 anos: ≤ 151 ng/dL ▪ 15 anos: ≤ 146 ng/dL ▪ 16 anos: ≤ 142 ng/dL ▪ 17 anos: ≤ 138 ng/dL	
21-desoxicortisol	Basal: até 40 ng/dL para adultos	Cromatografia líquida acoplada a espectrometria de massas em tandem
A1c (hemoglobina glicada)	<5,7%: baixo risco de diabetes 5,7 a 6,4%: risco aumentado de diabetes ≥ 6,5%: consistente com diabetes	Cromatografia em coluna de troca iônica em sistema de HPLC
Acetonemia Acido hidroxibutírico Beta hidroxibutirato Cetona no sangue	Adulto: inferior a 0,28 mmol/L Pediátrico: 0,04 a 0,18 mmol/L	Enzimático
ACTH plasmático	Basal: 7 a 63 pg/mL entre 7 e 10 da manhã.	Ensaio eletroquimioluminométrico.
Adiponectina	**Índice de massa corpórea / sexo masculino (µg/mL) / sexo feminino (µg/mL)** < 25 kg/m² / 4-26 / 5-37 25-30 kg/m² / 4-20 / 5-28 > 30 kg/m² / 2-20 / 4-22	ELISA
Aldosterona, soro	Em repouso: 1,8 a 23,2 ng/dL Em posição ortostática: 2,5 a 39,2 ng/dL	Imunoensaio competitivo quimioluminescente
Aldosterona, soro	**Idade / Masculino (ng/dL) / Feminino (ng/dL)** < 1 ano / ≤ 103,42 / ≤ 111,44 1 a 5 anos / ≤ 37,3 / ≤ 62,54 5 a 10 anos / ≤ 30,61 / ≤ 30,3 10 a 15 anos / ≤ 24,44 / ≤ 29,88 15 a 20 anos / ≤ 24,39 / ≤ 39,17	Dosagem por espectrometria de massa em tandem após cromatografia líquida (LC-MS/MS)
Aldosterona, urina	1,2 a 28,1 µg no volume de 24 h	Imunoensaio competitivo quimioluminescente

(continua)

Nome	Valor de referência			Método
Alfafetoproteína	**Idade**	**Limite inferior**	**Limite superior (ng/mL)**	Quimioluminescência (Roche)
	0 a < 1 mês	não aplicável	> 1.210	
	1 a < 6 meses	48	69	
	6 a < 12 meses	3,5	< 0,6	
	1 a < 19 anos	7,0		
Amônia, plasma	Mulheres: 11 a 51 micromol/L Homens: 16 a 60 micromol/L			Enzimático
Androstenediona Adrenal, androstenediona Delta 4 (ng/mL)	**Masculino Idade**	**Limite inferior**	**Limite superior (mcg/dL)**	Dosagem por espectrometria de massa em tandem após cromatografia líquida (LC-MS/MS)
	< 1 ano	≤ 0,20	não aplicável	
	1 a 5 anos	≤ 0,17	não aplicável	
	5 a 10 anos	≤ 0,39	não aplicável	
	10 a 15 anos	0,08	1,04	
	15 a 20 anos	0,40	1,64	
	Feminino Idade	**Limite inferior**	**Limite superior (mcg/dL)**	
	< 1 ano	≤ 0,20	não aplicável	
	1 a 5 anos	≤ 0,15	não aplicável	
	5 a 10 anos	≤ 0,48	não aplicável	
	10 a 15 anos	0,13	1,96	
	15 a 20 anos	0,36	2,24	
Anticorpo antitireoglobulina	< 60 U/mL			Imunométrico quimioluminescente
Anticorpo antitireoperoxidase	< 60 U/mL			Imunométrico quimioluminescente
Anti-GAD (anticorpo anti descarboxilase do ácido glutâmico)	Até 10 UI/mL			Elisa
Anti-ICA 512 Anti-insulina	Até 0,02 nmol/L			Radioimunoensaio
Anti-znt8 Anticorpo antitrasportador de zinco 8	0,0-15,0 u/mL			ELISA quantitativo

(continua)

Nome	Valor de referência				Método
Apolipoproteina a1 Apoproteina a1 Apo a 1	▪ sexo masculino: 90-170 mg/dL ▪ sexo feminino: 107-214 mg/dL				Imunoturbidimétrico
Apolipoproteína b Apoproteina b Apo b 100	▪ sexo masculino: 56-162 mg/dL ▪ sexo feminino: 51-171 mg/dL				Imunoturbidimétrico
Ca 125 Antigeno carcinoembrionario soro	▪ até 35 u/mL ▪ limite inferior de detecção: 0,6 u/mL				Eletroquimioluminométrico
Calcitonina	Condições basais: ▪ adultos do sexo masculino: até 14,3 pg/mL ▪ adultos do sexo feminino: até 9,8 pg/mL				Ensaio eletroquimioluminométrico
Catecolaminas urinárias	**Idade**	**Noradrenalina**	**Adrenalina**	**Dopamina**	Cromatografia líquida de alta performance, com detecção amperométrica
	Até 1 ano	< 10	< 2,5	<85	
	1 a 2 anos	< 20	< 3,5	<140	
	3 a 4 anos	< 30	< 6,5	40 a 260	
	5 a 7 anos	8 a 45	< 10	65 a 400	
	8 a 10 anos	10 a 65	< 14	65 a 400	
	> 10 anos	15 a 80	< 20	65 a 400	
Corticosterona	Em condições basais entre 7 e 9 h: de 95 a 1.500 ng/dL				Cromatografia líquida acoplada a espectrometria de massas em tandem
Copeptina Pró-adh Prohormonio avp Provasopressin (proavp) c-terminal	≤ 14 pmol/L				Ensaio de imunofluorescência (ifa)
Cortisol basal 8 h	**Idade**	**Limite inferior**	**Limite superior (mcg/dL)**		Quimioluminescência (Roche)
	0 a < 1 mês	0,5	14		
	1 a < 12 meses	0,7	20		
	1 a < 12 anos	2,4	15		
	12 a < 19 anos	3,6	17		

(continua)

Nome	Valor de referência	Método
Cortisol basal 8 h	**Masculino Idade – Limite inferior – Limite superior (mcg/dL)** < 1 ano – 2,41 – 19,84 1 a 5 anos – 3,43 – 18,95 5 a 10 anos – 3,63 – 15,31 10 a 15 anos – 3,03 – 16,43 15 a 20 anos – 4,13 – 21,44 **Feminino Idade – Limite inferior – Limite superior (mcg/dL)** < 1 ano – 2,16 – 15,93 1 a 5 anos – 2,84 – 23,99 5 a 10 anos – 3,25 – 15,50 10 a 15 anos – 3,46 – 18,18 15 a 20 anos – 4,92 – 46,17	Dosagem por espectrometria de massa em tandem após cromatografia líquida (LC-MS/MS)
Cortisol livre na urina	▪ masculino: 4,2 a 60,0 µg/24 h ▪ feminino: 3,0 a 43,0 µg/24 h	Dosagem por espectrometria de massa em tandem após cromatografia líquida (LC-MS/MS)
Cortisol salivar	▪ adultos (condições basais): entre 7 e 9 h: 100 a 670 ng/dL ▪ entre 16 e 17 h: 50 a 140 ng/dL ▪ entre 23 e 24 h: até 100 ng/dL	Cromatografia líquida acoplada a espectrometria de massas em tandem
Cortisona basal	**Masculino Idade – Limite inferior – Limite superior (ng/dL)** < 1 ano – 741 – 3.374,51 1 a 5 anos – 732,58 – 2.976,49 5 a 10 anos – 628,75 – 2.414,07 10 a 15 anos – 576,84 – 3.103,39 15 a 20 anos – 1.084,45 – 3.570,63 **Feminino Idade – Limite inferior – Limite superior (ng/dL)** < 1 ano – 833,53 – 3360,09 1 a 5 anos – 608,56 – 3192,80 5 a 10 anos – 628,75 – 2552,51 10 a 15 anos – 608,56 – 2910,15 15 a 20 anos – 833,53 – 2915,92	Dosagem por espectrometria de massa em tandem após cromatografia líquida (LC-MS/MS)
Cortisona livre urinária	▪ masculino: 17 a 141 µg/24h ▪ feminino: 15 a 122 µg/24h ▪ cortisol/cortisona: 0,11 a 0,67	Dosagem por espectrometria de massa em tandem após cromatografia líquida (LC-MS/MS)

(continua)

Nome	Valor de referência	Método
CTX (telopeptidio carboxi terminal)	▪ Homem: inferior a 0,850ng/mL ▪ Mulheres: inferior a 0,650 ng/mL	eletroquimioluminométrico
Deoxicorticosterona (11-desoxicorticosterona)	Basal: até 25 ng/dL para adultos	Cromatografia líquida acoplada a espectrometria de massas em tandem
DHEA	▪ Acima de 1 ano, pré-púberes: até 170 ng/dL ▪ Adolescentes e adultos: 240 a 1.200 ng/dL ▪ Acima de 31 anos: 120 a 870 ng/dL	Cromatografia líquida acoplada a espectrometria de massas em tandem
DHEAS	**Masculino Idade** | **Limite inferior** | **Limite superior (mcg/dL)** < 1 ano | ≤ 19,52 | não aplicável 1 a 5 anos | ≤ 16,58 | não aplicável 5 a 10 anos | ≤ 99,48 | não aplicável 10 a 15 anos | 18,42 | 252,02 15 a 20 anos | 55,63 | 441,41 **Feminino Idade** | **Limite inferior** | **Limite superior (mcg/dL)** < 1 ano | ≤ 21,00 | não aplicável 1 a 5 anos | ≤ 25,79 | não aplicável 5 a 10 anos | ≤ 104,27 | não aplicável 10 a 15 anos | 17,31 | 213,33 15 a 20 anos | 43,47 | 405,30	Dosagem por espectrometria de massa em tandem após cromatografia líquida (LC-MS/MS)
DHT (di-hidrotestosterona)	▪ Feminino: 5 a 46 ng/dL (adultas) ▪ Masculino: 16 a 79 ng/dL (adultos)	Cromatografia líquida acoplada a espectrometria de massas em tandem
Estradiol (E2)	Feminino: ▪ Fase folicular: 1,2 a 23,3 ng/dL (45 a 854 pmol/L) ▪ Fase lútea: 2,2 a 34,1 ng/dL (82 a 1251 pmol/L) ▪ Pico ovulatório: 4,1 a 39,8 ng/dL (151 a 1461 pmol/L) ▪ Menopausa: até 5,5 ng/dL (até 201 pmol/L) Masculino: 2,6 a 6 ng/dL (95 a 223 pmol/L) Crianças de 1 a 10 anos: ▪ Feminino: 0,6 a 2,7 ng/dL (22 a 99 pmol/L) ▪ Masculino: até 2 ng/dL (até 73 pmol/L)	Eletroquimioluminométrico
Estradiol (E2)	**Idade** | **Masculino (pmol/L)** | **Feminino (pmol/L)** < 1 ano | ≤ 75,2 | ≤ 81,0 1 a 5 anos | ≤ 71,4 | ≤ 63,3 5 a 10 anos | ≤ 37,0 | ≤ 43,5 10 a 15 ano | ≤ 104,0 | ≤ 837,3 15 a 20 anos | ≤ 170,6 | ≤ 935,0	Dosagem por espectrometria de massa em tandem após cromatografia líquida (LC-MS/MS)

(continua)

<table>
<tr><th>Nome</th><th>Valor de referência</th><th>Método</th></tr>
<tr><td>FGF23</td><td>Adultos: < 180 RU/mL
1 mês de vida a 17 anos: < 230 RU/mL
Até 1 mês de vida: > 900 RU/mL</td><td>ELISA</td></tr>
<tr><td>FSH</td><td>Feminino:
▪ Fase folicular: até 12 UI/L
▪ Fase lútea: até 12 UI/L
▪ Pico ovulatório: 12 a 25 UI/L
▪ Menopausa: > 30 UI/L
Masculino: até 10 UI/L (adultos)
Crianças pré-púberes: até 4 UI/L</td><td>Eletroquimiolumi-
nométrico</td></tr>
<tr><td>Globulina transportadora de cortisol
Proteína ligadora de cortisol
Transcortina</td><td>1,9 a 4,5 mg/dL</td><td>Radioimunoensaio</td></tr>
<tr><td>Hormônio antimülleriano, soro
Amh – hormônio antimülleriano no soro
Ham – hormônio antimülleriano</td><td>Feminino:
▪ 20 a 24 anos: 1,66 a 9,49 ng/mL
▪ 25 a 29 anos: 1,18 a 9,16 ng/mL
▪ 30 a 34 anos: 0,67 a 7,55 ng/mL
▪ 35 a 39 anos: 0,78 a 5,24 ng/mL
▪ 40 a 44 anos: 0,10 a 2,96 ng/mL
▪ 45 a 50 anos: 0,05 a 2,06 ng/mL
Mulheres com SOP: 2,41 a 17,1 ng/mL
Masculino adultos: 1,43 a 11,6 ng/mL</td><td>Eletroquimiolumi-
nométrico</td></tr>
<tr><td>IGF1</td><td>
<table>
<tr><th>Tanner</th><th>Idade</th><th>2,5%</th><th>25%</th><th>50%</th><th>75%</th><th>97,5% (ng/mL)</th></tr>
<tr><td colspan="7">Meninos</td></tr>
<tr><td>I</td><td>6,1-12,9</td><td>81,3</td><td>132,5</td><td>160,0</td><td>187,9</td><td>255,3</td></tr>
<tr><td>II</td><td>8,1-14,8</td><td>106,2</td><td>212,4</td><td>276,9</td><td>331,8</td><td>432,3</td></tr>
<tr><td>III</td><td>10,9-16,0</td><td>244,9</td><td>341,2</td><td>407,2</td><td>449,0</td><td>511,4</td></tr>
<tr><td>IV</td><td>12,4-17,1</td><td>222,6</td><td>364,5</td><td>439,0</td><td>492,4</td><td>577,7</td></tr>
<tr><td>V</td><td>13,5-20,0</td><td>227,4</td><td>308,6</td><td>355,7</td><td>412,3</td><td>517,8</td></tr>
<tr><td colspan="7">Meninas</td></tr>
<tr><td>I</td><td>5,8-12,1</td><td>85,9</td><td>152,6</td><td>187,7</td><td>235,3</td><td>323,0</td></tr>
<tr><td>II</td><td>9,3-14,1</td><td>117,5</td><td>190,0</td><td>247,3</td><td>323,2</td><td>451,3</td></tr>
<tr><td>III</td><td>9,3-15,1</td><td>258,3</td><td>335,5</td><td>382,8</td><td>430,8</td><td>528,5</td></tr>
<tr><td>IV</td><td>11,8-16,6</td><td>224,2</td><td>339,8</td><td>378,3</td><td>437,5</td><td>585,8</td></tr>
<tr><td>V</td><td>12,5-19,9</td><td>188,2</td><td>277,4</td><td>339,1</td><td>394,9</td><td>511,6</td></tr>
</table>
</td><td>Quimioluminescência (ensaio iSYS)</td></tr>
</table>

(continua)

Nome	Valor de referência	Método
IGFBP3	(ver tabela abaixo)	Quimioluminescência (ensaio iSYS)

Tanner	Idade	2,5%	25%	50%	75%	97,5% (ng/mL)
Meninos						
I	6,1-12,9	9,36	13,02	15,03	17,05	23,12
II	8,1-14,8	10,55	18,34	22,39	26,42	33,00
III	10,9-16,0	20,96	27,40	28,99	32,40	39,58
IV	12,4-17,1	19,33	27,05	31,07	35,15	41,82
V	13,5-20,0	18,43	23,47	26,98	29,74	35,21
Meninas						
I	5,8-12,1	10,30	14,55	17,27	20,39	26,32
II	9,3-14,1	12,93	17,21	20,92	25,84	32,44
III	9,3-15,1	20,41	26,13	29,51	32,14	38,95
IV	11,8-16,6	15,25	24,88	29,18	33,55	41,62
V	12,5-19,9	14,25	20,00	25,69	29,02	36,14

Nome	Valor de referência	Método
Insulina	**Índice de massa corpórea** / **insulina basal (mUI/L)** < 25 kg/m² — 2 a 13 25-30 kg/m² — 2 a 19 > 30 kg/m² — 2 a 23	eletroquimioluminométrico
LH	Feminino: • Fase folicular: até 12 UI/L • Fase lútea: até 15 UI/L • Pico ovulatório: 15 a 100UI/L • Menopausa: > 15UI/L Masculino: até 9 UI/L (adultos) Crianças pré-púberes: até 0,3 UI/L	Eletroquimioluminométrico
Peptídeo C	1,1 a 4,4 ng/mL	eletroquimioluminométrico
Progesterona	**Idade** — **Masculino (ng/dL)** < 1 ano — ≤ 37,10 1 a 5 anos — ≤ 23,27 5 a 10 anos — ≤ 21,69 10 a 15 anos — ≤ 23,58 15 a 20 anos — ≤ 26,72 **Idade** — **Feminino (ng/dL)** < 1 ano — ≤ 43,08 1 a 5 anos — ≤ 16,98 5 a 10 anos — ≤ 23,27 10 a 15 anos — ≤ 1.294,94 15 a 20 anos — ≤ 1.739,90	Dosagem por espectrometria de massa em tandem após cromatografia líquida (LC-MS/MS)

(continua)

Nome	Valor de referência			Método
Prolactina	**Idade**	**Limite inferior**	**Limite superior (ng/mL)**	Quimioluminescência (Roche)
	0 a < 1 mês	1,1	470	
	1 a < 12 meses	5,2	60	
	1 a < 19 anos	3,0	25	
PTH	**Idade**	**Limite inferior**	**Limite superior (pg/mL)**	Quimioluminescência (Roche)
	0 a < 1 mês	6,60	59,4	
	1 a < 12 meses	8,49	61,3	
	1 a < 11 anos	11,3	60	
	11 a < 19 anos	15,1	68	
PTHrp	14 a 27 pg/mL			imunoensaio

Razão IGF1/IGFBP3 — Método: Quimioluminescência (ensaio iSYS)

Tanner	Idade	2,5%	25%	50%	75%	97,5%
Meninos						
I	6,1-12,9	9,36	13,02	15,03	17,05	23,12
II	8,1-14,8	10,55	18,34	22,39	26,42	33,00
III	10,9-16,0	20,96	27,40	28,99	32,40	39,58
IV	12,4-17,1	19,33	27,05	31,07	35,15	41,82
V	13,5-20,0	18,43	23,47	26,98	29,74	35,21
Meninas						
I	5,8-12,1	10,30	14,55	17,27	20,39	26,32
II	9,3-14,1	12,93	17,21	20,92	25,84	32,44
III	9,3-15,1	20,41	26,13	29,51	32,14	38,95
IV	11,8-16,6	15,25	24,88	29,18	33,55	41,62
V	12,5-19,9	14,25	20,00	25,69	29,02	36,14

Nome	Valor de referência			Método
	Feminino Idade	**Limite inferior**	**Limite superior (nmol/L)**	Quimioluminescência (Roche)
	0 a < 1 mês	16	> 200	
	1 mês a < 13 anos	37,5	> 200	
	13 a < 15 anos	21,1	152	
	15 a < 19 anos	21,6	127	

(continua)

Nome	Valor de referência			Método
SHBG	**Masculino Idade**	**Limite inferior**	**Limite superior (nmol/L)**	Quimioluminescência (Roche)
	0 a < 1 mês	16	> 200	
	1 mês a < 13 anos	37,5	> 200	
	13 a < 15 anos	21,1	152	
	15 a < 19 anos	12,5	60,5	
T3livre	**Idade**	**Limite inferior**	**Limite superior (pg/mL)**	Quimioluminescência (Roche)
	0 a < 1 mês	2,73	8,46	
	1 a < 12 meses	3,39	5,60	
	1 a < 14 anos	2,99	5,08	
	14 a < 19 anos	3,26	5,34	
T3reverso	8 a 25 ng/dL			Cromatografia líquida acoplada a espectrometria de massas em tandem
T3total	**Idade**	**Limite inferior**	**Limite superior (ng/dL)**	Quimioluminescência (Roche)
	0 a < 1 ano	126	231	
	1 a < 12 anos	111	195	
	12 a < 16 anos	86,8	177	
T4livre	**Idade**	**Limite inferior**	**Limite superior (ng/dL)**	Quimioluminescência (Roche)
	0 a < 1 mês	1,24	3,89	
	1 a < 12 meses	1,09	1,71	
	1 a < 19 anos	1,01	1,63	
T4total	▪ 1ª semana de vida: 15 mcg/dL ▪ até 1 mês de vida: 8,2-16,6 mcg/dL ▪ 1-12 meses: 7,2-15,6 mcg/dL ▪ 1-5 anos: 7,3-15 mcg/dL ▪ 5-12 anos: 6,4-13,3 mcg/dL ▪ acima de 12 anos: 4,5-12 mcg/dL			Imunoensaio eletroquimioluminescente

(continua)

Nome	Valor de referência			Método
TBG	14 a 31 mg/L			Imunoensaio competitivo por eletroquimioluminescência
Testosterona livre	Masculino: 131 a 640 pmol/L Feminino: 2 a 37 pmol/L			Baseada nas concentrações de testosterona total e SHBG
Testosterona total	**Feminino: Idade**	**Limite inferior**	**Limite superior (ng/dL)**	Quimioluminescência (Roche)
	0 a < 6 meses	< 2,9	346	
	6 meses a < 11 anos	< 2,9	não aplicável	
	11 a < 19 anos	< 2,9	52	
	Masculino: Idade	**Limite inferior**	**Limite superior (ng/dL)**	
	0 a < 6 meses	5,8	548	
	6 meses a < 11 anos	< 2,9	não aplicável	
	11 a < 15 anos	< 2,9	563	
	15 a 19 anos	49	769	
Testosterona total	**Masculino Idade**	**Limite inferior**	**Limite superior (ng/dL)**	Dosagem por espectrometria de massa em tandem após cromatografia líquida (LC-MS/MS).
	< 1 ano	≤ 115,65		
	1 a 10 anos	≤ 9,22		
	10 a 15 anos	91,42	743,54	
	15 a 20 anos	239,10	886,02	
	Feminino Idade	**Limite inferior**	**Limite superior (ng/dL)**	
	< 1 ano	≤ 94,31		
	1 a 10 anos	≤ 14,13		
	10 a 15 anos	4,03	50,18	
	15 a 20 anos	11,24	62,01	
Tireoglobulina	1,1 a 130 ng/mL			Imunométrico quimioluminescente

(continua)

Nome	Valor de referência	Método
Tireoglobulina	Pacientes sem tireoide: inferior a 0,7 ng/mL	Nanocromatografia líquida acoplada a espectrometria de massas de alta resolução
Trab	Expressos em termos de inibição da ligação do TSH: Positivo: a partir de 1,5 U/L Normal: < 1 U/L Indeterminado: entre 1 e 1,5 U/L	Imunoensaio competitivo por eletroquimioluminescência empregando receptores de TSH
TSH	**Idade** — **limite inferior** — **limite superior (mUI/L)** 0 a < 1 mês — 1,23 — 27,2 1 a < 12 meses — 1,03 — 6,80 1 a < 15 anos — 1,12 — 5,01 15 a < 19 anos — 0,68 — 4,09	Quimioluminescência (Roche)
Vitamina D	▪ suficiente: > 50 nmol/L (20 ng/mL) ▪ insuficiente: 30-50 nmol/L (12-20 ng/mL) ▪ deficiente: < 30 nmol/L (12 ng/mL)	Quimioluminescência ou Cromatografia líquida acoplada a espectrometria de massas em tandem

Exemplos de analitos que sofrem interferência da biotina:

Analito	Efeito da biotina	Imunoensaio
Insulina, LH, FSH, peptídeo C, prolactina, TSH, tireoglobulina, ACTH, calcitonina	Resultado baixo	Eletroquimioluminométrico (sanduíche)
Gastrina, tireoglobulina, prolactina	Resultado baixo	Quimioluminométrico (sanduíche)
Cortisol, estradiol, progesterona, T3, T4, T4livre, testosterona	Resultado alto	Eletroquimioluminescência (competitivo)
T4livre, T3 livre	Resultado alto	Quimioluminescência (competitivo)

REFERÊNCIAS

1. Baea YJ, Zeidlera R, Babera R, Vogel M, Wirkner K, Loefflerb M, et al. Reference intervals of nine steroid hormones over the life-span analyzed by LC-MS/MS: Effect of age, gender, puberty, and oral contraceptives. J Steroid Biochem Mol Biol. 2019;193:105409.
2. Bidlingmaier M, Friedrich N, Emeny RT, Spranger J, Wolthers OD, Roswall J, Körner A, Obermayer-Pietsch B, Hübener C, Dahlgren J, Frystyk J, Pfeiffer AFH, Doering A, Bielohuby M, Wallaschofski H, Arafat AM. Reference Intervals for Insulin-like Growth Factor-1(IGF-I) From Birth to Senescence: Results From a Multicenter Study Using a New Automated Chemiluminescence IGF-I Immunoassay Conforming to Recent International Recommendations. J Clin Endocrinol Metab. 2014;99:1712-21.
3. Bohn MK, Higgins V, Asgari S, Leung F, Hoffman B, Macri J, Adeli K. Paediatric reference intervals for 17 Roche cobas 8000 e602 immunoassays in the CALIPER cohort of healthy children and adolescents. Clin Chem Lab Med. 2019;57(12):1968-79.
4. Friedrich N, Wolthers OD, Arafat AM, Emeny RT, Spranger J, Roswall J, et al. Age- and Sex--Specific Reference Intervals Across Life Span for Insulin-Like Growth Factor Binding Protein 3 (IGFBP-3) and the IGF-I to IGFBP-3 Ratio Measured by New Automated Chemiluminescence Assays. J Clin Endocrinol Metab. 2014;99:1675-86.
5. Manual de provas funcionais – laboratórios. Fleury, 5.ed. 2018.
6. Munns CF, Shaw N, Kiely M et al. Global Consensus Recommendations on Prevention and Management of Nutritional Rickets. J Clin Endocrinol Metab. 2016;101:394-415.

Apêndice 7
Testes dinâmicos

Coordenação:
Arthur Lyra
Carlos A. Longui

Testes dinâmicos

1. AVALIAÇÃO DA ATIVAÇÃO DO EIXO GONADAL

1.1. Teste de estímulo com hormônio liberador das gonadotrofinas (LHRH) para dosagem de LH e FSH

- **Objetivo:** avaliar a maturidade e/ou função hipofisária quanto à secreção das gonadotrofinas. É útil na diferenciação do quadro de puberdade precoce central e periférica; na suspeita de deficiência de gonadotrofinas; na monitorização da terapia com análogos do GnRH agonista.
- **Ação:** LHRH estimula diretamente os gonadotrofos a liberar seu *pool* disponível de hormônio luteinizante (LH) e de hormônio folículo estimulante (FSH). Há rápido aumento do LH e menor e mais lento aumento do FSH.
- **Método:** LHRH é injetado via intravenosa, na dose de 75 μg/m^2 (dose máxima 100 μg), durante infusão de aproximadamente 15 segundos.
- **Coleta de amostras:** dosar em soro LH e FSH basal (tempo 0) e nos tempos 30, 45, 60 e 90 minutos, após o LHRH.
- **Efeitos colaterais:** raros (sensação de sede, náusea, cefaleia, dor abdominal e sangramento vaginal). Nenhuma contraindicação foi relatada.
- **Resposta normal:** no período puberal, o LH atinge valores superiores ao FSH, sendo que a resposta de secreção do FSH é mais tardia, após os 30 minutos. LH basal superior a 0,3 UI/L por imunoquimioluminescência (ICMA) ou superior a 0,6 UI/L por imunofluorometria (IFMA) associado a sinais puberais indicam atividade do eixo hipotálamo-hipófise-gonadal. Pelos métodos imunorradiométrico (IRMA), ICMA e IFMA, valor maior ou igual a 5 UI/L é considerado eixo hipotálamo-hipofisário ativado, independente do sexo, compatível com puberdade precocecentral.

- **Interpretação:** a ausência de resposta em pacientes com idade óssea compatível com puberdade (meninos = 13 anos e meninas = 12 anos) é sugestiva de insuficiência de gonadotrofinas, porém não é possível diferenciar se a doença é hipotalâmica ou hipofisária. Uma hiper-resposta do LH pode ser observada no hipogonadismo primário quando pesquisada em pacientes com idade óssea compatível com a puberdade. Na puberdade precoce central, a resposta do LH ao teste demonstrará concentração compatível com o eixo hipotálamo-hipofisário ativado. Lembrar que existe uma porcentagem de resultados falso-negativos em torno de 15% dos casos. Na telarca precoce, o FSH apresenta resposta elevada; enquanto o LH tem padrão pré-puberal. Níveis baixos ou suprimidos de LH (< 3 U/L), na presença de sinais clínicos de puberdade precoce e esteroides sexuais aumentados, sugerem puberdade precoce periférica.
- **Observações:** os testes de estímulo para adrenal (*Cortrosyn*) e função testicular (hCG) não devem ser realizados previamente, pois as concentrações de testosterona induzidas nesses testes bloqueiam a resposta das gonadotrofinas ao GnRH. Se isso ocorrer, deve-se realizar o teste do GnRH pelo menos duas semanas após a *Cortrosyn* e um mês após o hCG. Em lactentes jovens pode ser encontrada uma resposta puberal do LH ao GnRH, nos meninos até aproximadamente 6-9 meses e em meninas até 1-2 anos de idade, pois nessa faixa etária o eixo hipotálamo-hipofisário costuma ainda estar liberado (minipuberdade), não devendo ser interpretado, portanto, como puberdade precoce. É recomendado suspender o uso de biotina e suplementos alimentares que a contenham três dias antes da coleta.

1.2. Teste de estímulo com análogo de GnRH para dosagem de LH e FSH

- **Objetivo:** avaliar a maturidade e/ou função hipofisária quanto à secreção das gonadotrofinas. É útil na diferenciação do quadro de puberdade precoce central e periférica; na suspeita de deficiência de gonadotrofinas; na monitorização da terapia com análogos do GnRH agonista. Ocasionalmente há dificuldade na obtenção do LHRH nativo. Nessas ocasiões, tem sido utilizada a dosagem de LH 2 horas após a aplicação do GnRH agonista.
- **Ação:** análogo de GnRH estimula diretamente os gonadotrofos a liberar seu *pool* disponível de hormônio luteinizante (LH) e de hormônio folículo estimulante (FSH). Há rápido aumento do LH e menor e mais lento aumento do FSH.

- **Método:** análogo de GnRH agonista *depot* é injetado via intramuscular, leuprolide 3,75 mg, triptorrelina 3,75 mg, gossarrelina 3,75 mg ou leuprolide 11,25 mg.
- **Coleta de amostras:** dosar em soro LH e FSH basal (tempo 0) e 2 horas após segunda aplicação do GnRH agonista.
- **Efeitos colaterais:** raros (sensação de sede, náusea, cefaleia, dor abdominal e sangramento vaginal). Nenhuma contraindicação foi relatada.
- **Resposta normal:** no período puberal, o LH atinge valores superiores ao FSH, sendo que a resposta de secreção do FSH é mais tardia, após os 30 minutos. LH basal superior a 0,3 UI/L por imunoquimioluminescência (ICMA) ou superior a 0,6 UI/L por imunofluorometria (IFMA) associado a sinais puberais, indicam atividade do eixo hipotálamo-hipófise-gonadal. Pelos métodos imunorradiométrico (IRMA), ICMA e IFMA, valor maior ou igual a 5 UI/L é considerado eixo hipotálamo-hipofisário ativado, independente do sexo, compatível com puberdade precoce central.
- **Interpretação:** a ausência de resposta em pacientes com idade óssea compatível com puberdade (meninos = 13 anos e meninas = 12 anos) é sugestiva de insuficiência de gonadotrofinas, porém não é possível diferenciar se a doença é hipotalâmica ou hipofisária. Uma hiper-resposta do LH pode ser observada no hipogonadismo primário quando pesquisada em pacientes com idade óssea compatível com puberdade. Na puberdade precoce central, a resposta do LH ao teste demonstrará concentração compatível com eixo hipotálamo-hipofisário ativado. Lembrar que existe uma porcentagem de resultados falso-negativos em torno de 15% dos casos. Na telarca precoce, o FSH apresenta resposta elevada enquanto o LH tem padrão pré-puberal. Níveis baixos ou suprimidos de LH (< 3 U/L), na presença de sinais clínicos de puberdade precoce e esteroides sexuais aumentados, sugerem puberdade precoce periférica. O valor de LH que indica bloqueio puberal adequado é ≤ 4 UI/L.
- **Observações:** os testes de estímulo para adrenal (ACTH – *Cortrosyn* ou *Synacthen*) e função testicular (hCG) não devem ser realizados previamente, pois as concentrações de testosterona induzidas nesses testes bloqueiam a resposta das gonadotrofinas ao GnRH. Se isso ocorrer, deve-se realizar o teste do GnRH pelo menos duas semanas após a *Cortrosyn* e um mês após o hCG. Em lactentes jovens pode ser encontrada uma resposta puberal do LH ao GnRH, nos meninos até aproximadamente 6-9 meses e em meninas até 1-2 anos de idade, pois nessa faixa etária o eixo hipotálamo-hipofisário costuma ainda estar liberado (minipuberdade), não devendo ser interpretado, portanto, como puberdade precoce. É recomendado suspender o uso de biotina e suplementos alimentares que a contenham três dias antes dacoleta.

2. AVALIAÇÃO DO HORMÔNIO ESTIMULADOR DA TIREOIDE (TSH)

2.1. Teste de estímulo com hormônio liberador da tireotrofina (TRH) para dosagem de TSH

- **Objetivo:** é um teste utilizado para avaliar a reserva hipofisária de prolactina e de TSH. Auxilia na diferenciação da etiologia do hipotireoidismo, especialmente entre a origem hipofisária ou hipotalâmica. Pode ser usado no diagnóstico diferencial entre resistência aos hormônios tiroidianos e tumor hipofisário produtor de TSH.
- **Ação:** promove estímulo suprafisiológico sobre a hipófise, levando à liberação do TSH e da prolactina.
- **Método:** jejum não é obrigatório, porém podem ocorrer náuseas sendo preferível, então, que o paciente esteja em jejum de 3 horas. O exame deve ser feito com paciente deitado, pois podem ocorrer leves alterações da pressão arterial. Repouso de 30 minutos é essencial para a avaliação da prolactina. Administra-se o TRH via intravenosa na dose de 7 µg/kg (máximo de 200 µg), durante 15 a 30 segundos.
- **Coleta de amostras:** dosar TSH, T3, T4 e T4 livre no basal (tempo 0). Dosar após administração de TRH, TSH nos tempos 15, 30, 60 e 90 minutos.
- **Efeitos colaterais:** a maioria dos pacientes se queixa de urgência miccional e gosto metálico na boca. Outros sinais e sintomas incluem sensação de calor, palpitações, náuseas, cefaleia e discreta elevação da pressão arterial. Esses efeitos são leves e fugazes (ocorrem com 1-2minutos da injeção e duram no máximo por 5 minutos). Há relato de apoplexia de tumor hipofisário (necrose tumoral). Não há contraindicações.
- **Resposta normal:** é considerada resposta normal quando o TSH tem aumento $\geq$ 7 µg/kg ou valor absoluto entre 10 e 15 µg/kg pelo método imunorradiométrico (IRMA). O pico de resposta ocorre aos 30 minutos e há queda significativa aos 60 minutos. Os níveis de prolactina aumentam cerca de 2-3 vezes em relação ao basal, com valor absoluto maior que 20 ng/mL, ocorrendo entre 15 e 30 minutos.
- **Interpretação:** no hipotireoidismo primário, observa-se habitualmente o valor de TSH aumentado no basal e hiper-resposta ao TRH (valores > 25-30 µU/mL) de forma precoce entre 15 e 30 minutos. No secundário, a resposta do TSH ao TRH é subnormal. Já no hipotireoidismo terciário, ocorre hiper-resposta tardia (aos 60 minutos) e prolongada, sendo que os valores encontrados aos 60-90 minutos são maiores que os valores aos 15-30 minutos. Observa-se resposta suprimida (TSH < 0,5 µU/mL) nos casos de hi-

pertireoidismo e na terapia tireoidiana supressiva. Em relação à prolactina, respostas diminuídas podem sugerir insuficiência hipofisária e aumentos excessivos são sugestivos de prolactinomas ou disfunção hipotalâmica. A prova serve ainda para diferenciar resistência aos hormônios da tireoide e tumores hipofisários produtores de TSH, pois 94-100% dos pacientes resistentes respondem ao estímulo, o que não ocorre em 61% dos portadores de tumores que produzem TSH.

- **Observações:** para a realização do teste, o paciente deve estar sem ingerir levotiroxina por pelo menos 6 semanas, pois, caso contrário, o teste pode simular o padrão do hipotireoidismo secundário. Respostas menores podem ocorrer em algumas doenças, como depressão, doença de Cushing, acromegalia, e com o uso de medicamentos, como contraceptivos orais, ácido acetilsalicílico, levodopa, dopamina, bromocriptina, cipro-heptadina, corticoides. Respostas aumentadas podem ocorrer em decorrência do uso de metoclopramida, antagonistas da dopamina e anfetaminas. O teste causa aumento da secreção do GH em acromegálicos (resposta paradoxal), cujo mecanismo é desconhecido.

3. AVALIAÇÃO DO HORMÔNIO DE CRESCIMENTO (GH)

3.1. Testes de estímulo da secreção de GH

- Os testes funcionais são usados na avaliação da capacidade secretória de GH em crianças com baixa estatura e redução da velocidade de crescimento, já que, em geral, a medida isolada do hormônio do crescimento (GH) em valores baixos não define a diminuição de sua produção ou de sua ação devido à característica pulsátil dessa secreção.
- Os mais frequentes testes utilizados na literatura são o da clonidina, hipoglicemia induzida pela insulina, arginina, glucagon e L-dopa. A maioria deles, quando utilizados individualmente, geram 10-20% de resultados falso-positivos (resposta baixa de GH), por esse motivo pelo menos dois testes com estímulos diferentes devem ser realizados para a confirmação de deficiência de GH.
- A interpretação dos testes deve levar em consideração o método que foi utilizado para a quantificação do GH. No radioimunoensaio (RIA), consideramos valor ≥ 10 ng/mL como resposta normal. No imunorradiométrico (IRMA), valor ≥ 7 ng/mL é considerado resposta normal. Já nos métodos imunofluorimétrico (IFMA) e quimioluminescência, valor ≥ 5 ng/mL é considerado resposta normal de secreção do GH.

3.2. Teste de estímulo do GH com clonidina

- **Objetivo:** avaliar a secreção do GH.
- **Ação:** a clonidina é um α2-adrenérgico que atua provavelmente pela estimulação do GHRH e bloqueio da somastotatina, promovendo a liberação de GH pelos somatotrofos.
- **Método:** idade mínima a partir de 2 anos, desde que com peso ≥ 10 kg. Jejum de 8 horas para crianças acima de 5 anos, e de 6 horas para crianças de 2-5 anos. Administrar clonidina na dose de 0,1-0,15 mg/m^2 (dose máxima 0,2 mg), via oral, triturando e diluindo o comprimido antes.
- **Coleta de amostras:** dosar GH basal (tempo 0) e, após administração de clonidina (atensina), coletar nos tempos 45, 60 e 90 minutos.
- **Efeitos colaterais:** pode levar à discreta hipotensão. Sonolência é o principal efeito colateral, podendo durar várias horas. Monitorar pressão arterial do paciente antes do início do teste e a cada 15 minutos até o final do teste. Realizar expansão volêmica, se necessário. Contraindicações são efeitos de hipersensibilidade à clonidina, bradiarritmia grave por doença do nó sinusal, bloqueio atrioventricular de segundo e terceiro graus.
- **Resposta normal:** o pico da secreção do GH ocorre habitualmente em 60 minutos.
- **Observações:** em pacientes obesos, ou seja, com IMC > 2 DP, não há resposta adequada ao teste por inibição intrínseca das vias adrenérgicas observada nos mesmos. Suspender tratamento com metilfenidato (ritalina, concerta) ou lisdexanfetamina (venvanse) nas 72 horas que antecedem o teste.

3.3. Teste de tolerância à insulina (ITT)

- **Objetivo:** avaliar a secreção do GH. O teste permite a avaliação concomitante do eixo adrenocorticotrófico por meio da mensuração do cortisol plasmático, o que se torna útil na investigação de deficiência combinada de hormônios hipofisários.
- **Ação:** a hipoglicemia induzida pela insulina leva à supressão do tônus de somatostatina e estimula os receptores α-adrenérgicos, promovendo a secreção do GH.
- **Método:** idade mínima a partir de 2 anos, desde que com peso ≥ 10 kg. Jejum de 8 horas para crianças acima de 5 anos, e de 6 horas para crianças de 2-5 anos. Insulina regular é administrada por via intravenosa, em *bolus*, na dose suficiente para causar hipoglicemia (glicemia < 40 mg/dL ou redução ≥ 50% da glicemia basal). A dose habitual é de 0,1 U/kg. Nos pacientes com resistência insulínica, a dose poderá ser repetida 1-2 vezes, até a obtenção

da hipoglicemia desejável. Nos pacientes com suspeita de pan-hipopituitarismo deve ser usada dose de insulina de 0,05 UI/kg, para evitar hipoglicemias severas e convulsões.

- **Coleta de amostras:** dosar GH, cortisol e glicemia basal (tempo 0) e, após administração de insulina, coletar nos tempos 15, 30, 45, 60 e 90 minutos.
- **Efeitos colaterais:** hipoglicemia é necessária para a adequada interpretação do teste e se caracteriza por sintomas adrenérgicos e neurológicos de cefaleia, sudorese, taquicardia, fraqueza, tremores e palidez. Sintomas graves, como diminuição do nível de consciência e convulsões podem ocorrer. Nessa situação, deve-se coletar amostra de sangue para determinação do GH, glicemia e cortisol, e administrar 2 mL/kg de soro glicosado a 10%, via intravenosa, com infusão de 2 a 3 mL/minuto. Desde que possível, as amostras subsequentes devem continuar sendo coletadas, pois o estímulo prévio costuma ser suficiente para estimular a secreção de GH e cortisol. O teste está contraindicado em pacientes idosos com doenças cardiovasculares ou cerebrovasculares e em pacientes com quadro convulsivo.
- **Resposta normal:** para a correta interpretação do teste é necessário que o paciente tenha apresentado hipoglicemia. O pico de secreção do GH ocorre habitualmente entre 30 e 60 minutos.

3.4. Teste de estímulo do GH após o glucagon

- **Objetivo:** avaliar a secreção do GH. O teste permite a avaliação concomitante do eixo adrenocorticotrófico por meio da mensuração do cortisol plasmático, o que se torna útil na investigação de deficiência combinada de hormônios hipofisários.
- **Ação:** ocorre estimulação indireta da secreção do GH por provável inibição do tônus somatostatinérgico, hipóteses sugerem que ocorra devido à redução brusca da glicemia após o pico hiperglicêmico induzido pelo glucagon, porém o mecanismo exato ainda permanece desconhecido.
- **Método:** idade mínima a partir de 1 ano, desde que com peso ≥ 10 kg. Jejum de 8 horas para crianças acima de 5 anos, e de 6 horas para crianças de 2-5 anos. Aplicar 0,03 mg/kg (dose máxima de 1 mg) de glucagon, via intravenosa.
- **Coleta de amostras:** dosar GH, cortisol e glicemia basal (tempo 0) e, após administração de insulina, coletar nos tempos 60, 90, 120 e 180 minutos. Realizar controle de glicemia capilar em todas as amostras pelo risco de hipoglicemia.
- **Efeitos colaterais:** leves, caracterizados por náuseas, vômitos e dor abdominal. Possibilidade de hipoglicemia no fim do teste. Em virtude dos efeitos

colaterais mínimos, é um teste bem indicado para crianças pequenas e nos pacientes em que o ITT está contraindicado. Contraindicado em suspeita de feocromocitoma.

- **Resposta normal:** o pico de secreção do GH ao glucagon ocorre por volta de 120 minutos.
- **Observações:** a resposta do teste é aumentada quando o glucagon é utilizado em associação com o propranolol, um β-bloqueador que promove aumento da secreção do GH por inibição da somatostatina. A dose utilizada do propranolol é de 0,75 mg/kg (máximo de 40 mg), via oral.

3.5. Teste de estímulo do GH após a arginina

- **Objetivo:** avaliar a secreção do GH.
- **Ação:** o cloridrato de L-arginina estimula a secreção de GH por meio da redução do tônus de somatostatina e possivelmente pela estimulação dos receptores α-adrenérgicos com liberação do GHRH.
- **Método:** jejum de 8 horas. Infundir 0,5 g/kg (máximo de 40 g) de cloridrato de arginina, via intravenosa, em 30 minutos.
- **Coleta de amostras:** dosar GH basal (tempo 0) e, após administração de arginina, coletar nos tempos 30, 45, 60, 90 e 120 minutos.
- **Efeitos colaterais:** podem ocorrer episódios de vômitos, devido à discreta acidose que a administração da arginina acarreta. Por esse motivo, deve ser administrada com cautela em pacientes com doença renal ou hepática graves.
- **Resposta normal:** o pico de secreção do GH pela arginina ocorre por volta dos 60 minutos.
- **Observações:** um teste combinado da arginina com o ITT pode ser realizado sequencialmente, na mesma manhã, apresentando resultados semelhantes aos testes realizados separadamente, em dias diferentes.

3.6. Teste de estímulo do GH após L-Dopa

- **Objetivo:** avaliar a secreção do GH.
- **Ação:** ocorre aumento da secreção de GH via estímulo α-adrenérgico e dopaminérgico.
- **Método:** jejum de 8 horas. Administrar L-dopa, via oral, nas doses de 125 mg até 15 kg, 250 mg até 35 kg e 500 mg para pacientes com mais de 35 kg.
- **Coleta de amostras:** dosar GH basal (tempo 0) e, após administração de arginina, coletar nos tempos 30, 45, 60, 90 e 120 minutos.

- **Efeitos colaterais:** os principais efeitos colaterais são náuseas, vômitos, tonturas e cefaleia.
- **Resposta normal:** o pico de secreção do GH ocorre entre 60 e 90 minutos.
- **Observações:** trata-se de um teste pouco utilizado devido aos efeitos colaterais e à alta incidência de resultados falso-positivos.

3.7. Teste de estímulo do GH após GHRH

- **Objetivo:** avaliar a secreção do GH e identificar se a deficiência é de origem hipofisária ou hipotalâmica.
- **Ação:** o hormônio liberador do hormônio de crescimento (GHRH) age diretamente sobre a hipófise, estimulando a produção e a liberação do GH. **Método:** jejum de 8 horas. Administrar 1 µg/kg do GHRH (máximo de 100 µg), via intravenosa. Três diferentes análogos do GHRH têm sido utilizados: GHRH (1-40), GHRH (1-44) e GHRH (1-29NH2).
- **Coleta de amostras:** dosar GH basal (tempo 0) e, após administração de arginina, coletar nos tempos 30, 45, 60, 90 e 120 minutos.
- **Efeitos colaterais:** o teste é bem tolerado, podendo ocorrer rubor facial leve.
- **Resposta normal:** o pico de secreção do GH ocorre entre 30 e 60 minutos.
- **Observações:** pacientes com deficiência do GHRH responderão ao teste, demonstrando alteração em nível hipotalâmico. A ausência de resposta sugere defeito hipofisário, que poderá ser causado por anormalidade do desenvolvimento pituitário, anormalidades do receptor do GHRH ou no gene do GH. A hiper-resposta ao teste pode ser observada em casos de acromegalia.

3.8. Teste de supressão do GH com tolerância oral à glicose(GTTo)

- **Objetivo:** auxiliar no diagnóstico da hipersecreção autônoma do GH em casos suspeitos de acromegalia e gigantismo. Controle de cura de pacientes tratados.
- **Ação:** a hiperglicemia aguda inibe a secreção do GH em indivíduos normais, podendo chegar a valores indetectáveis. Essa redução não é observada na acromegalia em decorrência da hipersecreção do GH independente do eixo hipotálamo-hipofisário.
- **Método:** dieta rica em carboidratos nos 3 dias anteriores ao teste e jejum de 8 horas no dia do teste. Administrar 1,75 g/kg de glicose a 25% (máximo de 75 g), via oral.
- **Coleta de amostras:** dosar GH basal (tempo 0) e, após ingestão de glicose, coletar nos tempos 30, 60, 90, 120 minutos.

- **Efeitos colaterais:** náuseas e vômitos. Após 4-6 horas da administração da glicose pode ocorrer hipoglicemia reacional e consequente elevação do GH. Não há contraindicação.
- **Resposta normal:** nos pacientes com acromegalia, os níveis de GH podem aumentar, diminuir ou não apresentar alterações, no entanto, nunca atingem valores inferiores a 2 ng/mL, sendo que a falta de supressão estabelece o diagnóstico.
- **Observações:** podem ocorrer resultados falso-positivos (falha de supressão) se realizado após exercícios, cirurgias, estresses, hipoglicemias, doença hepática grave, doença renal crônica, diabetes *mellitus* descompensado, desnutrição, anorexia nervosa, síndrome de Laron, tireotoxicose ou ingestão de L-Dopa. Resultados falso-negativos podem ocorrer e devem ser analisados em conjunto com dados clínicos e dosagem de IGF-1 (somatomedina C).

4. AVALIAÇÃO DO HORMÔNIO ADRENOCORTICOTRÓFICO (ACTH)

4.1. Testes para avaliação de secreção insuficiente do ACTH

4.1A Teste de tolerância à insulina (ITT)

- **Objetivo:** avaliar a secreção do cortisol. O teste permite a avaliação concomitante do eixo somatotrófico por meio da mensuração do GH, o que se torna útil na investigação de deficiência combinada de hormônios hipofisários.
- **Ação:** a hipoglicemia induzida pela insulina leva à supressão do tônus de somatostatina e estimula os receptores-adrenérgicos, promovendo a secreção de ACTH.
- **Método:** idade mínima a partir de 2 anos, desde que com peso ≥ 10 kg. Jejum de 8 horas para crianças acima de 5 anos, e de 6 horas para crianças de 2-5 anos. Insulina regular é administrada por via intravenosa, em *bolus*, na dose suficiente para causar hipoglicemia (glicemia < 40 mg/dL ou redução ≥ 50% da glicemia basal). A dose habitual é de 0,1 U/kg. Nos pacientes com resistência insulínica, a dose poderá ser repetida 1-2 vezes, até a obtenção da hipoglicemia desejável. Nos pacientes com suspeita de pan-hipopituitarismo deve ser usada dose de insulina de 0,05 UI/kg, para evitar hipoglicemias severas e convulsões.
- **Coleta de amostras:** dosar GH, cortisol e glicemia basal (tempo 0) e, após administração de insulina, coletar nos tempos 15, 30, 45, 60 e 90 minutos.
- **Efeitos colaterais:** hipoglicemia é necessária para a adequada interpretação do teste e se caracteriza por sintomas adrenérgicos e neurológicos de

cefaleia, sudorese, taquicardia, fraqueza, tremores e palidez. Sintomas graves, como diminuição do nível de consciência e convulsões podem ocorrer. Nessa situação, deve-se coletar amostra de sangue para determinação do GH, glicemia e cortisol, e administrar 2 mL/kg de soro glicosado a 10%, via intravenosa, com infusão de 2 a 3 mL/minuto. Desde que possível, as amostras subsequentes devem continuar sendo coletadas, pois o estímulo prévio costuma ser suficiente para estimular a secreção de GH e cortisol. O teste está contraindicado em pacientes idosos com doenças cardiovasculares ou cerebrovasculares e em pacientes com quadro convulsivo.

- **Resposta normal:** para a correta interpretação do teste é necessário que o paciente tenha apresentado hipoglicemia. O cortisol plasmático deve atingir valor de pelo menos 18 g/dL, indicando reserva normal de ACTH.
- **Observações:** os valores de cortisol podem sofrer interferência com uso de prednisona, prednisolona, metilprednisolona e hidrocortisona. A dexametasona não interfere no ensaio para dosagem do cortisol. Suspender o uso de biotina e de suplementos alimentares que a contenham três dias antes da coleta.

4.1B Teste de estímulo com glucagon

- **Objetivo:** avaliar a secreção do cortisol. O teste permite a avaliação concomitante do eixo somatotrófico por meio da mensuração do GH, o que se torna útil na investigação de deficiência combinada de hormônios hipofisários.
- **Ação:** ocorre estimulação indireta da secreção do ACTH por provável inibição do tônus somatostatinérgico, hipóteses sugerem que ocorra em decorrência da redução brusca da glicemia após o pico hiperglicêmico induzido pelo glucagon, porém o mecanismo exato ainda permanece desconhecido.
- **Método:** idade mínima a partir de 1 ano, desde que com peso ≥ 10 kg. Jejum de 8 horas para crianças acima de 5 anos, e de 6 horas para crianças de 2-5 anos. Aplicar 0,03 mg/kg (dose máxima de 1 mg) de glucagon, via intravenosa.
- **Coleta de amostras:** dosar GH, cortisol e glicemia basal (tempo 0) e, após administração de insulina, coletar nos tempos 60, 90, 120 e 180 minutos. Realizar controle de glicemia capilar em todas as amostras pelo risco de hipoglicemia.
- **Efeitos colaterais:** leves, caracterizados por náuseas, vômitos e dor abdominal. Possibilidade de hipoglicemia no fim do teste. Graças aos efeitos colaterais mínimos, é um teste bem indicado para crianças pequenas e nos pacientes em que o ITT está contraindicado. Contraindicado em suspeita de feocromocitoma.

- **Resposta normal:** para a correta interpretação do teste, é necessário que o paciente tenha apresentado hipoglicemia. O cortisol plasmático deve atingir valor de pelo menos 18 g/dL, indicando reserva normal de ACTH.
- **Observações:** a resposta do teste é aumentada quando o glucagon é utilizado em associação com o propanolol, um β-bloqueador que promove aumento da secreção do GH por inibição da somatostatina. A dose utilizada do propranolol é de 0,75 mg/kg (máximo de 40 mg), via oral. Os valores de cortisol podem sofrer interferência com uso de prednisona, prednisolona, metilprednisolona e hidrocortisona. A dexametasona não interfere no ensaio para dosagem do cortisol. Suspender o uso de biotina e de suplementos alimentares que a contenham três dias antes da coleta.

4.1C Teste de estímulo com CRH

- **Objetivo:** avaliar a capacidade da adeno-hipófise em secretar ACTH, possibilitando o diagnóstico diferencial da causa do hipocortisolismo.
- **Ação:** o CRH ovino é usado para a avaliação da dinâmica de secreção do ACTH.
- **Método:** administra-se CRH ovino ou humano, via intravenosa, na dose de 1 g/kg (máximo de 100 g), em *bolus*.
- **Coleta de amostras:** dosar ACTH e cortisol 15 minutos antes da administração do CRH e nos tempos 0, 15, 30 e 60 minutos após o mesmo. As coletas basais devem ser realizadas entre as 7-9 horas da manhã ou até duas horas após o horário habitual do paciente acordar.
- **Efeitos colaterais:** podem ocorrer rubor leve, taquicardia, taquipneia e hipotensão.
- **Resposta normal:** em indivíduos normais, o CRH provoca pico de resposta do ACTH em 15 minutos e pico de resposta do cortisol em 30-60 minutos, geralmente acima de 10 g/dL. Pacientes com insuficiência adrenal primária apresentam ACTH basal elevado e resposta exagerada do ACTH ao CRH. Na insuficiência adrenal secundária existe ausência de resposta do ACTH ao CRH. Nos pacientes com disfunção hipotalâmica, a resposta do ACTH é aumentada e prolongada, com pico tardio.
- **Observações:** existe sobreposição da resposta em indivíduos normais e naqueles com insuficiência adrenal secundária parcial, devendo ser interpretado com cautela.

4.1.D. Teste de liberação do ACTH após bloqueio da esteroidogênese com metirapona

- **Objetivo:** é um método alternativo para a avaliação de adequada reserva de secreção do ACTH.

- **Ação:** a metirapona inibe a enzima P450c11 (11β-hidroxilase), que catalisa a etapa final de biossíntese do cortisol. A inibição da secreção do cortisol interrompe o *feedback* negativo sobre o eixo hipotalâmico-hipofisário, resultando em um aumento compensatório do ACTH, que pode ser detectado pelo acúmulo do precursor 11-desoxicortisol (composto S).
- **Método:** o teste realizado durante a noite é preferível pela sua simplicidade. Administra-se 30 mg/kg de metirapona, via oral, às 24 horas. Por segurança, o teste deve ser realizado com o paciente em observação hospitalar.
- **Coleta de amostras:** dosar composto S (11-desoxicortisol) na manhã seguinte da administração da metirapona.
- **Efeitos colaterais:** o teste tradicional em que se administrava metirapona durante 3 dias não deve ser mais utilizado pelo risco de precipitar insuficiência adrenal.
- **Resposta normal:** em indivíduos normais deve haver um aumento para valores acima de 70 ng/mL do 11-desoxicortisol.
- **Observações:** esse teste é útil naqueles pacientes com insuficiência adrenal secundária parcial, em que o teste rápido de estimulação com ACTH é normal ou limítrofe e tem apresentado boa correlação com o ITT.

4.2. Testes para avaliação de hipersecreção do ACTH

4.2A Teste do CRH com coletas de sangue por cateterismo bilateral do seio petroso inferior

- **Objetivo:** localização da secreção do ACTH para diagnóstico diferencial do hipercortisolismo.
- **Ação:** CRH ovino ou humano provoca estímulo direto para liberação do ACTH hipofisário.
- **Método:** é realizado cateterismo bilateral da veia petrosa inferior a partir de acesso venoso periférico. Administra-se CRH ovino ou humano, via intravenosa, na dose de 1 g/kg (máximo de 100 g), em *bolus*.
- **Coleta de amostras:** dosagens simultâneas (nas duas veias petrosas e no acesso periférico) do ACTH nos tempos 0, 2, 5, 10 e 15 minutos.
- **Efeitos colaterais:** o procedimento pode levar à trombose do seio cavernoso e petroso inferior, acidentes vasculares cerebrais, arritmias cardíacas e perfuração da parede atrial. O CRH pode causar rubor leve, taquicardia, taquipneia e hipotensão.
- **Resposta normal:** um gradiente do ACTH central/periférico > 2,0 no basal ou a 3,0 após o CRH é consistente com tumor hipofisário secretor de ACTH (doença de Cushing), enquanto um gradiente < 1,8 é sugestivo de tumor secretor de ACTH ectópico. Alguns autores acreditam que a lateralização da

secreção é um forte fator preditivo da localização tumoral. O CRH ovino é mais potente que o humano. O incremento de cortisol > 20% pós-CRH ovino, após 30-45 minutos ou do ACTH > 35% após 15-30 minutos, sugerem adenomas produtores de ACTH, pois estes preservam a capacidade de resposta ao CRH, diferente de tumores adrenais e ectópicos. Da mesma forma, elevação > 14% do cortisol e 15% do ACTH após CRH humano, também sugerem doença de Cushing.

- **Observações:** o procedimento deve ser realizado por radiologista intervencionista, utilizando material específico para a faixa etária pediátrica. A acurácia diagnóstica é próxima de 100% para identificação da síndrome de Cushing dependente de ACTH. É importante interpretar os valores com cuidado, já que até 20% dos portadores de secreção ectópica de ACTH respondem ao teste (falso-positivo). Auxilia a determinar a lateralização do tumor, sendo especialmente útil nos casos de microadenoma em que a ressonância nuclear magnética é normal. Medicações que podem elevar a globulina ligadora do cortisol (CBG), como estrógenos de anticoncepcionais e mitotano podem falsamente elevar o cortisol sérico. Suspender o uso de biotina e de suplementos alimentares que a contenham três dias antes da coleta.

4.2B Teste do DDAVP

- **Objetivo:** é utilizado para auxiliar no diagnóstico diferencial do hipercortisolismo.
- **Ação:** o DDAVP apresenta ação "CRH-like", levando à liberação do ACTH pelo tecido adenomatoso hipofisário.
- **Método:** infundir 10 g do acetato de desmopressina (DDAVP), via endovenosa.
- **Coleta de amostras:** dosar ACTH e cortisol nos tempos 0, 15, 30, 45, 60, 90 e 120 minutos.
- **Efeitos colaterais:** os pacientes deverão ser orientados para realizar restrição hídrica no dia anterior ao teste para evitar intoxicação hídrica.
- **Resposta normal:** pacientes com doença de Cushing apresentam elevação do cortisol de aproximadamente 4 vezes o valor basal e elevação do ACTH, pois estes preservam a capacidade de resposta ao CRH. Pacientes com tumores adrenais ou com tumor ectópico secretor de ACTH não apresentam elevação dos valores do ACTH.

5. AVALIAÇÃO DA PROLACTINA (PRL)

5.1. Avaliação da hiperprolactinemia

- Com poucas exceções (p. ex., hipotireoidismo primário), níveis basais de PRL > 200 ng/mL são devidos aos prolactinomas. Esses pacientes podem apresentar aumento selar e/ou macroadenomas. Se os níveis se encontram entre 100-200 ng/mL, geralmente a causa é prolactinoma, podendo ser micro ou macroadenomas. Os pacientes com hiperprolactinemia leve a moderada, entre 35-100 ng/mL apresentam maior dificuldade de diagnóstico, pois tanto os microadenomas quanto diversas outras causas de hiperprolactinemia causam aumentos desse nível. Nesses casos, os exames de imagem auxiliam no diagnóstico.

5.2. Avaliação da hipoprolactinemia

5.2A Teste de estímulo com hormônio liberador da tireotrofina (TRH) para dosagem de prolactina

- **Objetivo:** avaliar a presença de hipoprolactinemia. Também auxilia na diferenciação da etiologia do hipotireoidismo, especialmente entre a origem hipofisária ou hipotalâmica. Pode ser usado no diagnóstico diferencial entre resistência aos hormônios tiroidianos e tumor hipofisário produtor de TSH.
- **Ação:** o TRH aparentemente é modulador da secreção de prolactina por meio de estímulo direto nos receptores doslactotrófos.
- **Método:** jejum não é obrigatório, porém podem ocorrer náuseas, sendo preferível que o paciente esteja em jejum de 3 horas. O paciente deve permanecer deitado durante a realização do teste, pois podem ocorrer leves alterações da pressão arterial. O TRH é administrado via intravenosa, na dose de 7 μg/kg (máximo de 200 μg), durante 15-30 segundos.
- **Coleta de amostras:** dosar prolactina no basal (tempo 0) e, após administração de TRH, nos tempos 15, 30, 60 e 90 minutos.
- **Efeitos colaterais:** a maioria dos pacientes se queixa de urgência miccional e gosto metálico na boca. Outros sinais e sintomas incluem sensação de calor, palpitações, náuseas, cefaleia e discreta elevação da pressão arterial. Esses efeitos são leves e fugazes (ocorrem com 1-2minutos da injeção e duram por, no máximo, 5 minutos). Há relato de apoplexia de tumor hipofisário (necrose tumoral). Não há contraindicações.
- **Resposta normal:** em indivíduos normais, os níveis de PRL geralmente aumentam pelo menos duas vezes em relação ao basal, 15-30 minutos após a administração do TRH, lembrando que a resposta da PRL ao TRH varia de acordo com idade e sexo.

6. AVALIAÇÃO COMBINADA DA ADENO-HIPÓFISE (MEGATESTE)

- **Objetivo:** avaliação simultânea da função adeno-hipofisária, quando há suspeita de insuficiência hipofisária parcial ou total.
- **Ação:** pelos mecanismos já descritos anteriormente, a hipófise será estimulada a produzir e secretar os hormônios de origem adeno-hipofisária.
- **Método:** idade mínima a partir dos 2 anos, desde que com peso ≥ 10 kg. Jejum de 6 horas para crianças de 2 a 5 anos, e de 8 horas para crianças acima de 5 anos. Infundir TRH na dose de 7 μg/kg (máximo de 200 μg); LHRH na dose de 75 $\mu g/m^2$ (máximo de 100 μg) e 0,1 U/kg de insulina regular (ou 0,05 U/kg na suspeita de pan-hipopituitarismo). Os fármacos deverão ser administrados tão próximos quanto possível um dos outros, por seringas diferentes, via intravenosa.
- **Coleta de amostras:** dosar TSH, PRL, LH, FSH, cortisol, glicemia e GH nos tempos 0, 15, 30, 45, 60 e 90 minutos. No tempo 0, dosar o T3, T4, T4 livre, testosterona (em meninos), estradiol (em meninas) e DHEA-S.
- **Efeitos colaterais:** podemos ter os mesmos efeitos descritos anteriormente para cada teste. Contraindicações são referentes à hipoglicemia: em pacientes idosos com doenças cardiovasculares ou cerebrovasculares e em pacientes com quadro convulsivo.
- **Resposta normal:** espera-se encontrar os valores já descritos anteriormente para cada hormônio.
- **Observações:** na avaliação de pacientes com idade < 10-12 anos e atraso da idade óssea, o estímulo com LHRH não é satisfatório.

7. HORMÔNIO ANTIDIURÉTICO (ADH)

A medida do hormônio antidiurético (ADH) e as dosagens séricas e urinárias de sódio e osmolaridade permitem avaliar a secreção de ADH pela neuro-hipófise e sua ação, sendo útil na avaliação dos diagnósticos diferenciais dos distúrbios do sódio-água: secreção inapropriada de ADH (SIADH) e síndrome perdedora de sal.

7.1. Teste de restrição hídrica

- **Objetivo:** investigação dos diagnósticos diferenciais de poliúria, na suspeita de diabetes *insipidus* ou polidipsia psicogênica ou primária.

- **Ação:** avaliação da resposta do paciente ao mecanismo de antidiurese em resposta ao aumento da osmolaridade sérica por restrição hídrica e naqueles pacientes que não responderem com aumento da concentração urinária, avaliar a ação do acetato de desmopressina (DDAVP).
- **Método:**
  - Preparo: fazer desjejum leve antes do teste. Não fumar nem tomar café, chá ou chocolate no dia do exame. Não realizar o exame na vigência de menstruação.
- **Primeira parte do teste:**
  - Iniciar o teste às 8 horas da manhã, suspendendo a ingestão de líquidos. Nos pacientes com poliúria discreta, a privação de água poderá ser iniciada na noite anterior ao teste.
  - Iniciar o teste imediatamente após eliminação de diurese, desprezar essa amostra
  - Pesar o paciente após eliminação da diurese.
  - Medir pressão arterial (PA), frequência cardíaca (FC). Liberar dieta seca.
  - A cada 1 hora controlar: peso, PA, FC, volume urinário, densidade urinária e, se possível, osmolaridade sérica eurinária.
  - Quando a medida de osmolaridade sérica não for disponível, quantificar sódio, glicose e ureia para o cálculo da osmolaridade sérica por meio da seguinte fórmula:

$$\text{Osm sérica (mOsm/kg)} = 2 \times (\text{Na}) + \frac{\text{glicose}}{18} + \frac{\text{ureia}}{6}$$

  - O teste será interrompido caso haja concentração urinária adequada, ou seja, densidade urinária > 1.020 ou osmolaridade urinária ≥ 600 mOsm/kg, confirmando polidipsia primária.
  - O teste também deve ser interrompido até perda de peso superior a 5%, osmolaridade plasmática superior a 295 mOsm/kg, com osmolaridade urinária < 300 mOsm/kg ou densidade urinária < 1.005, sódio sérico > 145 mEq/L ou período superior a 8 horas.
- **Segunda parte do teste:**
  - Administrar DDAVP na dose de 10 μg, via intranasal, nos casos em que a diurese se mantém com osmolaridade < 600 mOsm/kg ou densidade urinária < 1.020.
  - Liberar ingestão hídrica.
  - Dosar densidade urinária, osmolaridade sérica e urinária e volume urinário 30 e 60 minutos após o DDAVP.
- **Interpretação:**

  - A densidade urinária < 1.005 (ou 200 mOsm/kg), com débito urinário elevado (> 2 mL/kg/h) é indicativo de diabetes *insipidus* (central ou nefrogênico).
  - Uma vez que o diagnóstico de diabetes *insipidus* é estabelecido, sua origem deverá ser distinguida entre origem neurogênica (central) ou nefrogênica, administrando-se o DDAVP.
  - Quando for possível a sua determinação, ADH com valor normal ou superior ao normal, geralmente é indicativo de diabetes *insipidus* nefrogênico.
  - Pacientes com diabetes *insipidus* central apresentam aumento da osmolaridade urinária superior a 50% quando administrado o DDAVP, enquanto os pacientes com diabetes *insipidus* nefrogênico não respondem ao DDAVP, além do que já haviam respondido na restrição hídrica (aumento inferior a 10%).
  - Pacientes com diabetes *insipidus* central parcial apresentam elevação parcial da concentração urinária durante a restrição hídrica, com um aumento adicional após o DDAVP (aumento de 10 a 50% da osmolaridade urinária inicial).
  - Pacientes com polidipsia primária podem ser difíceis de diferenciar das formas parciais. Um achado importante é a osmolaridade plasmática aumentada antes do início do teste, elevação ainda maior durante a restrição hídrica, com falta de elevação adequada do ADH.
- **Observações:** Em alguns casos de diabetes *insipidus* central podemos obter resposta parcial ao DDAVP pelo fenômeno da medula renal hipotônica (diminuição da capacidade de concentração da medula renal por processo crônico de poliúria). Para diferenciar essa situação, utiliza-se o teste terapêutico com DDAVP: administram-se 10 µg/dia, via intranasal, durante 10-15 dias. Se os exames demonstrarem que há concentração urinária total com o uso do DDAVP, o paciente apresenta diabetes *insipidus* central. Durante o período do teste terapêutico, o paciente deverá ser orientado a realizar balanço hídrico rigoroso e somente ingerir volume similar ao urinário, para evitar risco de intoxicação hídrica.

8. AVALIAÇÃO DA TIREOIDE

8.1. Teste do perclorato de potássio ($KClO_4$)

- **Objetivo:** avalia a eficiência do tecido tireoidiano no processo de incorporação e organificação do iodeto.

- **Ação:** o perclorato compete com o iodeto, bloqueando a bomba NIS (simportador de sódio e iodeto), na membrana celular folicular da tireoide. Avalia-se a captação com I^{131} antes e após o uso do perclorato. O iodeto marcado não oxidado e não organificado é liberado rapidamente para o sangue, possibilitando avaliar o grau de atividade da TPO (oxidação e organificação) sobre o iodeto captado antes da administração do perclorato.
- **Método:**
  - Administra-se I^{131}, via oral, na dose de 10 µCi para crianças e 30 µCi para adultos.
  - Medir a captação após 2 horas.
  - Administrar 1-2 g de perclorato de potássio (via oral) ou de sódio (via intravenosa).
  - Medir novamente a captação do iodo nos tempos: 0, 30 e 60 minutos após a ingestão do perclorato.
- **Resposta normal:** é considerado normal quando há eliminação de menos de 10-15% da radioatividade acumulada; se o decréscimo for > 15% e < 50%, o resultado sugere defeito parcial da incorporação de iodeto. Acima de 50%, o defeito é considerado total.
- **Observações:** na disormoniogênese associada à alteração na organificação (deficiência da tireoperoxidase – TPO), 60-70% da radioatividade acumulada é liberada dentro de 1 hora. Nos portadores da síndrome de Pendred a prova com perclorato é positiva, podendo apresentar resposta parcial ou completa. Um padrão semelhante de resposta, com menor magnitude, pode ser encontrado na tireoidite de Hashimoto, podendo estar relacionado à presença de anticorpos antitireoperoxidase. O teste pode ainda estar positivo em indivíduos que tiveram bócio induzido por iodo ou ingeriram substâncias bociogênicas.
- Deve-se suspender a ingestão de substâncias iodadas nos 30 dias que antecedem o exame. Os seguintes compostos devem ser evitados: xarope com iodo, radiografia com contraste, exame ginecológico, antissépticos com iodo, condicionador ou xampu com iodo ou algas marinhas, base ou esmalte para unhas, tintura ou bronzeador, tratamento dentário. Em relação aos alimentos, devem ser evitados: sal com iodo, salgadinhos, peixes, frutos do mar, leite de vaca e derivados, leite de soja, carne defumada, carne de sol, caldo de carne, embutidos, gema de ovo, maionese, frutas enlatadas, frutas secas, enlatados, agrião, repolho, pão industrializado, pizza, cereais matinais, doces e chocolate, café instantâneo e chá.

8.2. Teste de inibição do TSH (teste de supressão pelo T3)

- **Objetivo:** verificar a presença de função tireoidiana autônoma.
- **Ação:** promove a inibição da liberação do TRH e TSH por *feedback* negativo.
- **Método:**
  - Administrar T3 na dose de 25-100 μg/dia, por 10 dias, dividida em três tomadas.
  - Medir a captação de 24 horas do I^{123} pela tireoide antes do início da medicação e 1 dia após o término dela.
  - Em vez de medir a captação, o teste pode ser feito determinando-se o T4 no basal e após 10 dias do uso do T3.
- **Efeitos colaterais:** podem ocorrer sintomas transitórios de hipertireoidismo. Não deve ser realizado em pacientes cardiopatas.
- **Resposta normal:** indivíduos normais têm supressão da captação de iodo de pelo menos 50% em relação ao basal e a secreção do T4 suprimida. Não ocorre redução da captação ou da secreção do T4 nos quadros de hiperfunção autônoma da tireoide (doença de Graves, adenoma tóxico, carcinoma funcionante).
- **Observações:** quando o teste de supressão é associado à cintilografia, as áreas de função tireoidiana autônoma podem ser melhor visualizadas.

8.3. Teste de estímulo com pentagastrina

- **Objetivo:** o teste de estímulo com pentagastrina é utilizado para o diagnóstico de tumor secretor de calcitonina (carcinoma medular de tireoide). A mensuração da calcitonina serve como marcador e para o seguimento desse tumor. Pode ser realizado como triagem em parentes, em especial crianças, de pacientes com neoplasias endócrinas múltiplas (NEM tipos 2 e 3) e carcinoma medular da tireoide familiar. Tem sido substituído ou permanece como complementar aos atuais testes moleculares com pesquisa de mutação do gene *RET*, sendo recomendada sua pesquisa em todos os familiares de primeiro grau do paciente. O encontro de alteração do gene *RET* é fundamental na conduta para indicação de tireoidectomia precoce e rastreamento de outras doenças associadas à NEM tipos 2 e3.
- **Ação:** a pentagastrina estimula a secreção da calcitonina.
- **Método:**
  - Jejum a partir das 24 horas do dia anterior.
  - Realizar uma medida sérica basal da calcitonina.

  - Administração de 0,5 μg/kg de pentagastrina, via intravenosa, diluída em 5 mL de soro fisiológico a 0,9%, durante 3 minutos, com o paciente deitado em posição supina.
- **Efeitos colaterais:** incluem tontura, taquicardia ou bradicardia, náuseas e vômitos, dor epigástrica e desconforto torácico. O teste está contraindicado na gravidez e em pacientes com asma, doença coronariana, hipertensão grave ou úlcera duodenal.
- **Resposta normal:** os níveis de calcitonina permanecem inferiores a 10ng/L em 80% dos pacientes adultos normais e em quase 100% dos pacientes com menos de 20 anos. O pico da calcitonina é observado cerca de 3 minutos após o estímulo e permanece abaixo de 30 ng/L em 95% da população normal. Esse pequeno pico pode ocorrer devido a hiperplasia das células C, mas também pode ser observado na ausência de qualquer anormalidade detectável da célula C. Tanto a média basal quanto os valores de calcitonina após a estimulação com pentagastrina são maiores no sexo masculino do que no sexo feminino. Em pacientes com carcinoma medular da tireoide com valor basal de calicitonina elevado, o valor de pico é usualmente de 5-10 vezes superior, mas em alguns pacientes com nível basal elevado, o aumento pode ser menos importante. Em pacientes com tumor endócrino de outra origem, o aumento da calicitonina após estímulo é limítrofe ou ausente, sendo que a relação entre o pico e o basal é inferior a 2.
- **Observações:** um paciente portador de carcinoma medular da tireoide pode não responder ao teste de estímulo com a pentagastrina ou com o gluconato de cálcio, portanto ambos os testes devem ser realizados antes do diagnóstico ser afastado. A calcitonina pode estar elevada na gravidez, estados hipercalcêmicos, falência renal, tireoidite subaguda, anemia perniciosa, doenças ósseas, vários tipos de tumor, em especial o carcinoma de pulmão e de mama.

8.4. Teste de estímulo da calcitonina após a infusão de cálcio

- **Objetivo:** é utilizado para o diagnóstico de tumor secretor de calcitonina (carcinoma medular de tireoide) e seguimento pós-operatório de indivíduos com CMT. Pode ser realizado como triagem em parentes, em especial crianças, de pacientes com neoplasias endócrinas múltiplas (NEM tipos 2 e 3) e carcinoma medular da tireoide familiar. Tem sido substituído ou permanece como complementar aos atuais testes moleculares com pesquisa de mutação do gene *RET*, sendo recomendada sua pesquisa em todos os familiares de primeiro grau do paciente. O encontro de alteração do gene *RET* é fundamental na conduta para indicação de tireoidectomia precoce e rastreamento de outras doenças associadas à NEM tipos 2 e 3.

- **Ação:** o cálcio estimula a secreção da calcitonina.
- **Método**:
  - Jejum a partir das 24 horas do dia anterior; não fumar, beber ou utilizar suplementos de cálcio no dia do exame.
  - Realizar uma medida sérica basal da calcitonina.
  - Administrar gluconato de cálcio a 10%, na dose de 2 mg/kg, via intravenosa, por tempo não inferior a 1 minuto, monitorizando a frequência cardíaca.
- **Coleta de amostras:** amostras de sangue para dosagem de calcitonina são realizadas 1, 2, 3 e 5 minutos após o término da infusão.
- **Efeitos colaterais:** não costumam ocorrer efeitos colaterais. A infusão rápida de cálcio pode gerar bradicardia e assistolia (reversíveis com atropina). Deve haver cuidado especial com pacientes portadores de arritmias cardíacas e em uso de digitálicos. Também pode ocorrer aumento da pressão arterial, sendo contraindicado o teste em indivíduos com hipertensão arterial descompensada, suspeita de feocromocitoma ou paraganglioma.
- **Resposta normal:** os níveis de calcitonina permanecem inferiores a 10 ng/L em 80% dos pacientes adultos normais e em quase 100% dos pacientes com menos de 20 anos. O pico da calcitonina é observado cerca de 1-2 minutos após o estímulo e permanece abaixo de 30 ng/L em 95% da população normal. Esse pequeno pico pode ocorrer devido a hiperplasia das células C, mas também pode ser observado na ausência de qualquer anormalidade detectável da célula C. Tanto a média basal quanto os valores de calcitonina após a estimulação com gluconato de cálcio a 10% são maiores no sexo masculino do que no sexo feminino. Em pacientes com carcinoma medular da tireoide com valor basal de calicitonina elevado, o valor de pico é usualmente de 5-10 vezes superior, mas em alguns pacientes com nível basal elevado, o aumento pode ser menos importante.
- Valores absolutos acima de 100 pg/mL são sugestivos de CMT. Em pacientes com tumor endócrino de outra origem, o aumento da calicitonina após estímulo é limítrofe ou ausente, sendo que a relação entre o pico e o basal é inferior a 2.
- **Observações:** um paciente portador de carcinoma medular da tireoide pode não responder ao teste de estímulo com o gluconato de cálcio, portanto os testes devem ser realizados antes do diagnóstico ser afastado. A calcitonina pode estar elevada na gravidez, estados hipercalcêmicos, falência renal, tireoidite subaguda, anemia perniciosa, doenças ósseas, vários tipos de tumor, em especial o carcinoma de pulmão e de mama. É importante

a suspensão de inibidores de bomba de próton cinco dias antes do teste. Suspender o uso de biotina e de suplementos alimentares que a contenham três dias antes da coleta.

9. AVALIAÇÃO DO METABOLISMO DO CÁLCIO

9.1. Resposta do fosfato e AMPc urinário ao PTH

- **Objetivo:** realizar o diagnóstico da resistência renal à ação do PTH, ou seja, do pseudo-hipoparatireoidismo.
- **Ação:** avalia a resposta fosfatúrica do PTH no túbulo renal proximal.
- **Método:**
  - Jejum a partir das 24 horas do dia anterior.
  - Orientar o paciente a beber água (150-200 mL) durante o teste.
  - Administrar o PTH sintético humano (acetato de teriparatide), na dose de 3 UI/kg, via endovenosa, durante 10 minutos, enquanto é realizado o esvaziamento da bexiga.
- **Coleta de amostras:** são realizadas coletas urinárias para a avaliação do AMPc e creatinina na hora que antecede a infusão do PTH, durante os 30 minutos que se seguem à infusão, 30-60 minutos após a infusão e 1-2 horas após a infusão. Os resultados são expressos em nanomoles de AMPc por litro de filtrado glomerular, corrigidos pelas medidas da creatinina urinária.
- **Resposta normal:** geralmente ocorre um aumento do AMPc urinário > 300 nmol/L de filtrado glomerular após a infusão do PTH. O valor da resposta do fosfato urinário para avaliação da ação do PTH é muito menos confiável.

10. AVALIAÇÃO DA ADRENAL

10.1. Testes de estímulo para avaliação da reserva glicocorticoide

10.1A Teste de estímulo agudo com ACTH para avaliação da deficiência enzimática adrenal e insuficiência adrenal primária

- **Objetivo:** útil para o diagnóstico diferencial dos defeitos enzimáticos da adrenal e dos estados de hipercortisolismo e no diagnóstico do hipocortisolismo.
- **Ação:** estímulo direto do ACTH sobre as adrenais para avaliar síntese e secreção.

- **Método:** administrar ACTH sintético (*Cortrosyn* ou *Synacthen*), via intravenosa, em *bolus*. A dose varia com a idade, para crianças menores de 5 anos, calcula-se a dose de acordo com a superfície corporal (250 mcg/1,73 m^2), entre 5 e 7 anos, 125 mcg e acima de 7 anos, 250 mcg.
- **Coleta de amostras:**
  - Realizar coletas entre o 2º e o 8º dia do ciclo menstrual.
  - Realizar medidas séricas basais do cortisol, DHEA, DHEAS, 17-OH progesterona, 17-OH pregnolona, androstenediona e composto S (ou 11-desoxicortisol) entre as 7-9 horas da manhã ou até 2 horas após o horário habitual de o paciente acordar, e 60 minutos após a infusão do ACTH sintético.
  - Realizar dosagem sérica do DHEA-S apenas no basal.
- **Efeitos colaterais:** são raros, podendo ocorrer reações alérgicas.
- **Respostas:**
  - Em indivíduos normais ocorre aumento do cortisol sérico acima de 7 μg/dL em relação ao basal ou atinge valor absoluto superior a 18 μg/dL.
  - Nível basal de 17-OHP superior a 2 ng/mL (radioimunoensaio) ou a 5 ng/mL (quimioluminescência) é sugestivo de deficiência de 21-OHase.
  - Valores de 17-OHP, após administração de ACTH, inferiores a 10 ng/mL sugerem que o paciente não seja portador de deficiência de 21-OHase, enquanto valores superiores a 15 ng/mL após 60 minutos do estímulo confirmam o diagnóstico. Resultados intermediários entre 10-15 necessitam de estudos moleculares para confirmar diagnóstico.
  - Na deficiência da 3 HSD, os índices hormonais que sugerem comprometimento da atividade dessa enzima incluem valores basais ou após estímulo com o ACTH da 17-OH pregnenolona superiores a 2.300 ng/dL e 6.700 ng/dL, respectivamente, e da relação 17-OH pregnenolona/cortisol no basal e após estímulo superiores a 6.000 e 16.200, respectivamente. Pelas dificuldades metodológicas de se realizar dosagens da 17-OH pregnenolona, sugere-se que valores do DHEA após estímulo com ACTH superiores a 35 ng/mL sejam sugestivos dessa deficiência enzimática, necessitando confirmação molecular da mutação gênica.
  - Na deficiência da 11-OHase, sugere-se que níveis séricos do composto S (ou 11-desoxicortisol) superiores a 350 ng/dL sejam indicativos dessa doença.
  - No hipercortisolismo por doença de Cushing, há aumento do valor do cortisol geralmente > 3-5 vezes em relação ao valor basal, enquanto os pacientes com tumor adrenal apresentam pouco ou nenhuma resposta.
  - No hipocortisolismo primário severo, os valores de cortisol permanecem < 18 μg/dL, em geral < 10 μg/dL.

- **Observações:** indivíduos com atrofia adrenal pelo uso crônico de corticoides podem não responder ao teste. O uso de corticoides e medicações antiandrogênicas pode interferir nos resultados do teste. Para converter ng/dL para ng/mL, é necessário dividir por 100. Suspender o uso de biotina e de suplementos alimentares que a contenham três dias antes da coleta.

10.1B Teste de estímulo agudo com ACTH em dose baixa (1 g/m^2)

- **Objetivo:** o teste agudo do ACTH permite verificar a presença de insuficiência adrenal, tanto primária quanto secundária, sendo que o uso de dose baixa do ACTH representa um estímulo mais fisiológico da adrenal, tornando o teste mais sensível na identificação de formas parciais de insuficiência adrenal.
- **Ação:** estímulo direto do ACTH sobre as adrenais para avaliar síntese e secreção.
- **Método:** administrar 1 g/m^2 de ACTH sintético (*Synachten* ou *Cortrosyn*), via intravenosa, em *bolus*.
- **Coleta de amostras:** realizar dosagens séricas do cortisol no basal entre as 7-9 horas da manhã ou até duas horas após o horário habitual de o paciente acordar, e 60 minutos após a infusão do ACTH sintético.
- **Efeitos colaterais:** são raros, podendo ocorrer reações alérgicas.
- **Resposta normal:** nos pacientes com função adrenal normal ocorre aumento do cortisol sérico acima de 7 µg/dL em relação ao basal ou atingem valor absoluto superior a 18 µg/dL.
- **Observações:** a resposta normal exclui a falência primária da adrenal, porém não exclui a insuficiência adrenal secundária parcial. Nesses casos, a resposta hipofisária do ACTH deve ser testada diretamente com o teste do ITT ou glucagon, citado anteriormente. Cuidado especial deve ser tomado na diluição do ACTH. É recomendado que o mesmo seja aliquotado em frascos contendo 5 g/mL, diluído há menos de 3 meses da infusão e mantido sob refrigeração constante. Os valores de cortisol podem sofrer interferência com uso de prednisona, prednisolona, metilprednisolona e hidrocortisona. A dexametasona não interfere no ensaio para dosagem do cortisol. Suspender o uso de biotina e de suplementos alimentares que a contenham três dias antes da coleta.

10.1C Teste de estímulo prolongado com ACTH

- **Objetivo:** diferenciar insuficiência adrenal primária e secundária quando o teste agudo não apresentar resposta.
- **Ação:** estímulo direto do ACTH sobre as adrenais para avaliar síntese e secreção.

- **Método**:
  - Coletar urina de 24 horas antes do início do teste.
  - Administrar 1 mg do ACTH sintético-depot (IM), 1 vez ao dia, por 3 dias; após 24 horas da última dose do ACTH, coletar novamente urina de 24 horas.
  - Determinar o cortisol sérico no basal (antes de se iniciar a administração da medicação) e 6 horas após a última dose do ACTH.
  - Determinar o cortisol urinário nas duas coletas de 24 horas realizadas.
- **Respostas:** em indivíduos normais ocorre aumento do cortisol > 3 vezes os valores basais.
  - A ausência de resposta é indicativa de insuficiência adrenal primária.
  - Nos indivíduos com insuficiência adrenal secundária ocorre aumento da produção dos níveis de cortisol em relação aos valores basais, porém em níveis inferiores aos encontrados em indivíduos normais.
- **Efeitos colaterais:** são raros, podendo ocorrer reação alérgica.
- **Observações:** os valores de cortisol podem sofrer interferência com uso de prednisona, prednisolona, metilprednisolona e hidrocortisona. A dexametasona não interfere no ensaio para dosagem do cortisol. Suspender o uso de biotina e de suplementos alimentares que a contenham três dias antes da coleta.

10.2. Testes de supressão para avaliação do hipercortisolismo

10.2A Dose única de dexametasona (noturna – *overnight*)

- **Objetivo:** teste de triagem rápido para avaliação do hipercortisolismo.
- **Ação:** inibição da secreção hipofisária do ACTH por efeito de *feedback* negativo ao glicocorticoide.
- **Método:**
  - Realizar dosagem sérica do cortisol no basal, no dia em que a medicação será ingerida, entre 7-9 horas da manhã ou até duas horas após o horário habitual de o paciente acordar.
  - O paciente deve receber 1 mg de dexametasona, via oral, às 24 horas.
  - Determinar o cortisol sérico no basal entre 7-9 horas da manhã do dia seguinte à medicação.
- **Efeitos colaterais:** não há.
- **Respostas:**
  - Em indivíduos normais, espera-se encontrar cortisol plasmático < 1,8 g/dL ou 50 nmol/L.
  - Os pacientes que apresentarem valores de cortisol não suprimidos, deverão ser submetidos a testes mais específicos, tanto para o diagnóstico

do hipercortisolismo (síndrome de Cushing), quanto para a definição da sua etiologia.

- **Observações:** o resultado pode estar alterado na presença de medicações indutoras da CYP3A4 (aceleram o metabolismo da dexametasona), como fenobarbital, fenitoína, carbamazepina; de medicações inibidoras da CYP3A4 (prejudicam o metabolismo da dexametasona), como fluconazol, amiodarona, fluoxetina, ritonavir; e drogas que aumentam a globulina ligadora do cortisol (CBG), como estrógenos presentes em anticoncepcionais e mitotano. Suspender o uso de biotina e de suplementos alimentares que a contenham três dias antes da coleta.

10.2B Teste de supressão com dose baixa de dexametasona

- **Objetivo:** confirmar a presença do hipercortisolismo por Cushing, diferenciando-o do pseudo-Cushing.
- **Ação:** inibição da secreção hipofisária do ACTH por efeito de *feedback* negativo ao glicocorticoide.
- **Método:**
  - Administrar dexametasona na dose de 20 g/kg/dia (máximo de 2 mg/dia), a cada 6 horas, por 2 dias; ou realizado em dose única às 24 horas.
  - Coletar a urina de 24 horas no basal (no dia que antecede a administração da medicação) e nos 2 dias em que o paciente recebe a dexametasona.
  - Determinar o cortisol e a creatinina urinários de 24 horas nas amostras coletadas.
  - Determinar o ACTH, cortisol e dexametasona séricos no basal (antes da administração da medicação, às 8 horas da manhã) e 2 horas após a última dose de dexametasona (8 horas da manhã).
  - Abaixo, exemplo com paciente em uso de dexametasona em dose máxima (2 mg/dia).

	6 horas	12 horas	18 horas	24 horas
1º dia	* coleta 8 h	Dex 0,5 mg	Dex 0,5 mg	Dex 0,5 mg
2º dia	Dex 0,5 mg	Dex 0,5 mg	Dex 0,5 mg	Dex 0,5 mg
3º dia	Dex 0,5 mg	Dex 0,5 mg	Dex 0,5 mg	Dex 0,5 mg
4º dia	Dex 0,5 mg	* coleta 8 h		

Dex: dexametasona; h: hora.

- **Efeitos colaterais:** epigastralgia.
- **Respostas:**

- Em indivíduos normais espera-se encontrar os seguintes valores: cortisol urinário < 25 g/m^2 nas 24 horas.
- Cortisol plasmático < 1,8 g/dL; ACTH plasmático < 20 pg/mL; dexametasona: 3-4 ng/mL.
- Os pacientes que não apresentam essas respostas esperadas de supressão têm confirmado o diagnóstico de hipercortisolismo por Cushing, devendo realizar o teste com dose alta para diferenciar a doença de Cushing da síndrome de Cushing.

- **Observações:** a medida da dexametasona, desde que disponível, pode ser recomendada em todo teste de supressão para comprovar se sua ingestão e absorção foram adequadas. O resultado pode estar alterado na presença de medicações indutoras da CYP3A4 (aceleram o metabolismo da dexametasona), como fenobarbital, fenitoína, carbamazepina; de medicações inibidoras da CYP3A4 (prejudicam o metabolismo da dexametasona), como fluconazol, amiodarona, fluoxetina, ritonavir; e drogas que aumentam a globulina ligadora do cortisol (CBG), como estrógenos presentes em anticoncepcionais e mitotano. Suspender o uso de biotina e de suplementos alimentares que a contenham três dias antes da coleta.

10.2C Teste de supressão com dose alta de dexametasona

- **Objetivo:** diagnóstico diferencial do hipercortisolismo por doença de Cushing (adenoma hipofisário) da síndrome de Cushing (p. ex., adenoma ou hiperplasia adrenal primários).
- **Ação:** inibição da secreção hipofisária do ACTH por efeito de *feedback* negativo ao glicocorticoide.
- **Método:**
  - Administrar dexametasona na dose de 80 g/kg/dia (máximo de 8 mg/dia), a cada 6 horas, por 2 dias; ou realizado em dose única noturna às 24 horas.
  - Coletar a urina de 24 horas no basal (no dia que antecede a administração da medicação) e nos 2 dias em que o paciente recebe a dexametasona.
  - Determinar o cortisol e a creatinina urinários de 24 horas nas amostras coletadas.
  - Determinar o ACTH, o cortisol e a dexametasona plasmáticos no basal (antes da administração da medicação, às 8 horas da manhã) e 2 horas após a última dose de dexametasona (às 8 horas da manhã).
  - Abaixo, exemplo com paciente em uso de dexametasona em dose máxima (8 mg/dia)

	6 horas	12 horas	18 horas	24 horas
1º dia	* coleta 8 h	Dex 2 mg	Dex 2 mg	Dex 2 mg
2º dia	Dex 2 mg	Dex 2 mg	Dex 2 mg	Dex 2 mg
3º dia	Dex 2 mg	Dex 2 mg	Dex 2 mg	Dex 2 mg
4º dia	Dex 2 mg	* coleta 8 h		

Dex: dexametasona; h: hora.

- **Efeitos colaterais:** epigastralgia, descompensação do diabetes *mellitus*, descompensação da hipertensão arterial.
- **Respostas:** em indivíduos normais, espera-se encontrar os seguintes valores:
  - Cortisol urinário < 15 g/m^2 nas 24 horas; cortisol e ACTH plasmáticos indetectáveis; dexametasona: 12-16 ng/mL.
  - Os pacientes com doença de Cushing demonstram supressão > 50% em relação aos valores basais, enquanto os pacientes com doença adrencortical primária e com tumores secretores de ACTH ectópicos não apresentam supressão.
- **Observações:** a medida da dexametasona, desde que disponível, pode ser recomendada em todo teste de supressão para comprovar se sua ingestão e absorção foram adequadas. O resultado pode estar alterado na presença de medicações indutoras da CYP3A4 (aceleram o metabolismo da dexametasona), como fenobarbital, fenitoína, carbamazepina; de medicações inibidoras da CYP3A4 (prejudicam o metabolismo da dexametasona), como fluconazol, amiodarona, fluoxetina, ritonavir; e drogas que aumentam a globulina ligadora do cortisol (CBG), como estrógenos presentes em anticoncepcionais e mitotano. Suspender o uso de biotina e de suplementos alimentares que a contenham três dias antes da coleta.

10.2D Teste de supressão com dexametasona para diferenciar hiperplasia adrenal congênita (HAC) de tumores virilizantes

10.2D-I Teste de supressão com dose muito baixa de dexametasona (75 g/m^2 de dexametasona por via oral)

- **Objetivo:** avaliar a sensibilidade aos glicocorticoides.
- **Ação:** causar redução da secreção hipofisária de ACTH e, consequentemente, da síntese de cortisol.
- **Método:** Administrar: 75 g/m^2 por via oral às 22 horas.
  - Determinar: cortisol livre urinário em 4 períodos de 12 horas, sendo o primeiro período das 22 às 10 horas; e o segundo, das 10 às 22 horas, anteriormente à administração da dexametasona; o terceiro período das

22 às 10 horas; e o quarto, das 10 às 22 horas, após a administração da dexametasona.

- **Resposta:** Espera-se uma redução variável de cortisol entre os indivíduos, porém sem inibição do eixo hipotalâmico-hipofisário-adrenal.

10.2D-II Teste de supressão com 20 g/m^2 de dexametasona por via endovenosa

- **Objetivo:** avaliar a sensibilidade aos glicocorticoides.
- **Ação:** causar redução da secreção hipofisária de ACTH e, consequentemente, da síntese de cortisol.
- **Método:**
  - Administrar: 20 g/m^2 por via endovenosa, em *bolus*, às 7 horas.
  - Diluição do fármaco: aspirar 1 mL de dexametasona (decadron, 2 mg/mL) e diluir em 19 mL de água destilada ou de soro fisiológico a 0,9%.
  - Determinar: após repouso de 15 minutos, determinar o cortisol sérico no basal (tempos 15 e 0 minutos) e após administração da dexametasona nos tempos 30, 60, 90, 120 e 150 minutos.
- **Resposta:** espera-se uma redução variável de cortisol entre os indivíduos, principalmente aos 120 minutos após a dexametasona. A administração endovenosa reduz a interferência da etapa intestinal de absorção do fármaco, porém recomenda-se a determinação sérica da dexametasona.

10.3. Teste da metirapona

- **Objetivo:** verificar a resposta da hipófise ao bloqueio da síntese de cortisol, induzido pela metirapona, diferenciando os casos de hipercortisolismo ACTH dependentes e ACTH independentes.
- **Ação:** a metirapona inibe a enzima P450c11 (11β-hidroxilase), que catalisa a etapa final de biossíntese do cortisol. A inibição da secreção do cortisol interrompe o *feedback* negativo no eixo hipotalâmico-hipofisário, resultando em um aumento compensatório do ACTH, que pode ser detectado pelo acúmulo do precursor 11-desoxicortisol (compostos).
- **Método:**
  - Dose única:

Administra-se 30 mg/kg de metirapona, via oral, às 24 horas. Determinar os níveis plasmáticos do cortisol, 11-desoxicortisol e ACTH no basal e às 8 horas do dia seguinte. Por segurança, o teste deve ser realizado com o paciente em observação hospitalar.

  - Doses múltiplas:

Paciente obrigatoriamente em observação hospitalar. Administrar de 300-450 mg/m^2/dose de metirapona, via oral, a cada 4 horas, por 24 horas. Coletar urina de 24 horas antes de iniciar o teste, durante o teste e no dia seguinte ao teste. Determinar os níveis plasmáticos do cortisol, 11-desoxicortisol e ACTH no basal e 2 horas após a última dose demetirapona.

- **Efeitos colaterais:** hipotensão, vômitos, náuseas e sinais de crise adrenal. O teste tradicional em que se administrava metirapona durante 3 dias não deve ser mais utilizado pelo risco de precipitar insuficiência adrenal.
- **Respostas:** em indivíduos normais ocorre aumento em 2-3 vezes da excreção dos 17-OH urinários durante o teste ou no dia seguinte, em relação à excreção antes de se iniciar o teste. Espera-se, ainda, aumento plasmático do 11-desoxicortisol para valores acima de 70 ng/mL e o cortisol suprimido (<1,8 g/dL). Nos pacientes com doença de Cushing, há aumento exagerado do 11-desoxicortisol. Nos pacientes com hipercortisolismo primário adrenal e com tumores ectópicos produtores de ACTH não há diminuição da produção do cortisol, assim como não há elevação significativa do 11-desoxicortisol.

11. AVALIAÇÃO DA HIPERTENSÃO ARTERIAL

11.1. Teste do captopril

- **Objetivo:** avaliar a etiologia da hipertensão arterial.
- **Ação:** o captopril age bloqueando a enzima de conversão, impedindo a transformação da angiotensina I em angiotensina II, induzindo hiperrreninemia reativa pela diminuição do *feedback* negativo exercido normalmente pela angiotensina II.
- **Método:** suspender o uso de captopril e outros inibidores da ECA por 2 semanas, além de amilorida, espironolactona e eplerenona 4 semanas antes do teste. Jejum a partir das 22 horas do dia anterior.
  - Instalar acesso venoso, mantido com solução heparinizada.
  - Manter o paciente por 1 hora em repouso absoluto, em decúbito dorsal ou sentado. Medir a pressão arterial a cada 10 minutos, durante 1 hora. Administrar 0,7-1,0 mg/kg/dose (máximo de 50 mg) de captopril, via oral. Medir a pressão arterial por mais 1 hora, a cada 10 minutos.
- **Coleta de amostras:** fazer dosagens séricas de aldosterona e atividade plasmática de renina (APR) no basal (ao final da primeira hora em repouso) e após 120 minutos da administração do captopril.
- **Efeitos colaterais:** cefaleia e lipotimia.
- **Contraindicação:** hipersensibilidade ao captopril ou outros inibidores da ECA.

- **Resposta:** é diagnosticado o hiperaldosteronismo primário quando a concentração plasmática de aldosterona for superior a 12 ng/dL, associada a uma APR suprimida. Uma supressão da concentração de aldosterona plasmática inferior a 30% também confirma a autonomia da secreção do mineralocorticoide. Nos pacientes com estenose da artéria renal, os níveis de APR 1 hora após a administração do captopril se encontram bem mais elevados do que naqueles pacientes com hipertensão arterial essencial.

11.2. Teste de supressão com alta ingestão de sódio

- **Objetivo:** triagem para o diagnóstico de hiperaldosteronismo.
- **Ação:** induzir expansão da volemia, com aumento da perfusão renal e diminuição da secreção de renina, consequentemente, há diminuição da conversão da angiotensina I em angiotensina II e da produção de aldosterona.
- **Método:** administrar 3 mEq de Na/kg/dia, via oral, durante 3-5 dias. Realizar dosagens séricas da atividade plasmática da renina (APR) e da aldosterona no basal e de 3-5 dias após a sobrecarga de sódio.
- **Resposta:** a não supressão dos valores de APR e da aldosterona é sugestiva de hiperaldosteronismo.

11.3. Teste de sobrecarga com solução salina 0,9%

- **Objetivo:** triagem para o diagnóstico de hiperaldosteronismo primário.
- **Ação:** induzir expansão da volemia, com aumento da perfusão renal e diminuição da secreção de renina, consequentemente, há diminuição da conversão da angiotensina I em angiotensina II e da produção de aldosterona.
- **Método:** suspender a medicação anti-hipertensiva 2 semanas antes da realização do teste. O potássio sérico deve estar normalizado (K > 3,5 mEq/L). O paciente deverá ficar em repouso em decúbito dorsal por pelo menos 1 hora antes do início da infusão. Administrar solução NaCl 0,9%, na dose equivalente a 1/3 do volume sanguíneo estimado, durante 2-4 horas (máximo 500 mL/h).
- **Coleta de amostras:** determinar os níveis séricos da atividade plasmática de renina (APR), aldosterona e potássio no basal, 2 e 4 horas após a infusão salina.
- **Efeitos colaterais:** esse teste está contraindicado em pacientes com ICC e insuficiência renal. O potássio deverá ser corrigido, se necessário, antes do início do teste pelo risco de hipocalemia em pacientes com hiperaldosteronismo. Contraindicado em hipertensão arterial grave, hipocalemia grave, insuficiência renal, insuficiência cardíaca congestiva e arritmias cardíacas.

- **Respostas:** o valor da aldosterona deve sofrer queda de 50-80% em relação ao basal, geralmente menores que 5 ng/dL. Valores de aldosterona acima de 10 ng/dL são sugestivos de hiperaldosteronismo primário, demonstrando autonomia da secreção desse mineralocorticoide com ausência da supressão pela sobrecarga hídrica. Para resultados indeterminados com aldosterona entre 5-10 ng/mL, é recomendada a realização de outra prova confirmatória.

11.4. Teste de supressão com fludrocortisona

- **Objetivo:** triagem para o diagnóstico de hiperaldosteronismo.
- **Ação:** similar ao descrito anteriormente.
- **Método:** administrar fludrocortisona (Florinef, *Organon*) na dose de 0,1-0,2 mg, VO, a cada 12 horas, durante 3 dias. Realizar dosagens séricas da APR e aldosterona no basal e após 3 dias.
- **Resposta:** em indivíduos normais ocorre queda na concentração de aldosterona para valores < 3 ng/dL.
- **Observações:** administrar com cuidado em pacientes com doença renal ou cardíaca.

11.5. Teste de estimulação da renina com furosemida

- **Objetivo:** realizar diagnóstico diferencial das causas de hiperaldosteronismo, por exemplo, entre adenoma adrenal e hiperplasia adrenal congênita. Estabelecer diagnóstico de hipoaldosteronismo hiporreninêmico.
- **Método:** suspender o uso de espironolactona, amilorida e eplerenona 4 semanas antes do teste. Manter o paciente em repouso absoluto, em decúbito dorsal, por 30 minutos. Administrar furosemida na dose de 0,5-1,0 mg/kg, via intravenosa (máximo de 40 mg). Manter o paciente em pé, por 4 horas, após a administração da medicação.
- **Coleta de amostras:** determinar os níveis séricos da atividade plasmática de renina (APR), aldosterona basal (após 30 minutos de repouso), 2 e 4 horas após a infusão salina.
- **Efeitos colaterais:** cefaleia, lipotimia e hipotensão.
- **Respostas:** em indivíduos normais há aumento da APR após a administração da furosemida. Em pacientes com hipoaldosteronismo hiporreninêmico a APR permanece inferior a 1,0 ng/mL/h, associada a uma aldosterona reduzida. Em pacientes com hiperaldosteronismo, a APR inicia e permanece suprimida, independente da desidratação e da posição ortostática, com valores inferiores a 2,0 ng/mL/h. Em pacientes com adenoma adrenal se-

cretante de aldosterona pode ocorrer queda nos níveis de aldosterona entre 8-12 horas da manhã, devido a uma resposta parcial do ACTH. Em contraste, pacientes com hiperplasia adrenal congênita podem ter um aumento da aldosterona nesse período, em decorrência de alguma responsividade-postural.

12. AVALIAÇÃO DO PÂNCREAS

12.1. Teste oral de tolerância à glicose (GTTo)

- **Objetivo:** realizar o diagnóstico de DM, intolerância à glicose, hipoglicemia reativa e resistência insulínica.
- **Ação:** após a absorção da glicose há estímulo para a secreção de insulina, indiretamente demonstrando a eficácia da função do pâncreas.
- **Método:** assegurar uma dieta com mais de 150 g/dia de carboidratos, 3-5 dias antes do teste. Não realizar atividade física antes da coleta, não fumar, não consumir chá, café ou outros alimentos durante o teste.
  - Suspender drogas que interfiram na tolerância aos carboidratos (p. ex., corticoides. Jejum a partir das 22 horas do dia anterior.
  - Manter o paciente em repouso relativo, sentado ou em decúbito dorsal. Administrar 1,75 g/kg de glicose (máximo de 75 g), via oral. Determinar a glicemia e a insulinemia basal (tempo 0), e nos tempos 30, 60, 90 e 120 minutos. Ocasionalmente, pode-se requerer amostras nos tempos 180, 240 e 300 minutos, na suspeita de hipoglicemia reativa.
- **Efeitos colaterais:** náuseas e vômitos.
- **Respostas:** pelos critérios diagnósticos da ADA (American Diabetes Association), podemos obter as seguintes respostas:
  - Glicemia de jejum alterada: valores basais da glicemia entre 100-125 mg/dL.
  - Intolerância à glicose: valores de glicemia 2 horas após a sobrecarga de glicose entre 140-199 mg/dL.
  - DM tipo 2: valores basais de glicemia ≥ 126 mg/dL e/ou glicemia 2 horas após a sobrecarga de glicose ≥ 200 mg/dL.
- **Observações:** a ocorrência de hipoglicemia assintomática com glicemia ≤ 50 mg/dL ao final do teste é comum na população geral. Não há consenso na literatura, mas o exame pode ser útil no diagnóstico de hipoglicemias reacionais e hipoglicemia pós-absortiva, comuns nos indivíduos submetidos à cirurgia bariátrica, o que caracteriza o *dumping*.

12.2. Teste de tolerância à glicose intravenosa

- **Objetivo:** esse teste propicia um índice para avaliar a função residual das células. Também pode ser usado para avaliar a primeira fase de secreção de insulina.
- **Ação:** provoca estímulo de secreção da insulina após a sobrecarga de glicose.
- **Método:** assegurar uma dieta com mais de 150 g/dia de carboidratos, 3-5 dias antes do teste. Não realizar atividade física antes da coleta, não fumar, não consumir chá, café ou outros alimentos durante o teste. Suspender drogas que interfiram na tolerância aos carboidratos (p. ex., corticoides). Jejum a partir das 22 horas do dia anterior. Manter o paciente em repouso relativo, sentado ou em decúbito dorsal. Administrar 0,5 g/kg de glicose a 25%, (máximo 35 g), via intravenosa, durante 5 minutos. Determinar a glicemia e a insulinemia nos tempos 0, 10, 20, 30, 40, 50 e 60 minutos, considerando como tempo 0 aquele imediatamente após o término da infusão da glicose.
- **Efeitos colaterais:** flebite no local de infusão.
- **Respostas:** calcula-se o valor K, que indica o tempo para que ocorra a redução da glicemia, pela seguinte fórmula:

$$K = \frac{0{,}70}{T\,½} \times 100$$

T ½, corresponde ao tempo necessário para decaimento da glicemia para a metade do valor medido aos 10 minutos.

Se K > 1,4%, a resposta é normal.

Se o valor de K estiver entre 1-1,4%, é considerado suspeito.

Em diabéticos, o valor do K é < 1%.

- **Observações:** as amostras de sangue devem ser coletadas no membro contralateral à infusão.

12.3. Teste rápido de tolerância à glicose endovenosa (TRTGIV)

- **Objetivo:** avaliar a perda da primeira fase de secreção da insulina, em indivíduos com DM tipo 1.
- **Ação:** estimula a secreção de insulina após a sobrecarga de glicose.
- **Método:** jejum de 6 horas. Administrar 0,5 g/kg de glicose a 25% (máximo de 35 g), via intravenosa, durante 3 minutos. Determinar a glicemia e a insulinemia nos tempos 0, 1, 3, 5 e 10 minutos, considerando como tempo 0 aquele imediatamente após o término da infusão da glicose.
- **Respostas:** a distribuição dos valores da primeira fase de secreção da insulina, somando os valores da insulinemia nos tempos 1 e 3 minutos (U/mL), em crianças e adolescentes dá-se da seguinte forma:

Percentil	1	5	10	20	30	40	50	60	70	80	90	95	100
Insulina	46	64	81	103	128	147	162	190	213	257	334	448	870

- A resposta da soma dos tempos 1 e 3 minutos inferior a 46 μU/mL (percentil 1) é considerada anormal na população, demonstrando que existe comprometimento da primeira fase de secreção da insulina. A perda da primeira fase de secreção de insulina ocorre durante a etapa subclínica do diabetes *mellitus* (DM).

12.4. Teste do jejum prolongado

- **Objetivo:** estabelecer o diagnóstico diferencial da hipoglicemia.
- **Ação:** indução espontânea do paciente à hipoglicemia por meio do jejum prolongado.
- **Método:** o início e a duração do jejum vão depender da faixa etária e da história clínica do paciente. Assim, em crianças até 2 anos de idade estabelece-se o jejum por 6-8 horas. Em crianças de 2-10 anos, o jejum é mantido por 8-16 horas. Já para maiores de 10 anos o jejum se prolonga por até 16-20 horas. Início às 8 horas da manhã (crianças maiores podem iniciar à noite). Pesar antes e ao final do teste. Determinar glicemia, insulinemia, GH e cortisol plasmáticos, no tempo 0. Determinar substâncias redutoras e cetonas na urina. Monitorizar a glicemia e a cetonúria a cada 2 horas. Quando a glicemia for < 40 mg/mL: determinar novamente a glicemia, a insulina, o cortisol e o GH plasmáticos. Determinar também cetonas na urina. Caso não ocorra hipoglicemia, suspender o jejum após o tempo apropriado de acordo com a idade e coletar amostra sanguínea para a mesma investigação.
- **Efeitos colaterais:** sintomas de hipoglicemia podem ocorrer e quando graves, o teste deve ser interrompido para infusão intravenosa de glicose (0,5-1,0 g/kg). Antes disso, se possível, deve ser coletada amostra de sangue para a determinação descrita. É importante, portanto, que o paciente tenha um acesso venoso puncionado.
- Respostas:
  - Espera-se que o paciente não apresente hipoglicemia no tempo determinado.
  - Quando a glicemia for < 40 mg/dL, espera-se que a insulinemia seja < 5 μU/mL (indetectável).
  - A interpretação da relação insulinemia/glicemia segue na tabela abaixo:

	Normal	Hiperinsulinismo suspeito	Hiperinsulinismo provável
Relação insulina/ glicose	≤ 0,3	0,3-0,5	

- Em vigência de hipoglicemia, espera-se aumento na concentração de GH e de cortisol. A não obtenção de valores normais, sugere deficiência de GH e de ACTH (ou cortisol), respectivamente.
- A interpretação dos valores de GH deve levar em consideração o método que foi utilizado para a quantificação do GH. No radioimunoensaio (RIA), consideramos valor ≥ 10 ng/mL como resposta normal. No imunorradiométrico (IRMA), valor ≥ 7 ng/mL é considerado resposta normal. Já nos métodos imunofluorimétrico (IFMA) e quimioluminescência, valor ≥ 5 ng/mL é considerado resposta normal de secreção do GH.
- O cortisol plasmático deve atingir valor de pelo menos 18 g/dL, indicando reserva normal de ACTH.

12.5. Teste de estímulo com glucagon

- **Objetivo:** estabelecer o diagnóstico diferencial na hipoglicemia.
- **Ação:** o glucagon aumenta a glicemia (glicogenólise hepática), seguido de aumento reacional da secreção de insulina, com queda posterior da glicemia (abaixo dos valores pré-teste).
- **Método:** aplicar 0,03 mg/kg (dose máxima de 1 mg) de glucagon, via intravenosa. Determinar a glicemia e a insulinemia nos tempos 0, 30, 60 e 90 minutos.
- **Efeitos colaterais:** leves, caracterizados por náuseas, vômitos e dor abdominal. Pode ocorrer hipoglicemia em consequência da elevação da insulina entre os tempos 60-90 minutos.
- **Resposta:** obtemos maiores concentrações de glicose entre 30-60 minutos.
- **Observações:** o teste pode ser realizado junto com o do jejum prolongado, administrando-se o glucagon no momento da hipoglicemia. A tolbutamida, a aminofilina e a obesidade podem promover resultados falso-positivos, enquanto o uso da hidroclorotiazida, diazóxido e a difenil-hidantoína podem gerar resultados falso-negativos.

13. AVALIAÇÃO TESTICULAR

13.1. Teste de estímulo agudo com gonadotrofina coriônica humana (hCG)

- **Objetivo:** útil no diagnóstico do hipogonadismo gonadal primário, assim como no diagnóstico etiológico em alguns casos de genitália ambígua.
- **Ação:** o hCG estimula as células de Leydig testiculares, ainda que ectópicas, induzindo à produção de testosterona, precursores e metabólitos desta.
- **Método:** administrar 100 U/kg/dia de hCG (até 2.000 U), por 5 dias, via intramuscular.
- **Coletas:** determinar progesterona, 17-OHP, DHEA, testosterona, DHT no basal (antes de se iniciar a administração da medicação) e 24 horas após a quinta dose do hCG.
- **Efeitos colaterais:** o aumento na produção de testosterona induzido pelo hCG, pode levar à pubarca, escurecimento e enrugamento da bolsa escrotal, aumento no número de ereções e aumento peniano. Habitualmente são pouco intensos e desaparecem após cessado o estímulo, com exceção do aumento peniano. Raramente ocorre erupções na pele.
- **Respostas**: É considerada normal a secreção de testosterona ≥ 150 ng/dL (geralmente ≥ 250 mg/dL) após o estímulo com hCG.

  A relação testosterona/DHT atinge os seguintes valores normais:
  - Testosterona/DHT = 5 (basal).
  - Testosterona/DHT = 15 (pós-hCG).
- A ausência de secreção de testosterona é encontrada na anorquia bilateral. Incrementos de 30 ng/dL nos níveis de testosterona indicam a presença de tecido testicular em pelo menos um dos lados.
- Concentração baixa de testosterona é encontrada na atrofia testicular, insuficiência testicular primária, disfunção gonadal após quimioterapia, disgenesia gonadal mista, nos defeitos enzimáticos gonadais e na síndrome de Klinefelter.
- Nos defeitos de síntese gonadal, o acúmulo de determinado precursor, associado ao quadro clínico, pode sugerir qual o erro enzimático envolvido. Assim, na deficiência da 17-liase, o precursor predominantemente acumulado é a 17-OHP. Na deficiência da 17-cetoesteroide redutase, o acúmulo é da androstenediona, sendo esses 2 defeitos enzimáticos presentes apenas nas gônadas.
- Na deficiência da 3βHSD o acúmulo é do DHEA, como ocorre na adrenal. A secreção de testosterona geralmente é baixa na infância, mas pode ser substancial na puberdade.

- Na deficiência da 17α-OHase há acúmulo de progesterona e hipertensão arterial associada.
- Na deficiência da 17,20 desmolase temos acúmulo de 17-OHP e progesterona, enquanto o DHEA e a androstenediona não tem aumento ou é discreto.
- O padrão típico da deficiência de 5α-redutase é o de testosterona normal ou aumentada, com relação testoterona/DHT acentuada após estímulo com hCG, superior a 30.

13.2. Teste de estímulo agudo com alfacoriogonadotropina (Ovidrel)

- **Objetivo:** útil no diagnóstico do hipogonadismo gonadal primário, assim como no diagnóstico etiológico em alguns casos de genitália ambígua.
- **Ação:** a alfacoriogonadotropina estimula as células de Leydig testiculares, ainda que ectópicas, induzindo à produção de testosterona, precursores e metabólitos desta.
- **Método:** administrar uma caneta aplicadora preenchida (250 mcg/0,5 mL) numa única injeção subcutânea.
- **Coletas:** determinar o hCG, testosterona e DHT no basal (antes de se iniciar a administração da medicação) e 1 semana após a medicação.
- **Efeitos colaterais:** o aumento na produção de testosterona induzido pelo alfacoriogonatropina, pode levar à pubarca, escurecimento e enrugamento da bolsa escrotal, aumento no número de ereções e aumento peniano. Habitualmente são pouco intensos e desaparecem após cessado o estímulo, com exceção do aumento peniano. Raramente ocorre erupções na pele.
- **Respostas:** o hCG é coletado apenas para demonstrar a correta aplicação da medicação. É considerado normal a secreção de testosterona ≥ 150 ng/dL (geralmente ≥ 250 ng/dL) após o estímulo com hCG. A ausência de secreção de testosterona é encontrada na anorquia bilateral. Incrementos de 30 ng/dL nos níveis de testosterona indicam a presença de tecido testicular em pelo menos um dos lados. Concentração baixa de testosterona é encontrada na atrofia testicular, insuficiência testicular primária, disfunção gonadal após quimioterapia, disgenesia gonadal mista, nos defeitos enzimáticos gonadais e na síndrome de Klinefelter. O padrão típico da deficiência da 5α-redutase é o de testosterona normal ou aumentada, com relação testosterona/DHT acentuada após estímulo com hCG, superior a 30.

14. AVALIAÇÃO OVARIANA

14.1. Teste de retirada da progesterona

- **Objetivo:** avaliação da produção estrogênica no atraso puberal e amenorreia.
- **Ação:** o estímulo da progesterona sobre o endométrio indicará se este apresenta ou não estímulo prévio estrogênico.
- **Método:** a paciente deve receber acetato de medroxiprogesterona na dose de 10 mg/dia, por 10 dias.
- **Resposta:** sangramento após 3-10 dias da suspensão da droga indica que houve estimulação prévia pelo estrógeno, que o estímulo das gonadotrofinas foi adequado e também afasta malformação do trato genital que impeça o fluxo menstrual. A amenorreia, nesse caso, ocorreria devido à não ovulação. Já a ausência do sangramento após a suspensão da droga sugere deficiência das gonadotrofinas ou desenvolvimento inadequado do endométrio. Esse diagnóstico pode ser confirmado pela administração de estrógeno associado à progesterona por 3semanas.

14.2. Teste de estímulo com gonadotrofina da menopausa (hMG)

- **Objetivo:** avaliação da função ovariana e da presença ou não de tecido ovariano nos pacientes com genitália ambígua.
- **Ação:** o hMG, obtido por meio da extração urinária de mulheres menopausadas, contém LH e FSH, agindo sobre os ovários, estimulando-os.
- **Método:** administrar 150 U/dia de hMG (pergonal), por 3 dias, via intramuscular.
- **Coleta de amostras:** determinar a testosterona, o estradiol e a inibina A no basal (antes de iniciar a administração da medicação) e 24 horas após a última dose.
- **Resposta:** em mulheres com função ovariana normal ocorre aumento dos níveis de estradiol de pelo menos 3 vezes em relação ao valor basal. O aumento detectável da inibina A em pacientes com genitália ambígua confirma a presença de tecido ovariano.

14.3. Teste de estímulo com GnRH para avaliação de hiperandrogenismo

- **Objetivo:** avaliar a presença de hiperandrogenismo de origem ovariana.

- **Ação:** o GnRH estimula diretamente os gonadotrofos, liberando LH e FSH e, posteriormente há estímulo da esteroidogênese ovariana pela ação das gonadotrofinas.
- **Método:** o acetato de leuprolide depot é administrado na dose de 3,75 mg, via intramuscular, entre 8-9 horas da manhã.
- **Coleta de amostras:** dosagens sanguíneas de testosterona, androstenediona, 17-OH progesterona, DHEA-S no basal, 3 e 24 horas após a administração da droga são realizadas. Realizar dosagem de SHBG no basal.
- **Efeitos colaterais:** são raros (sensação de sede). Nenhuma contraindicação foi relatada.
- **Interpretação:** em mulheres com hiperandrogenismo, observa-se aumento excessivo dos níveis de 17-OH progesterona (> 200 ng/dL) e diminuição dos níveis de SHBG, aumentando a taxa livre de hormônios androgênicos.
- **Observações:** em mulheres pós-menarca deve ser realizado na fase folicular do ciclo, preferencialmente entre os dias 3 e 8 após a data da última menstruação.

Apêndice 8
Medicamentos

Coordenação:
Caroline Rosa Pellicciari
Cristiane Kochi

Nome farmacológico	Nome comercial	Laboratório	Apresentação	Posologia
Abiraterona, acetato	Matiz	Eurofarma	cp 250 mg	100-250 mg/dia
	ZYTIGA	Janssen-Cilag	cp 250 mg	
Aminoglutetimida	Cytadren*	Ciba	cp 250 mg	250 mg-2 g/dia; VO
	Orimiten	Novartis	cp 250mg	250 mg-2 g/dia; VO
Amitriptilina, cloridrato	Amytril	Cristália	cp 25 mg	1-3 mg/kg/dia, VO, 2x
	Tryptanol	Merck	cp 25 e 75 mg	
	Neo Amitriptilin	Neo Química	cp 25 mg	
Aromatase, inibidores	Arazabi (anastrozol)	Sigma Pharma	cp 1 mg	1 mg/dia
	Arimidex (anastrozol)	Astrazeneca	cp 1mg	1 mg/dia
	Femara (letrozol)	Novartis	cp 2,5 mg	2,5 mg/dia
Bisfosfonados				
Ácido zoledrônico	Zometa	Novartis	fr-amp 4 mg	4 mg/3-4 sem, EV
	Zolibbs	Libbs	fr-amp 4 mg	4 mg/3-4 sem, EV
	Blaztere	Dr. Reddy's	fr-amp 4 mg	4 mg/3-4 sem, EV
	Aclasta	Novartis	fr-amp 5 mg	5 mg/ano
	Densis	Momenta	fr-amp 5 mg	5 mg/ano
Alendronato sódico	Alendil	Farmoquímica	cp 5, 10, 70 mg	10 mg/dia ou 70 mg/semana, VO
	Alendrus	Neo Química	cp 70 mg	

* Importado

(continua)

Nome farmacológico	Nome comercial	Laboratório	Apresentação	Posologia
	Alendronato sódico	Sandoz	cp 70 mg	
	Bonagran	Legrand	cp 70 mg	
	Bonalen	União Química	cp 70 mg	
	Boneprev	Sandoz	cp 70 mg	
	Cleveron	TRB Pharma	cp 10 mg	
	Fosamax	Merck Sharp & Dohme	cp 10, 70 mg	
	Ostelox	Melcon	cp 70 mg	
	Osteofor	Elofar	cp 70 mg	
	Ostrat	Merck	cp 70 mg	
	Terost	Ativus	cp 70 mg	
Clodronato dissódico	Bonefós	Bayer	cp 400 mg; amp 300 mg/5 mL	4-6 mg/kg/dia
	Ostac*	Roche	cp 400 mg; amp 300 mg/10 mL	
Etidronato	Didronel*		cp 200 e 400 mg	7,5 mg/kg/dia
Pamidronato	Aredia	Novartis	amp 15, 30, 60, 90 mg	15-45 mg/dia; EV
	Fauldpami	Libbs	amp 90 mg	
	Melidronato	Meizler	amp 30, 60, 90 mg	
	Pamidrom	Cristália	amp 15, 30, 60, 90 mg	
Bromocriptina	Parlodel/ Parlodel SRO	Novartis	cp 2,5mg; SRO cp 2,5 e 5 mg	2,5-7,5 mg/dia, VO, 1-2x
Burosumabe	Crysvita	Ultragenix	amp: 10 mg, 20 mg ou 30 mg/mL, dose única	1 mg/kg, SC a cada 2 semanas (< 10 kg) e 0,8 mg/kg, SC a cada 2 semanas (> 10 kg)
Cabergolina	Dostinex	Pfizer	cp 0,5 mg	0,5 mg, 1-2x/ semana
	Caberedux	Cristália	cp 0,5mg	
	Cabertrix	Zodiac	cp 0,5mg	
Cálcio, sais de				
Carbonato de cálcio	Calciolite	Nutrovit	cp 500 mg e 200 mg de Ca^{2+}	(18 mg/kg Ca^{2+})
	Calsan	Novartis	cp 1.250 mg de Ca e 500 mg de Ca^{2+}	manutenção: 5-8 mL/kg/dia, EV

* Importado

(continua)

Nome farmacológico	Nome comercial	Laboratório	Apresentação	Posologia
	Miracal	Geolab	cp1.250 mg e 500 mg de Ca^{2+}	(50-75 mg/kg/dia de Ca^{2+})
	Oscal	Aventis	cp 500 mg Ca^{2+}	
Carbonato e lactobionato de cálcio	Calcium Sandoz F	Novartis	cp efervescente 500 mg Ca^{2+}	
	Calcium Sandoz FF	Novartis	cp efervescente 1.000 mg Ca^{2+}	
Citrato de cálcio	Miocalven	Chiesi	cp 950 mg e 200 mg Ca^{2+}	
Fosfato de cálcio tribásico ou tricálcico	Calcigenol	Sanofi-Aventis	susp. oral: 50 mg/5 mL e 19,5 mg Ca^{2+}/5 mL	
Cálcio aminoácido quelato	Calcichell	Ativus Farmacêutica	envelopes com 3,5 mg = 250 mg Ca^{2+} ou 7 g = 500 mg Ca^{2+}	
Cloreto de cálcio 10%	27 mg Ca^{2+}/mL			
Gliconato de cálcio10%	115 mg de Ca^{2+}/mL	Halex Istar	ampolas 10 mL	
Gluconato de cálcio10%	9,3 mg de Ca^{2+}/mL	Ariston	ampolas com 10 mL	
Calcitonina				50-100 UI
Humana sintética	Ciba Calcina	Novartis	amp 0,25-0,5 mg	
Sintética de salmão	Acticalcin	TRB Pharma	50 UI ou 100 UI/dose; amp 50 UI/mL	
	Calsynar	Aventis Pharma	100 UI/dose	
	Miacalcic	Novartis	amp 100 UI/mL ou sol. nasal 200 UI	
	Seacalcit	Bergamo	sol. nasal 200 UI	
Natural de porco	Staporos*	Hoescht	amp 50 UI/mL	
Captopril	Capoten	Bristol Myers	cp 12,5, 25 e 50 mg	0,1-10 mg/kg/dia, VO, 1-4x/dia
	Capotrat	União Química	cp 25 e 50 mg	
	Capox	Geolab	cp 25mg	
	Captocord	Laboratório Globo	cp 12,5, 25 e 50 mg	

* Importado

(continua)

Nome farmacológico	Nome comercial	Laboratório	Apresentação	Posologia
	Capton	Royton	cp 25 mg	
	Capotrineo	Neo Química	cp 12,5, 25 e 50 mg	
	Captolab	Multilab	cp 25 mg	
	Captolin	Herald's do Brasil	cp 12,5 e 25 mg	
	Captomed	Grupo Cimed	cp 25 e 50 mg	
	Captomido	Belfar LTDA	cp 25 e 50 mg	
	Captopron	Cifarma	cp 12,5, 25 e 50 mg	
	Captosen	Pharmalab	cp 12,5, 25 e 50 mg	
	Captotec	Hexel	cp 12,5, 25 e 50 mg	
	Hipoten	Sanval	cp 25 mg	
	LFM-Captopril	LFM	cp 25 mg	
	Teusil	Teuto	cp 12,5, 25 e 50 mg	
Carbamazepina	Convulsan	Sanval	cp 200, 400 mg	10-20 mg/kg, 2-4x ao dia dose máxima 1.200 mg
	Tegretard	Cristália	cp 200 e 400 mg	
	Tegretol	Novartis	cp 200, 400 mg; susp. oral 2%	1-3 mL, 1x ao dia
	Tegretol CR Divitabs	Novartis	cp 200, 400 mg	
	Tegrezin	Cazi	cp 200 mg	
	Tegrex	Neo Química	cp 200 mg	
	Uni Carbamaz	União Quimica	cp 200 mg, fr 100 mL (100 mg/5 mL)	
CRH	Humano			100 mcg, EV
Não tem no Brasil	Ovino			1 mcg/kg, EV
Cetoconazol	Candoral	Aché	cp 200 mg	8-10 mg/kg/dia, VO, 3x/dia
	Cetoconazol	Rambaxy	cp 200 mg	200-600 mg/dia
	Cetohexal	Hexal	cp 200 mg	
	Cetomed	Cimed	cp 200 mg	
	Cetomicoss	Globo	cp 200 mg	
	Cetonax	Janssen-Cilag	cp 200 mg	

* Importado

(continua)

Nome farmacológico	Nome comercial	Laboratório	Apresentação	Posologia
	Cetoneo	Neo Química	cp 200 mg	
	Cetonil	Stiefel	cp 200 mg	
	Cetozan	Royton	cp 200 mg	
	Izonax	Pharmalab	cp 200 mg	
	Lozan	Teuto	cp 200 mg	
	Meradizol	Melcon	cp 200 mg	
	Nizoral	Janssen-Cilag	cp 200 mg	
	Noriderm	SigmaPharma	cp 200 mg	
	Zolmicol	Geolab	cp 200 mg	
Ciproterona, acetato	Androcur	Schering do Br	cp 50, 100 mg	75-100 mg/m2/dia, VO, 2 x/dia
	Androsteron	Bergamo	cp 50 mg	
	Cetoteron	Eurofarma	cp 50 mg	
	Ciprostat	Aspen	cp 50 mg	
	Prostman	União Química	cp 50 mg	
Clomifeno, citrato	Clomid	Medley	cp 50 mg	50 mg/dia, VO
	Indux	SigmaPharma	cp 50 mg	
	Serophene	Merck	cp 50 mg	
Clonidina, cloridrato	Atensina	Boehringer	cp 0,1, 0,15 e 0,2 mg	5-10 mcg/kg/dia, VO, 2-3x/dia
	Clonidin	Cristália	ampola de 150 mcg/mL	dose máxima 2,4 mg/dia
Corticosteroides				
Betametasona	Betametasona	Medley	elixir fr 0,5 mg/5 mL com 120 mL	0,5-7,5 mg/m2/dia
	Betnelan	Farmoquímica	cp 0,5 mg	
	Celestone	Mantecorp	cp 0,5, 2 mg; elixir fr 0,5 mg/5 mL; fr/gotas 0,5 mg/mL	
Cortisona, acetato	Cortadren*		cp 5, 10 mg	25-30 mg/m2/dia, VO, 3x
	Cortisone Roussel*	Sanofi	cp 5 mg	
Deflazacorte	Calcort	Sanofi	cp 6, 30 mg	0,22-1,65 mg/kg/dia, VO
	Deflanil	Libbis	cp 7,5, 30 mg	
	Deflaimmun	Sigma Pharma	cp 6, 7,5, 30 mg; elixir 22,75 mg/mL	

* Importado

(continua)

Nome farmacológico	Nome comercial	Laboratório	Apresentação	Posologia
	Denacen	Marjan	cp 6, 30 mg	
	Flazal	Neo Química	cp 6 30 mg	
Dexametasona	Decadron	Aché	cp 0,5, 0,75, 4 mg	0,1 mg/kg/dia, VO
	Decadron injetável	Aché	amp 2, 4 mg/mL	
	Dexaden	Cifarma	cp 0,5 mg	
	Dexazona	Teuto	cp 4 mg, elixir 0,1 mg/mL	
	Dexazona	Bunker	cp 0,5 mg, elixir 0,5 mg/5 mL	
	Koidexa	Momenta	elixir 0,5 mg/5 mL	
	Neodex	Neo Química	cp 0,5 mg	
Acetato de dexametasona	Decadronal	Aché	amp 9,2 mg/mL	
Fluoridrocortisona, 9-alfa	Florinefe	Bristol Myers	cp 0,1 mg	50-300 mcg/dia, VO, 1-2x
Hidrocortisona, succinato	Cortef*		cp 5, 10 e 20 mg (VO)	10-25 mg/kg/dia, VO, 3x
Sódico	Androcortil	Teuto	fr 100, 500 mg (IM, EV)	
	Cortisonal	União Química	fr-amp 100 mg/2 mL e 500 mg/2 mL (IM, EV)	25-100 mg/kg/dia, EV ou IM, 3-4x
	Gliocort	Novafarma	fr 100, 500 mg (IV, IM)	
	Hidrocortex	Bergamo	fr 100, 500 mg (IM, EV)	
	Solu-Cortef	União Química	fr 100, 500 mg (IM, EV)	
Metilprednisolona, acetato	Depo-medrol	Pfizer	fr-amp 40 mg/mL	
	Pred-Medrol	União Química	fr-amp 40 mg/mL	
Metilprednisolona,	Predmetil	Eurofarma	fr-amp 125 e 500 mg	10-30 mg/kg/dia (máx 1 g), EV pulso
Succinato sódico	Solu-medrol	Pfizer	fr-amp 40,125, 500 e 1.000 mg	
	Solupren	Bergamo	fr-amp 125, 500 mg (EV, IM)	
Prednisolona, fosfato sódico	Pred-Gran	Legrand	solução 3 mg/mL	0,15-2 mg/kg/dia, VO, 1-4x

* Importado

(continua)

Nome farmacológico	Nome comercial	Laboratório	Apresentação	Posologia
	Prednisolon	Pfizer	solução 1mg/ml	
	Predsim gotas	Mantecorp	11 mg/mL	
	Predsim	Mantecorp	solução 3 mg/mL, cp 5, 20 mg	
	Prelone gotas	Aché	11 mg/mL	
	Prelone	Aché	solução 3 mg/mL, cp 5, 20 mg	
	Oralpred	Biolab	solução 3 mg/mL	
Prednisona	Ciclorten	SigmaPharma	cp 5, 20 mg	0,15-2 mg/kg/dia, VO, 1-4x
	Corticorten	Neo Química	cp 5, 20 mg	
	Crispred	Cristália	cp 5, 20 mg	
	Flamacorten	Globo	cp 5, 20 mg	
	Meticorten	Schering Plough	cp 5, 20 mg	
	Predcort	Vitamedic	cp 5, 20 mg	
	Predicorten	Stiefel	cp 5, 20 mg	
	Predval	Sanval	cp 5, 20 mg	
Crescimento, hormônio			1 mg 3 UI	0,1-0,15 U/kg/dia, SC
	Biomatrop	Aché/ biossintética	fr 4 UI/mL	(0,035 mg/kg/dia)
	Criscy	Cristália	fr 4 UI/mL, 12 UI/mL; canetas 10 mg	
	Eutropin	Aspen	fr 4 UI/1 mL, 15 UI/1,5 mL	
	Genotropin	Pfizer	caneta/fr 16 UI; 36 UI	
	Hormotrop	Bergamo	fr 4 UI/1 mL, 12 UI/2 mL	
	Norditropin	Novo Nordisk	caneta 15 mg/1,5 mL	
	Norditropin Simplexx	Novo Nordisk	cartuchos 1,5 mL: 5, 10 e 15 mg	
	Saizen	Merck	fr 4 UI ou fr 6 mg/mL; 12 mg/1,5 mL e 20 mg/2,5 mL	
	Somatrop	Biosintética	fr 4 UI/mL	
	Omnitrope	Sandoz	caneta 5 mg/1,5 mL, 10 mg/1,5 mL, 15 mg/1,5 mL	

* Importado

(continua)

Nome farmacológico	Nome comercial	Laboratório	Apresentação	Posologia
Crescimento, hormônio semanal	Genryzon (Somatrogona)	Pfizer	caneta: 24 mg em 1,2 mL (20 mg/mL), 60 mg em 1,2 mL (50 mg/mL)	0,66 mg/kg/ semana, SC (DGH)
	Sogroya (Somapacitana)	Novo Nordisk	canetas de 5, 10 e 15 mg/1,5 mL	0,16 mg/kg/ semana, SC (DGH)
Danazol	Ladogal	Sanofi	cp100 e 200 mg	200-800 mg/dia, VO, 4x
Denosumabe	XGEVA	Amgen	fr-amp 120 mg/1,7 mL	120 mg, SC, a cada 4 semanas
Desmopressina, acetato	DDAVP	Ferring	sol/*spray* nasal: 0,1 mg/1 mL	5-20 mcg/dia (0,05-0,2 mL), 1-2x
			cp 0,1 e 0,2 mg	0,2-1,2 mg/dia, 3x
			EV, IM, SC 4 mcg/1 mL	0,2-1 mcg/dia (0,05-0,25 mL), 1-2x
Diazóxido	Proglycen*	MSD	cp 25, 100 mg	10-25 mg/kg/dia, VO, 4x
	Tensuril	Cristália	amp 300 mg/20 mL = 15 mg/mL	8-15 mg/kg/dia, EV, 2-3x
Diidrotestosterona	Andractin*	Besins Healthcare	gel 2,5% - 80g	2,5 mg /dia
Enalapril	Angiopril	Diffucap	cp 5, 10 e 20 mg	10-20 mg/dia, VO, 1x
	Enalabal	Baldacci	cp 5, 10 e 20 mg	
	Enalamed	Cimed	cp 10 e 20 mg	
	Enaplex	Pharlab	cp 10 ou 20 mg	
	Enaprotec	Sandoz	cp 5, 10 e 20 mg	
	Eupressin	Biosintética	cp 2,5, 5, 10 e 20 mg	
	Malena	SigmaPharma	cp 5, 10 e 20 mg	
	Renalapril	Vitamedic	cp 10 ou 20 mg	
	Renopril	Belfair	cp 5, 10 e 20 mg	
	Renitec	Merck Scharp	cp 5, 10 e 20 mg; fr-amp 1 mg/mL	
	Sanvapress	Sanval	cp 5, 10 e 20 mg	
	Vasopril	Biolab Sanus	cp 5, 10 e 20 mg	
	Pressel	Legrand	cp 5, 10 ou 20 mg	
	Pressocord	Laboratório Globo	cp 5, 10 ou 20 mg	

* Importado

(continua)

Nome farmacológico	Nome comercial	Laboratório	Apresentação	Posologia
	Pryltec	Cifarma	cp10 ou 20 mg	
Espironolactona	Aldactone	Pfizer	cp 25 e 100 mg	2-3 mg/kg/dia (100-200 mg/dia)
	Aldosterin	Aspen	cp 25 e 100 mg	
	Diacqua	Momenta	cp 25, 50 e 100 mg	
	Spiroctan	Biolab Sanus	cp 25mg	
Estrógenos				
17-betaestradiol micronizado	Natifa	Libbs	cp 1 mg	1-4 mg/dia, VO, 1x
	Estrofem	Medley	cp 1 e 2 mg	1-4 mg/dia, VO, 1x
	Estrell	Biolab	cp 1 mg	
	Systen 25/50/100	Janssen-Cliag	adesivo transd. 25/50/100 mcg	1/4, 1/2 ou 1 adesivo a cada 3-4 dias
	Estradot	Novartis	adesivo transd. 25, 50 e 100 mcg	1/4, 1/2 ou 1 adesivo a cada 3-4 dias
Estradiol 2,143 mg/mL	Aerodiol	Sarvier	aplicação nasal 150 mcg/dose	1-4 aplicações/dia, 1-2x, via nasal
Estradiol (50 mcg) + deestradiol (3,55 mg)	Climaderm 7 dias	Wyeth	adesivo transdérmico	1 adesivo/semana
Estradiol	Estreva gel	Merck	100 g do gel = 0,1 g estradiol	1-3 aplicações/dia (0,5 mg/aplicação)
Estradiol 1,5 mg	Fem 7	Merck	adesivo transdérmico (50 mcg estradiol a cada 24 h)	1 adesivo/semana
Estradiol 3,9 mg	Lindisc 50	Schering do Br	adesivo transdérmico libera 50 mcg/dia	1 adesivo/semana
Estrógeno + progestágeno oral				
Etinilestradiol (35 mcg) + acetato de ciproterona (2 mg)	Diane 35	Bayer	21 cp ativos	
	Diclin	Merck	21 cps ativos	
	Duelle	Nikkho	21 cps ativos	
	Ferane 35	Mabra	21 cps ativos	

* Importado

(continua)

Nome farmacológico	Nome comercial	Laboratório	Apresentação	Posologia
	Lydian	Farmasa	21 cps ativos	
	Selene	Eurofarma	21 cps ativos	
	Tess	Genom	21 cps ativos	
Etinilestradiol (30 mcg) + acetato de clormadinona (2 mg)	Belara	Janssen	21 cps ativos com ou sem 7 cps inativos	
Etinilestradiol (20 mcg) + acetato de clormadinona (2 mg)	Belarina	Grunenthal	24 cps ativos e 4 cps inativos	
Etinilestradiol (50 mcg) e levonorgestrel (250 mcg)	Evanor	Wyeth	21 cps ativos	
	Neovlar	Bayer	21 cps ativos	
	Lovelle	Biolab	21 cps ativos	
Etinilestradiol (30 mcg) e levonorgestrel (150 mcg)	Ciclo 21	União Química	21 cps ativos	
	Ciclofemme	Mabra	21 cps ativos	
	Gestrelan	Biolab	21 cps ativos	
	Levordiol	Sigma Pharma	21 cps ativos	
	Nociclin	Sigma Pharma	21 cps ativos	
	Nordette	Wyeth	21 cps ativos	
Etinilestradiol (20 mcg) e levonorgestrel (100 mcg)	Level	Biolab	21 cps ativos	
	Miranova	Schering	21 cps ativos	
Etinilestradiol (30 mcg) e desogestrel (150 mcg)	Gestradiol	Neo Química	21 cps ativos	
	Microdiol	Schering	21 cps ativos	
	Primera	Eurofarma	21 cps ativos	
Etinilestradiol (20 mcg) e desogestrel (150 mcg)	Dioless	Supera	21 cps ativos	
	Femina	Aché	21 cps ativos	

* Importado

(continua)

Nome farmacológico	Nome comercial	Laboratório	Apresentação	Posologia
	Minian	Libbs	21 cps ativos	
Etinilestradiol (30 mcg) e gestodeno (75 mcg)	Allestra 30	Aché	21 cps ativos	
	Fertnon	Mabra	21 cps ativos	
	Gynera	Bayer	21 cps ativos	
	Tamisa 30	Eurofarma	21 cps ativos	
	Gestinol	Libbs	28 cps ativos	
	Tamisa sem parar	Eurofarma	28 cps ativos	
Etinilestradiol (20 mcg) e gestodeno (75 mcg)	Allestra 20	Aché	21 cps ativos	
	Femiane	Bayer	21 cps ativos	
	Ginese	FQM	21 cps ativos	
	Hormonet	Wyeth	21 cps ativos	
	Micropil	Sigma Pharma	21 cps ativos	
	Tamisa 20	Eurofarma	21 cps ativos	
Etinilestradiol (15 mcg) e gestodeno (75 mcg)	Tantin	Biolab	24 cps ativos e 4 cps inativos	
Etinilestradiol (15 mcg) e gestodeno (60 mcg)	Alexa	Sigma Pharma	24 cps ativos	
	Miness	Wyeth	24 cps ativos	
	Adoless	FQM	24 cps ativos e 4 cps inativos	
	Minima	Medley	24 cps ativos e 4 cps inativos	
Etinilestradiol (30 mcg) e drospirenona (3 mg)	Dalyne	Sigma Pharma	21 cps ativos	
	Elani ciclo	Libbs	21 cps ativos	
	Fuscia Fen	Nova Química	21 cps ativos	
	Yasmin	Bayer	21 cps ativos	
	Ylana	Cifarma	21 cps ativos	
	Yasmin 21 + 7	Bayer	21 cps ativos e 7 cps inativos	
	Elani 28	Libbs	28 cps ativos	

* Importado

(continua)

Nome farmacológico	Nome comercial	Laboratório	Apresentação	Posologia
Etinilestradiol (20 mcg) e drospirenona (3 mg)	Fuscia Minus	Nova Química	24 cps ativos	
	Ingrid	Sigma Pharma	24 cps ativos	
	Megy	Legrand	24 cps ativos	
	Niki	Sigma Pharma	24 cps ativos	
	Yas 24+4	Bayer	24 cps ativos e 4 cps inativos	
	Niki 24+4	Sigma Pharma	24 cps ativos e 4 cps inativos	
Etinilestradiol (20 mcg)/0,173 mg de EE betaciclodextrina e drospirenona (3 mg)	Yaz Flex	Bayer	30 cps ativos	
Valerato de estradiol + dienogeste	Qlaira	Bayer	26 cps ativos que diferem na composição hormonal e 2 cps inativos	
17-betaestradiol (1,5 mg) + acetato de nomegestrol (2,5 mg)	Stezza	MSD	24 cps ativos e 4 cps inativos	
Estrógenos + progestágenos multifásicos:	Trinordiol	Wyeth	etinilestradiol e levonorgestrel em doses variadas	
	Triquilar	Schering do Br	etinilestradiol e levonorgestrel em doses variadas	
	Gracial	Schering	etinilestradiol e desogestrel em doses variadas	
	Mercilon	Schering	etinilestradiol e desogestrel em doses variadas	
Estrógenos conjugados	Estrogenon comprimidos	Sanval	cp 0,625 mg	0,3-1,25 mg/dia, VO, 1x
	Estrinolon	SigmaPharma	cp 0,625 mg	
	Menoprin	Mabra	cp 0,625 mg	

* Importado

(continua)

Nome farmacológico	Nome comercial	Laboratório	Apresentação	Posologia
	Premarin drágeas	Wyeth	cp 0,3 e 0,625 mg	0,3-1,25 mg/dia, VO, 1x
	Repogen	Libbs	cp 0,625 mg	0,3-1,25 mg/dia, VO, 1x
Finasterida	Alfasin	Solavay Farma	cp 1 mg	1-5 mg/dia, VO, 1x
	Fendical	UCI Farma	cp 1 mg	
	Finalop	Libbis	cp 1 mg	
	Finarid	Teuto	cp 5 mg	
	Finasterida	Merck	cp 5 mg	
	Finastec	Neo Química	cp 5 mg	
	Finastil	Sigma Pharma	cp 5 mg	
	Flaxin	Merck	cp 5 mg	
	Nasterid-A	Ativus Farmacêutica	cp 5 mg	
	Pronasteron	Sanval	cp 5 mg	
	Propecia	Merck Sharp	cp 1 mg	
	Proscar	Merck Sharp	cp 5 mg	
Fluoxetina, cloridrato	Daforin	Sigma Pharma	cp 10 e 20 mg; fr 20 mg/mL c/ 20 mL	20-60 mg/dia, VO, 1-2 x/dia
	Depaxan	Aché	cp 20 mg	
	Depress	União Quimica	cp 20 mg	
	Neo Fluoxetin	Cristália	cp 20 mg	
	Fluxene	Supera	cp 20 mg	
	Prozac	Eli Lilly	cp 20 e 90 mg; fr 20 mg/5 mL c/ 70 mL	
	Prozen	Teuto	fr 20 mg/mL	
	Psiquial	Merck	cp 20 mg	
	Verotina	Libbs	cp 20 mg; fr 20mg/mL	
	Zyfloxin	Nikkho	cp 20 mg	
Flutamida	Eulexin	Schering-Plough	cp 250 mg	500-750 mg/dia, VO, 2-3 x/dia
	Tecnoflut	Zodiac	cp 250 mg	
	Teflut	Blausiegel	cp 250 mg	
Fosfato	Xarope Santa Casa	manipulação	38,5 g/L de P inorgânico	2 a 4 g/dia, VO, 5x

* Importado

(continua)

Nome farmacológico	Nome comercial	Laboratório	Apresentação	Posologia
	Solução de Joulie (5 mL = 150 mg de fósforo)	manipulação	Fosfato sódico dibásico (136 g) + ácido fosfórico (58,8 g) + veículo edulcorante (1.000 mL)	30-80 mg/100 kcal/dia de fósforo elementar (máximo 3,5 g/dia)
	Solução de fósforo (5 mL = 150 mg de fósforo)	manipulação	Fosfato sódico dibásico (280 g) + ácido cítrico (6 g) + veículo edulcorante (1.000 mL)	
	Solução de fósforo (5 mL = 177 mg de fósforo)	manipulação	Fosfato sódico monobásico (136 g) + ácido fosfórico (58,8 g) + veículo edulcorante (1.000 mL)	
	Solução de fósforo (5 mL = 75 mg de fósforo)	manipulação	Fosfato sódico monobásico (11,55 g) + fosfato de sódio dibásico anidro (55,6 g) + veículo edulcorante (1.000 mL)	
Glucagon	Glucagen	Novo Nordisk	SC, IM, fr 1 mg/1 mL	30 mcg/kg/dose
	Baqsimi*	Lilly	*spray* nasal 3 mg	
Gonadotrofinas recombinantes				
Folitropina alfa	Gonal-F	Merck	fr 75, 300, 450, 900 UI FSH	75 UI-150 UI/dia, SC
Corifolitropina alfa	Elonva	MSD	fr 100 mcg/0,5 mL ou 150 mcg/0,5 mL FSH	
Betafolitropina	Puregon	Schering-Plough	fr 300 ou 600 UI FSH	50-200 UI/dia, SC, 7-14 dias
Luteinizante, hormônio	Luveris 75 UI	Merck	fr 75 UI LH	75 UI/dia, SC
Menotropina	Menogon	Ferring	fr 75 UI FSH + LH	75-150 UI/dia, SC
	Menopur 75 UI	Ferring	fr 75 UI FSH + 75 UI LH/mL	

* Importado

(continua)

Nome farmacológico	Nome comercial	Laboratório	Apresentação	Posologia
	Merional HG	UCB	fr 75 UI	
Alfafolitropina + Alfalutropina	Pergoveris	Merck	fr 150 UI + 75 UI/ LH e FSH	
Deltafolitropina	Rekovelle	Ferring	fr 33,3 mcg/mL FSH	
Alfacoriogonado-tropina	Ovidrel	Merck	fr 250 mcg/0,5 mL	
Gonadotrofina coriônica humana (hCG)	Choragon	Ferring	amp 1.500 UI/ mL; amp 5.000 UI/mL	50-100 UI/kg, IM
	Choriomon-M	UCB	amp 5.000 UI/mL IM e SC	
	hCG nasal	Oficial	sol nasal 5.000 UI/mL	
GnRH agonista				
1. buserelin, acetato	Suprefact depot	Sanofi	implante de 6,3 mg	1x a cada 2 meses
	Suprefact	Sanofi	sol. 5,5mg/5,5ml	0,5 mL, 3 x/dia, 7 dias
2. gosserelina	Zoladex	AstraZeneca	seringa de 3,6 mg	a cada 28 dias, SC
	Zoladex LA	AstraZeneca	seringa de 10,8mg	a cada 12 sem, SC
3. leuprorrelina, acetato	Lectrum	Sandoz	amp 3,75 e 7,5 mg	0,3-0,5 mg/kg/28 dias, IM
	Eligard	Adium	amp 7,5 e 22,5 mg	SC, 7,5 mg/mês
	Eligard	Adium	amp 45 mg	SC, 1 amp a cada 24 semanas
	Lorelin depot*	Bergamo	amp 3,75, 7,5 mg/2 mL	0,3-0,5mg/ kg/28dias; IM
4. triptorelina	Gonapeptyl depot	Ferring Pharmaceuticals	3,75 mg	0,05 mg/kg/28 dias IM, SC
	Gonapeptyl Daily	Ferring Pharmaceuticals	sol. 0,1 mg/mL	0,1 mg, 5-7 dias, antes da menstruação Obs.: 3 mcg/kg IV para teste
	Neo Decapeptyl	Aché	3,75 mg	0,05 mg/kg/28 dias, IM
	Neo Decapeptyl	Aché	11,25mg	1 ampola a cada 84 dias, IM

* Importado

(continua)

Nome farmacológico	Nome comercial	Laboratório	Apresentação	Posologia
	Neo Decapeptyl	Aché	22,5 mg	1 ampola a cada 24 sem IM
GnRH nativo	Relefact*	Aventis	0,1 mg/mL	75 mg/m2, EV, cx 10 ampolas
Gonadorelina				
Hipoglicemiantes				
BIGUANIDAS				
1. metformina	Dimefor	Farmoquímica	cp 850 mg cx 30	500-2.500 mg/dia 2-3x
	Formyn	Multilab	cp 500/850 mg/1g	
	Glicefor	Geolab	cp 850 mg	
	Glifage	Merck	cp 500/850 mg/1 g	
	Glifage XR	Merck	cp 500/750 mg/850 mg/1 g cx 30	
	Glucoformin	Novo Nordisk	cp 500, 850 mg	
	Metta SR	Torrent	cp 500	
	Teutoformin	Teuto	cp 500, 850 mg	
	Triformin	Laboratório Globo	cp 500,850 mg	
GLITAZONAS				
1. pioglitazona	Aglitil	Sigma Pharma	cp 15, 30 e 45 mg	15-45 mg/dia 1x
	Actos	Abbott	cp 15, 30 e 45 mg	
	Pioglit	Torrent	cp 15, 30 e 45 mg	
	Piotaz	Germed	cp 15, 30 e 45 mg	
	Stanglit	Libbs	cp 15, 30 e 45 mg	
2. rosiglitazona	Avandia	GlaxoSmithkline	cp 2, 4 ou 8 mg	4-8 mg/dia 1-2x
INIBIDORES DAS GLICOSIDASES				
1. acarbose	Aglucose	Sigma Pharma	cp 50 e 100 mg	50-300 mg/dia 3x
	Glucobay	Bayer	cp 50 e 100 mg	
2. miglitol	Diastabol	Sanofi	cp 50 e 100 mg	
3. voglibose	Amibose*		cp 0,3 mg	
GLINIDAS				
1. nateglinida	Starlix	Novartis	120 mg	120-720 mg/dia 3x
2. repaglinida	Novonorm	Novo Nordisk	cp 0,5, 1 e 2 mg	1-4 mg/dia 3x
	Prandin	Medley	cp 0,5, 1 e 2 mg	

* Importado

(continua)

Nome farmacológico	Nome comercial	Laboratório	Apresentação	Posologia
	Posprand	Glenmark	cp 0,5, 1 e 2 mg	
SULFONILUREIAS				
1. clorpropamida	Clorpropamida	FURP	cp 250 mg cx 30 ou 100	100-500 mg/dia 1x
	Diabinese	Pfizer	cp 250 mg	
	Diabecontrol	Sanval	cp 250 mg	
	Glicorp	Neo Química	cp 250 mg	
2. glibenclamida	Daonil	Sanofi	cp 5 mg	2,5-20 mg 1-2x
	Glibencek	Grupo Cimed	cp 5 mg	
	Glicamin	Geolab	cp 5 mg	
	Gliben	Cristália	cp 5 mg cx 30 ou 200	
	Glionil	Neo Química	cp 5 mg	
3. glimepirida	Amaryl	Sanofi	cp 1, 2, 3, 4 e 6 mg	1-8 mg 1x
	Betes	Eurofarma	cp 4 mg	
	Bioglic	Biolab	cp 1, 2 e 4 mg	
	Diabemed	Germed	cp 1, 2 e 4 mg	
	Diamellitis	Cifarma	cp 1, 2 e 4 mg	
	Glimepil	Farmoquimica	cp 1, 2, 3, 4 e 6 mg	
	Glycopirida	Sigma Pharma	cp 1, 2 e 4 mg	
4. gliclazida	Azukon MR	Torrent	cp 30 mg	
	Diamicron MR	Servier	cp 30 e 60 mg	30-120 mg/dia 1x
	Glicaron	Cifarma	cp 80 mg	
	Tezara MR	Banbaxy	cp 30 mg	
5. glipizida	Minidiab	Pfizer	cp 5 mg	2,5-40 mg/dia 1-2x
GLIPTINAS (INIBIDORES DO DPP4)				
Sitagliptina	Januvia	MSD	cp 25, 50 e 100 mg	50-100 mg, 1-2 x/dia
Vidagliptina	Galvus	Novartis	cp 50 mg	50 mg, 2 x/dia
Saxagliptina	Onglyza	Bristol-Mayers--Squibb	cp 2,5 ou 5 mg	2,5 ou 5 mg, 1 x/dia
Linagliptina	Trayenta	Boeringer	cp 5 mg	5 mg, 1 x/dia
Alogliptina	Nesina	Takeda	cp 6,25, 12,5 e 25 mg	6,25 ou 12,5 ou 25 mg, 1 x/dia
AGONISTAS DE GLP1				

* Importado

(continua)

Nome farmacológico	Nome comercial	Laboratório	Apresentação	Posologia
Liraglutida	Victoza	Novo Nordisk	sol. injetável 6 mg/mL	0,6, 1,2 e 1,8 mg, 1 x/dia
	Saxenda	Novo Nordisk	sol. injetável 6 mg/mL	0,6, 1,8, 2,4 e 3,0 mg/dia
Exenatida	Byetta	Lilly	sol. injetável 250 mcg/mL, cartuchos de 1,2 e 2,4 mL	5-10 mcg, 2 x/dia
Dulaglutida	Trulicity	Lilly	sol. injetável 1,5 mg/0,5 mL ou 0,75 mg/0,5 mL	0,75-1,5 mg, 1 x/semana
Semaglutida	Ozempic	Novo Nordisk	sol. injetável 0,25, 0,5 e 1 mg	0,5-1 mg/semana
	Wegovy	Novo Nordisk	sol. injetável 0,25, 0,5, 1, 1,7 e 2,4 mg	0,5-2,4 mg/sem
Tirzepatida (GLP1 + GIP)	Mounjaro, Zepbound	Lilly	2,5, 5, 7,5, 10, 12,5 e 15 mg	2,5-15 mg, 1 x/semana, SC
INIBIDORES DO SGLT2				
Dapaglifozina	Forxiga	AstraZeneca	cp 5 e 10 mg	5-10 mg, 1 x/dia
Empaglifozina	Jardiance	Boeringer	cp 10 e 25 mg	10-25 mg, 1 x/dia
Canaglifozina	Invokana	Janssen	cp 100 e 300 mg	100-300 mg, 1 x/dia
Hipolipemiantes				
Ácido nicotínico (niacina)	Metri	Libbs	cp 500, 750 e 1.000 mg	2-6 g/dia, VO, 3x
Quelantes de ác. biliares				
1. colestiramina	Questran light	Bristol Myers	cx c/ 10 envelopes de 4 g	0,25-0,5 g/kg/dia, a cada 8 ou 12 h
2. colestipol	Colestid*	Pfizer	envelopes com 5 g	5-30 g/dia, VO, 2 x/dia
Inibidores HMGCoA				
1. atorvastatina	At-lor	Geolab	cp 10, 20, 40 e 80 mg	5-40 mg/dia
	Atorless	Germed	cp 10, 20, 40 e 80 mg	
	Atorvasterol	Neo Química	cp 10, 20, 40 e 80 mg	

* Importado

(continua)

Nome farmacológico	Nome comercial	Laboratório	Apresentação	Posologia
	Citalor	Pfizer	cp 10, 20, 40 e 80 mg	
	Corastorva	Sanofi	cp, 10, 20, 40 e 80 mg	
	Lipigran	Legrand	cp 10, 20, 40 e 80 mg	
	Lipitor	Pfizer	cp 10, 20, 40 e 80 mg	
	Lipistat	Sigma Pharma	cp 10, 20, 40 e 80 mg	
	Luminarte	Sandoz	cp 10, 20 e 40 mg	
	Vast	Eurofarma	cp 10, 20 e 40 mg	
	Vazttorin	Grupo Cimed	cp 10, 20, 40 e 80 mg	
	Volunta	Medley	cp 10, 20, 40 e 80 mg	
	Zarator	Wyeth	cp 10 e 20 mg	
2. fluvastatina	Lescol XL	Novartis	cp 20, 40 e 80 mg	10-80 mg/dia, VO, 1x, à noite
3. lovastatina	Lipoclin	Neo Química	cp 20 mg	5-40 mg/dia, VO, 1-2x
	Lovastatina	Sandoz	cp 10, 20 e 40 mg	
	Lovaton	Royton	cp 20 mg	
4. pravastatina	Mevalotin	Sankyo	cp 10, 20 e 40 mg	
	Pravacol	Bristol Myers	cp 10, 20 e 40 mg	5-40 mg/dia, VO, 1x, à noite
	Pravastatina sódica	Medley	cp 10, 20 e 40 mg	
5. rosuvastatina	Crestor	AstraZeneca	cp 5, 10, 20 e 40 mg	5-20 mg/dia, VO, 1x, à noite
	Plenance	Libbs	cp 10 e 20 mg	
	Rosucor	Torrent	cp 10 e 20 mg	
	Rosulib	Sandoz	cp 10 e 20 mg	
	Rosuvast	SigmaPharma	cp 5, 10, 20 e 40 mg	
	Ruvascor	Legrand	cp 5, 10, 20 e 40 mg	
	Trezor	Aché	cp 5, 10 e 20 mg	
	Vivacor	Astra Zeneca	cp 5, 10 e 20 mg	
	Zinpass	Medley	cp 10 e 20 mg	

* Importado

(continua)

Nome farmacológico	Nome comercial	Laboratório	Apresentação	Posologia
6. sinvastatina	Clinfar	Merck	cp 10, 20, 40 e 80 mg	5-80 mg/dia, VO, 1x, à noite
	Cordiron	Diffucap--Chemobras	cp 10 mg	
	Lipistatina	Nova Química	cp 10, 20, 40 e 80 mg	
	Menocol	Multilab	cp 10, 20, 40 e 80 mg	
	Revastin	Neo Química	cp 10 mg	
	Sinvalip	Sigma Pharma	cp 10, 20, 40 e 80 mg	
	Sinvascor	Baldacci	cp 10, 20 e 40 mg	
	Sinvastacor	Sandoz	cp 20 mg	
	Sinvastamed	Cimed	cp 20 e 40 mg	
	Sinvastatina	Sandoz	cp 20 mg	
	Sinvax	Geolab	cp 20 e 40 mg	
	Vaslip	Biolab	cp 5, 10, 20 e 40 mg	
	Vastatil	Mabra	cp 10, 20, 40 e 80 mg	
	Zocor	Merck Sharp	cp 5, 10, 20, 40 e 80 mg	
7. pitavastatina	Livalo	Lilly	cp 2 e 4 mg	1-4 mg/dia
	Ebatz	Libbs	cp 2 e 4 mg	
	Lester	Supera	cp 2 mg	
	Pivast	Momenta	cp 2 e 4 mg	
Derivados de ác. fíbrico				
1. bezafibrato	Cedur	Roche	dr 200 mg	200-400 mg/dia
	Cedur retard	Roche	cp 400 mg	400 mg/dia, VO, 1x, à noite
2. ciprofibrato	Oroxadin	Sanofi Synthelabo	cp 100 mg	100mg/dia, VO, 1x, à noite
	Cibrato	Mantecorp	cp 100 mg	
	Cipide	Aché	cp 100 mg	
	Ciprolip	Uci-Farma	cp 100 mg	
	Lipless	Biolap	cp 100 mg	
	Lipneo	Neo Química	cp 100 mg	
3. clofibrato	Lipless	Biolab	cp 100 mg	

* Importado

(continua)

Nome farmacológico	Nome comercial	Laboratório	Apresentação	Posologia
4. etofibrato	Tricerol	Pharmacia Brasil	cp 500 mg	500 mg/dia, VO, 1x, à noite
5. fenofibrato	Lipanon	Farmasa	cp 250 mg	250 mg/dia, VO
	Lipidil	Abbott	cp 160 e 200 mg	
	Reducofen	Nova Química	cp 200 mg	
6. gemfibrosila	Lopid	Pfizer	cp 600 e 900 mg	600-1.200 mg/dia, VO
	Lozil	Neo Química	cp 900 mg	
Ezetimiba	Ezetrol	Merck Sharp & Dohme	cp 10 mg	10 mg/dia, VO, 1x
	Posicor	Biolab	cp 10 mg	
	Zeterina	Althaia	cp 10 mg	
	Zetia	Schering-Plough	cp 10 mg	
	Zimiex	Actavis	cp 10 mg	
Ezetimiba + sinvastatina	Ezetimiba + sinvastatina	SigmaPharma	cp 10 e 80 mg	
	Vytorin	MSD	cp 10 e 80 mg	
	Zetsim	Schering-Plough	cp 10 e 80 mg	
Novos hipolipemiantes				
Inclisirana (siRNA; reduz PCSK9)	SYBRAVA	Novartis	seringa preenchida com 284 mg/1,5 mL	1 injeção SC a cada 6 meses. Obs.: para maiores de 18 anos
Alirocumabe (anticorpo monoclonal, inibe PCSK9)	Praluent	Sanofi	seringa preenchida de uso único com 75 ou 150 mg/mL	75 mg a cada 2 semanas SC. Obs.: para maiores de 18 anos
Evolocumabe (anticorpo monoclonal, inibe PCSK9)	Repatha	Amgen	Solução injetável 140 mg/mL	140 mg a cada 2 semanas. Obs.: para maiores de 10 anos
Lomitapida (bloqueia o MTP)	Lojuxta	Amryt	cápsula 5, 10 e 20 mg	5 mg 1 x/dia até 60 mg/dia. Obs.: para maiores de 18 anos
Volanesorsena (oligonucleotídeo antissense contra apo CIII)	Waylivra®	PTC Farmacêutica do Brasil	seringa preenchida de 285 mg/1,5 mL	285 mg/semana, SC. Obs.: para maiores de 18 anos

* Importado

(continua)

Nome farmacológico	Nome comercial	Laboratório	Apresentação	Posologia
Insulinas (humana)				Individual
0. ação "muito" ultrarrápida	Fiasp (asparte + nicotinamida e L-asparigina)	Novo Nordisk	100 UI/mL, frasco com 10 mL ou refil com 3 mL	
1. ação ultrarrápida	Humalog (lispro)	Lilly	100 UI/mL, frasco com 10 mL ou refil com 3 mL	
	Admelog (lispro)*	Sanofi		
	Novorapid (aspart)	Novo Nordisk	100 UI/mL, frasco com 10 mL ou refil com 3 mL	
	Apidra (glulisina)	Aventis	100 UI/mL, frasco com 10 mL ou refil com 3 mL	
2. ação rápida	Humulin R	Eli Lilly	100 UI/mL, frasco com 10 mL ou refil com 3 mL	
	Insunorm R	Aspen		
	Novolin R	Novo Nordisk	100 UI/mL, frasco com 10 mL ou refil com 3 mL	
3. ação intermediária:	Insunorm N	Aventis Pharma		
	Humulin N	Lilly	100 UI/mL, frasco com 10 mL ou refil com 3 mL	
	Novolin N	Novo Nordisk	100 UI/mL, frasco com 10 mL ou refil com 3 mL	
4. ação lenta	Lantus (glargina)	Sanofi	100 UI/mL, frasco com 10 mL ou refil com 3 mL	
	Basaglar (glargina biossimilar)	Lilly	100 UI/mL, refil com 3 mL	
	Levemir (Detemir)	Novo Nordisk	100 UI/mL, refil com 3 mL	
	Toujeo (glargina U300)	Sanofi	100 UI/mL, refil com 3 mL	
5. ação ultralenta	Tresiba (degludeca)	Novo Nordisk	100 UI/mL, refil com 3 mL	

* Importado

(continua)

Nome farmacológico	Nome comercial	Laboratório	Apresentação	Posologia
6. ação rápida, inalada	Afrezza	Biomm	refil de 4, 8 e 12 UI	
Iodeto	xarope NEO	Neo Química	xarope 100 mg/5 mL	RN 1-2 gotas/ dia, VO
	solução de lugol	manipulação	126 mg/mL	
	Spekliv	Sobral	xarope 2%	
Medroxiprogeste-rona, acetato	AcetoFlux	SigmaPharma	cp 10 mg	
	Acemedrox	Bunker	cp 10 mg	100-200 mg/ semana, IM
	Contracep	Germed	amp 150 mg/1 mL	20-50 mg/dia, VO
	Demedrox	União Química	amp 150 mg/1 mL	
	Depo-provera	Pfizer	amp 50 mg/1 mL	
	Depo-provera	Pfizer	amp 150 mg/1 mL	
	Depo-provera SC	Pfizer	amp 160 mg/mL	
	Farlutal	Pfizer	cp 10 mg	
	Progesan	Sanval	cp 10 mg	
	Provera	Pfizer	cp 2,5, 5 e 10 mg	
	Sayana	Wyeth	amp 160 mg/mL	
Metimazol	Tapazol	Lilly	cp 5 e 10 mg	0,5 mg/kg/dia, VO, 1-2x
Mitotano	Lisodren	Bristol Myers	cp 500 mg	6-10 mg/m2/dia, VO, 4x
Nifedipino	Adalat	Bayer	cp 10 mg (gelatinosa)	0,25-0,5 mg/kg/ dose, VO/SL, 3-4x
	Adalat oros	Bayer	cp 20, 30 e 60 mg	
	Adalat retard	Bayer	cp 10 e 20 mg	
	Loncord	Diffucap	cp 20 e 40 mg	
	Neo Fedipina	Neo Química	cp 10 e 20 mg	
	Nifedipress	Medquímica	cp 20 mg	
	Nioxil	Geolab	cp 10 e 20 mg	
	Oxcord retard	Aché	cp 20 mg	
Nitroprussiato de sódio	Nipride	Biolab	fr-amp 50 mg/2 mL	0,5-10 mcg/kg/ min, EV contínuo
	Nitrop	Hypofarma	fr-amp 25 mg/mL	

* Importado

(continua)

Nome farmacológico	Nome comercial	Laboratório	Apresentação	Posologia
	Nitroprus	Cristália	fr-amp 50 mg/2 mL	
Octreotide	Sandostatin	Novartis	amp 0,05 mg, 0,1 mg e 0,5 mg/mL	0,05-0,1 mg/dose, 2-3 x/dia, SC
	Sandostatin LAR	Novartis	amp 10, 20 e 30 mg	20 mg/cada 4 semanas, IM
	Octride	Sun Pharma	amp 0,1 mg/mL, IV ou SC	
Orlistat	Xenical	Roche	cp 120 mg	120 mg/dose, VO, 3 x/dia (refeições)
	Lipoxen	Neo Química	cp 120 mg	
	Lystate	Glenmark	cp 120 mg	
	Orlipid	Sigma Pharma	cp 120 mg	
	Orlistate	Neo Química	cp 120 mg	
	Xenilipi	Legrand	cp 120 mg	
Oxandrolona	Oxandrin*	Savient	cp 2,5 e 10 mg	0,05 mg/kg/dia
Perclorato de potássio	Perclorato	manipulação	cp 500 mg	10 mg/kg/dose
Pegvisomant	Somavert	Pfizer	fr-amp 10 ou 15 mg	10-40 mg/dia, SC
Prazosin	Minipress SR	Pfizer	cp 1, 2 e 4 mg	25-40 mcg/kg/dose, VO, 4x
Propiltiouracil (PTU)	Propil	Pfizer	cp 100 mg	5-10 mg/kg/dia, VO, 3x
	Propilracil	Biolab Sanus	cp 100 mg	
Propranolol	Amprax	Vitamedic	cp 40 e 80 mg	1-2 mg/kg, 2x
	Hipernolol	Neo Química	cp 40 e 80 mg	
	Inderal	AstraZeneca	cp 10, 40 e 80 mg/fr-amp 1 mg/mL	
	Polol	Geolab	cp 40 mg	
	Pressoflux	Medoquímica	cp 40 mg	
	Propatec	Teuto	cp 40 mg	
	Rebaten LA	Sigma Pharma	cp 80 e 160 mg	
	Sanpronol	Sanval	cp 40 mg	
Sibutramina, cloridrato	Biomag	Aché	cp 10 e 15 mg	
	Plenty	Medley	cp 10 e 15 mg	10-15 mg/dia, VO, 1x cedo
	Reductil	Abbott	cp 10 e 15 mg	

* Importado

(continua)

Nome farmacológico	Nome comercial	Laboratório	Apresentação	Posologia
	Saciette	Glenmark	cp 10 e 15 mg	
	Sibus	Eurofarma	cp 10 e 15 mg	
	Sibutran	UCI-farma	cp 10 mg	
	Sigran	Germed	cp 10 e 15 mg	
	Vazy	SigmaPharma	cp 10 e 15 mg	
Somatostatina	Stilamin	Merck	amp 3 mg/1 mL	3,5 mcg/kg/h, EV
				(média de 250 mcg/h)
Tamoxifeno	Festone	Sandoz	cp 10-20 mg	10-20 mg/dia, VO, 1-2x
	Nolvadex/ Nolvadex-D	AstraZeneca	cp 10-20 mg	
	Tamoxin	Eurofarma	cp 10-20 mg	
	Taxofen	Blausiegel	cp 10-20 mg	
Teriparatida (PTH recombinante)	Terrosa®	Gedeon Richter do Brasil	caneta com cartucho de 2,4 mL, com 250 mcg/mL	20 mcg, SC, 1 x/ dia. Obs.: maiores de 18 anos ou pacientes com epífises fechadas
	Fortéo	Lilly	caneta com cartucho de 3 mL, com 250 mcg/mL	20 mcg, SC, 1 x/ dia. Obs.: maiores de 18 anos ou pacientes com epífises fechadas
Testolactone	Teslac*	Bristol-Myers Squibb	cp 50 mg	10-40 mg/kg/dia, VO, 4x
Testosterona				
testosterona, cipionato	Deposteron IM	Sigma Pharma	amp 200 mg/2 mL	25-200 mg/mês, IM
testosterona, ésteres	Durateston	Schering	1 amp de 1 mL c/ 250 mg	25-250 mg/mês, IM
testosterona, undecilato	Androxon	Schering	cp 40 mg	40-160 mg/dia, VO, 2x
testosterona, undecilato	Hormus	Eurofarma	amp 1.000 mg/4 mL	
testosterona, undecilato	Nebido	Bayer	amp 1.000 mg/4 mL	1.000 mg, IM a cada 3 meses
testosterona, undecilato	Atesto	Supera	amp 1.000 mg/4 mL	
testosterona, transdérmica	Androgel	Besins Health Care	gel de 25 e 50 mg	1 vez ao dia

* Importado

(continua)

Nome farmacológico	Nome comercial	Laboratório	Apresentação	Posologia
testosterona, transdérmica	Axeron	Lilly	sol. tópica 2%	
testosterona, transdérmica	Intrinsa	Allergan	adesivo 300 mcg/24 h	
Tetracosáctido	Synacthen depot		1 mg/mL; amp de 1 mL	0,25-0,5 mg, 2 x/ semana
	Synacthen*		0,25mg/ml; amp de 1 mL	0,25mg/dose
Tiroidianos, hormônios				
Levotiroxina sódica	Euthyrox	Merck	cp 25, 50, 75, 88, 100, 112, 125, 150, 175 e 200 mcg	100-150 mcg/ m2/dia
	Levoid	Aché	cp 25, 38, 50, 75, 88, 100, 112, 125, 150, 175 e 200 mcg	
	Puran T4	Sanofi	cp 12,5, 25, 37,5 e 50 mcg	
	Synthroid	Abbott	cp 25, 50, 75, 88, 100, 112, 125, 137, 150, 175 e 200 mcg	
	Tiroidin	Neo Química	cp 25, 50, 100 e 150 mcg	
Triiodotironina/ T3	Cytomel*	Pfizer	cp 5, 25 e 50 mcg	
	Cynomel*	Enila	cp 25 e 50mcg	25 mcg/m2/ dia, 3x
Tireoliberina (hormônio liberador da tirotrofina)	TRH*		amp 200 mcg/2 mL	7 mcg/kg, EV, em bolo, dose máx 200 mcg
Tirotrofina (TSH-r)	Thyrogen	Genzyme Br	amp 0,9 mg/mL	0,9 mg/dia, IM
Tolrestat	Alredase*	Wyeth	cp 200 mg	
Vitamina D	Addera D3	Lab Farmasa	gotas (3 gts 400 UI)/cp 1.000, 7.000 e 50.000 UI	Se deficiência: 2.000 UI/dia, por 8-12 semanas ou 50.000 UI/ semanal por 6-8 semanas

* Importado

(continua)

Nome farmacológico	Nome comercial	Laboratório	Apresentação	Posologia
vitamina D3 (colecalciferol)	DePura	Sanofi	gotas (1 gota: 500 UI), cp 1.000, 2.000 e 7.000 UI	
	Doranguitos	Lab. Brasterápica	cp mastigável de 200 UI	
	Dose D	Aché	gotas (1 gota: 200 UI)	
	Doss	Lab Biolab	cp 1.000 UI	
	Dprev	Lab Ativus Farmacêutica	cp 1.000, 2.000, 5.000, 7.000 e 50.000 UI	
	Excevit	Lab Gallia	gotas (1 gota: 200 UI)	
	Maxxi D3	Lab Myralis	gotas (1 gota: 200 UI)	
	SanyD	Aché	cp 1.000, 2.000, 7.000 e 50.000 UI	
	ViterSol D	Lab. Marjan Farma	gotas (1 gota: 200 UI) e cp 200 UI	
calcidiol	Alfad	Biosintética	cp 0,25 e 1 mcg	0,04 mcg/kg/dia (até 2 mcg), VO
	Innosfen	Bergamo	cp 0,25 e 1 mcg	
calcitriol (1,25-diidroxicole calciferol)	Calcijex	Abbvie	1 amp 1 mcg/mL	0,03-0,08 mcg/kg/dia (até 2 mcg)
	Ostriol	Aspen	cp 0,25 mcg	2 x/dia, VO
	Rocaltrol	Roche	cp 0,25 mcg	
	Sigmatrial	Germed	cp 0,25 mcg	
Vosoritida (peptideo natriurético tipo C modificado)	Voxzogo	BioMarin	fr-amp 0,4 mg/0,5mL, 0,56 mg/0,7 mL, 1,2 mg/0,6 mL	15 mcg/kg/dia, SC (seguir a tabela de doses da bula)
Zinco, sulfato	Zinc	Fontovit	cp 30 mg	30-75 mg, VO, 2x
Zinco, gliconato	Glucozinc	Kress	sol. 0,8 mg/mL	
	Biozinc	Aché	sol. 2 mg/0,5 mL	

Apêndice 9
Tabela de conversões de unidades

Coordenação:
Arthur Lyra
Carlos A. Longui

Dosagem	Unidade tradicional	Fator de conversão	Unidade SI
ACTH	pg/mL	X 0,2202	pmo/L
Aldosterona sérica	ng/dL	X 27,74	pmo/L
Androstenediona	ng/dL	X 3,492	nmol/L
Cálcio total	mg/dL	X 0,249	mmol/L
Calcitonina	pg/mL	X 0,293	mmol/L
Cortilsol	µg/dL	X 27,59	nmol/L
DHEA	ng/dL	X 0,035	nmol/L
DHEA-S	µg/dL	X 0,027	mmol/L
11-desoxicortisol	ng/dL	X 0,029	nmol/L
Estradiol	ng/dL	X 36,71	pmol/L
Fósforo	mg/dL	X 0,323	mmol/L
FSH	mUI/mL	X 1,00	UI/L
Glicemia de jejum	mg/dL	X 0,0555	mmol/L
17-OH-progesterona	ng/dL	X 0,0303	nmol/L
Insulina	mU/dL	X 7,175	pmol/L
LH	mUI/mL	X 1,00	UI/L
Progesterona	ng/dL	X 0,032	nmol/L
Prolactina	ng/mL	X 1,00	µg/L
Atividade plasmática de renina (geração de angiotensina I)	ng/mL/h	X 0,2778	ng/L.s
Testosterona total	ng/mL	X 0,0347	nmol/L
T3 total	ng/dL	X 0,0154	nmol/L
T4 total	µg/dL	X 12,87	nmol/L
T4 livre	ng/dL	X 12,87	pmol/L
TSH	mUI/L	X 1,00	µUI/mL
Tiroglobulina	ng/mL	X 1,00	mg/L

Apêndice 10
Exames moleculares das doenças na endocrinologia pediátrica

Coordenação:
Carlos A. Longui
Cristiane Kochi
Vitória Pelegrino do Val

Doença	Genes envolvidos	Herança	Variantes mais frequentes	Métodos diagnósticos
Acondroplasia	*FGFR3*	AD	c.1138G>A e c.1138G>C (99%)	Sequenciamento de gene único (Sanger)
Síndrome de Leri--Weill	*SHOX*	Ligada ao X	Deleção do gene	MLPA
			Variante *missense, nonsense*	Sequenciamento de gene único (Sanger)
Deficiência da 5-alfa-redutase	*SRD5A2*	AR		Sequenciamento do gene
Puberdade precoce central	*MKRN3*	*Imprinting* paterno		Painel para puberdade precoce central – NGS
	DLK1	*Imprinting* paterno		
	Kiss1			
	Kiss1R			
	MECP2			
Síndrome de Silver Russel	*11p15*			MS-MLPA (*Methylation-Specific – Multiplex ligation--dependent Probe Amplification*)
	Dissomia uniparental materna do 7			SNParray
Síndrome de Prader-Willi	*15q11.2*		Deleção do alelo paterno	MS-MLPA (*Methylation-Specific – Multiplex ligation--dependent Probe Amplification*)

(continua)

Doença	Genes envolvidos	Herança	Variantes mais frequentes	Métodos diagnósticos
			Duplicação do alelo materno	
			Mutação de ponto	Sequenciamento
Síndrome de Noonan	*PTPN11, LZTR1, RIT1, RAF1, NF1, HRAS, KRAS, CBLm MAP2K1, NF1, NRAS, SHOC2, SOS1*	AD		Painel para rasopatias – NGS
Hiperplasia adrenal congênita – deficiencia de 21 hidroxilase	*CYP21A*	AR		
Forma clássica perdedora de sal			*spII2*	
			Deleção	MLPA
Forma clássica virilizante simples				
Forma tardia			V281L	PCR alelo específica
Raquitismo hipofosfatêmico ligado ao X	*PHEX*		Várias variantes descritas; não tem *hot spot*	NGS
Hipoglicemia hiperinsulinêmica	*ABCC8, KCNJ1, GCK – glicoquinase, GLUD1*			Painel para hipoglicemia hiperinsulinêmica – NGS
Diabetes monogênico	*ABCC8, GCK – glicoquinase, HNF1A, HNF4A, HNF1B, NEUROD1, INS*			Painel – NGS
Baixa estatura idiopática/ pequeno para idade gestacional				
Sindrômica				CGHa/ painel/ exoma
Não sindrômica				painel/ exoma
Dislipidemia	*LDLR*	AD		painel para dislipidemia – NGS
	APOB 100	AD		

(continua)

Doença	Genes envolvidos	Herança	Variantes mais frequentes	Métodos diagnósticos
	PCSK9	AD		
	LRAP	AR		
	ABCG5, ABCG8, LIPA, STAP1			
Feocromocitoma/ paraganglioma	*MAX NF1 RET SDHA SDHAF2 SDHB SDHC SDHD TMEM127 VHL*			Painel – NGS
Beurofibroma-tose	*NF1 NF2 SPRED1*			Painel – NGS
	NF1		Microdeleção	MLPA
Síndrome de Sotos	*NSD1*		Variante de ponto	Sequenciamento
			Microdeleção em 5q35	MLPA
Síndrome de Marfan	*FBN1*		Variante de ponto	Sequenciamento
Síndrome de Beckwith--Wiedemann	*CDKN1C*		50% dos casos: alterações de metilação no cromossomo 11 (região 11p15), que inclui os genes *CDKN1C, H19, IGF2* e *KCNQ1OT1* 10% dos casos: dissomia uniparental paterna do cromossomo 11	MS-MLPA (*Methylation-Specific – Multiplex ligation--dependent Probe Amplification*)

Encarte de imagens

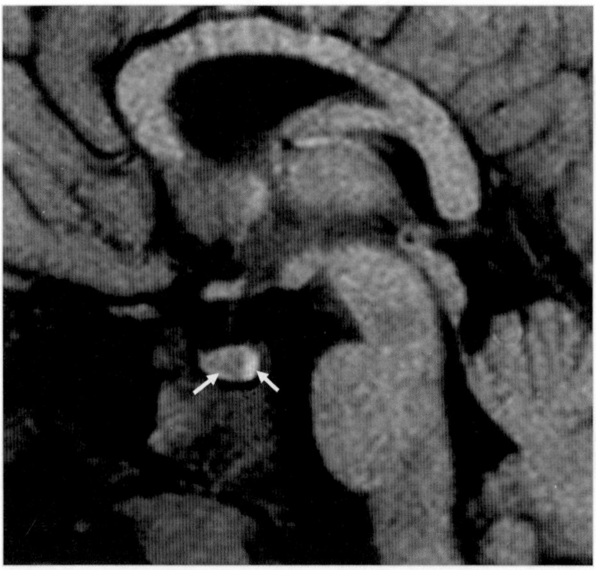

CASO 1.81: FIGURA 2 Ressonância magnética de hipófise – protocolo simplificado (FAST1) realizado com apenas 7 cortes sagitais em T1, sem contraste, GAP: 0,2 mm, espessura: 2 mm. Exame precedido de restrição hídrica de 6 h. Exame de aspecto normal, visualização adequada da adeno-hipófise (seta esquerda) e da neuro-hipófise (seta direita). Haste discretamente afilada (visualização pode ser melhorada com a combinação de protocolo T2-drive ou Fiesta.

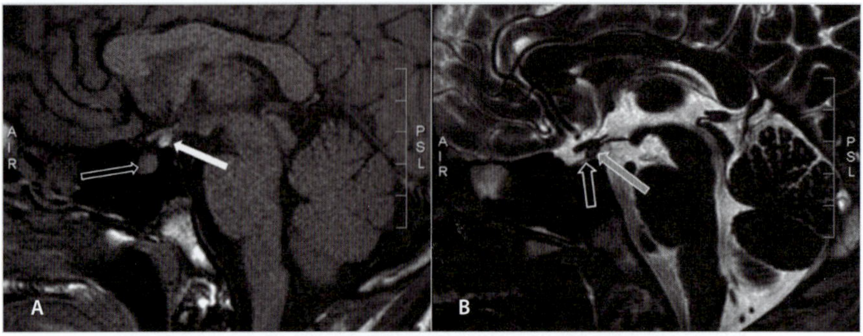

CASO 1.8.2: FIGURA 2 (A) Protocolo RM-FAST1 com NHE (seta branca), adeno-hipófise (seta preta de contorno branco) e ausência da haste hipofisária. (B) Protocolo T2-DRIVE com impressão da neuro-hipófise (seta listrada) ao longo da haste hipofisária (seta preta de contorno branco).

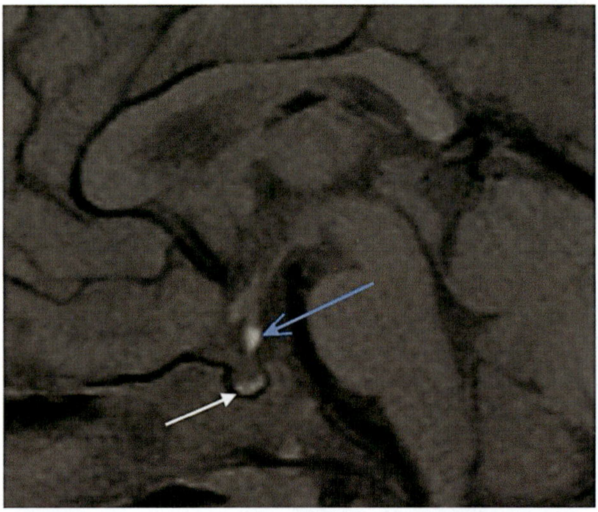

CASO 1.8.3: FIGURA 2 Ressonância magnética de hipófise (protocolo simplificado – FAST1) realizada com 7 cortes sagitais em T1, sem contraste, GAP: 0,2 mm, espessura: 2 mm. Exame precedido de restrição hídrica de 6 h. Exame com visualização adequada da adeno-hipófise (seta esquerda) e da neuro-hipófise (seta direita). Haste discretamente afilada (visualização pode ser melhorada com a combinação de protocolo T2-drive ou Fiesta).

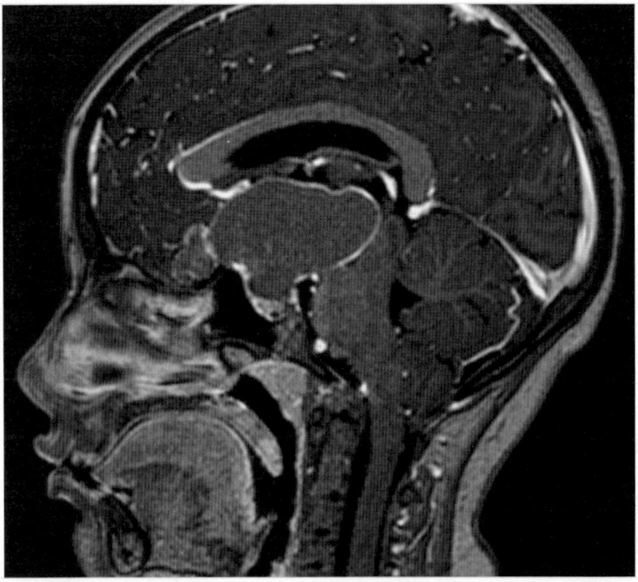

CASO 1.8.4: FIGURA 3 Ressonância magnética (RM) de crânio e sela turca: formação expansiva sólido-cística, com predomínio da porção cística, localizada na região selar e com extensão suprasselar, hipoatenuante, de limites precisos e contornos regulares, associada a calcificações periféricas. Esta lesão se projeta para o 3º ventrículo e apresenta íntimo contato com os forames de Monro.

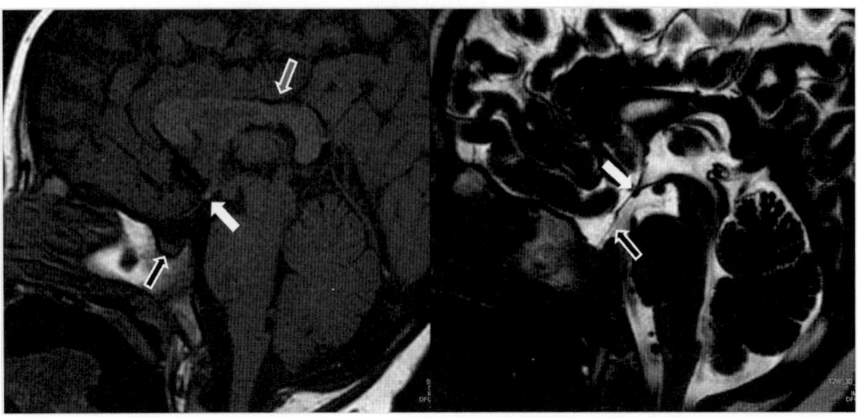

CASO 1.8.5: FIGURA 2 À esquerda, protocolo RM-FAST1 com adeno-hipófise reduzida (seta preta de contorno branco), neuro-hipófise junto ao tuber cinério (seta branca), sem caracterização do recesso infundibular, quiasma óptico de dimensões reduzidas, ausência de septo pelúcido e afilamento do istmo do corpo caloso (seta cinza de contorno branco). À direita, protocolo RM T2-DRIVE com impressão da neuro-hipófise (seta branca) e haste hipofisária centrada e afilada (seta preta de contorno branco).

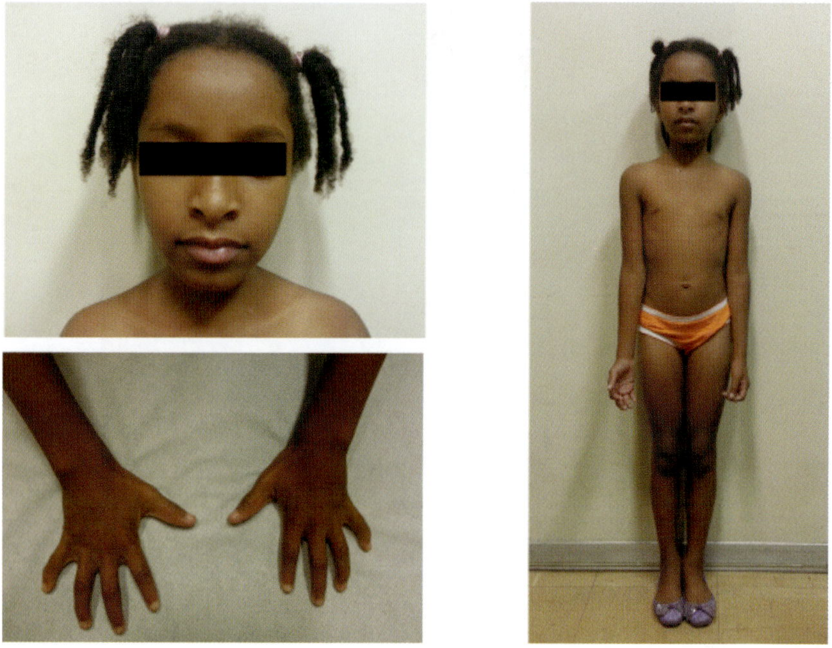

CASO 1.9.3: FIGURA 2

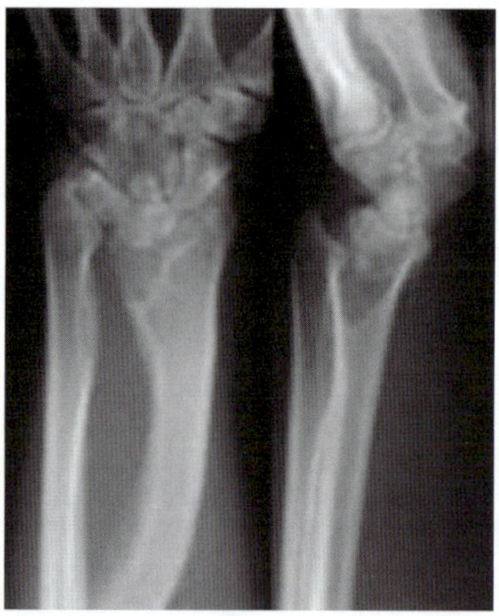

CASO 1.9.4: FIGURA 1 Radiografia de punho.

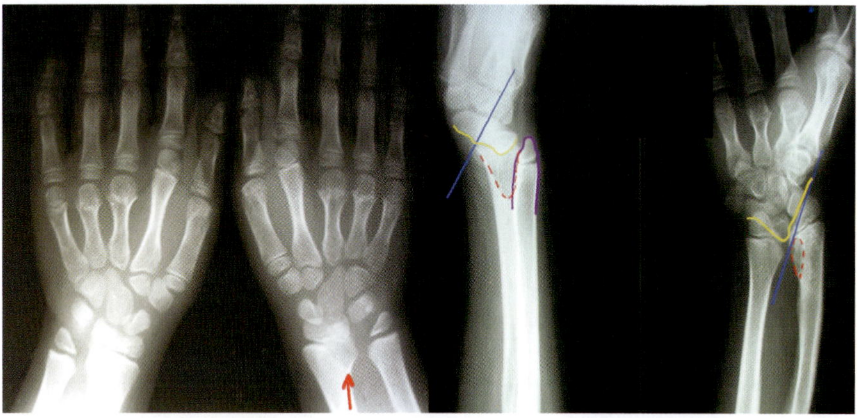

CASO 1.9.4: FIGURA 8 Radiografia de punhos da paciente aos 8 e aos 10 anos de idade. Em vermelho: projeção radiográfica do ligamento de Vickers. Em amarelo: posição dos ossos do carpo. Em azul: aumento da inclinação volar e ulnar do rádio. Em roxo: região distal da ulnar, mostrando carpo e rádio luxados em direção palmar.

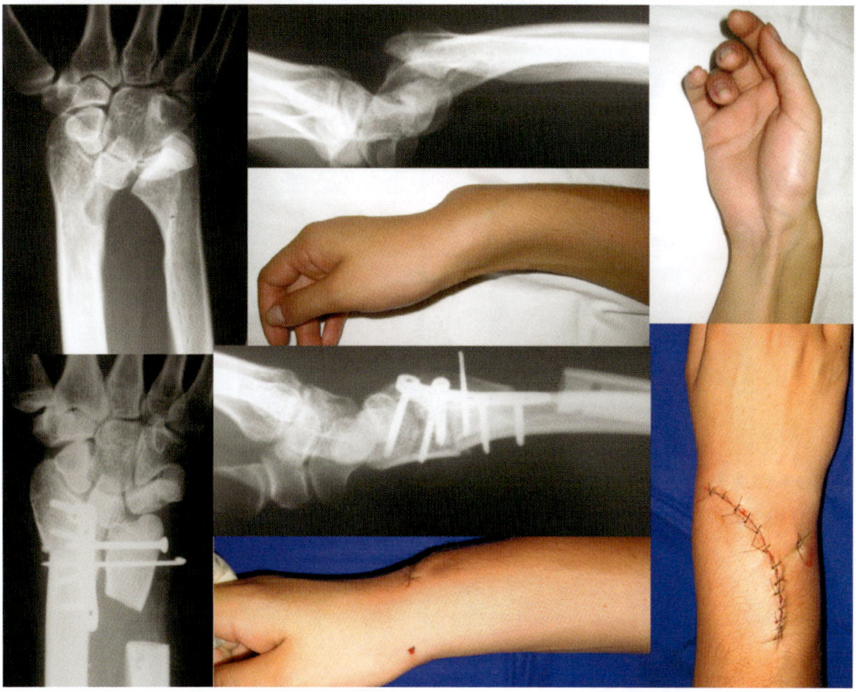

CASO 1.9.4: FIGURA 9 Pré e pós-operatório de paciente portadora de deformidade grave de Madelung.

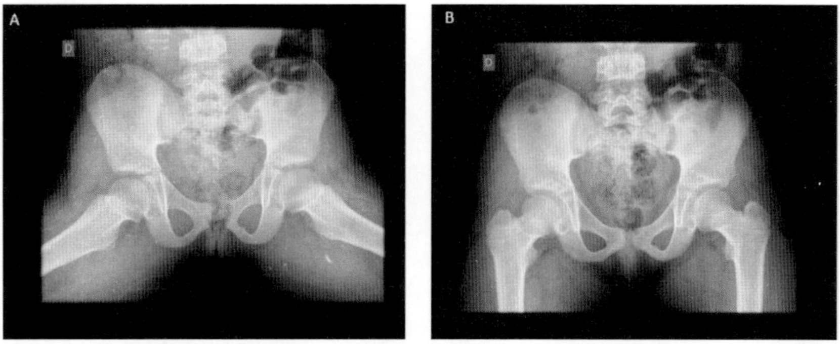

CASO 1.10.2: FIGURA 5 A) Radiografia de bacia Lauenstein (posição de rã). B) Radiografia de bacia em AP. Observado encurtamento de colo de fêmur, diminuição do ângulo acetabular e pelve em "taça de champanhe".

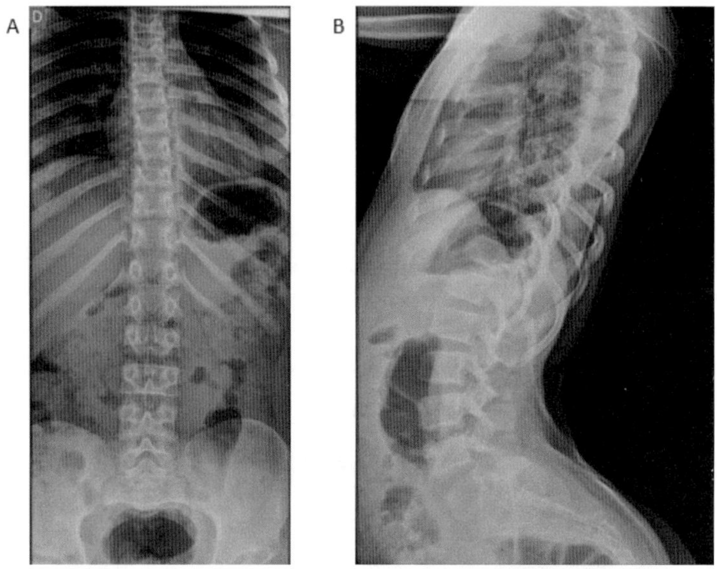

CASO 1.10.2: FIGURA 6 Radiografia de coluna vertebral em AP (A) e perfil (B). Estreitamento do espaço interpedicular (mais visível em L3-L4; A) e acentuação da lordose lombar (B).

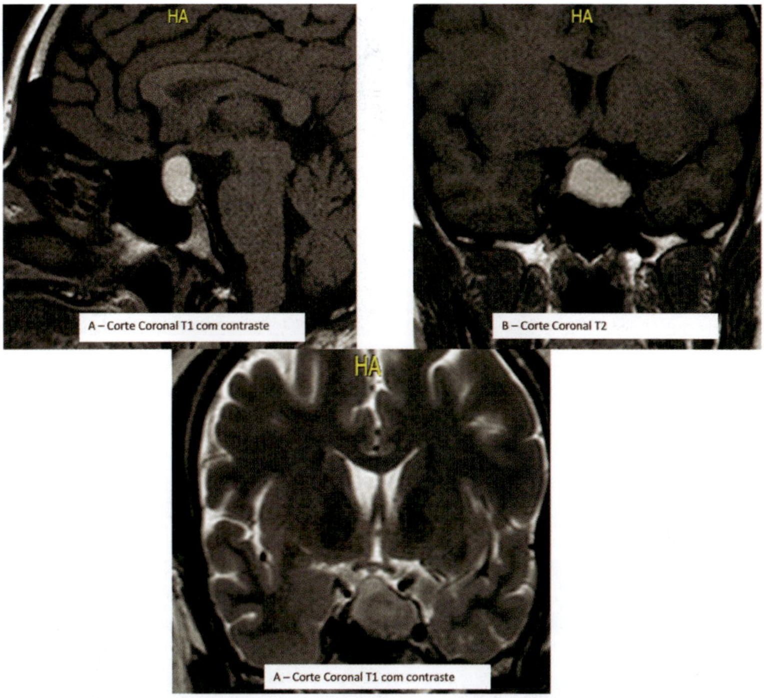

CASO 2.1: FIGURA 2 Ressonância magnética com gadolínio – presença de lesão hipofisária selar com extensão suprasselar com sinal heterogêneo em T1 e T2 medindo 2,3 × 1,3 × 1,1 cm que toca o quiasma óptico à esquerda em íntimo contato com o seio cavernoso esquerdo.

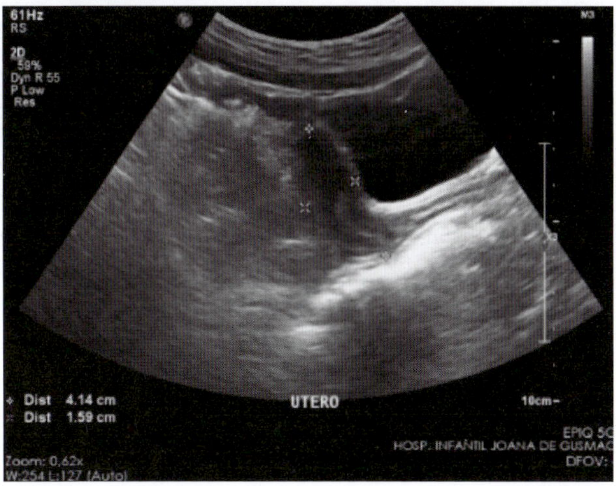

CASO 3.4.1: FIGURA 2 Ultrassonografia pélvica: Útero – 4,1 × 1,6 × 2,6 cm^3; volume – 8,9 cm^3; volume para idade de 11 anos – OD: 1,8 × 2,5 × 1,1 cm – 2,7 cm^3; OE – 2,1 × 1,7 × 1,0 cm – 2,0 cm^3.

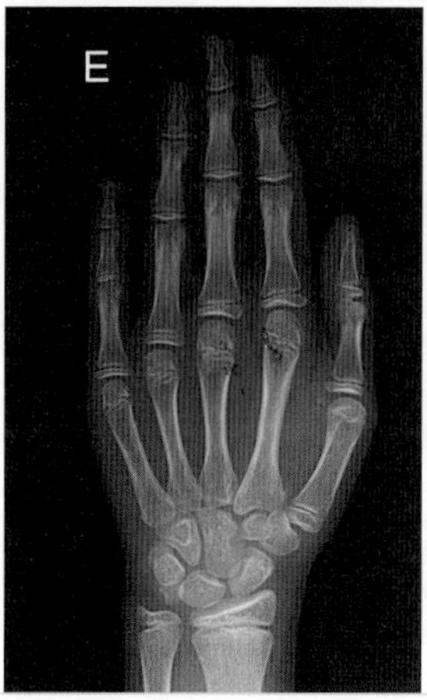

CASO 3.4.1: FIGURA 3 RX de idade óssea. (Ver Encarte de imagens no final do livro.)

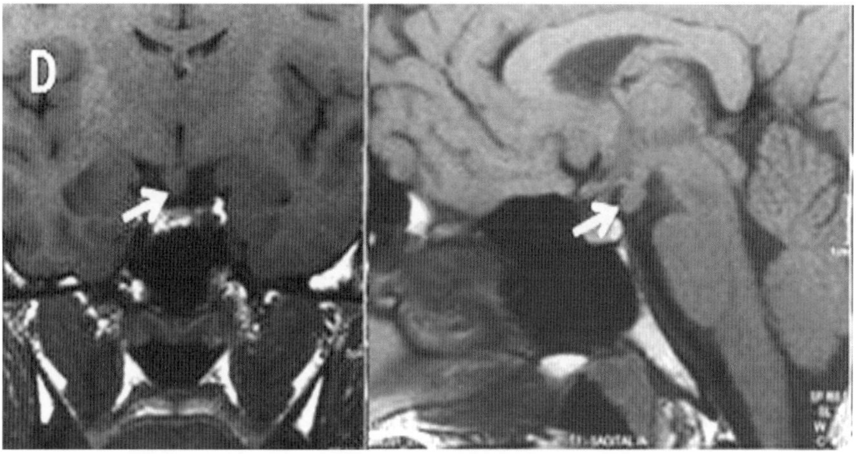

CASO 3.4.3: FIGURA 1 Ressonância de região hipotálamo-hipofisária de paciente com puberdade precoce central secundária a hamartoma (seta branca).

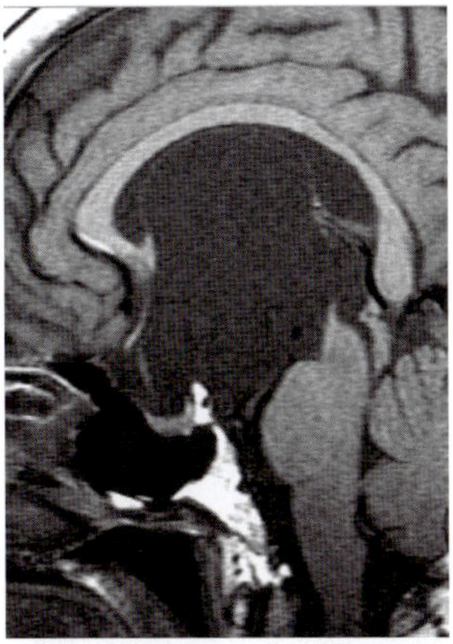

CASO 3.4.4: FIGURA 4 Ressonância magnética de região hipotálamo-hipofisária, imagem em T1, com cisto aracnoide em região supra selar. A lesão apresenta sinal isointenso em relação ao líquor.

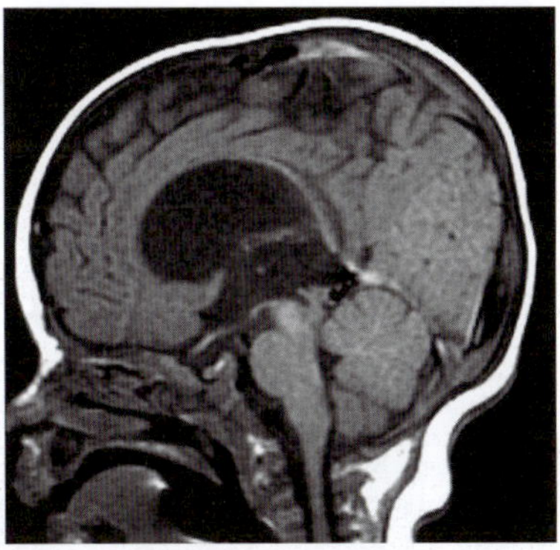

CASO 3.4.4: FIGURA 5 RM de região hipotálamo-hipofisária, com estenose de aqueduto de Silvius, com hidrocefalia.

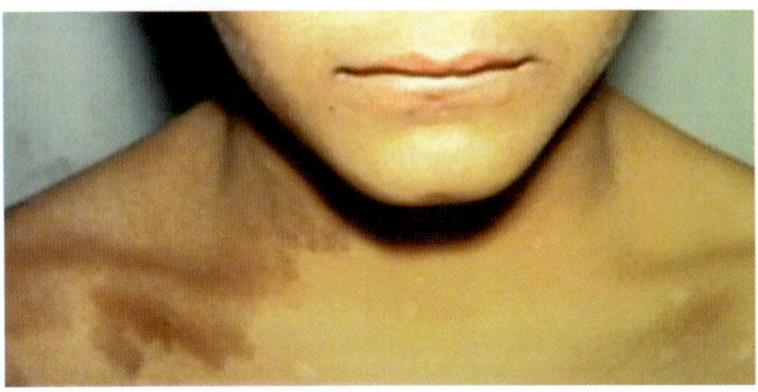

CASO 3.5.1: FIGURA 2 Manchas café com leite em região de ombro, de bordos irregulares, respeitando a linha média em menina de 6 anos e 10 meses, com sangramento vaginal.

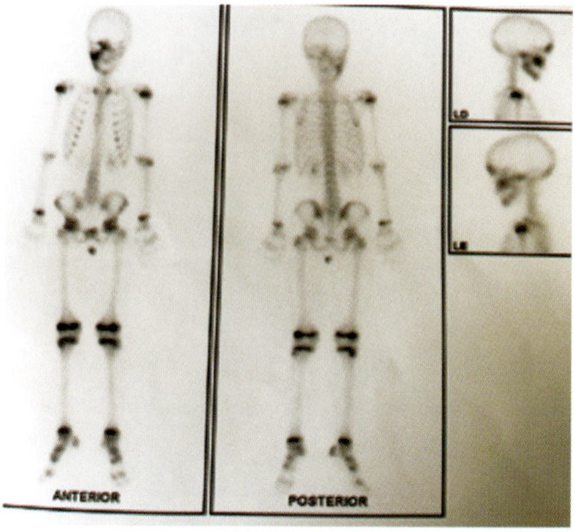

CASO 3.5.1: FIGURA 3 Cintilografia óssea: hipercaptação do radiofármaco MDDP 99M TC em: região periorbital média e inferior direita (grau moderado); região malar direita (grau acentuado); ramo mandibular direito (grau discreto/moderado). Aumento da atividade osteogênica na região periorbital média e inferior direita, região malar direita e em ramo mandibular direito, de natureza inespecífica ao método.

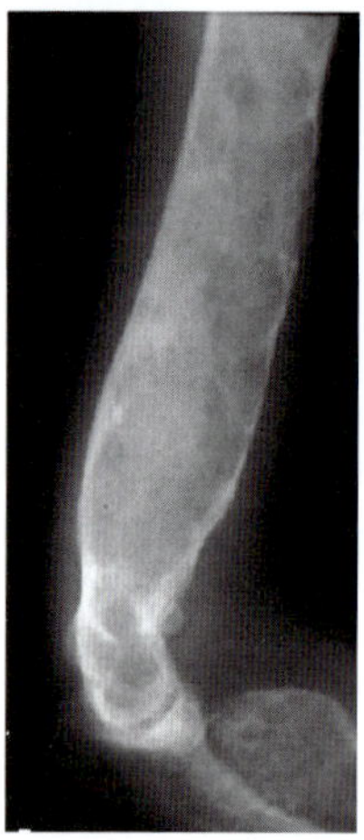

CASO 3.5.1: FIGURA 4 Exemplo de displasia óssea na síndrome de McCune-Albright, com lesões líticas e císticas, com borda esclerótica.

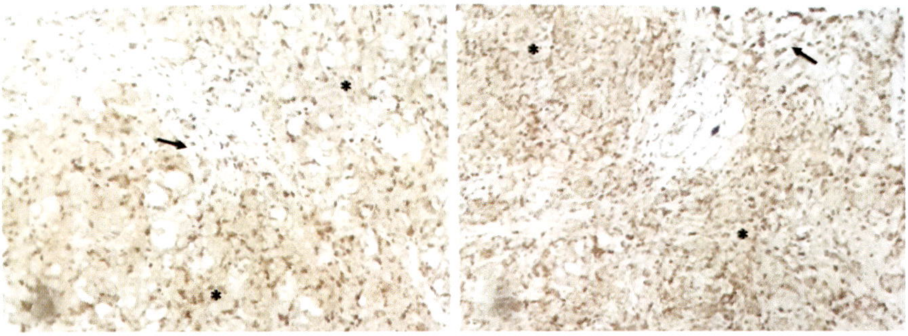

CASO 3.5.4.3: FIGURA 2 FOXL2 positivo em células de Sertoli (*) e Leydig (seta). Aumento 10 x.

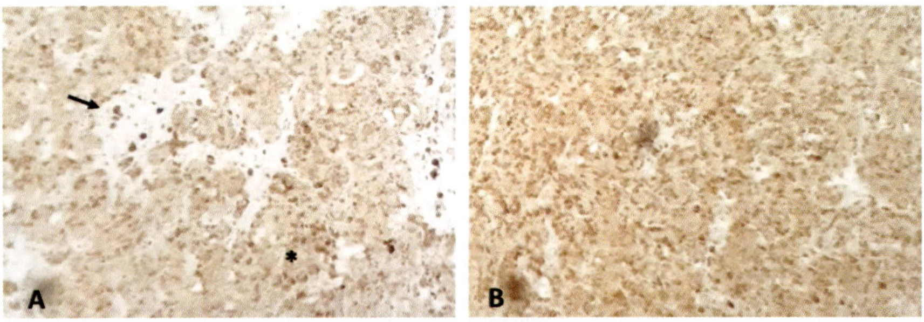

CASO 3.5.4.3: FIGURA 3 (A) SRY positivo em células de Sertoli (*) e Leydig (seta); (B) SRY em células de Sertoli. Aumento 10 x.

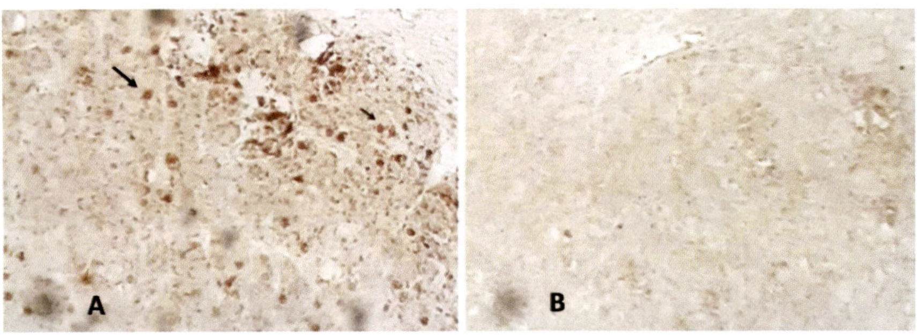

CASO 3.5.4.3: FIGURA 4 (A) SOX9 positivo em células de Sertoli (seta) – menos de 20% (A) e negativo em 80% (B). Aumento 10 x.

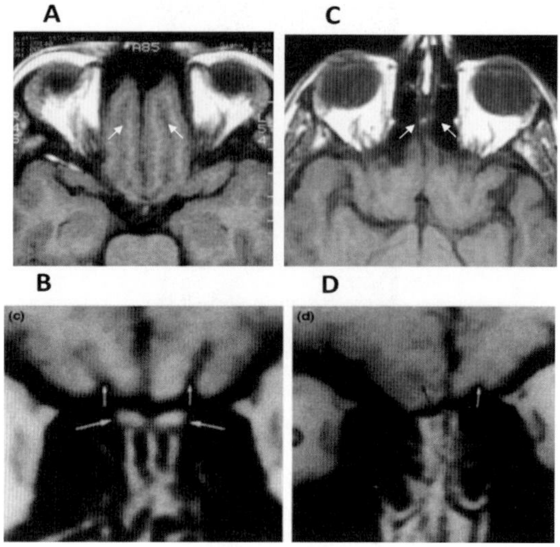

CASO 4.2: FIGURA 2 RNM de rinencéfalo: RM do rinencéfalo, cortes sagitais e coronais em T1. A: as setas indicam sulcos olfatórios normais em cortes axiais; B: as setas indicam bulbos e sulcos olfatórios normais em cortes coronais; C e D: indicam ausência de sulcos olfatórios em cortes axiais e ausência de bulbos e sulcos olfatórios em cortes coronais, respectivamente, em um paciente com S. Kallmann.

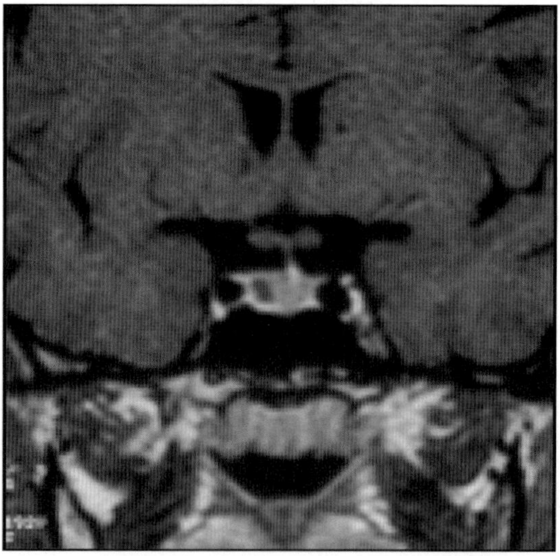

CASO 4.5: FIGURA 1 Ressonância magnética com gadolínio da região selar ao diagnóstico – corte coronal T1 com contraste.

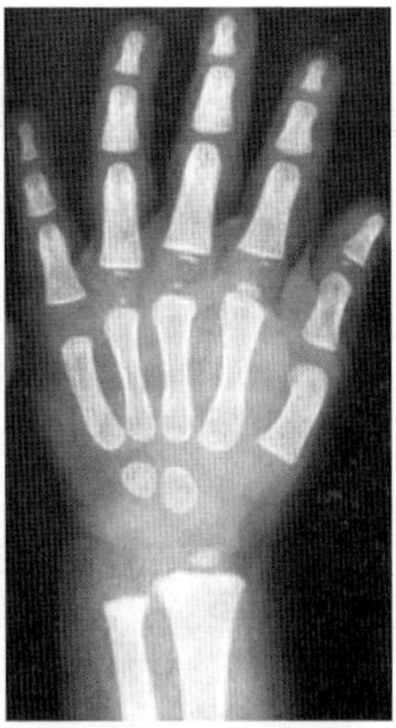

CASO 5.1.3: FIGURA 3 Idade óssea de 2 anos.

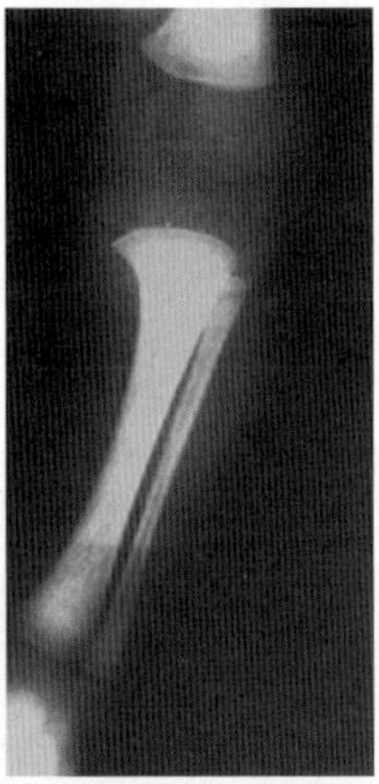

CASO 5.3.1: FIGURA 1 Ausência dos núcleos de ossificação do fêmur.

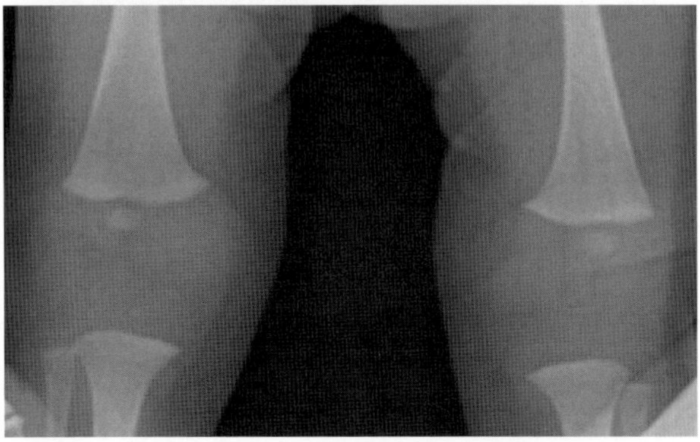

CASO 5.3.2: FIGURA 1 Presença dos núcleos de ossificação do fêmur.

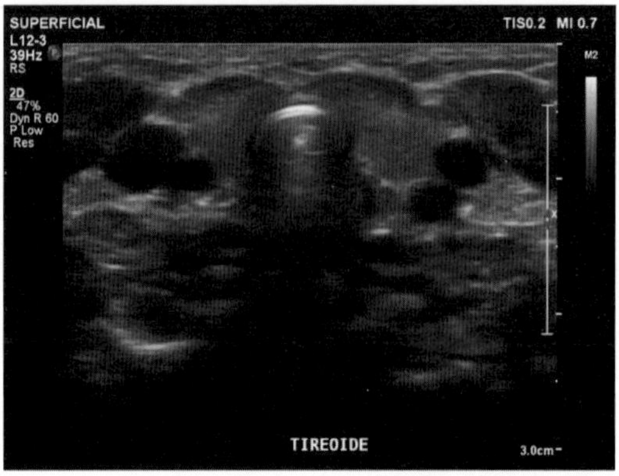

CASO 5.3.2: FIGURA 2 Glândula tireoide tópica e de aspecto ecográfico normal para recém-nascido.

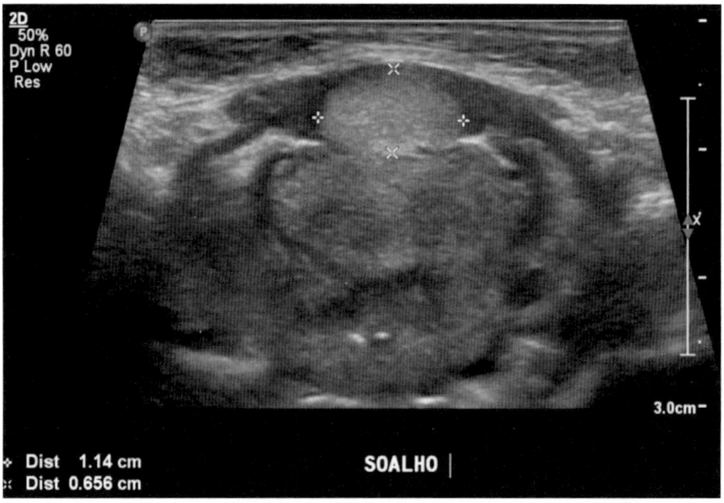

CASO 5.3.4: FIGURA 1 Glândula tireoide ectópica, identificada no soalho da boca.

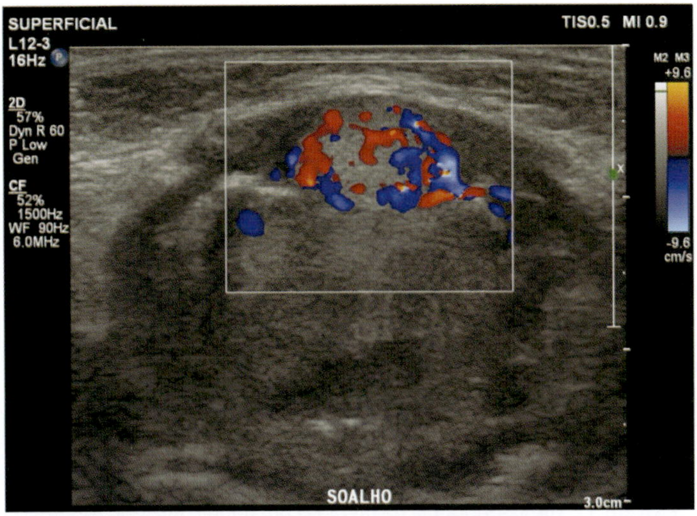

CASO 5.3.4: FIGURA 2 Ultrassom de tireoide com Doppler colorido.

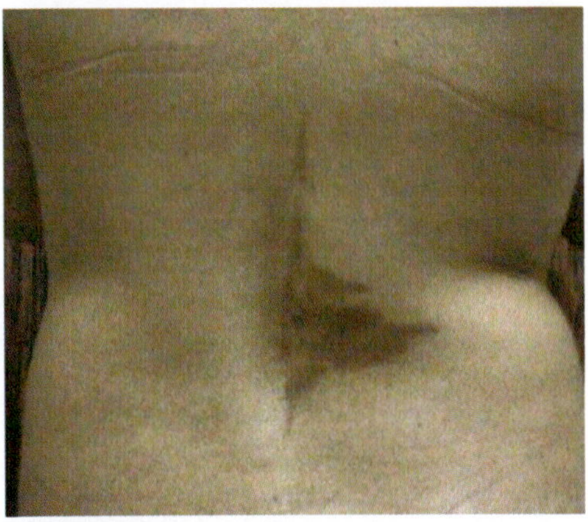

CASO 6.2: FIGURA 2 Mancha café com leite na região cervical e abdominal posterior.

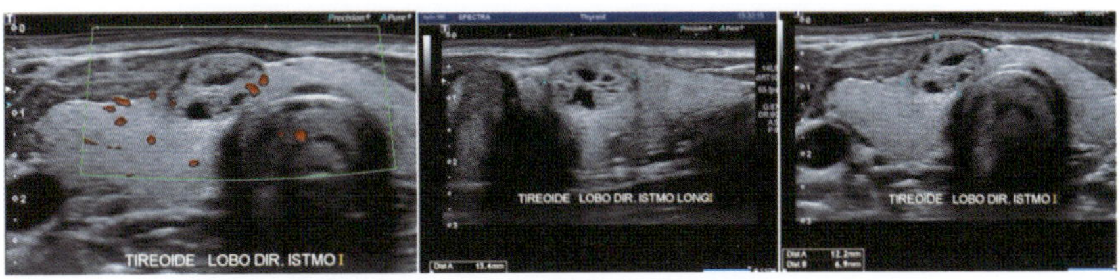

CASO 7.1: FIGURA 1 USG de tireoide: lobo direito e istmo.
Fonte: Imagem cedida pelo Dr. Bernardo Lopes Cançado Fonseca.

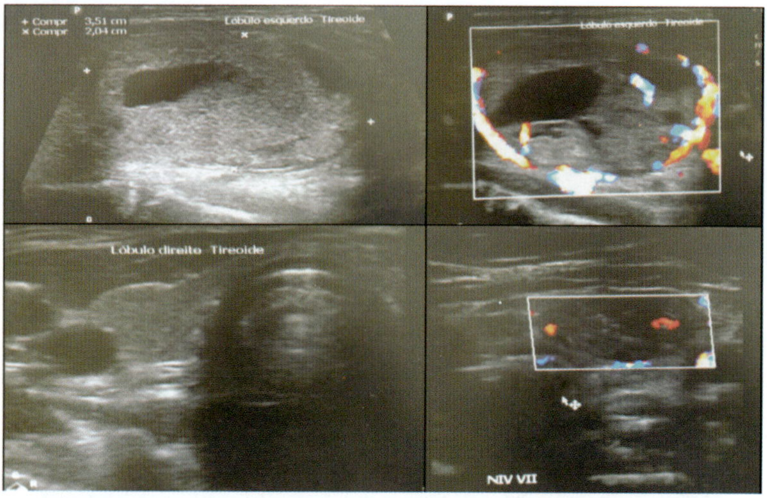

CASO 7.2: FIGURA 1 Ultrassonografia de tireoide com nódulo em lobo esquerdo.
Fonte: imagens cedida pela disciplina de endocrinologia pediátrica da Santa Casa de São Paulo.

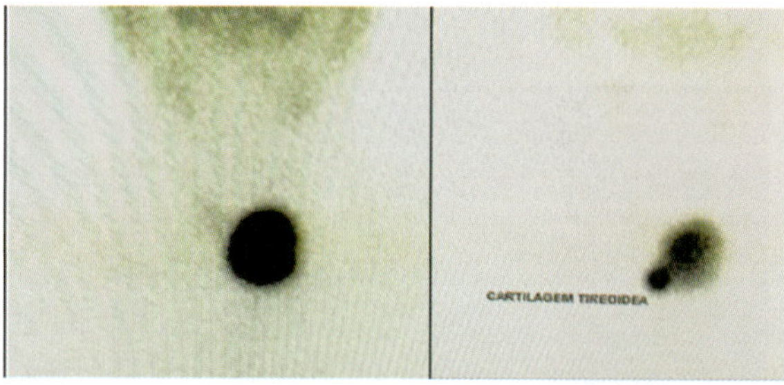

CASO 7.2: FIGURA 2 Cintilografia de tireoide mostrando imagem nodular com hipercaptação em lobo esquerdo de tireoide.
Fonte: imagem cedida pela Nuclimagem – Serviço de Medicina Nuclear.

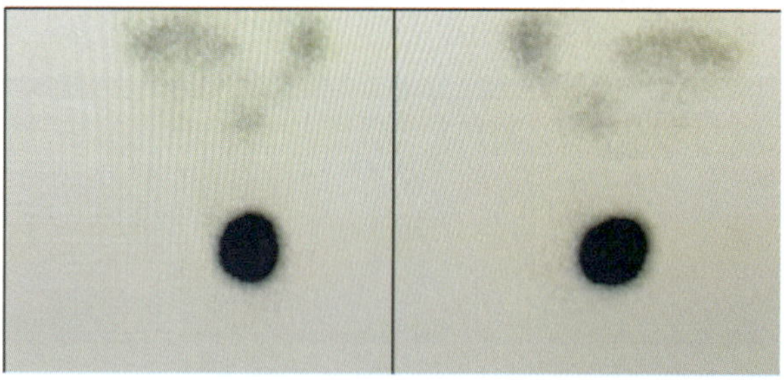

CASO 7.2: FIGURA 3 Cintilografia de tireoide. Captação oblíqua-anterior esquerda.
Fonte: Imagem cedida pela Nuclimagem – Serviço de Medicina Nuclear.

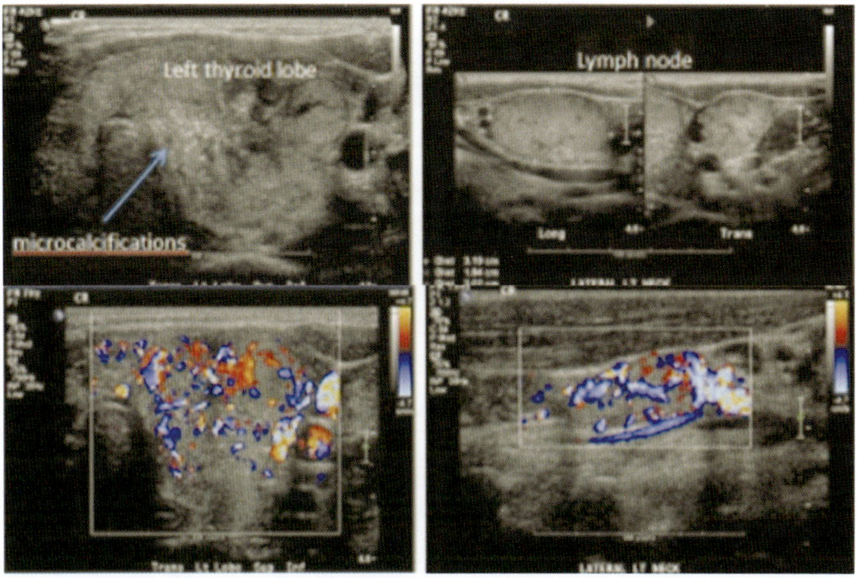

CASO 7.3: FIGURA 1

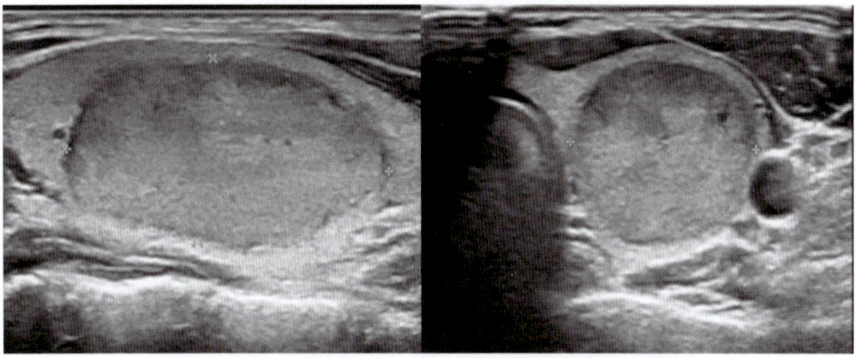

CASO 7.4: FIGURA 1 Ultrassonografia cervical. Tireoide tópica, com aumento de volume, às custas de nódulo que ocupa todo o lobo esquerdo. Nódulo com limites definidos, heterogêneo, isoecóico, de 5,5 x 3,5 x 2,7cm. Lobo direito sem alterações, com dimensões preservadas, sem nódulos. Não há presença de linfonodomegalia.
Fonte: Imagens do arquivo pessoal e gentilmente cedidas pelo Dr. Fabiano Calegari.

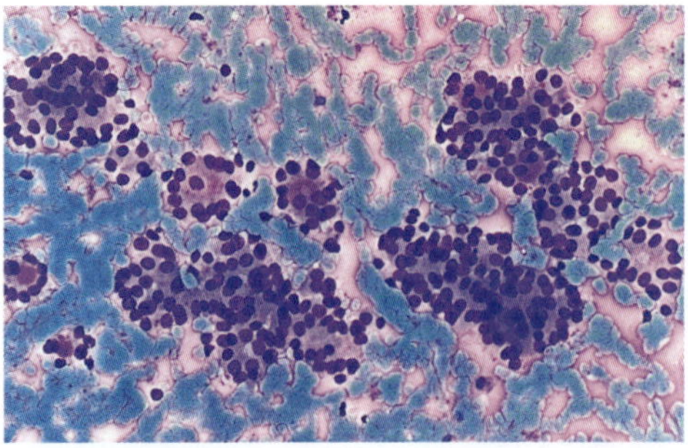

CASO 7.4: FIGURA 2 Citologia de material de PAAF de nódulo tireodiano. Agrupamento sincicial de células foliculares com núcleos sobrepostos redondos com agrupamento microfolicular.
Fonte: Imagens do arquivo pessoal e gentilmente cedidas pelo Dr. Fabiano Calegari.

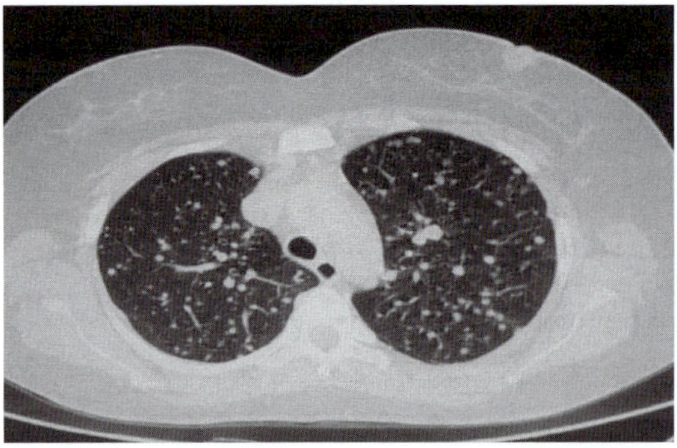

CASO 7.4: FIGURA 3 Tomografia computadorizada de tórax evidenciando múltiplos nódulos pulmonares bilaterais esparsos pelo parênquima, com tamanho inferior a 1,0 cm (padrão miliar). (Ver o Encarte de imagens no final do livro.)
Fonte: Imagem obtida do Ambulatório de doenças da tireoide – Santa Casa de São Paulo.

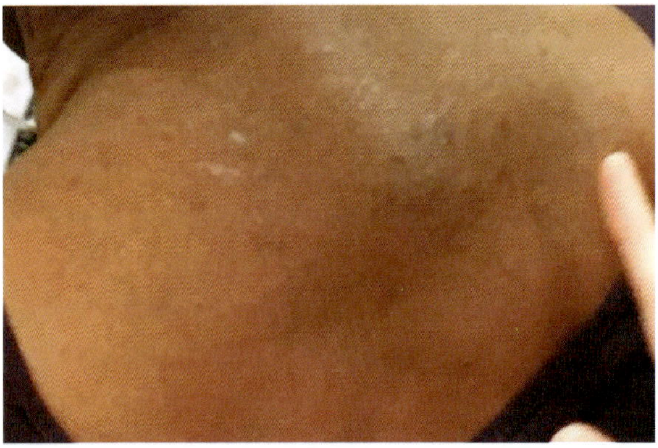

CASO: 7.5: FIGURA 1 Líquen cutâneo amiloidótico.

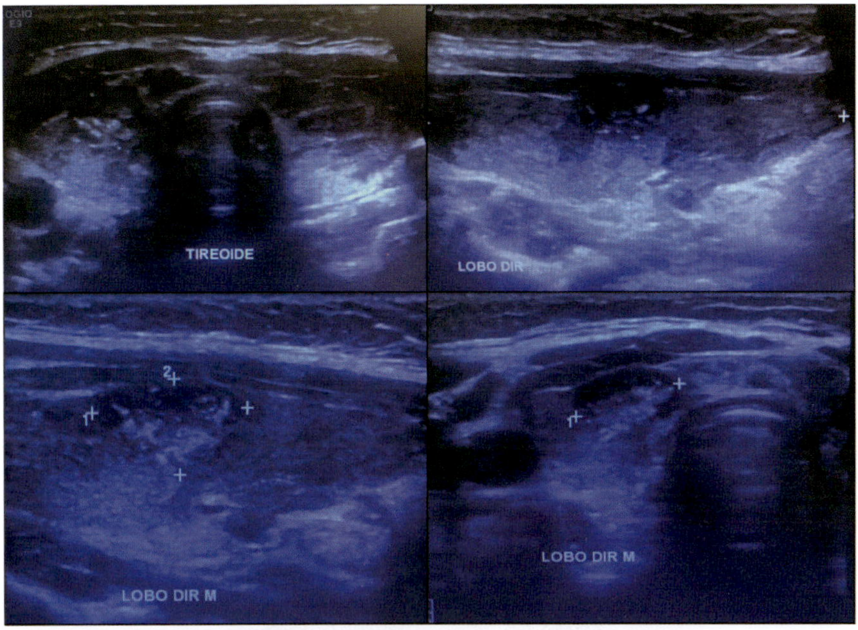

CASO: 7.6: FIGURA 1 Ultrassonografia da tireoide. (Ver o Encarte de imagens no final do livro.)
Fonte: Imagens cedidas pelo Hospital Samaritano.

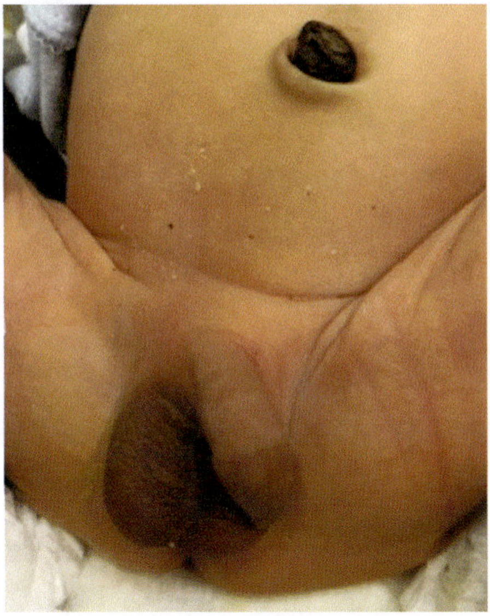

CASO 8.1: FIGURA 1 Macrogenitossomia + hiperpigmentação de bolsa escrotal.
Fonte: arquivo do autor, divulgação autorizada pelo responsável legal.

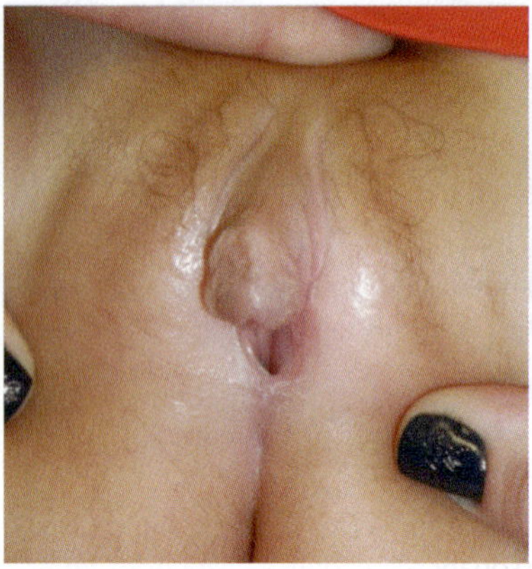

CASO 8.2: FIGURA 1 Prader II + pubarca. (Ver o Encarte de imagens no final do livro.)
Fonte: arquivo do autor. Divulgação autorizada pelo responsável legal.

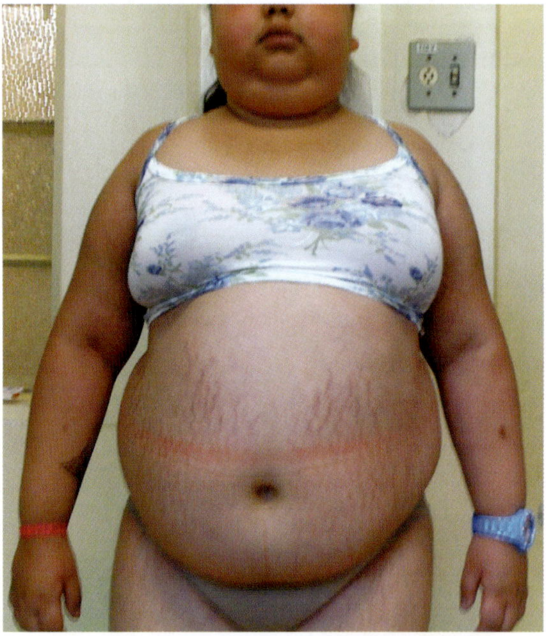

CASO 9.1: FIGURA 1

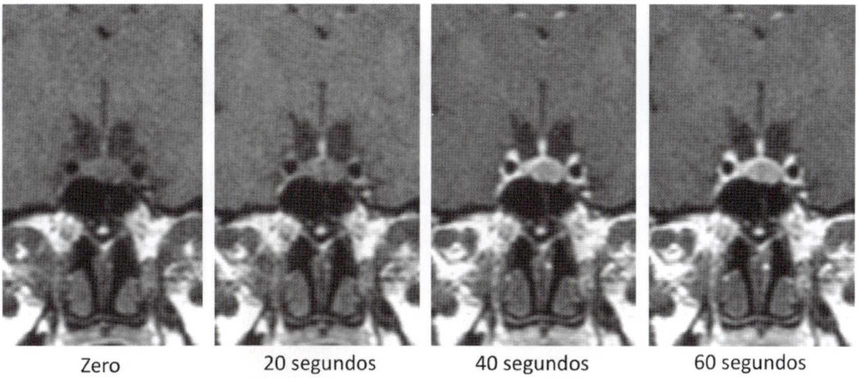

CASO 9.1: FIGURA 2 Ressonância magnética da hipófise. Aquisição dinâmica após contraste. Sequência FLAIR.
* cuidado: aquisições tardias não permitem visualizar atraso no "enchimento" do nódulo.

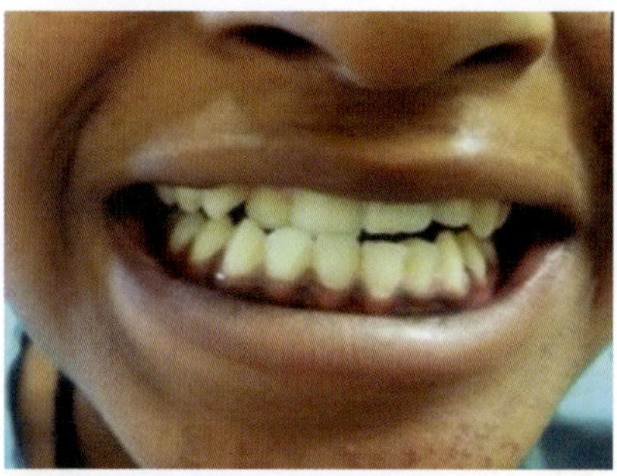

CASO 10.1: FIGURA 1 Hiperpigmentação de gengiva.

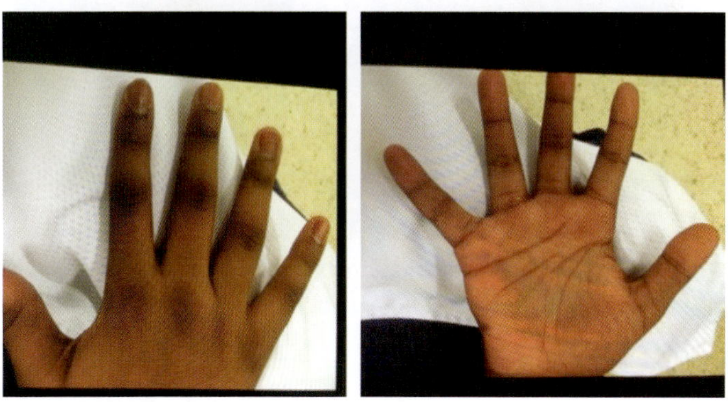

CASO 10.1: FIGURA 2 Hiperpigmentação palmar.

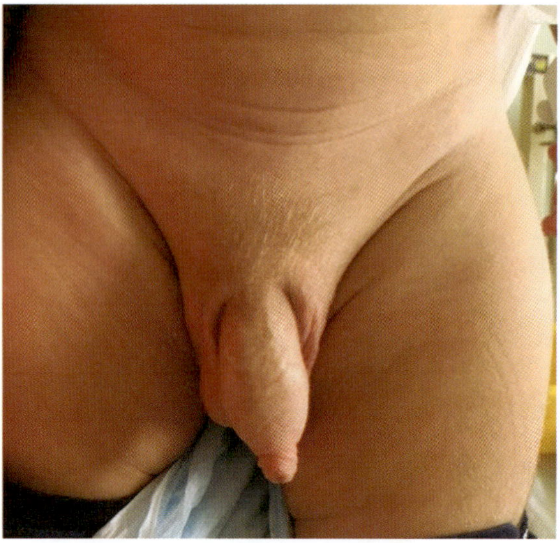

CASO 11.1: FIGURA 2 Genitália externa do paciente no momento do diagnóstico.

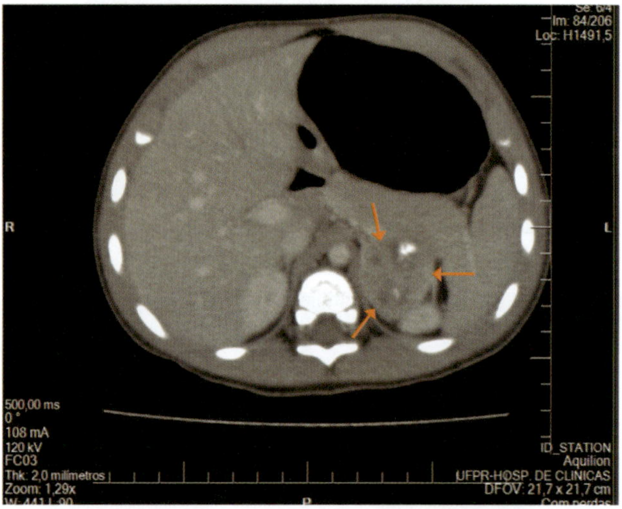

CASO 11.1: FIGURA 3 Tomografia computadorizada de abdome mostrando tumor da adrenal à esquerda.

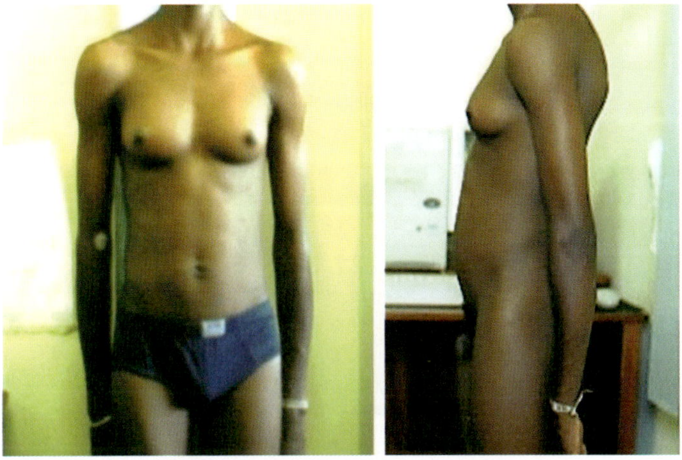

CASO 12.3: FIGURA 1 Aspecto da ginecomastia.

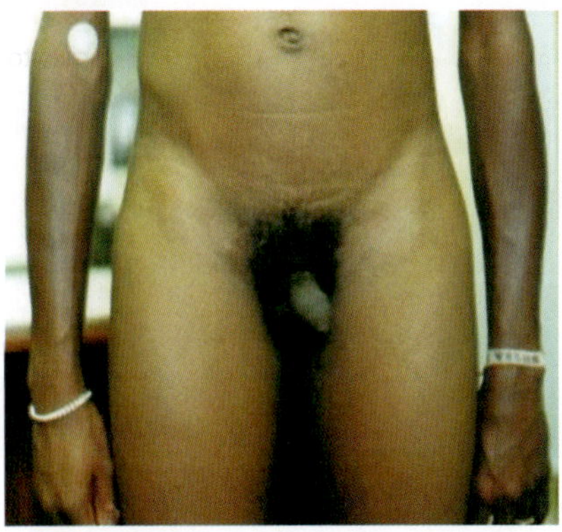

CASO 12.3: FIGURA 2 Aspecto da genitália externa.

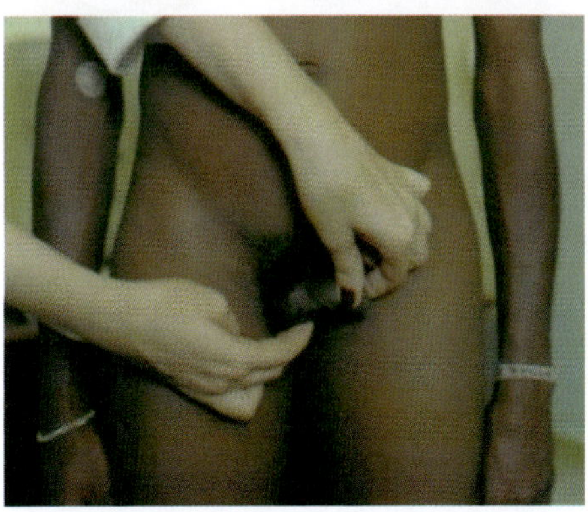

CASO 12.3: FIGURA 3 Gônada direita com suspeita de "orquite" em paciente com DSD.

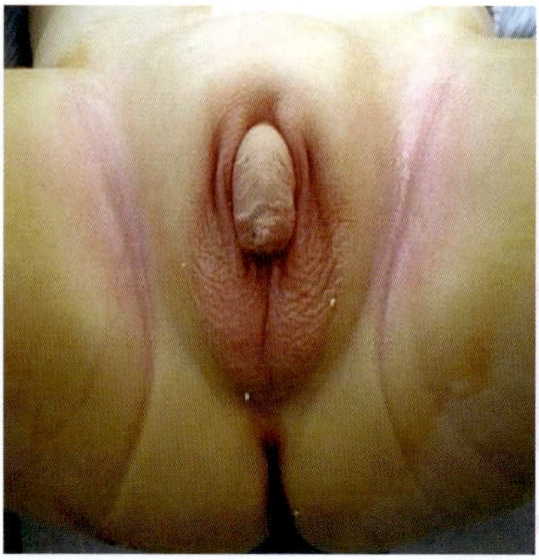

CASO 12.8: FIGURA 1 Genitais do paciente mostrando bolsa rasa.

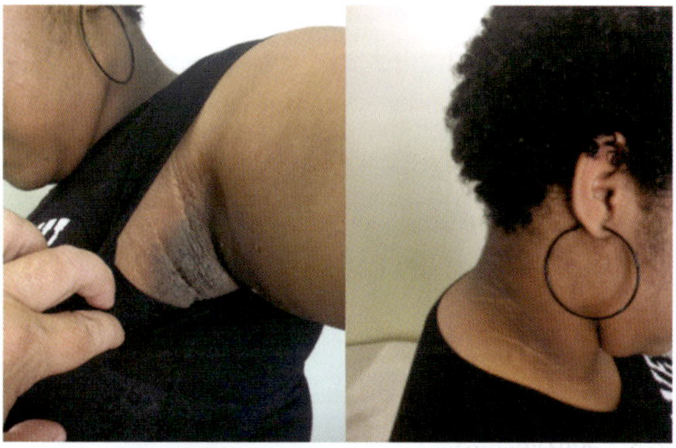

CASO 14.4: FIGURA 3 Presença de acontose *nigricans* em axila e pescoço.

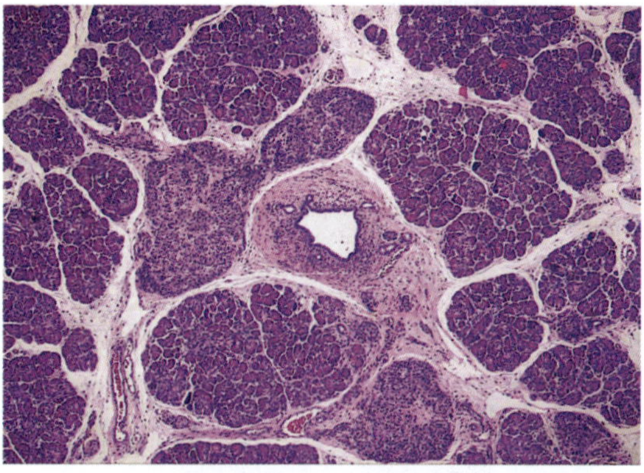

CASO 15.1: FIGURA 2 Tecido pancreático corado por HE. Múltiplas Ilhotas de Langerhans de tamanhos e formatos variados com núcleos aumentados. Foto da lâmina de material do paciente relatado. (Ver o Miniatlas colorido no final do livro.)

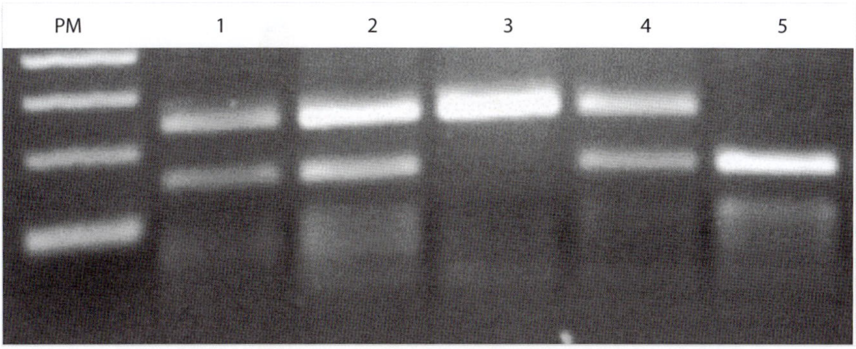

CASO 16.1: FIGURA 3
PM: marcador de peso molecular, poço 1: controle normal. Poço 2: pai. Poço 3: probando. Poço 4: mãe. Poço 5: indivíduo normal.

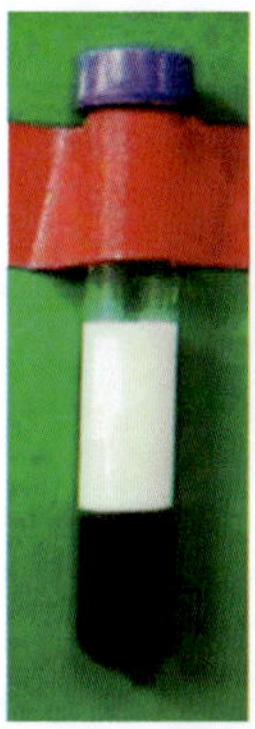

CASO 16.1: FIGURA 4 Soro lipêmico.

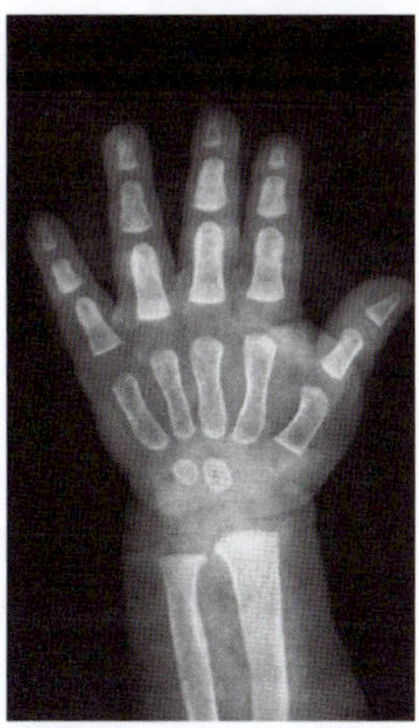

CASO 16.5: FIGURA 1 Idade óssea de 12 meses.

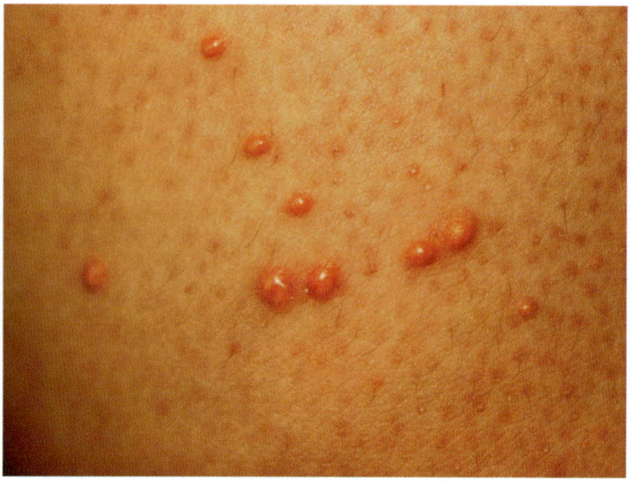

CASO 16.6: FIGURA 3 Xantomas tuberoeruptivos.

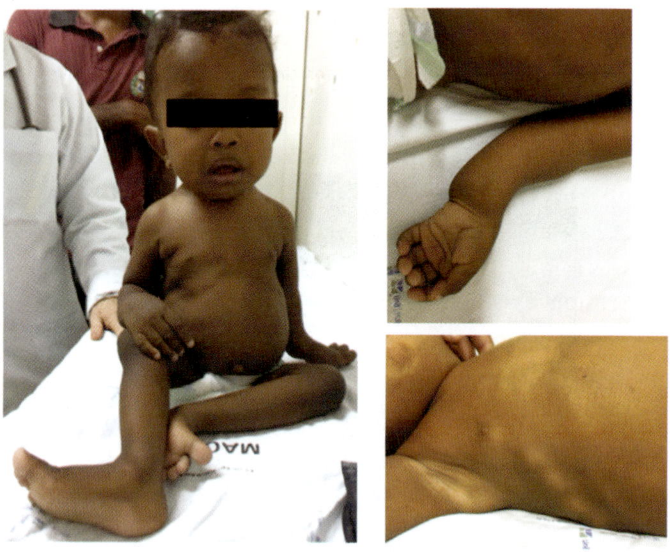

CASO 17.1: FIGURA 2 Paciente, 1 ano e 8 meses. Observa-se fronte ampla, hipotonia muscular, rosário raquítico, sulco de Harrison e alargamento de punhos.

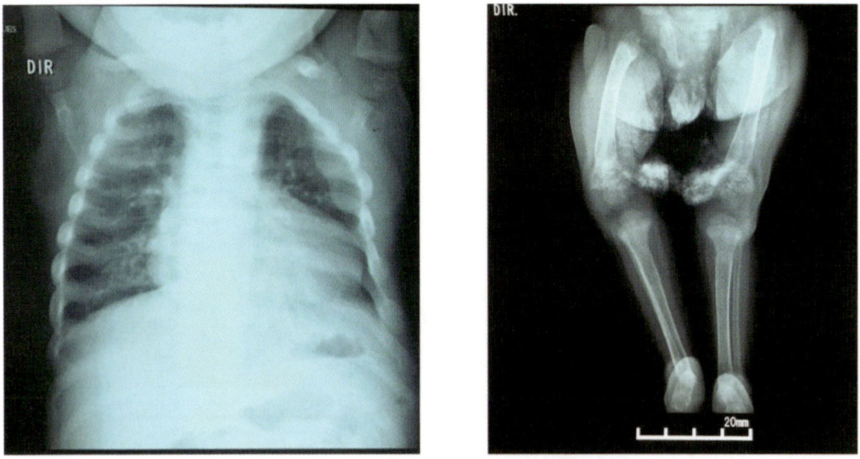

CASO 17.1: FIGURA 3 Radiografias planas do paciente. (a) Rarefação óssea em arcos costais e alargamento das junções costocondrais. Índice cardiotorácico elevado, sugestivo de cardiomiopatia dilatada. (b) Rarefação óssea difusa em membros inferiores; adelgaçamento da cortical; arqueamento dos fêmures; placas de crescimento com limites mal definidos e alargadas (sinal da taça).

Obs.: o ICT é obtido pela divisão do diâmetro do coração pelo diâmetro torácico. O valor normal é inferior a 50%.

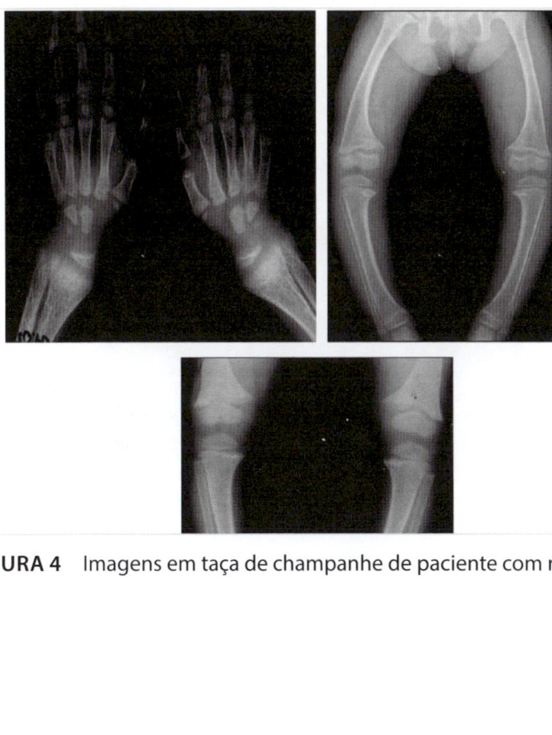

CASO 17.2: FIGURA 4 Imagens em taça de champanhe de paciente com raquitismo.

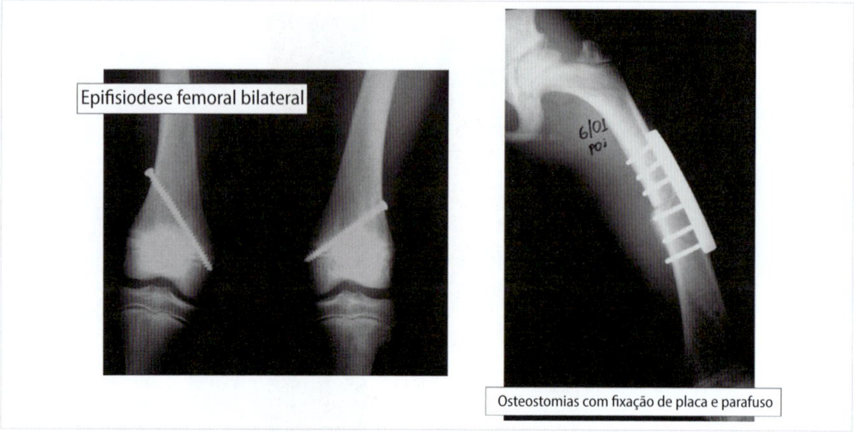

CASO 17.2: FIGURA 5 Tipos de correções cirúrgico-ortopédicas.

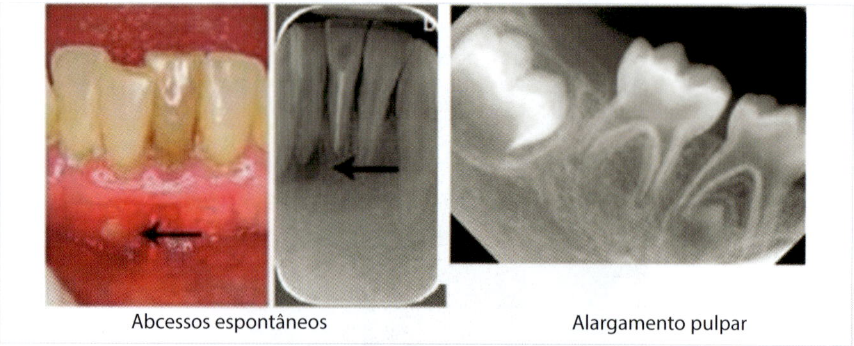

CASO 17.2: FIGURA 6 Achados orodentais no XLH.

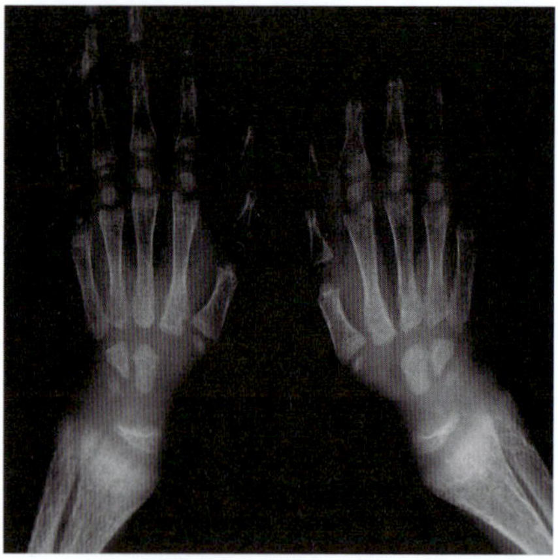

CASO 17.3: FIGURA 1 Alargamento epifisário com imagem em taça.

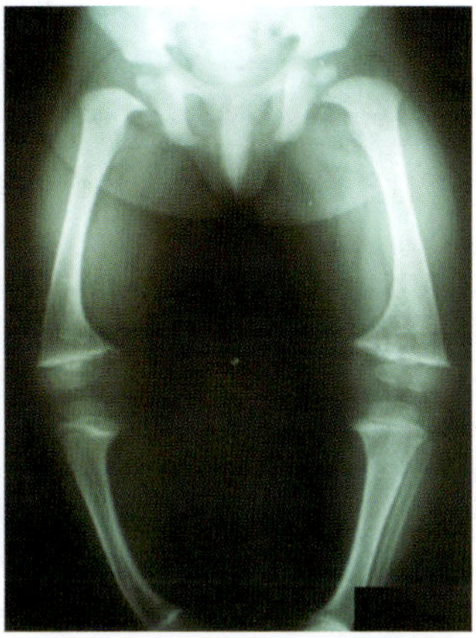

CASO 17.3: FIGURA 2 Irregularidade de bordas metafisárias.

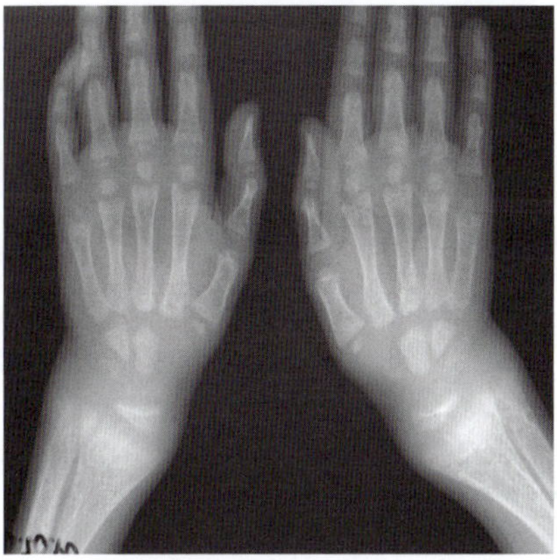

CASO 17.4: FIGURA 2 RX de mão e punho.

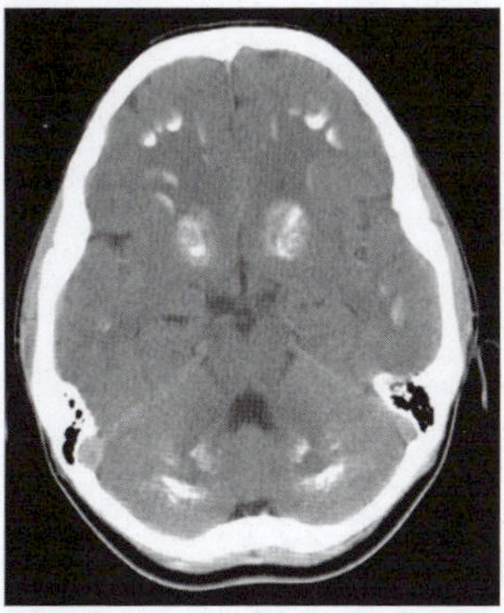

CASO 17.7: FIGURA 4 Tomografia computadorizada do crânio da paciente (corte axial): calcificações bilaterais em gânglios da base e cerebelo e aumento da espessura dos ossos da calvária.

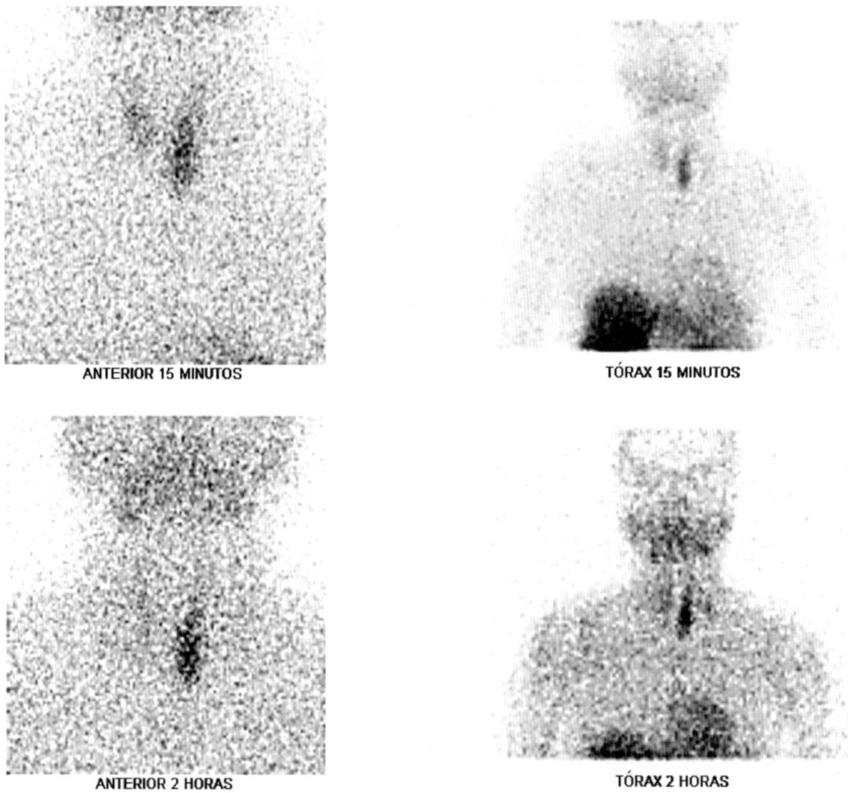

CASO 17.8: FIGURA 1 Cintilografia de paratireoides com Tc^{99m}-SESTAMIBI evidenciando hipercaptação em glândula inferior esquerda.

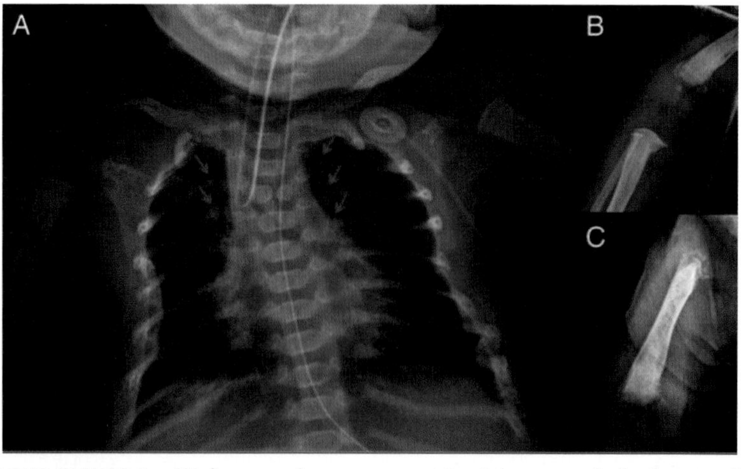

CASO 17:9: FIGURA 1 RX dos ossos longos: apresentou intensa rarefação óssea, múltiplas fraturas de costelas (setas) e condrodistrofia do úmero distal (B) e fêmur (C).

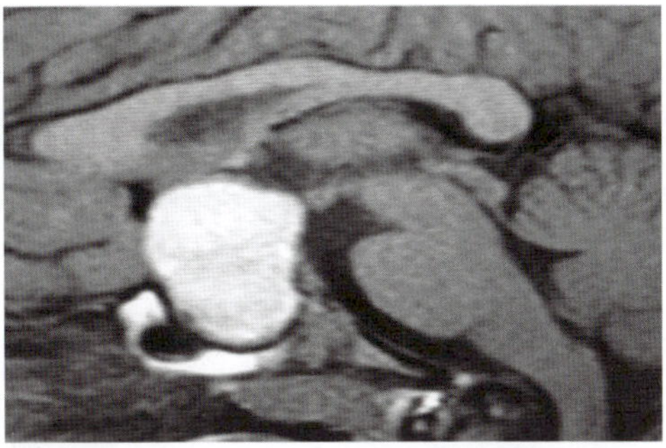

CASO 18.2: FIGURA 3 Ressonância magnética (RM) de crânio e sela turca: formação expansiva sólido-cística, localizada na região selar e com extensão suprasselar, projetando-se para o 3º ventrículo.

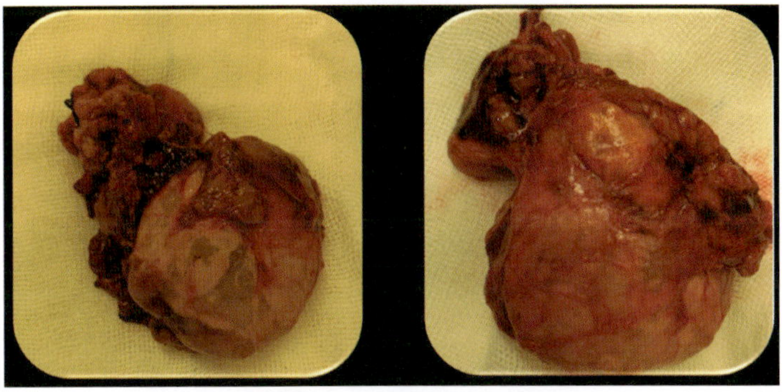

CASO 19.1: FIGURA 1 Peça cirúrgica.

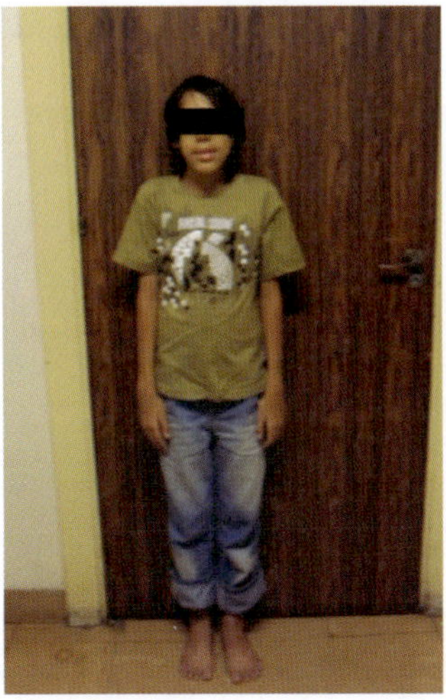

CASO 19.4: FIGURA 1 Hábito marfanoide.

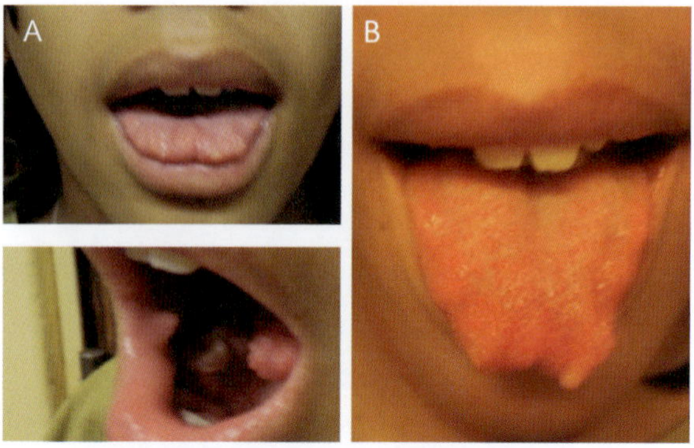

CASO 19.4: FIGURA 2 A e B: neuromas mucosos de língua.

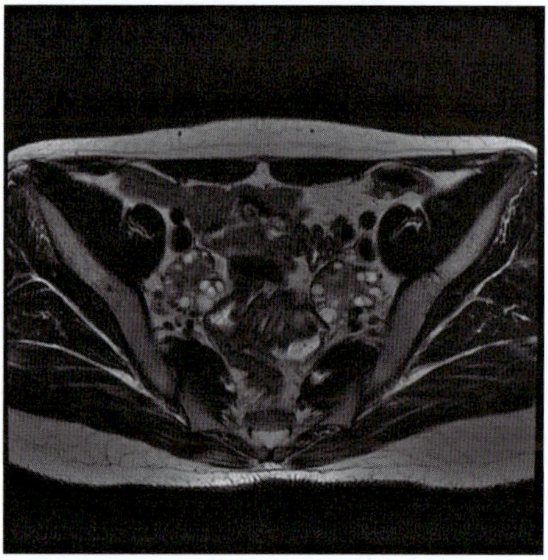

CASO 19.6: FIGURA 1 Ressonância magnética de abdome e pelve.

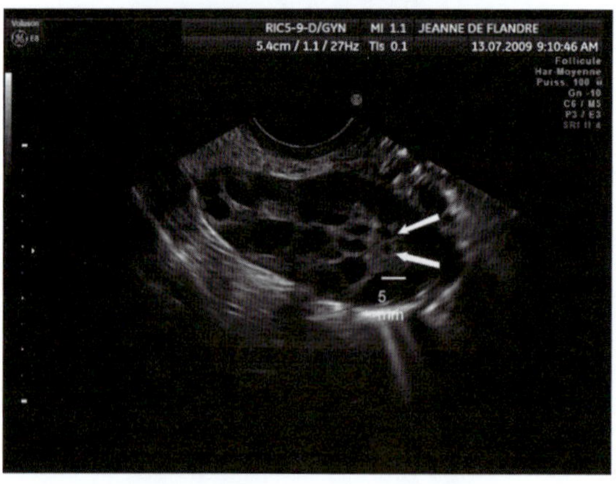

CASO 19.7: FIGURA 1 Ultrassom pélvico.